国家出版基金项目
NATIONAL PUBLICATION FOUNDATION

"十二五"国家重点图书

中华临床医学影像学

神经分册

CHINESE CLINICAL MEDICAL IMAGING

NEURO

国家出版基金项目
NATIONAL PUBLICATION FOUNDATION

“十二五”国家重点图书

中华临床医学影像学

神经分册

CHINESE CLINICAL MEDICAL IMAGING

NEURO

丛书主编　郭启勇
分册主编　戴建平

北京大学医学出版社

ZHONGHUA LINCHUANG YIXUE YINGXIANGXUE SHENJING FENCE

图书在版编目（CIP）数据

中华临床医学影像学．神经分册 / 戴建平主编．
—北京：北京大学医学出版社，2016. 1
国家出版基金资助　十二五国家重点图书
ISBN 978-7-5659-0981-8

Ⅰ. ①中…　Ⅱ. ①戴…　Ⅲ. ①神经系统疾病—影像诊断
Ⅳ. ① R445 ② R741.04

中国版本图书馆 CIP 数据核字（2014）第 271157 号

中华临床医学影像学　神经分册

主　　编：戴建平
出版发行：北京大学医学出版社
地　　址：（100191）北京市海淀区学院路38号　北京大学医学部院内
电　　话：发行部 010-82802230；图书邮购 010-82802495
网　　址：http://www.pumpress.com.cn
E-mail：booksale@bjmu.edu.cn
印　　刷：北京强华印刷厂
经　　销：新华书店
责任编辑：许　立　　**责任校对**：金彤文　　**责任印制**：李　啸
开　　本：889mm × 1194mm　1/16　　**印张**：33.5　　**字数**：1020千字
版　　次：2016年1月第1版　2016年1月第1次印刷
书　　号：ISBN 978-7-5659-0981-8
定　　价：299.00元

神经分册编委会

主　编　戴建平

副主编　杜湘珂

编　者（按姓氏汉语拼音字母排序）

艾　林　首都医科大学附属北京天坛医院

陈绪珠　首都医科大学附属北京天坛医院

戴建平　首都医科大学附属北京天坛医院

杜湘珂　北京大学人民医院

冯　逢　北京协和医院

高培毅　首都医科大学附属北京天坛医院

韩鸿宾　北京大学第三医院

洪　楠　北京大学人民医院

马　军　首都医科大学附属北京天坛医院

马　林　解放军总医院

孙　烨　北京大学人民医院

唐光健　北京大学第一医院

吴仁华　汕头大学医学院第二附属医院

伍健林　大连大学附属中山医院

王继琛　南京明基医院

分册主编简介

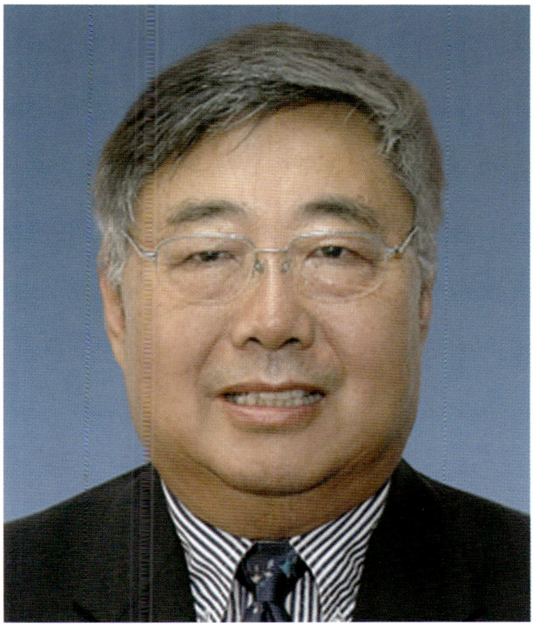

戴建平，教授、主任医师、首都医科大学博士生导师，首都医科大学影像学系主任。1979—1982年曾赴美留学，在美国著名的哈佛医学院麻省总医院放射科学习神经放射诊断学和介入放射学，并在国内率先开展神经介入治疗工作。从事放射工作30年，主要进行了有关神经放射方面的研究。曾任北京天坛医院院长、《中华放射学杂志》主编、中华医学会放射学分会主任委员、中华医学会神经放射学分会神经放射学组组长、亚太地区放射学会名誉主席。现任中华医学会副会长、中国医院协会副会长、中国医学装备协会副理事长、中国医师协会副会长、原卫生部国际交流中心理事会理事、中华国际医学交流基金会理事长等职务。承担了国家“七五”“八五”和“九五”医学科技攻关项目和国家自然基金多项重点和面上项目，并获国家、部、市级科技成果奖9项，局级科技成果奖30余项，发表论文100余篇，作为主编和副主编编写了多本专著，培养30余名博士、硕士研究生。先后获得首都精神文明建设奖章、首都“五一”劳动奖章、全国“五一”劳动奖章、国务院有突出贡献的专家，有突出贡献的留学回国人员，享受国务院政府特殊津贴。2012年当选美国国家医学科学院外籍院士，被北美放射学会、北美国神经放射学会和意大利放射学会授予荣誉会员。

序 1

近年来，医学影像学发展迅速，作为现代临床医学体系的重要组成部分，在传统成像技术基础上新技术、新方法的应用不断涌现，使现代医学影像学内涵不断刷新、扩展。迄今，国内医学影像学著作出版颇多，多属有关专著，尚缺少系统性丛书。欣闻“中华临床医学影像学”丛书问世，倍感欣慰。

“中华临床医学影像学”丛书由新闻出版总署立项，国家出版基金资助，并获批国家“十二五”重点图书。保证了本丛书具有高起点和权威性。丛书总主编、各分册主编、副主编及编著者均为我国当前在医学影像学领域第一线工作的有影响力的专家、学者，通过他们的努力，保证了丛书的专业性和时代性。

这套丛书共十二分册，涵盖传统影像学各系统、各专业领域的内容，同时将全身综合性疾病、分子影像学、医学影像信息学及质量控制等重要内容进行专门编著，对于医学影像学知识体系的阐述更为全面，内容更为充实、完整。另外，丛书的编辑特点可以概括为结合临床、病种齐全、纲领清晰、文图并重、检索方便，做到继承传统和开拓创新的适当结合，具有明显的时代性。

祝愿并相信“中华临床医学影像学”丛书的出版，对我国医学影像学进而临床医学和医学科学的发展将起到积极推进作用，谨此对总主编郭启勇教授、各分册主编、副主编及参与编写的各位专家和同道们的辛勤努力表示衷心敬意和感谢！

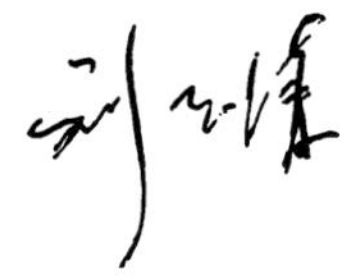

中国工程院院士

中国医学科学院阜外心血管病医院放射科　教授　主任医师

序 2

医学影像学诞生已百余年，各种影像学新技术、新方法、新应用日新月异、层出不穷。近年来，影像学已从主要依靠形态学诊断发展为集形态、功能、代谢等信息为一体的综合诊断体系，介入诊疗技术、计算机信息技术、分子影像技术等使影像学的范畴不断发展延伸。医学影像学新知识的更新速度已经到了让人应接不暇的程度。医学影像工作者和相关临床医生对系统、全面、实用的医学影像学工具书的需求已经达到渴望的地步。“中华临床医学影像学”丛书的出版恰逢其时！

“中华临床医学影像学”是由国家出版基金资助，由中华医学会放射学分会主任委员、国内影像学知名专家、中华医学会放射学分会专业学组组长组成的专家团队主持撰写的专业影像学丛书。丛书共包括十二分册，内容涵盖神经、头颈、心血管、胸部、乳腺、消化、泌尿生殖、骨关节与软组织、儿科等诸多系统及专业领域，同时涉及全身综合疾病影像学、PET 与分子影像学、医学影像信息学与质量控制等诸多新角度、新内容。在继承传统经典影像学内容的基础上，丛书更体现了影像学的进展和现状，从而保证本丛书的实用性和时代性。

本丛书的特点是传统现代并重，临床影像兼顾，纲领脉络清晰，文字简明扼要，内容充分翔实，典型图像丰富。各分册收录的疾病种类齐全，分类清晰。各疾病相关临床内容全面，包括发病率、病因、临床诊断要点、疾病的演变治疗和随诊等，为读者呈现出立体化的临床诊断思路。影像学表现按检查方法分别阐述，诊断与鉴别诊断要点突出。每节配有大量示范病例图像，以加深理解，方便参考。书后配专业索引，便于根据各种关键词检索到需要的内容。这些特点体现了丛书的系统性、实用性、易读性、方便性。

“中华临床医学影像学”是一套兼顾影像学和临床医学的系统性丛书，以各专业影像学科医生及临床各科室医生为主要读者对象而量身定制的，它同时着眼于目前广大读者临床工作和拓展学习的实际需求，相信大家会发现这是一部内容丰富、精练易读、高效实用的影像学丛书，相信它会成为大家爱不释手的重要参考书。

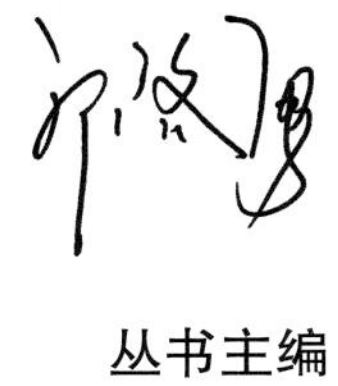

丛书主编

中国医科大学　副校长

中国医科大学附属盛京医院　院长

前　　言

《中华临床医学影像学 神经分册》从基础到临床，全面介绍了中枢神经系统各种常见、多发疾病以及少见、罕见病种。由于中枢神经系统相关疾病种类繁多、病因复杂、临床表现多样、治疗手段各不相同，涉及多个学科的知识内容。因此，本书内容以神经系统影像学诊断为主的同时，以速查和创新为特点，涵盖了包括神经放射学、神经外科学、神经病学、病理学、遗传学、预防医学等在内的多门医学专业，力求从更全面的角度来展现中枢神经系统疾病的发病机制、病理特点、临床表现、影像学特点等方面内容。本分册各章节均邀请国内相关领域的著名专家撰写，力求以简洁的语言和精练的内容对中枢神经系统的各种疾病进行详细的阐述和讲解，在介绍每种疾病的章节中，不仅涵盖了中枢神经系统各种疾病的特点和诊断要点，同时配有大量典型的、极具参考价值的病例图片，力求做到图文并茂，使读者在阅读文字的同时能够参考典型图例，在最大程度上加深对疾病的认识和理解。在每种疾病的最后部分列出了重点推荐文献，可供读者进一步阅读。

《中华临床医学影像学 神经分册》共13章，第1至6章介绍脑组织相关疾病，包括脑血管病变、脑外伤、感染性疾病、脑肿瘤、先天发育异常和代谢性脑病与脑白质变性病；第7章介绍可累及身体其他系统的神经系统综合征，包括先天性病变相关综合征、血管性病变相关综合征和其他综合征；第8至13章介绍脊髓和脊柱相关疾病，包括脊柱及脊髓先天性发育异常、脊柱与脊髓外伤性疾病、椎管肿瘤、椎管内血管病变、脊髓炎性病变、脊髓脊柱相关病变综合征和椎管综合征。在着重介绍脑、脊髓和椎管病变的X线、CT、MR等影像特点和鉴别诊断，强调疾病的神经影像学评估的同时，也兼顾疾病的临床病理特点和干预治疗措施，力求以更全面的角度向读者阐述中枢神经系统相关疾病特点，使读者对中枢神经系统疾病了解更充分和全面。

本书各个章节采用统一的格式和醒目的符号对中枢神经系统各种疾病概念、病因与病理、临床表现、影像表现、鉴别诊断等方面进行详细简洁的表述。同时列出了重要的诊断与鉴别诊断精要和所推荐的影像学检查，形式简洁、图文并茂，形象生动，有利于读者快速获取所需要的信息。适合放射学专业医师阅读以及临床医师查阅使用。

本册的编写由于时间短促，加之编者水平有限，不妥和错误之处难免，殷切希望读者和同道指正赐教并提出宝贵的意见的建议，以便再版时修正。

目 录

1 脑血管病变

第 1 节　颅内动脉瘤

【概念与概述】

动脉瘤（aneurysm）是指动脉壁因局部病变（可因薄弱或结构破坏）而向外膨出，形成永久性的局限性扩张。颅内动脉瘤是在脑动脉管壁局部的先天性缺陷和腔内压力增高的基础上引起的，是造成蛛网膜下腔出血的首位病因。在脑血管意外中，仅次于脑血栓和高血压脑出血，位居第三

【病理与病因】

一般表现

- 一般发病机制
  - 高血压、脑动脉硬化、血管炎与动脉瘤的发生与发展有关。存在以下疾病时，动脉瘤发病率增加，如多囊肾、纤维肌性发育不良、神经纤维瘤病、主动脉缩窄、结缔组织病、Ehlers-Danlos 综合征、Marfan 综合征及高血流状态（如动静脉畸形和动静脉瘘）
- 颅内动脉瘤类型
  - 囊状
  - 梭形
  - 夹层
- 病因学
  - 先天发育不良
  - 动脉粥样硬化
  - 高血压
  - 创伤
  - 真菌感染
  - 肿瘤
- 年龄和发病率
  - 活检的发病率为 5%
  - 通常在 40 ～ 60 岁时出现症状
  - 儿童少见（不足动脉瘤的 2%）
  - 最近报道称前循环偶发无症状动脉瘤的影像检出率为 1%
- 病理
  - 动脉瘤囊缺少正常血管壁层
    - 内膜：正常或内膜下细胞增殖
    - 内弹力膜通常缺失或减少
    - 肌层：缺失（止于动脉瘤颈部）
    - 管壁：增厚，覆以层状血块
    - 外膜：淋巴细胞或巨噬细胞浸润
    - 管腔：常见血栓
    - 载瘤动脉：常见动脉粥样硬化改变
- 位置
  - 大多数先天性动脉瘤起自 Willis 环或大脑中动脉分叉处
    - 33% 位于前交通动脉
    - 33% 位于颈内动脉近后交通动脉起始部
    - 20% 位于大脑中动脉分叉处
    - 5% 位于基底动脉顶端
    - 5% 位于后颅窝（小脑上动脉、小脑前下或后下动脉）
    - 1% ～ 3% 位于其他部位（例如脉络膜前动脉、胼胝体周围动脉）
    - Willis 环远侧的真性囊状动脉瘤很少见，常多发，多位于血管变异结合部位

（如大脑前动脉单干、三叉动脉）

- 15% ~ 20% 动脉瘤多发（有报道多发率高达 45%），多发动脉瘤多见于女性（女性 / 男性比例为 2∶1）、大于 40 岁患者。多于 2 个动脉瘤时，女性 / 男性比例为 11∶1

【临床表现】

- 蛛网膜下腔出血最常见
  - Hunt-Hess 分级
    - Ⅰ级：无症状，或有轻微头痛和颈强直
    - Ⅱ级：头痛较重，颈强直，除动眼神经等脑神经麻痹外，无其他神经症状
    - Ⅲ级：轻度意识障碍、躁动不安和轻度脑症状
    - Ⅳ级：半昏迷、偏瘫、早期去大脑强直和自主神经功能障碍
    - Ⅴ级：深昏迷、去脑强直、濒危状态
- 占位效应、癫痫、脑神经病变（尤其是第Ⅱ，Ⅲ，Ⅳ对脑神经）常见
- 缺血和血栓症状少见
- 动脉瘤越大越有可能破裂
- 随着年龄增加，破裂风险增大
- 未破裂动脉瘤累计风险每年增加约 1%
- 蛛网膜下腔出血后 2 周内再出血的风险为 20% ~ 50%，致死率高（约 50%）。动脉瘤破裂未治疗的，6 个月内 50% 病例会再出血
- 动脉瘤破裂
  - 1/3 ~ 1/2 患者死亡
  - 1/3 患者虽然存活但会遗留神经系统症状
  - 1/4 ~ 1/3 患者能康复
- 治疗
  - 传统开颅外科手术
  - 血管内介入治疗

【影像表现】

- DSA（“金标准”）
  - 需行双侧颈动脉和椎动脉造影显示整个颅内血管
    - 必须显示双侧小脑后下动脉（双侧椎动脉造影或单侧椎动脉造影，通过对比剂反流显示另一侧小脑后下动脉）
    - 除标准头部前后位和侧位外，斜位和颏下顶位也是必需的
  - 评价
    - 血管痉挛（通常蛛网膜下腔出血后 1 ~ 2 周最明显）
    - 其他动脉瘤。如果病灶多发，确定哪个最有可能发生破裂，以下征象有助于区分
      - 最大的动脉瘤最有可能出血
      - 血肿有占位效应
      - 局部血管痉挛
      - 不规则，小叶状
      - 对比剂外渗（罕见，这类患者预后差）
      - 侧支循环
  - 动脉瘤破裂引发蛛网膜下腔出血的患者 DSA 血管造影表现正常
    - 2% ~ 5% 的病例即使很精确的 DSA 血管造影也可为阴性
    - 10% ~ 20% 的最初 DSA 血管造影正常的患者重复成像会发现异常
    - 动脉瘤（或隐匿性血管畸形）可能会自发形成血栓
  - DSA 血管造影表现上类似动脉瘤的表现
    - 血管袢
    - 利用多个斜位、倾斜侧位显示
    - 血管袢可见双倍密度
    - 后交通动脉起始部（10%）或其他血管如脉络膜前动脉或豆状核纹状体动脉起始部（很少见）动脉漏斗状
      - 血管起始部光滑、漏斗状扩张
      - 胎儿血管不完全退化造成的
      - 直径 ≤ 2mm
      - 远侧血管起自动脉漏斗尖部
- CT 表现
  - CTA 可显示 2 ~ 5mm 或者更大的动脉瘤，但是必须与血管袢或血管扩张鉴别
  - 部分或者完全栓塞的动脉瘤
    - 边缘钙化常见
    - 平扫时局部呈高密度
    - 残腔明显强化
    - 会有边缘强化
    - 会有占位效应
  - 有助于检出蛛网膜下腔出血
    - 脑池内见高密度
    - 与动脉瘤位置相关（但非全部如此）
      - 半球间 SAH 常见于前交通动脉动脉瘤
      - 侧裂 SAH 常见于大脑中动脉动脉瘤
      - 第四脑室血块可能是小脑后下动脉动

- 脉瘤引起的
    - 第三脑室或侧脑室血块可能是前交通动脉、大脑中动脉动脉瘤引起的
- MR 表现
    - 未闭合、血流快的动脉瘤
        - T1WI/T2WI 均呈低信号或“血管流空”
        - 无流动补偿序列时会出现搏动伪迹
        - 涡流时可见不均匀低信号或等信号
        - 强化似是而非（未闭合的动脉瘤流速低时呈高信号）
    - 部分血栓形成的动脉瘤信号复杂
        - 管腔内见血管流空
        - 层状血块周围各层（高铁血红蛋白呈高信号，含铁血黄素呈低信号）
        - 动脉瘤周围出血或水肿
        - 壁内反复出血致动脉瘤扩大
    - MRA 能检出直径 3 ~ 4mm 的动脉瘤

【鉴别诊断】

- 动脉瘤破裂出血
    - 临床怀疑动脉瘤而行血管成像（DSA、CTA、MRA）可证实动脉瘤的存在
    - 应注意假阳性和假阴性的存在
        - 假阳性
            - 如颈内动脉起始部、后交通动脉起始部漏斗样增粗
            - 血管转折处在 MRA 上易误为异常
            - 两段狭窄间正常管腔易误为动脉瘤等
        - 假阴性
            - 动脉瘤破裂或痉挛导致造影时不能显示
            - CTA 由于可对单只血管进行曲面重建和旋转观察，所以较 DSA 和 MRA 有明显优势
- 无出血动脉瘤
    - 平扫和强化扫描时需与高密度肿瘤及高密度囊肿鉴别
    - 动脉瘤瘤腔 T2WI 流空信号与其他肿瘤明显不同
    - 血栓 T1WI 高信号和含铁血黄素沉积也较具特征

诊断与鉴别诊断精要

- 对 CT 和 MRI 增强图像显示的球形明显强化影，应首先考虑动脉瘤的可能，必要时行 CTA 检查或 MRA 检查
- 对鞍上池以及侧裂池内的球形等密度影或流空影，应加做增强检查
- DSA 和 MRI 图像中的“线珠征”“双腔征”或内膜瓣是夹层动脉瘤的常见表现
- 巨大蛇形动脉瘤（giant serpentine aneurysm，GSA）实际上是一个影像学概念，即在血管造影片上表现为一迂曲扩张不规则的血管影，形如蛇而得此名。巨大蛇形动脉瘤瘤体内除大部分为机化血栓外，还包含有一迂曲、扩张的血流通道，在血管造影片上呈“异常蛇形血管影”。这类动脉瘤在临床表现、CT 及 MRI 检查等方面与颅内肿瘤极为相似，而与囊性动脉瘤及梭形动脉瘤明显不同。巨大蛇形动脉瘤和梭形动脉瘤都有独立的入口和出口，但前者残存血流通道很不规则，形态奇异；后者则管腔较均匀一致

典型病例

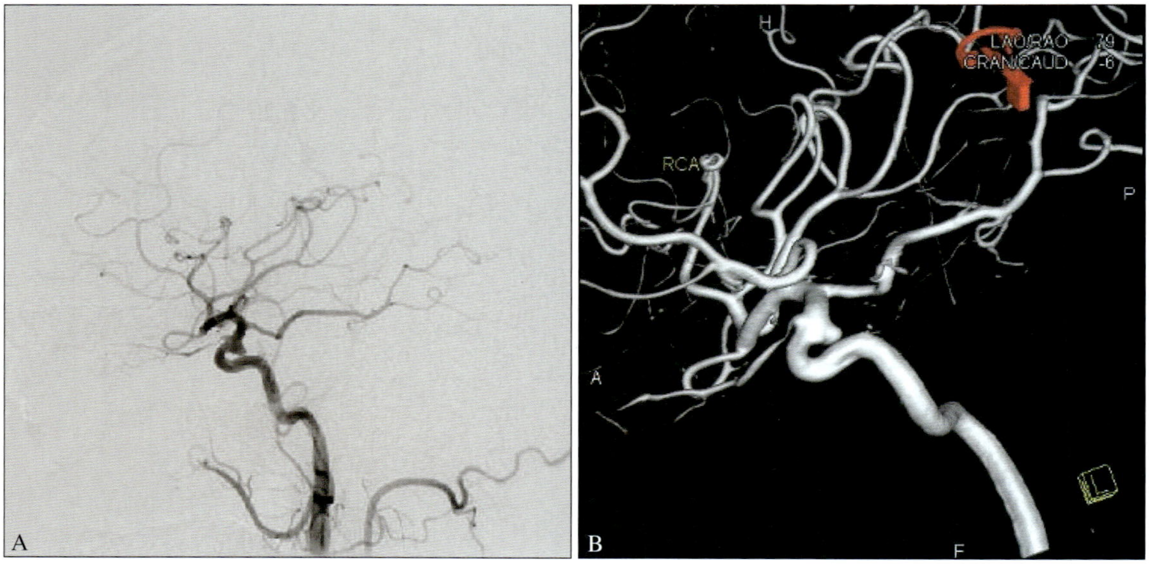

图 1-1-1 动脉瘤

A．DSA 右侧颈内动脉侧位示交通段可见异常囊状血管充盈，即突起；B．CT 3D 重建图像显示该动脉瘤，且基底部与最大径约为 1：1

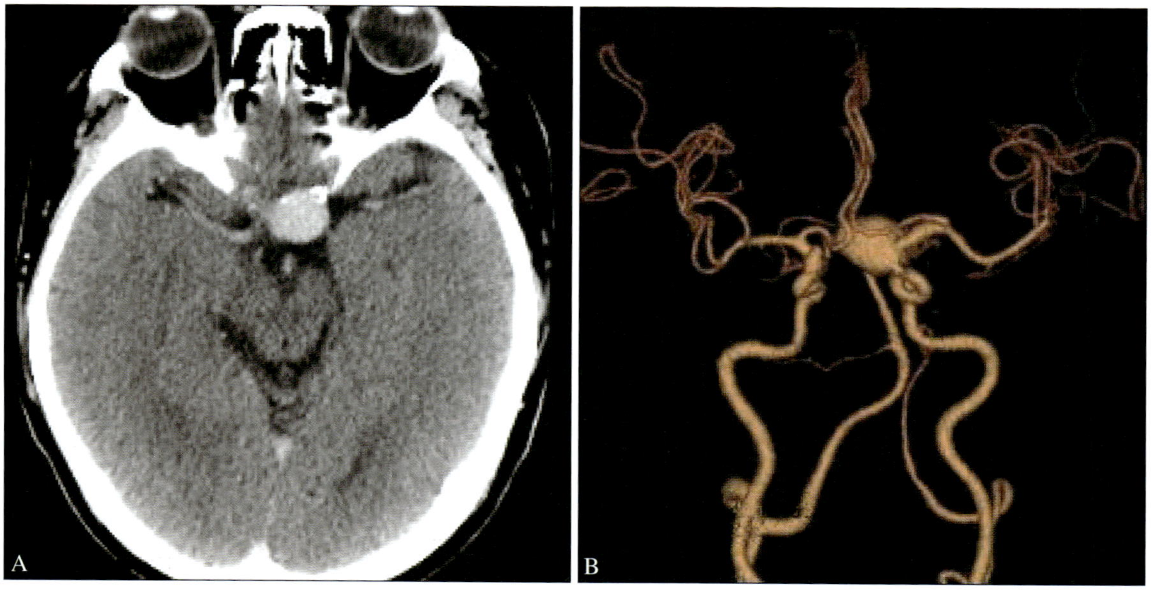

图 1-1-2 动脉瘤

A．CT 增强扫描示鞍上偏左侧可见一类圆形明显均匀强化团块，边界较清楚；B．CTA 显示一较大动脉瘤与左侧颈内动脉交通段宽颈相连

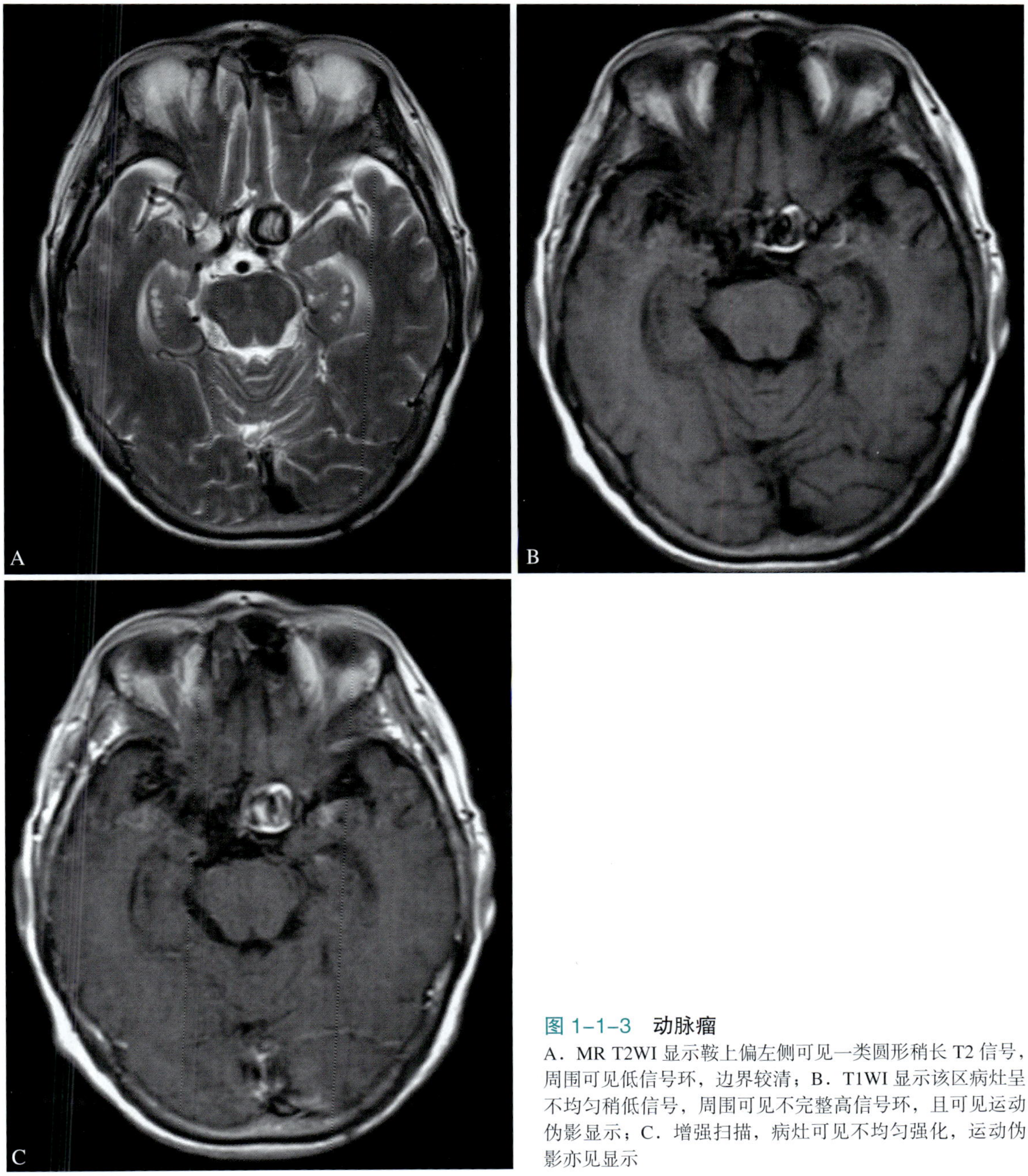

图 1-1-3　动脉瘤

A．MR T2WI 显示鞍上偏左侧可见一类圆形稍长 T2 信号，周围可见低信号环，边界较清；B．T1WI 显示该区病灶呈不均匀稍低信号，周围可见不完整高信号环，且可见运动伪影显示；C．增强扫描，病灶可见不均匀强化，运动伪影亦见显示

重点推荐文献

[1] OSBORN GA. Handbook of Neuroradiology. Mosby-Year Book，Inc. 1991：98-114.

[2] Macdonald RL. Shunts and aneurysms. World Neurosurg，2011，76（6）：520-521.

[3] Frösen J，Tulamo R，Paetau A，Laaksamo E，Korja M，Laakso A，Niemelä M，Hernesniemi J. Saccular intracranial aneurysm：pathology and mechanisms. Acta Neuropathol，2012，123（6）：773-786.

第 2 节 颅内血管畸形

【概念与概述】

颅内血管畸形（intracranial vascular malformation）是指脑血管发育障碍引起的脑局部血管数量和结构异常，并对正常脑血流产生影响。

【病理与病因】

- Russell 等将颅内血管畸形分为 4 类
  - 动静脉畸形（arteriovenous malfor mations，AVM）
    - 脑（实质）
    - 硬脑膜
  - 静脉血管畸形
  - 毛细血管扩张症
  - 海绵状血管瘤
- 脑实质内动静脉畸形
  - 先天性
  - 有症状的血管畸形中最为常见
  - 常为单发
  - 4% 为多发（多发的动静脉畸形在 Rendu-Osler-Weber 及 Wyburn-Mason 综合征中较常见）
  - 发病年龄：20 ～ 40 岁，80% 在 50 岁前出现症状
  - 部位：任何部位（70% 到 93% 为幕上）
  - 病理
    - 迂曲的、紧密包裹的扩张血管团块
    - 扩张的引流静脉
    - 无毛细血管床
    - 畸形血管内无正常脑组织
    - 周围脑实质多有萎缩和胶质样变
    - 常伴有出血
    - 钙化常见
    - 软脑膜或硬 - 软脑膜混合供血
    - 合并血流有关的动脉瘤占 7% ～ 9%
- 硬脑膜动静脉畸形
  - 占所有颅内动静脉畸形的 10% ～ 15%
  - 病因
    - 考虑为获得性的，非先天性
      - 外伤
      - 动脉粥样硬化
      - 自发性
  - 常见部位
    - 颅底
    - 后颅凹
  - 发病高峰为 40 ～ 60 岁
  - 发病机制
    - 硬脑膜窦血栓形成
    - 血管再通
    - 动脉瘘形成
- 静脉血管畸形
  - 尸检中最常见的偶发血管畸形（2%）
  - 部位
    - 小脑
    - 深部脑白质（最常见于额叶及小脑）
  - 病理
    - 动脉正常，髓质静脉扩张。无供血血管数量及大小的改变
    - 血管间的脑实质正常
  - 常为单发
  - 可能不是真正的动静脉畸形，考虑为一些极端的解剖变异或进展中的静脉瘤
- 毛细血管扩张症
  - 一般情况
    - 有症状者罕见
    - 通常在尸检中发现（在血管畸形中尸检率仅次于静脉血管瘤）
  - 部位
    - 最常见于脑桥、大脑皮质、脊髓
    - 多发病灶常见
  - 病理
    - 异常扩张的毛细血管被正常的神经间质组织分隔
- 海绵状血管瘤
  - MR 上最常见的血管畸形（特别是在梯度回波扫描中）
  - 部位
    - 可发生在脑实质内任何部位
    - 多发者占 50%
  - 家族性发病占 80%
  - 20 ～ 40 岁常见
  - 病理

- 有内皮细胞的血管窦间隙
- 神经间质组织（可与毛细血管扩张症相区别）
- 有不同演变期的出血
- 隐匿性出血较多见

【临床表现】

- 脑实质内动静脉畸形
  - 蛛网膜下腔出血、头痛、癫痫、神经功能缺损
  - 出血风险
    - 每年 2% ~ 3%（近年来的数据表明每年出血风险高达 4% 并逐年增长）
    - 每次出血会导致 10% ~ 30% 的死亡率及 25% 的远期发病率
    - 动静脉畸形的大小及高血压的有无对血管破裂没有预测意义
    - 幕上及幕下的动静脉畸形出血发生率相似
- 硬脑膜动静脉畸形
  - 出血罕见
  - 搏动性耳鸣
  - 突眼（与位置有关）
- 静脉血管畸形
  - 通常在 CT 或 MR 检查时偶然发现
  - 癫痫
  - 头痛
  - 出血相对罕见
- 毛细血管扩张症
  - 一般无临床症状
- 海绵状血管瘤
  - 60% 为癫痫
  - 20% ~ 30% 为出血
  - 局灶性或进行性神经功能缺损占 20% ~ 25%

治疗

- 动静脉畸形
  - 血管内栓塞术
  - 手术切除（常与栓塞相结合）
  - 立体定向放疗（常用于结节小于 3cm 的病灶，多与栓塞、手术或两者联用）
  - 静脉畸形
    - 立体定向放疗
    - 外科手术
    - 不予治疗
  - 毛细血管扩张症
    - 不予治疗
  - 海绵状血管瘤
    - 外科手术切除孤立的或引起症状的病灶
    - 立体定向放疗
    - 外科手术

【影像表现】

- 脑实质型 AVM
  - DSA 表现
    - 紧密包裹的扩张的供血动脉团块
    - 迂曲的引流静脉
    - 动静脉分流（“早期引流静脉”）
    - 常从邻近血管“盗血”
    - 7% ~ 9% 伴发动脉瘤（继发于高血流状态）
    - 占位效应较轻（除非出血）
    - 可为隐匿性的（血管造影未检测到异常）
    - 部分血栓形成的 AVM 可仅有轻微染色或仅显示早期引流静脉
  - CT 表现
    - 出血和周围脑实质萎缩常见
    - 蜿蜒状的等密度或高密度病灶
    - 注射对比剂后明显强化
    - 钙化常见
  - MR 表现
    - 紧密包裹的蜂窝样表现，常为混杂信号
      - 蜿蜒的“血管流空现象”
      - 钙化灶有点状信号缺失
      - 血栓形成或血流速慢的血管有局灶信号增强
      - 伴有不同演变阶段的出血和含铁血黄素低信号环
    - 周围脑实质可有
      - 萎缩
      - 胶质增生
      - 出血
      - 水肿
    - MRA 能很好显示 AVM
- 硬脑膜 AVM 和硬脊膜动静脉瘘（dural arteriovencous fistula，DAVF）
  - 显示瘘或 AVM 的部位的最佳检查方法是血管造影
  - 影像分型
    - Ⅰ型　直接向脑膜静脉或静脉窦引流

    - Ⅱ型 向静脉窦回流后反流入脑静脉
    - Ⅲ型 直接向脑静脉回流
    - Ⅳ型 伴有大的“静脉湖”
  - CT 表现
    - 无阳性发现
    - 海绵窦硬脑膜动静脉瘘可见眼上静脉增粗和眼球突出征象
  - MR 表现
    - 若无静脉闭塞性疾病或扩张的皮质静脉，常规 MR 可表现为正常（MR 血管造影的作用仍存在争议）
    - MRI 可显示扩张的皮质静脉
    - 无周围实质性病灶表明为静脉闭塞性 DAVF
    - 并发症常见
      - 硬膜下或脑实质出血
      - 静脉梗死
- 静脉畸形
  - DSA 表现
    - 动脉期正常
    - 毛细血管期正常或有轻微显影
    - 扩张的髓质静脉（“水母头”）引流至扩张的穿皮质静脉（特征性）
  - CT 表现
    - 平扫常为正常
    - 增强扫描：辐射状杂乱的血管引流至边界清楚的经皮质静脉，这些静脉与浅表的硬脑膜窦或深部的室管膜下静脉相延续
    - 常位于额叶或小脑，临近脑室角
  - MR 表现
    - 线样管状结构
      - 低信号（“流空现象”）为典型特征
      - 在梯度回旋扫描中可有血流相关的增强
      - 血流速度慢可为异常高信号
    - 出血和临近组织的胶质增生不常见
- 毛细血管扩张症（罕见）
  - DSA 表现
    - 多为正常
  - CT 表现
    - 多为正常
    - 增强后可见轻微的边界不清的高密度影
  - MR 表现
    - T2WI 可为低信号
    - 注射造影剂后 T1WI 上可有轻度增强
- 海绵状血管瘤
  - DSA 表现
    - 多为正常
    - 在毛细血管 - 静脉期偶有轻微显影
  - CT 表现
    - 平扫常为高密度
    - 偶有钙化
    - 增强表现多样，从无强化、轻度强化到明显强化（不常见）
    - 通常无水肿，偶有明显水肿
  - MR 表现
    - 由于内部结构复杂，表现多样
      - 混杂信号的团块影并伴有网格状或爆米花样低或高信号灶
      - 周围有低信号环（继发于含铁血黄素的沉积）
      - GRE 扫描：可显示由于含铁血黄素的顺磁性造成的“弥漫”低信号，可显示残余血管，常能显示多个 T2WI 不能显影的小结节

【鉴别诊断】

- 转移瘤
  - 转移瘤灶旁常伴有较明显水肿
  - 海绵状血管瘤常无灶旁水肿
  - 海绵状血管瘤在 T2WI 上多表现为低信号强度影

诊断与鉴别诊断精要

- 硬脑膜动静脉瘘在CT和MRI上无法诊断。DSA显示由颈外动脉或颈内动脉脑膜支供血。如同时有脑膜血管和软脑膜血管供血，则考虑为混合性血管畸形
- 静脉瘤（发育性静脉异常）在MRI增强图像上可显示粗大的中心引流静脉和水母头样发育异常的静脉
- MRI图像上多发点状海绵状血管瘤与高血压患者脑内微出血病灶鉴别较困难，需结合临床病史

典型病例

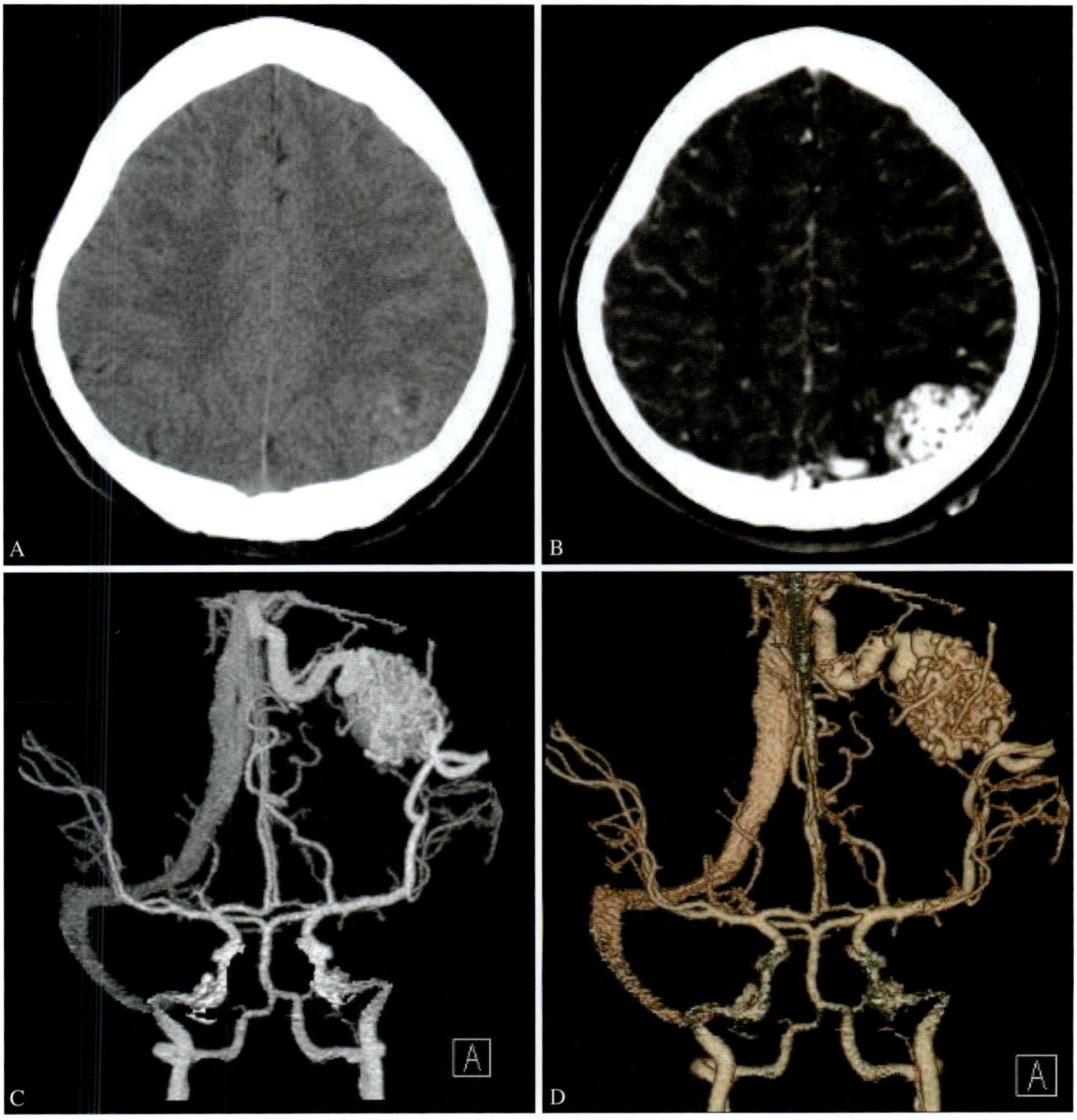

图 1-2-1　动静脉畸形

A．CT平扫显示左顶叶局部脑回显示欠佳，且依稀可见该部位点状稍高混杂密度影，边界欠清；B．CT增强扫描显示，左顶叶明显异常强化团块，密度不均，且上矢状窦旁可见异常粗大血管影；C．CTA显示该畸形血管团块由左侧大脑中动脉供血，且可见异常引流静脉汇入上矢状窦；D. CTA伪彩图清晰显示该血管畸形

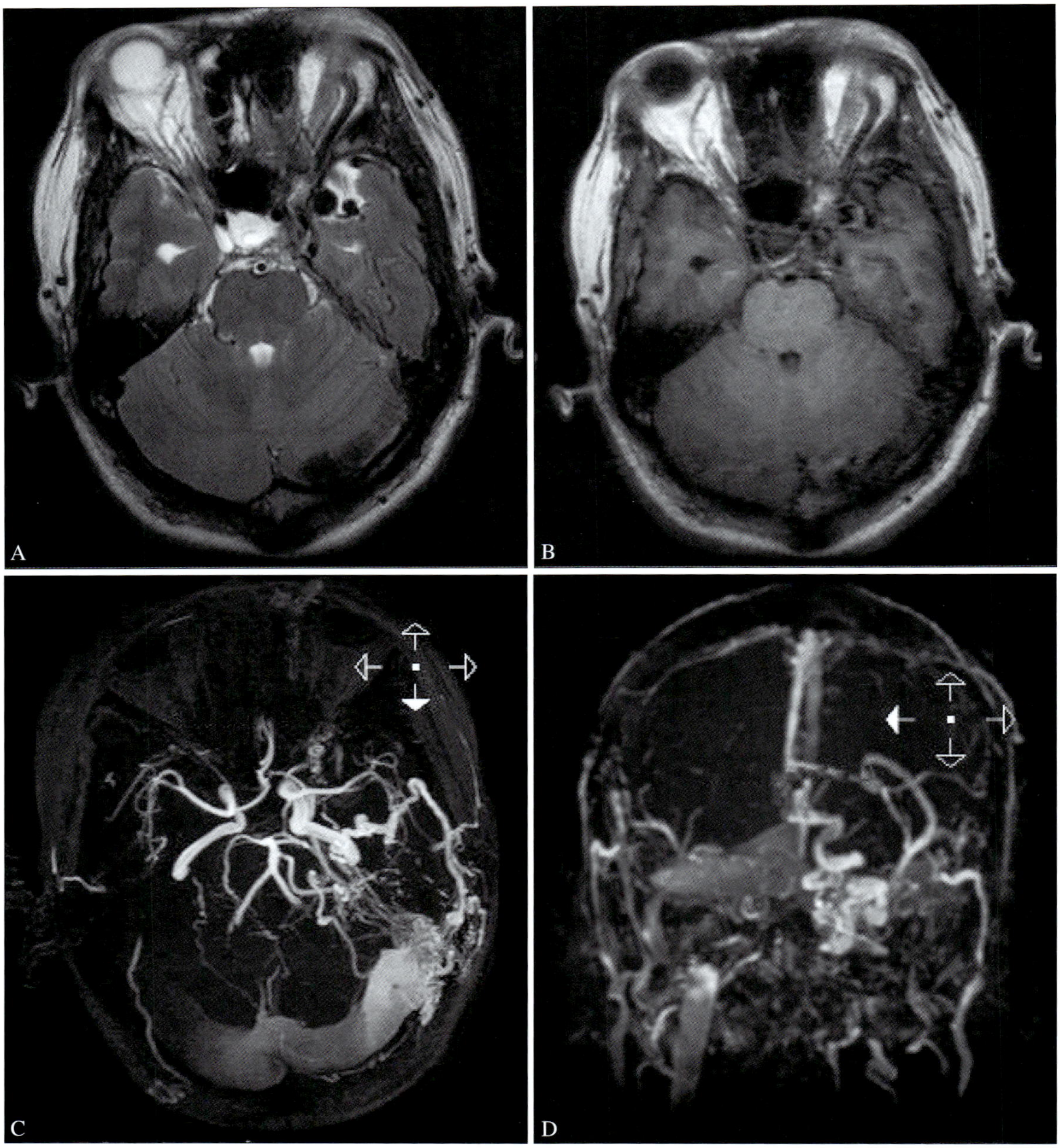

图 1-2-2 硬脑膜动静脉瘘

A，B．MR T2WI 和 T1WI 显示左侧海绵窦旁、左颞叶，可见多发大小不等血管流空信号，左侧眼上静脉异常增粗，且左侧横窦明显扩张；C，D．MRA 显示双侧横窦、窦汇明显增粗，左侧乙状窦及左侧海绵窦区可见不规则血管团

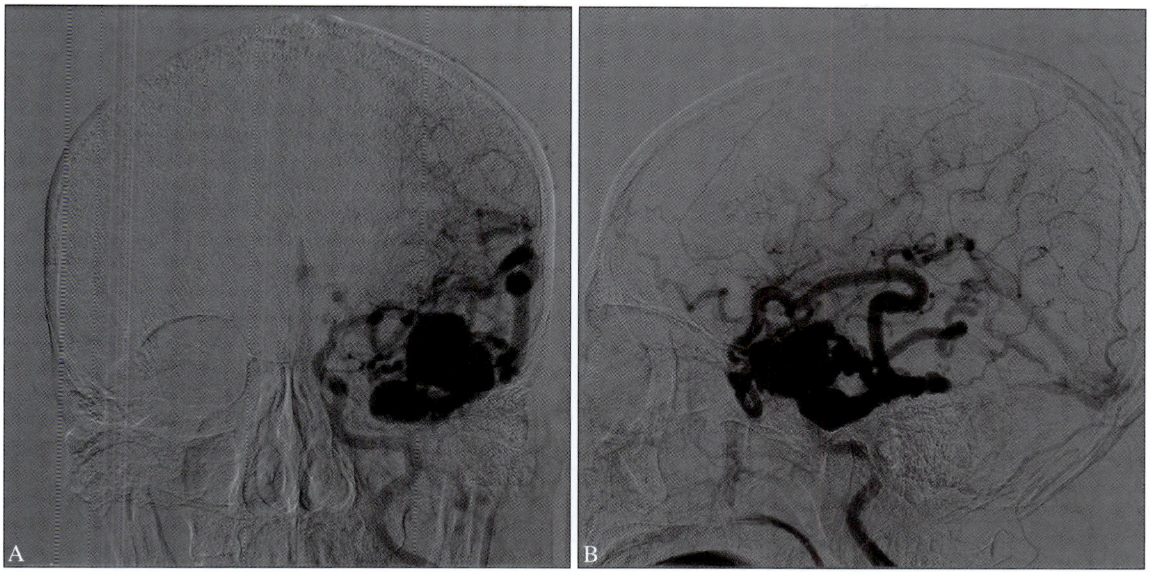

图 1-2-3 动静脉畸形

A．DSA 正位像显示动脉期至静脉期左侧可见异常团块血管影，局部呈静脉球样扩大，且可见粗大引流静脉，部分静脉窦显示；B．侧位像显示畸形血管团有左侧大脑中动脉供血，且可见粗大引流静脉显示

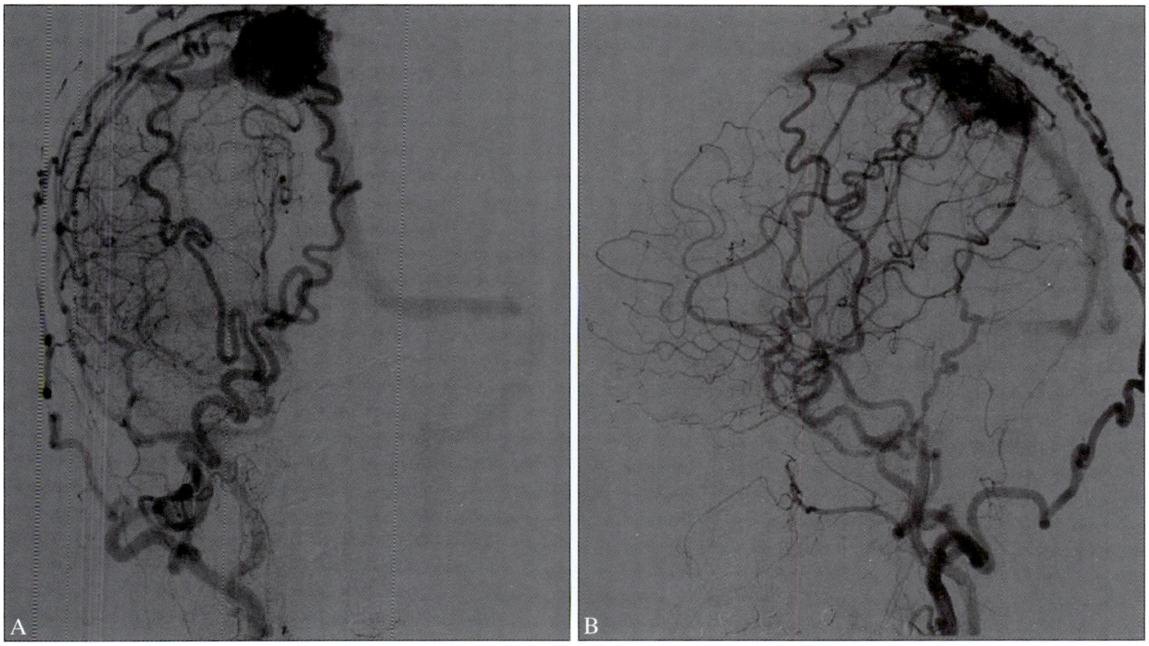

图 1-2-4 硬脑膜动静脉瘘

A，B．DSA 正位及侧位显示顶枕部头皮可见异常血管影，右侧枕动脉、颞浅动脉增粗迂曲，末端分支增多。右侧脑膜中动脉增粗，与顶部上矢状窦相沟通，局部上矢状窦呈瘤样扩张，循环时间明显缩短。且右顶可见畸形血管团显示

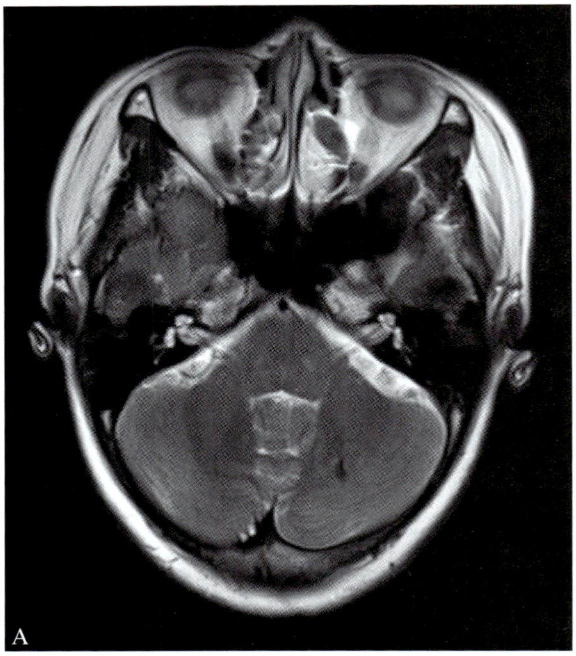

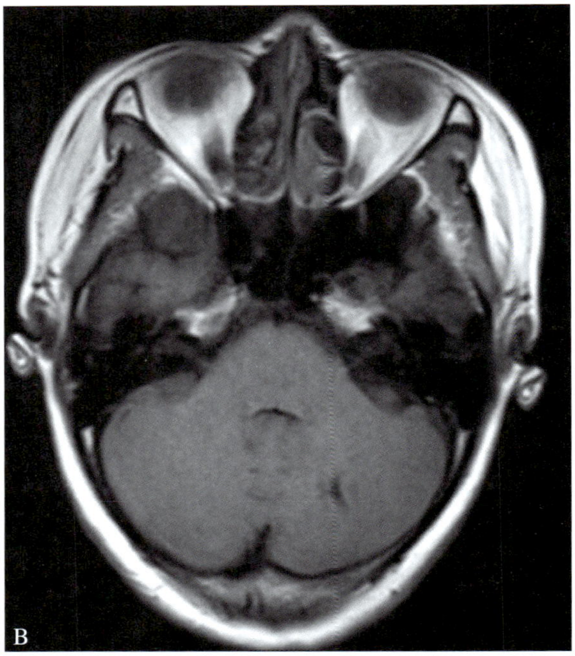

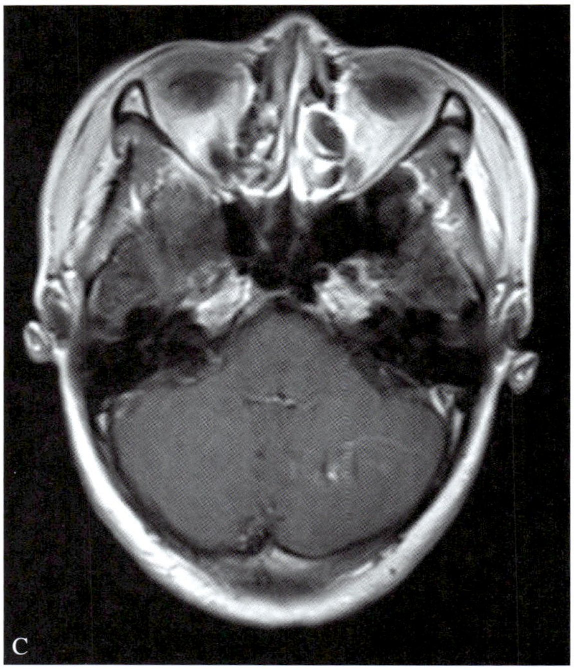

图 1-2-5 发育性静脉异常（静脉瘤）

A，B．MR T2WI 及 T1WI 显示左侧小脑半球条状流空信号；C．增强扫描，左侧小脑半球可见条形异常增强信号，且平扫血管流空处强化欠均匀，似可见运动伪影显示

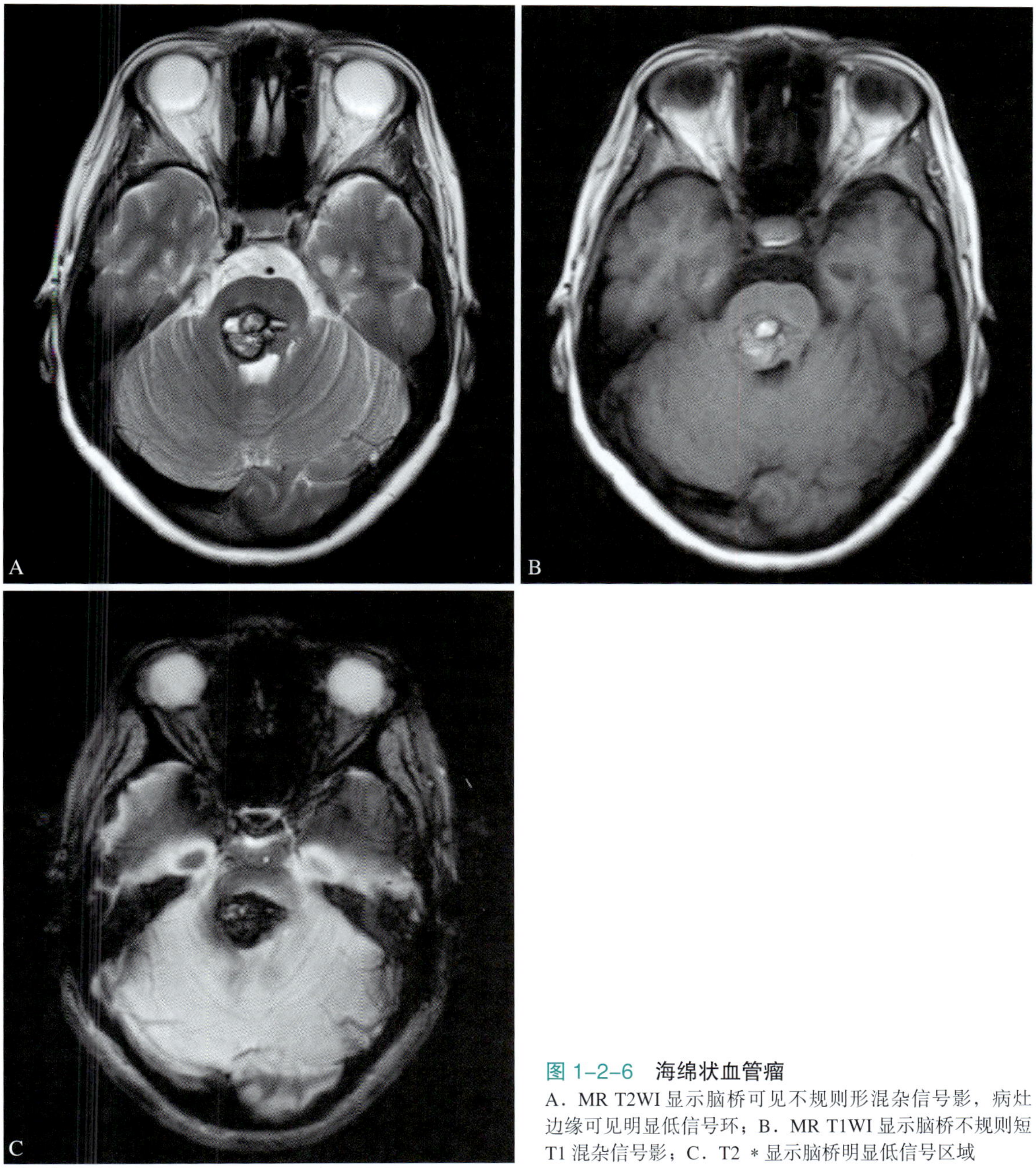

图 1-2-6 海绵状血管瘤

A. MR T2WI 显示脑桥可见不规则形混杂信号影，病灶边缘可见明显低信号环；B. MR T1WI 显示脑桥不规则短 T1 混杂信号影；C. T2 * 显示脑桥明显低信号区域

重点推荐文献

[1] Tomcik MA, Gerig NR, Prahlow JA. Sudden death from ruptured intracranial vascular malformation. Forensic Sci Med Pathol, 2011, 7 (2): 185-191.

[2] van Beijnum J, Bhattacharya JJ, Counsell CE, Papanastassiou V, Ritchie V, Roberts RC, Sellar RJ, Warlow C, Al-Shahi Salman R; Scottish Intracranial Vascular Malformation Study Collaborators. Patterns of brain arteriovenous malformation treatment: prospective, population-based study. Stroke, 2008, 39 (12): 3216-3221.

[3] Cordonnier C, Al-Shahi Salman R, Bhattacharya JJ, Counsell CE, Papanastassiou V, Ritchie V, Roberts RC, Sellar RJ, Warlow C; SIVMS Collaborators. Differences between intracranial vascular malformation types in the characteristics of their presenting haemorrhages: prospective, population-based study. J Neurol Neurosurg Psychiatry, 2008, 79 (1): 47-51.

第3节 脑卒中

【概念与概述】

- 脑卒中（stroke）是一种突然起病的脑血液循环障碍性疾病，又称为脑血管意外
- 脑卒中分类
  - 缺血性脑卒中
  - 出血性脑卒中
- 发病率高、死亡率高、致残率高和复发率高

【病理与病因】

- 缺血性脑卒中
  - 脑梗死
    - 经常由栓子或局部动脉粥样硬化导致
    - 神经元在断血 4 ～ 5 分钟后即可变为不可逆的损伤
    - 3 ～ 4 小时所有类型脑细胞出现不可逆转损伤
  - 缺血半暗带
    - 处在电衰竭和膜衰竭之间的脑组织
    - 高度动态变化
    - 在一定的治疗时间窗内（通常为 3 小时）及时治疗可恢复正常
    - 可进展为脑梗死
- 出血性脑卒中
  - 出血是因粟粒状微动脉瘤破裂所致
  - 多位于基底节壳部，可向内扩延至内囊部
  - 脑干内出血则病情严重
  - 可发生脑疝
  - 出血沿神经束扩散使其分离，导致神经纤维的生理性传导中断

【临床表现】

- 脑卒中的临床和影像表现根据部位、受累区域大小、相应血管血流供应状况和时间而变化
- 临床表现以猝然昏迷、不省人事或突然发生口眼歪斜、半身不遂、舌强言蹇、智力障碍等为主要特征
- 常见征兆依次为
  - 头晕，特别是突然感到眩晕
  - 肢体麻木，突然感到一侧面部或手脚麻木，有的为舌麻、唇麻
  - 暂时性吐字不清或讲话不灵
  - 肢体无力或活动不灵
  - 与平时不同的头痛
  - 不明原因突然跌倒或晕倒
  - 短暂意识丧失或个性和智力的突然变化
  - 全身明显乏力，肢体软弱无力
  - 恶心、呕吐或血压波动
  - 整天昏昏欲睡，处于嗜睡状态
  - 一侧或某一侧肢体不自主地抽动
  - 双眼突感一时看不清眼前出现的事物
- 缺血性脑卒中 TOST 分类
  - 大动脉粥样硬化性卒中
  - 心源性脑栓塞
  - 小动脉闭塞性卒中或腔隙性卒中
  - 其他原因所致的缺血性卒中
  - 不明原因的缺血性卒中
- 根据临床病因出血性脑卒中分类
  - 原发性，又称为非损伤性或自发性脑出血
  - 继发性，为损伤性出血
- 根据出血部位分为
  - 脑出血
  - 蛛网膜下腔出血
  - 硬膜下出血
  - 硬膜外出血
- 根据出血的时间分
  - 急性出血
  - 慢性出血

【影像表现】

- 急性缺血性脑卒中影像检查方法
  - “脑卒中”是一种临床诊断
  - “一站式”CT 模式（多模式 CT）检查包括平扫 CT、CT 灌注成像和 CTA
  - “一站式”MR 模式（多模式 MR）检查包括 DWI、PWI、T2*（或 SWI）和 MRA 序列
- 急性缺血性脑卒中影像检查目的为扩大治疗时间窗
- 缺血性脑卒中
  - CT 表现（结果根据梗死的时间）
    - 超急性期（6 小时内）
      - 大脑中动脉高密度征阳性（出现在 2% ～ 12% 的脑卒中患者）
      - 岛带征阳性

- 病变区脑沟变浅、脑回增粗
- CTA 原始图像可见局部低密度区改变，边界不清
- CT 灌注成像可见病变区 CBF 减低、CBV 减低、MTT 和 TTP 延长

■ 急性期（7 至 72 小时）
- 早期征象包括豆状核轻度低密度、轻度皮质低密度、沟裂消失和灰白质界限消失
- 在受累区域，密度减低且局限性边界不清；轻度占位效应显示（脑沟受压或消失，脑室移位）
- 出血性脑梗死占 5% ～ 10%
- 位于血管层的栓塞性高密度动脉硬化斑块或较高密度代表栓子（例如，“MCA 高密度”征象，可出现在 2% ～ 12% 的脑卒中患者）。血块溶解可能导致随后扫描较高密度消失

■ 亚急性期（3 ～ 10 天）
- 累及灰白质的血管领域密度降低、占位效应加强
- 经常呈楔形改变
- 占位征象较明显
- 出血（如果出现），经常在皮髓质交界处
- 脑回样强化（可能出现在发作的 3 ～ 4 天，持续到 8 周）
- 水肿持续存在

■ 早期慢性期（11 天到 1 个月）
- 脑回强化可能持续出现
- 占位效应逐渐消失

■ 晚期慢性期（1 个月以上）
- 低密度软化灶边界清楚
- 临近脑沟增宽，反应性脑室增宽
- 偶有梗死区域钙化
- 多发斑块样或斑片样低密度区：亚临床梗死，皮质下动脉硬化性脑病（SAE，或 Binswanger's 疾病）。“腔隙性”这个名词应该保留且定义为边界清晰，不增强，白质或基底节低密度的≤ 10mm 的病灶

○ MR 表现

■ 超急性期脑梗死（6 小时内）
- 在 T1 像及 T2 像均为阴性
- DWI 可见局部高信号改变
- PWI 可见 CBF 下降和 MTT 延长
- MRA 可有或无大血管狭窄、闭塞征象

■ 急性期脑梗死（7 ～ 72 小时）
- T1WI 可见局限性低信号区
- T2WI 可见局限性高信号改变

■ 亚急性期脑梗死（3 ～ 10 天）
- T1WI 呈低信号，T2WI 像呈高信号改变，边缘清楚
- T1WI 显示亚急性期脑卒中边缘有时可见高信号影代表着出血变化，而这种出血变化出现在血流被再通或附属血管供应恢复的地方

■ 早期慢性脑梗死（11 天～ 1 个月）
- 脑软化灶呈 T1WI 低信号、T2WI 高信号的点
- 如果出血发生，含铁血黄素在 T2WI 上可能呈皮质下低信号点
- 腔隙性脑梗死和缺血性脱髓鞘病变表现为 T2WI 高信号病灶；前者信号强度更接近于水信号强度，边缘更清楚

■ 晚期慢性脑梗死（1 个月以上）
- 软化灶形成

○ DSA 表现

■ 相应血管狭窄或闭塞

○ SPECT/PET 表现

■ 能够给予脑血流、氧消耗、葡萄糖利用的定量代谢图

■ 临床实用价值有限

○ 经颅多普勒能显示一些接近 MCA 闭塞的区域血流减少

● 出血性脑卒中

○ CT 表现

■ 新鲜血肿呈圆形或椭圆形的高密度影，密度均匀一致，边缘锐利

■ 较大的血肿可出现占位效应

■ 血肿可破入蛛网膜下腔、脑室、纵裂池、基底池

■ 急性血肿的前 3 天表现为高密度

■ 第 3 ～ 4 天血肿周围水肿明显

■ 第 7 天以后出血部位或血肿区可有环形增强，持续数周

- 1～2周后血肿密度逐渐减低，密度不均匀
- 3～6周后呈等密度，但肿块效应未完全消失
- 3～6个月后血肿完全吸收，CT图像可恢复正常，常遗留小的低密度腔隙和局部脑萎缩

- MR表现
  - 急性早期（出血24小时内）
    - 在T1加权像血肿为等信号强度，T2加权像血肿呈稍低于脑组织信号强度
    - 血肿周围水肿在T1加权像为低信号，T2加权像为较高信号
  - 急性期（出血后1～3天）
    - T1加权像血肿仍为等信号，T2时间缩短比急性早期明显，故T2加权像为较低信号
    - 血肿周围水肿信号改变和急性早期相同
  - 亚急性期（出血后3天～2周）
    - 在T1加权像上表现为由周围向中心发展的高信号强度影像。此时如血肿中心部血红蛋白未完全氧化为正铁血红蛋白时，血肿中心T2加权像上仍呈低信号强度像
    - 当红细胞溶解，高铁血红蛋白进入细胞外液中时，则T2加权像为高信号强度。此期血肿周围的水肿仍存在
  - 慢性期（出血2周后）
    - 慢性期血肿随时间推移，T1加权像信号较亚急性期逐渐降低，最后与脑脊液信号相同。T2加权像仍见血肿呈高信号强度
    - 血肿周围含铁血黄素增多，故可见血肿周围低信号强度含铁血黄素环带
    - 水肿消失

【鉴别诊断】

- 脑梗死有时需与脑胶质瘤鉴别
  - 胶质瘤可跨越血管分布区
  - 脑梗死常常位于血管分布区内

诊断与鉴别诊断精要

- 缺血性脑梗死在CT和MRI图像上与胶质瘤区分困难时，影像学随诊可帮助鉴别
- 亚急性期脑梗死病灶周边可有渗血，与出血性脑梗死病灶内部出血转化截然不同
- 超急性期脑梗死在DWI图像上为高信号改变。DWI显示的高信号区有时并不一定是不可逆损伤
- 用CT或MRI灌注异常区确定缺血半暗带与实际梗死区相比有明显扩大
- CTA原始图像上“点征”阳性预测高血压脑出血血肿再扩大的准确性较高

典型病例

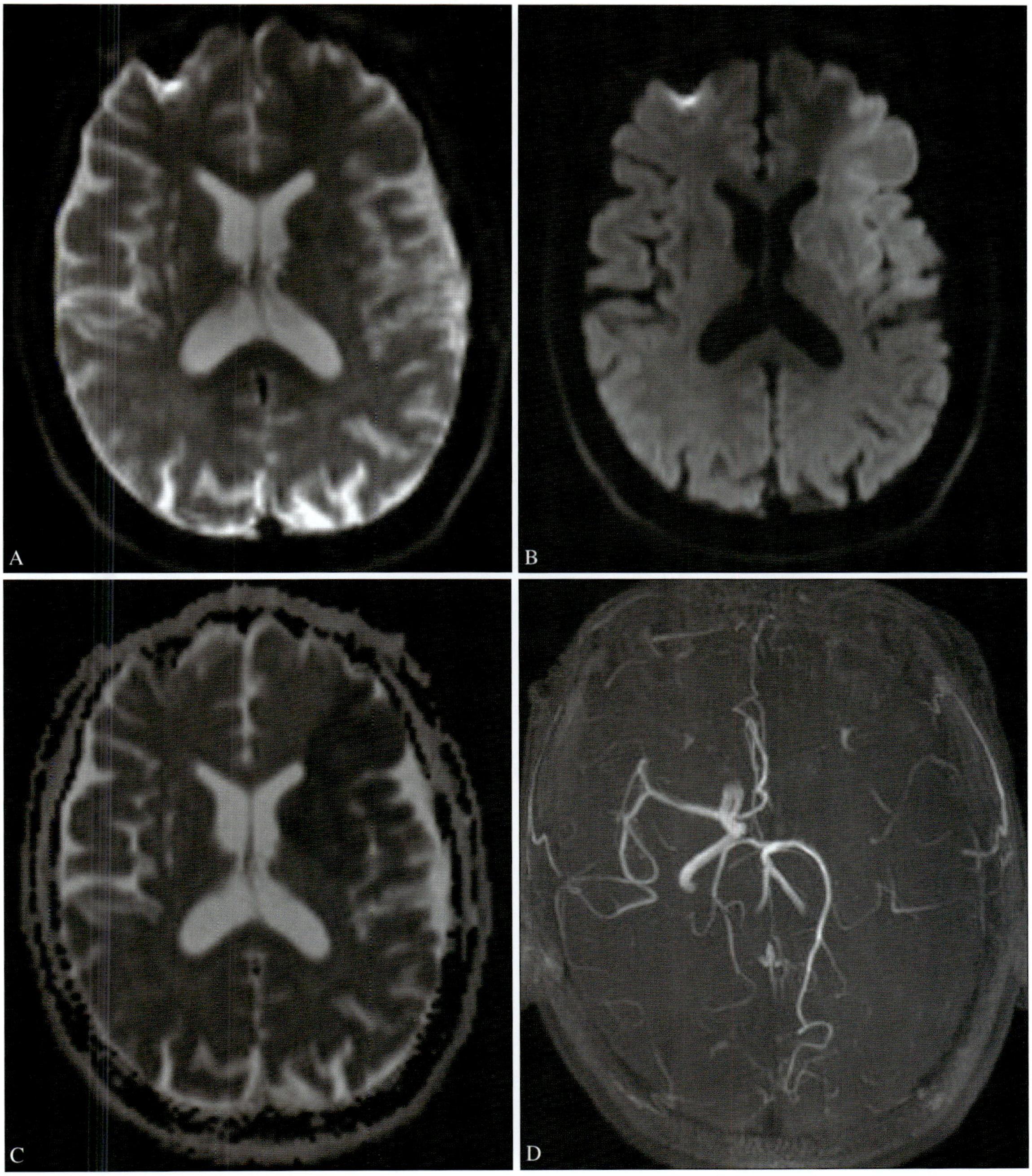

图 1-3-1　超急性期脑梗死

A．MR b0 像显示左侧未见明显异常信号区；B．DWI 显示左侧大脑中动脉供血区可见大片状稍高信号；C．ADC 像显示该区域呈低信号；D．MRA 显示左侧大脑中动脉未见明显显示

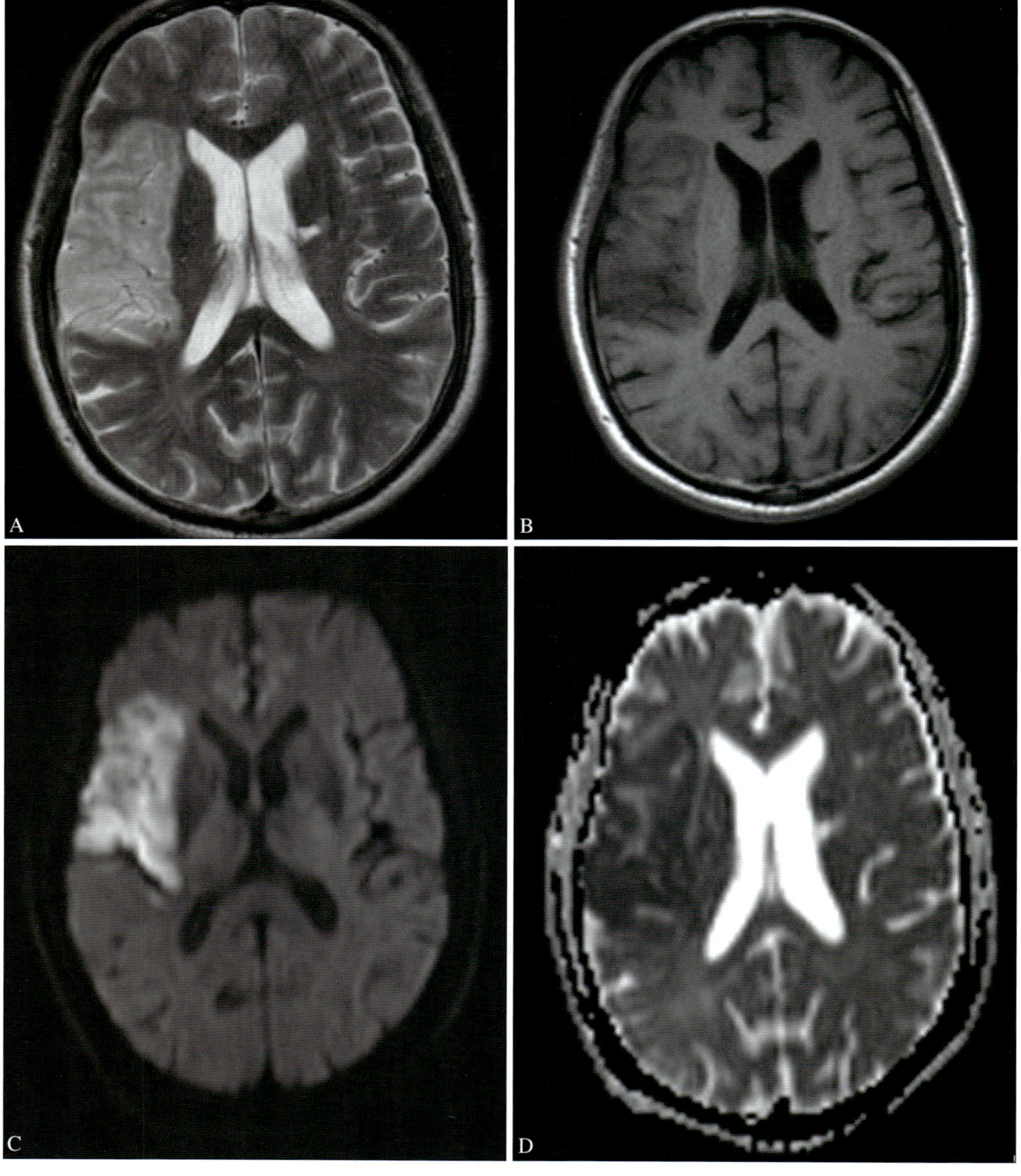

图 1-3-2 急性期脑梗死

A．T2WI 显示右侧大脑中动脉供血区大片状稍高信号，该部位脑沟变窄，右侧侧脑室稍受压；B．T1WI 显示该区域呈稍低信号影；C．DWI 显示该区域明显高信号影；D．ADC 显示该区域呈低信号

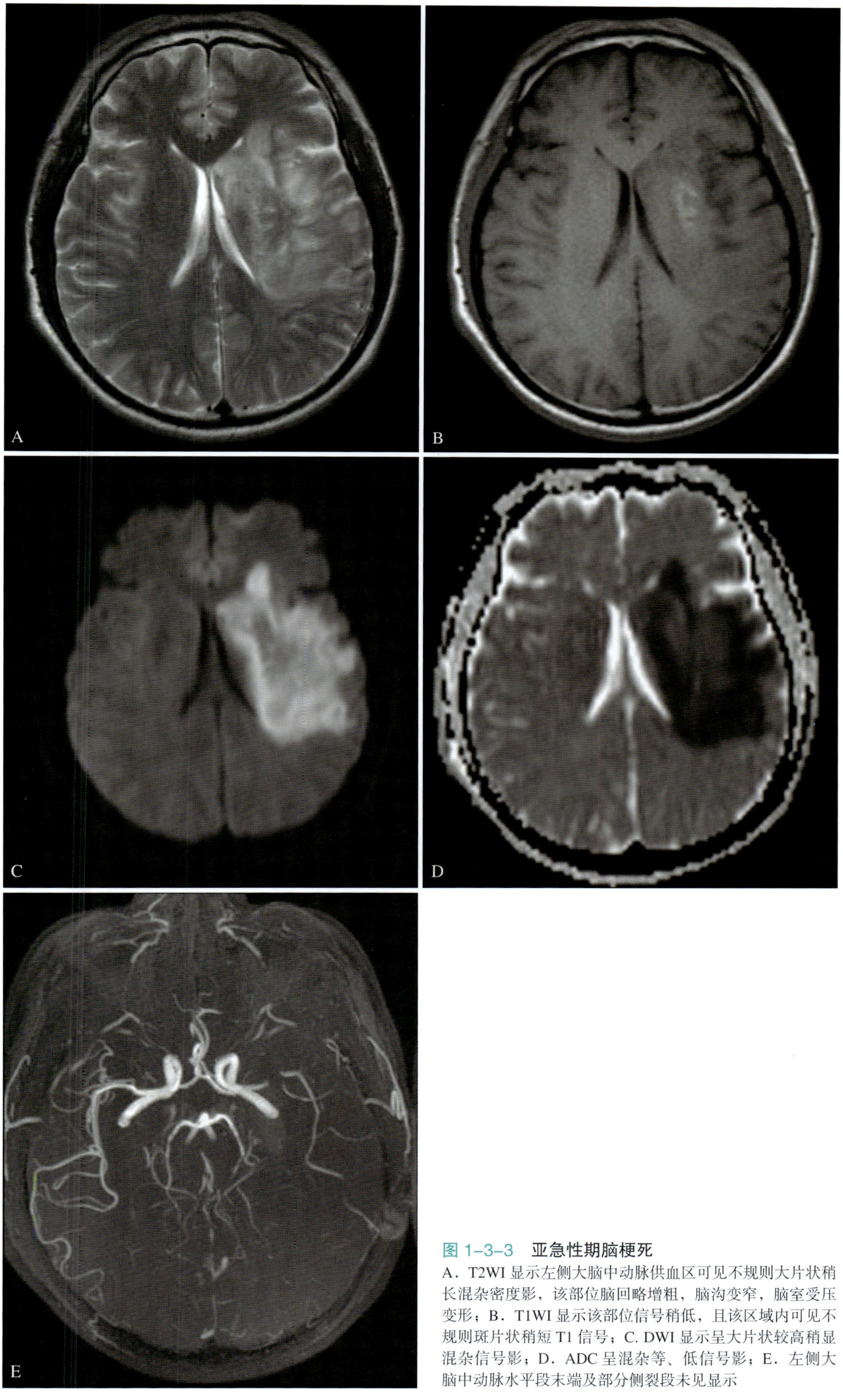

图 1-3-3　亚急性期脑梗死

A．T2WI 显示左侧大脑中动脉供血区可见不规则大片状稍长混杂密度影，该部位脑回略增粗，脑沟变窄，脑室受压变形；B．T1WI 显示该部位信号稍低，且该区域内可见不规则斑片状稍短 T1 信号；C. DWI 显示呈大片状较高稍显混杂信号影；D．ADC 呈混杂等、低信号影；E．左侧大脑中动脉水平段末端及部分侧裂段未见显示

重点推荐文献

[1] OSBORN GA. Handbook of Neuroradiology. Mosby-Year Book，Inc. 1991：120-127.
[2] 高培毅. 脑静脉和静脉窦血栓形成的磁共振影像诊断. 中国卒中杂志，2007，2（9）：755-758.
[3] 高培毅. 脑梗死前期脑局部低灌注的 CT 灌注成像表现及分期. 中国卒中杂志，2008，3（2）：115-119.

第 4 节 静脉窦血栓形成

【概念与概述】

脑静脉窦血栓形成（cerebral venous sinus thrombosis，CVST）是一种特殊类型的脑血管疾病，发生率不足所有卒中的 1%

- 儿童和青壮年多见
- 可分为炎症型和非炎症型两类
  - 炎症型中海绵窦和横窦是最常受累的部位
  - 非炎症型中上矢状窦最容易受累
  - 横窦、乙状窦血栓形成多继发于化脓性乳突炎或中耳炎

【病理与病因】

- 脑静脉血栓由于静脉梗阻所产生的局灶性症状
- 脑静脉窦血栓由静脉窦血栓导致颅内高压
- 在大多数患者中，这两种病理生理过程常同时存在
- 脑静脉的闭塞产生局部脑水肿和静脉型梗死
- 静脉窦血栓形成可导致静脉压升高，从而影响了脑脊液的吸收而产生颅内高压
- 病理检查
  - 可发现扩大、肿胀的静脉
  - 水肿（包括细胞毒性水肿和血管源性水肿）
  - 缺血性神经元损害
  - 点状出血或大的血肿
- 病因
  - 脱水
  - 产后，口服避孕药
  - 高凝血状态
  - 感染（例如乳突炎）
  - 肿瘤（例如脑膜瘤）
  - 自发性

【临床表现】

- 颅内压增高的症状
  - 持续且严重的头痛
  - 喷射性呕吐
  - 视盘水肿
- 卒中的病理
  - 皮质及皮质下出血
  - 多发性小灶性出血
- 脑病症状
  - 癫痫
  - 精神异常
  - 意识混乱
  - 意识模糊
  - 甚至昏迷

【影像表现】

- DSA 表现
  - 受累静脉窦未见充盈
  - 管腔内充盈缺损
  - 髓质的、室管膜的引流静脉和表浅静脉的扩张
  - 引流静脉停滞
  - 相关脑膜静脉引流
- CT 表现
  - 增强扫描图像上见静脉窦内充盈缺陷（空“△”征）
  - 广泛的脑水肿
  - 晚期出血脑皮质或皮质下单发或多发出血灶
- MR 表现
  - 静脉窦血栓表现为 T1 等信号和 T2 低信号影
  - 静脉窦“流空”影
  - 管腔内血凝块可导致受累血管内呈高信号强度（注意：由血流相关增强导致的慢但是正常血流能呈高信号）
  - 在血栓形成、无血流血管，特定管腔高信号的情况下，血流增强技术（例如梯度扫描）只选择性激发进动旋转，表现为低或无信号
  - 对比增强可能显示硬膜和围绕未增强血凝块的相关静脉管腔高信号
  - MRV 可显示静脉窦部分缺损或缺失

【鉴别诊断】

- 静脉窦血栓形成晚期的脑出血可误诊为脑转移瘤，应特别注意静脉窦血栓形成的直接征象
- 直窦血栓形成可导致双侧丘脑异常长 T2 信号改变，可出现类似双侧胶质瘤表现和病毒性脑炎表现。应密切结合临床病史

诊断与鉴别诊断精要

- MRI 平扫 T1 加权像的矢状面和横断面图像可以清楚地显示上矢状窦、横窦和乙状窦血栓
- 静脉窦血栓晚期所致脑内出血可以单发或多发。单发时常位于皮质和皮质下，血肿形态规整，信号不均匀

典型病例

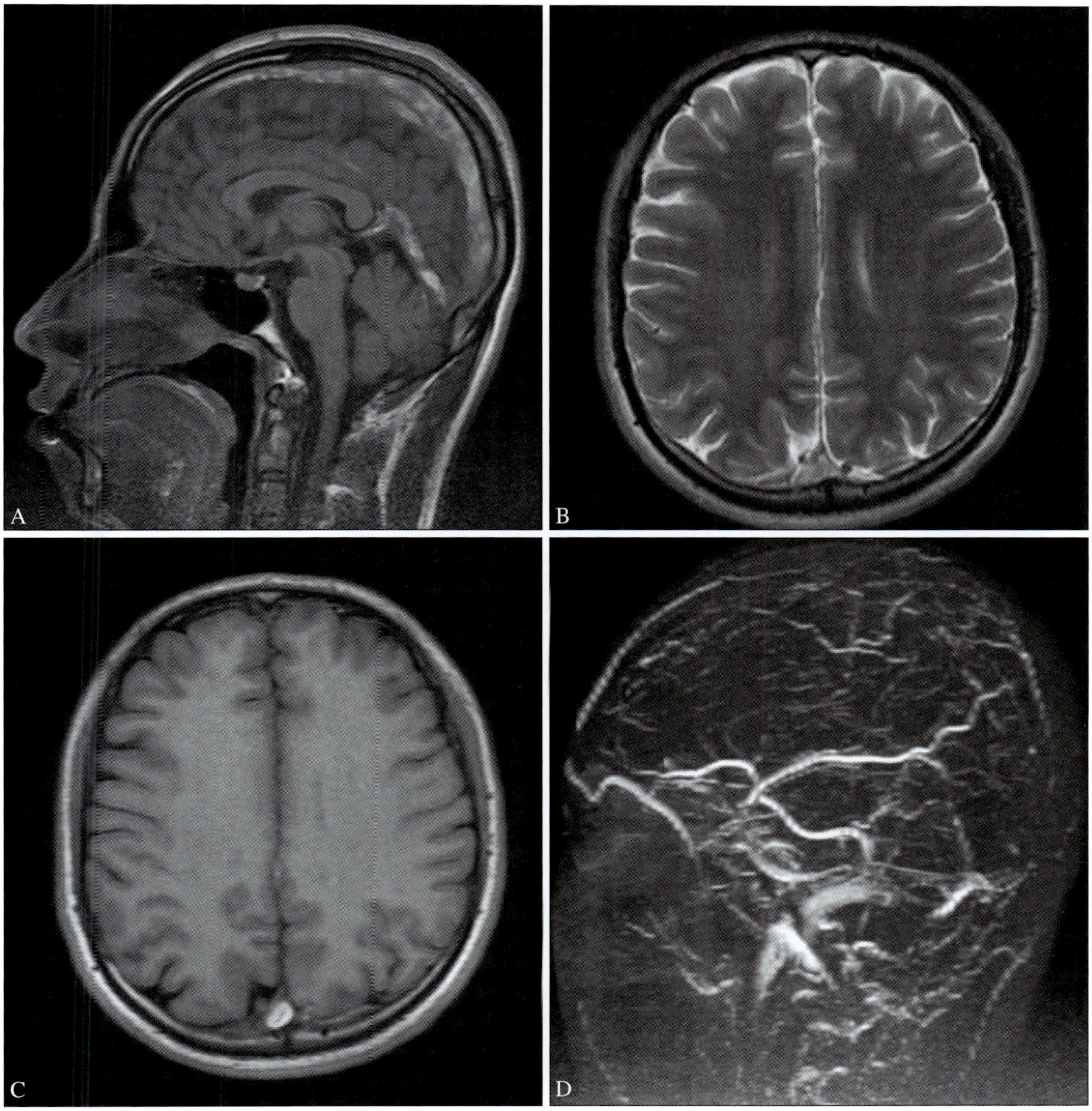

图 1-4-⁻ 静脉窦血栓形成

A．矢状位显示上矢状窦、大脑大静脉、直窦及窦汇可见稍短 T1 异常信号充盈；B，C. T2WI 及 T1WI 显示局部上矢状窦呈混杂短 T1 稍长 T2 信号影，流空信号消失；D．MRV 可见上矢状窦、下矢状窦、直窦及窦汇、部分横窦未见明确显示

重点推荐文献

[1] OSBORN GA. Handbook of Neuroradiology. Mosby-Year Book，Inc. 1991.

[2] 高培毅．脑静脉和静脉窦血栓形成的磁共振影像诊断．中国卒中杂志，2007，2（9）：755-758.

[3] 高培毅．脑梗死前期脑局部低灌注的 CT 灌注成像表现及分期．中国卒中杂志，2008，3（2）：115-119.

主要参考文献

[1] OSBORN GA. Handbook of Neuroradiology. Mosby-Year Book，Inc. 1991.

[2] 高培毅．脑静脉和静脉窦血栓形成的磁共振影像诊断．中国卒中杂志，2007，2（9）：755-758.

[3] 高培毅．脑梗死前期脑局部低灌注的 CT 灌注成像表现及分期．中国卒中杂志，2008，3（2）：115-119.

[4] 高培毅，林燕．微机辅助 CT 脑灌注成像以及定量测量．中华放射学杂志，2002，36（1）：7-10.

[5] 高培毅，林燕．TIA 患者脑动态 CT 峰值时间灌注成像的初步研究．中国医学计算机成像杂志，2002，8（1）：1-5.

[6] 高培毅，梁晨阳，林燕，等．脑梗死前期脑局部微循环障碍 CT 灌注成像的实验研究．中华放射学杂志，2003，37（8）：701-706.

[7] 高培毅，林燕．脑梗死前期脑局部低灌注的 CT 灌注成像表现及分期．中华放射学杂志，2003，37（10）：882-886.

[8] 周剑，高培毅．动态 CT 灌注成像临床应用中的质量控制．中国医学影像技术，2003，19（11）：1576-1578.

[9] Xue Jing，Gao Peiyi. A Model of Focal Cortical Infarction in Rats：Minimally Invasive Craniotomy. Chin J Rehabil Theory Practice，2006，12（1）：11-13.

[10] Lin Yan，Gao Peiyi. Personal computer aided cerebral perfusion imaging with dynamic CT. Chinese Medical Journal，2004，117（3）：471-473.

[11] Xue Lei，Gao Peiyi. Magnetic resonance imaging findings in Lhermitte-Duclos disease：reports of three cases. Chinese Medical Jounal，2005，118（22）：1933-1936.

[12] Jing Xue，Peiyi Gao，Xiaochun Wang，Xiaoling Liao，Yilong Wang and Yongjun Wang. Ischemic lesion typing on computed tomography perfusion and computed tomography angiography in hyperacute ischemic stroke：a preliminary study. Neurological Research，2008，30（4）：337-340.

[13] Xiao-Chun Wang，Pei-Yi Gao，Yan Lin，Li Ma，Guan-ruiLiu，Jing Xue，Bin-Bin Sui，Chun-Juan Wang，Yong-Jun Wang. Clinical Value of CT Perfusion Source Images in Acute Stroke. Neurological Research，2009，31（12）：1079-1083.

[14] Xiao-Chun Wang，Pei-Yi Gao，Jing Xue，Guang-Rui Liu，Li Ma，Chen Wang，Bin-bin Sui，Chun-Juan Wang，Xiao-Ling Liao ang Yong-Jun Wang. Computed tomography perfusion source images assessment of infarct core and penumbra in acute stroke. Neurological Research，2009，31（4）：351-354.

[15] Li Ma，Pei-Yi Gao，Yan Lin，Jing Xue，Xiao-Chun Wang，Yong-Jun Wang，Yi-Long Wang，Xiao-Ling Liao，Mei-Li Liu，Shi-Ming Cui，Lan Yu，Sui-Jun Tong，Yuan-Liang Huang and Yu-Ming Zhou. Can baseling magnetic resonance angiography（MRA）status become a foremost factor in selecting optimal acute stroke patients for recombinant tissue plasminogen activator（rt-PA）thrombolysis beyond 3 hours?. Neurological Research，2009，31（4）：351-354.

[16] Yilong Wang，Xiaoling Liao，Xingquan Zhao，Chunxue Wang，Liping Liu，Yong Zhou，Chunjuan Wang，Jing Xue，Peiyi Gao，Kehui Dong，Xunming Ji，Yongjun Wang. Imaging-based thrombolysis trial in acute ischemic stroke-II（ITAIS-II）. International Journal of Stroke，2009，4（1）：49-53.

[17] Li Ma，Pei-yi Gao，Qing-Mao Hu，Yan Lin，Li-na Jing，Jing Xue，Xiao-chun Wang，Zhi-Jun Chen，Yi-long Wang，Xiao-ling Liao，Mei-li Liu，Wei-Jian Chen. Prediction of infarct core and salvageable ischemic tissue volumes by analyzing apparent diffusion coefficient without intravenous contrast material. Acad Radiol，2010；17：1506-1517.

[18] Tomcik MA，Gerig NR，Prahlow JA. Sudden death from ruptured intracranial vascular malformation. Forensic Sci Med Pathol，2011，7（2）：185-191.

[19] Van Beijnum J，Bhattacharya JJ，Counsell CE，Papanastassiou V，Ritchie V，Roberts RC，Sellar RJ，Warlow C，Al-Shahi Salman R；Scottish Intracranial Vascular Malformation Study Collaborators. Patterns of brain arteriovenous malformation treatment：prospective，population-based study. Stroke，2008，39（12）：3216-3221.

[20] Cordonnier C，Al-Shahi Salman R，Bhattacharya JJ，Counsell CE，Papanastassiou V，Ritchie V，Roberts RC，Sellar RJ，Warlow C；SIVMS Collaborators. Differences between intracranial vascular malformation types in the characteristics of their presenting haemorrhages：prospective，population-based study. J Neurol Neurosurg Psychiatry，2008，79（1）：47-51.

[21] Macdonald RL. Shunts and aneurysms. World Neurosurg，2011，76（6）：520-521.

[22] Frösen J，Tulamo R，Paetau A，Laaksamo E，Korja M，Laakso A，Niemelä M，Hernesniemi J. Saccular intracranial aneurysm：pathology and mechanisms. Acta Neuropathol，2012，123（6）：773-786.

脑外伤 2

第1节 概 述

- 创伤是自从有人类以来就存在的常见事件。在全球范围内，创伤性脑损伤（traumatic brain injury，TBI）占44岁以下人群中意外死亡总数的第一位，由于伤及中枢神经系统，其死亡率和致残率都很高，居各类创伤的第一位。北京天坛医院的王忠诚院士在全国第三届颅脑创伤研讨会上报告，我国因创伤导致的死因顺序不断前移，成为继肿瘤、心脑血管病之后第3位重要的死因。TBI虽然仅占创伤总数的15%左右，然而其死亡率却占创伤总数的85%
- TBI患者以中青年男性居多，交通伤、坠落伤为主要致病原因；值得注意的是，75岁及以上的老年人是TBI相关住院和死亡的高危人群，随着社会不断的老龄化，老年性TBI逐渐成为社会与医疗卫生关注的重大问题
- 随着现代影像设备与技术的快速发展，TBI越来越依赖于影像学检查，因为影像学检查在创伤程度的诊断、评价和治疗决策上可提供重要信息
  - CT是急性创伤患者最有效和首选的检查方法，它的检查速度快，密度分辨力高，检查费用相对较低，尤其在探察和诊断急性脑出血方面通常很精确。同时，CT在评价颅面部骨折上也占有优势
  - 尽管CT优势明显，但也存在一定的局限性
    - 创伤12小时之内，有些脑出血不一定表现为高密度，容易漏诊
    - CT不易探察颞骨下、额骨后下以及后颅窝区域的脑外出血
    - 在弥漫性轴索损伤（diffuse axonal injury，DAI）、血管损伤的诊断上CT亦不如MRI敏感，而DAI占重型脑损伤患者30%以上，并且是导致创伤后植物生存状态或严重神经功能障碍的主要原因
  - 在诊断和评价所有不同阶段的脑出血方面，MRI较CT更敏感。然而，如果MRI检查时未做FLAIR图像，那么探查急性蛛网膜下腔出血十分困难
    - MRI的多序列和多方位成像技术可以更好地显示前额、颞叶和后颅窝处的病变
    - MRI在显示DAI的早期与微小病变以及随后继发性病变等方面较CT更加敏感
    - MRI和MRA也是显示血管病变的理想方法，但在颈部开放性损伤中，血管造影或许更有效
    - MRI不会漏诊CT上呈等密度的硬膜下出血
  - MRI主要的不足包括
    - 检查过程与时间较长
    - 患者安装监测与抢救装置（尤其是带呼吸机的患者）的不能进行MRI检查，多数MRI设备未能安装在医院或急诊室的便捷部位
    - 对于诊断骨折和其他骨骼疾病，MRI不如CT敏感
    - 在鉴别颅内小量气体和出血方面MRI可能

有困难（因为它们在 T2WI 上均为低信号）

- 一般来说，TBI 患者完整的 MRI 检查与评估应该包括 FLAIR、弥散加权成像（diffusion weighted imaging，DWI）和梯度回波成像，它们能够探察和诊断大部分危重的创伤性脑部病变，包括局部缺血、蛛网膜下腔出血和脑实质内出血，以及有无出血性剪切伤等
- 大多数情况下，CT 简便、快捷、探查可治性脑外伤病变的高敏感度，成为多数情况下急性创伤患者首选和有效的影像学方法
- 颅骨 X 线平片在严重的颅脑创伤患者的诊断与分类等方面的作用十分有限，它仅用于确定是否有线形颅骨骨折的存在；而在诊断凹陷性骨折和开放性骨折方面 CT 等具有优势，但有时与 CT 扫描层面平行的骨折，如颅顶和颅底骨折容易漏诊，应充分利用多层螺旋 CT 重组技术进行多方位的显示与观察
- 目前，脑血管造影能够显示和明确创伤性血管断裂或瘘管的部位与损伤的程度，尤其是在治疗血管闭塞前，常常需要借助于血管造影和有关设备进行血管病变和假性动脉瘤的诊断与治疗。血管造影能够检出的另一个临床问题是颈部的膨胀性血肿

（马　军　伍建林）

重点推荐文献

[1] 沈天真，陈星荣．神经影像学．上海：上海科学技术出版社．2004：558-560.

[2] Osborn. Diagnostic Imaging-Brain. Amirsys. 2004：955-958.

第 2 节　头皮外伤

【概念与概述】

- 颅顶部软组织结构共有 5 层（其中前 3 层紧密连接，在外科手术中表现为 1 层）
  - 表皮（皮肤）
  - 皮下的纤维 - 脂肪组织（脂肪密度 / 信号强度）
  - 头被（epicranium）肌肉、帽状腱膜（包埋枕额肌、颞顶肌）
  - 帽状腱膜下疏松结缔组织
  - 骨膜
- 头皮血肿多因钝器伤所致，按血肿出现于头皮内的具体层次分为头皮下血肿（subcutaneous hematoma）、帽状腱膜下血肿（subgaleal hematoma）和骨膜下血肿（subperiosteal hematoma）3 种

一、头皮下血肿

【临床表现】

表现

- 一般体积小，临床可无明显症状，有时表现局部软组织肿胀
  - 若伴有头皮擦伤、挫裂伤，临床上可表现为局部头皮呈斑点状淤血
  - 若为锐器伤，头皮有破裂口，深浅不一，可见活动性出血

疾病人群分布

- 年龄
  - 可发生于任何年龄，青壮年居多
- 性别
  - 男性居多

治疗

- 较小的头皮血肿 1 ～ 2 周内可自行吸收，巨大血肿需 4 ～ 6 周才能完全吸收
- 采取局部适当加压包扎，有利于防止血肿扩大
- 为避免感染，一般不采用穿刺抽吸

【影像表现】

X 线表现

- X 线摄片
  - 发生于着力点附近

- 可见局限性或广泛性头皮软组织肿胀，其内密度稍高
- 可伴或不伴相应部位的颅骨骨折
- 若为开放性外伤可见头皮下积气

● X 线脑血管造影
- 单纯头皮血肿一般不行脑血管造影检查
- 如果合并其他颅内原发性外伤时，方行血管造影检查
- 有活动性出血时可见对比剂外溢，有时可见动静脉瘘或假性动脉瘤
- 若血肿较大时，可见颅外无血管区

CT 表现

● 平扫 CT
- 典型者表现为局限性或广泛性头皮软组织肿胀，局部密度增高
- 密度可呈均匀高密度，CT 值 60 ~ 80HU 之间；亦可呈等高混合密度

● 增强 CT
- 不需要增强检查

MR 表现

● 形态学表现
- 头皮下血肿的 MRI 形态表现与 CT 表现相同。呈局限性或广泛性头皮软组织肿胀

● 信号表现
- T1WI 呈等或略低信号，T2WI 呈高信号，信号可均匀，亦可不均匀

推荐影像学检查

● 最佳检查方法　CT 平扫

● 其他方法评价
- X 线平片不能显示颅内情况
- 脑血管造影诊断价值很有限，一般不用
- MRI 成像时间较长，不是头皮损伤首选的影像学检查方法

诊断与鉴别诊断精要

● 头皮下血肿发生于着力点附近，X 线平片、CT、MRI 可见局限性或广泛性头皮软组织肿胀，其内密度 / 信号增高，伴或不伴相应部位的颅骨骨折

典型病例

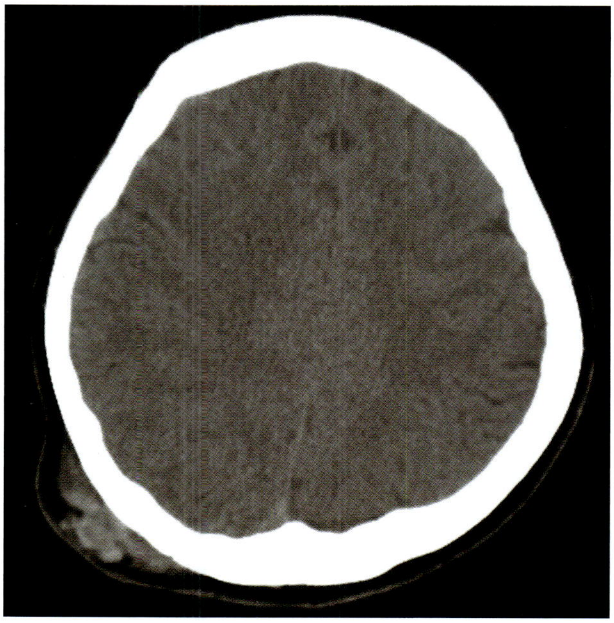

图 2-2-1　右侧顶部头皮下血肿
CT 平扫可见右顶部局限性皮下软组织肿胀，其内呈不均匀等高密度影

重点推荐文献

[1] 沈天真，陈星荣．神经影像学．上海：上海科学技术出版社，2004：558-560.
[2] Gentry LR. Primary neuronal injuries. Neruoimaging Clin N Amer，1991，1：411-432.
[3] Kaufman HH. Civilian gunshot wounds to the head. Neurosurg，1993，32：962-964.

二、帽状腱膜下血肿

【概念与概述】

帽状腱膜与浅筋膜皮肤连续紧密，而与颅骨借腱膜下疏松结缔组织相连，故帽状腱膜下血肿（subgaleal hematoma）可导致此层弥漫血肿，范围较广泛，严重时可蔓延至整个颅部。

【病理与病因】

一般特征

- 发病机制
  - 帽状腱膜与颅骨外膜之间为一层疏松结缔组织，称为腱膜下间隙。间隙内有若干条静脉与头皮、颅内静脉相通，静脉破裂后易出血并沿此间隙蔓延
  - 帽状腱膜在“牵拉力”的作用下，头皮撕脱，导致连接头皮静脉、颅骨板障静脉及静脉窦血管破裂引起慢性出血

【临床表现】

表现

- 常见体征/症状
  - 可蔓延至全头部，导致整个头皮软组织肿胀
  - 若合并脑组织外伤，常见症状有头痛、呕吐、昏迷及神经功能障碍等

疾病人群分布

- 年龄
  - 可发生于任何年龄，青壮年居多
- 性别
  - 男性居多

病情及预后

- 小儿及体弱者可导致休克或贫血
- 合并感染时可继发颅骨骨髓炎或颅内感染

治疗

- 通常采取经头皮穿刺抽出积血后加压包扎或帽状腱膜下穿刺置管负压引流

【影像表现】

X 线表现

- X 线摄片
  - 侧位平片可见广泛头皮软组织肿胀，呈“帽状”位于头颅穹窿部
  - 其内密度稍高，密度可均匀/不均匀
  - 若为开放性损伤，可见头皮下积气
  - 不能直接显示颅内损伤情况
- X 线脑血管造影
  - 单纯帽状腱膜下血肿一般不行血管造影检查

CT 表现

- 平扫 CT
  - 血肿范围广泛，呈“帽状”包裹在头颅穹窿部
  - 表现为高密度影，密度可均匀/不均匀
  - 可伴发其他颅脑损伤，如颅骨骨折、硬膜下血肿、脑挫裂伤等
- 增强 CT
  - 单纯帽状腱膜下血肿一般不需 CT 增强检查

MRI 表现

- 形态学表现
  - 与 CT 表现相同，血肿范围广泛，呈“帽状”包裹在头颅穹窿部
- 信号表现
  - 外层头皮下组织 T1WI 呈等或低信号，T2WI 呈高信号
  - 内层帽状腱膜下血肿，T1WI 呈等或略低信号，T2WI 均呈低信号
  - 信号可均匀/不均匀
  - 可较好地显示脑实质情况

推荐影像学检查

- 理想的检查方法　CT 是检查帽状腱膜下血肿的首选影像学方法
- 其他方法评价
  - X 线平片不能显示颅内情况
  - 脑血管造影基本不用
  - MRI 不是首选方法

【鉴别诊断】

骨膜下血肿

- 病史与临床

- 帽状腱膜下血肿多见于青少年，骨膜下血肿多见于新生儿及婴幼儿

● 影像表现

- 骨膜下血肿形态与帽状腱膜下血肿形态相仿，均呈新月形。但前者范围较小，后者范围更为广泛
- 骨膜下血肿不跨越颅缝，后者多跨颅缝，覆盖大部分脑表面，此点为重要鉴别诊断依据
- 骨膜下血肿与少量帽状腱膜下血肿鉴别较困难

诊断与鉴别诊断精要

- 帽状腱膜下出血范围广泛，可蔓延至整个颅顶部，呈帽状裹在头颅穹窿部
- 紧贴颅骨外板的新月形或半月形高密度阴影，并常跨越颅缝

典型病例

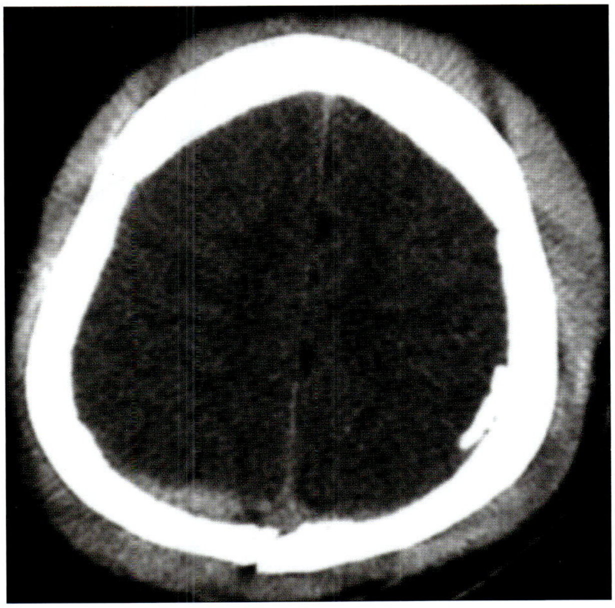

图 2-2-2　帽状腱膜下血肿

CT 平扫可见整个头颅穹窿被环形高密度影包裹，后顶部可见新月形硬膜下血肿，并可见颅骨骨折

重点推荐文献

[1] 沈天真，陈星荣. 神经影像学（NEUROIMAGING）. 上海：上海科学技术出版社，2004：558-560.

[2] Potter HG，Montgomery KD，Heise CW. MR imaging of acetabular fractures：value in detecting femoral head injury，intraarticular fragments，and sciatic nerve injury. AJR，1994，163：881-886.

[3] Murray JG，Gean AD，Evans SJ. Imaging of acute head injury. Semin Ultrasound CT MR，1996，17：185-205.

三、头皮撕脱

【概念与概述】

多因发辫受机械力牵扯卷入转动的机器中或高速度的钝器切线打击头部而致伤。大片头皮自帽状腱膜下撕脱，甚至整个头皮连同额肌、颞肌或骨膜一并撕脱。

【临床表现】

表现

- 常见体征 / 症状
  - 创口常常较大，甚至可使整个头皮撕脱
  - 创口大量出血，可发生出血性或疼痛性休克

病情及预后、治疗

- 暴露的颅骨可因缺血引致感染或坏死，后果严重
- 头皮血管网丰富，发生撕脱伤后，其血管断端收缩幅度较小，出血量大
- 治疗首先压迫止血、纠正休克、清创、抗感染，治疗并发症；行中厚皮片植皮术，应用显微外科技术行小血管吻合，头皮原位缝合

【影像表现】

X 线表现

- X 线摄片
  - 侧位及切线位平片可见大片头皮缺损，局部颅骨外露，缺损头皮边缘较毛糙
  - 可伴或不伴头皮血肿
  - 周围头皮肿胀，可见头皮下积气
  - 不能直接显示颅内损伤情况
- X 线脑血管造影
  - 头皮撕脱一般不行血管造影检查

CT 表现

- 平扫 CT
  - 大片头皮撕脱缺如，撕脱边缘毛糙，局部颅骨外露。显示范围及深度较平片更为清晰
  - 撕脱周围头皮肿胀，可见头皮下积气
- 增强 CT
  - 一般不行 CT 增强检查

MRI 表现

- 一般不行 MRI 检查。
- 若合并颅脑外伤时方行 MRI 检查（其相关 MRI 表现见有关章节）

推荐影像学检查

- 理想的检查方法　CT 是检查头皮撕脱的首选影像学方法
- 其他方法评价
  - X 线平片具有一定价值，但不能显示颅内情况
  - 一般不采用脑血管造影检查
  - 无合并颅内损伤时不选择 MRI 检查

诊断与鉴别诊断精要

- 头皮撕脱创口常常较大，甚至可使整个头皮撕脱，创口大量出血
- 头皮缺如，边缘毛糙，局部颅骨外露，周围头皮肿胀，可见头皮下积气

典型病例

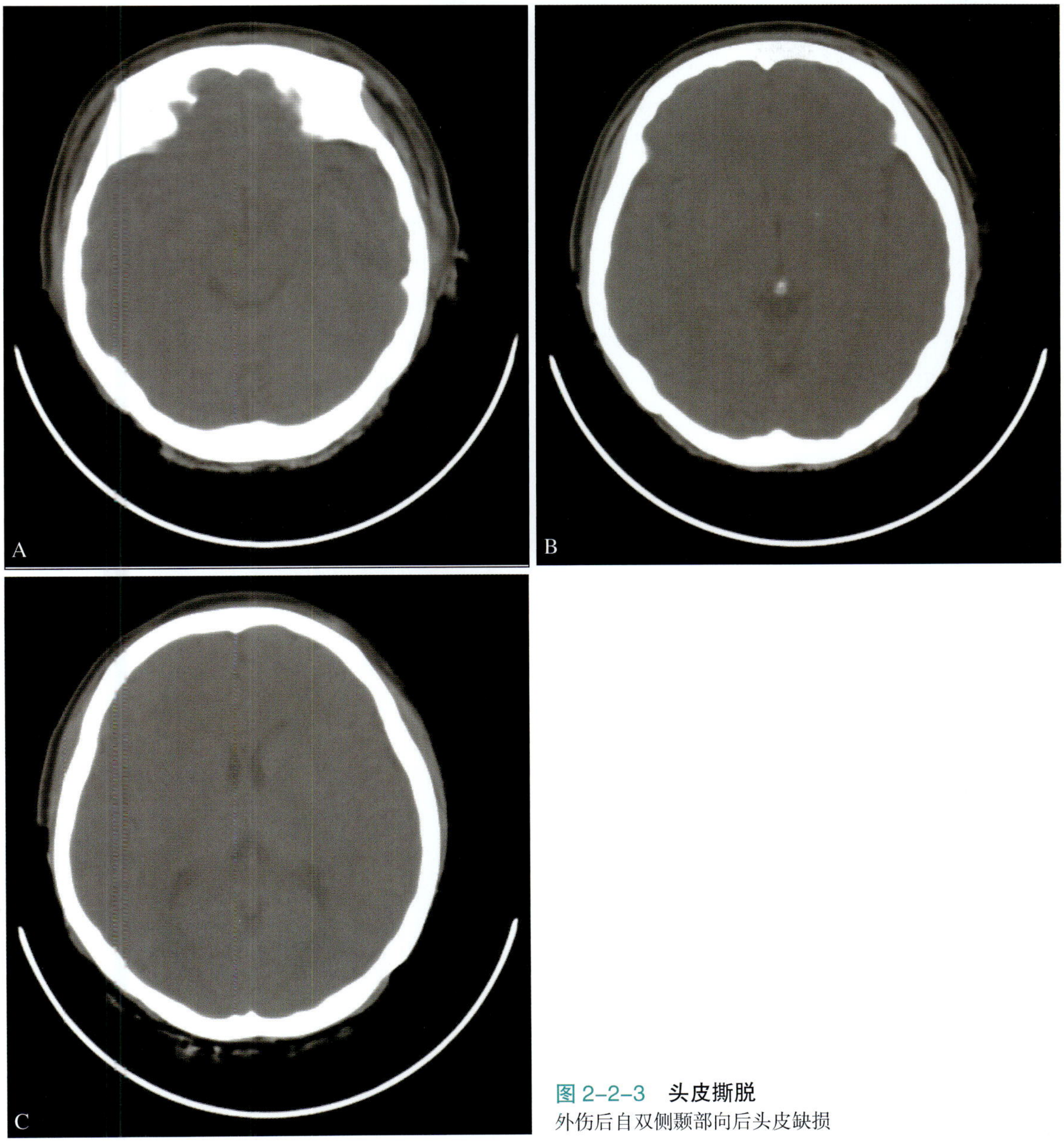

图 2-2-3 头皮撕脱
外伤后自双侧颞部向后头皮缺损

重点推荐文献

[1] Kaufman HH. Civilian gunshot wounds to the head. Neurosurg，1993，32：962-964.

[2] Potter HG，Montgomery KD，Heise CW. MR imaging of acetabular fractures：value in detecting femoral head injury，intraarticular fragments，and sciatic nerve injury. AJR，1994，163：881-886.

[3] Murray JG，Gean AD，Evans SJ. Imaging of acute head injury. Semin Ultrasound CT MR，1996，17：185-205.

第 3 节 颅骨骨折

【概念与概述】

- 缩略语或同义语
  - 缩略语：fracture（Fx）
  - 颅盖（calvaria）、颅骨（skull）、颅骨底部（skull base）、颅骨基底部骨折（basilar skull fracture）
- 定义 颅骨骨质结构连续性的中断
- 机制 暴力作用于头颅产生反作用力，使局部

或整个颅骨产生弯曲变形导致骨折

- 分类
  - 按部位：颅盖骨折、颅底骨折
  - 按骨折形态：颅缝分离、线形骨折、凹陷骨折、粉碎性骨折、穿通骨折
  - 是否与外界相通：闭合性骨折、开放性骨折

本节按部位分类讲述，其中颅盖骨骨折包括颅缝分离、线形骨折、凹陷骨折、粉碎性骨折、穿通骨折

一、颅盖骨骨折

【病理与病因】

一般特征

- 病因学
  - 线形骨折：低能量的钝伤广泛作用于颅骨表面
  - 凹陷性骨折：利用较钝物体（比如：棒球拍等）以高能量对一小范围颅骨的表面直接打击
- 流行病学
  - 在尸检中，颅骨骨折占致命损伤的 75%
  - 25% ～ 35% 的严重脑损伤患者不伴有颅骨骨折
  - 25% ～ 35% 的凹陷性骨折为开放性
- 相关的伴发异常
  - 线形骨折：可伴硬膜外 / 下血肿
  - 凹陷性骨折：硬脑膜撕裂 / 蛛网膜及脑实质损伤
  - 所有类型：颅腔积气
  - 10% ～ 15% 的严重创伤患者中可伴发颈 1 或颈 2 骨折

镜下特点

- 颅骨骨折　骨折线延伸至整个颅骨的厚度
- 凹陷性骨折　粉碎性骨折的碎片始于最大冲击部位伴离心分布

【临床表现】

表现

- 常见体征 / 症状
  - 线形骨折：经常无症状
  - 凹陷性骨折：意识丧失（25% 无，25% 小于 1 小时）；经常出现硬膜外血肿的症状
- 临床病史　均有脑外伤病史

疾病人群分布

- 年龄
  - 可发生于任何年龄，以青壮年居多
- 性别
  - 男性居多

病情及预后

- 后遗症　脑脊液漏，迟发脑神经损伤，脑梗死等
- 出现情绪障碍的患者提示颅内病变的漏诊，预后差
- 痊愈时间
  - 婴儿：痊愈需要 3 ～ 6 个月，且不留痕迹
  - 儿童：12 个月
  - 成人：需要 2 ～ 3 年，且残留透亮线
- 外伤性脑膨出为迟发性并发症
  - 脑脊液、脑实质、血肿经撕裂的硬脑膜或骨折处进入硬膜外或硬膜下腔

治疗

- 大多数颅骨骨折　即使为压缩性，也不需要手术
- 污染开放性骨折　广谱抗生素及破伤风杆菌预防注射
- 手术指征
  - 颅骨内板下的凹陷骨碎片大于 5mm
  - 严重污染，由硬脑膜撕裂所致的颅腔积气、潜在的血肿
- CT 平扫复查
  - 开放性污染性颅骨骨折患者，需复查有无感染或脓肿
  - 防治并发症：癫痫发作、脑脊液漏等

【影像表现】

概述

- 最佳诊断依据　颅骨锐利、清晰线状透亮影
- 形态学　线形、凹陷形、颅缝分离、粉碎性、骑跨性穿通及开放性

X 线表现

- X 线摄片
  - 线形骨折（linear fracture）：锐利而清晰的透亮直线，也可呈分叉或星状放射
  - 凹陷骨折（depressed fracture）：颅骨全层内凹陷，单纯内凹者较少见；骨折线多不规则或呈环状。常部分透光，部分致密。为骨板断裂处凹陷和重叠所致

- 颅缝分离（cranial suture saperation）：可单独存在或同时伴发骨折，以人字缝多见。正常人字缝宽度为 1.5mm 以下，儿童亦不超过 2mm。如超过此数值即可确定颅缝分离
- 开放性骨折：颅骨积气和气窦积液为常见征象。颅内积气平片显示为圆或椭圆形透光影，有时可互相融合

X 线动脉造影表现

- 大部分已由 CTA 及 MRA 取代

CT 表现

- 平扫 CT
  - 线形骨折：锐利的半透明线伴随邻近的软组织肿胀。若骨折线跨越血管沟槽区域，常伴硬膜外血肿
  - 凹陷性骨折：显示凹陷骨折详情，碎片内移位、常常内板凹陷多于外板
  - 颅缝分离：有其特定的部位及走行。在 CT 图像上如见人字缝宽度超过 2mm 或两侧相差 1mm 以上，即可诊断。颅缝分离可能撕裂潜在的血管引起硬膜外血肿。婴儿颅骨的“爆裂骨折”是指颅缝宽度大于 4mm，且脑组织经骨折线、头皮下挤压疝出
  - 开放性骨折：可显示颅骨骨折及颅内积气、窦腔积液情况
  - 生长性骨折：为线形骨折不断扩大所致。不规则骨缺损，缺损边缘可见骨质增生，缺损较大时亦可见脑脊液外流，硬膜外、帽状腱膜下软组织密度影（脑膜膨出、脑膜脑膨出）
- CTA　简单、快捷评估血管损伤

MRI 表现

- T2WI　显示硬膜损伤最好的序列
- FLAIR　可显示高信号的脑挫
- SWI　对小灶性微出血十分敏感
- MRA　可评估动脉损伤
- MRV　可评估静脉损伤

推荐影像学检查

- 最佳检查方法　CT 平扫。对凹陷性及生长性骨折可以加做 MRI 检查
- 参数推荐
  - 观察及摄片时可采用 3 种窗位、窗宽设置：
    - 软组织窗：窗位 = 40Hu，窗宽 = 75 ~ 100Hu
    - 骨窗：窗位 = 500Hu，窗宽 = 3000Hu
    - 中间窗（适宜观察血肿）：窗位 = 75Hu，窗宽 = 150 ~ 200Hu
- 其他方法评价
  - X 线平片价值有限
  - 任何高危险患者均可行 CT 平扫
  - 评估颈动脉损伤：CTA > MRA > DSA

【鉴别诊断】

- 骨缝
  - 间距较小，有高密度的硬化边
- 血管沟
  - 皮质边缘，非线性（呈树枝状阴影）
- 蛛网膜颗粒
  - 皮质边缘，典型位置（矢状窦、横窦旁）
- 静脉池
  - 皮质边缘，典型位置（矢状窦旁）

诊断与鉴别诊断精要

- 骨折线可以是线形、凹陷性、颅缝分离、粉碎性、骑跨性、闭合或开放性
- 最好的检查手段　CT 平扫。CTA 可以评估血管损伤
- X 线平片价值不大
- 根据部位及透亮线形态可与正常颅缝、血管沟、蛛网膜颗粒等鉴别

典型病例

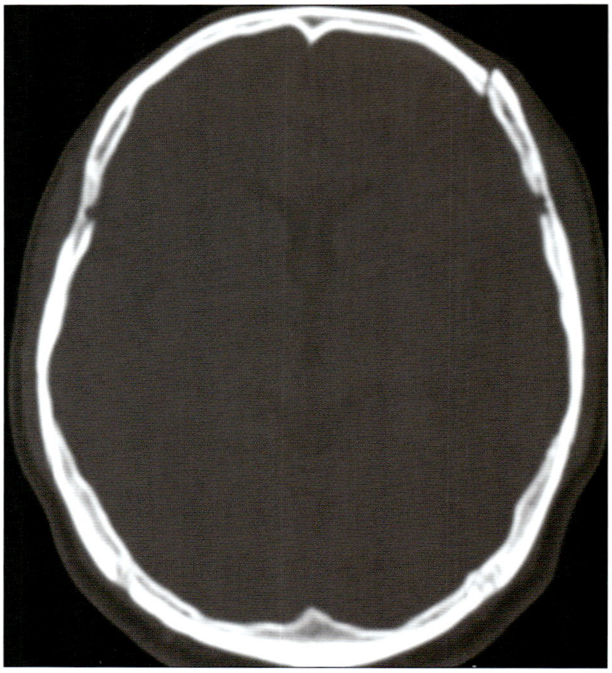

图 2-3-1 **颅盖骨骨折**
CT 平扫可见左侧额骨骨板的全层呈线状透亮影，断端略有错位

重点推荐文献

[1] 李果珍，戴建平，王仪生．临床 CT 诊断学．北京：中国科学出版社，1994：64-67.
[2] Osborn. Diagnositc Imaging Brain；2004：955-958.
[3] Fabbri，A. et al. Prospective validation of a proposal for diagnosis and management of patients attending the emergency department for mild head injury. J Neurol Neurosurg Psychiatry，2004，75：410-416.

二、颅底骨折

【病理与病因】

一般特征

- 流行病学
  - 颅底骨折占颅骨骨折的 19% ~ 21%；蝶骨骨折占颅底骨折的 15%
- 相关的伴发异常
  - 颅底骨折：神经损伤、脑脊液漏、鼻出血、眶周血肿
  - 间接征象：颅腔积气、鼻旁窦及乳窦气房内气 - 液平面

【临床表现】

表现

- 常见体征 / 症状
  - 颅底骨折："颈静脉孔" 综合征，即第 9 ~ 11 对脑神经损伤；发声及吸入困难；同侧偏瘫
  - 颞骨纵行骨折：传导性听力丧失；10% 的患者第 7 对脑神经麻痹（缘于面神经管受累）
  - 颞骨横行骨折：感觉神经性耳聋；50% 的患者第 7 对脑神经麻痹（缘于 IAC 骨折）
  - 混合型颞骨骨折：兼有以上横 / 纵行骨折特点
- 临床病史　均有脑外伤病史
  - 血液及脑脊液自口腔、鼻腔、耳朵内溢出
  - "耳后淤血斑"：乳突淤斑
  - "熊猫眼"：眶周淤斑
  - 昏迷，颈脊神经损伤，偏瘫、四肢麻痹

病情及预后

- 后遗症　脑脊液漏、迟发脑神经损伤、脑梗死
- 横行颞骨骨折
  - 永久感觉性听力丧失
  - 持续性眩晕，持续性第 7 对脑神经麻痹
- 外伤性脑膨出为迟发性并发症
  - 脑脊液、脑实质、血管经撕裂的硬脑膜或骨折处进入硬膜外或硬膜下腔

治疗

- Ⅱ / Ⅲ型枕髁骨折　用颈托保守固定
- 手术指征
  - 听小骨骨折
  - Ⅲ型枕髁不稳定骨折需行寰枢椎固定术
  - 持续脑脊液外漏

【影像表现】

概述

- 最佳诊断依据　颅骨锐利、清晰线状透亮影
- 部位　绝大多数为线形骨折，并常通过颅骨的裂孔、裂缝或颅底菲薄处
  - 菲薄的颞顶骨鳞部、颞骨岩脊、蝶骨翼
  - 中颅窝由于富有薄层骨及多发孔道，故最为薄弱
  - 其他部位　筛骨板、眶顶、枕髁、乳突及硬膜窦气腔
- 形态
  - 前、后颅窝骨折线多呈纵行
  - 中颅窝骨折多为横行

X 线表现

- X 线摄片
  - 不敏感，或仅见气 - 液平面

X 线动脉造影表现

- 大部分已由 CTA 取代

CT 表现

- 平扫 CT
  - 颅底骨折：纵行、横行线，颅内积气；窦腔见气 - 液平面；脑脊液鼻漏
    - 脑脊液耳漏或鼓室积血。颞颌关节窝内的气体可能是不典型颅底骨折的征象之一
  - 颞骨纵行骨折：骨折线平行于颞骨岩部的长轴；鼓室膜的破裂；听小骨的分裂：锤蹬关节最常见；乳突气房内的气 - 液平面
  - 颞骨横行骨折：骨折线垂直于颞骨岩部的长轴；内耳经常受累；中鼓室见出血灶
  - 混合型颞骨骨折：可同时见到垂直与水平状骨折线
- CTA　简单、快捷评估血管损伤

MR 表现

- T2WI 与 FLAIR　有助于显示颅内脑组织损伤，呈高信号
- SWI　有助于显示颅内脑组织的微出血灶，呈低信号
- MRA　可评估动脉损伤
- MRV　可评估静脉损伤

推荐影像学检查

- 最佳检查方法　CT 是显示颅底骨折的首选影像学方法
- 参数推荐
  - 颅底骨折建议行薄层、高分辨力 CT 扫描，矢状位及冠状位重组有助于诊断
- 其他方法评价
  - X 线平片对颅底骨折的显示率低于 CT 检查，较少使用
  - 脑血管造影基本不用
  - MRI 应用亦较少，怀疑颅内微小损伤时可选用

诊断与鉴别诊断精要

- 骨折多数为线形骨折，并常通过颅骨的裂孔、缝或颅底薄弱处
- 最好的检查手段　CT 平扫，矢状位及冠状位重组图像有助于诊断
- 间接征象多为气颅征或鼻窦积液

典型病例

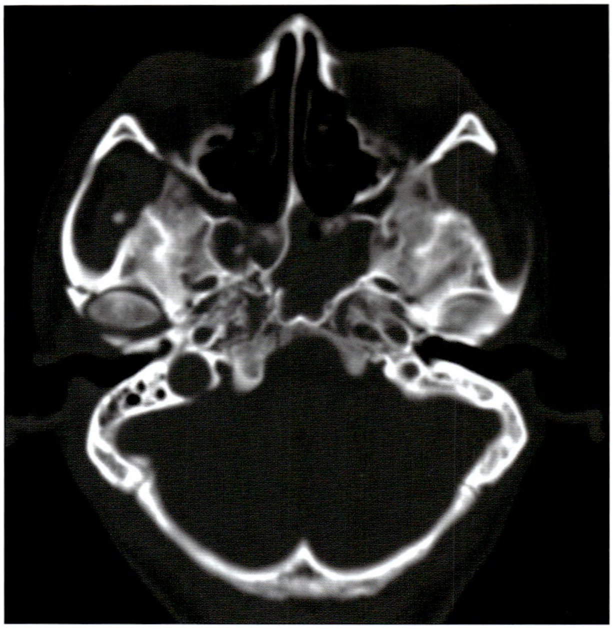

图 2-3-2 颅底蝶骨与岩骨多发骨折
CT 平扫骨窗显示左侧蝶骨与右侧岩骨多发纵行与横行的线状透亮影；右侧颞颌关节亦见骨折

重点推荐文献

[1] 沈天真，陈星荣．神经影像学（NEUROIMAGING）．上海：上海科学技术出版社，2004：560-565.
[2] Fabbri A，et al. Prospective validation of a proposal for diagnosis and management of patients attending the emergency department for mild head injury. J Neurol Neurosurg Psychiatry，2004，75：410-416.
[3] Hodfman PAM et al：Value of radiological diagnosis of skull fracture in the management of mild head injury. J Neurol Neurosurg Psychiatr，2000，68：416-422

第 4 节 外伤性脑外疾病

一、硬膜外血肿

【概念与概述】

硬膜外血肿（epidural hematoma）是指颅内的出血积聚在颅骨和硬脑膜之间

- 分期 急性期（3 天以内），占 85%；亚急性期（4 天至 3 周），占 12%；慢性期（3 周以上），占 3%
- 分型 动脉性、静脉性硬膜外血肿

【病理与病因】

一般特征

- 病因学与流行病学
  - 主要为颅脑外伤，尤其是冲击点伤
  - 硬膜外血肿占颅脑外伤的 1% ~ 4%
- 发病机制
  - 外伤致硬脑膜与颅骨内板剥离出现间隙，并被破裂血管出血填充
  - 硬脑膜与颅骨内板粘贴紧密，致使血肿范围局限，多不跨越颅缝
  - 85% ~ 95% 伴颅骨骨折，后者跨越血管，导致撕裂出血
  - 脑膜动脉等引起者称为动脉性硬膜外血肿，临床上多呈急性
  - 脑膜静脉、板障静脉与静脉窦破裂引起者称为静脉性硬膜外血肿

大体病理

- 硬膜外血肿，一般于 6 ~ 9 天即有机化现象，由硬膜长入纤维细胞并有薄层肉芽包裹且与硬膜及颅骨粘连。小血肿可以完全机化，大血肿则血块溶解囊性变，最终形成褐色血性液体

【临床表现】

表现

- 常见体征 / 症状
  - 意识障碍：原发性昏迷 - 中间意识清醒 - 继发性昏迷
  - 颅内压增高：头痛、恶心、呕吐，视盘水肿
  - 局灶症状：中枢性面瘫、运动性失语等
- 临床病史　均有脑外伤病史，多为冲击点伤

疾病人群分布

- 年龄
  - 可发生于任何年龄，以青壮年为多见
- 性别
  - 男性多于女性

病情及预后

- 与发生部位、出血速度及血肿量有关
  - 颞骨鳞部为好发部位，约占幕上硬膜外血肿的 75%，可引起脑疝
  - 枕部外伤发生的幕下硬膜外血肿量较多时，可压迫脑干导致死亡
- 硬膜外血肿的病死率约为 5%
- 硬膜外血肿延误诊断和延误治疗，可发生严重后果
- 少数硬膜外血肿可自行溶解

治疗

- 保守治疗与手术治疗
  - 保守治疗：意识清醒或轻度嗜睡，但瞳孔无变化。血肿量幕上 < 30ml，幕下 < 10ml，中线结构移位 < 10mm
  - 手术治疗：不符合以上条件而出现手术指征者。方法包括骨瓣开颅术、钻孔穿刺抽吸术、钻孔置管引流术等

【影像表现】

概述

- 最佳诊断依据　颅内板下方梭形边缘清晰的高密度影
- 部位
  - 颞骨鳞部最常见，约占幕上者 75%，多伴有骨折
  - 颅骨顶枕部亦较常见
  - 后颅窝者少见，但病死率高，须足够重视
- 大小
  - 局限在颅内板与硬脑膜之间，一般不跨越颅缝
  - 血肿的厚度可以从几毫米到几厘米
- 形态学
  - 扁梭形：血肿量较少或静脉性出血压力较小
  - 双凸形：血肿量较大或动脉性出血压力较大

X 线表现

- X 线摄片
  - 简单易行，可发现颅骨骨折；后颅窝硬膜外血肿时 95% 伴枕骨骨折
  - 骨折线跨越颅板上的血管沟提示硬膜外血肿
  - 不能直接显示颅内损伤情况
- X 线脑血管造影
  - 可确定血肿的存在、部位、范围及是否有活动性出血
  - 动脉期表现为脑膜动脉移位及对比剂外溢
  - 微血管期显示颅骨与脑表面血管之间的梭形无血管区

CT 表现

- 平扫 CT
  - 典型者表现为颅内板与脑组织之间梭形或双凸形高密度影，内缘清晰
  - 密度较均匀，CT 值 40 ~ 80Hu 之间；慢性期血块溶解时可呈低密度影
  - 可见占位效应，相邻脑组织与侧脑室受压、变形和移位，中线结构移位
  - 可见伴发的颅骨骨折，需骨窗观察；外伤部位可见头皮血肿
- 增强 CT
  - 硬膜外血肿的诊断一般不需要增强检查

MR 表现

- 形态学表现
  - 硬膜外血肿的 MR 形态表现与 CT 表现相同，呈梭形或双凸形，内缘清晰
- 信号表现
  - 血肿信号与期龄有关
  - 急性期血肿，T1WI 呈等信号，内缘可见低信号硬膜影；T2WI 呈低信号
  - 亚急性和慢性期血肿，T1WI 和 T2WI 均呈高信号

推荐影像学检查

- 最佳检查方法　CT 平扫
- 其他方法评价
  - X 线平片可发现部分颅骨骨折，但不能显示颅内情况

- 脑血管造影诊断价值有限，目前很少使用
- MRI 在急性期不建议使用，亚急性期、慢性期或观察脑干损伤可选用

【鉴别诊断】

硬膜下血肿

- 病史与临床
  - 常为减速性头外伤所致，颅骨骨折与血肿关系不如硬膜外血肿密切
  - 急性者临床症状重、发展迅速，呈进行性加重，少有中间清醒期
- 影像表现
  - 颅骨内板下新月形致密影，内缘可清晰或不清晰
  - 范围较广泛，多跨颅缝，覆盖大部分脑表面；常伴脑挫裂伤等改变
  - 增强可见远离颅骨内板的脑皮质和静脉的强化
  - MR 形态表现与 CT 类似，信号表现取决于血肿期龄

脑膜瘤

- 病史与临床
  - 无外伤病史，临床起病缓慢，症状轻，女性多于男性
  - 起源于蛛网膜细胞丛，与硬脑膜关系密切，以矢状窦旁或大脑凸面多见
- 影像表现
  - 呈半圆形或扁梭形，以宽基底靠近颅骨或硬脑膜部位，内缘清晰
  - 邻近颅骨可有增厚、破坏或变薄等改变
  - CT 平扫呈等密度或略高密度，与亚急性硬膜外血肿类似，但有时可见钙化，增强后出现明显强化，有助于鉴别
  - MR 信号较稳定，T1WI 多呈等信号，T2WI 呈等或略高信号，增强后出现明显强化，60% 可伴硬膜尾征（dural tail sign）

诊断与鉴别诊断精要

- 颅脑外伤患者在 CT 上显示颅内板下梭形或双凸形高密度影即可确诊
- 受伤部位伴有颅骨骨折时更有助于该病的诊断
- 亚急性与慢性期者在 MRI 上均为高信号有助于诊断
- 受伤部位在对侧且无颅骨骨折，颅内板下呈新月形致密影者可不考虑该病

典型病例

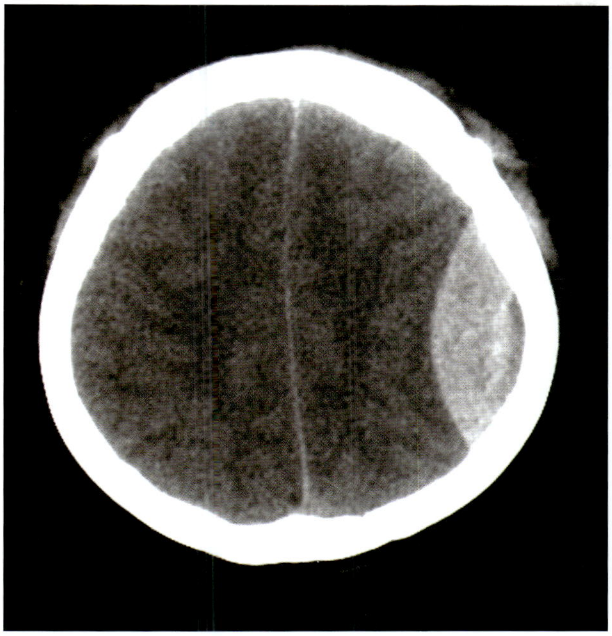

图 2-4-1 硬膜外血肿
CT 平扫可见左侧额顶部颅板下双凸形高密度影，内缘清晰，范围较局限，邻近脑实质受压移位；左额部可见头皮血肿

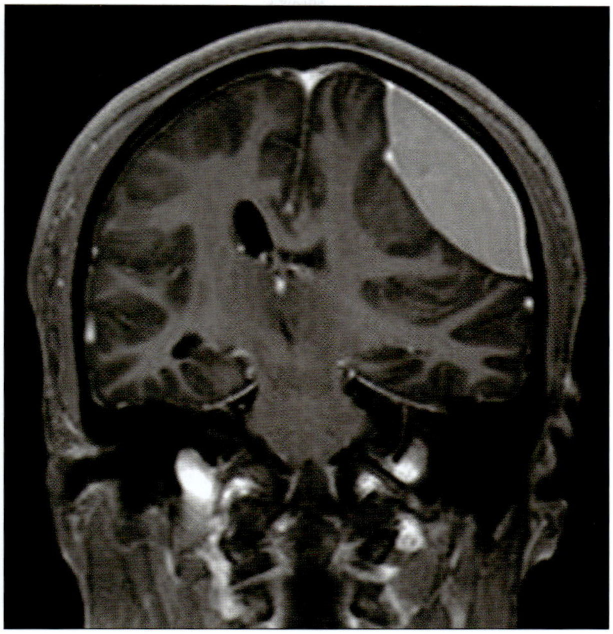

图 2-4-2 硬膜外血肿
MR 冠状位 T1WI 显示，左侧顶部颅板下双凸形高信号影，内缘清晰，可见线状低信号影，邻近脑实质受压、移位

重点推荐文献

[1] 李果珍，戴建平，王仪生．临床 CT 诊断学．北京：人民卫生出版社，1994：69-71.
[2] 沈天真，陈星荣．神经影像学．上海：上海科学技术出版社，2004：565-568.
[3] Fabbri A et al：Prospective validation of a proposal for diagnosis and management of patients attending the emergency department for mild head injury. J Neurol Neurosurg Psychiatry，2004，75：410-416.

二、硬膜下血肿

【概念与概述】

硬膜下血肿（subdural hematoma）是指颅内出血积聚在硬脑膜与蛛网膜之间。占各类血肿的 1/3，占颅脑外伤的 10% ～ 20%。根据出血时间可分为以下 3 期

- 分期：急性期（≤ 3 天）、亚急性期（4 天～ 2 周）和慢性期（> 2 周）
- 分型：
  - 单纯性硬膜下血肿：不伴脑实质损伤
  - 复杂性硬膜下血肿：伴有脑实质损伤

【病理与病因】

一般特征

- 病因学与流行病学
  - 主要病因为颅脑外伤，尤其见于冲击伤或减速伤
  - 硬膜下血肿较常见，占颅脑外伤的 10% ～ 20%，多伴脑挫裂伤
- 发病机制
  - 外伤引起皮层桥静脉撕裂、出血，在硬膜下腔内形成血肿
  - 由于蛛网膜无张力，血肿范围广泛，可跨越颅缝，形态多为新月形
  - 约 1/3 患者伴颅骨骨折，但多在血肿对侧或其他部位
  - 蛛网膜撕裂者，部分脑脊液可进入硬膜下腔，形成混合型血肿

- ○ 有时可见孤立的镰旁或大脑间的硬膜下血肿，多为非外伤引起

大体病理

- 急性期者，早期为新鲜血液或柔软的血液凝块，继而形成较硬的血液凝块
- 亚急性期者，血凝块逐渐液化形成褐色液体，其内可见少量棕色凝块；肉芽组织逐渐长入脑膜粘连侧
- 慢性期者，肉芽组织逐步机化，血肿逐渐包裹，并覆以间皮细胞；由于血肿，蛋白质分解使血肿内渗透压渐升高，继而使周围液体逐渐渗入，导致血肿体积不断增大而呈梭形或双凸形；最终可牵拉皮层静脉破裂而引起再度出血

【临床表现】

表现

- 常见体征 / 症状
  - ○ 急性者病程短、症状重且迅速恶化，呈持续性昏迷，进行性加重
  - ○ 局灶性症状和颅内高压症状出现早，生命体征变化明显
  - ○ 亚急性者与急性者表现相似，但症状出现较晚
  - ○ 慢性者指 2 周以上，症状出现更晚，有时类似脑内肿瘤症状
- 临床病史 急性者与亚急性者均有明确颅脑外伤病史，多为减速伤或冲击伤；腰穿均有血性脑脊液。慢性者多为轻微头外伤或无明显头外伤病史

疾病人群分布

- 年龄
  - ○ 可发生于任何年龄，急性者以青壮年多见，慢性者以老年人较多见
- 性别
  - ○ 男女性别无明显差异

病情及预后

- 急性硬膜下血肿病情重、预后差
  - ○ 多持续昏迷，且进行性加重，很少有中间清醒期
  - ○ 较早即可出现脑疝与去大脑强直等症状与体征
  - ○ 病死率明显高于硬膜外血肿，在 50% ~ 85%
- 亚急性硬膜下血肿与急性者类似，但症状出现较晚
- 慢性硬膜下血肿进展缓慢，预后较好，但有时易误诊

治疗

- 保守治疗与手术治疗
  - ○ 保守治疗：如出血量少，患者一般情况尚好，可暂时保守治疗，但须密切注意其症状与体征，一旦出现颅高压加重和生命体征变化应手术治疗
  - ○ 手术治疗：方法包括骨窗或骨瓣开颅血肿清除术、钻孔血肿引流术等

【影像表现】

概述

- 最佳诊断依据 颅骨内板下新月形高密度或等密度影
- 部位
  - ○ 大脑半球额顶部多见，范围广泛，甚至覆盖大部分脑表面
  - ○ 慢性者双侧较常见，为 15% ~ 25%
- 大小
  - ○ 分布于硬脑膜与蛛网膜之间，区域广泛，不受颅缝限制
  - ○ 血肿的厚度可以从几毫米到几厘米
- 形态学
  - ○ 新月形：大多数均呈典型的新月形改变
  - ○ 双凸形：慢性血肿可呈双凸形，一般从新月形血肿演变到双凸形血肿，需 3 ~ 8 周
- 密度与信号
  - ○ 密度与期龄及成分有关，急性期多为高密度，亚急性期多为等密度，慢性期多为低密度，有时可呈混杂密度
  - ○ 信号亦与期龄及血红蛋白状态有关，详见下述

X 线表现

- X 线摄片
  - ○ 多数无异常所见，约 1/3 可见颅骨骨折，但多位于血肿对侧
  - ○ 不能直接显示颅内损伤情况
  - ○ 诊断价值不大
- X 线脑血管造影
  - ○ 可确定血肿的存在、部位和范围
  - ○ 表现为颅骨内板下方的无血管区，呈新月形

CT 表现

- 平扫 CT
  - 典型者表现为颅骨内板与脑组织之间新月形高密度影，内缘不很清楚
  - 有时表现为等密度或低密度影，急性者与脑脊液进入或贫血有关，慢性者与血块降解和细胞成分较少有关
  - 亚急性或慢性者有时可表现为混杂密度，有时可见液-液平面，上部呈低密度、下部为高密度，与活动性出血及凝血机制等有关
  - 表现为等密度者，多在伤后 1 ~ 3 周，可见占位征象，相邻脑组织与侧脑室受压、变形和移位，中线结构移位
  - 双侧等密度者须注意识别，可见脑灰质脑沟消失、白质变窄塌陷；双侧脑室对称性变小、前角内聚呈“兔耳征”
- 增强 CT
  - 多用于亚急性或慢性硬膜下血肿，特别有助于等密度硬膜下血肿诊断
  - 血肿的包膜可出现强化（主要在蛛网膜侧），呈连续或断续的线状强化影
  - 可见到远离颅骨内板的皮层与静脉强化

MRI 表现

- 形态学表现
  - 硬膜下血肿的 MRI 形态表现与 CT 表现相同，多为新月形，少数双凸形
- 信号表现
  - 血肿信号的表现随期龄及其内血红蛋白成分与状态而变化
  - 急性期者 T1WI 呈等信号，T2WI 呈低信号
  - 亚急性和慢性早期者，T1WI 与 T2WI 均呈高信号
  - 随着时间推移（慢性晚期），T1WI 呈较低信号（但高于脑脊液），T2WI 仍为高信号
  - 增强扫描较 CT 更加敏感，可同时显示血肿外侧的硬膜与内侧的蛛网膜强化

推荐影像学检查

- 理想的检查方法　急性者 CT 检查；亚急性或慢性者 MRI 检查
- 其他方法评价
  - X 线平片可发现部分颅骨骨折，但不能显示颅内情况
  - 脑血管造影诊断价值有限，应用很少
  - MRI 在急性期多不采用，在亚急性期与慢性期发挥很大作用

【鉴别诊断】

硬膜外血肿（epidural hematoma）

- 病史与临床
  - 均有脑外伤病史，多为冲击点伤所致；颅骨骨折与血肿的关系较硬膜下血肿密切
  - 意识障碍：原发性昏迷 - 中间意识清醒 - 继发性昏迷
  - 颅内压增高：头痛、恶心、呕吐；视盘水肿
- 影像表现
  - 颅骨内板下梭形或双凸形致密影，内缘清晰
  - 范围较为局限，多发生于颞顶部，常伴局部颅骨骨折
  - MRI 形态表现与 CT 类似，慢性期者 T1、T2WI 均呈高信号，内缘低信号

硬膜下积液（subdural effusion）

- 病史与临床
  - 系蛛网膜撕裂形成活瓣，使脑脊液进入硬膜下腔而不能回流所致
  - 可有外伤史，外伤性硬膜下积液约占 10%；急性者可出现颅高压症状
- 影像表现
  - CT 表现为颅内板下新月形低密度影，CT 值稍高于脑脊液
  - MRI 图像上，因蛋白含量较高，T1WI 可呈高信号影
  - 血肿有包膜，增强后可见包膜强化，而积液时无强化
  - 硬膜下积液更易发生于双侧

诊断与鉴别诊断精要

- 颅脑外伤患者在CT上显示颅内板下新月形高密度影即可确定诊断
- 颅内板下呈新月形等密度影，增强可见包膜强化时有助于该病诊断
- 受伤部位伴明显颅骨骨折，且相应部位颅内板下呈梭形致密影可不考虑该病

典型病例

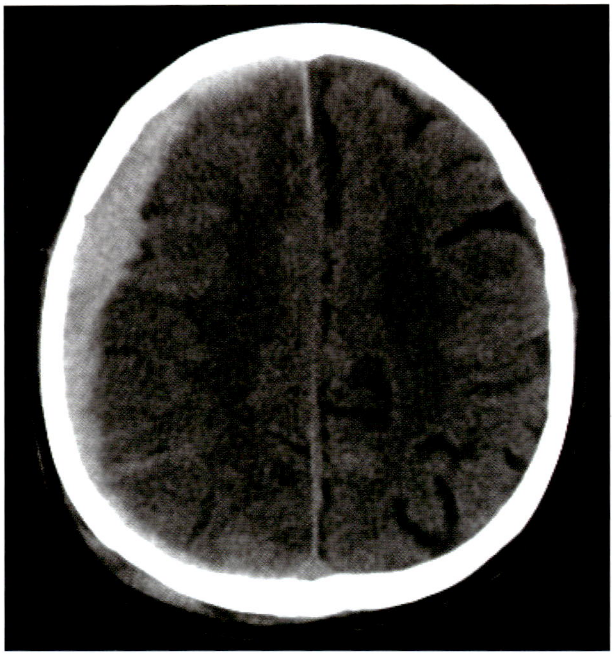

图2-4-3 右侧高密度硬膜下血肿

CT平扫显示右侧额顶部颅板下广泛的新月形高密度影，内缘略不规则，邻近脑实质受压；右后顶部可见头皮血肿

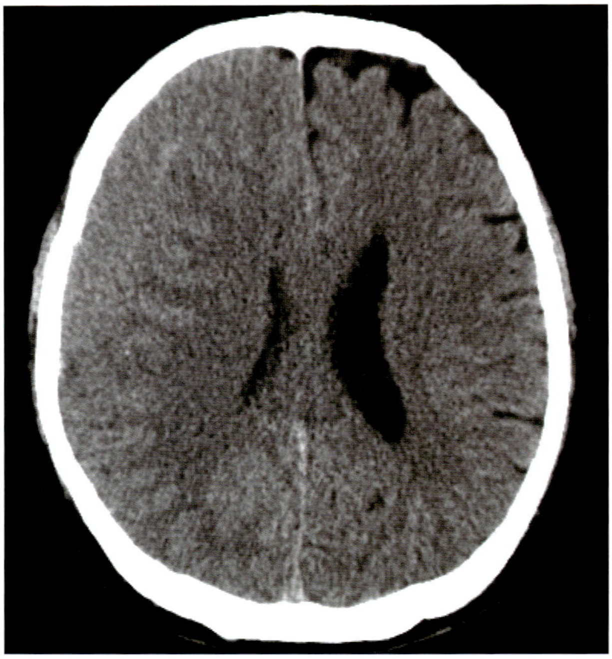

图2-4-4 右侧等密度硬膜下血肿

CT平扫显示右侧额顶部颅板下较广泛的新月形等密度影，内缘不清晰，但可见邻近脑皮质受压，内移；右侧脑室受压变小、移位

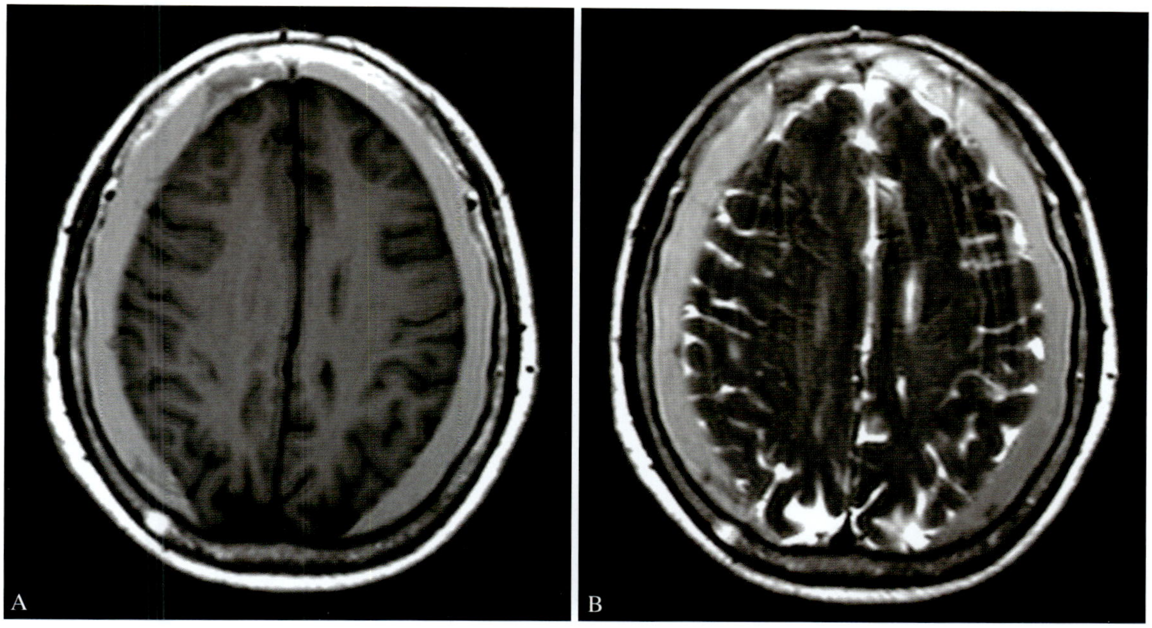

图 2-4-5 双侧硬膜下血肿

A. T1WI 横轴位显示双侧额顶部颅板下广泛的新月形高信号影，内缘较清晰，邻近的脑皮质略受压、移位；B. T2WI 横轴位显示双侧额顶部颅板下广泛的新月形较高信号影，邻近脑皮质略受压、移位

重点推荐文献

[1] 沈天真，陈星荣. 神经影像学. 上海：上海科学技术出版社，2004：569-574.

[2] Fabbri A. et al. Prospective validation of a proposal for diagnosis and management of patients attending the emergency department for mild head injury. J Neurol Neurosurg Psychiatry，2004，75：410-416.

[3] Hofman PAM et al：Value of radiological diagnosis of skull fracture in the management of mild head injury. J Neurol Neurosurg Psychiatr，2000，68：416-422.

三、蛛网膜下腔出血

【概念与概述】

蛛网膜下腔出血（subarachnoid hemorrhage，SAH）是指颅内血管破裂后血液进入蛛网膜下腔。

- 分型 外伤性和自发性蛛网膜下腔出血

【病理与病因】

一般特征

- 病因学与流行病学
  - 主要病因为颅脑外伤
  - 占颅脑外伤的 60% ~ 80%，常伴有颅内的其他损伤
- 发病机制
  - 颅脑外伤后引起颅内血管破裂出血进入蛛网膜下腔所致
  - 出血量较大时，易积聚在颅底脑基底池或纵裂、侧裂池等处
  - 有时可引起脑血管痉挛，导致大脑皮质与髓质水肿，严重者形成局灶性脑梗死灶及脑软化灶

大体病理

- 血液进入蛛网膜下腔后致使脑脊液呈血红色，相应的脑表面呈紫红色
- 颅底脑基底池及其他部位脑沟处可见血凝块积聚，脑表面常有薄层血凝块覆盖

随着时间的推移，蛛网膜下腔内红细胞溶解，释放含铁血红素，致使邻近脑皮层、软脑膜呈铁锈色，并可形成蛛网膜粘连。

【临床表现】

表现

- 常见体征 / 症状
  - 多伴颅内损伤，表现为剧烈头痛、呕吐、

意识障碍、抽搐
- 脑膜刺激征阳性，即颈项强直
- 有时可出现偏瘫及脑神经障碍等

- 临床病史 均有明确颅脑外伤史；腰穿显示为血性脑脊液
- 发生率 外伤性蛛网膜下腔出血占颅脑外伤的60% ~ 80%

疾病人群分布
- 年龄
  - 可发生于任何年龄，但以 30% ~ 40 岁较多见
- 性别
  - 男性略多于女性

病情及预后
- 外伤性蛛网膜下腔出血常伴颅脑损伤，病情重、预后差
  - 外伤性蛛网膜下腔出血预后不良可达 60%
  - 外伤性蛛网膜下腔出血死亡率可达 42%，较无 SAH 者高 3 倍

治疗
- 主要为保守对症治疗
  - 一般治疗：绝对卧床，镇静止痛，避免紧张，保持血压稳定等
  - 脱水降颅压治疗
  - 预防再出血
  - 预防迟发性血管痉挛

【影像表现】

概述
- 最佳诊断依据 CT 平扫为首选，脑基底池和脑沟内广泛高密度影
- 部位
  - 基底池、侧裂池和脑沟好发，有时伴脑室内出血
  - 出血量较多时则广泛，较少时则局限于受伤相关部位
- 形态学
  - 线条状：脑沟内或出血量较少呈线状，脑池内或出血量较多可呈条状
  - 铸型：当出血量很多时，血液积聚在基底池可呈现为相应的形状，如鞍上池可呈五角或六角星状
- 密度与信号
  - 与出血的时间和血量多少有关，早期典型者 CT 表现为高密度影
  - MRI 信号变化较大，早期少量者不如 CT 敏感；数天后 T1WI 可呈高信号

X 线表现
- X 线与血管造影
  - X 线平片一般无异常发现
  - 血管造影直接征象为对比剂外溢，但很少见到；间接征象为脑血管痉挛
  - 对于外伤性 SAH 的诊断一般不采用 X 线平片与血管造影检查

CT 表现
- 平扫 CT
  - CT 表现与出血时间有关，在出血的 1 ~ 2 天，CT 显示率为 80% ~ 100%；出血 1 周后者 CT 平扫难以发现 SAH
  - 典型者表现为脑基底池、侧裂池、大脑纵裂池和脑沟内的较为广泛的高密度线条状影；大量出血积聚鞍上池时可呈铸型
  - SAH 常伴脑室内出血，其中约 20% 可继发梗阻性脑积水
  - 如患者有严重贫血或随着出血时间的延长，血液的密度与脑组织相仿，此时则表现为相应部位的脑基底池和脑沟消失或模糊不清
  - SAH 常伴发脑挫裂伤和（或）硬膜下血肿，CT 显示为相应的表现
  - SAH 伴发脑血管痉挛是常见而危险的并发症，发生率为 25% ~ 42%，表现为脑梗死改变，即相应区域的片状密度减低区
- 增强 CT
  - 外伤性 SAH 多不需要 CT 增强检查
  - 如疑及合并脑动脉瘤或脑血管畸形可行 CT 增强检查

MR 表现
- 形态学表现
  - 与 CT 表现类似，多为线条状或铸型；但早期很少选择 MRI 检查
- 信号表现
  - 早期 SAH 在 T1WI 上较脑脊液信号稍高，T2WI 上较脑脊液信号稍低
  - CT 难以显示的亚急性或慢性 SAH，MRI 显示效果较好，T1WI 呈低信号、T2WI 呈高信号，但易与脑脊液信号相混

- FLAIR 可将正常脑脊液信号抑制，使得 SAH 在 FLAIR 上呈铸形高信号影

推荐影像学检查

- 理想的检查方法 急性者 CT 平扫检查
- 其他方法评价
  - X 线平片与血管造影价值很小，一般不采用
  - MRI 在急性期价值不大，亚急性、慢性期有一定价值，尤其 FLAIR 更佳

【鉴别诊断】

大脑镰旁硬膜下血肿

- 病史与临床
  - 可有脑外伤病史，可伴发其他颅脑损伤
  - 头痛、恶心、呕吐，可伴意识障碍
- 影像表现
  - 表现为一侧纵贯大脑镰旁的均匀高密度影，边界清晰、光滑
  - 可与同侧大脑凸面硬膜下血肿相连，具有一定特征性
  - MRI 形态表现与 CT 类似，慢性期 T1、T2WI 均呈高信号

脑膜炎

- 病史与临床
  - 无颅脑外伤病史，可出现头痛、发热等全身中毒症状，起病过程较缓慢。
  - 脑脊液检查呈感染性改变，而非血性脑脊液
- 影像表现
  - 表现为脑基底池、侧裂池与脑沟模糊或消失，呈等密度或略低密度影
  - 不伴脑挫裂伤及硬膜下血肿等征象
  - CT 与 MRI 增强时可出现脑膜与脑回的线条状与脑基底池的花边状强化

正常大脑镰及钙化

- 病史与临床
  - 无颅脑外伤病史
  - 临床上无异常症状
- 影像表现
  - 正常大脑镰为密度均匀线状高密度影，边界清晰、光滑
  - 钙化时呈斑块状高密度影，CT 值常在 100Hu 以上，且随访无变化
  - SAH 表现为大脑镰稍增宽，边缘模糊，短期内复查很快吸收
  - MRI 显示为正常结构与信号改变

诊断与鉴别诊断精要

- 确诊主要依据为脑池和脑沟内线条状高密度影或腰穿为血性脑脊液
- 亚急性与慢性者可采用 FLAIR 检查显示为高信号影
- CT 与 MRI 增强检查在脑基底池出现条片与花边样强化者多为感染性

典型病例

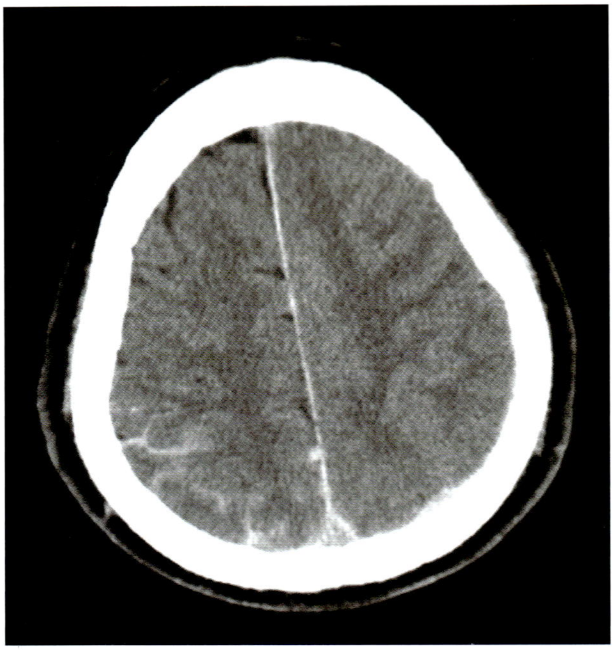

图 2-4-6 **蛛网膜下腔出血**
CT 平扫显示右侧顶部脑沟内呈线条状高密度影

重点推荐文献

[1] 李果珍，戴建平，王仪生．临床 CT 诊断学．北京：中国科学出版社，1994：73-74.
[2] Osborn. Diagnositc Imaging Brain；2004，955-958.
[3] Fabbri A. et al. Prospective validation of a proposal for diagnosis and management of patients attending the emergency department for mild head injury. J Neurol Neurosurg Psychiatry，2004，75：410-416.

第 5 节　原发性外伤性脑损伤

一、脑挫裂伤

【概念与概述】

脑挫裂伤（cerebral contusion，CC）是指头部外伤所致脑表面及浅层灰质的器质性损伤。可分为 6 类：骨折性脑挫裂伤、着力点性脑挫裂伤、对冲性脑挫裂伤、滑动性脑挫裂伤、小脑挫裂伤、脑桥延髓裂伤

【病理与病因】

一般特征

- 一般发病机制
  - 着力点性、骨折性脑挫裂伤为着力部位暂时性变形或骨折（常为凹陷骨折）致其下方皮质形成的挫裂伤
  - 对冲性脑挫裂伤是脑组织撞击于对侧颅骨底面、颅盖、大脑镰、小脑幕所致皮质及其下白质的挫裂伤。好发于临近颅骨不平或骨质突出的部位
  - 滑动性脑挫裂伤是矢状面角加速运动致使被矢状窦相对固定的脑皮质与其下运动较快脑组织滑动产生矢旁静脉、蛛网膜等撕裂，造成脑挫裂伤
  - 脑桥延髓裂伤为旋转加速运动的剪切力造成属弥漫性轴索损伤
  - 小脑挫裂伤较少见，见于严重的颅脑外伤
- 病因学
  - 脑皮质挫裂伤是由于头颅受到不同加速力、减速力的作用，导致大脑与颅骨或硬膜褶皱的撞击，产生的损伤
- 流行病学

- 占原发性脑内损伤的 45%
- 占头部非射杀伤的 94%
- 颅脑外伤占全美死亡的 6.5%（1994 年报道）
- 发病率：32/10 万

- 相关异常
  - 常合并身体其他部位的损伤，如骨折、软组织损伤

大体病理及手术所见

- 皮质内及皮质下水肿和点状、线状小出血灶，外伤后 30 ~ 60 分钟可形成大血肿，24 ~ 48 小时可出现延迟的大血肿，约 5 天后开始液化、局部脑软化，5 ~ 6 周后开始结缔组织增生修复。中 - 重度脑挫裂伤后可致全脑萎缩

显微镜下特征

- 皮质内有大小不等的出血灶。毛细血管破裂，可见白细胞浸润及血浆渗出。出现坏死时，红细胞破坏，神经细胞大片消失。细胞周围及血管周围水肿常见

【临床表现】

表现

- 少数病变广泛，伴剪切伤。继发脑干损伤时，可出现昏迷
- 伴硬膜下、外血肿时，可出现颅内压增高及损伤部位的定位体征、脑疝

疾病人群分布

- 年龄　儿童：成年人 = 2：1（15 ~ 24 岁为发病高峰）
- 性别　男性：女性 =（3 ~ 5）：1，男性明显高于女性
- 种族　少数民族发病率略高

自然病史与预后

- 决定于原发损伤的范围、相关及继发损伤（占位效应、脑疝、脑组织灌注改变等）
- 老年患者死亡率高
- 90% 的脑挫裂伤患者可以生存，但 25% 或更高比例的患者有残留症状

治疗

- 如果症状严重则需手术清除局部血肿
- 缓解闭合性颅脑损伤的继发性症状
  - 颅内压升高
  - 脑组织灌注异常

【影像表现】

概述

- 最佳诊断依据　斑片状脑表面出血灶伴周围水肿
- 部位
  - 近 50% 发生于颞叶：颞极、颞叶内侧面、侧裂旁皮质
  - 33% 发生于额叶：额极、额叶底面、直回
  - 25% 发生于矢状窦旁，即滑动性脑挫裂伤
  - 较少发生于小脑下表面，顶叶、枕叶、小脑蚓部、小脑扁桃体
- 大小　从仅能分辨大小的出血到大的血肿
- 形态学
  - 脑挫裂伤表现依时间而不同
    - 早期：脑表面沿脑回分布的边界不清的点片状、线状出血灶
    - 24 ~ 48 小时：出现新病灶，原病灶扩大、形态改变
    - 慢性期：脑软化及脑萎缩
  - 90% 病灶呈多灶、双侧分布

X 线表现

- 头皮血肿或颅骨骨折（常为凹陷性或穿入性）

CT 表现

- CT 平扫
  - 早期：可以表现为阴性
    - 边界不清的低密度影或脑组织肿胀
    - 斑片状边界不清的低密度影合并小高密度出血灶
  - 24 ~ 48 小时
    - 出现许多新的低密度病灶
    - 病灶扩大并伴有水肿
    - 20% 病例出现延迟血肿
    - 点状出血可融合成大血肿
  - 慢性期
    - 病变呈等密度，再变为低密度
    - 脑萎缩

MR 表现

- T1WI
  - 急性期：水肿和出血混合形成不均匀信号影
  - 慢性期：局部或弥漫性脑萎缩

- FLAIR
  - 急性期
    - 很好地显示高信号皮质水肿
    - 可显示高信号 SAH
  - 慢性期
    - 很好显示水肿的变化
    - 在残存的脑实质内可见低信号的含铁血黄素及铁蛋白
    - 华勒氏变性、脱髓鞘、小胶质瘢痕呈高信号影
    - 囊性脑软化灶呈低信号影
- T2*GRE
  - 急性期：呈等或低信号，以后变为低信号
  - 慢性期：可见出血灶周边一圈低信号带，为含铁血黄素沉积所致
- DWI
  - 急性期：病灶可能弥散受限
    - ADC：病灶呈低信号影
    - 病灶范围超过可见水肿区

核医学表现

- SPECT
  - 轻度头颅外伤及 MR/CT 检查阴性的病例中有 53% 被检出病变
  - 伤后第 1 个月被 SPECT 检查为阴性的病例有良好的预后
  - SPECT 检查阳性的病例有临床恶化及伤后头痛
  - 对于预后差的病例 MR 与 SPECT 检查结果相同

推荐影像学检查

- 对于病灶的显示和病灶的范围 MR 优于 CT
- FLAIR 用于评价水肿和 SAH
- GRE 用于检查出血灶

鉴别诊断

- 脑炎
  - 缺乏外伤病史
  - 疱疹病毒感染常累及颞叶内侧面及海马
- 脑梗死
  - 缺乏外伤病史
  - 具有典型脑梗死临床症状

低级别胶质瘤

  - 缺乏外伤病史
  - 常常无症状
  - 孤立病灶，非外伤部位

诊断与鉴别诊断精要

- 有头颅外伤病史，头颅影像学检查有皮质、皮质下点片状出血者考虑脑挫裂伤
- 脑挫裂伤常合并骨折、硬膜下、外出血或血肿、头皮血肿
- 常呈多个病灶或病变广泛，合并不同程度水肿
- 临床可表现为颅内压增高、昏迷、神经功能受损等

典型病例

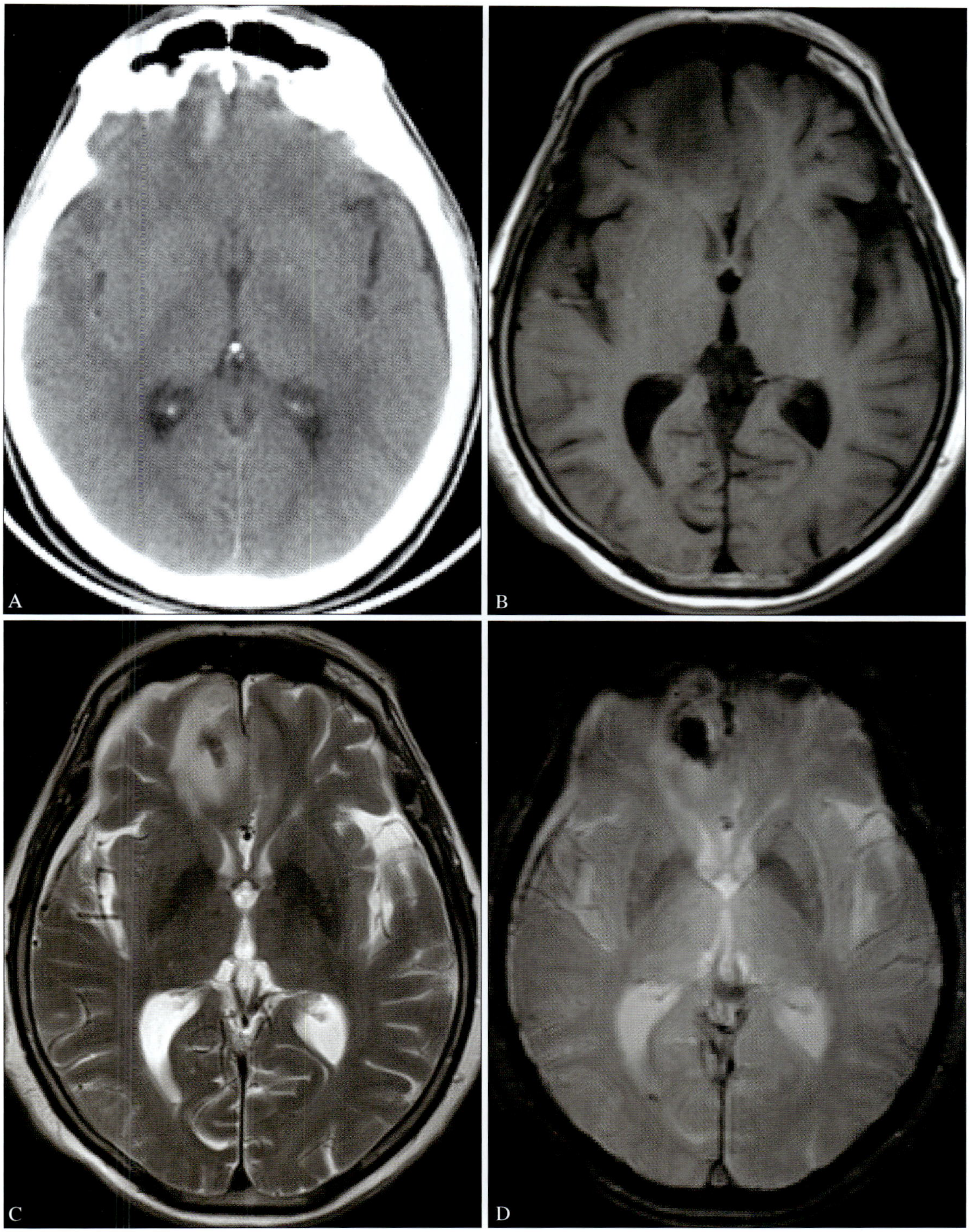

图 2-5-1 脑挫裂伤

女性，73 岁，跌伤。A．CT 像见右侧额叶底部高密度影；B．在 T1WI 像上呈稍低信号影；C．在 T2WI 像上呈高信号影；D．在 GRE 序列上呈低信号影

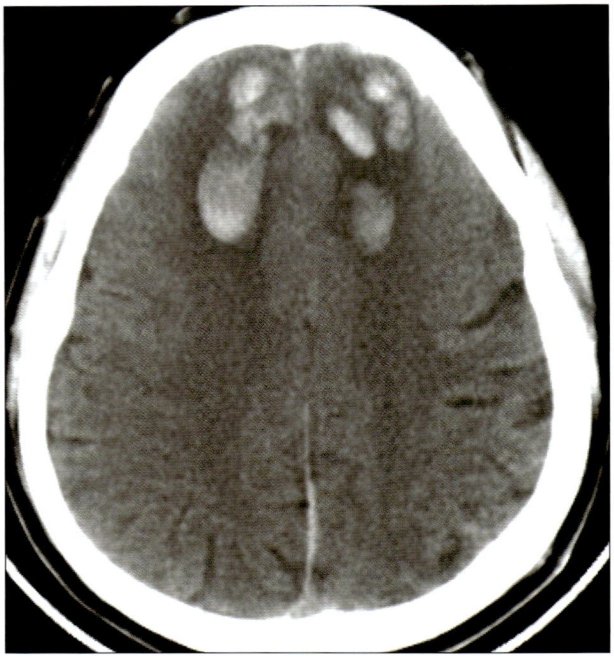

图 2-5-2 脑挫裂伤
双侧额叶见多发斑片状高密度影，周边环绕低密度

重点推荐文献

[1] 李学时，陈少琼．脑挫裂伤的 CT 与临床．实用医学杂志，1997，13（9）：583.
[2] 谭宗德等．脑挫裂伤的临床分型与治疗探讨．中国临床神经外科杂志，2003，8（1）：16-17.
[3] 沈天真，陈星荣．神经影像学．上海：上海科学技术出版社，2004.
[4] Osborn. Diagnostic Imaging-Brain. Amirsys，2004.

二、脑内血肿和脑室内血肿

【概念与概述】

外伤性脑内血肿、脑室内血肿是指脑外伤引起脑内出血、脑室内出血达一定量时即形成外伤性脑内血肿、脑室内血肿。血肿积存于脑室内即是脑室内血肿。多属于迟发性外伤性脑内血肿。

- 外伤性脑内血肿（traumatic intracerebral hematoma）
- 外伤性脑室内血肿（traumatic intraventricular hematoma）
- 同义词 迟发性外伤性脑内血肿（delayed traumatic intracerebral hematoma，DTICH）

【病理与病因】

一般特征

- 一般发病机制
  - 脑挫裂伤
  - 凝血机制异常
  - 颅内压降低造成脑组织填塞机制丧失
  - 血管痉挛或血管扩张
  - 动脉和静脉的低压和高压
- 病因学
  - 颅脑外伤所致脑挫裂伤是主要原因，其发病机制不明，可能与脑挫裂伤后小血管破裂、血管舒缩功能异常血管壁坏死破裂、脑组织突然减压、低血压、低血氧、凝血机制障碍等全身因素有关
- 流行病学
  - 占全部脑外伤的 1.37% ~ 10%
  - 占外伤性颅内血肿的 10.1% ~ 25%
- 相关异常
  - 伴发硬膜外、硬膜下血肿，SAH、颅骨骨折、头皮血肿

大体病理及手术所见

- 脑实质内块状出血灶，病变外周不同程度水

肿，可伴发局部或广泛 SAH。病灶临近脑组织、脑沟池、脑室受压。约 5 天后病灶开始液化、局部脑软化，5 ~ 6 周后开始结缔组织增生修复。中 - 重度脑内血肿后可致全脑萎缩

- 脑室内血肿依脑室塑形，也可致脑室扩张变形，中线结构移位。可见脑室旁水肿

显微镜下特征

- ○ 血管破裂，可见大量红细胞浸润及血浆渗出，出现坏死时，红细胞破坏，神经细胞大片消失。细胞周围及血管周围水肿常见

【临床表现】

表现

- ○ 颅内压增高：脑损伤后意识障碍、原发性昏迷，头痛、头晕、恶心、呕吐
- ○ 局灶性症状：不同部位血肿产生相应的症状和体征。额叶血肿引起癫痫发作、偏瘫、失语
- ○ 脑疝：表现为患侧瞳孔放大、反应消失，对侧偏瘫、意识障碍、生命体征改变
- ○ 神经功能障碍：失听、失语、精神障碍等

疾病人群分布

- 年龄　患者平均年龄 44 岁，中老年多发，40 岁以上约占 78.9%，60 岁以上约占 60%
- 性别　男性明显多于女性

自然病史与预后

- 外伤性迟发性脑内血肿患者经过非手术治疗的痊愈过程，主要表现为血肿体积缩小，缩小常较慢。血肿消失后，可以不留痕迹，但常有萎缩性改变，或大小不一的软化灶。该病预后差，死亡率高，为 19% ~ 55%

治疗

- 外伤性迟发性脑内血肿患者如神智清楚，头部 CT 显示出血量 < 30ml，中线结构移位 < 1cm，可保守治疗。在保守治疗期间需合理使用脱水药物。有 SAH 者需早期使用药物缓解血管痉挛，改善脑血流量
- 如出现意识障碍或意识障碍加重、神经系统阳性体征或神经功能障碍加重、CT 显示出血量 > 30ml、中线结构移位 > 1cm，则需手术治疗

【影像表现】

概述

- 最佳诊断依据　常见的亚急性晚期脑内血肿 MR 表现为团块状短 T1 长 T2 信号影，CT 表现为团块状稍高密度影。病变外周可有水肿带
- 部位　以额叶、颞叶居多，尤其是额叶、颞叶底面
- 大小　CT 显示幕上血肿 > 30ml，幕下血肿 > 20ml
- 形态学
    - ○ 斑片状、团块状，早期病灶边界清楚

X 线表现

- 平片不能显示脑内血肿
- CT、MRI 问世前唯一的手段就是脑血管造影。脑内血肿呈现为无血管性占位病变表现

CT 表现

- 急性期脑内血肿表现为斑片状、团块状高密度影，边界不清，外周可有轻度、中度水肿带。水肿带逐步加宽，于 3 ~ 5 天达高峰
- 血肿较大时，其中心区密度常低于周边区密度
- 血肿于 2 ~ 3 周后变成等密度，进而变为低密度血肿
- 最后血肿消失，可不留痕迹，或有大小不一的软化灶

MR 表现

- 超急性期血肿（6 小时之内）　T1WI 等或低信号，T2WI 高信号。主要为细胞内非顺磁性氧合血红蛋白所致
- 急性期血肿（6 ~ 24 小时之内）　T1WI 等信号（有时也可为略低信号），T2WI 低信号（周围所致带为高信号）
- 亚急性早期血肿（出血数天后）　T1WI 高信号先发生于血肿周围，血肿中央仍为等信号，T2WI 低信号
- 亚急性晚期血肿（出血数天至数周）　由于红细胞破裂，高铁血红蛋白达细胞外，以致 T1WI 及 T2WI 均呈高信号
- 慢性脑内血肿（出血数周至数月）　细胞外高铁血红蛋白进一步分解为铁蛋白和含铁血黄素，血肿周围一带为 T2WI 低信号（中央仍为高信号），有时 T1WI 周围信号也可略低
- 血肿愈合之后，T1WI、T2WI 均显示低信号
- 血肿消失后，可以不留痕迹，也可遗留软化灶，表现为 T1WI 低信号，T2WI 高信号

超声表现

- 脑内血肿呈高回声图像，脑挫裂伤呈混杂回声图像，与 CT 显示相同

- 适用于对脑内血肿穿刺清除实时导向

核医学表现

- 作为 CT、MRI 对脑内血肿检查的补充，可提供脑血流和代谢变化的信息

推荐影像学检查

- 急性脑内出血病灶首选 CT 检查，主要因为 CT 成像快，对带有急救器材的患者也同样可用，再者 CT 检查费用低廉
- 由于 MRI 显示血肿优于 CT，故对病情稳定的患者在有条件的情况下应采用 MRI 检查

鉴别诊断

- 钙化灶
  - 缺乏外伤病史
  - 密度常较血肿更高
  - 外周无水肿
- 脑膜瘤
  - 缺乏外伤病史
  - 常无特异性症状
  - 孤立存在

诊断与鉴别诊断精要

- 颅脑外伤后数小时至数周内，多为 2 ~ 4 天内发生，伴或不伴意识障碍加重、脑疝征象、神经功能障碍加重
- 神经影像学检查显示脑内 CT 为高密度团块状、斑片状高密度影。MRI 检查显示病变呈不同时期出血信号
- 多与脑挫裂伤密切关联
- 预后很差，死亡率高

典型病例

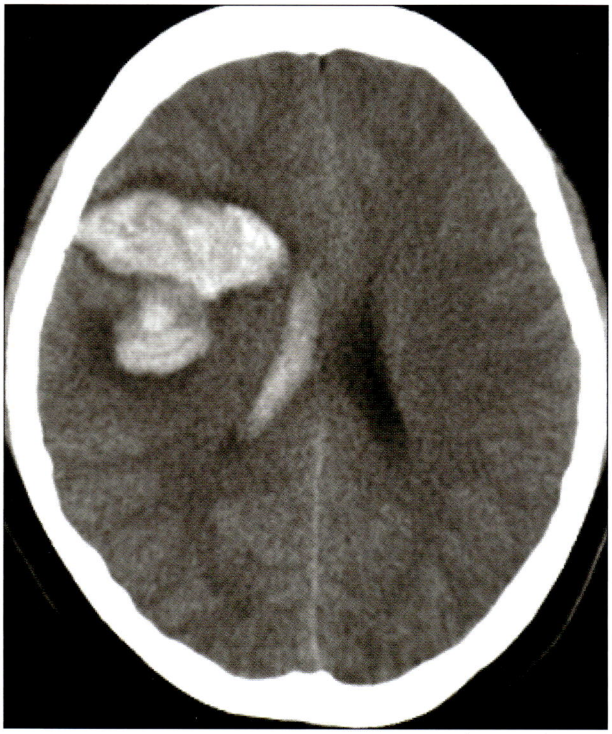

图 2-5-3 脑内血肿

女性，20 岁。机动车撞击伤。CT 示右侧额颞叶可见大片高密度影，边界清晰，CT 值 68Hu，周边可见低密度区。右侧脑室受压轻度左移，右侧脑室可见高密度铸型影

重点推荐文献

[1] 曹文军，田立学．伤性迟发性脑内血肿的早期诊断与治疗．中国现代神经疾病杂志，2006，6（4）：320-321.
[2] 姜涛，王世山．创伤后迟发性脑出血的 CT 诊断．国外学临床放射学分册，1998，21（2）：105.
[3] 王忠诚．神经外科学．北京：人民卫生出版社，2005：112-120.
[4] 沈天真，陈星荣．神经影像学．北京：人民卫生出版社，2005：197-206.

三、弥漫性轴索损伤

【概念与概述】

弥漫性轴索损伤（diffuse axonal injury，DAI）是指由于头颅受到突然加速/减速力、旋转力的作用，引起皮、髓质相对运动而导致相应部位的撕裂及轴索损伤。

【病理与病因】

一般特征

- 一般发病机制
  - 大脑皮质与其下深部脑组织结构相对运动导致轴索损伤
- 遗传学
  - 脑外伤的发生与基因有显著关联
    - "即刻"基因的诱导作用
    - 信号传导通路的激活
    - 载脂蛋白 E 基因型，淀粉样的沉积可以影响临床结果
- 病因学
  - 惯性力引起的损伤
    - 不同的加速/减速、旋转力的作用
    - 不需要头部撞击
  - 轴索损伤，很少是被离断或剪切（除非是很严重的损伤）
  - 轴索没有断裂
    - 外伤性去极化，大量铁离子溢出，广泛的抑制性和刺激性氨基酸的释放
    - 糖酵解加速、乳酸堆积
    - 细胞肿胀和细胞毒性水肿
  - 胼胝体损伤
    - 由于旋转的剪切力所致
    - 大脑镰通过防止短暂的组织移位而允许局部施加更大的张力也是间接的因素
- 流行病学
  - 约 50% Ⅰ度脑内外伤性脑损伤
  - 外伤死亡的尸检发现率为 80% ~ 100%
- 相关异常　胼胝体损伤合并脑室内出血

大体病理及手术所见

- 白质内多发小圆形、椭圆形、线状病灶
- 广泛分布于矢状窦旁白质、胼胝体、脑干纤维束（内侧丘系，皮质脊髓束）

显微镜下特征

- 80%DAI 为显微镜下所见，肉眼不可见
- 轴浆运送受损，轴索肿胀
- 小胶质细胞集聚
- 大小不等的出血灶（由于血管撕裂）
- 华勒变性
- 轴索肿胀，Ⅱ度轴突离断，收缩呈球状

【临床表现】

表现

- 最常见体征/症状
  - 受伤瞬间意识丧失
  - 即刻昏迷
    - 可能永久性植物人状态
    - 轻度的 DAI 可没有昏迷
  - 传入神经阻滞或切断
  - 比脑挫裂伤、脑内血肿、脑外血肿更严重的损伤
- 临床
  - Ⅰ度外伤性神经元损伤最常见（48%）
    - 常因高速移动所致
    - 格拉斯哥昏迷评分（GCS）常与临床表现不符
  - 患者的临床症状与影像学发现不协调

疾病人群分布

- 年龄　任何年龄段都可发病
- 性别　没有倾向性

自然病史与预后

- 严重的 DAI 很少导致死亡
  - 超过 90% 成为永久性植物人
  - 病灶越多预后越坏
- 脑干损伤与快速、早期死亡有关

- 10% 患者于一年内恢复正常功能
  - 可能有脑震荡后综合征、持续性头痛、认知能力下降、人格改变

治疗

- 没有针对 DAI 的有效治疗
- 支持治疗
- 治疗相关异常 脑疝、脑内血肿、脑积水、癫痫等

【影像表现】

概述

- 最佳诊断依据 皮、髓质交界处，胼胝体，深部灰质及脑干上部多发点状出血灶
- 部位
  - 常见
    - 灰、白质交界处（67%），特别是额、颞叶
    - 胼胝体（20%），累及胼胝体膝部的 3/4 及胼胝体体部后部的下表面
    - 脑干，特别是后外侧中脑和脑桥上部
  - 少见
    - 壳核、丘脑、内囊、外囊、顶盖、穹窿、放射冠、小脑脚
- 大小 从点状到 15mm 大小
- 形态学
  - 位于典型发病部位的多发点状，圆形、椭圆形出血灶
  - 几乎所有病例都为多发、双侧病损

CT 表现

- 平扫 CT
  - 最初常表现为正常（50% ～ 80%），其中 30%CT 检查阴性于 MRI 检查呈阳性
  - 在受剪切伤处小的低密度病灶是水肿
  - 高密度病灶是斑点状出血（20% ～ 50%）
  - 10% ～ 20% 团块病灶是出血和水肿的混合体
  - 延后的检查常可发现新病灶

MR 表现

- T1WI
  - 病灶常不明显
  - 如果有出血，则可显示血红蛋白成分（信号表现依据其所处时段）
- T2WI
  - 在特征性部位的多发性高信号病灶
  - 如果有出血，则可显示血红蛋白成分（信号表现依据其所处时段）
  - 多发低信号病灶可残存数年
- FLAIR 在特征性部位多个高信号病灶
- T2 ★ GRE
  - 在特征性部位多个低信号病灶
  - 低信号病灶可存在多年
  - GRE 可能是检测 DAI 唯一的技术方法
- DWI
  - 病灶为弥散受限
  - ADC 值下降及弥散各向异性
  - DAI 可表现为严重的白质损伤

核医学表现

- SPECT 应用 Tc-99 的血流成像
  - 可以显示局灶性灌注异常

推荐影像学检查

- 本病 MRI 远远优于 CT
- 磁敏感成像（SW）是最好检查序列

鉴别诊断

- 多病灶非出血性疾病
  - 老年脑：缺乏外伤病史；白质疏松
  - 脱髓鞘疾病：病灶呈卵圆形，可强化
  - 非出血性转移瘤：病灶强化
- 多灶性出血性病变
  - 淀粉样血管病：老年患者，血压正常，常患痴呆
  - 高血压性微出血灶：慢性高血压病史
  - 海绵状血管瘤：不同年龄阶段出血
  - 出血性转移性病变：病灶强化

诊断与鉴别诊断精要

- 在皮、髓质交界处，胼胝体，深部灰质和脑干上部的多发点状出血灶
- 颅脑外伤病史
- 病灶不强化
- 磁敏感成像于本病为最佳检查序列

典型病例

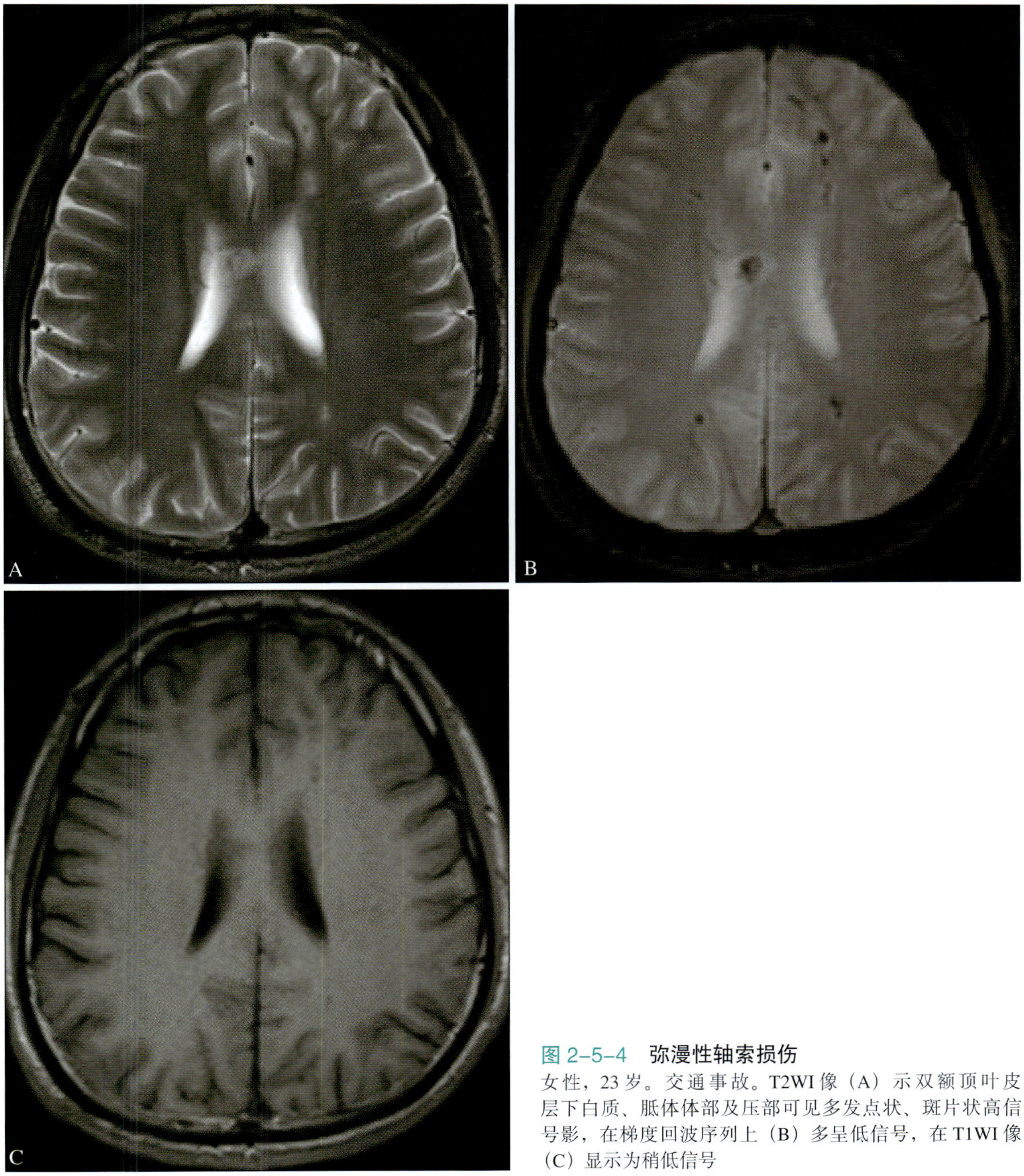

图 2-5-4　**弥漫性轴索损伤**

女性，23 岁。交通事故。T2WI 像（A）示双额顶叶皮层下白质、胼体体部及压部可见多发点状、斑片状高信号影，在梯度回波序列上（B）多呈低信号，在 T1WI 像（C）显示为稍低信号

重点推荐文献

[1] 郑文斌．弥漫性轴索损伤的研究进展．疾病控制杂志，2004，8（3），241-243.
[2] 王志力．脑弥漫性轴索损伤的研究现状及最新进展．2007，18（7）：149-151.
[3] 沈天真，陈星荣．神经影像学．上海：上海科学技术出版社，2004.

第 6 节 继发性外伤性脑损伤

一、脑疝

【概念与概述】

脑疝（cerebral herniation）是指脑组织从正常腔室（由颅骨或硬脑膜分隔而成）向其他异常区域移位。

- 分类 大脑镰下疝（subfalcine herniation）
  - 单侧下行性小脑幕切迹疝（unilateral descending transtentorial herniation，DTH）
  - 双侧下行性小脑幕切迹疝（bilateral DTH）
  - 上行性小脑幕切迹疝（ascending transtentorial herniation）
  - 小脑扁桃体疝（tonsillar herniation）
  - 蝶骨嵴疝（sphenoidalis crista herniation）
  - 硬脑膜 / 颅骨疝（dural/skull herniation）
- 同义词 脑疝综合征、颅内高压危象

【病理与病因】

一般特征

- 一般发病机制
  - 颅内压增高，脑组织向压力相对较低的部位移位
- 病因学
  - 临床上颅脑创伤是最常见的病因
  - 颅内血肿、脑水肿、脑组织赘生物
  - 颅内容量异常增大
    - 脑组织及血管机械性移位，形成脑疝
  - 原发性颅脑损伤加重，继发脑疝
- 相关异常
  - 脑池、脑室受压，脑脊液回流受阻，形成继发性脑积水
  - 脑疝形成使颅内压进一步增加，脑血流动力学改变，造成局部缺血、梗死
    - 大脑后动脉闭塞，枕叶梗死最常见
    - 大脑前动脉闭塞，远端（扣带回）梗死
    - 穿支动脉闭塞，基底节、内囊梗死
    - 脑桥穿透伤的牵拉或撕裂可造成中脑（“Duret”）出血

大体病理及手术所见

- 脑组织严重肿胀、水肿
- 颅骨压迫肿胀脑组织，脑回受压变平
- 脑沟变浅

【临床表现】

表现

- 意识障碍
- 局灶性神经功能缺陷
  - 对侧轻偏瘫
  - 同侧动眼神经麻痹
  - 同侧偏身瘫痪
    - 颞叶疝，对侧大脑脚受压
    - “假性定位体征”
- 脑干血流量下降，循环系统衰竭
- 去大脑强直

自然病史与预后

- 占位效应不断进展，颅内压持续增高，最终可导致脑死亡

治疗

- 处理原则
  - 关键在于控制创伤后继发性改变
  - 保持创伤后脑组织的活性
    - 提供潜在的“治疗窗”
    - 使用营养神经药物

【影像表现】

概述

- 大脑镰下疝又称为扣带回疝
  - 继发于单侧颞叶占位效应
  - 大脑镰下扣带回移位
  - 同侧侧脑室受压
  - 室间孔受阻，对侧侧脑室扩大
  - 大脑前动脉移位，可发生闭塞
- 单侧下行性小脑幕切迹疝，即内侧颞叶向下疝

入幕切迹
- 继发于单侧颞叶占位效应
- 早期
  - 沟回、海马旁回向内侧移位
  - 同侧鞍上池受压
  - 同侧环池、桥小脑角池增宽
  - 脑干移位，对侧脑池受压
  - 对侧颞角增宽
- 晚期
  - 鞍上池完全消失
  - 疝出的颞叶使脑干受压并移位，脑干压迫对侧的幕切迹，称为“颞叶疝压迹”
  - 第 3 对脑神经受压
  - 大脑后动脉向中下方移位，可发生闭塞（枕叶梗死）
- 沟回疝是小脑幕切迹疝的早期形式，沟回进入同侧鞍上池

- 双侧下行性小脑幕切迹疝，又称为中心疝
  - 严重的单侧或双侧幕上占位效应所致
  - 两侧大脑半球、基底核被向下推挤，间脑、中脑向下移位
  - 两侧颞叶疝入幕间隙
  - 中脑与脑桥之间的角度变小
  - 视交叉 / 下丘脑向下移位，覆盖在蝶鞍上
  - 穿支基底动脉闭塞，基底部梗死
- 上行性小脑幕切迹疝，即小脑和脑干经幕切迹移位
  - 后颅窝占位效应所致
  - 四叠体池变形
  - 中脑向前移位
  - 可堵塞中脑导水管，造成脑积水
- 小脑扁桃体疝，又称为枕骨大孔疝
  - 后颅窝占位效应所致
  - 小脑扁桃体被向下推挤，进入枕骨大孔
  - 扁桃体呈“钉子”状
  - 一般标准：小脑扁桃体低于枕骨大孔 5mm 为异常，但形态学表现更重要
  - 水平走行的小脑叶，当发生脑疝时变为垂直走行
  - 小脑延髓池消失
  - 第 4 脑室受压，导致梗阻性脑积水
- 蝶骨嵴疝
  - 罕见
  - 几乎没有临床症状
  - 可以是上行性（中颅窝或颞叶占位）或者下行性（额叶占位）
  - 颞叶和额叶移位，脑组织跨越蝶骨嵴
- 硬脑膜 / 颅骨疝，即经硬脑膜和（或）颅骨缺损形成的脑疝
  - 颅骨骨折和硬脑膜撕裂（颅骨切开术也可能发生）
  - 颈内动脉压升高
  - 脑组织经撕裂的硬脑膜膨出
  - 帽状突起可不断膨大

CT 表现
- 证实脑疝的不同原因
- 发现脑疝的继发效应
  - 脑积水
  - 血管闭塞造成的梗死
  - 继发性脑干出血

MR 表现
- T1WI　亚急性梗死、水肿呈低信号
- T2WI　亚急性梗死、水肿呈高信号
- T2*GRE　出血灶呈低信号（例如：继发性脑干出血）
- DWI　由于血管受压，形成的继发性局部缺血灶呈高信号
- 证实脑疝的不同原因
- 发现脑疝的继发效应
  - 脑积水
  - 血管闭塞性脑梗死
  - 继发性脑干出血

血管造影表现
- 常规　局部占位效应，血管受压，静脉扩张

推荐影像学检查
- 最佳检查法
  - 快速扫描：平扫 CT
  - 脑组织移位最佳显示方法：MR
- 检查建议　创伤患者加做 DWI+GRE 序列，有助于发现脑梗死和潜在出血灶

【鉴别诊断】

颅内低压综合征
- 由于脑组织受“牵拉”引起，而不是受“挤压”
- 增强可示硬脑膜增厚

诊断与鉴别诊断精要

- CT 平扫是发现伤后脑疝最快捷的方法
- MR 显示脑组织移位更加清晰，脑创伤或可疑脑疝患者应加做 DWI 和 GRE 序列
- 颅内低压综合征可与 DTH 表现相似，但颅内低压综合征是由脑组织受牵拉引起的，增强扫描可见硬膜增厚

典型病例

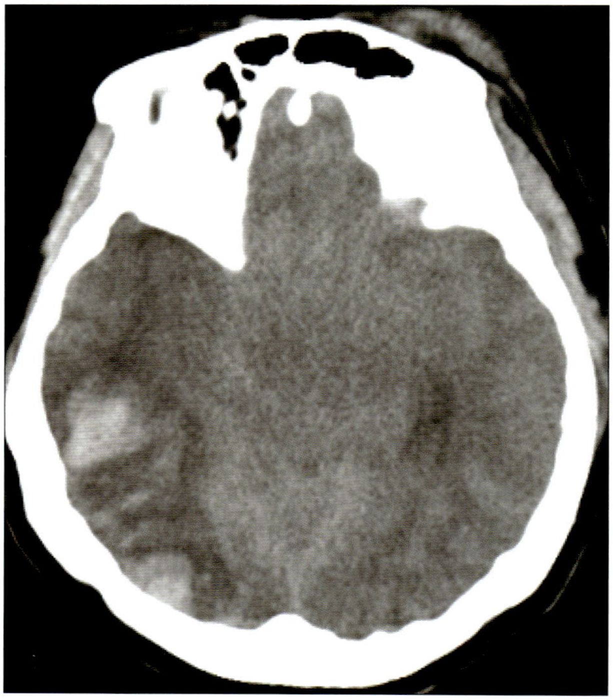

图 2-6-1 小脑幕疝
女性，20 岁，车祸。CT 示右侧颞顶叶见团片状高低混杂密度影，边界不清。脑沟裂变浅。第三脑室和基底池消失。提示小脑幕疝

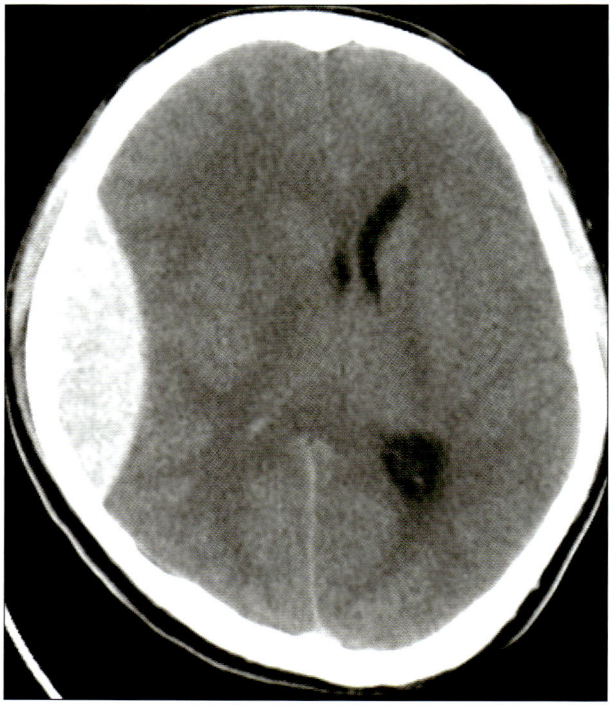

图 2-6-2 大脑镰下疝
男性，20 岁，头外伤。CT 示右颞顶部硬膜外血肿，伴有右侧脑室受压、变窄，并跨越中线移向对侧

重点推荐文献

[1] Susan I Blaser MD FRCP（C），Anna Illner MD，Mauricio Castillo MD，Gary L Hedlund DO，Anne G Osborn MD FACR. PedsNeuro Top 100 Diagnoses 2002；82-90.
[2] Besenski N. Traumatic injuries：imaging of head injuries. Eur Radiol，2002，12（6）：1237-1252.
[3] Philip L. Johnson MD，Donald A. Eckard MD，David P. Chason MD，Marci A. Brecheisen MD，Solomon Batnitzky MD.Imaging of acquired cerebral herniation. Neuroimaging Clinics of North America，2002，12（2）：217-228.
[4] 卢春燕，邓开鸿．脑疝 CT、MRI 诊断．华西医学，2008，23（2）：253-255.

二、脑缺氧缺血与梗死

【概念与概述】

脑缺氧、缺血（cerebral anoxia/ischemia）是指由创伤等原因引起的局灶性或全脑血流动力学变化，如动脉壁损伤、高凝状态和脑低灌注等，可导致脑梗死（cerebral infarction）。

【病理与病因】

一般特征

- 一般发病机制
  - 直接机械性损伤造成的原发性脑损伤
  - 机体对原发性损伤产生系统性生理反应，出现神经元破坏，继发性脑损伤
    - 创伤性脑缺血是重型颅脑创伤出现继发性脑损伤的最常见原因
  - 继发损伤可能比原发性脑创伤更加危险
  - 大多数继发性脑损伤由颅内压增高或者脑疝造成
- 病因学
  - 车祸是闭合性脑损伤和 TCI 最常见的原因
  - TCI 发生的不同机制
    - 占位效应直接压迫血管
    - 全身低灌注
    - 血管损伤，血栓形成
    - 创伤性蛛网膜下腔出血，后脑血管痉挛
  - 两种普遍机制
    - 大脑镰下疝和（或）小脑幕切迹疝使脑组织发生机械性移位，这种原因导致的创伤性脑缺血占其总数的 80% ~ 90%。
    - 颅内占位所致创伤性脑缺血
- 流行病学
  - TCI 是儿童和成人死亡及致残的主要原因
  - 美国每年大约有 160 万脑创伤患者，远远超过 25 万，导致创伤性脑缺血
  - 每年美国有 6 万人死于创伤性脑损伤，另外 7 万 ~ 9 万人由于神经损伤永久性致残
  - 1.9% ~ 10.4% 的颅脑损伤患者可发生创伤性脑缺血
  - 9/10 的重型创伤性脑损伤死亡患者出现缺血性损伤

  相关异常
  - 硬膜下 / 硬膜外血肿，颅骨骨折、脑挫伤、弥漫性轴索损伤、直接血管损伤

大体病理及手术所见

- 大多数格拉斯哥昏迷评分（GCS）≤ 8 的患者，全脑或局部出现深部脑血流
- 特异性梗死（按顺序发生）
  - 大脑后动脉：内侧颞叶疝将大脑后动脉压迫到锐利的小脑幕边缘
  - 大脑前动脉：大脑镰下疝导致扣带回压迫单侧或双侧大脑前动脉及其分支
  - 大脑中动脉：多数脑疝或严重脑水肿都将压迫大脑中动脉
  - 豆纹动脉、丘脑穿支动脉：占位效应牵拉或压迫这些小穿支动脉
  - 皮质 / 皮质下：肿块直接压迫；两种机制
    - 直接压力效应限制动脉血流
    - 局部静脉回流系统受压
    - 两者常引起出血性梗死
  - 小脑上动脉：上行性或下行性小脑幕切迹疝，使血管受小脑幕压迫
  - 小脑后下动脉：小脑扁桃体疝使动脉受压
- 儿童创伤性脑损伤患者颅内及全身反应同时发生，造成全脑缺血

显微镜下特征

- 血脑屏障破坏，出现血管源性水肿
- 兴奋性氨基酸导致细胞肿胀，引起细胞毒性水肿
- 血管内微血栓形成
- 自由基过度释放
- 炎症与细胞凋亡共同发生
- 诱导发生自身保护机制　产生热休克蛋白、抗炎细胞因子、内源性抗氧化物

【临床表现】

表现

- 常见症状 / 体征
  - 最常见体征：格拉斯可昏迷评分≤ 8
  - 创伤性脑缺血无特异性临床表现
  - 脑损伤引起的神经系统症状可掩盖继发脑缺血引起的局灶性症状
- 临床经验
  - 脑缺血症状常常在创伤后 12 ~ 24 小时至数周出现
  - 临床表现因创伤类型不同而存在很大差异

疾病人群分布

- 年龄　儿童：成人 = 2∶1（15 ~ 24 岁为高危

年龄）
- 性别 男：女 = 2：1
- 种族 少数民族的发生率稍高

自然病史与预后
- 预后不良 出现硬膜下血肿、脑肿胀 / 水肿、创伤性蛛网膜下腔出血
- 预后较好 无或仅有一个预后不良因素的患者
- 结局 50% 患者死亡或呈持续性植物状态

治疗
- 初级处理以适当氧疗、保持呼吸道通畅及治疗动脉低压为重点
- TBI 后必须密切监测脑组织灌注，及时发现继发性脑缺血
- 脑疝和（或）弥漫性脑肿胀可能需要行颅骨切除术

【影像表现】

概述
- 最佳诊断依据 弥散受限
- 部位
  - 大脑后动脉分布区域最常见
  - 大脑中动脉、大脑前动脉、椎基底动脉供血区相对常见
  - 其他：豆纹动脉、丘脑穿支动脉供血区，皮质 / 皮质下区域及小脑

CT 表现
- CT 平扫
  - 创伤性脑损伤患者 CT 平扫的最初表现
    - ≈ 70%：出现创伤性蛛网膜下腔出血，呈高密度
    - ≈ 60%：出现硬膜下血肿，呈高密度
    - ≈ 55%：出现脑水肿或脑肿胀，呈弥漫性低密度
    - ≈ 55%：出现挫伤，呈低密度；或 +/- 高密度出血灶
    - ≈ 50%：出现颅骨骨折
    - ≈ 20%：出现弥漫性轴索损伤
    - ≈ 20%：硬膜外血肿
  - 脑疝引起的继发性梗死
    - 下降的小脑幕裂孔疝导致大脑后动脉闭塞：若 CT 证实为小脑幕切迹疝，枕叶梗死的发生率 ≈ 10%
    - 大脑镰下疝：大脑前动脉闭塞
    - 中心疝：基底穿支血管闭塞
- CT 灌注
  - CT 灌注可显示缺血区 CBF、CBV 和达峰时间延长改变
  - 用氙 CT 灌注显示脑灌注异常需要特殊软件

MR 表现
- T1WI
  - 急性缺血：低信号
  - 矢状位评价脑疝最佳
- T2WI 急性缺血：高信号
- FLAIR 急性缺血：高信号
- T2*GRE 任何出血灶的最佳显像
- DWI
  - 弥散受限（高信号），ADC 值降低
  - 反映了急性缺血的细胞毒性水肿
  - 许多情况下可显示多灶性缺血区
- T1 增强 亚急性缺血可被增强
- MRA 血管闭塞，局部低灌注
- MRV 静脉闭塞、移位（例如，从硬膜外）
- MRS
  - TBI：NAA/Cr 峰降低，Lac/Cr 峰升高；后期持续异常
  - 灰白质的 NAA 与神经心理功能密切相关
    - 早期灰质 NAA 浓度可用来预测总体的神经心理功能和格拉斯哥预后评分
    - 创伤后 3 个月灰质胆碱平均含量升高，提示预后不良
- MR 灌注
  - T2* 磁敏感平面回波 MRI 钆成像 rCBV
    - 显示低灌注区
    - 动脉流量可以计算 rCBV 和 MTT

超声表现
- 经颅多普勒
  - 创伤诱发血管痉挛：MCA 峰流速（VMCA）和“半球率”（VMCA/VEC-ICA）增加

血管造影
- 常规 DSA 可显示血管痉挛
- 血管痉挛的介入治疗
  - 维拉帕米：5 ～ 10mg（1mg/ml 单位体积泵入）
  - 机械性血管成形术

核医学表现
- SPECT ^{99m}Tc-HMPAO-SPECT 显示皮质缺血具有高敏感性，显示 48 小时内梗死具有高敏

感性和高度特异性
- 氧 -15 PET
  - 某些创伤性脑损伤患者脑缺血和充血共存
  - 暗示创伤性脑缺血因耗氧不同灌注不匹配
  - 缺血性脑血容量升高与创伤后 6 个月格拉斯哥预后评分较低有关

推荐影像学检查
- 最佳检查法　MRI+ 弥散
- 检查建议
  - 弥散张量成像是发现急性脑缺血最敏感的序列
  - 正中矢状位用于评估脑疝

【鉴别诊断】

非创伤性脑缺血 / 梗死
- 影像表现相同，但无外伤史

血管性（多发梗死）痴呆
- 也表现为局部低灌注和缺血 / 梗死
- 高龄，无外伤史

动脉粥样硬化闭塞
- 高龄，典型位置（临近颈内动脉）

蛛网膜下诱发性血管痉挛
- 通常由动脉瘤破裂所致

诊断与鉴别诊断精要
- 有颅脑外伤史
- MRI+ 弥散是诊断急性脑缺血和脑梗死的最佳序列

典型病例

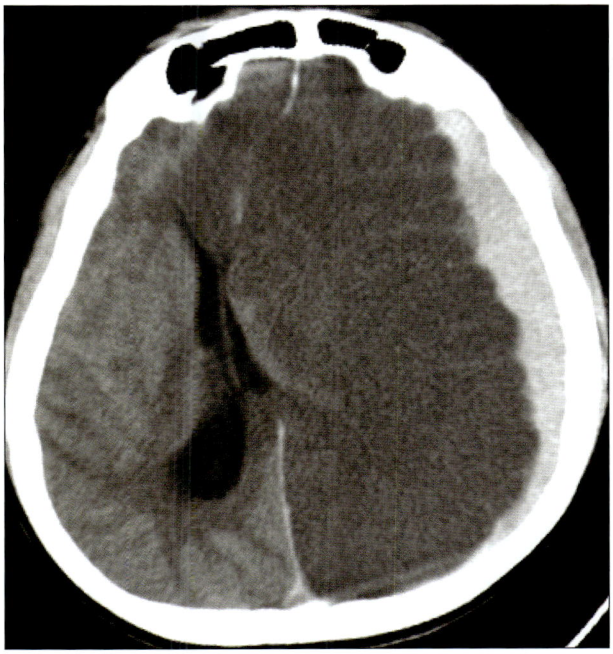

图 2-6-3　脑梗死
男性，19 岁。CT 可见左额颞顶枕硬膜下血肿，左侧大脑半球大面积低密度，提示脑梗死。图中可见右侧额叶低密度影，大脑镰下疝和蛛网膜下腔出血征象

重点推荐文献

[1] Kinga Szydlowska, Michael Tymianski. Calcium, ischemia and excitotoxicity. Cell Calcium and Neurological Diseases, 2010, 47（2）：122–129.
[2] Huisman TA：Diffusion-weighted imaging：basic concepts and application in cerebral stroke and head trauma. Eur Radiol, 2003, 13（10）：2283-2297.
[3] C.D. Winter, A.A. Adamides, P.M. Lewis, J.V. Rosenfeld.The Surgeon, 2005, 3（5）：329-337.
[4] Ivo Juránek, Ladislav Bačiak. cerebral hypoxia-ischemic：Focus on the use of magnetic resonance imaging and spectroscopy in research on animals. Neurochemistry International, 2009, 54（8）：471-480.

三、脑血管损伤及其并发症

【概念与概述】

- 脑血管损伤（brain vascular injury）及其并发症是指头部受到外力作用时，头颈部发生旋转，造成脑血管直接或间接损伤，使相应区域血供受损发生缺血，而出现并发症
- 脑血管损伤及其并发症包括创伤性头颈部动脉夹层、颈椎骨折或者异物对动脉的直接损伤、创伤性动脉损伤继发脑缺血、创伤性蛛网膜下腔出血并发脑血管痉挛等，本节主要介绍创伤性头颈部动脉夹层
- 分类
  - 创伤性颅内动脉夹层（traumatic intracranial dissection）
  - 创伤性颈部动脉夹层（traumatic extracranial dissection）

【病理与病因】

一般特征

- 一般发病机制
  - 创伤性颅内动脉夹层
    - 血管壁中层和外膜之间形成血凝块
  - 创伤性颈部动脉夹层
    - 内膜撕裂或血管滋养管出血
    - 假腔形成，造成管腔狭窄或闭塞、假性动脉瘤、血栓形成和栓塞
- 病因学
  - 创伤性颅内动脉夹层
    - 各种外伤：如意外事件所致的重型闭合性或穿透性脑损伤
    - 血管内膜撕裂引起血管滋养管出血
  - 创伤性颈部动脉夹层
    - 穿透伤（枪击伤或刺穿伤）引起颈动脉、颈内动脉或椎动脉损伤
    - 钝挫伤引起颈部颈内动脉受损：交通事故中颈椎过度屈伸损伤、坠落伤、绞轧伤、医源性损伤（5% 的脊柱关节手术可能发生椎动脉夹层）、脊椎按摩疗法（过伸或过屈）椎动脉损伤较颈内动脉常见
    - 损伤机制：上颈椎过伸或侧屈时动脉突然受到过度牵拉是最常见的机制
    - 头面部和颈部联合损伤
- 流行病学
  - 创伤性颅内动脉夹层：1.5% ～ 10% 的创伤性蛛网膜下腔出血可发生
  - 创伤性颈部动脉夹层：
    - 钝挫伤患者颈内动脉夹层的发生率为 0.08% ～ 0.4%
    - 头颈部动脉夹层占所有卒中的 0.4% ～ 2.5%
    - 头颈部动脉夹层是 40 岁以下卒中患者的常见病因：20% 的卒中患者是青年人
- 相关异常
  - 创伤性颅内动脉夹层
    - 肌纤维发育不良、动脉开窗畸形
    - 胶原蛋白病变、类风湿性关节炎
    - 血管脂肪瘤
    - a-1 抗胰蛋白酶缺乏综合征
  - 创伤性颈部动脉夹层
    - 二级动脉无症状夹层（20%）：通常伴随椎动脉有症状夹层
    - 颈椎严重损伤
    - 大动脉钝性损伤常伴有颈动脉钝性损伤

大体病理及手术所见

- 创伤性颅内动脉夹层 无
- 创伤性颈部动脉夹层
  - 血管壁内膜和中层之间出血造成管腔狭窄
  - 动脉壁外膜和中层之间出血，假性动脉瘤

形成

【临床表现】

表现

- 创伤性颅内动脉夹层常见症状或体征
  - 动脉夹层急性期或延迟期（数天至数月）
    - 卒中、蛛网膜下腔出血
    - 大脑后动脉、后交通动脉夹层
- 创伤性颈部动脉夹层

常见症状或体征

  - 头痛、颈痛
    - 60% ～ 90% 的患者存在颈部颈内动脉夹层
    - 发作数小时至 3 ～ 4 周
  - 局灶性脑缺血症状（TIA、卒中）
    - 常在创伤数小时到数年之后出现
  - Horner 综合征
    - 颈内动脉周围交感神经损伤

少见表现

  - 脑神经麻痹（第 12 对脑神经比第 9、10、11 对更常见）
  - 颈动脉杂音，搏动性耳鸣

临床资料

  - 青中年人持续性头痛或颈痛

疾病人群分布

- 创伤性颅内动脉夹层
  - 平均年龄：48 岁
- 创伤性颈部动脉夹层
  - 年龄
    - 自发性夹层 70% 发生在 35 ～ 50 岁
    - 平均年龄：42 ～ 45 岁
    - 儿童和青少年不常见（占 7%）
  - 性别
    - 颈内动脉夹层 男：女 =1.5 ： 1
    - 椎动脉夹层 男：女 =1 ： 3

自然病史与预后

- 创伤性颅内动脉夹层
  - 自发好转或恶化
- 创伤性颈部动脉夹层
  - 钝性颈动脉损伤的延迟诊断很常见
  - 创伤性头颈部动脉夹层与自发性头颈部动脉夹层
    - 创伤性头颈部动脉夹层较少自发进展
    - 创伤性头颈部动脉夹层更容易导致残留神经缺陷
  - 多于 2/3 的患者可完全康复

治疗

- 创伤性颅内动脉夹层
  - 抗凝，防止血栓形成
  - 血管内闭塞术
  - 血管成形术和支架植入尚有争议
  - 外科栓塞、包埋、分流
- 创伤性颈部动脉夹层
  - 华法林、肝素抗凝
  - 外科介入治疗：球囊扩张和支架植入术

【影像表现】

概述

创伤性颅内动脉夹层

- 最佳诊断依据
  - 轴位血管壁内新月形高信号影，T1WI 脂肪饱和
  - 血管锥形狭窄或突然闭塞，血管造影出现"内膜瓣"
- 部位
  - 最常见部位
    - 椎动脉最常见：72%
    - 基底动脉、小脑后下动脉、小脑上动脉、大脑后动脉
    - 大脑前动脉（A2 段最常见）、大脑中动脉（MCA）
- 形态学
  - 血管轮廓改变
    - 管腔不规则变窄或闭塞为最普遍改变
    - 锥形狭窄或闭塞
    - 梭形瘤样扩张
  - 内膜瓣
    - 双腔征
  - 壁内血肿
    - T1WI 轴位新月形高信号影
  - 常见并发症
    - 夹层动脉瘤破裂继发蛛网膜下腔出血
    - 脑缺血

创伤性颈部动脉夹层

- 最佳诊断依据
  - 在动脉粥样硬化好发部位出现血管瘤样扩张或管状狭窄
  - T1WI 轴位壁内血肿呈新月形高信号影

- 部位
  - 动脉外膜与中层之间或中层与内膜之间
  - 创伤性夹层：颈内动脉比椎动脉多见
  - 颈内动脉夹层：终止于颅底颈动脉分叉部稍上方
  - 椎动脉夹层在 C1 ~ C2 最常见
  - 15% 的颈部动脉夹层属多血管并发
- 大小　壁内血肿可沿血管壁扩展延伸，向远心端扩展比向近心端常见
- 形态学　假性动脉瘤或血管节段性狭窄
- 常继发血栓或脑卒中

X 线表现

- 创伤性颅内动脉夹层
  - 可发现颅骨骨折
- 创伤性颈部动脉夹层
  - 可发现颅底或颈椎骨折

CT 表现

- 创伤性颅内动脉夹层
  - 平扫 CT
    - 夹层动脉瘤破裂出现蛛网膜下腔出血的特征性表现
    - 缺血表现
  - CTA：出现血管腔和管壁变化
- 创伤性颈部动脉夹层
  - 平扫 CT
    - 通常未见动脉异常
    - 偶尔发现颈动脉间隙占位（夹层动脉瘤）
    - 平扫脑 CT 示动脉供血区局部低密度影（外伤性脑梗死）
  - CECT
    - 可发现增强血管内存在线性透光区，为管壁撕裂形成的真腔或假腔
    - 管壁血肿周围出现细线状强化影：可能是血管滋养管强化

MR 表现

- 创伤性颅内动脉夹层
  - T1WI
    - 血管壁内血肿呈新月形高信号影
    - 血管缺失或流空效应
  - FLAIR：蛛网膜下腔出血中脑脊液呈高信号
  - MRA
    - 发现血管形态改变
    - 特征性改变：双腔征
- 创伤性颈部动脉夹层
  - 壁内血肿
    - 管腔周围出现曲线状、新月形、带状或微小的病灶影
    - 通常为偏心环状
    - 动脉外径增宽
    - 血肿周围存在正常或变窄的血管流空区
    - 信号特点：急性期 T1WI 和 T2WI 呈等信号或稍高信号；亚急性期先后在 T1WI、T2WI 上呈高信号；慢性期仍呈高信号并维持数月
  - 内膜瓣：细小的曲线状低信号影，将真腔和假腔分开
  - 残腔
    - 偏心性狭窄
    - 流空效应消失或减弱
    - 血流缓慢可能引起流空效应缺失

超声表现

- 创伤性颈部动脉夹层
  - 内膜瓣回声（最具特征性）
  - 血栓回声
  - 动脉管腔突然变细
  - 彩色多普勒发现假腔
  - 椎动脉夹层：对侧椎动脉血流速度加快
  - 颈动脉窦血流速度减慢或加快

血管造影

- 创伤性颅内动脉夹层
  - 常规：血管形态改变
    - “线样征”，血管节段状狭窄
    - 梭形扩张
  - 内膜瓣 / 双腔征很少见
- 创伤性颈部动脉夹层
  - DSA/CTA/MRA
    - “线样征”，壁内血肿使血管节段状狭窄
    - 假性动脉瘤造成血管节段性扩张：假性动脉瘤呈椭圆形，大小不等，与血管走向平行；管腔外可能存在腔外腔；狭窄节段远端常有珍珠征或线样征；小腔在狭窄节段的中部
    - 内膜瓣靠近夹层边缘：血管造影很少见到内膜瓣
    - 血管双腔为特异性表现，但也很少见，包括真腔和管壁内的夹层

- 真腔可完全闭塞
- 载瘤动脉缓慢动脉灌注
- 血栓形成使远支血管闭塞
- CTA：出现独立血流，小的残腔或假性动脉瘤可引起血流缓慢或湍流

推荐影像学检查

- 最佳检查方法
  - 创伤性颅内动脉夹层
    - 常规血管造影是最敏感的检查形式
    - MRA 敏感性稍差，但特异性与血管造影等价
  - 创伤性颈部动脉夹层：头颈血管 MRA 及图像三维重建
- 检查建议
  - 创伤性颅内动脉夹层
    - 平扫 CT 是排除蛛网膜下腔出血的重要检查方法
    - MRI/MRA
    - 当临床可疑性大，但 MRI/MRA 阴性时，行常规血管造影检查
  - 创伤性颈部动脉夹层
    - MR（脂肪抑制 T1WI），MRA
    - 若 MR/MRA 检查结果阴性，则行 DSA

鉴别诊断

与创伤性颅内动脉夹层相鉴别

- 动脉粥样硬化
  - 老年患者，多发血管不规则狭窄及充盈缺损
- 血管痉挛
  - 通常弥漫性涉及多血管
  - 多数蛛网膜下腔出血出现局部血管严重痉挛
- 血管炎
  - 病史、实验室检查证实炎症及结核、梅毒
  - 胶原血管疾病

与创伤性颈部动脉夹层相鉴别

- 近端颈内动脉狭窄
  - 严重颈内动脉颈段狭窄使颅内节段血流减慢，表现与颅内动脉夹层相似（假性夹层）
    - 动脉周围边缘异常信号影，但不是出血
    - T1WI 等信号，T2WI 高信号
- 自发性动脉夹层
  - 常见的潜在血管病变
    - 肌纤维发育不良：串珠样改变比血管节段性狭窄多见
    - 马方综合征、Ⅳ型唐氏综合征
  - 可发生家族性颈内动脉夹层
  - 1/3 的患者出现高血压
  - 注意与未确诊的钝性动脉损伤（隐性颈部动脉夹层）的迟发表现相区别
- 动脉血栓形成
  - 很难确定潜在夹层是否出现
- 动脉粥样硬化
  - 典型部位是颈动脉分叉处或椎动脉起始处
  - 管腔不规则狭窄
  - 常出现钙化
- 血管痉挛
  - 由于导管定位时刺激血管，在导管血管造影时可见
  - 典型的血管痉挛仅持续数分钟

诊断与鉴别诊断精要

- 头颈部动脉夹层建议检查方法 MR/MRA，若检查结果阴性则行 DSA
- 创伤性颅内动脉夹层 T1WI 轴位管壁新月形高信号影，管腔锥形变窄或闭塞，血管造影可见内膜瓣
- 创伤性颅内动脉夹层继发蛛网膜下腔出血时，平扫 CT 是排除蛛网膜下腔出血的重要检查方法
- 创伤性颈部动脉夹层易出现在动脉粥样硬化的好发部位，血管瘤样扩张或管状狭窄，T1WI 轴位壁内血肿呈新月形高信号影

重点推荐文献

[1] Bradley Scott Townend, Laura Traves and Denis Crimmins.Bilateral spontaneous carotid artery dissection. Journal of Clinical Neuroscience，2005，12（5）：592-594.

[2] Ayako Ro，Norimasa Kageyama，Akihiro Takatsu，Tatsushige Fukunaga. Differential diagnosis between traumatic and nontraumatic rupture of the intracranial vertebral artery in medicolegal autopsy. Legal Medicine，2009，11（1）：S66-S70.

[3] O. Naggara，C. Oppenheim，F. Louillet，E. Touzé，J.-L. Mas，X. Leclerc，J.-F. Meder. Traumatic intracranial dissection：Mural hematoma on high-resolution MRI. Journal of Neuroradiology，2010，37（2）：136-137.

[4] Roukoz B. Chamoun，Andrew Jea. Traumatic intracranial and Extracranial Vascular Injuries in Children. Neurosurgery Clinics of North America，2010，21（3）：529-542.

[5] Shun-Tai Yang，Yin-Cheng Huang，Chi-Cheng Chuang，Peng-Wei Hsu. Traumatic internal carotid artery dissection. Journal of Clinical Neuroscience，2006，13（1）：123-128.

四、弥漫性脑肿胀

【概念与概述】

弥漫性脑肿胀（diffuse brain swelling，DBS）是指脑组织广泛肿大或膨胀。颅脑损伤后，急性DBS多数在伤后4～14小时发生，最早可发生在20～30分钟，临床上较为常见，可单独存在或与各种类型颅脑损伤并存，是影响脑外伤预后的重要因素之一

【病理与病因】

一般特征

- 一般发病机制
  - 外伤后急性脑血管扩张
  - 广泛弥散性脑水肿
  - 二者同时存在
  - DBS在儿童更常见
    - 氧化应激增加破坏血脑屏障
    - 外伤后持续性脑组织低灌注
    - 儿童N-甲基-D-天冬氨酸（NMDA）受体表达一过性增加，可使Na^+在脑细胞内积聚
- 遗传学
  - 神经破坏性和保护性基因表达的差异决定细胞对创伤的反应
    - 基因控制炎症、转运调节、细胞黏附、细胞外基质
- 病因学
  - 脑组织液体平衡失调
    - 脑室内压力增高，脑脊液穿过室管膜进入脑组织
    - 血管内压力增加，脑血管阻力增大，毛细血管床破裂
- 流行病学
  - 在美国每年有150万例创伤性脑损伤发生
    - 5岁以下儿童发生率最高

大体病理及手术所见

- 脑组织液体增加，脑沟变浅，脑室、脑池消失

显微镜下特征

- 皮质神经纤维细胞外液使突触前后结构肿胀并收缩，突触分解
- 缺氧、细胞死亡

【临床表现】

表现

- 最常见的症状/体征 意识改变，昏迷
- 瞳孔异常、库欣反应、病理反射阳性
- 临床病例
  - ＜2岁：冲击伤占80%
  - 青年和成人：机械震荡伤（尤其是驾驶机动车时不系安全带、驾驶摩托车或骑自行车时不戴头盔）、攻击伤
  - ＞65岁：坠落伤

疾病人群分布

- 年龄 DBS儿童比成人更常见
- 性别 男性居多，男女比例（1.6～2）：1

自然病史与预后

- 颅内压不升高，缓慢进展的病变可以被机体适应
- 病变快速进展（创伤、肿瘤快速生长、脓肿）使颅内压快速上升
  - 继发反应很快出现（例如，兴奋性毒素释放），细胞死亡
- 伤后2周水肿逐渐消退，随后可出现萎缩（细

胞凋亡所致）

治疗

- 目的在于维持脑灌注压，以免造成血管源性水肿
  - 选择性升高脑血管舒缩反映正常患者的脑灌注压
- 及时有效降低颅内压
  - 手术治疗
  - 非手术治疗
    - 保持呼吸道通畅。维持氧饱和
    - 降颅压药物的使用
    - 亚低温应用
- 渗透疗法，营养神经药物，类固醇药物的使用仍有争议

【影像表现】

概述

- 最佳诊断依据　脑室受压，脑沟变浅
- 部位　双侧大脑半球弥漫性改变
- 大小
- 形态学
  - 脑室受压，脑沟变浅
  - 继发改变
    - 脑疝
    - 血管受压造成梗死

X 线表现

- 颅骨骨折

CT 表现

- 双侧大脑半球弥漫性肿胀，脑室脑池系统受压变形缩小或消失
- 胼胝体、大脑半球白质、三脑室附近及脑干单发或多发散在点状出血灶（直径＜ 2cm）
- 无占位性损伤，不引起中线结构移位
- 伤后 2 ～ 3 周脑水肿消退，基底池、穹窿面蛛网膜下腔有较早增宽趋势，双侧脑室萎缩性扩大和大脑半球白质内局灶性高密度

MR 表现

- T1WI　水肿呈低信号
- T2WI　水肿呈高信号
- FLAIR
  - 水肿呈高信号
  - 新生儿脑组织含水量较高，使用受限
- T2*GRE　检测出血灶
- DWI
  - 血管源性水肿和细胞毒性水肿在 DWI 及 ADC 图上表现不同
    - 血管源性水肿：细胞外水肿，ADC 增大
    - 细胞毒性水肿：细胞内肿胀，ADC 减小
  - 弥散张量成像（DTI）：早期 MRI/DWI 正常时，弥散各项异性下降
  - DTI 有助于界定创伤性半暗带和潜在有活性的脑组织
- T1 C+　血脑屏障破坏可出现片状增强
- MRA
  - 血流量下降（动脉壁“变薄”）
  - 血管阻塞（脑疝压迫），创伤后梗死
- MRV　严重脑水肿使静脉窦受压
- MRS　NAA 峰下降，Cho 上升（细胞膜破坏）或者乳酸峰出现提示预后不良
- 灌注　脑组织灌注量下降伴随颅内压进行性升高

超声表现

- 脉冲多普勒
  - 脑肿胀伴颅内压升高，脉冲指数增大，24 小时内血流速度下降，提示预后不良
  - 平均动脉压和颅内压之间的关联系数，即 PRx（评价脑血管舒缩反应性）
    - PRx ＜ 0.3 提示反应性完好；PRx ＞ 0.3 提示反应性受损
    - 伤后最初 48 小时大脑自主调节紊乱
- 彩色多普勒　某些患者脑水肿之前出现脑组织充血

核医学表现

- PET：PET/SPECT：rCBV 下降，代谢降低（时间依赖性）

推荐影像学检查

- 最佳检查法　危重患者行平扫 CT
- DWI 及 ADC 图（或 DTI）　对鉴别血管源性水肿和细胞毒性水肿起重要作用
- MR 可用于鉴别获得性脑疝
  - 大脑镰下疝（扣带回疝）、小脑扁桃体疝、沟回疝、小脑幕切迹疝、蝶骨嵴疝、颅外疝

【鉴别诊断】

原发性脑损伤

- 脑挫裂伤
  - 常发生于暴力冲击部位和对冲部位，皮质多见，呈片状挫伤性出血，脑水肿明显，有明显的局部占位效应和中线结构移位

- 弥漫性轴索损伤
  - 出血灶部位与外力作用部位无关，呈圆点状散在性出血，常发生在皮髓质交界处，甚至脑深部，虽然有弥漫性脑肿胀，但中线移位和局部效应不突出

缺氧性脑病

- 缺血缺氧性脑病、溺水、心跳呼吸骤停

代谢性脑病

- 尿毒症、线粒体病（例如，鸟氨酸循环异常）

水肿相关压迫

- 脑后部可逆性脑病综合征
  - 高血压脑病、环孢素 /FK506 脑病、L 天门冬酰胺酶、子痫
  - 顶枕区的血管源性水肿以皮质下白质为主
- 静脉受压伴静脉压升高

诊断与鉴别诊断精要

- 伤后危重患者紧急行平扫 CT
- 双侧大脑半球弥漫性肿胀，脑室脑池系统受压变形缩小或消失是弥漫性脑肿胀的主要诊断依据
- DWI 及 ADC 有助于鉴别血管源性水肿和细胞毒性水肿

典型病例

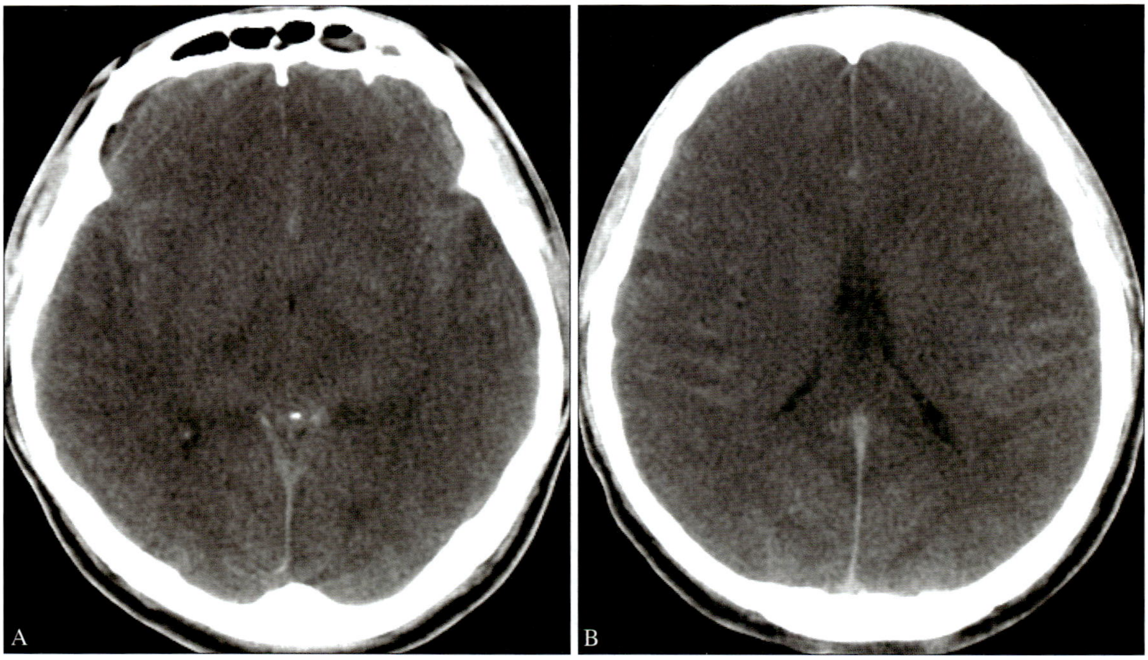

图 2-6-4 蛛网膜下腔出血

男性，27 岁。双侧大脑半球灰白质界限不清，呈大片状低密度影，双侧额颞叶明显，脑沟、脑裂和脑池显示不清，局部沟裂显示稍高密度影。提示脑肿胀，蛛网膜下腔出血

重点推荐文献

[1] Leon Weisberg，Jack Greenberg，Antonio Stazio. Computed tomographic finding in brain swelling. Computerized Medical Imaging and Graphics，1990，14（4）：263-268.

[2] Emerson L. Gasparetto，Fernanda C. Rueda Lopes，Roberto C. Domingues，Romeu C. Domingues.Diffusion Imaging in Traumatic Brain Injury. Neuroimaging Clinics of North America，2011，21（1）：115-125.

[3] A.W. Unterberg，J. Stover，B. Kress，K.L. Kiening. Edema and brain Trauma. Neuroscience，2004，129（4）：1019-1027.

[4] 惠国桢，吴思荣．弥漫性脑损伤的研究与治疗．中华创伤杂志，2004，20（6）：323-325.

五、感染

【概念与概述】

感染（infection）是指细菌、病毒、真菌、寄生虫等病原体侵入人体所引起的局部组织和全身性炎症反应。颅脑损伤继发颅内感染是指脑外伤后化脓细菌进入颅腔内造成的中枢神经系统感染，是创伤性脑损伤的严重并发症，主要包括外伤性脑膜炎（traumatic meningitis）和外伤性脑脓肿（traumatic brain abscess）。

- 外伤性脑膜炎（traumatic meningitis）；外伤性脑脓肿（traumatic brain abscess）

【病理与病因】

一般特征

- 一般发病机制
  - 外伤性脑膜炎
    - 病原菌一般为葡萄球菌、链球菌，亦可见革兰阴性杆菌或厌氧菌
    - 经额窦、筛窦导入颅内的化脓性脑膜炎则以肺炎双球菌为多
    - 颅脑穿透伤晚期的脑膜炎，常为脑深部感染侵入脑室系统或因脓肿破裂所致
  - 外伤性脑脓肿
    - 致病菌金黄色葡萄球菌最多见，溶血性链球菌及厌氧链球菌次之，偶尔可有产气荚膜杆菌的感染，有关厌氧菌感染的报道日见增多
    - 细菌入脑后形成脑脓肿是一个连续的过程，它经过急性脑炎期、化脓期最后到脓肿形成。
    - 脓肿的发生多在伤后 2 周～ 3 个月，尤以 1 个月内多见。3 个月以后逐渐减少，少数可达数年甚至数十年
- 病因学
  - 外伤性脑膜炎
    - 多见于颅底骨折伴脑脊液漏的患者
    - 颅脑穿透性开放伤引起
    - 病原菌由邻近组织的感染（如乳突炎、中耳炎）向颅内扩展
  - 外伤性脑脓肿
    - 带菌物（如头皮、砂砾、碎骨片、金属片）直接进入脑组织最多见
    - 颅腔与感染区或污染区（如鼻旁窦、中耳）沟通
    - 脑膨出直接感染
- 流行病学
  - 外伤性脑膜炎：无
  - 外伤性脑脓肿：开放性颅脑损伤仅占所有脑脓肿患者的 5%，战时火器性穿透伤脑脓肿的发生率约为 9%
- 相关异常
  - 外伤性脑膜炎：脑脓肿、脑积水、硬膜下积脓、颅内压增高及脑血流障碍
  - 外伤性脑脓肿：急性化脓性脑膜炎或脑室炎

大体病理及手术所见

- 外伤性脑膜炎
  - 脑沟、脑池充满混浊脑脊液或者黏稠脓液
  - 软脑膜充血，类似蛛网膜下腔出血
  - 大脑皮质水肿
  - 室管膜炎或脑室炎
- 外伤性脑脓肿
  - 急性化脓性脑炎阶段（3 ～ 5 天）
    - 局部感染，有逐渐扩散趋势
    - 多形核中性粒细胞形成无包膜脓肿灶、水肿、弥散坏死灶
  - 化脓性脑炎晚期（4 ～ 5 天至 2 周）

- 坏死灶合并
- 边缘出现炎症细胞、巨噬细胞、肉芽组织、成纤维细胞
- 血管增生，周围出现血管源性水肿

- 化脓与脓肿壁形成早期（2 周左右）
  - 纤维囊轮廓清晰
  - 坏死灶中心液化，周围神经胶质增生
- 脓肿形成晚期（数周至数月）
  - 脓腔收缩
  - 脓肿壁增厚（胶原纤维、肉芽组织、巨噬细胞、神经胶质细胞）

显微镜下特征

- 外伤性脑膜炎
  - 脑膜分泌物：多聚体、纤维蛋白、细胞内或细胞外细菌
  - 血管炎性渗出可能为纤维蛋白样坏死或血栓形成
  - 皮质坏死灶
  - 感染可蔓延至血管周围
  - 软脑膜下小胶质细胞、星形细胞增生
- 外伤性脑脓肿
  - 感染早期 2 周前后，处于化脓性脑炎阶段，脑组织坏死、软化，炎性细胞浸润、充血、水肿较明显，尚无脓壁形成
  - 2 周以后脓肿形成，周围有肉芽组织、纤维组织、网状内皮细胞及胶质细胞增生，构成完整的包膜
  - 脓壁的厚度与时间成正比，1 个月的壁厚约 1mm，为时较久的慢性脓肿，其壁厚度可超过脓腔直径

【临床表现】

表现

- 外伤性脑膜炎
  - 发热
    - 创伤反应致中等程度发热，3 ～ 4 天体温下降后再度出现高热
    - 体温不降反而升高
  - 头痛、恶心、呕吐、全身畏寒、脉速
  - 意识障碍、甚至出现谵妄抽搐
  - 脑膜刺激征，表现为颈项强硬、克氏征及布氏征阳性
- 外伤性脑脓肿
  - 全身感染症状
  - 颅内压增高症状：头痛、呕吐、意识障碍甚至昏迷、视盘水肿
  - 脑局灶定位症状和体征
  - 脑疝或脓肿破溃

自然病史与预后

- 外伤性脑膜炎
  - 若未及时合理地治疗，可形成脑脓肿、脑积水、脑肿胀、硬膜下积脓及脑血管性损害等严重的并发症和后遗症
  - 病死率高达 18.6%
- 外伤性脑脓肿
  - 治疗不当或不予治疗的并发症
    - 脓肿破溃流入脑室或脑室炎（可能致命）
    - 脑室内残留不规则液平面
    - 脑积水
    - 室管膜增厚
    - 脑膜炎、子病灶
    - 占位效应，脑疝
  - 外科手术与药物联合治疗可以大大降低死亡率

治疗

- 外伤性脑膜炎
  - 抗生素治疗
    - 尽早使用能够透过血脑屏障的敏感抗生素
    - 剂量足够大、疗程足够长
  - 合理应用肾上腺皮质激素
  - 腰椎穿刺
    - 引流炎性脑脊液
    - 鞘内给药
  - 手术治疗：去除病因
- 外伤性脑脓肿
  - 大剂量强效抗菌药物治疗
    - 脓肿还未形成前，仍处于化脓性脑炎阶段
    - 特别是对多发性小病灶或部位较深不宜手术切除的病例
  - 已有包壁形成的脓肿，应及时施行手术治疗
    - 对病程短、脓壁薄，位于脑重要功能区的脓肿，多采用穿刺引流术
    - 对病程长、脓壁厚，位于非功能区的脓肿或包裹有异物的脓肿，手术将脓肿连同异物一并切除是较彻底的治疗方法
    - 手术前后需应用抗生素，颅内高压可使用

脱水药。同时注意营养及水电解质平衡

【影像表现】

概述

外伤性脑膜炎

- 最佳诊断依据　腰椎穿刺脑脊液阳性改变
- 部位　蛛网膜下腔、软脑膜

外伤性脑脓肿

- 最佳诊断依据
  - DWI 呈高信号伴环状强化
  - 脓肿发展到不同时期，其影像表现不同
- 部位
  - 大脑、小脑、脑干
  - 硬膜外、硬膜下区
- 大小
- 形态学　多数呈圆形或环形
  - 单发、多发（同侧或双侧，占 10% ～ 50%）
  - 单房、多房（占 65.2%，其中 90% 是互相连通的）

X 线表现

- 外伤性脑膜炎
  - 颅骨骨折
- 外伤性脑脓肿
  - 颅内碎骨片和金属异物
  - 慢性脑脓肿可显示颅内压增高的骨质改变或松果体向对侧移位
  - 偶见脓肿囊壁的钙化

CT 表现

- 外伤性脑膜炎
  - 平扫 CT
    - 早期可无异常发现
    - 病程进展可见脑基底部脑池、大脑纵裂池有高密度影及脉络丛密度增高
    - 并发脑炎时，脑实质内出现局限性或弥漫性低密度区，脑室呈对称性缩小
  - CT 增强
    - CT 增强扫描软脑膜和脑皮质呈细带样或脑回状强化表现
    - 灌注缺损低密度区
- 外伤性脑脓肿
  - 急性化脓性脑炎阶段（放射学 I 期）
    - 早期可无异常发现
    - 皮质下病变，病灶表现为边界模糊的低密度区
    - 可有轻度结节状强化，占位效应
  - 化脓性脑炎晚期（Ⅱ期）
    - 中心低密度区
    - 不规则周边强化
    - 周围水肿、占位效应更加明显
    - 含气脓肿少见
  - 化脓与脓肿壁形成早期（Ⅲ期）
    - 中心脓肿区呈低密度，周围脓壁较薄且明显强化：靠近大脑深面的脓壁相对最厚，靠近皮质的脓壁相对最薄
    - 脓肿可能有多房或卫星灶
    - 中度血管源性水肿
  - 脓肿形成晚期（Ⅳ期）
    - 脓腔收缩，脓肿壁增厚
    - 水肿及占位效应减少

MR 表现

- 创伤性脑膜炎
  - 软脑膜及邻近脑组织 T1WI 呈等或略低信号，T2WI 呈高信号
  - 增强可见软脑膜和脑表面曲线样、脑回样强化
  - FLARI 脑沟、脑池呈高信号
    -
- 创伤性脑脓肿
  - 急性化脓性脑炎阶段
    - T1WI：病灶边缘不清，混杂高低信号影
    - T2WI：病灶边缘不清，呈高低信号
    - 结节状对比增强
  - 化脓性脑炎晚期
    - T1WI：病灶中心低信号，边缘中等或稍高信号
    - T2WI：病灶中心高信号，边缘低信号；周围水肿带呈高信号
    - 增强边缘不规则强化
  - 化脓与脓肿壁形成早期
    - 脓肿壁薄，明显强化
  - 脓肿形成晚期
    - 脓腔收缩，脓肿壁增厚
    - 水肿及占位效应减少
  - 脓肿吸收
    - T2WI、FLAIR 呈高信号
    - 小环状、点状强化灶持续存在数月

其他序列
- DWI：脑脓肿呈高信号
- ADC：信号显著降低
- MRS：出现乳酸峰、醋酸峰、胞质氨基酸峰

超声表现
- 外伤性脑脑膜炎 脑沟增宽，蛛网膜下腔回波异常
- 外伤性脑脓肿 无

血管造影
- 外伤性脑膜炎 血管狭窄，闭塞
- 外伤性脑脓肿 无

推荐影像学检查
- 最佳检查法 MR，最好同时进行增强扫描
- CT 检查需增强扫描，多可提示诊断。感染早期 CT 可表现为阴性
- FLAIR 自由水被抑制呈低信号，结合水不被抑制呈高信号，病变显示更清楚
- DWI
  - DWI 对早期细胞水肿敏感，在中枢神经系统感染早期诊断中有重要价值
  - DWI 对脑脓肿、囊性病变及肿瘤坏死的鉴别有优势，脑脓肿 DWI 呈高信号，而囊性病变及肿瘤坏死 DWI 为低信号

【鉴别诊断】

外伤性脑膜炎
- 蛛网膜下腔转移瘤
  - CT 及 MRI 增强扫描上，主要表现为：软脑膜 - 蛛网膜下腔的弥漫性或结节性强化，好发于脑底部表面和相邻蛛网膜下腔；室管膜的弥漫性或结节性强化；天幕不规则增厚强化；交通性脑积水
- 脑脊液钆造影剂残留
  - 见于肾疾病晚期的透析患者
  - T1WI/FLAIR 图像上 SCF 信号增高

外伤性脑脓肿
- 原发或继发肿瘤
  - DWI 呈低信号（偶尔呈高信号，易与脓肿混淆）
- 其他环状强化病灶 血肿吸收、MS 等

诊断与鉴别诊断精要

- 外伤性脑膜炎是一种依赖临床与实验室检查相结合的诊断，在影像学上无特异性，影像学检查是鉴别其并发症的最佳方法
- 外伤性脑脓肿是一种潜在的致命损伤，十分常见但无特异性
- DWI、MRS 对脑脓肿与囊性病变及肿瘤坏死的鉴别有优势

重点推荐文献

[1] Hitoshi Honda，David K.Warren.Central Nervous System Infections：Meningitis and Brain Abscess. Infectious Disease Clinics of North America，2009，23（3）：609-623.

[2] Debra L. Palazzi，Jerome O. Klein，Carol J. Baker. Bacterial Sepsis and Meningitis. Infectious Diseases of the Fetus and Newborn Infant（Sixth Edition），2006，247-295.

[3] Tung GA et al：Diffusion-weight MR imaging of rim-enhancing brain masses：Is markedly decreased water-diffusion specific for brain abscess? AJR，2001，177：709-712.

[4] Verlicchi A et al：From diagnostic imaging to management of brain abscesses.Riv di Neuroradiol，2001，14：267-274.

第7节　颅脑外伤后遗症

一、脑软化

【概念与概述】

脑软化（encephalomalacia），继脑出血、脑缺血、感染、颅脑损伤或其他损伤后脑组织的缺血坏死，软化和丢失。

【病理与病因】

一般特征

- 一般发病机制
  - 脑组织较其他组织器官需氧量很高
  - 多种因素引起脑供氧急剧下降，导致相应区域坏死、软化
- 病因学
  - 创伤
  - 其他原因：栓塞、动脉痉挛、动脉血栓形成；感染；循环功能不全
- 流行病学
  - 创伤性脑损伤的患者，其罹患神经退行性疾病的几率会增加

大体病理及手术所见

- 软化可分为贫血性和出血性，动脉阻塞多引起贫血性软化，大体分3期
  - 坏死期：坏死部分略有肿胀，脑膜血管高度充血
  - 软化期：坏死部分变软，切面淡黄色，灰质与白质界限不清
  - 恢复期：病变区较大者常为囊肿样，含清亮或混浊液体，或呈多房状；小者为腔隙状

显微镜下特征

- 坏死期　可见嗜伊红缺血性神经元、坏死的少突胶质细胞、髓鞘和轴索变性、中性多形核白细胞、格子细胞、含铁血黄素及新生血管
- 软化期　主要为格子细胞，位于边缘的星形胶质细胞及纤维组织
- 恢复期　主要由星形胶质细胞及纤维构成

【临床表现】

表现

- 脑软化灶的位置和大小决定了相关症状的性质和特点
  - 额叶软化灶：患者出现不适当的行为或行为失控
  - 枕极软化灶：皮质性失明
  - 脑皮质软化灶：可出现癫痫

自然病史与预后

- 多数情况下，软化灶周围组织的水肿、充血消散而症状减轻，通过代偿作用，功能逐渐恢复
- 少数患者由于软化灶较广泛而在发病后一天内死亡；部分因血栓蔓延，软化灶扩大而在1～2个月内死亡
- 部分患者最后可基本痊愈或只残存轻微的后遗症
- 部分患者因软化灶损害重要结构，如内囊，则留有严重的后遗症如偏瘫、单瘫等

治疗

- 无特殊治疗
- 如发生癫痫，可依据软化发生部位选择手术治疗或药物治疗

【影像表现】

概述

- 最佳诊断依据　脑内长期存在的低密度或T2WI高信号灶，伴脑实质容积减少
- 部位　可发生在脑实质的任何部位
- 大小　病灶大小不等

CT表现

- 平扫CT
  - 脑实质内片状低密度影，密度均匀，边界清晰
  - 病灶相邻脑沟、脑裂或脑池加宽加深，相邻脑室扩张
  - 初期影像表现正常或仅发现少量小病灶
  - 严重脑创伤患者影像学随访发现进行性脑容积减少
- 增强CT
  - 病灶不强化

MR表现

- T1加权
  - 病灶呈低信号，边界清晰
  - 病灶相邻脑沟、脑裂或脑池加宽加深，相邻脑室扩张
- T2加权

  - 白质内斑片状高信号，边界清晰
  - 脑白质减少，局部脑室扩大
  - 病灶相邻脑沟、脑裂或脑池加宽加深，相邻脑室扩张
- FLAIR 像
  - 病灶呈低信号
- T1 增强
  - 病灶不强化

推荐影像学检查

- 最佳检查法 MR

【鉴别诊断】

- CT 脑实质低密度和 MRI 脑实质 T1WI 低信号、T2WI 高信号
- 脑挫裂伤
  - CT 示脑质高低密度混杂，出血灶渐失去高密度特征，可伴有占位效应
  - MRI 示脑质混杂信号，混杂信号持续时间可不同，直至软化形成
- 脑梗死
  - 通常与外伤无关
  - CT：发生在基底节区、脑血管分布区的密度减低区
  - MRI：发病一段时间后表现为 T1WI 低信号、T2WI 高信号，并随着时间进展而形成软化灶

脑萎缩

- 髓质型以脑室系统扩大为主
- 皮质型以脑沟脑裂增宽增深，脑脊液腔隙扩大为主
- 常常保留脑回原来的基本形态

囊肿

- 表皮样囊肿
  - FLAIR 成像不被抑制
  - DWI：扩散受限

诊断与鉴别诊断精要

- 继发于原发损伤（如脑挫裂伤）之后，CT 上脑实质密度减低，MRI 像上脑实质接近脑脊液信号，其大小形态可随治疗发生改变
- 结合临床可以查到发生原因，如脑外伤
- 影像表现为脑实质密度或信号异常，相邻脑沟裂增宽、脑室系统扩大，病灶可长期存在

典型病例

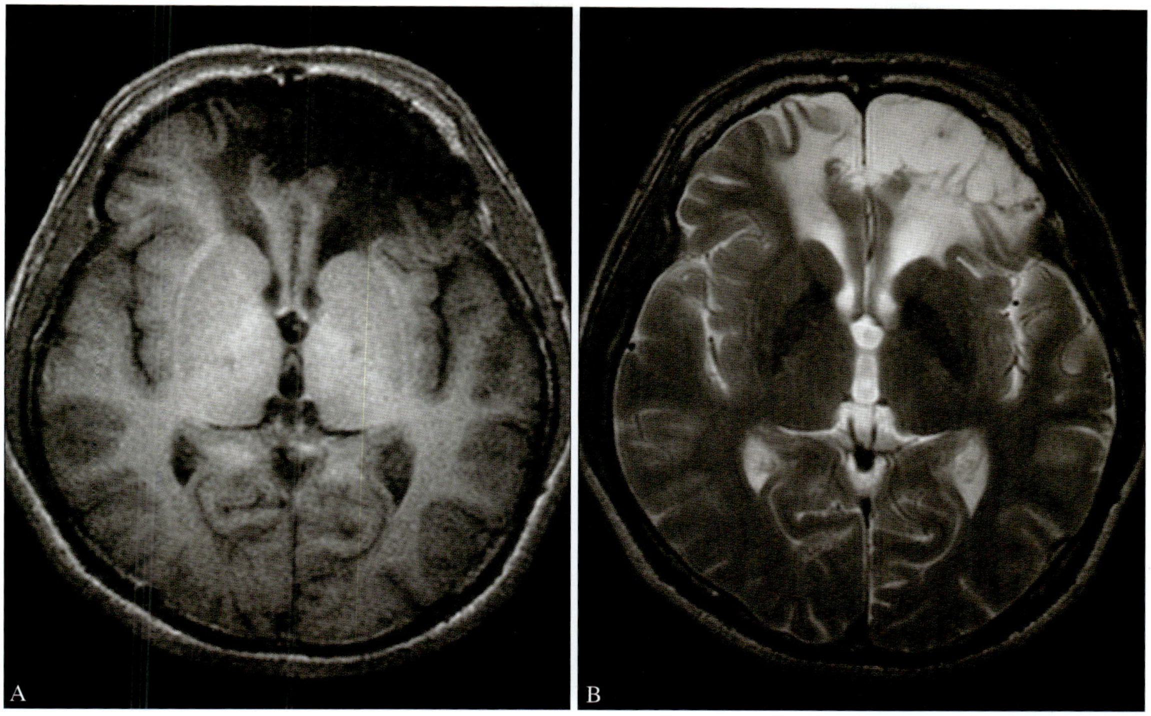

图 2-7-1　脑软化 MRI 表现

A．T1WI 像示双侧额叶软化灶呈不规则形低信号，边界较清晰；B．T2WI 像示双侧额叶同一病变呈不规则形高信号，边界较清晰

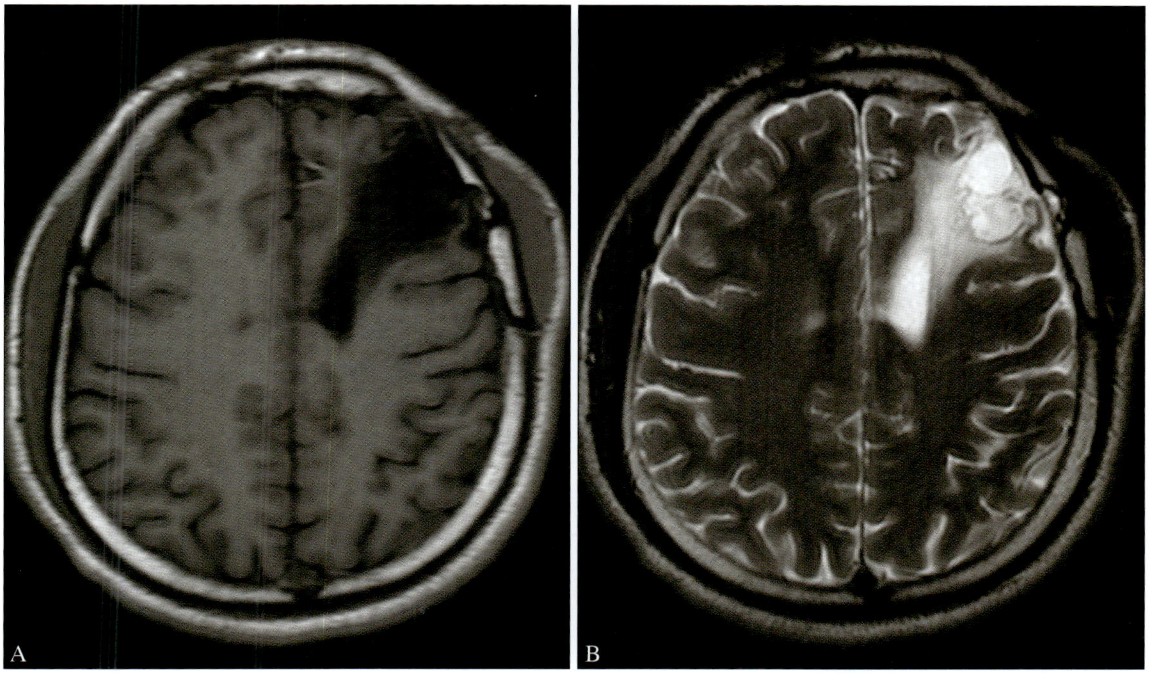

图 2-7-2　脑软化

A．T1WI 像示左侧额叶软化灶呈低信号，边界较清晰，左侧额部及右侧额顶部皮下软组织肿胀；B．T2WI 像示双侧额叶同一病变呈高信号，边界较清晰，左侧额部及右侧额顶部皮下软组织肿胀

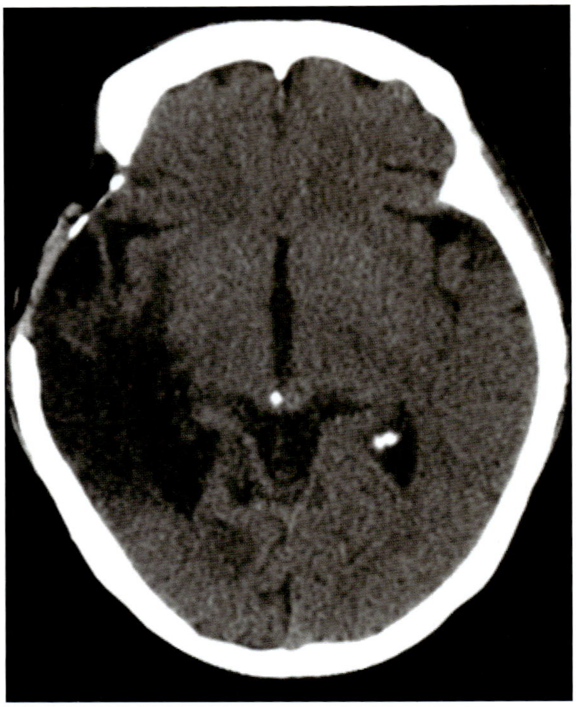

图 2-7-3 脑软化
CT 平扫示右侧颞叶大片低密度影，边界不清晰，右侧侧脑室三角区扩大

重点推荐文献

[1] Tarek A.Hijaz, MD, Enzo A.Cento, MD, Matthew T.Walker, MD. Imaging of Head Trauma. Radiol Clin N Am, 49(2011) 81-103.

[2] Coşkun A, Mavili E, Kumandaş S, Karahan OI, Imamoğlu H, Gümüş H. Multicystic encephalomalacia: MR imaging findings and clinical correlation. Tani Girisim Radyol, 2004 Mar, 10 (1): 8-13.

[3] Le TH, Gean AD. Neuroimaging of traumatic brain injury. Mt Sinai J Med, 2009, Apr, 76 (2): 145-162.

二、脑脊液漏

【概念与概述】

脑脊液漏（cerebrospinal fluid leak，CSF leak），包绕脑和脊髓的液体通过颅骨、硬脑膜及蛛网膜缺损处经鼻腔、外耳道或开放缺损通道流出。

- 创伤性脑脊液漏（traumatic CSF leak）；非创伤性脑脊液漏（nontraumatic CSF leak）；自发性脑脊液漏（spontaneous CSF leak）
- 同义词 颅内低压

【病理与病因】

一般特征

- 一般发病机制
  - 脑脊液漏可发生在多个部位
  - 易感事件包括
    - 创伤
    - 前颅窝或鼻窦手术
    - 慢性颅内压升高和蛛网膜肉芽组织
- 病因学
  - 颅脑外伤
  - 其他：手术，检查性及治疗性穿刺；感染、肿瘤；先天性病变；可能与颅内压升高，脑脊液吸收障碍或高压性脑积水有关

【临床表现】

表现

- 体位性头痛
  - 坐立时头痛加重，躺卧后头痛减轻
- 听力丧失，耳道排液，可能存在体位性耳鸣
- 鼻腔有清亮液体排出

自然病史与预后

- 创伤性脑脊液漏
  - 80% 发生在受伤后的 48 小时内

- 95% 在受伤后 3 个月内表现出来
- 大部分脑脊液漏会自行闭合
  - 耳漏自行闭合的几率比鼻漏大
- 小部分人在受伤后数十年出现鼻漏或脑膜炎
- 持续性脑脊液漏会增加罹患脑膜炎的危险性，甚至脑内脓肿及脑炎

治疗

- 头痛可给予止痛药
- 大多数脑脊液漏经保守治疗可自愈
  - 卧床休息，头部抬高，避免用力
- 保守治疗无效者可应用血液贴片封堵漏口
- 持续性脑脊液漏需手术治疗，以防感染；如出现感染，给予抗感染治疗

【影像表现】

概述

- 最佳诊断依据　颅底骨质缺损、窦腔内密度增高、模糊，出现气 - 液平
- 部位
  - 额窦后壁；蝶窦后壁、外侧壁；筛板、筛窦顶壁
  - 乳突复合体
  - 鼓室顶盖

CT 表现

- 平扫 CT
  - 鼻窦、乳突气房等病灶窦腔内液体聚积，出现气 - 液平面；有时可出现气颅、脑膜膨出
  - 筛板或筛窦顶壁薄骨板下软组织或黏膜增厚，双侧对称或非对称；鸡冠偏移
  - 颅底骨质缺损
    - 前颅底骨质缺损以垂直方向邻近中鼻甲和侧瓣
    - 冠状位显示骨质缺损位移圆孔外侧
- CT 脑池造影
  - 骨质缺损；窦腔、筛窦或乳突气房内见对比剂集中；有时在病灶处见线样对比剂影
  - 泄漏部位对比剂密度低于对侧
  - 造影后窦腔内液性密度 CT 值较前增加 50% 以上

MR 表现

- T1 加权
  - 低颅压相关表现
    - 脑
      - 大脑凸面硬膜下水瘤和血肿常见；硬脑膜增厚
      - 脑组织下移，类似 Chiari 畸形
      - 脑室缩小和显著的硬膜窦；上颈部硬膜外静脉充血
    - 脊髓
      - 硬膜外液体聚积
      - 脊膜憩室
      - 硬膜外腔静脉丛充血
- T1 增强
  - 由于大脑静脉系统及硬膜外腔静脉丛充血，硬脑膜、硬脊膜可见强化
- MR 脑池造影
  - 显示非活动性脑脊液漏
  - T2 加权：蛛网膜下腔与脑脊液漏处直接相连续，显示高信号连续强化柱

核医学表现

- 铟 99 标记二乙酸扫描
  - 鼻腔、鼻咽部放射性示踪剂浓聚
  - 每克鼻分泌物中的活度与每克血清中的活度比值大于 1.5
  - 腹部成像显示胃部区域出现示踪剂提示存在鼻漏

推荐影像学检查

- 最佳检查法　薄层 CT 扫描
- 检查建议
  - 若怀疑存在多发性骨质缺损，或存在邻近窦腔模糊，建议行 CT 脑池造影
  - 若怀疑并存脑膜膨出、脑膜脑膨出行 MRI 或 MR 脑池造影

【鉴别诊断】

其他可引起眩晕的疾病

- 体位性低血压
  - 可引起站立头晕
- 位置性眩晕
  - 内耳功能紊乱，如良性阵发性位置性眩晕
- 体位性震颤
- 假性脑脊液鼻漏
  - 由蝶腭神经节损伤所致

诊断与鉴别诊断精要

- 鼻腔间歇性排出清亮液体，通常为单侧
- 颅底骨质缺损，窦腔内密度增高、模糊，出现气－液平
- 耳、鼻分泌物中的 β_2 转铁蛋白活性测定阳性

典型病例

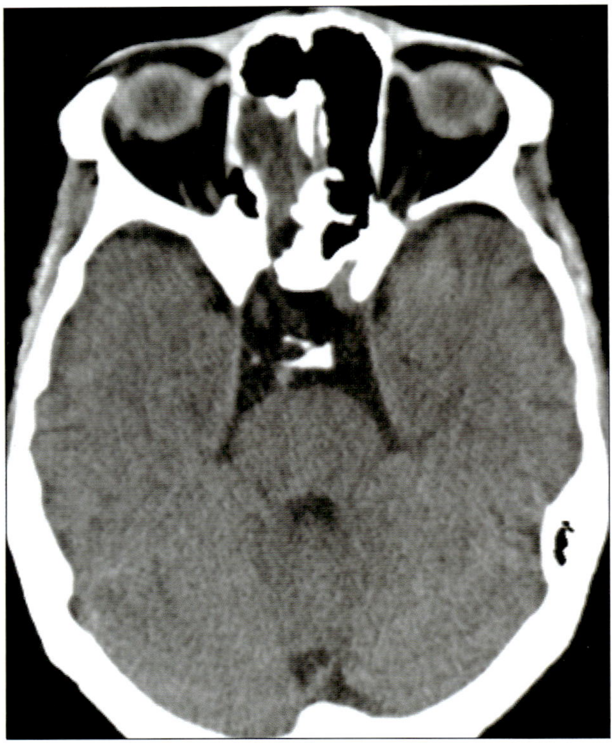

图 2-7-4 **脑脊液漏**
CT 平扫示右侧筛窦外侧壁骨质不连续，右侧筛窦内见异常密度影

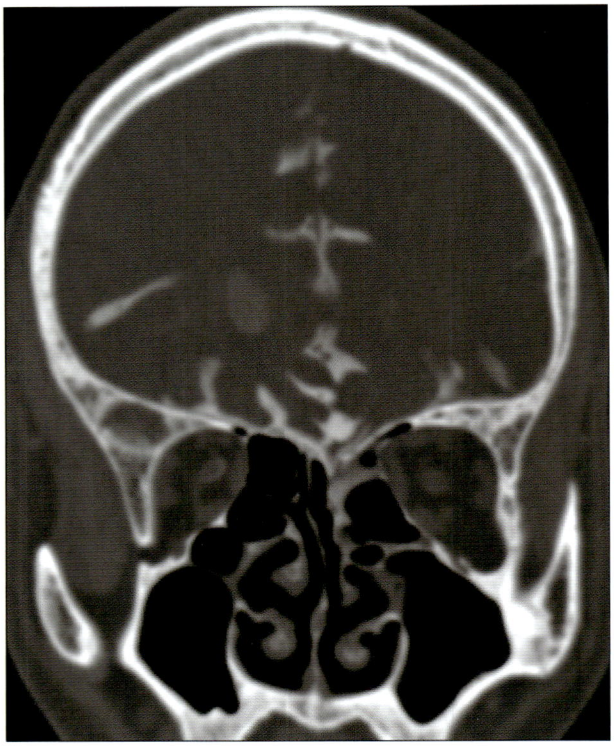

图 2-7-5 **脑脊液漏**
CT 脑池造影示左侧筛窦顶壁骨质不连续，左侧筛窦内见些许高密度造影剂影

重点推荐文献

[1] Kristen M.Lloyd，MD，John M.DelGaudio，MD，Patricia A.Hudgins，MD. Imaging of Skull Base Cerebrospinal Fluid Leaks. Radiology，2008，248：725-736.
[2] Vesper V.Grantham，MEd，RT（N），CNMT；Brian Blakley，BSRT，CNMT；and Jan Winn，Med，RT（N），CNMT. Technical Review and Considerations for a Cerebro-Spinal Fluid Leakage Study. J Nucl Med Technol，2006，34：48-51.

三、脑神经损伤

【概念与概述】

脑神经损伤（cranial nerve injury），由于（非）穿通性颅脑创伤、颈部损伤、面部创伤等创伤性损伤所引起的一根或多根脑神经的功能障碍。

- 单脑神经病（single cranial neuropathy），多数性单神经病（multiple single neuropathy）
- 同义词　脑神经损伤，创伤性颅脑神经病

【病理与病因】

一般特征

- 一般发病机制
  - 解剖因素
  - 颅内压增高
  - 神经横断、骨折片或血肿的外在压迫
  - 神经内血肿、水肿造成局部压迫
  - 剪切力造成的神经根部的撕脱、末梢神经束的损伤
- 病因学
  - 创伤
  - 其他：医源性、特发性
- 流行病学
  - 第Ⅰ到第Ⅶ对脑神经容易受损
    - 第Ⅰ脑神经最常受累；在轻度脑创伤情况下，即可累及第Ⅰ脑神经
    - 第Ⅶ脑神经最易受累
    - 尤其在儿童，创伤后孤立的第Ⅵ脑神经麻痹常见
  - 轻微头部创伤所致的脑神经麻痹，其分布与中、重度头部损伤类似
    - 神经瘫痪率发生率最高者为嗅神经、面神经和动眼神经
    - 三叉神经和低位脑神经很少受累
  - 视神经损伤
    - 创伤性脑外伤中5%患者发生视神经损伤
    - 间接性创伤性视神经神经病常见
  - 面神经瘫痪
    - 16%由创伤引起
    - 在骨折中，76%见骨质对冲或神经内血肿，15%可见横断
    - 颞骨是最常见的损伤部位；由颞骨横向骨折引起者占50%，由纵向骨折引起者占25%

显微镜下特征

- 神经轴突顺行和逆行变性，神经内纤维化形成
- 神经鞘内和间质出血，软膜隔纤维化，缺血性坏死

【临床表现】

表现

- 脑神经功能受损的相关症状
  - 所支配器官及相应区域功能出现感觉异常，功能障碍或丧失
- 眶上裂综合征
  - 上睑下垂，眼肌麻痹，无反应的扩张瞳孔，角膜感觉丧失
  - 同侧前额麻木，有时并存眼眶疼痛和突眼
  - 神经营养性角膜病变
- 眶尖综合征
  - 眶上裂综合征合并视力丧失
- 海绵窦综合征
  - 三叉神经上颌支分布区感觉缺失及眼眶交感神经分布
- 肩部综合征
  - 肩下垂、斜方肌萎缩、外展不能、感觉异常、粘连性囊炎

自然病史与预后

- 伤后脑神经的恢复可长达1年
  - 期间可出现麻木，偶发的神经无力，但是相关神经恢复的迹象
  - 在儿童，伤后脑神经功能很快开始恢复，但完全恢复可能需要几个月的时间
- 视神经损伤
  - 保守治疗的视觉恢复率为40%～60%
  - 术后仍有5%～30%患者遗留复视和斜视
    - 在眶内壁和底壁骨折中，复视和斜视的比例更高
- 面神经损伤
  - 麻痹和局部轻瘫可预测恢复的程度
  - 横断者预后差，存在血肿和碰撞损伤提示预后较好
  - 在非穿通性创伤，面神经减压术后综合的良好预后率为50%
  - 伤后6天内恶化低于90%者或伤后14天内恶化低于95%者的预后良好
  - 面神经麻痹迟缓发作的绝大部分人，神经功能可恢复正常；相反则预后差

- 副神经损伤
  - 与损伤范围、颈部解剖类型、放疗、及时治疗和移植物长度、血供有关

治疗

- 手术治疗
  - 脑神经减压术，脑神经重建术
  - 局部血肿清除
- 药物、物理治疗
  - 大剂量皮质类固醇
  - 脱水药，缓解颅内压及神经水肿
  - 血管扩张药，改善微循环
  - 神经营养及代谢药
  - 眼闭合障碍者应用人工泪液或夜间修补
  - 物理治疗效果短期内（1个月左右）不明显，渐进治疗6个月后可有明显效果
- 观察，保守治疗

【影像表现】

概述

- 最佳诊断依据 受累脑神经水肿、出血、断裂

X线表现

- 显示颅骨骨质改变
  - 观察颅骨骨折和骨缝分离情况，提示可能存在脑神经损伤

CT表现

- 平扫CT
  - 清晰显示颅骨骨折情况，推断可能的脑神经损伤及损伤严重程度
    - 根据骨折线的走向
    - 根据骨折的部位和范围

MR表现

- T1加权
  - 颅底薄层扫描可见神经根肿胀、出血、断裂征象

推荐影像学检查

- 最佳检查法 MR

【鉴别诊断】

与嗅觉障碍、丧失相鉴别的疾病

- 额叶肿瘤；脑膜瘤
- 额叶脓肿

与眼球运动相关神经损伤相鉴别的疾病

- 压迫性视神经病变
- 第Ⅲ、Ⅳ、Ⅵ脑神经麻痹
- 甲状腺疾病；重症肌无力
- Duane综合征（先天性第Ⅵ脑神经缺如）

与面神经损伤相鉴别的疾病

- 炎症；感染
  - 脑膜炎、脑脓肿、乳突炎
  - 感染性单核细胞增多症、白喉、AIDS
- 肿瘤性病变
  - 颞叶肿瘤、脑桥胶质瘤
  - 听神经瘤、双侧听神经纤维瘤
  - 腮腺恶性肿瘤
- 代谢性疾病
  - 糖尿病周围神经病变
- 变应性、自身免疫性疾病
  - 格林-巴利综合征
  - 多发性硬化

与副神经损伤相鉴别的疾病

- 胸长神经损伤
  - 受累上肢前屈加重翼状肩胛，而非外展时加重
- 肌筋膜疼痛综合征
  - 无明显肌肉萎缩和无力
  - 无翼状肩胛
- 挥鞭伤
  - 症状局限于颈部，包括颈部疼痛、头痛、颈椎僵硬和颈部活动受限

诊断与鉴别诊断精要

- 颅脑创伤后出现脑神经功能受损的相关症状
- 排除受伤前已存在的脑神经病变及颅内和身体其他部位相关病变
- 影像学检查见脑神经水肿、出血和血肿、断裂等征象

重点推荐文献

[1] Han Jin, Sumin Wang, Lijun Hou, Chengquang Pan, Bo Li, Hui Wang, Mingkun Yu, Yicheng Lu. Clinical treatment of traumatic brain injury complicated by cranial nerve injury. International Journal of the Care of the Injured, 2010, 41 (9): 918-923.
[2] Noah Massa, MD, FRCSC, Brian D Westerberg, MD, MHSc, FRCSC. Facial Nerve, Intratemporal Bone Trauma.2009: 312-340.
[3] Erin Kathleen O' Brien, MD, Donald Leopold, MD, James W Gigantelli, MD, MD, Michel Siegel, MD. Optic Nerve Decompression for Traumatic Optic Neuropathy. 2008: 213-240.

四、脑膨出及软脑膜囊肿

【概念与概述】

脑膨出（encephalocele），脑组织从颅骨缺损口向外膨出

软脑膜囊肿（leptomeningeal cyst），扩大的分离性颅骨骨折合并局部向外凹陷脑膜经骨折线处向外膨出

- 脑膨出（encephalocele），脑膜脑膨出（meningoencephalocele）
- 同义词
  - 软脑膜囊肿
    - 颅骨生长性骨折，创伤性脑膜膨出，脑外鞘膜积液
  - 脑膨出
    - 获得性脑膨出，额部脑膨出，枕部脑膨出，前顶部脑膨出

【病理与病因】

一般特征

- 一般发病机制
  - 直接暴力作用于颅骨，使骨折处硬膜撕裂、收缩，压力和搏动从蛛网膜下腔传递到骨片边缘
  - 持续地搏动侵蚀骨片边缘，导致骨折扩大，使蛛网膜和蛛网膜下腔脑脊液通过扩大的骨折线向外突出
  - 骨折线处的脑膜干扰成骨活动，阻止骨折愈合，逐渐产生蛛网膜软脑膜囊肿，脑组织膨出或脑积水
- 病因学
  - 直接暴力
  - 其他
- 流行病学
  - 软脑膜囊肿仅发生于儿童期，90% 患儿在 3 岁以下
  - 骨折裂口≥ 4mm 时易并发软脑膜囊肿
  - 常起自顶骨分离性骨折，但在任何骨折并硬膜撕裂的部位均可发生
  - 骨折下方脑损伤常见

大体病理及手术所见

- 术中可见颅骨不同程度缺损及硬脑膜破裂

【临床表现】

表现

- 早期无明显临床症状
  - 少数可有癫痫发作或进行性神经系统症状
- 头皮下突起的包块
  - 通常为皮肤或膜覆盖，有或无搏动性

自然病史与预后

- 在婴儿和儿童
  - 由于存在抵抗大于骨缺损的硬膜缺损的脑组织搏动，颅内水瘤或颅骨生长性骨折的形成需 6 个月左右
  - 跨越血管沟的骨折可合并硬膜外血肿

治疗

- 硬脑膜修复，颅骨成形手术
  - 分割厚度植骨

【影像表现】

概述

- 最佳诊断依据　MR 见病灶呈混杂信号强度，并通过颅骨缺损与脑组织相连；边界清晰的脑脊液囊肿
- 部位　顶骨

X 线表现

- X 线摄片
  - 颅骨卵圆形透光区
    - 均匀低密度，边界清晰、光整

- 由最初的分离性骨折演变为大块缺损

CT 表现

- 平扫 CT
  - 骨折部位骨质缺损，并可见呈脑脊液密度的囊性病灶；脑组织疝出
  - 骨折面扩张，内板比外板受累严重
  - 头皮下混杂密度肿块，有或无脑脊液
  - 颅骨生长性骨折分 3 型
    - Ⅰ型：颅骨生长性骨折伴软脑膜膨出，并经颅骨缺损疝入帽状腱膜下间隙
    - Ⅱ型：以破坏性病变和脑组织症状为特点
    - Ⅲ型：可见到脑穿通畸形囊肿
  - 数周或数月
    - 可见颅缝增宽，骨质吸收缺损，密度减低，边缘模糊
    - 可形成蛛网膜囊肿疝，脑组织膨出
- 增强 CT
  - 囊壁可见轻微强化

MR 表现

- T1 加权
  - 颅骨缺损伴混杂信号的头皮下包块，包块经骨缺损与脑组织相连
  - 板障内见充满脑脊液的间隙，呈低信号
- T2 加权
  - 颅骨缺损伴混杂信号的头皮下包块，包块经骨缺损与脑组织相连
  - 板障内见充满脑脊液的间隙，呈高信号
- T1 增强
  - 囊壁可见轻微强化

推荐影像学检查

- 最佳检查法　MR 用于评价囊内容物
- 检查建议
  - 对于婴幼儿和儿童，骨折后的影像学随访很重要
  - 一些学者认为对于出现骨折线分离大于 4mm 的颅骨骨折均应行 MR 检查以排除脑组织疝出

【鉴别诊断】

头部血肿

- 头皮下软组织水肿伴高密度改变；慢性出血病灶见钙化
- 可见相关颅骨骨折
- MR 见出血不同时期的信号特点

前部脑膨出

- 额鼻线以上中线部位的肿块
- 视交叉，嗅神经拉伸，硬脑膜强化
- 小头畸形，脑积水，常见脑中线异常

诊断与鉴别诊断精要

- 头皮下波动性包块，大小可随啼哭改变
- 颅骨骨折后不愈合，骨折线增宽和（或）骨质缺损
- MR 见肿块呈混杂信号，通过颅骨缺损与脑组织相连；可见边界清晰的脑脊液囊肿

典型病例

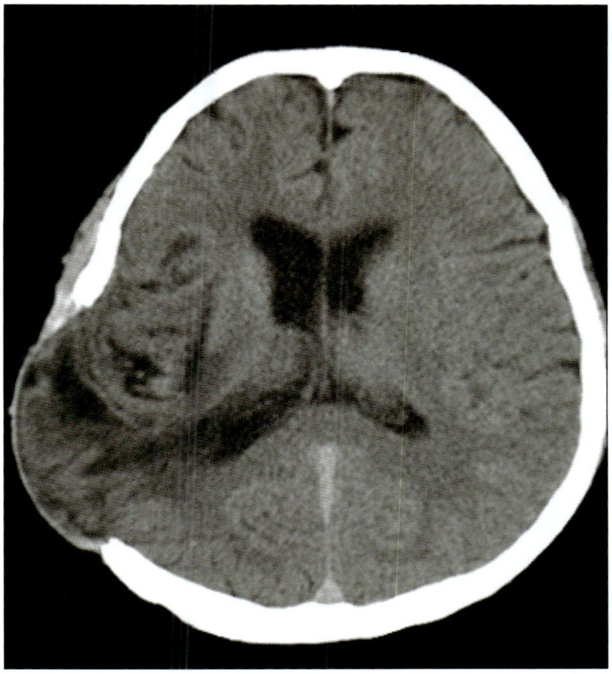

图 2-7-6 脑膨出 CT 表现

CT 平扫示右侧顶颞叶局部呈混杂密度，并向颅外膨出

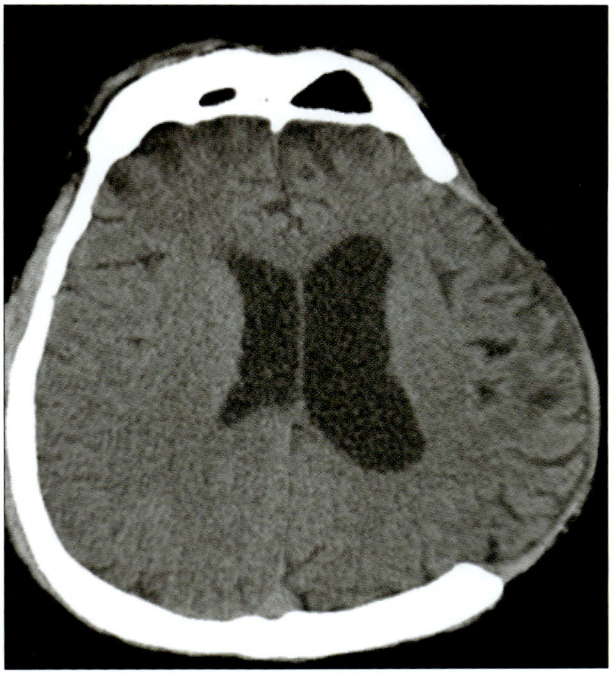

图 2-7-7 脑膨出 CT 表现

CT 平扫示左侧左侧额顶叶向颅外膨出

重点推荐文献

[1] 曾义军，陈兢，张恒，肖力，贾禄，高安亮，李良，雷町．儿童颅骨生长性骨折的临床研究．华西医学，2009，24（4）814-816.

[2] Tarek A.Hijaz，MD，Enzo A.Cento，MD，Matthew T.Walker，MD. Imaging of Head Trauma. Radiol Clin N Am，49（2011）81-103.

主要参考文献

[1] 沈天真，陈星荣．神经影像学．2004．上海：上海科学技术出版社，558-560.

[2] Osborn. Diagnostic Imaging-Brain. Amirsys. 2004.955-958.

[3] Hadley DM，Teasdale GM，Jenkins A，et al. Magnetic resonance imaging in acute head injury. Clin Radiol，1988，39（2）：131-139.

[4] Murray JG，Gean AD，Evans SJ. Imaging of acute head injury. Semin Ultrasound CT MR，1996，17（3）：185-205.

[5] 李果珍，戴建平，王仪生．临床 CT 诊断学．北京：中国科学技术出版社 . 1994：64-68.

[6] Smith DH，Meaney DF，Lenkinski RE，et al. New magnetic resonance imaging techniques for the evaluation of traumatic brain injury. J Neurotrauma，1995，12（4）：573-577.

[7] Hofman PA，Nelemans P，Kemerink GJ，Wilmink JT. Value of radiological diagnosis of skull fracture in the management of mild head injury：meta-analysis. J Neurol Neurosurg Psychiatry，2000，68（4）：416-422.

[8] Ringl H，Schernthaner R，Philipp MO，et al. Three-dimensional fracture visualisation of multidetector CT of the skull base in trauma patients：comparison of three reconstruction algorithms. Eur Radiol，2009，19（10）：2416-2424.

[9] Andronikou S，Kilborn T，Patel M，Fieggen AG. Skull fracture as a herald of intracranial abnormality in children with mild head injury：is there a role for skull radiographs. Australas Radiol，2003，47（4）：381-385.

[10] Server A，Tollesson G，Solgaard T，Haakonsen M，Johnsen UL. Vertex epidural hematoma - neuroradiological findings and management. Acta Radiol，2002，43（5）：483-485.

[11] 2nd NJC, Jones BV, Crone KR. Spontaneous extracranial decompression of epidural hematoma. Pediatr Radiol, 2008, 38 (3): 316-318.
[12] Huisman TA, Tschirch FT. Epidural hematoma in children: do cranial sutures act as a barrier. J Neuroradiol, 2009, 36 (2): 93-97.
[13] Gean AD, Fischbein NJ, Purcell DD, Aiken AH, Manley GT, Stiver SI. Benign anterior temporal epidural hematoma: indolent lesion with a characteristic CT imaging appearance after blunt head trauma. Radiology, 2010, 257 (1): 212-218.
[14] 史东立，徐珑，茹小娟，张瑶，胥晓明，刘影，马军. 慢性硬膜下血肿的CT特征与其复发之间的关系. 中华创伤杂志，2011，27（4）：324-328.
[15] Rinkel GJ, Wijdicks EF, Vermeulen M, et al. Nonaneurysmal perimesencephalic subarachnoid hemorrhage: CT and MR patterns that differ from aneurysmal rupture. AJNR Am J Neuroradiol, 1991, 12(5): 829-834.
[16] Yoon HC, Lufkin RB, Vinuela F, Bentson J, Martin N, Wilson G. MR of acute subarachnoid hemorrhage. AJNR Am J Neuroradiol, 1988, 9 (2): 404-405.
[17] 唐肇普，钱新初，刘三军，李敏，张金树，朱毅敏. 外伤性蛛网膜下腔出血的CT分型研究. 临床放射学杂志，1999，18（11）：660-662.
[18] 胡海平，李新春，费洪钧，陈为霞. CT诊断特殊征象的蛛网膜下腔出血. 医学影像学杂志，2005，15（9）：752-753.
[19] 秦崇富，陈燕浩，金朝林等. 64层MSCTA对蛛网膜下腔出血病因的诊断. 放射学实践，2009，24（8）：832-834.
[20] 青科，赵振国，邓少兵，罗泽斌. 蛛网膜下腔出血后脑梗死CT表现. 实用放射学杂志，2001，17（7）：518-519.
[21] Ogawa T, Inugami A, Fujita H, et al. MR diagnosis of subacute and chronic subarachnoid hemorrhage: comparison with CT. AJR Am J Roentgenol, 1995, 165 (5): 1257-1262.
[22] Noguchi K, Seto H, Kamisaki Y, Tomizawa G, Toyoshima S, Watanabe N. Comparison of fluid-attenuated inversion-recovery MR imaging with CT in a simulated model of acute subarachnoid hemorrhage. AJNR Am J Neuroradiol, 2000, 21 (5): 923-927.
[23] Mattiello JA, Munz M. Images in clinical medicine. Four types of acute post-traumatic intracranial hemorrhage. N Engl J Med, 2001, 344 (8): 580.
[24] 袁涛，全冠民，钟洪波等. 外伤后早期CTP对脑挫裂伤评估的初步研究. 中国临床医学影像杂志，2010，21（11）：765-769.
[25] 陈宁，郑侠，曾上飞，余一俊. 进展型额叶脑挫裂伤救治的影像学量化研究. 中国医师进修杂志，2010，33（26）：52-54.
[26] 谭宗德，徐延森，程新富，林爱龙，罗晓明，李平. 脑挫裂伤的临床分型与治疗探讨. 中国临床神经外科杂志，2003，8（1）：16-18.
[27] 王双坤，戴建平，马军，李少武，艾林，程华. 磁共振弥散张量成像对弥漫性轴索损伤的研究. 中国医学影像技术，2005，21（12）：1799-1801.
[28] Johnson PL, Eckard DA, Chason DP, Brecheisen MA, Batnitzky S. Imaging of acquired cerebral herniations. Neuroimaging Clin N Am, 2002, 12 (2): 217-228.
[29] 卢春燕，邓开鸿. 脑疝CT、MRI诊断. 华西医学，2008，23（2）：253-255.
[30] Laine FJ, Shedden AI, Dunn MM, Ghatak NR. Acquired intracranial herniations: MR imaging findings. AJR Am J Roentgenol, 1995, 165 (4): 967-973.

感　染

3

第1节　概　述

- 颅内感染（intracranial infection）与炎症是中枢神经系统的常见疾病之一。脑组织外有坚硬的颅骨及脑膜保护，内有血 - 脑脊液屏障和血管周围间隙（V-R 间隙）构筑成一条天然防线，所以对各种感染因子有较强的免疫作用。但当脑脊液血脑屏障损伤后即可引发中枢神经系统感染
- 引起颅内炎症性疾病的原因
  - 所有能致病的细菌（bacteria）、病毒（virus）、螺旋体（spirochaete）、立克次体（rickettsia）、真菌（fungi）以及寄生虫原虫及虫卵等
  - 其他非感染病因如化学刺激（chemical stimulation）、毒素（toxin）、变态反应（allergy）亦可引起类似的炎症反应（inflammation）。
- 病原体可入侵中枢神经系统的途径
  - 血源性感染（hematogenous infections）——脓毒血症（sepsis）、感染性栓子（septic emboli）等
  - 局部扩散（local spread）——颅骨开放性骨折、乳突炎、中耳炎、鼻窦炎等
  - 直接感染，创伤或医源性（腰椎穿刺等）感染
  - 经周围神经干逆行感染，某些病毒如狂犬病病毒可沿周围神经，单纯疱疹病毒可沿嗅神经、三叉神经入侵中枢神经而引起感染
- 按解剖部位脑部炎症可分为
  - 凡感染或炎性反应仅累及软脑膜者称为软脑膜炎（leptomeningitis）或脑膜炎（meningitis）
  - 病原体侵犯脑实质引起炎性反应者称脑炎（encephalitis）
  - 病原体侵犯血管引起炎性反应者称脑血管炎（cerebral vasculitis）
- 颅内感染根据致病菌不同分类为
  - 病毒性
  - 细菌性
  - 结核性
  - 梅毒性
  - 真菌性
  - 寄生虫性
- 不同致病菌所致的颅内感染性疾病在其临床表现（症状、脑脊液改变等）、病理生理改变以及影像学表现上有所不同，但有些疾病在临床或影像学上往往表现一致，难以鉴别
- 随着现代医学影像学的发展，使许多颅内炎症性疾病的早期诊断成为可能，尤其是 CT 和 MRI 的临床应用，大大地提高了颅内炎症性疾病的诊断，CT 和 MRI 不仅能确定病变的有无，而且能清楚地显示疾病的部位、大小、形态、数目、范围、病变内部结构以及病变与临近结构的关系，并常能根据其表现特点为病变性质的确定提供有用的信息，且可依据强化 CT/MRI 所见进行鉴别诊断；CT、MRI 等影像诊断手段，属于无创伤性检查，可多次复查追踪，在治疗上有重要的指导意义。兼顾临床

与影像，能更好、更准确地对颅内感染性疾病进行诊断与鉴别诊断，进一步为临床及时而有效的治疗提供重要的依据，大大地改善患者的预后

重点推荐文献

[1] 彭仁罗．颅内感染性疾病的影像学．中国医学影像技术，2001，17（9）：851-852.

[2] 罗敏，肖家和．病毒性脑炎的 CT、MRI 诊断．临床放射学杂志，2000，19：133-136.

（吴仁华 关计添）

第 2 节 急性病毒性脑炎

【概念与概述】

指由病毒感染所引起的急性脑实质炎症（acute inflammation of the brain parenchyma）。此病包括原发性病毒性脑炎（primary viral encephalitis）及急性脱髓鞘脑病（acute demyelinating encephalopathy）两大类

- 诊断依据
    - 急性或亚急性起病
    - 部分病例病前有上呼吸道感染或腹泻史，或伴发口唇疱疹、带状疱疹、腮腺炎等疾病
    - 一般具有弥漫性脑损害的症状和体征，少数患者可呈局限性脑损害的临床表现
    - 脑脊液检查白细胞数及蛋白正常或轻度增高
    - 脑电图多显示弥漫性高波幅慢波

【病理与病因】

一般特征

- 一般发病机制
    - 系病毒直接感染神经细胞所致
    - 主要病理改变在大脑半球、脑干和小脑灰质，偶可累及脊髓
- 病因学
    - 流行性：虫媒病毒、脊髓灰质炎病毒、埃克病毒及科萨奇病毒
    - 散发性：单纯疱疹病毒、水痘带状疱疹病毒、腮腺炎病毒和狂犬病病毒

大体病理及手术所见

- 水肿、充血、散在点状出血

显微镜下特征

- 病灶中心正常结构消失，神经细胞变性、坏死
- 核内或胞浆内有病毒包涵体，并伴有噬神经原现象和胶质细胞增生
- 小血管充血、渗出，血管周围淋巴细胞及浆细胞浸润

【临床表现】

- 最常见体征/症状 头痛、发热、意识改变三联征
    - 发热：部分持续性高热
    - 头痛
    - 抽搐
    - 昏迷
    - 共济失调
    - 脑干神经受损
    - 中枢性呼吸衰竭
    - 脑疝
- 临床病史 儿童及免疫低下患者为易感人群

疾病人群分布

- 年龄
    - 儿童：16/10 万
    - 免疫低下者如 HIV、器官移植接受者、其他可引起免疫抑制的系统性疾病及其治疗过程中的患者
- 性别
    - 无差异

自然病史与预后

- 起病急、变化快、病情危重
- 易遗留后遗症

治疗

- 注意护理 维持水及电解质平衡，补充足够的热量、水分和维生素
- 注意治疗
    - 抗病毒：更昔洛韦、利巴韦林等

- 脱水降颅压、减轻脑细胞水肿
- 降温、镇静、解痉、营养脑细胞等对症治疗

【影像表现】

概述

- CT、MRI 是急性病毒性脑炎重要的诊断依据
- 部位
  - 白质为主，脑白质较灰质更严重
- 大小
  - 范围较广泛
  - 多发，大部分双侧受累，部分为单侧
- 形态学
  - 大片边界不清的水肿、脱髓鞘、软化、坏死以及弥漫性胶质细胞增生

CT 表现

- 平扫 CT
  - 脑内多发或单发病灶，多见于双侧大脑半球的额、顶、颞叶及基底节 - 丘脑，对称或不对称分布
  - 脱髓鞘性病灶主要位于皮层下及侧脑室周围白质低密度
- 增强 CT
  - 病变多无强化
  - 脱髓鞘性疾变呈脑回样强化（Gyrus-like enhancement）
- MR 表现
  - 额叶、颞叶皮质下、脑岛、侧脑室周围白质以及基底节 - 丘脑区内散在、多发大片或斑片状长 T1、长 T2 异常信号
  - 病变与豆状核之间可见清晰边界
- T1 增强
  - 可无强化或轻度斑片状强化

【鉴别诊断】

- 多发性硬化（multiple sclerosis）
  - 青年女性多见
  - 多发于侧脑室周围白质区，病灶与侧脑室相连或呈垂直状，皮质不受累
  - DWI 呈等或略高信号
- 急性播散性脑炎（acute disseminated encephalitis）
  - 多见于儿童与青年
  - 两侧大脑半球白质区尤其是半卵圆中心区呈弥漫性异常信号，T1WI 呈低、T2WI 为高信号
  - 可推压脑室，皮质受累少见
- 分水岭脑梗死（watershed infarction）
  - 脑血流灌注不足或低血氧引起脑组织损害的病史
  - MRI 见沿大脑前、中、后动脉供血的分水岭区呈条带状或斑片状分布的异常信号影

诊断与鉴别诊断精要

- 头痛、发热、意识改变三联征
- 主要累及大脑半球、脑干和小脑灰质
- 额叶、颞叶皮质下、脑岛、侧脑室周围白质以及基底节 - 丘脑区内散在、多发斑片状长 T1、长 T2 异常信号，可无强化或轻度斑片状强化
- 脱髓鞘性病变呈脑回样强化（Gyrus-like enhancement）

典型病例

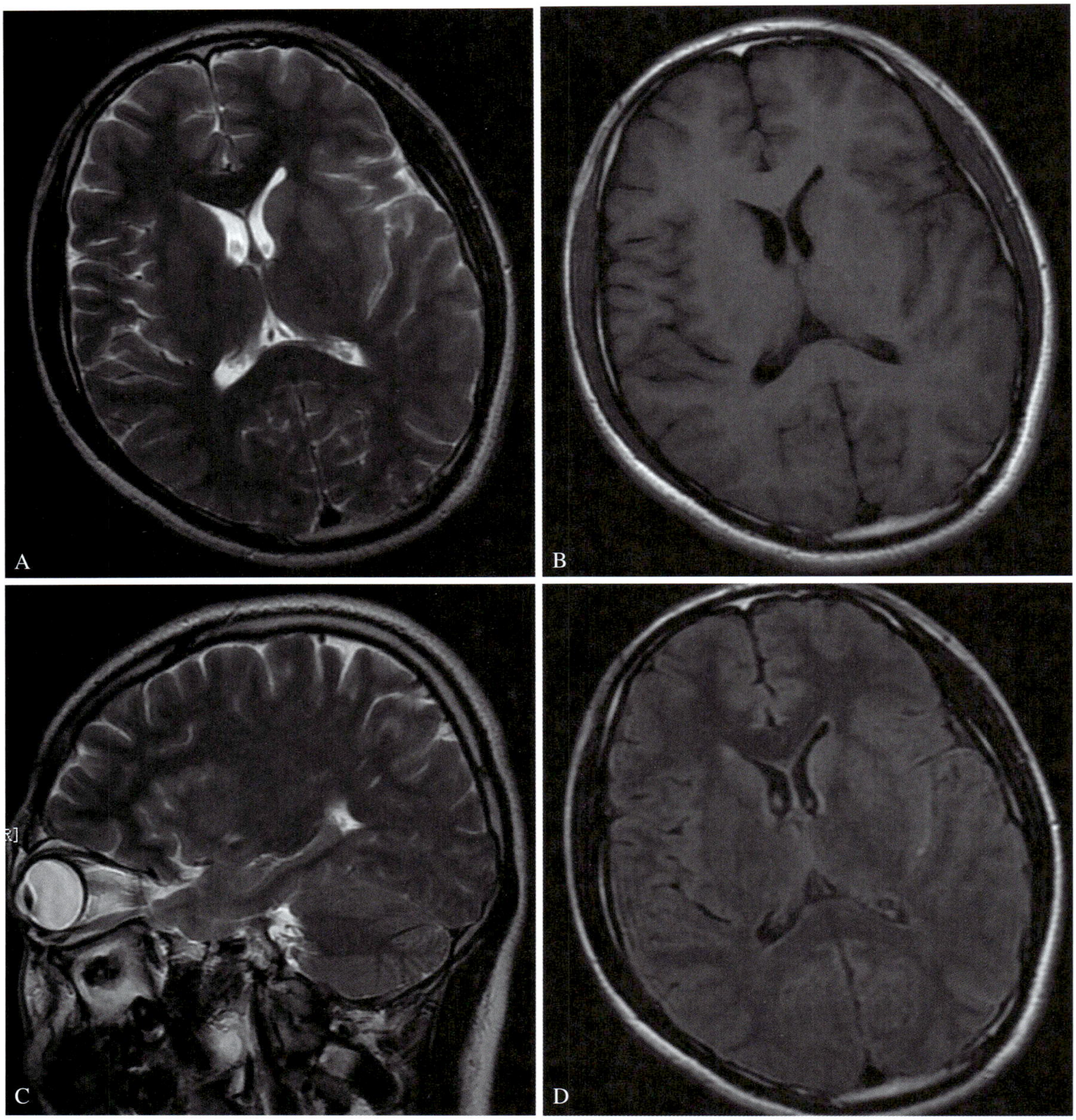

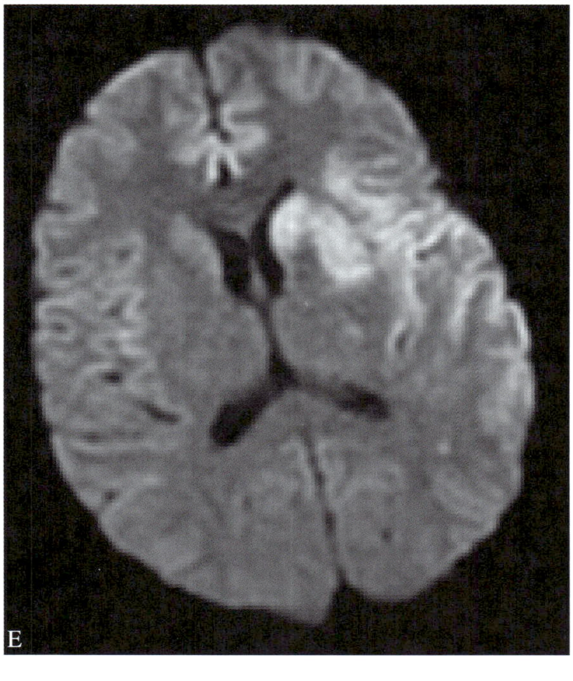

图 3-2-1　急性病毒性脑炎

MR 平扫显示：左侧额颞叶及左基底节区见斑片状稍长 T1 稍长 T2 信号灶，T2-Flair 呈略高信号，DWI 呈高信号，边缘模糊，相邻脑沟变浅

重点推荐文献

[1] 费筠华，王耀宗．急性病毒性脑炎．山东医药，1997，37（8）：38-39.
[2] 曹丽华，庞保东，刘 寅，等．小儿急性病毒性脑炎EEG、头颅CT、MRI与临床的关系．实用医学杂志，2006，22（1）：51-52.
[3] 蒋虹，万朝敏．病毒性脑炎的研究进展．国外医学儿科分册，2003，30（2）：86-88.

（吴仁华　关计添）

第3节　细菌性脑炎

【概念】

化脓细菌（pyogenic bacteria）进入脑组织引起炎症改变，进一步导致脓肿形成，分别称为化脓性脑炎（purulent encephalitis）和脑脓肿（brain abscess），两者是脑部感染发生和发展的连续过程。脑脓肿幕上多见，额叶居多，也可见于额、顶、枕叶，小脑脓肿少见。常见的致病菌为金黄色葡萄球菌（staphylococcus aureus）、链球菌（streptococcus）和肺炎球菌（pneumococcal）等。

【病理生理改变】

- 病理改变可分为急性期、慢性期，未经治疗或治疗不及时即进入脑脓肿期。表现为白质区的水肿，白细胞渗出，点状出血（小血管栓塞和破裂）和小的软化灶
- 可为单发或多发，单房或多房，脑脓肿破裂而造成弥漫性化脓性脑膜炎（diffuse purulent meningitis），向深部破入脑室可引起室管膜炎（ependymitis）

【临床表现】

- 初期患者除原发感染症状外，一般都有全身感染症状，临床有发热、头痛、呕吐等症状，血白细胞计数增加

【影像学表现】

- X线平片
  - 常无明显阳性表现
- CT表现
  - CT平扫病灶呈边界模糊的低密度或低高混合密度，其中可见点状出血灶，灶周伴有不同程度的脑水肿和占位效应
  - 增强后扫描低密度区不发生强化或呈不规则斑点状或脑回样强化
- MRI表现
  - T1WI上病灶呈不规则的略低信号，T2WI上呈明显的高信号，可有明显的占位效应。增强后扫描，T1WI呈不规则弥漫性强化

【鉴别诊断】

- 化脓性脑膜炎
  - 有高热、脉快，脑膜刺激征明显
  - 但无局部神经定位征
  - 脑脊液白细胞和蛋白质增高
  - CT常无明显异常

诊断与鉴别诊断精要

- 分为急性期、慢性期，脑脓肿期
- 一般都有全身感染症状
- CT平扫呈低密度或低高混合密度，其中可见点状出血灶，灶周伴有不同程度的脑水肿和占位效应
- 增强后不发生强化或呈不规则斑点状或脑回样强化
- 需要与化脓性脑膜炎鉴别

典型病例

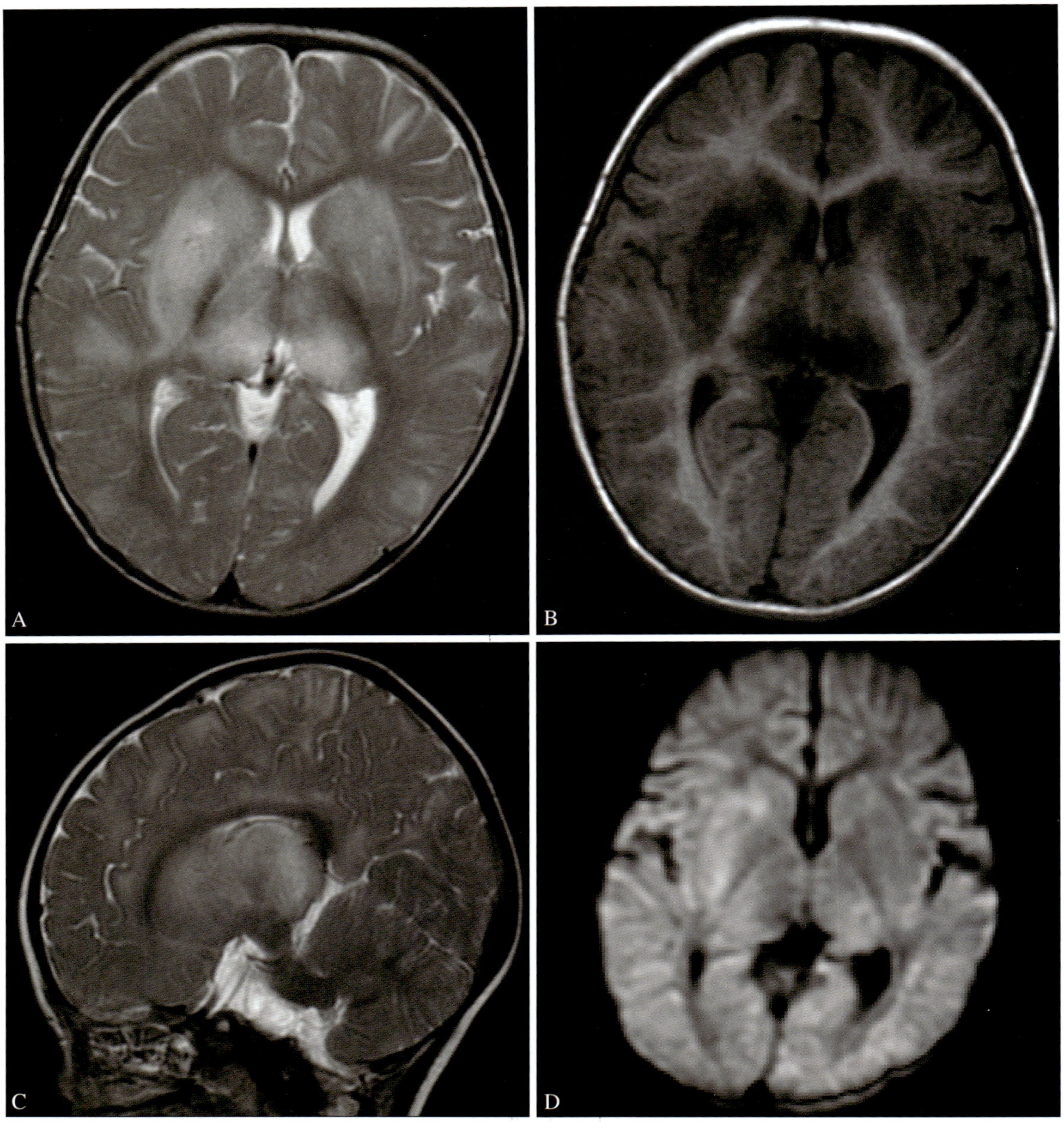

图 3-3-1 细菌性脑炎

MR 平扫显示：双侧额颞顶枕叶、双侧基底节区、丘脑及脑干可见多发斑片状、脑回状稍长 T1 稍长 T2 信号灶，DWI 呈稍高信号，边缘模糊

重点推荐文献

[1] 白人驹，张雪林，孟悛非，等. 医学影像诊断学. 北京：人民卫生出版社，2001，80-83.

[2] 张云亭，于荣，罗汉超. 中枢神经与头颈部疾病影像诊断图谱. 天津：辽宁科学技术出版，1998，385-394.

第 4 节 脑 脓 肿

【概念】

脑脓肿是脑为化脓细菌（pyogenic bacteria）、真菌（fungi）或病原虫感染所致，以化脓菌常见，常见的致病菌为金黄色葡萄球菌（staphylococcus）、链球菌（streptococcus）和肺炎球菌（pneumococcus）等。细菌进入脑组织引起化脓性炎症改变，进一步导致脓肿形成，分别称为化脓性脑炎和脑脓肿，两者是脑部感染发生和发展的连续过程。脑脓肿幕上多见，额叶居多，也可见于额叶、顶叶、枕叶，小脑脓肿少见。常为临近的感染蔓延、眼耳鼻喉感染及脑膜炎及血行感染发展而来

【病理生理改变】

- 急性期　灰质血运丰富，抵抗力强，故炎症在灰质发展。表现为白质区的水肿，白细胞渗出，点状出血（小血管栓塞和破裂）和小的软化灶
- 化脓期　随着坏死液化区扩大而融合为脓腔，多中心融合的脓腔内可见分隔。周围有不规则的炎性肉芽组织，相邻区有胶质增生，水肿开始减轻
- 包膜形成期　包膜形成与机体抵抗力和细菌毒力有关，通常在 1~2 周初步形成，4 ～ 8 周形成良好，但也有 6 个月 ~12 个月包膜仍未形成者
- 典型的脓肿病灶由外向内分别为，反应性增生的胶质细胞及脑水肿，新生的血管和成纤维细胞的炎症增生区；胶原包膜区；巨噬细胞，纤维细胞等炎症细胞的浸润区；中心坏死区

【临床表现】

- 初期患者除原发感染症状外，一般都有疲劳、嗜睡、高热等全身感染症状
- 包膜形成后，上述症状好转或消失，并可逐步出现颅内压的增高症状，头痛、呕吐、视盘水肿等
- 还可有局部神经损害症状，如偏瘫、失语、偏盲及症状性癫痫发作
- 以后可因脑疝形成或脓肿溃破而使病情突然恶化

【影像学表现】

- X 线平片　多不能确定诊断。偶尔致病菌为产气杆菌，可于颅内见到气体。慢性脓肿壁可发生钙化，少见，钙斑无特征。颅骨外伤性骨缺损、颅内异物、颅骨骨髓炎、鼻窦炎、中耳乳突炎伴鼓室胆脂瘤或鼓室盖或乙状窦壁破坏，对诊断有一定帮助
- CT 表现　可以确定脑脓肿的存在及其位置、大小、数目和形状
  - 急性期：表现为边界不清的低密度区，也可为不均匀的混杂密度区。增强一般无强化，也可有斑点状强化，有占位效应
  - 化脓期和包膜形成期：平扫表现为边界清晰或较清的低密度区，壁为等密度，可显示脓腔，有些腔内可见 - 液气平面。灶周水肿减轻。增强扫描，脓肿内仍为低密度。化脓期包膜轻度强化，一般环壁略厚而不均匀，外缘模糊。包膜形成期，包膜显示完整、光滑、薄壁，且均匀强化
- MRI 表现
  - 急性期：T1WI 上病灶呈不规则的略低信号，T2WI 上呈明显的高信号，可有明显的占位效应。增强后扫描，T1WI 呈不规则弥漫性强化
  - 化脓期及包膜形成期：T1WI 上脓肿为边界清晰的极低信号，灶周水肿带为低信号，T2WI 上脓肿为略高信号，周围水肿为高信号。脓肿壁多为等信号环。增强扫描，脓肿壁明显强化，脓腔不强化
  - 文献报道认为，脓肿在 DWI 常呈明显高信号。原因是脓腔内主要为含细菌、炎症细胞、黏蛋白、细胞碎片等，限制了水分的扩散

【鉴别诊断】

- 脑肿瘤
  - 发病缓慢，无感染病史，仅颅内压增加
  - 血管造影、CT、MRI 检查不难鉴别。如胶质瘤，多位于髓质内，壁厚不规则，内外缘不光滑，可见壁结节；转移瘤，有原发病灶，常多发，典型者“小瘤大水肿”
- 脑结核瘤
  - 壁较厚，可明显强化

- 常伴有脑膜炎
- 后期可出现钙化
- 脑囊虫
  - 典型者在囊性病灶内可见高密度小结节状头结，囊壁薄
  - 可钙化，周围水肿轻

典型病例

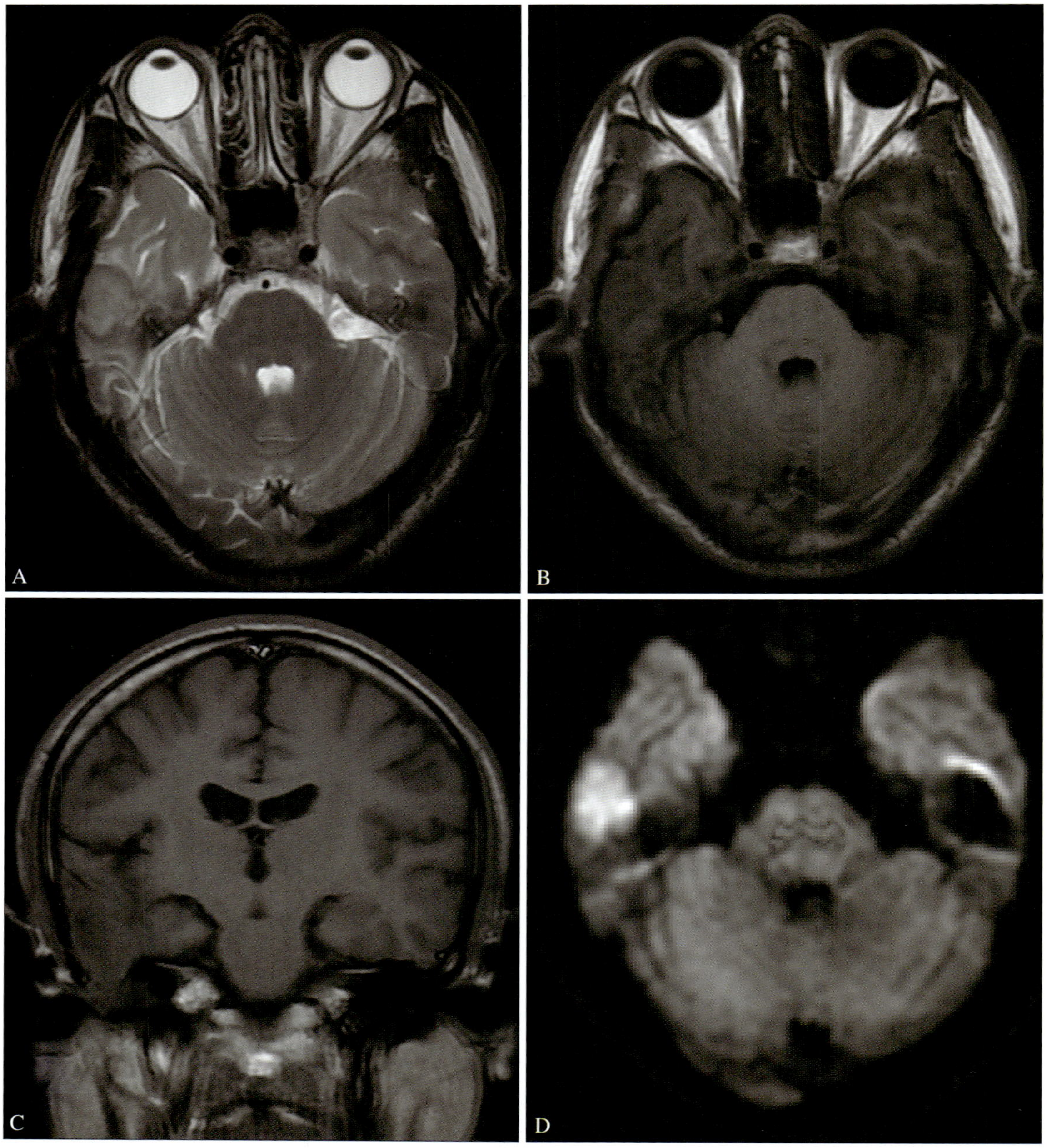

图 3-4-1 脑脓肿

MR 平扫显示：右颞叶可见一类圆形长 T1 长 T2 信号灶，DWI 呈高信号，可见包膜形成，周围可见片状长 T1 长 T2 信号水肿灶，右侧脑室颞角稍受压变窄。MR 增强显示：右颞叶病灶呈环形明显强化，内外壁较光滑，边缘清楚

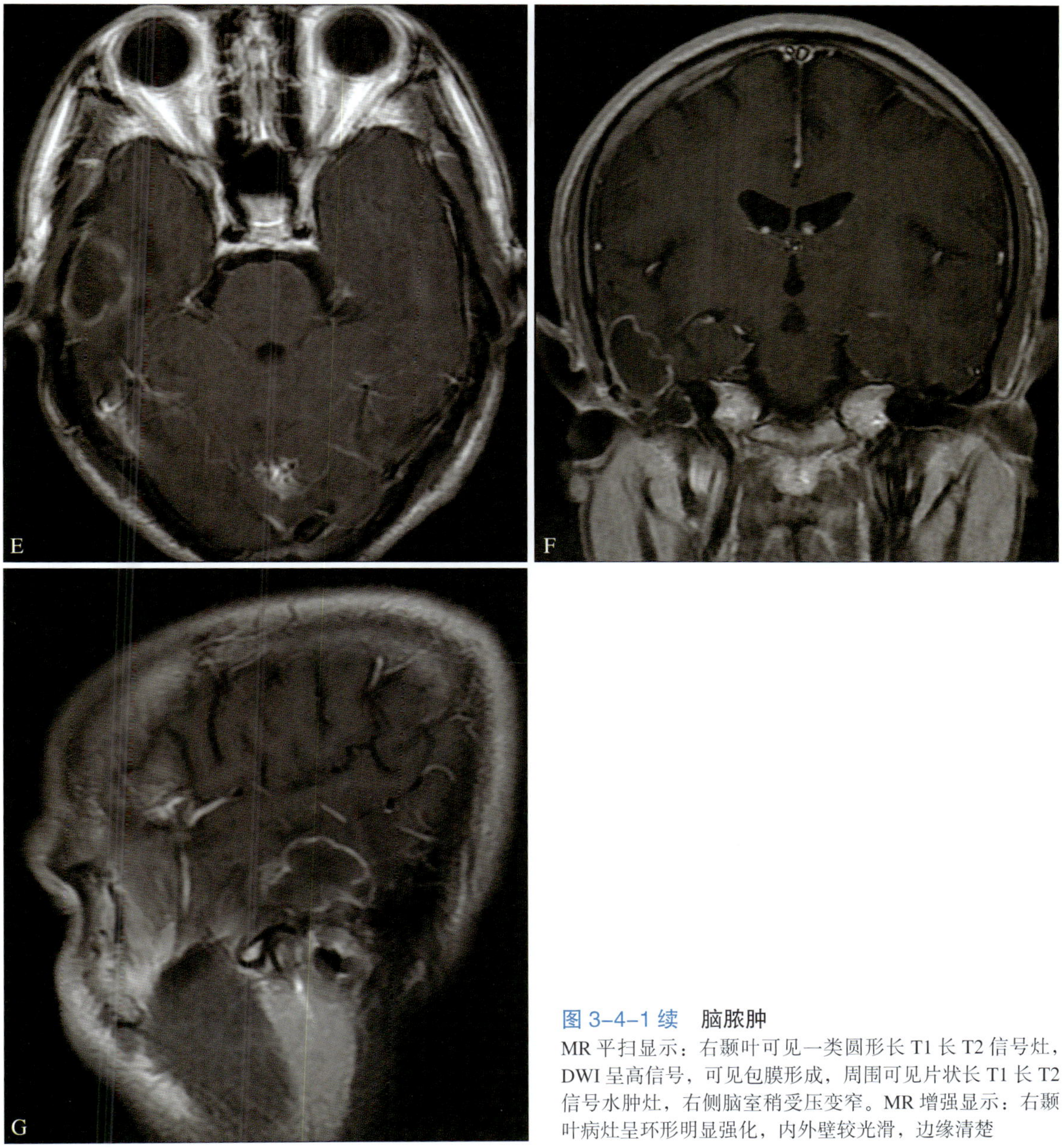

图 3-4-1 续　脑脓肿

MR 平扫显示：右颞叶可见一类圆形长 T1 长 T2 信号灶，DWI 呈高信号，可见包膜形成，周围可见片状长 T1 长 T2 信号水肿灶，右侧脑室稍受压变窄。MR 增强显示：右颞叶病灶呈环形明显强化，内外壁较光滑，边缘清楚

诊断与鉴别诊断精要

- 局部或全身感染症状，可有颅内压增高或定位体征
- 典型脑脓肿，CT 示低密度病灶，等密度或高密度的环壁，周围有明显水肿，增强环壁完整、光滑、均匀、薄壁及强化明显
- MRI 上脓腔为长 T1 长 T2，壁较光滑，脓肿壁显著强化，厚度一致，DWI 呈高信号

重点推荐文献

[1] 白人驹，张雪林，孟悛非，等．医学影像诊断学．北京：人民卫生出版社，2001，80-83.
[2] 张云亭，于荣，罗汉超．中枢神经与头颈部疾病影像诊断图谱．沈阳：辽宁科学技术出版，1998，385-394.
[3] 李志红，张辉，苏晋生．囊性星形细胞瘤、转移瘤与脑脓肿的 MRI 诊断．基层医学论坛，2008，12（1）137-139.

（吴仁华 关计添）

第 5 节 颅内结核

【概念与概述】

颅内结核是颅内常见的感染性疾病，为结核分枝杆菌感染脑组织和脑膜后所引起的一组结核感染性疾病。

- 种类 结核性脑膜脑炎（tuberculous meningitis）和结核瘤（tuberculoma）

【临床表现】

表现

- 最常见体征 / 症状
  - 结核感染症状：发热、头痛、盗汗，烦躁不安、呕吐
  - 神经受累：脑神经受损以面、视、动眼、外展等神经较易受累
  - 其他体征 / 症状
    - 血管病变以及结核瘤可有局灶性中枢神经系统损害表现或肢体瘫痪、癫痫
- 临床病史 结核杆菌接触史

疾病人群分布

- 年龄
  - 可发生于任何年龄
- 性别
  - 男女均可发病

自然病史与预后

- 病变的转归是进展或被限制、吸收，预后较差，如果合并并发症死亡率高

治疗

- 抗结核，手术治疗

【病理与病因】

一般特征

- 一般发病机制
  - 结核分枝杆菌植入蛛网膜下腔，引起增生性脑膜炎，脑脊膜变为混浊肥厚，以脑基底池和鞍上池为著
  - 结核瘤常在脑表浅部位，结核球为黄色结节状（yellow nodules），质地较硬，中心为干酪样坏死及钙化，结核瘤周围明显水肿
- 病因学
  - 与接触结核分枝杆菌（mycobacterium tuberculosis）有关
- 流行病学
  - 近些年有上升趋势

大体病理及手术所见

- 渗出为主的病变表现为局部中性粒细胞浸润，继之由巨噬细胞及淋巴细胞取代，主要出现在结核性炎症初期阶段或病变恶化复发时
- 增生为主的病变表现为典型的结核结节（tubercular nodus），直径约为 0.1 mm，数个融合后肉眼能见到，由淋巴细胞、上皮样细胞、朗格汉斯巨细胞以及成纤维细胞组成，结核结节的中间可出现干酪样坏死，增生为主的病变发生在机体抵抗力较强，病变恢复阶段
- 干酪样坏死为主的病变含脂质多，肉眼观察为淡黄色，状似奶酪，多发生在结核分枝杆菌毒力强、感染菌量多、机体超敏反应增强、抵抗力低下的情况。病变的转归是进展或被限制、吸收

显微镜下特征

- 结核炎症在病理上表现为血管改变而致的炎性渗出，组织改变出现的增生、变质。这三种病理变化多同时存在，也可以某一种变化为主，而且可以相互转化
- 渗出为主的病变表现为局部中性粒细胞浸润，继之由巨噬细胞及淋巴细胞取代
- 增生为主的病变表现为典型的结核结节，直径约为 0.1 mm，数个融合后肉眼能见到，结核结节的中间可出现干酪样坏死
- 干酪样坏死为主的病变含脂质多，肉眼观察为淡黄色，状似奶酪

【影像表现】

概述

- 最佳诊断依据　脑膜炎性渗出，粟粒结节（miliary nodes）或干酪性改变
- 部位
  - 脑膜
  - 脑实质
- 大小
  - 弥漫分布于脑膜或脑实质
  - 肉芽肿型直径小于 10 mm
- 形态学
  - 根据累及部位
    - 累及膜者以渗出和坏死为主，也可见结节样改变
    - 累及实质者可出现结核瘤、结核结节、软化灶及出血、室管膜炎及脑室结节和脑积水

X 线表现

- X 线摄片
  - 少数患者有颅内压增高征和钙化灶

CT 表现

- 脑膜炎型
  - 平扫 CT
    - 鞍上池、环池以及侧裂池闭塞，或部分闭塞、模糊、密度增高
  - 增强 CT
    - 脑池明显强化
- 肉芽肿型
  - 平扫 CT
    - 等密度、高密度或混合密度结节
  - 增强 CT
    - 呈环状、均匀结节状
- 干酪样型
  - 平扫 CT
    - 典型“靶样征”，病灶中央结节样钙化，病灶周围水肿一般较轻
  - 增强 CT
    - 不均匀、不规则强化
- 弥漫粟粒型
  - 平扫 CT
    - 散在或多发的粟粒样结节分布于大脑、小脑
  - 增强 CT
    - 粟粒样强化

MR 表现

- 脑膜炎型
  - T1 加权
    - 脑膜明显增厚、强化，呈脑池塑形征
  - T2 加权
    - 脑膜呈高信号，以 T2FLAIR 像明显
  - T1 增强
    - 脑膜增厚，异常强化
    - 脑池受累可出现脑积水
- 肉芽肿型
  - T1 加权
    - 呈低信号
  - T2 加权
    - 呈高信号
  - T1 增强
    - 病灶均匀强化
    - 部分病灶周围脑组织水肿较重，直径小于 10mm
- 干酪样型
  - T1 加权
    - 干酪性实性中心结节 TlWI 为低或等信号呈低信号
    - 干酪性液性中心结节 T1WI 为低信号
  - T2 加权
    - 干酪性实性中心结节 T2WI 为低或等信号
    - 干酪性液性中心结节 T2WI 病灶中心为高信号
  - T1 增强
    - 干酪性实性中心结节增强后呈环状强化，病灶周围有少许水肿，外周可伴有低信号环
    - 干酪性液性中心结节增强后病灶呈环状强化，表现为典型的“环靶征”
- 弥漫粟粒型
  - T1 加权
    - 散在斑点状异常信号
  - T2 加权
    - 干酪性实性中心结节 T2WI 为低或等信号
    - 干酪性液性中心结节 T2WI 病灶中心为高信号
    - T1 加权
  - T1 增强

■ 弥漫性粟粒状强化，分布均匀，直径小于5mm

推荐影像学检查

- 最佳检查法 MRI增强检查

【鉴别诊断】

肿瘤

- 脑膜癌（meningeal cancer）
  - 脑膜线形强化，但一般不会出现结节型强化
  - 有时结核分枝杆菌可在颅底形成结核球而出现结节状强化，但这种结核球一般只出现在颅底而不会出现在脑凸面脑膜或室管膜下
  - 病变可同时有脑内转移，呈不连续性
- 胶质瘤（glioma）
  - 内缘不规则、壁厚薄不均匀的环状强化
- 转移瘤（metastases）、寄生虫（主要是脑囊虫淋巴瘤（lymphoma）
  - 脑转移瘤以中老年人为多，且以幕上多见，脑水肿较结核瘤更明显
  - “三明治”征：汇合于肠系膜血管周围的肠系膜结节样肿物
  - 没有分隔的腹水

感染

- 脑囊虫一般为多发，边界清楚，灶旁水肿轻，占位效应轻，尤其显示呈等T1信号偏心的头节时，更有助诊断

诊断与鉴别诊断精要

- 为结核分枝杆菌感染脑组织和脑膜后所引起
- 不同类型病灶影像表现不同，病灶密度信号混杂，可伴有钙化灶，脑膜增厚，脑池闭塞
- 与脑膜癌、胶质瘤、转移瘤等鉴别

典型病例

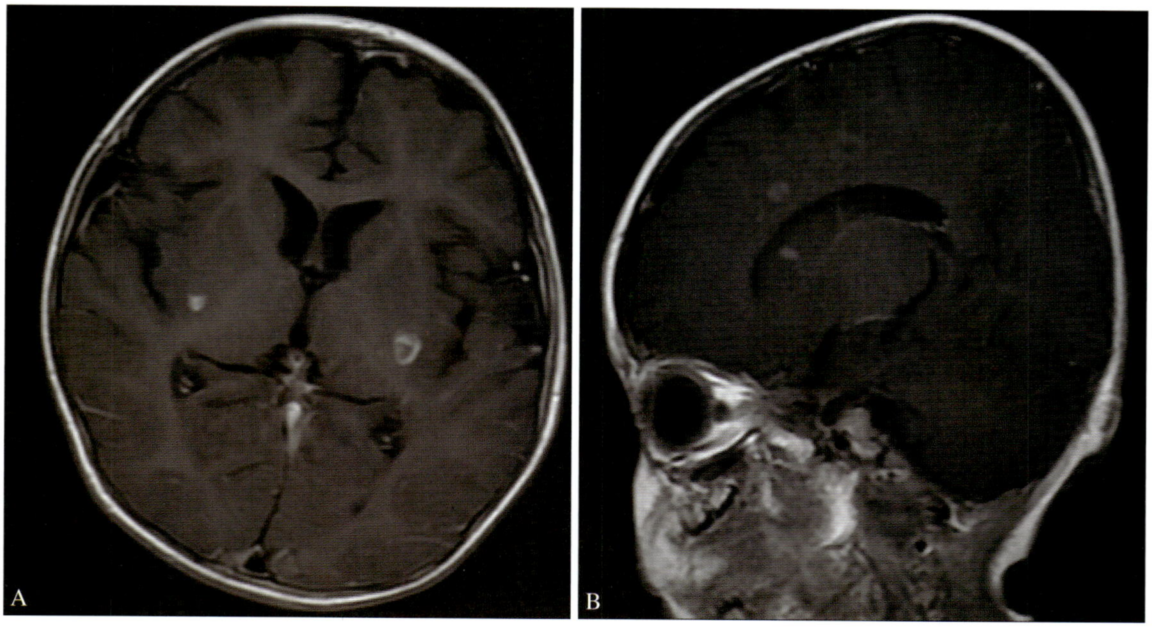

图3-5-1 颅内结核

MR增强显示：上述病灶呈多发结节样明显强化，部分病灶中央可见斑点样低信号区，环壁较厚，周围可见环带状水肿区，脑膜结构未见异常强化

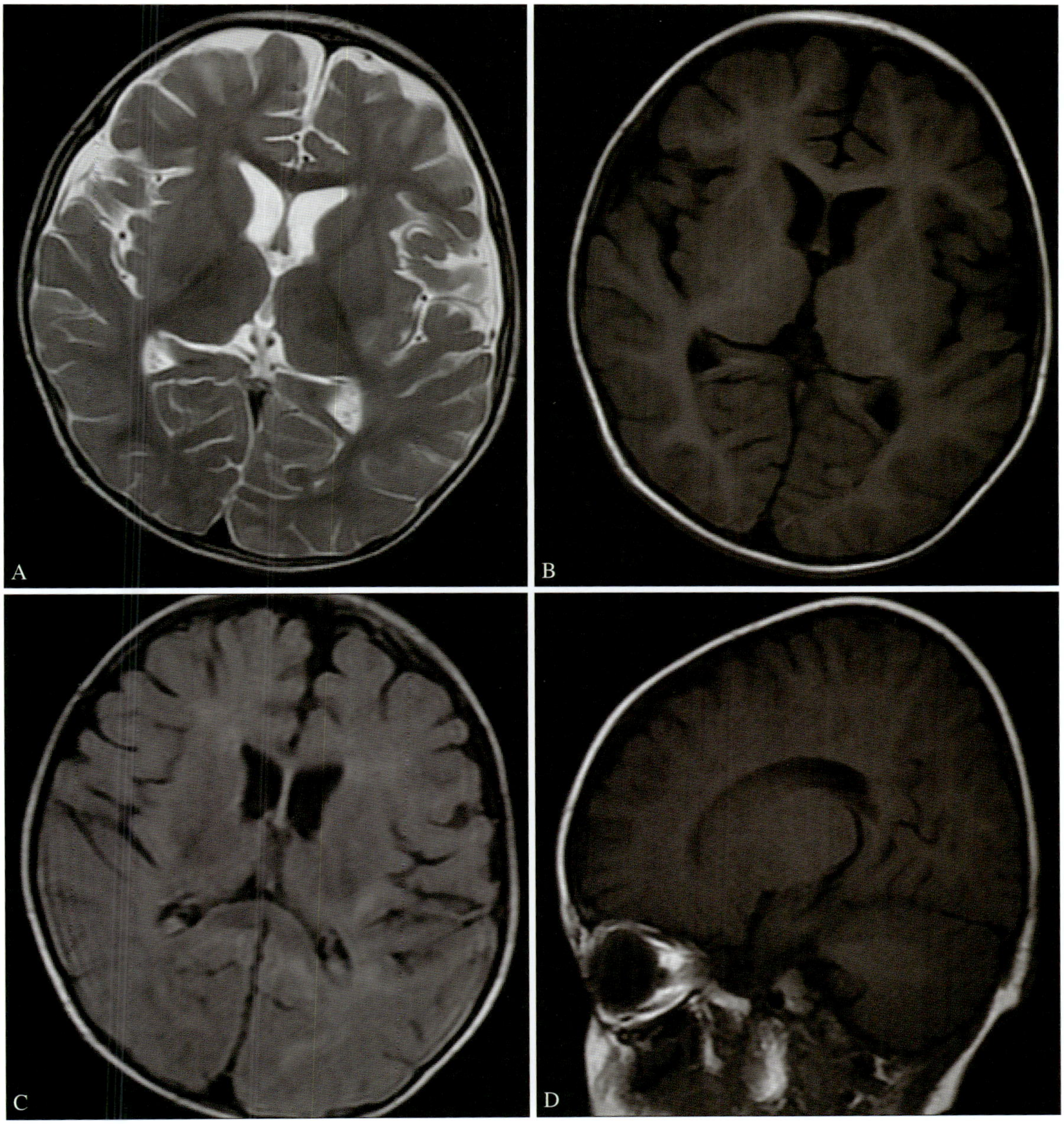

图 3-5-2 颅内结核
MR 平扫显示：双侧基底节区可见多个稍长 T1 长 T2 信号灶，边缘较模糊，T2-Flair 呈较高信号

重点推荐文献

[1] 吴成翰. 颅内结核感染性疾病的影像学改变. 中国实用内科杂志，2005，25（5）：403-405.
[2] 杨利霞，任永芳，贾文霄，等. 颅内结核 MRI 表现及分型的研究. 中国 CT 和 MRI 杂志，2010，8（34）：5-8.

（关计添　吴仁华）

第 6 节 脑血管炎

【概念与概述】

颅内血管壁发生炎症与坏死，引起局部神经组织发生缺血（cerebral ischemia）或出血的病变。

- 种类 感染性血管炎、原发性血管炎、继发性血管炎和不能分类的血管炎

【病理与病因】

一般特征

- 一般发病机制
  - 血管壁炎症与坏死，进而出现脑缺血、梗死及颅内出血（intracranial hemorrhage）等
  - 两个组织学类型
    - 坏死性肉芽肿（necrotizing granulomatous）
    - 淋巴细胞增生为主的非肉芽肿性病变
- 病因学
  - 血管炎发生与病原体诱发的免疫调节反应致血管壁损伤有关，而非病原体直接侵犯血管壁造成损伤

显微镜下特征

- 软脑膜和脑实质内动静脉的肉芽肿性炎（granulomatous inflammation）和纤维素性坏死（fibrinoid necrosis）

【临床表现】

表现

- 最常见体征 / 症状
  - 复杂性头痛最常见且多为首发症状
  - 头痛及急性紊乱导致眩晕和昏迷
  - 颅内占位病变，定位性体征及颅内压增高
  - 类似不典型多发性硬化表现

疾病人群分布

- 年龄
  - 发病年龄较轻
- 性别
  - 男性略高于女性

病程特点

- 急性或亚急性起病，病程呈进展或波动性

自然病史与预后

- 大多数经积极治疗预后好
  - 非感染性肉芽肿性脑血管炎愈合差

治疗

- 主要应用激素、免疫球蛋白、免疫抑制剂

【影像表现】

概述

- 最佳诊断依据
  - 软脑膜和脑内血管同时出现肉芽肿性和非肉芽肿性血管炎改变，偶尔在软脑膜血管出现血栓形成。肉芽肿病变的特点：血管壁有淋巴细胞和组织细胞浸润，血管内膜恒定增厚，纤维细胞增生，中膜有散在朗格汉斯细胞和异物巨细胞浸润。软脑膜有大量的单核细胞浸润，脑组织水肿和红细胞漏出，病原体和病毒颗粒阴性
- DSA
  - 可显示颅内病变的血管性起源及血管腔的形态学改变
  - 典型的血管腔形态改变包括单发或多发性局限性狭窄、节段性狭窄、串珠样改变、闭塞伴或不伴侧支血管形成、动脉瘤形成或瘤样扩张等均提示血管炎的存在
- CT 表现
  - 可以发现大的缺血或出血灶
- MR 表现
  - 直接征象：包括血管壁增厚与强化
  - 间接征象：包括脑缺血、脑梗死、颅内出血及脑血流异常等功能表现
  - MRA 显示多为中小型血管受累，均有大脑前、中、后动脉分支变稀疏，血管边缘毛糙不清，动脉呈串珠样改变
  - DWI 的 b 值高和 ADC 值低确认其病理改变以细胞性脑水肿为主，可确定为脑血管炎。ADC 值增大，AMRS 表现包括 Cho /Cr 升高，谷氨酸（Glu）轻度增高
  - 增强扫描显示血管壁强化，可局限于管壁，也可扩展到邻近脑膜。脂肪抑制有利于显示血管壁强化

推荐影像学检查

- 最佳检查法 增强 MRI 与 MRA

【鉴别诊断】

- 脱髓鞘疾病（demyelinating disease）
  - 临床发作前 1 个月内有病毒感染史或预防接种史

- 迅速发生的脑病和进行性神经功能缺陷

- 线粒体病（mitochondrial disease）
  - 多血管区域弥散受限高信号影，其病变并非因为局部脑血流灌注减少，而是来自局部脑组织氧化代谢障碍，可通过表观弥散系数（ADC）区分二者
  - 采用基因分析或肌肉皮肤活检进一步证实
- 动脉剥离（artery dissection）
  - 创伤后血管损害是动脉剥离的最常见原因
  - 血管造影显示双管腔、内膜片状物或在动脉血管壁内呈现出明亮的新月形征象
- 烟雾病（moyamoya disease）
  - 逐渐加重的慢性闭塞性脑血管疾病
  - 闭塞动脉远侧小血管单侧或双侧侧支循环网的形成，似“烟雾样”炎症改变
- 纤维肌性发育不良（fibromuscular dysplasia）
  - 以颈动脉系统受累更为明显，表现为受累血管呈不规则狭窄（如串珠样表现）
  - 肾血管系统也很容易发生病变

诊断与鉴别诊断精要

- 发病年龄较轻，男性略高于女性
- 复杂性头痛最常见且多为首发症状
- 软脑膜和脑内血管同时出现肉芽肿性和非肉芽肿性血管炎改变
- MRI 直接征象为血管壁增厚与强化，DSA 可见典型的血管腔形态改变
- 需要与脱髓鞘疾病和线粒体病等疾病相鉴别

重点推荐文献

[1] 王建军，黄越，邹丽萍．儿童脑血管炎诊断与鉴别诊断．中国当代儿科杂志，2010，12（5）：406-411.

[2] 方燕南，张爱武，江晓军，等．伴有抗心磷脂抗体阳性脑血管炎的临床和影像学特点．中国神经免疫学和神经病学杂志，2007，14（2）：97-101.

[3] 袁涛，全冠民．脑血管炎 MRI 诊断进展．临床放射学杂志，2010，29（9）：1270-1273.

（关计添　吴仁华）

典型病例

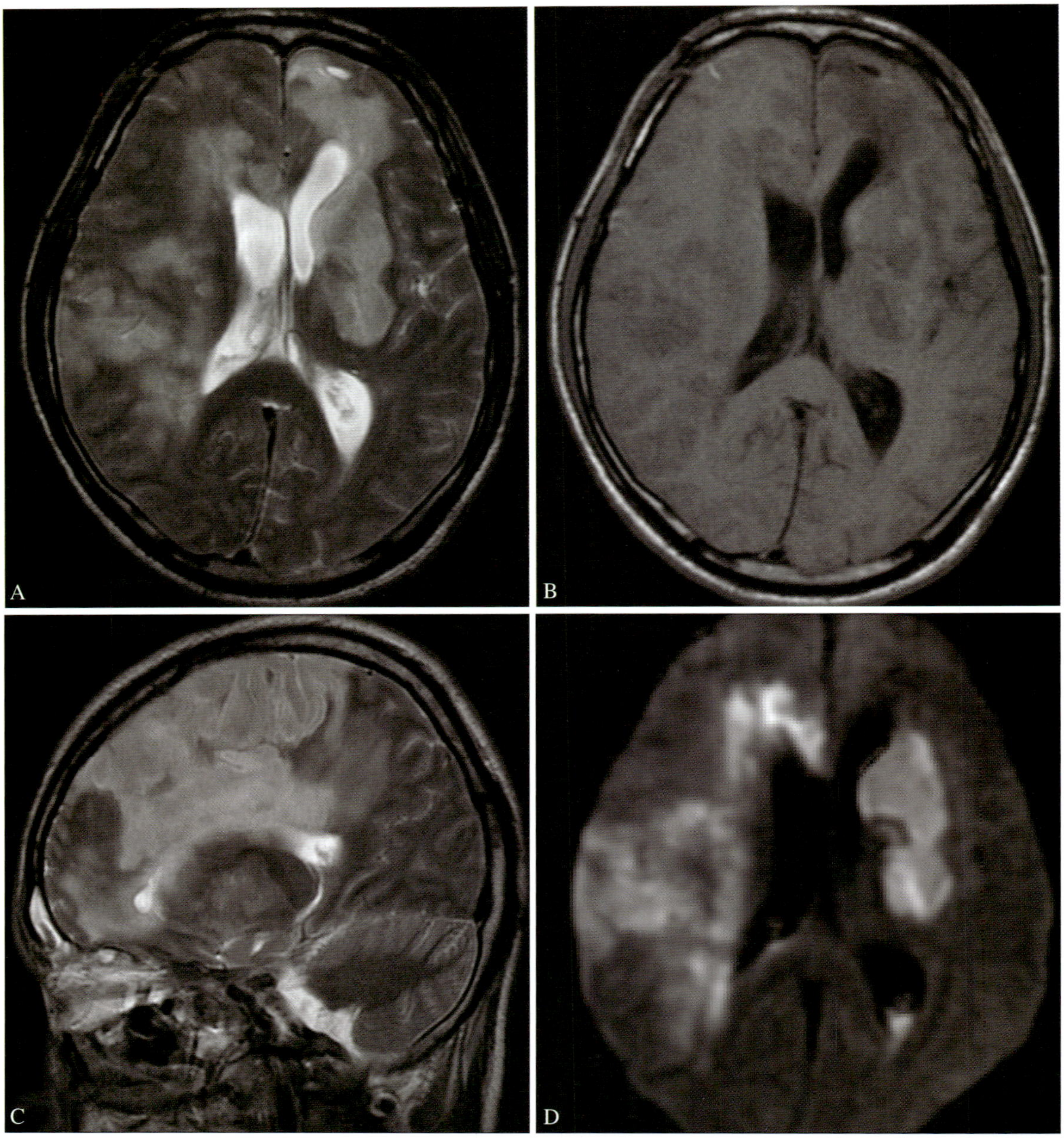

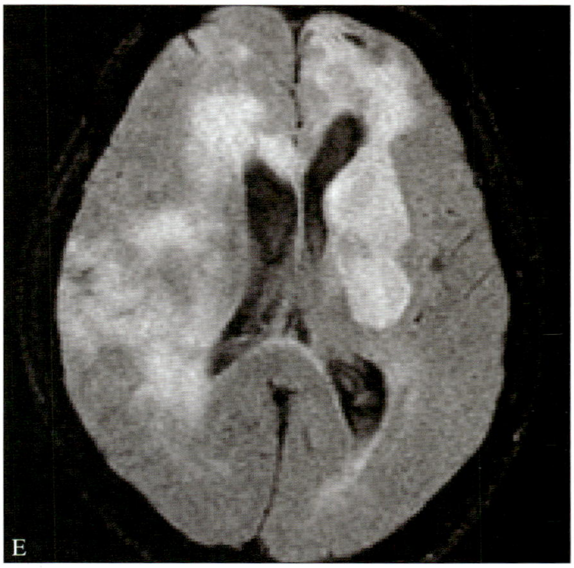

图 3-6-1 续 脑血管炎

MR 平扫显示：双侧额颞顶枕叶、基底节区、丘脑可见多发散在片状、脑回状等、稍长 T1 信号，稍长、长 T2 信号灶，DWI 呈高信号，T2-Flair 呈较高信号，边缘欠清

第 7 节 神经梅毒

【概念与概述】

- 苍白密螺旋体（treponema pallidum）侵害神经系统所造成的疾病
- 神经梅毒分为 5 种主要类型，即无症状神经梅毒、脑脊膜梅毒（meningeal syphilis）、脑膜血管梅毒（meningeal vascular syphilis）、脑实质梅毒（麻痹性痴呆和脊髓痨）和树胶样肿性神经梅毒（gumma-like neurosyphilis）

【病理与病因】

- 大体解剖病理
  - 脑膜梅毒患者的脑及脊髓蛛网膜下腔有大量渗出物，在脑基底部（脚间池及视交叉池）常有渗出物沉淀，故脑神经常受损害
  - 若第四脑室的中间孔及外侧孔受阻，或间池、视交叉池及环池受阻，可引起脑室对称性扩大，呈现脑积水病变
  - 树胶样肿极为少见
- 显微镜下特征
  - 蛛网膜下腔的渗出物以淋巴细胞及浆细胞为主
  - 脑及脊髓的边缘也可有单核细胞浸润及胶质细胞增生，血管周围有单核细胞浸润
- 病因学
  - 一般发生在感染梅毒后的几年或几十年后
  - 梅毒早期有的患者的脑脊髓液已有不正常的改变

【临床表现】

- 早期梅毒脑脊液异常可在感染后第 1 周或最初数月内出现可伴有或不伴有神经系统受损的表现
- 初次侵犯脑脊液后，未治疗或治疗不当的感染可自行消退、或产生无症状梅毒性脑脊膜炎、或发展为急性梅毒性脑脊膜炎
- 此后，这种病变仍可保持无症状或发展为脑膜血管梅毒、脊髓痨或麻痹性痴呆

【影像学表现】

- 无症状神经梅毒
  - 影像学检查一般显示脑实质无明显变化
- 脑膜梅毒
  - 一般以脑底部的脑膜病变较为严重，常波及脊髓的上颈段及脑神经
  - CT 扫描多无异常病变，增强检查有时可见脑膜的线状强化
  - MRI 检查脑膜及脑表面 T1WI 有时能显示比脑脊液略高信号和较弥漫的线形 T2WI 高信号，明显强化，邻近脑组织发生肿胀，第 4 脑室外侧孔及正中孔因纤维结缔组织封闭可出现梗阻性脑积水
- 脑膜血管梅毒
  - 在未出现脑梗死前，通过动脉造影 MRI 可见相关动脉的不规则显影，管壁通常较为平滑，范围广
  - 出现脑梗死后，CT 示不均或均匀低密度梗死灶，多呈底边向外的三角形、扇形，边界由不清到清晰
  - MRI 上出现典型的 T1WI 低信号、T2WI 高信号表现，Gd-DTPA 增强示病灶呈斑片样及皮质脑回样强化，脑软化后信号与脑脊液相同
- 实质性神经梅毒
  - 早期即可在 CT 呈现广泛的低密度改变，伴有水肿区，晚期皮层弥漫性萎缩，侧脑室扩张，而无缺血、炎症改变
  - MRI 出现皮层萎缩，皮层下神经胶质增生，尤以前部明显
- 梅毒树胶肿
  - CT 扫描显示为低或等密度区，可有环状强化
  - 脑梅毒树胶肿患者 MRI 表现较典型。病灶可发生在脑组织任何部位，影像检查病变呈单发或多发，T1WI 上病灶中心的干酪样坏死为低信号或等、低混杂信号灶，周围有较大面积水肿造成的低信号区，且有占位效应，干酪样坏死在 T2WI 上为高信号或等、高、低混杂信号，周围水肿带为高信号，Gd-DTPA 增强扫描示病灶呈不规则环形强化

【鉴别诊断】

- 炎性肉芽肿（inflammatory granuloma）
  - 多位于脑实质，故与脑膜一般不会出现钝

角相交

- 脑膜转移瘤（meningeal metastases）
  - 常出现广泛脑膜强化且结节很小，多易于鉴别
- 恶性脑膜瘤（malignant meningioma）
  - 肿块一般较梅毒树胶肿大，如病灶较小，其中心坏死机会也少

诊断与鉴别诊断精要

- 无症状神经梅毒影像学检查一般显示脑实质无明显变化
- 脑膜梅毒一般以脑底部的脑膜病变较为严重
- 脑膜血管梅毒病灶多呈底边向外的三角形、扇形
- 实质性神经梅毒早期即可在 CT 呈现广泛的低密度改变，伴有水肿区
- 脑梅毒树胶肿患者 MRI 表现较典型。病灶可发生在脑组织任何部位，呈环形强化

典型病例

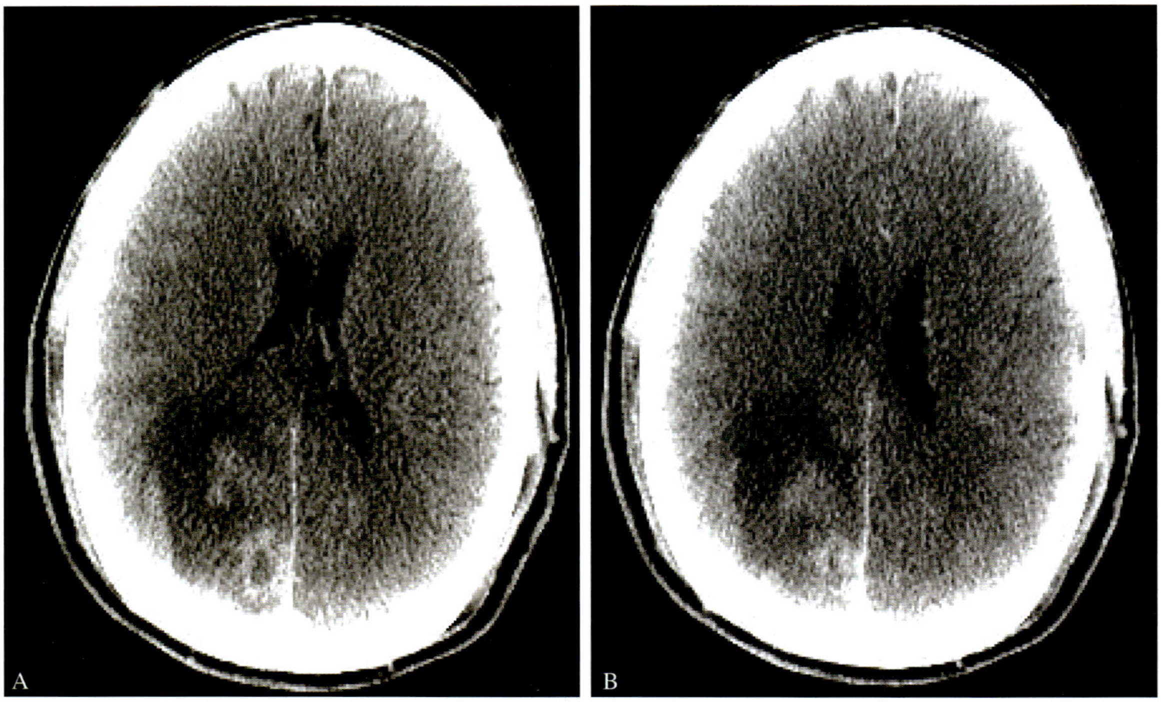

图 3-7-1 神经梅毒

CT 增强扫描可见右侧枕叶靠近中线有一大小为 2.2cm×1.5cm 环形强化病灶，与后纵裂池的大脑镰相连，周围有明显的血管源性水肿，导致右侧脑室的枕角和后体部变窄

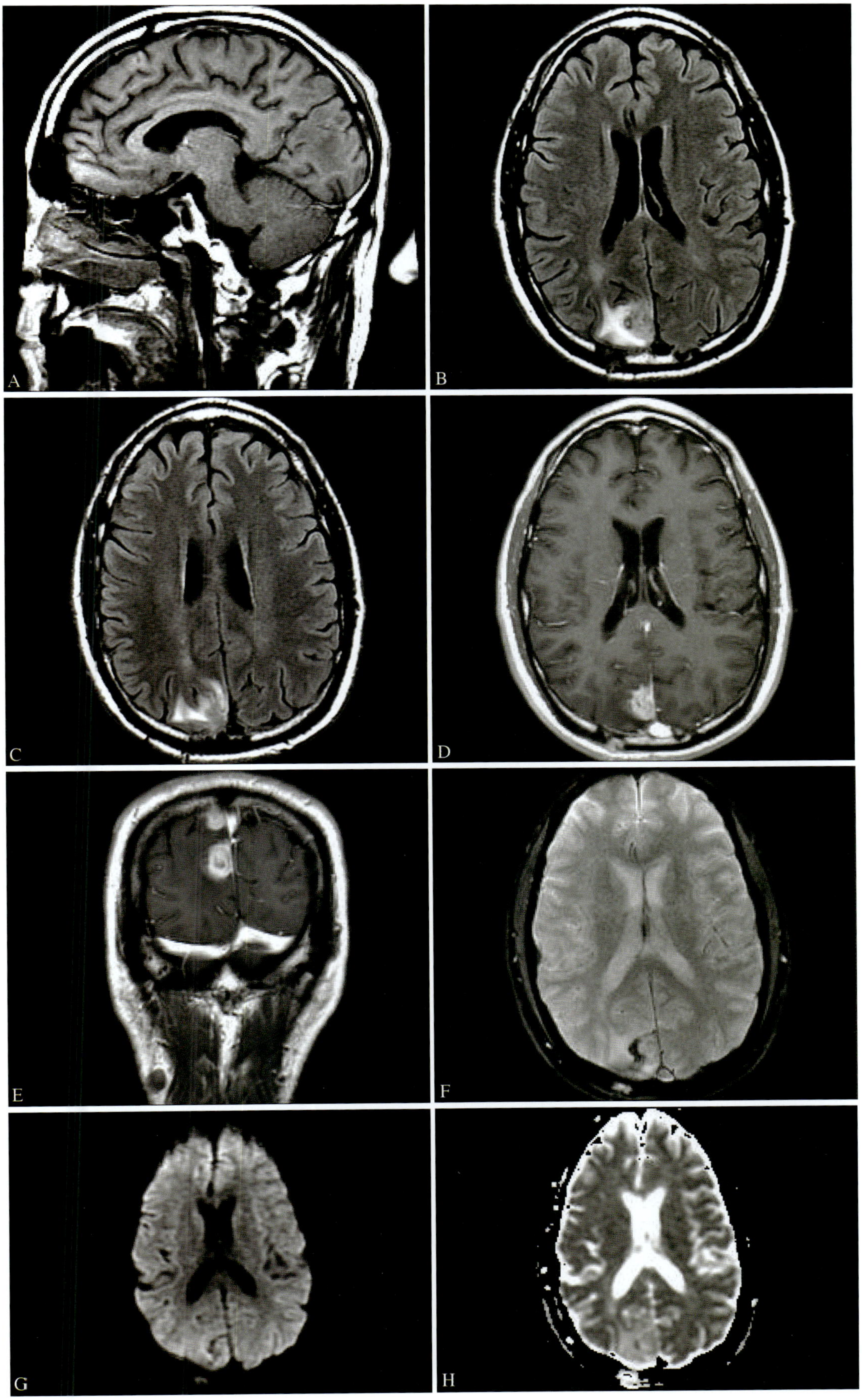

图 3-7-2 **神经梅毒**

A T1WI 像为低信号；B，C. T2-FLAIR 像为高信号伴灶周明显水肿；D，E. 增强剂注入后，病灶呈厚环状增强，邻近病灶的大脑镰亦呈线性强化。F. GRE-EPI 像可见病灶内有低信号，提示活检后的局灶出血。G. DWI 像上为稍高信号，H. ADC 图上为高信号

重点推荐文献

[1] 王小宜，廖伟华，姜新雅，等．神经梅毒的磁共振成像表现．中华放射学杂志，2002，36（4）：348-350.
[2] 施辛，张秉正，包仕尧，等．神经梅毒的临床特征与处理．中国皮肤性病学杂志，2001，15（4）：280-281.
[3] 孙鑫，肖新兰．神经梅毒的影像学诊断分析．放射学实践，2006，09（21）：971-972.

（关计添　吴仁华）

第 8 节　真菌性脑炎

【概念与概述】

真菌侵入人体脑实质并引起的神经症状，为真菌性脑炎

- 常见真菌有：新生隐球菌（*Cryptococcus ssp*）、曲霉菌（*Aspergillus spp*）、毛霉菌（*Mucor spp*）、假丝酵母菌（*Candida ssp*）、类球孢子菌（*Paracoccicciotoces*）、放线菌（*actinomycete*）
- 颅内感染可分为弥散感染和局部感染。前者主要见于球孢子菌、隐球菌、假丝酵母菌（念珠菌）等。局部感染（Local infection on）多呈真菌肉芽肿型、脓肿型，主要致病菌有曲真菌、毛真菌等

【颅脑隐球菌病】

- 新型隐球菌　一种酵母菌，从肺及纵隔淋巴结扩展到血液，常常感染脑脊液
- 多数病例发生于细胞免疫低下的患者（如 HIV、类固醇激素治疗、器官移植、网状内皮细胞恶性肿瘤、结节病、结核、多发性骨髓瘤）
- 可表现为隐球菌脑膜炎、隐球菌脑膜脑炎以及甚为少见的脑实质的隐球菌孤立性肉芽肿 3 种类型

【病理与病因】

一般特征

- 一般发病机制
  - 早期为弥漫性浸润渗出性改变，晚期为肉芽肿形成
- 病因学
  - 由新型隐球菌属酵母菌引起
  - 新型隐球菌广泛分布于自然界，是人的主要传染源。该菌可经呼吸道或皮肤黏膜破损处侵入人体，血行播散至脑。正常人血清中存在可溶性抗隐球菌因子，而脑脊液中缺乏，故利于隐球菌生长繁殖
- 流行病学
  - 主要传染源可能是鸽新型隐球菌
  - 传染途径：多由呼吸道吸入；另有约 1/3 患者经皮肤黏膜、消化道传染；
  - 人群易感性：免疫力低下的人群易感染
  - 随着恶性肿瘤和艾滋病等发病率增加，抗生素滥用和激素的大量应用、手术及各类器官移植后免疫抑制剂的应用增加等，其发病率有增加的趋势

显微镜下特征

- 墨汁染色法　根据受损部位不同取所需检查的新鲜标本，如脑脊液、痰液、病灶组织或渗液等，在显微镜暗视野下找隐球菌，可见圆形菌体，外轴有一圈透明的肥厚荚膜，内有反光孢子，但无菌丝
- 反复多次查找阳性率高，脑脊液应离心后取沉淀涂片

【临床表现】

表现

- 中枢神经系统最易受感染，其次为肺、皮肤和骨骼
- 最常见体征 / 症状
  - 隐球菌所致的中枢神经系统感染，以脑膜炎性病变为主，常隐匿起病，临床多表现为发热、头痛、高颅压、脑膜刺激征、脑神经损害等症状
  - 伴有脑实质受累者，在上述症状基础上，可有癫痫发作、精神异常、偏瘫、共济失调等

- 单纯侵犯脑实质者临床上少见

● 临床病史 AIDS 患者中隐球菌病很常见，大约 10% ~ 13% 的 AIDS 患者发生隐球菌感染，感染隐球菌的 AIDS 患者中大约 60% 有皮肤损害

疾病人群分布

● 各种年龄均可发病，20 ~ 40 岁青壮年最常见，多呈亚急性或慢性起病，少数急性起病

自然病史与预后

● 本病治疗较为困难，死亡率较高（20% ~ 30%），治疗成功与否与下列因素有关
  - 是否早期治疗
  - 药物对隐球菌的敏感性
  - 患者对药物的耐受性

治疗

● 药物治疗
  - 两性霉素 B（amphotericin B）：为七烯类抗真菌抗生素，主要作用于细胞膜的甾醇，使菌体溶解破坏
  - 5- 氟胞嘧啶（5-FC）（5-fluorocytosine）：本药口服吸收良好，脑脊液浓度为血清浓度的 64% ~ 68%，有利于治疗隐球菌脑膜炎
  - 咪唑类药物（imidazole drugs）：目前该类药物较多，其作用机制都是通过与菌体胞膜结合，使胞浆外渗，菌体溶解死亡

【影像表现】

概述

● 最佳诊断依据 凝胶状的“假性囊肿”

● 部位
  - 在深穿支分布区域的深部白质、基底节区、丘脑及中脑被盖等处

平片和血管造影

  - 头颅平片和血管造影检查只能够达到排除颅内肿瘤的目的

CT 表现

● CT 平扫
  - 大小不一、多发、边界锐利的等或高密度影
  - 周围伴轻度水肿

● 增强扫描
  - 结节明显强化，或不规则强化或环形强化
  - 此外，可见脑室扩大、皮质萎缩、局灶性缺血改变

MR 表现

● MRI 表现 基底节区或中脑大的血管周围间隙 < 3mm，这是由于其产生了黏液样胶冻状物质（胶冻状假性囊肿），并可以进展为隐球菌瘤（> 3mm）

● 隐球菌瘤 肉芽肿样组织侵犯，更常见于正常免疫人群

● T1 加权
  - 病灶呈低信号

● T2 加权
  - 病灶呈高信号
  - 周围的水肿表现为高信号

● T1 增强
  - 无强化

● FLAIR 序列
  - 病灶呈高信号

● DWI
  - 表现为黑色

● MRS
  - 显示为高脂质 / 乳酸峰，低 NAA、Cho、Cr、MI 峰

● 其他特点
  - 软脑膜强化，慢性神经丛炎，局限性强化病变，脑积水，梗死以及少见的蛛网膜囊肿
  - MRI 表现正常并不能除外，只有 40% 患者有典型的特点

推荐影像学检查

● 最佳检查法 增强 MRI

● 最终诊断
  - 脑脊液培养标本阳性
  - 血液及脑脊液中隐球菌抗原乳胶凝集效价增高
  - 血培养阳性

【鉴别诊断】

局部感染多呈现为肉芽肿型，颅内真菌性肉芽肿性病变根据部位可以分为两种类型：一类为颅内脑外型肉芽肿；另一类为脑内肉芽肿

● 颅内脑外型肉芽肿型

● 鞍区的蝶窦癌（sphenoid sinus cancer）
  - 骨质破坏更明显，边界不清，肿瘤坏死更明显

- 而强化不及真菌性肉芽肿明显
- 鞍背斜坡的脊索瘤（chordoma）
  - 以鞍背斜坡为中心，形成更广泛骨质破坏，有明显的软组织块影，呈进行性增大，脑干受压明显
  - MR 示 T1W I 信号不均，以低信号为主，T2W I 示肿瘤呈高信号，此与真菌性肉芽肿 T2W I 信号不同，且 CT、MR 上强化不及肉芽肿明显
- 脑内肉芽肿型
- 胶质细胞瘤（glioblastoma）
  - T2WI 上则均为高信号，其内无等、稍高信号的病灶
- 结核性肉芽肿（tuberculous granuloma）
  - CT 发现脑内病灶有钙化
  - MR T2WI 发现结节病灶呈低信号，有典型完整的薄壁环形强化
- 累及脑膜者，需与结核性脑膜炎鉴别
  - 其 CT 或 MR 表现与结核性脑膜炎相似，其影像学鉴别诊断非常困难，正确诊断主要依靠抗体检测，脑脊液穿刺分离、细菌培养

其他真菌性感染病

- 曲真菌病　可由鼻窦侵入或经血行播散，直接侵犯血管引起动脉炎、血栓形成和脑梗死；血行播散引起出血性梗死
- 毛真菌病　常有鼻窦真菌感染，伴有骨质破坏，主要在脑内侵犯中小动脉，致血管内膜炎、栓塞或血栓形成，引起干性脑梗死及栓塞后出血，或形成真菌性脓肿
- 假丝酵母菌（念珠菌）病　引起脑膜炎，或脑脓肿，特别多见于脑基底部，CT/MRI 主要表现：
  - 基底池和大脑凸面脑膜一场强化
  - 交通性脑积水
  - 继发四脑室或部分三脑室或侧脑室狭窄伴阻塞性脑积水
- 类球孢子病　主要累及脑底部基底池而引起交通性脑积水，脑室周围白质和灰质深部可见弥漫性病灶
- 放线菌病　主要为脑脓肿和脑膜炎，最易形成脓肿，大多为血源性，也可为鼻旁窦直接蔓延所致，同脑脓肿 CT/MRI 表现

诊断与鉴别诊断精要

- 脑脊液、痰液、病灶组织或渗液等，在显微镜暗视野下找隐球菌。反复多次查找阳性率高，脑脊液应离心后取沉淀涂片
- 影像最佳诊断依据为凝胶状的“假性囊肿”
- 在深穿支分布区域的深部白质、基底节区、丘脑及中脑被盖等处
- DWI 表现为黑色
- 需要与其他感染及肿瘤性病变相鉴别

重点推荐文献

[1] 邬美惠，王娟，周义成，等. 颅内真菌感染的影像学表现与鉴别诊断. 临床放射学杂志，2007，26（11）：1084-1087.

[2] 胡良波，张翱. 中枢神经系统隐球菌病的MRI分析. 第三军医大学学报，2008，30（20）：1955-1957.

（关计添　吴仁华）

典型病例

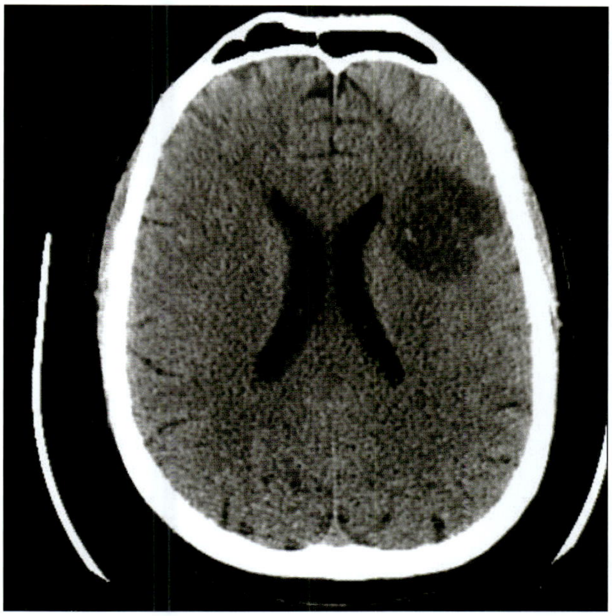

图 3-8-1　**真菌性脑炎**

CT平扫左侧颞叶见一类圆形低密度影，边界尚清晰，其内可见散在略高密度影，可能合并有少量出血。占位效应不明显

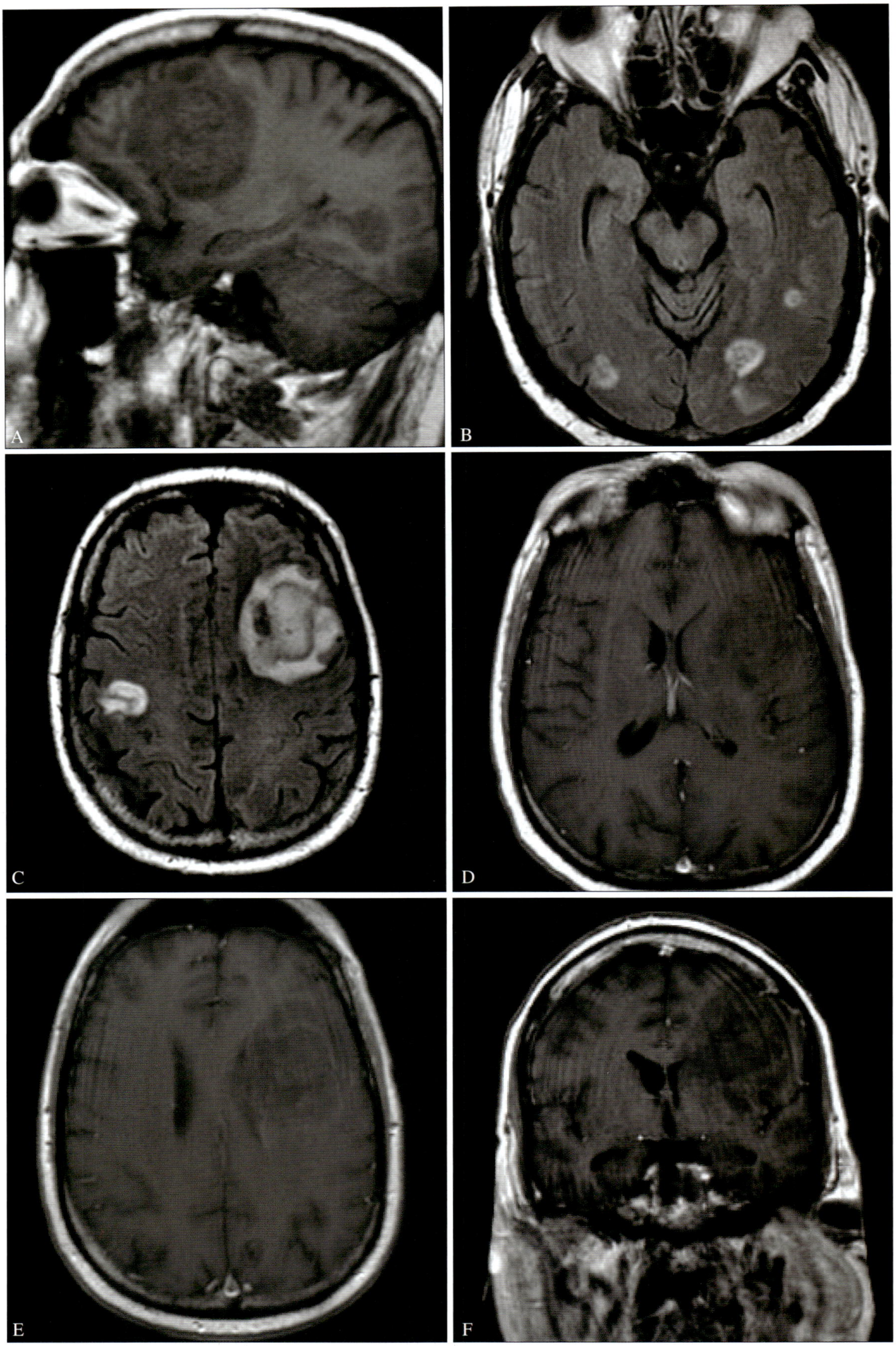

图 3-8-2 真菌性脑炎

MRI 扫描见脑内多发类圆形病灶，大小不等，以左侧额叶最大，T1WI 表现为略欠均匀的等、低信号影；T2-FLAIR 显示为高信号，并于病灶周边可见环形低信号影。病灶无强化，EPI-GRE 沿病灶周围分布的环形不规则低信号影，DWI 见左侧颞叶病灶为高、低混杂信号，结合 FLAIR、EPI-GRE，考虑真菌性脑炎伴颅内出血

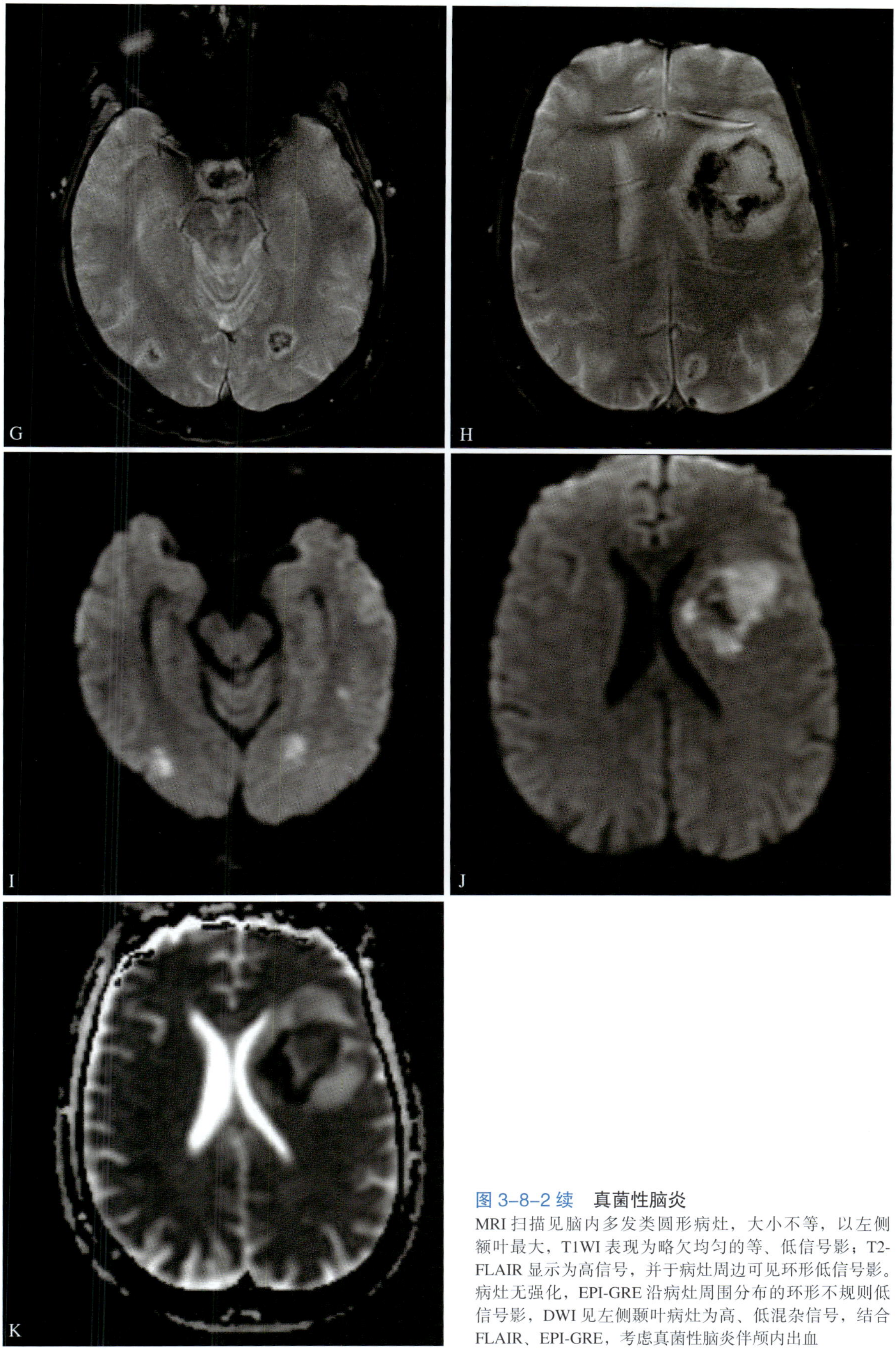

图 3–8–2 续　**真菌性脑炎**

MRI 扫描见脑内多发类圆形病灶，大小不等，以左侧额叶最大，T1WI 表现为略欠均匀的等、低信号影；T2-FLAIR 显示为高信号，并于病灶周边可见环形低信号影。病灶无强化，EPI-GRE 沿病灶周围分布的环形不规则低信号影，DWI 见左侧颞叶病灶为高、低混杂信号，结合 FLAIR、EPI-GRE，考虑真菌性脑炎伴颅内出血

第 9 节 脑囊虫病

【概念与概述】

由寄生虫虫体、虫卵或幼虫侵入脑内引起的感染，称颅内寄生虫感染（intracranial parasitic infections）

- 引起脑寄生虫病的常见寄生虫有
  - 猪囊尾蚴（cysticercus cellulosae）
  - 疟原虫（malaria parasite）
  - 弓形虫（toxoplasma gondii）
  - 血吸虫（schistosomes）
  - 棘球蚴（hydatid cyst）
  - 肺吸虫（paragonimus）
- 脑囊虫病（neurocysticercosis）由猪带绦虫的幼虫（囊尾蚴）引起，又称为猪囊尾蚴病

【病理与病因】

一般特征

- 一般病理特点
  - 病变依赖于感染的数量、大小和阶段
- 病因学
  - 脑囊虫由猪带绦虫的幼虫引起
  - 人感染绦虫后成为中间宿主
    - 粪 - 口是最常见的感染途径
    - 摄入虫卵的感染途径明显多于其他感染途径
- 流行病学
  - 地理分布较广，主要分布于墨西哥、中南美洲、亚洲等。我国以东北、西北、华北“三北”地区发病率较高
  - 旅行和移民的增加已使此病广为传播
  - 传染源：传染源为患者排出的虫卵
  - 传染途径：食入猪带绦虫的虫卵
  - 人群易感性：普遍易感

大体病理及手术所见

- 常为有内陷头节的小的无色囊

显微镜下特征

- 囊壁有 3 个明显的层
  - 外（表）层
  - 中间细胞（假上皮）层
  - 内网状（原纤维）层
- 头节有带小钩和肌肉吸盘的顶突
- 有不同的炎症反应表现

【临床表现】

表现

- 最常见体征 / 症状
  - 癫痫型：最常见。发作的形式多为大发作（全身性强直阵挛发作），而小发作、局限性发作、精神运动性发作等也较为常见
  - 高颅压型：头痛、喷射性呕吐、视盘水肿等
  - 精神障碍型：记忆障碍、思维和判断力障碍、性格改变和情感障碍
  - 亚临床型无明显脑症状
  - 混合型兼有两型以上的临床症状和体征
  - 其他

临床病史

- 有便绦虫史和食“米猪肉”史或皮肤囊虫结节史

疾病人群分布

- 在年龄、性别上无明显差异

自然病史与预后

- 因囊尾蚴的发育时期、存活状态的不同，病程长短不一。病情有轻重缓急，可急剧恶化，甚至有猝死者。有的病程则长达 20 余年
- 脑猪囊尾蚴病的总治愈率在 90% 以上。大多数经及时治疗的患者可痊愈
- 但弥漫性脑猪囊尾蚴病伴痴呆的患者预后不良

治疗

- 药物治疗
  - 吡喹酮：为广谱抗寄生虫药，对全身各部位的囊虫均有杀灭作用，能通过血 - 脑脊液屏障直接杀死囊虫，但是本药在脑脊液中浓度较低，故对脑室系统囊虫疗效较差
  - 阿苯达唑：能抑制囊尾蚴对葡萄糖原的吸收，导致虫体糖原耗竭
- 手术治疗
  - 颞肌下减压术：脑实质内多发性囊虫因个数太多无法一一摘除，如果并发颅内压增高危及患者生命或影响视力而又不能用药物控制时，根据情况可施行一侧或双侧颞肌下减压术
  - 分流术：对于脑池和蛛网膜下腔型病例，出现交通性脑积水者可按病情行三脑室或终板造瘘术和侧脑室腹腔分流术

- ○ 囊虫摘除术

【影像表现】

概述

- 最佳诊断依据　囊内有“点”（头节）
- 部位
  - ○ 最常见的部位是凸面蛛网膜下腔
  - ○ 其他　脑实质＞脑室内＞基底池
- 大小
  - ○ 最小的约 2mm，一般约 5 ~ 8mm
- 形态学
  - ○ 脑炎型
  - ○ 多发小囊型
  - ○ 单发大囊型
  - ○ 多发结节或环形强化型
  - ○ 多发钙化型

X 线表现

- 阳性率不高
- 偶可见颅内囊虫钙化，为圆形致密影，轮廓不光整

CT 表现

- Ⅰ期，囊泡期（存活幼虫）
  - ○ CT 平扫
    - ■ 光滑薄壁囊，大小 3 ~ 10mm 不等
    - ■ 囊内有“点”：低密度影内可见小结节状等密度影，为囊虫的头节影
    - ■ 无周围水肿
  - ○ 增强扫描
    - ■ 多数低密度灶不强化，少数可呈结节状或小环状强化
- Ⅱ期，胶样囊泡期（退化幼虫）
  - ○ CT 平扫
    - ■ 高密度液体
    - ■ 较强的环状纤维壁囊
    - ■ 周围水肿
  - ○ 增强扫描
    - ■ 环形强化
- Ⅲ期，颗粒结节期（愈合期）
  - ○ CT 平扫
    - ■ 内部的增强结节
    - ■ 周围水肿轻微，减轻，仍存在
  - ○ 增强扫描
    - ■ 部分强化
- Ⅳ期，钙化结节期（痊愈期）
  - ○ CT 平扫
    - ■ 圆点状高密度钙化影，直径 1 ~ 2mm
    - ■ 周围组织无水肿
  - 增强扫描
    - ○ 无强化

MR 表现

- T1 加权
  - ○ 囊为低信号，结节为等信号
- T2 加权
  - ○ 囊、水肿为高信号
- FLAIR
  - ○ 高信号，显出头节的轮廓，观察脑室内囊有价值
- 增强
  - ○ 囊壁、反应性纤维化可有明显强化，亦可不强化

推荐影像学检查

- 最佳检查法　MRI

【鉴别诊断】

脑炎型

- 化脓性脑炎、结核性脑炎、病毒性脑炎
  - ○ 一般有相关病原体感染的临床症状
  - ○ 脑脊液检查

单发大囊型

- 蛛网膜囊肿（arachnoid cyst）
  - ○ 边缘锐利的圆形或卵圆形脑脊液囊肿，具有脑外肿块的特征
  - ○ MRI 信号完全同脑脊液
  - ○ 不强化
- 皮样囊肿（dermoid cyst）
  - ○ 常位于中线部位
  - ○ 最佳诊断征象：脂肪 + 脑池、脑沟、脑室中的脂肪滴
- 表皮样囊肿（epidermoid cyst）
  - ○ 分叶状，不规则
  - ○ 最佳征象：脑脊液样肿物，向脑池内呈钻孔性生长

多发小囊型或多发结节、环形强化型

- 脑脓肿（brain abscess）
  - ○ 最佳诊断征象：环形强化病变，DWI 呈高信号，ADC 低
- 转移瘤（metastases）
  - ○ 有原发肿瘤病史

- 最佳诊断征象：灰白质交界处散在的实质肿块，小结节大水肿，有或无颅骨病变
- 明显、均一、斑点状、实性的或环形强化

多发钙化型

- 结节性硬化（tuberous sclerosis）
  - 有面部皮脂腺瘤、癫痫、智力发育障碍的临床特点
  - 最佳诊断征象：98% 有室管膜下结节

其他寄生虫病

- 包虫病（echinococcosis） 单房的或多房性囊肿，有或无分离的胚膜、子囊，无病灶周围水肿
- 血吸虫病（schistosomiasis） 肉芽肿性脑炎（高信号肿块，沿着线样区域分布的点状强化影）
- 旋毛虫病（trichinellosis） 嗜酸性脑膜脑炎，血管血栓症和脑梗死
- 肺吸虫病：在慢性期，肿块中的圆形或卵圆形钙化与肿瘤相似
- 疟疾（malaria） 点状及环状坏死、梗死及脑水肿（多发生于基底节区和脑皮质）
- 锥虫病（trypanosomiasis） 脑膜脑炎，在血管周围间隙的病原体导致水肿、充血，散在斑点样出血
- 裂头蚴病（sparganosis mansoni） 聚结的多囊肿块，伴有周围水肿，可与肿瘤相似
- 阿米巴脑炎 脑膜脑炎，单发或多发病灶，点状、结节样或环形增强的肿块

诊断与鉴别诊断精要

- 有便绦虫史和食“米猪肉”史或皮肤囊虫结节史，以及疫区居住史
- 最佳影像诊断依据为囊内有“点”（头节），最常见的部位是凸面蛛网膜下腔，其他部位依次为脑实质＞脑室内＞基底池
- 影像表现多样，不同类型病灶需要与不同类别疾病相鉴别

重点推荐文献

[1] 朱廷敏，李淑芳，潘桂芬，等. 脑囊虫病的 CT 分期及临床意义. 中华神经精神科杂志，1994，27：150-152.

[2] 隋邦森，孙进，陈雁冰，等. 脑囊虫病磁共振成像病期分类与临床意义. 中华医学杂志，1990，70：502-505.

（关计添　吴仁华）

典型病例

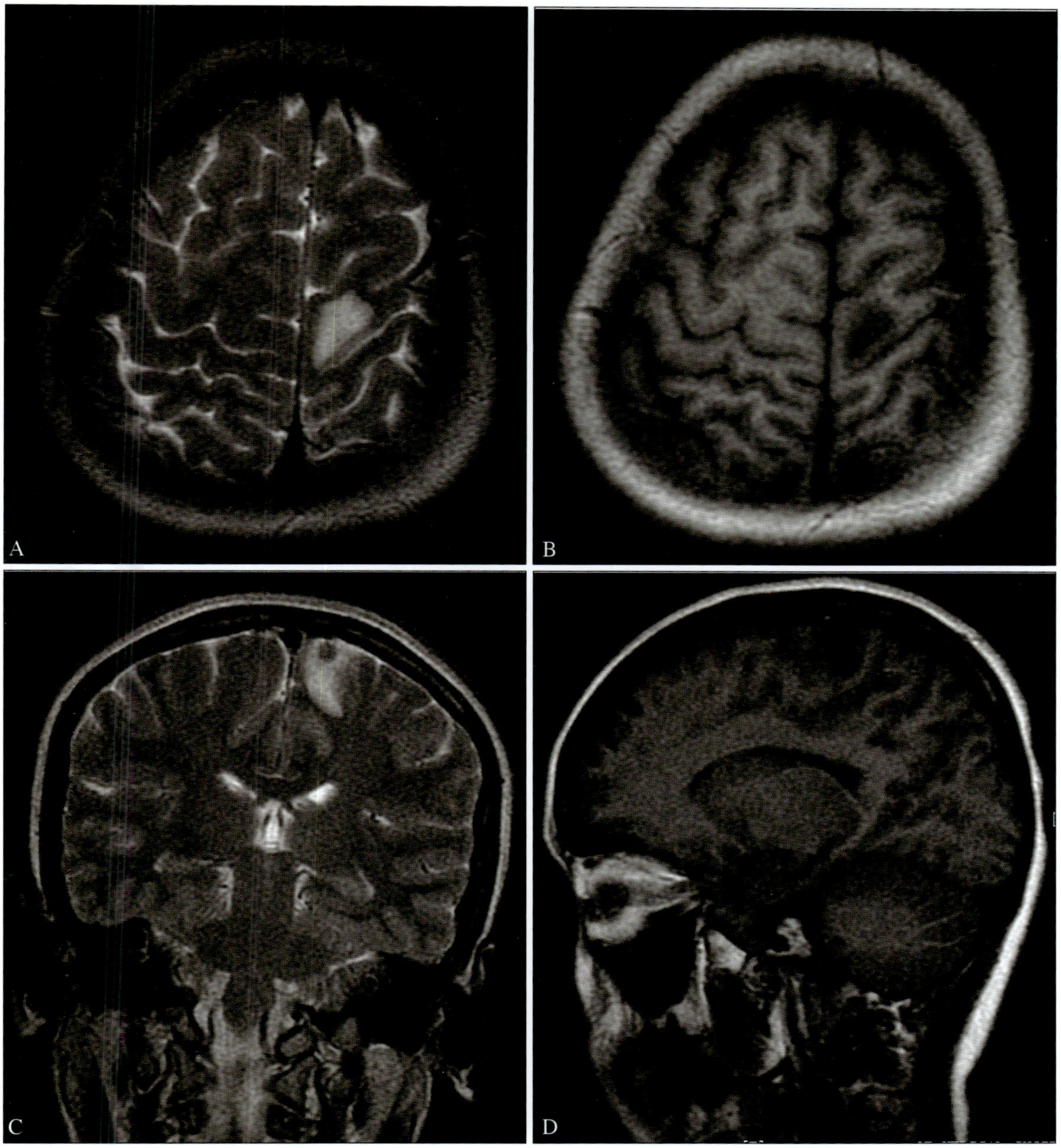

图 3-9-1 脑囊虫病
MR 平扫显示：左顶叶可见一斑片状稍长 T1 长 T2 信号灶，边缘较清

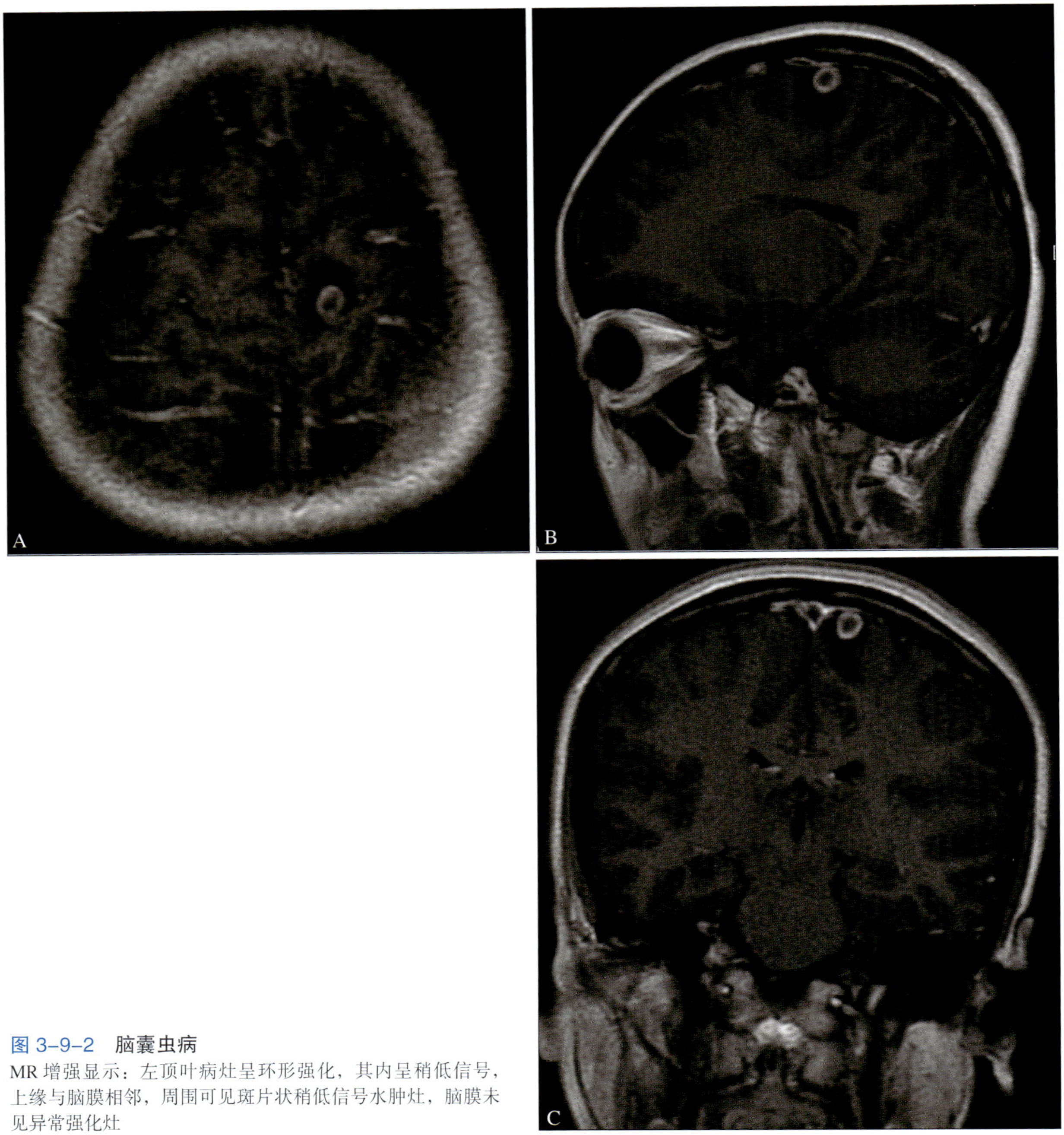

图 3-9-2 脑囊虫病

MR 增强显示：左顶叶病灶呈环形强化，其内呈稍低信号，上缘与脑膜相邻，周围可见斑片状稍低信号水肿灶，脑膜未见异常强化灶

第 10 节 脑炎性肉芽肿

【概念】

脑内炎性肉芽肿是一种中枢神经系统感染性疾病，也称脑瘤性肉芽肿，是局灶性、增殖性、慢性经过的炎性病灶，多为结核、寄生虫、真菌等感染所致，其中以结核性肉芽肿多见，其病理主要为慢性增生性炎症，当增生的组织细胞形成境界明显的结节状病灶时，即称为炎性肉芽肿

【病理生理改变】

- 病理上炎症区呈现明显的增殖性反应，由淋巴细胞、内皮细胞和三噬细胞形成结节性肉芽肿性改变
- 发病机制被认为是身体其他部位感染后，细菌通过血源性播散引起局限性脑炎，因其毒性较低而机体抵抗力较强，炎症趋于局限，出现巨噬细胞吞噬并形成颗粒状增生

【临床表现】

- 颅内炎性肉芽肿好发于青少年，临床症状多数以癫痫为首发症状，主要是局灶性或全身性癫

痫发作，或先有局灶性发作继之全身性发作。急性脑炎及颅内压增高症状多不明显，神经系统损害症状和体征少见

【影像学表现】

本病的影像诊断主要靠 CT 及 MRI 检查

CT 表现

- 小片状低密度水肿灶，有时可见边界不清、高或等密度小结节，多见于大脑中动脉分布区，以额顶叶多见，增强扫描呈均匀强化、小结节高密度增强灶或小环状强化灶
- 动态 CT 增强扫描可提高诊断率和判定疗效
- 肉芽肿的 CT 共同特征
  - 小结节状或小环状病灶，增强后均匀结节状或小环状强化
  - 周围水肿较轻微
  - 占位效应不明显
  - 多为单发，也可为多发
  - 发生在皮髓质交界处及皮质多见
  - 各种细菌引起炎性肉芽肿 CT 表现略有差异

MR 表现

- T1WI 呈等或略低信号
- T2WI
  - 呈等或略高信号，周围水肿表现为明显长 T1、长 T2 信号改变
  - 增强扫描肉芽肿呈现明显强化，若内部发生坏死，可出现环形强化，中心为长 T1、长 T2 信号，不强化
- 在影像学检查方面，CT、MRI 均能显示本病，与 MRI 相比，CT 对病灶内钙化的显示较 MR 敏感，但 CT 对较小病灶尤其是后颅窝伪病灶易漏诊。磁共振成像对显示炎性水肿更敏感，由于磁共振成像能多方位成像显示本病的范围明显优于 CT。磁共振成像检查是目前影像学诊断颅内炎性肉芽肿的最好方法之一

【诊断及鉴别诊断】

- 临床表现 病史较长，有或无全身感染史，常以癫痫为首发症状，神经系统检查，局限性神经损害较轻。CT 表现病灶小，发生在皮髓质交界区，呈类圆形结节状或小环状强化灶，病灶周围水肿较轻，无或轻微占位效应，MRI 表现为等或稍长 T1、等或稍长 T2，可考虑本病诊断
- 本病需与脑结核瘤（cerebral tuberculoma）、脑囊虫病（neurocysticercosis）、脑胶质瘤（glioma）、脑转移瘤（brain metastases）、脑血管畸形（cerebral vascular malformations）等鉴别
- 脑结核瘤
  - 脑结核球多位于灰白质交界处，直径 > 0.5cm，可单发或多发，平扫为等密度、高密度或混杂密度，可有钙化灶，增强扫描病灶有明显强化效应，出现环状或不规则影及高强化灶
  - 发生在脑实质的脑囊虫病：增强扫描时脑囊虫病往往可见长 T1、长 T2 囊样改变，内有与其强化程度不同的头节，周围水肿往往较轻
  - 胶质瘤：颅内胶质瘤病灶大小常与病程长短呈正相关，病灶周围水肿明显，有明显占位效应，增强扫描时强化常不均匀
  - 转移瘤：病灶呈均匀或环状强化，周围水肿明显，常覆盖整个大脑半球的大部分
- 脑血管畸形
  - 小型动静脉血管畸形，病灶周围多无水肿
  - 平扫病变区密度稍高
  - 增强后具有密度明显增加的特点

诊断与鉴别诊断精要

- 临床表现病史较长，有或无全身感染史，常以癫痫为首发症状
- 神经系统检查，局限性神经损害较轻
- CT 表现病灶小，发生在皮髓质交界区，呈类圆形结节状或小环状强化灶，病灶周围水肿较轻，无或轻微占位效应
- MRI 表现为等或稍长 T1、等或稍长 T2 信号
- 本病需与脑结核瘤、脑囊虫病、脑胶质瘤、脑转移瘤、脑血管畸形等鉴别

典型病例

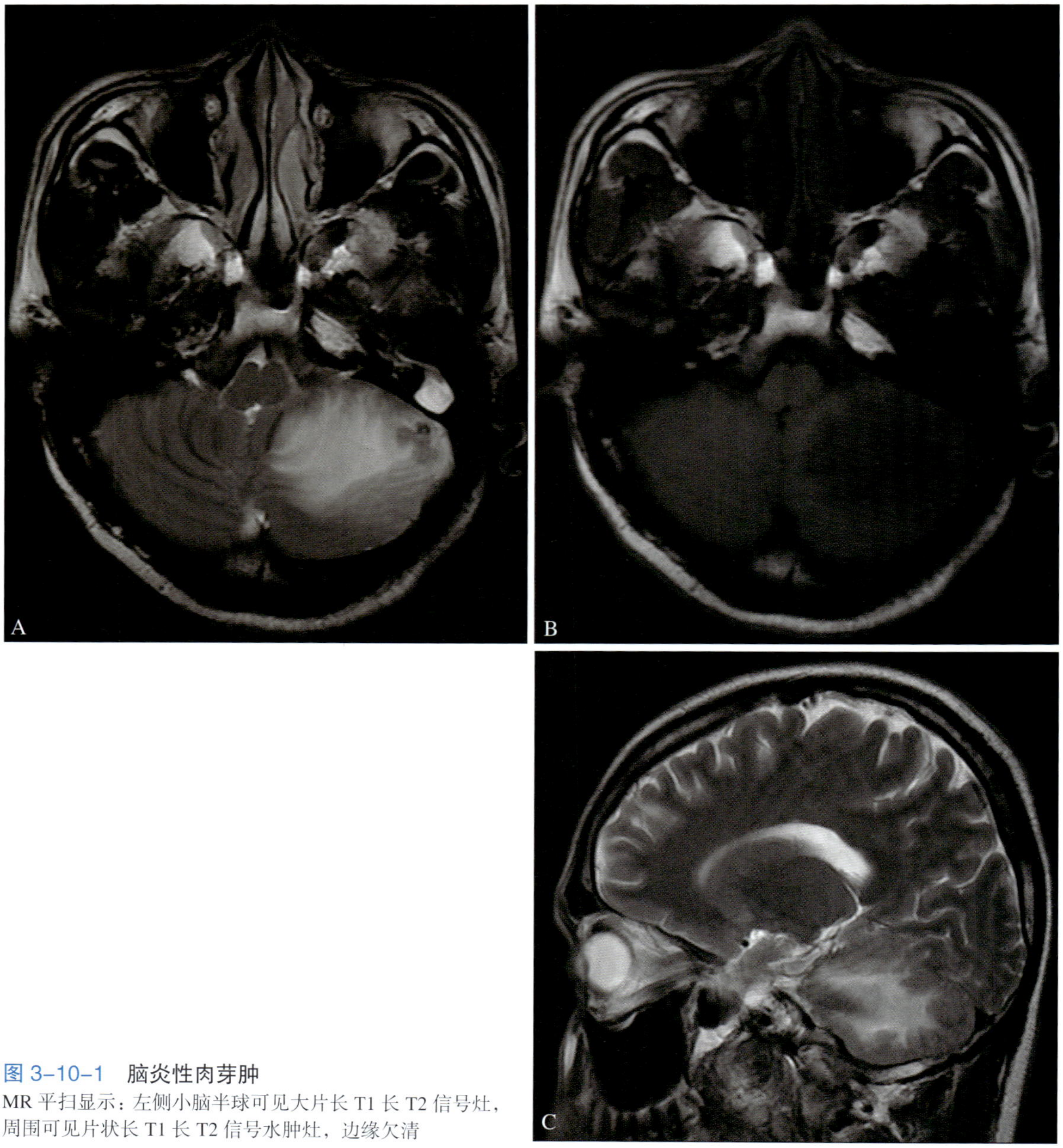

图 3-10-1 脑炎性肉芽肿

MR 平扫显示：左侧小脑半球可见大片长 T1 长 T2 信号灶，周围可见片状长 T1 长 T2 信号水肿灶，边缘欠清

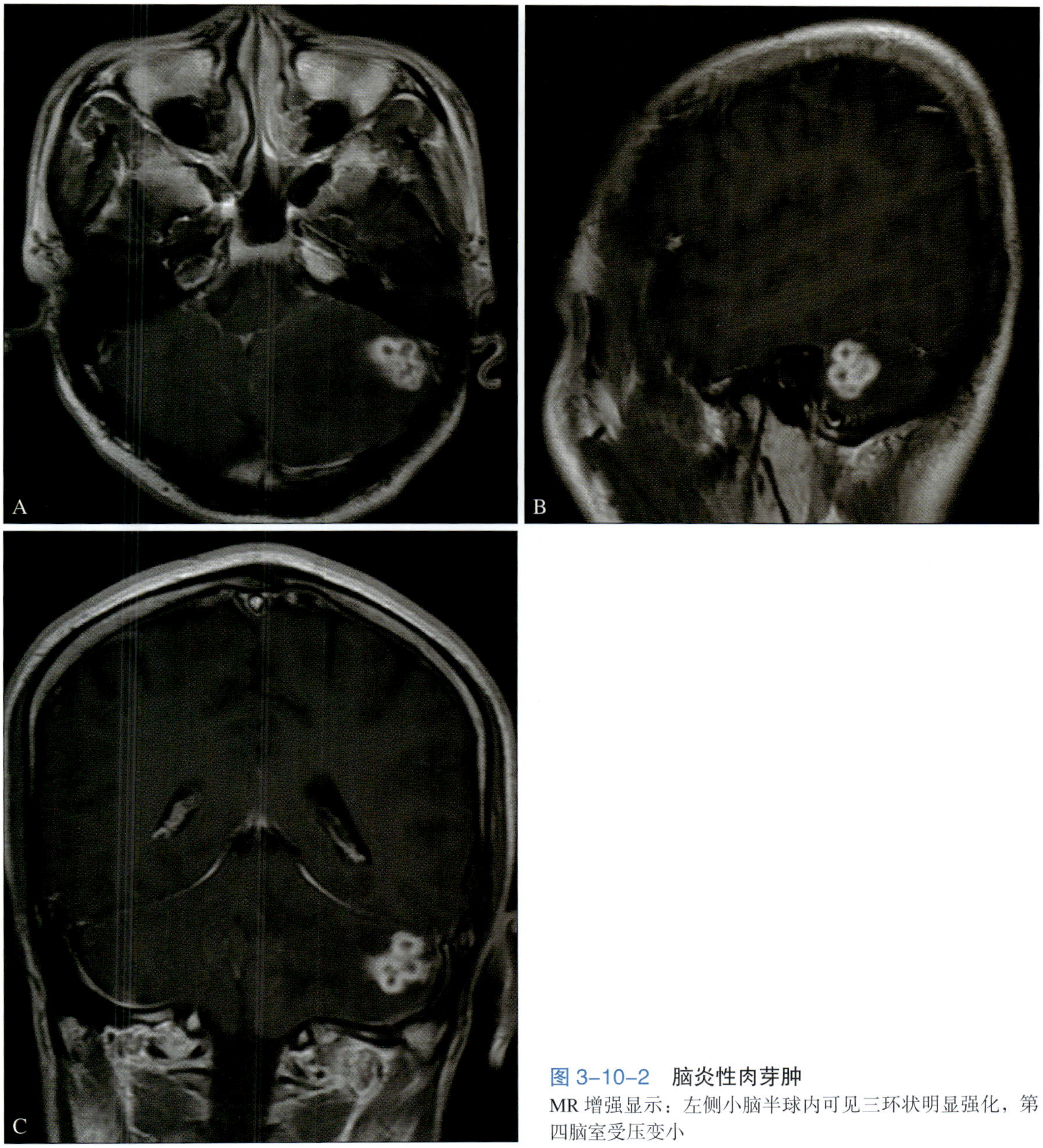

图 3-10-2 脑炎性肉芽肿
MR 增强显示：左侧小脑半球内可见三环状明显强化，第四脑室受压变小

重点推荐文献

[1] 钱瑞菱，朱世强，黄勇，等．颅内炎性肉芽肿的 CT 诊断（附 24 例报告）：临床医学影像杂志，1993，4：182-183.
[2] 郑劲鹤．颅内炎性肉芽肿磁共振征象分析．青岛医药卫生，2007，39（2）：131-132.

（关计添　吴仁华）

第 11 节 脑膜炎症

【概念及分类】

脑膜炎指软脑膜、蛛网膜的炎症，是中枢神经系统严重的感染性疾病，引起疾病的病原体有结核杆菌（tubercele bacilli）、病毒（virus）、真菌（fungus）、螺旋体（spirochaete）、寄生虫（parasite）等。这些致病菌可侵犯脑膜，也可侵犯脑实质，因此临床上也称为脑膜炎或脑膜脑炎

- 一般临床上分为化脓性（细菌性）、非化脓性脑膜炎两大类
  - 化脓性脑膜炎可分为
    - 脑膜炎双球菌脑膜炎（流脑）
    - 肺炎链球菌脑膜炎
    - 流感嗜血杆菌脑膜炎
    - 链球菌性脑膜炎
    - 葡萄球菌性脑膜炎
    - 其他少见的有大肠埃希菌、肺炎杆菌（pneumo bacillus）、铜绿假单胞菌（*pseudomonas aeruginosa*）等引起的脑膜炎
  - 非典型性化脓性脑膜炎（结核性脑膜炎）由结核分枝杆菌引起
  - 非化脓性脑膜炎由病毒、真菌、螺旋体、寄生虫引起，少数由性病引起
  - 其他少见的有癌性脑膜炎、Mollaret 脑膜炎、药物性脑膜炎等

【病理生理改变】

- 脑膜充血水肿，蛛网膜下腔炎性渗出
- 血管周围浸润，动脉炎或静脉窦栓塞
- 脑积水、硬膜下积液（脓）、室管膜炎、脑炎、脑脓肿

【临床表现】

- 颅内压升高症状 头痛，喷射性呕吐，小儿前囟饱满等
- 脑膜刺激症状 颈项强直，小儿出现角弓反张等
- 脑神经麻痹 由于基底部脑膜炎累及自该处出颅的Ⅲ，Ⅳ，Ⅴ，Ⅵ，Ⅶ对脑神经，因而引起相应的神经麻痹征
- 其他 如寒战、高热及出血性皮疹等

【影像学表现】

脑膜炎的影像诊断主要靠 CT 及 MRI

CT 扫描

- 平扫
  - 早期正常；脑沟、脑池模糊，密度增高
  - 增强，脑表面线状或脑回状强化，脑室壁强化
  - 并发症，脑积水、硬膜下积脓、脑室内积脓、室管膜炎、脑炎、脑脓肿、脑梗死等

MR 扫描

- T1WI
  - 显示蛛网膜下腔变形、模糊，信号增高
- T2WI
  - 显示蛛网膜下腔高信号
  - 增强后脑池、脑沟、脑膜强化
  - 并还可有脑静脉、静脉窦血栓及脑梗死、脑积水征象
- CT 和 MRI 是脑膜炎最有效的影像学检查方法。MR 表现与 CT 相似，早期无异常发现，随病变进展 T1WI 和 PdWI 可显示脑池、脑裂、脑沟渗出物信号高于正常脑脊液信号，增强扫描脑膜明显强化，强化的脑膜可以增厚并可伸入到脑沟内。脑膜强化是脑膜炎最重要的诊断依据
- 对颅底、脑干周围池的病变显示，MRI 优于 CT，对脑凸面病变两者显示效果相似。CT 和 MRI 均可反映病变的严重程度，并发现有无颅内的其他并发症

【诊断及鉴别诊断】

- 各类型脑膜炎的影像学表现差异不大，主要通过临床病史及化验检查进行诊断及鉴别诊断

诊断与鉴别诊断精要

- 小儿出现颅内压升高症状、脑膜刺激症状、脑神经麻痹等症状
- 增强扫描脑膜明显强化，强化的脑膜可以增厚并可伸入到脑沟内
- 主要通过临床病史及化验检查进行诊断及鉴别诊断

典型病例

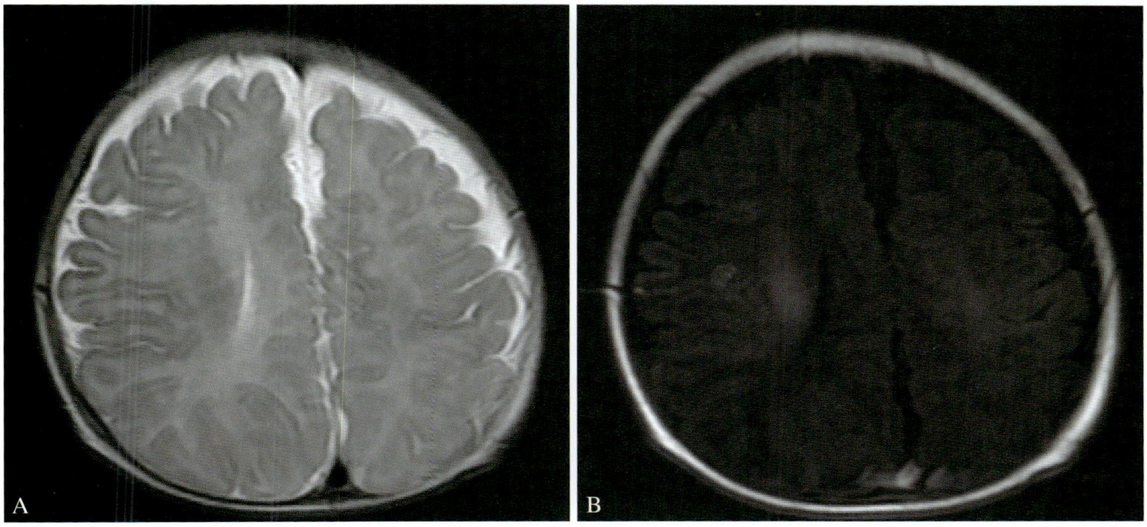

图 3-11-1 脑膜炎
MR 平扫显示 双侧颞顶叶脑膜及纵裂池毛糙，脑沟回对比欠清

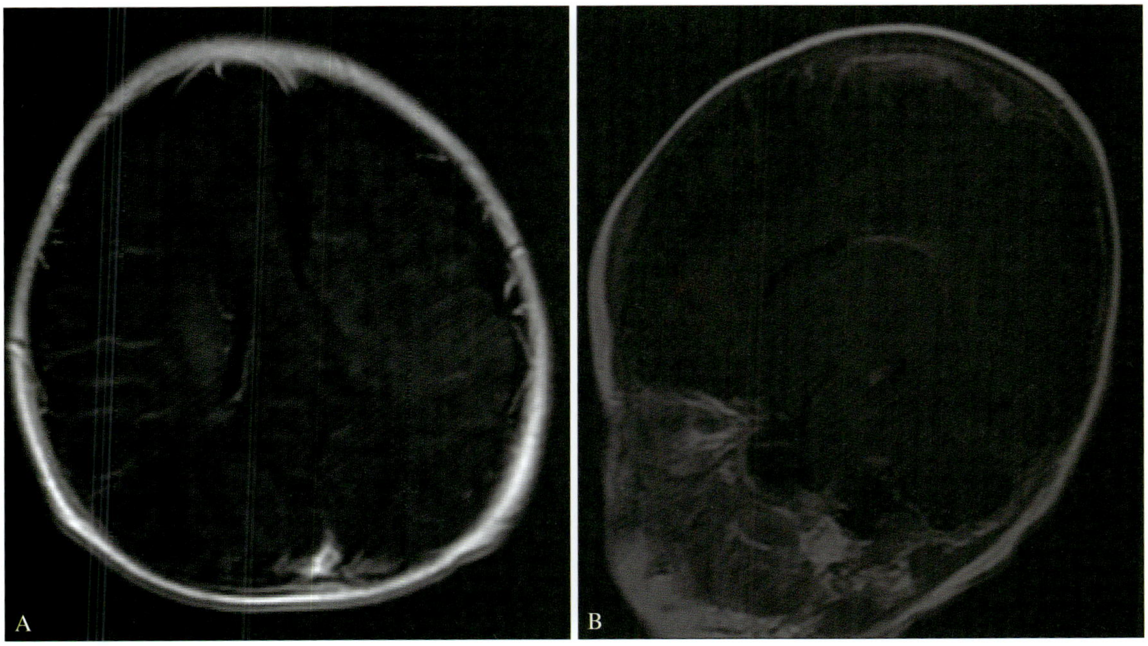

图 3-11-2 脑膜炎
MR 增强显示：双侧颞顶叶脑膜及纵裂池呈线样明显强化，以右侧显著

重点推荐文献

[1] 周影娜，董佑忠．结核性脑膜炎鉴别诊断．医师进修杂志（内科版），2004，27（4）：8-10.
[2] 王孔林，吴静丽，席伟，等．结核性脑膜炎的CT、MRI检查对照分析．临床肺科杂志，2010，15（3）：356-357.

（关计添　吴仁华）

第12节　艾滋病脑病变

【概念与概述】

- 艾滋病又称获得性免疫缺陷综合征（AIDS），常累及中枢神经系统
- 脑病变根据病理可分为：
  - 人类免疫缺陷病毒（human immunodeficiency virus，HIV）原发性感染
  - 机遇性感染，常见的有弓形虫（toxoplasma gondii）、真菌（fungus）、病毒（virus）和细菌（bacterial）等感染
  - 肿瘤，以淋巴瘤（lymphoma）多见
  - 血管病变（vascular disease），为多种原因损害或阻塞血管导致的梗死

【病理与病因】

大体病理及手术所见

- 沿浆膜面生长的实质性肿瘤
- 包绕和浸润邻脏器
- 可以沿手术和腹腔镜路径再发

显微镜下特征

- 散在分布的小神经胶质增生结节（glial nodules）、多核巨细胞浸润
- 局灶性脱髓鞘
- 大片白质稀疏和脑萎缩
- 钙视网膜蛋白（calcium retinal protein）、角蛋白（keratin）、弹性蛋白（elastin）和血栓调节蛋白免疫染色阳性

【临床表现】

表现

- 最常见体征/症状
- 神经症状
  - 进行性痴呆
  - 思维紊乱
  - 反应迟钝
- 其他体征
  - 发热，多为不规则发热
  - 咳嗽、胸痛
  - 头痛
  - 抽搐
  - 腹泻
  - 体重下降
  - 淋巴结肿大
  - 带状疱疹
  - 合并肺结核、肺炎、胸腔积液或Kapos肉瘤（Kapos sarcoma）
- 临床病史　静脉吸毒、接触血液制品、不洁性生活史及母婴传播等

疾病人群分布

- 年龄
  - 成人多见
  - 儿童及婴儿多为母婴传播或间接感染
- 性别
  - 男性多于女性

【影像表现】

概述

- 脑萎缩（brain atrophy）改变
- 以脑白质受累为主的病变，多见于
  - HIV脑炎（HIV encephalitis）
  - 机遇性巨细胞包涵体病毒脑炎
  - 多灶性脑白质病
- 以脑皮质、跨皮髓质交界区、中央灰质团及脑干为主的病变
  - 脑灰质、皮髓交界区、中央灰质团及脑干病变大多呈交叉并存的特点
  - 顶、额、颞叶及基底节病变占半数以上
  - 大多呈斑片状
  - 跨皮髓质交界区，占位效应相对较轻

CT表现

- 平扫CT
  - 两侧基本对称或不对称的脑白质病变，少

数为单侧白质病变
- 对位于侧脑室周围白质、半卵圆中心、额顶叶，甚至廷伸至皮质下区
- 低密度灶，晚期病灶多相互融合，形成大片状低密度灶
- 无占位效应
- 不同程度的脑萎缩

- 增强 CT
  - 无强化

MR 表现
- T1 加权低信号，T2 加权高信号
- 无占位效应
- T1 增强无强化

推荐影像学检查
- 最佳检查法：MRI 平扫 + 增强

【鉴别诊断】
- 脑梗死（cerebral infarction）
  - 中老年人多发，有动脉硬化、高血脂、高血压病史
  - 病变的部位、密度或信号与中小动脉的走行及分布有关
  - CT 平时为斑片状、小片状或大片状低密度灶
  - MRI 平扫 T1WI 为低信号，T2WI 为高信号
  - 多无占位效应
  - 增强无强化
- 疱疹病毒性脑炎（herpes simplex virus encephalitis）
  - 少年及儿童多见
  - 临床有近期上呼吸道感染、口唇疱疹感染或消化道感染病史
  - CT 平扫为颞叶、边缘系统和额叶的淡薄片状低密度灶
- 脑转移瘤（brain metastases）
  - 多为中老年人，有原发肿瘤病史或手术史
  - CT 为单发或多发类圆形的等或低密度灶，也可为略高密度或囊性肿块
  - 伴有指样脑水肿和占位效应
  - 多位于大脑半球皮质或皮质下区
  - 增强呈多发结节或环形强化
  - MRI 平扫 T1WI 为单发或多发的低信号，T2WI 为高信号
  - 增强为多发不均质结节或环形强化
- 胶质瘤（glioma）
  - 患者常有慢性头痛并进行性加重的病史
  - CT 平扫为低密度或等低混杂密度肿块，伴有瘤周水肿和明显的占位效应
  - 增强呈不规则环形强化并伴有壁结节
  - MRI 平扫 T1WI 多为低或等信号，T2WI 为高信号，伴瘤周水肿及占位效应
  - 增强大多为明显不均匀或花环样强化
- 混合感染性脑病
  - AIDS 患者免疫力持续低下和进行性降低，病毒、真菌、原虫等微生物先后或同时侵入中枢神经系统，引起的混合感染性脑病
- 不同疾病的影像学特征同时出现在同一患者影像中

诊断与鉴别诊断精要

- 具有艾滋病史
- 主要影像改变有脑萎缩改变；以脑白质受累为主的病变；以脑皮质、跨皮髓质交界区、中央灰质团及脑干为主的病变
- 不同疾病的影像学特征可同时出现在同一患者影像中
- 需要与脑梗死、疱疹病毒脑炎、胶质瘤、转移瘤等相鉴别

典型病例

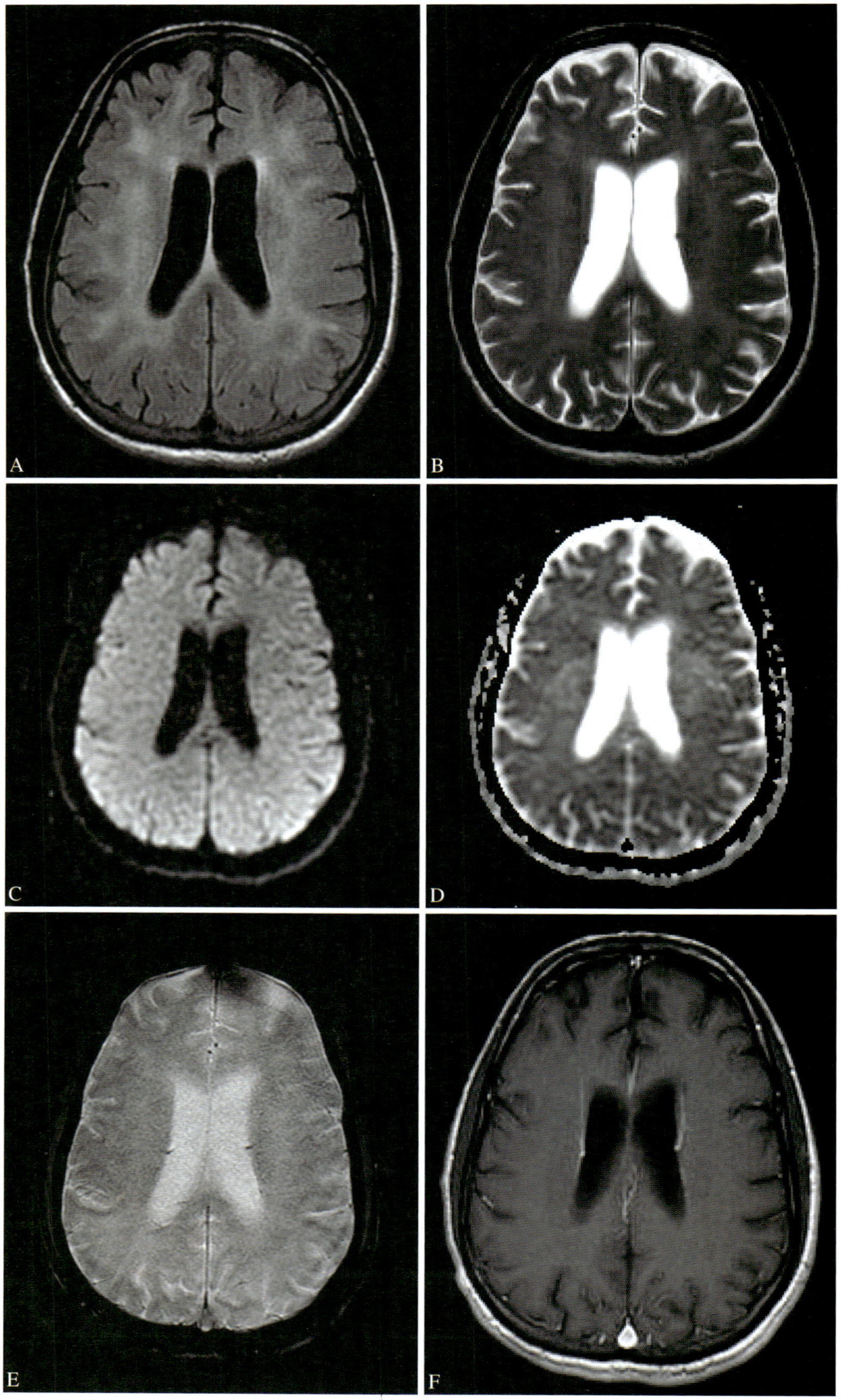

图 3-12-1 艾滋病脑病变

脑白质内可见对称分布的斑片状异常信号病灶：T2WI 高信号显示范围不如 FLAIR 清楚，DWI 等信号，ADC 高信号，GRE 高信号，增强后无明显强化，脑室轻度扩大

重点推荐文献

[1] 费军，王茂强．获得性免疫缺陷综合征（AIDS）的脑部影像．国外医学临床放射学 分册，1999，3（1）：156-160.

[2] 江铭，聂鹏．HIV 脑炎的影像学表现及鉴别诊断．临床放射学杂志，2010，29（9）：1265-1267.

[3] 赵建民，李稳，史恒瑞，等．艾滋病患者脑部常见病变的 CT 表现．实用放射学杂志，2008，24（7）：883-885.

（关计添　吴仁华）

主要参考文献

[1] 彭仁罗．颅内感染性疾病的影像学．中国医学影像技术，2001，17（9）：851-852.

[2] 罗敏，肖家和．病毒性脑炎的 CT、MRI 诊断．临床放射学杂志，2000，19：133-136.

[3] 费筠华，王耀宗．急性病毒性脑炎．山东医药，1997，37（8）：38-39.

[4] 曹丽华，庞保东，刘 寅，等．小儿急性病毒性脑炎 EEG、头颅 CT、MRI 与临床的关系．实用医学杂志，2006，22（1）：51-52.

[5] 蒋虹，万朝敏．病毒性脑炎的研究进展．国外医学儿科分册，2003，30（2）：86-88.

[6] 白人驹，张雪林，孟俊非，等．医学影像诊断学．北京：人民卫生出版社，80-83.

[7] 张云亭，于荣，罗汉超．中枢神经与头颈部疾病影像诊断图谱．沈阳：辽宁科学技术出版，1998，385-394.

[8] 李志红，张辉，苏晋生．囊性星形细胞瘤、转移瘤与脑脓肿的 MRI 诊断．基层医学论坛，2008，12（1）：137-139.

[9] 吴成翰．颅内结核感染性疾病的影像学改变．中国实用内科杂志，2005，25（5）：403-405.

[10] 杨利霞，任永芳，贾文霄，等．颅内结核 MRI 表现及分型的研究．中国 CT 和 MRI 杂志，2010，8（34）：5-8.

[11] 王建军，黄越，邹丽萍．儿童脑血管炎诊断与鉴别诊断．中国当代儿科杂志，2010，12（5）：406-411.

[12] 方燕南，张爱武，江晓军，等．伴有抗心磷脂抗体阳性脑血管炎的临床和影像学特点．中国神经免疫学和神经病学杂志，2007，14（2）：97-101.

[13] 袁涛，全冠民．脑血管炎 MRI 诊断进展．临床放射学杂志，2010，29（9）：1270-1273.

[14] 王小宜，廖伟华，姜新雅，等．神经梅毒的磁共振成像表现．中华放射学杂志，2002，36（4）：348-350.

[15] 施辛，张秉正，包仕尧，等．神经梅毒的临床特征与处理．中国皮肤性病学杂志，2001，15（4）：280-281.

[16] 孙鑫，肖新兰，神经梅毒的影像学诊断分析．放射学实践，2006.09（21）：971-972.

[17] 邬美惠，王娟，周义成，等．颅内真菌感染的影像学表现与鉴别诊断．临床放射学杂志，2007，26（11）：1084-1087.

[18] 胡良波，张翱．中枢神经系统隐球菌病的 MRI 分析．第三军医大学学报，2008，30（20）：1955-1957.

[19] 朱廷敏，李淑芳，潘桂芬，等．脑囊虫病的 CT 分期及临床意义．中华神经精神科杂志，1994，27：150-152.

[20] 隋邦森，孙进，陈雁冰，等．脑囊虫病磁共振成像病期分类与临床意义．中华医学杂志，1990，70：502-505.

[21] 钱瑞菱，朱世强，黄勇，等．颅内炎性肉芽肿的 CT 诊断（附 24 例报告）．临床医学影像杂志，1993，4：182-183.

[22] 郑劲鹤．颅内炎性肉芽肿磁共振征象分析．青岛医药卫生，2007，39（2）：131-132.

[23] 周影娜，董佑忠．结核性脑膜炎鉴别诊断．医师进修杂志（内科版），2004，27（4）：8-10.

[24] 王孔林，吴静丽，席伟，等．结核性脑膜炎的 CT、MRI 检查对照分析．临床肺科杂志，2010，15（3）：356-357.

[25] 费军，王茂强．获得性免疫缺陷综合征（AIDS）的脑部影像．国外医学临床放射学 分册，1999，3（1）：156-160.

[26] 江铭，聂鹏．HIV 脑炎的影像学表现及鉴别诊断．临床放射学杂志，2010，29（9）：1265-1267.

[27] 赵建民，李稳，史恒瑞，等．艾滋病患者脑部常见病变的 CT 表现．实用放射学杂志，2008，24（7）：883-885.

（吴仁华　关计添）

4 脑肿瘤及肿瘤样病变

第 1 节　低级别星形细胞瘤

【概念与概述】

低级别星形细胞瘤（low-grade astrocytoma）由星形细胞或星形前体细胞起源的肿瘤。

- 种类　原纤维型、饲肥星形细胞型、原浆型

【病理与病因】

一般特征

- 一般发病机制
  - 与基因突变、染色体异常有关
- 遗传学
  - TP53 突变 > 60%
  - PDGFR-α 过度表达
  - 染色体异常：常见有 7q 增加；8q 扩增；10p，22q 杂合子丢失；6 号染色体缺失
- 流行病学
  - 占成年人胶质瘤的 25% ~ 30%

大体病理及手术所见

- 大部分呈弥漫性生长，边界不清
- 可有坏死、囊变、出血及钙化

显微镜下特征

- 肿瘤基质常见囊变
- 核异形性较少
- 有丝分裂罕见
- 常无小血管增生
- 胶原纤维酸性蛋白（glial fibrillary acidic protein，GFAP）阳性

【临床表现】

表现无特异性

- 最常见体征 / 症状
  - 癫痫
  - 头痛
  - 其他体征 / 症状：一侧肢体麻木、反应迟钝等

疾病人群分布

- 年龄

可发生于任何年龄，以 30 ~ 40 岁常见

- 性别
  - 无性别倾向

自然病史与预后

- 有恶变为间变性星形细胞瘤的内在倾向
- 在体积增大的同时，常伴坏死、囊变及出血
- 常沿纤维束浸润、扩散，浸润的方向与肿瘤初始部位有关，可分为：向对侧扩散、同侧扩散，后者又分为同侧近距离扩散和远距离种植性扩散两种

治疗

- 典型方案为手术切除 + 术后放疗、化疗
- 患者年龄和手术切除程度对存活时间影响较大

【影像表现】

概述

- 最佳诊断依据　灰白质交界处病变，边界不清
- 部位
  - 幕上多见（占 2/3）
  - 幕下多见于脑干，小儿常见
- 形态学
  - 两种主要形态
    - 不规则形：因弥漫性生长造成，边界不

清，较常见
- 局限形：膨胀性生长，边界较清晰，少见

X 线表现
- 较少使用，伴钙化和出血时，可呈高密度改变

CT 表现
- 平扫 CT
  - 常为低密度病变，边界不清
  - 伴坏死、囊变及钙化时密度不均
- 增强 CT
  - 大多数情况下无强化

MR 表现
- 平扫
  - T1WI 低信号，T2WI 和 FLAIR 高信号，边界不清
  - 因浸润性生长，占位效应较轻，但伴出血时，因瘤周水肿明显而有明显占位效应
- T1 增强
  - 多数无强化，强化的出现提示病理级别的提高

其他影像学表现
- 弥散成像
  - 边界清晰的囊性星形细胞瘤可无弥散受限
  - 弥漫性星形细胞瘤成分不一时，可见弥散受限
- 磁共振波谱
  - 乙酰胆碱峰升高，N- 乙酰天门冬氨酸（NAA）峰降低
  - 肌醇 / 肌酸（MI/Cr）比值升高

推荐影像学检查
- 最佳检查法：平扫及增强 MRI 检查

【鉴别诊断】

脑缺血
- 部位及形态符合血管分布
  - 典型呈三角形或扇形
- 急性或亚急性期弥散受限
- 周围水肿明显，占位征象突出
- 动态观察，软化时出现负占位效应
- 临床表现典型
  - 对侧肢体、语言等功能障碍
  - 常伴高血压、糖尿病等危险因素

炎症
- 增强扫描有强化，呈条形、片状，形态较散
- 临床感染症状较明显
  - 抗感染治疗有效

诊断与鉴别诊断精要

- 灰白质交界处病变，边界不清，幕上多见，小儿多见于幕下
- 弥漫性或膨胀性生长，CT 低密度，MR 呈长 T1 信号、长 T2 信号，无明显强化
- 有恶性进展的倾向，发展为间变星形细胞瘤
- 本病需与脑缺血和感染性病变相鉴别

典型病例

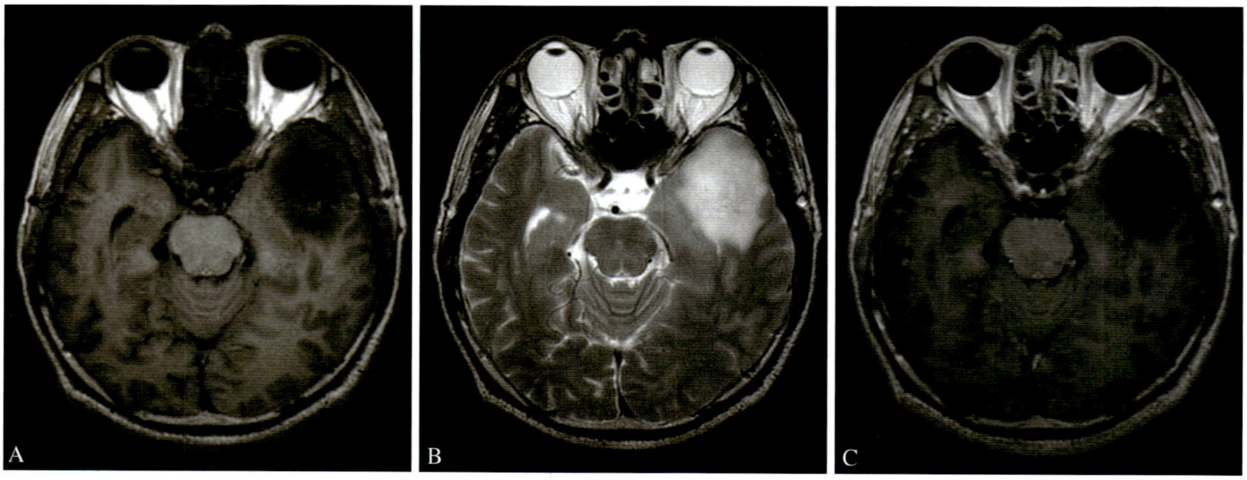

图 4-1-1 星形细胞瘤

A. 平扫轴位 T1WI 示左侧颞叶片状长 T1 信号，占位效应不明显；B. 轴位 T2WI 示病变周围水肿较轻；C. 增强扫描轴位像，病变无强化

重点推荐文献

[1] Chen X，Dai J，Jiang T. Supratentorial WHO grade II glioma invasion：a morphologic study using sequential conventional MRI [J]. Br J Neurosurg，2010，24（2）：196-201.

[2] Bauman G，Fisher B，Watling C，et al. Adult supratentorial low-grade glioma：long-term experience at a single institution [J]. Int J Radiat Oncol Biol Phys，2009，75（5）：1401-1407.

[3] Wessels PH，Weber WE，Raven G，et al. Supratentorial grade II astrocytoma：biological features and clinical course [J]. Lancet Neurol，2003，2（7）：395-403.

第 2 节 少枝胶质细胞瘤

【概念与概述】

少枝胶质细胞瘤（oligodendroglioma）由少枝胶质细胞起源，肿瘤性少枝胶质细胞占 75% ~ 90% 的脑肿瘤

- 种类 低级别（WHO Ⅱ级）、间变性（WHO Ⅲ级）

【病理与病因】

一般特征

- 一般发病机制
  - 起源于成熟少突胶质细胞或未成熟的胶质前体细胞的瘤样转化
- 遗传学
  - 近 50% 的间变性少枝胶质瘤有 19q、1p 缺失
- 流行病学
  - 占颅内胶质瘤的 15% ~ 20%
  - 占所有颅内肿瘤的 5% ~ 10%

大体病理及手术所见

- 位于皮层、皮层下白质
- 20% 囊变，主要发生在体积较大的肿瘤
- 瘤内出血常见

显微镜下特征

- 细胞致密、实性
- 多发不规则钙化
- 常见局灶性星形细胞瘤

【临床表现】

表现无特异性

- 最常见体征 / 症状
  - 癫痫

疾病人群分布

- 年龄
  - 峰值年龄 40 ~ 50 岁
  - 儿童、青少年少见

自然病史与预后

- 手术切除为主，术后化疗 +/- 放疗
- 常沿纤维束浸润、扩散
- 较同级别星形细胞瘤生长慢

治疗

- 1p 缺失者对化疗敏感

【影像表现】

概述

- 最佳诊断依据　额叶不规则肿块，边界不清，内见钙化
- 部位
  - 主要位于幕上
  - 85% 在大脑半球
  - ＞ 50% 在额叶
- 形态学
  - 不规则

X 线表现

- 较少使用，伴钙化和出血时，可呈高密度改变

CT 表现

- 平扫 CT
  - 密度不均，常为低密度病变，边界不清
  - 特征性表现是大面积钙化
  - 钙化率在所有脑肿瘤中最高，为 70% ~ 90%
  - 但总的钙化率低于星形细胞瘤（25%），因为后者的发病率远高于少枝胶质瘤
- 增强 CT
  - 2/3 可见强化
  - 增强幅度不一，与组织学级别和预后有关

MR 表现

- 平扫
  - T1WI 和 T2WI 上信号多变，主要为长 T1、长 T2 信号
  - 1/3 伴瘤周水肿
- T1 增强
  - 强化不均匀

推荐影像学检查

- 最佳检查法　平扫及增强 MRI 检查

【鉴别诊断】

星形细胞瘤

- 多累及白质，灰质相对正常

节细胞胶质瘤

- 儿童，年轻人多见
- 多见于颞叶
- 边缘锐利
- 囊伴结节

诊断与鉴别诊断精要

- 额叶不规则肿块，边界不清，累及皮层及皮层下白质
- 主要位于幕上大脑半球，成年人额叶多见
- 钙化率在所有脑肿瘤中较高，70% ~ 90%
- 本病需与星形细胞瘤和节细胞胶质瘤鉴别

典型病例

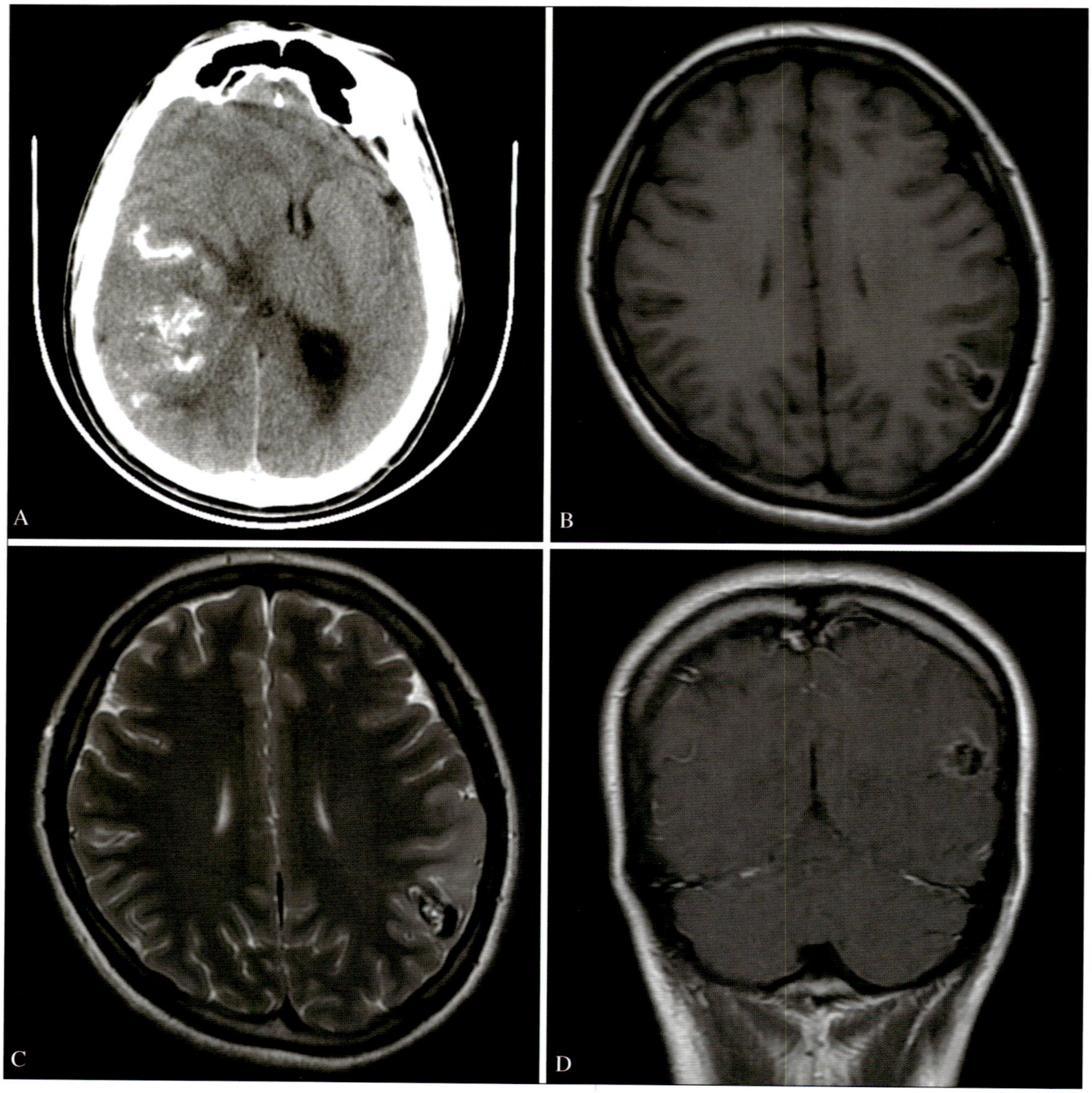

图 4-2-1 少枝胶质细胞瘤

A. 轴位 CT 示右侧颞叶团块状病变，内多发钙化，呈点状、条形及片状，占位效应明显；B. 轴位 T1WI 示左侧顶叶皮层病变，内见长短 T1 信号；C. 轴位 T2WI 示病变内见短 T2 信号，周围水肿不明显；D. 增强扫描冠状位像，病变不均匀强化

重点推荐文献

[1] Robertson T，Koszyca B，Gonzales M. Overview and recent advances in neuropathology. Part 1：Central nervous system tumours［J］. Pathology，2011，43（2）：88-92.

[2] Rodriguez FJ，Giannini C. Oligodendroglial tumors：diagnostic and molecular pathology［J］. Semin Diagn Pathol，2010，27（2）：136-145.

[3] Jenkinson MD，Walker C，Brodbelt AR，et al. Molecular genetics，imaging and treatment of oligodendroglial tumours［J］. Acta Neurochir（Wien），2010，152（11）：1815-1825.

第 3 节 间变性星形细胞瘤

【概念与概述】

间变性星形细胞瘤（anaplastic astrocytoma）病理级别介于弥漫性星形细胞瘤和胶质母细胞瘤之间，为 WHO Ⅲ级胶质瘤。

【病理与病因】

一般特征

- 一般发病机制

有原发和继发两种，后者由弥漫性星形细胞瘤恶变而来

- 遗传学
  - TP53 突变 > 70%
  - 细胞周期调控因子异常
  - 染色体异常：常见有 P16 缺失，RB 改变，p19ARF 缺失，周期素依赖性蛋白激酶 4（CDK4）增生
- 流行病学
  - 占胶质瘤的 25%
  - 占星形细胞瘤的 1/3

大体病理及手术所见

- 边界不清的囊实性病变

显微镜下特征

- 核异形性较多
- 有丝分裂明显
- 细胞核 / 浆多形性
- 胶原纤维酸性蛋白（glial fibrillary acidic protein，GFAP）阳性

【临床表现】

表现无特异性

- 最常见体征 / 症状
  - 癫痫
  - 头痛
  - 其他体征 / 症状：一侧肢体麻木、反应迟钝等

疾病人群分布

- 年龄
  - 可发生于任何年龄，以 40 ～ 50 岁常见
- 性别
  - 男稍多于女

自然病史与预后

- 有恶变为胶质母细胞瘤的内在倾向
- 常沿纤维束浸润、扩散，其他扩散途径尚有：软脑膜播散、室管膜播散、血管周围间隙等，但罕有脑外播散
- ^{1}H-MRS 能预测高级别胶质瘤的预后

治疗

- 典型方案为手术切除 + 术后放疗、化疗
- 患者年龄和手术切除程度对存活时间影响较大

【影像表现】

概述

- 最佳诊断依据：灰白质交界处病变，部分强化
- 部位
  - 幕上多见（占 2/3）
  - 额叶、颞叶居多
- 形态学
  - 两种主要形态
    - 不规则形，常由低级别胶质瘤（WHO Ⅱ级）转变而来
    - 局限形：膨胀性生长，边界较清晰，多为原发性

CT 表现

- 平扫 CT
  - 常为低密度病变，弥漫性生长时边界不清
  - 伴坏死、囊变及钙化时密度不均
- 增强 CT
  - 实性部分可见强化

MR 表现

- 平扫
  - T1WI 低信号，T2WI 和 FLAIR 高信号，边界不清
  - 占位效应较低级别胶质瘤明显
- T1 增强
  - 实性部分可见强化，坏死部分的囊腔亦强化，囊壁部分光滑，似脓肿壁强化

其他影像学表现

- 磁共振波谱
  - 乙酰胆碱峰 / 肌酸比值升高，N- 乙酰天门冬氨酸（NAA）峰降低

推荐影像学检查

- 最佳检查法：平扫及增强 MRI 检查 + 磁共振波谱成像

【鉴别诊断】

低级别胶质瘤

- 弥散加权磁共振成像有助于将低级别和高级别胶质瘤鉴别开来。ADC 值随级别升高而降低，而各向异性值无差别。

胶质母细胞瘤

- 很多情况下，无法将间变性胶质瘤与胶质母细胞瘤鉴别开来

典型病例

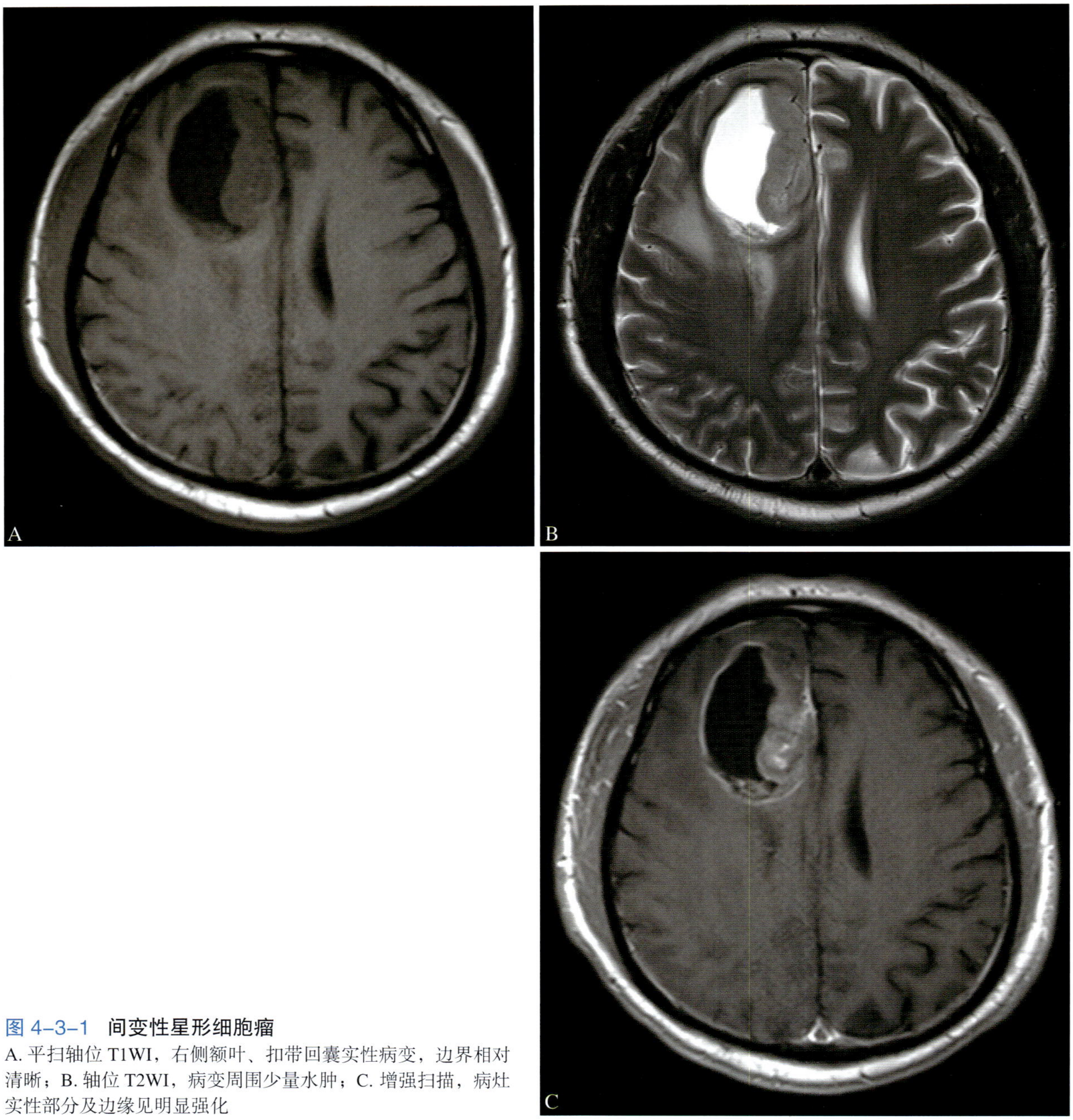

图 4-3-1 间变性星形细胞瘤

A. 平扫轴位 T1WI，右侧额叶、扣带回囊实性病变，边界相对清晰；B. 轴位 T2WI，病变周围少量水肿；C. 增强扫描，病灶实性部分及边缘见明显强化

诊断与鉴别诊断精要

- 弥漫浸润的半球肿块，影像特征多变，主要累及白质
- 建议 MRI+MRS 扫描辅助诊断
- 可进展为多形性胶质母细胞瘤
- 本病需与低级别胶质瘤和胶质母细胞瘤相鉴别

重点推荐文献

[1] Raab P, Hattingen E, Franz K, et al. Cerebral gliomas: diffusional kurtosis imaging analysis of microstructural differences [J]. Radiology, 2010, 254 (3): 876-881.
[2] Majós C, Bruna J, Julià-Sapé M, et al. Proton MR spectroscopy provides relevant prognostic information in high-grade astrocytomas [J]. AJNR Am J Neuroradiol, 2011, 32 (1): 74-80.
[3] Stupp R, Reni M, Gatta G, et al. Anaplastic astrocytoma in adults [J]. Crit Rev Oncol Hematol, 2007, 63 (1): 72-80.

第 4 节　多形性胶质母细胞瘤

【概念与概述】

多形性胶质母细胞瘤（glioblastoma multiforme）为 WHO Ⅳ级胶质瘤

【病理与病因】

一般特征

- 一般发病机制

由原发和继发两种，后者的发生路径为弥漫性星形细胞瘤→间变性胶质瘤→胶质母细胞瘤

- 遗传学
  - TP53 突变
  - 染色体 10q、17p 杂合性丧失
- 流行病学
  - 是成人最常见的原发性恶性肿瘤之一，占胶质瘤的 50%

大体病理及手术所见

- 血供丰富的囊实性病变

显微镜下特征

- 核异形性较多
- 坏死、微血管增生明显
- 大量有丝分裂
- 细胞核 / 异形性明显
- 胶原纤维酸性蛋白（glial fibrillary acidic protein, GFAP）低表达

【临床表现】

表现无特异性

- 最常见体征 / 症状
  - 癫痫
  - 头痛
  - 其他体征 / 症状：一侧肢体麻木、反应迟钝等

疾病人群分布

- 年龄
  - 可发生于任何年龄，以 50 岁以上常见

自然病史与预后

- 进展快，预后差
- 磁敏感 PWI 示，肿瘤 CBV 高的患者病变进展快，预后差

治疗

- 典型方案为手术切除 + 术后放疗、化疗
- 患者年龄和手术切除程度对存活时间影响较大

【影像表现】

概述

- 最佳诊断依据：花环样强化的病变伴灶周水肿
- 形态学

- ○ 形态不规则，边界不清晰

CT 表现

- 平扫 CT
  - ○ 常为低密度病变，边界不清
  - ○ 伴出血、钙化时密度较高，但不均匀
- 增强 CT
  - ○ 不规则厚壁环形强化

MR 表现

- 平扫
  - ○ T1WI 低信号，T2WI 和 FLAIR 高信号，边界不清
  - ○ 有出血、钙化时信号多变
- T1 增强
  - ○ 实性部分可见强化，膨胀性生长者典型表现为囊性病变伴壁结节强化，如同印戒样

其他影像学表现

- DSA
  - ○ 可见异常血管染色，对比剂排空延迟

推荐影像学检查

- 最佳检查法：平扫及增强 MRI 检查 + 磁共振波谱成像

【鉴别诊断】

间变性胶质瘤

- 很多情况下，无法将间变性胶质瘤与胶质母细胞瘤鉴别开来

单发脑转移瘤

- 约 1/3 的脑转移瘤为单发，最常见原发部位为肺，其次为乳腺、结肠等
- 常规影像学检查（CT、MR 平扫和增强扫描）很难将两者鉴别开来
- 弥散张量成像示，皮层下白质纤维束的移位见于转移瘤，而胶质母细胞瘤常造成纤维束的侵袭和破坏
- PWI 上，局部脑血容量峰值的位置能将两者鉴别开来
- ^{1}H-MRS 表明，两者的脂质峰面积比率不同，胶质母细胞瘤明显大于单发转移瘤。

诊断与鉴别诊断精要

- 50 岁以上，幕上多见
- 中心坏死，周围肿瘤组织呈厚壁，不规则花环样强化的病变伴灶周水肿
- 建议 MR 平扫及增强检查 + 磁共振波谱成像
- 很多情况下，无法将间变性胶质瘤与胶质母细胞瘤鉴别开来，需要与间变星形细胞瘤和转移瘤鉴别

典型病例

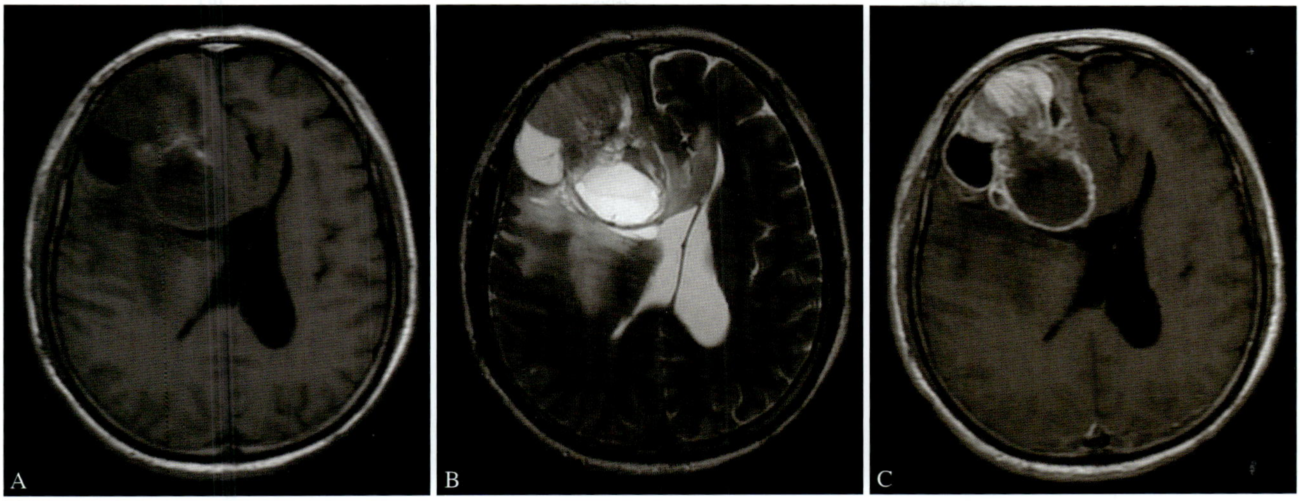

图 4-4-1 多形性胶质细胞瘤

A. 轴位 T1WI 示右侧额叶、扣带回巨大长 T1 信号病变，边界不清，内见短 T1 信号及坏死、囊变区。病变占位效应显著；B. 轴位 T2WI 示右侧额叶、扣带回巨大长 T2 信号病变，边界不清，周围可见明显水肿 ;C. 增强扫描轴位 T1WI 示病变不均匀强化，囊壁环形强化，壁厚薄不均

重点推荐文献

[1] Kanu OO, Hughes B, Di C, et al. Glioblastoma multiforme oncogenomics and signaling pathways [J]. Clin Med Oncol, 2009, 3 (1): 39-52.

[2] Tsuchiya K, Fujikawa A, Nakajima M, et al. Differentiation between solitary brain metastasis and high-grade glioma by diffusion tensor imaging [J]. Br J Radiol, 2005, 78 (930): 533-537.

[3] Ma JH, Kim HS, Rim NJ, et al. Differentiation among glioblastoma multiforme, solitary metastatic tumor, and lymphoma using whole-tumor histogram analysis of the normalized cerebral blood volume in enhancing and perienhancing lesions [J]. AJNR Am J Neuroradiol, 2010, 31 (9): 1699-1706.

第 5 节 大脑胶质瘤病

【概念与概述】

大脑胶质瘤病（gliomatosis cerebri）为双侧大脑半球多个脑叶弥漫性胶质瘤浸润

【病理与病因】

一般特征

- 一般发病机制

尚未明确

- 遗传学
  - 染色体变化与星形细胞瘤不同
- 流行病学
  - 罕见

大体病理及手术所见

- 灰白质均受累，灰白质边界不清
- 受累实质肿胀、变形
- 沿纤维束蔓延但也侵及邻近灰质

显微镜下特征

- 瘤细胞在有髓纤维间浸润，但不破坏纤维
- 核异形性高
- 有丝分裂常见
- 偶见局灶性坏死

【临床表现】

尽管病变广泛，但临床表现较轻

- 最常见体征 / 症状
  - 皮质脊髓束受损表现
  - 痴呆，性格变化
  - 头痛
  - 癫痫

疾病人群分布

- 年龄
  - 峰值年龄 40 ～ 50 岁

自然病史与预后

- 预后差，存活时间数周到一年不等
- 1 年存活率 48%
- 3 年存活率 27%

治疗

- 放疗、化疗不敏感

【影像表现】

概述

- 最佳诊断依据 灰白质交界处病变，边界不清
- 部位
  - 基底节、丘脑（75%）
  - 胼胝体（50%）
  - 中脑、脑桥受累概率是延髓的 4 倍
  - 近 50% 双侧受累
- 形态学
  - 弥漫性病变，边界不清

CT 表现

- 平扫 CT
  - 常为低密度病变，边界不清
- 增强 CT
  - 多数情况下无强化

MR 表现

- 平扫
  - 弥漫性 T1WI 低信号，T2WI 和 FLAIR 高信号，边界不清
  - 局部脑沟消失，脑室、脑池受压变形
- T1 增强
  - 强化概率和程度较肿瘤浸润程度低，因强化与细胞去分化程度密切相关

其他影像学表现

- 磁共振波谱
  - 乙酰胆碱峰升高，N- 乙酰天门冬氨酸（NAA）峰降低

推荐影像学检查

- 最佳检查法：MRI 检查

【鉴别诊断】

脑白质病

- 无占位效应
- 受累部位肿胀变形、临床进展迅速均提示大脑胶质瘤病

诊断与鉴别诊断精要

- 灰白质交界处病变，边界不清
- 弥漫浸润脑白质，通常侵及两个以上脑叶，肿瘤所在脑组织结构可保留
- 通常无强化
- 尽管病变广泛，但临床表现可较轻
- 需要与脑白质病相鉴别

典型病例

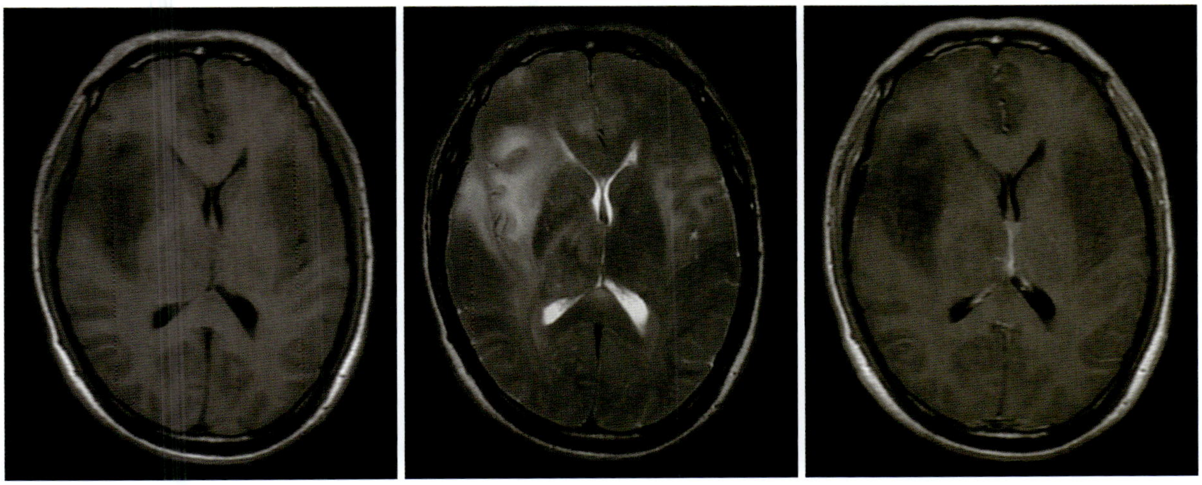

图 4-5-1　大脑胶质瘤病

A. 平扫轴位 T1WI 示双侧岛叶、右侧颞叶、丘脑及底节区片状长 T1 信号，边界不清；B. 轴位 T2WI 示病变范围较 T1WI 明显，双侧扣带回、右侧额叶、丘脑及左侧颞叶均受累，双侧脑室受压，脑沟弥漫性变浅，部分消失；C. 增强扫描轴位像，病变无强化

重点推荐文献

A B C

[1] Taipa R，da Silva AM，Santos E，et al. Gliomatosis cerebri diagnostic challenge：two case reports [J]. Neurologist，2011，17（5）：269-272.

[2] Romeike BF，Mawrin C. Gliomatosis cerebri：growing evidence for diffuse gliomas with wide invasion [J]. Expert Rev Neurother，2008，8（4）：587-597.

[3] Jimenez Caballero PE，Mollejo Villanueva M，Marsal Alonso C.Gliomatosis cerebri：evolution to glioblastoma multiforme [J]. Neurologia，2007，22（6）：395-398.

第 6 节　毛细胞星形细胞瘤

【概念与概述】

毛细胞星形细胞瘤（pilocytic astrocytoma）为典型的局限性脑肿瘤，但无真正的瘤囊，为 WHO Ⅰ级

【病理与病因】

一般特征

- 一般发病机制
  - 起源和性质未完全明了
- 遗传学
  - 2 ～ 3 岁的患儿与神经纤维瘤病Ⅰ型有关
- 流行病学
  - 占所有原发性脑肿瘤的 2% ～ 6%

大体病理及手术所见

- 边界清晰的囊并壁结节
- 囊液含蛋白质
- 结节内含卷曲的毛细血管
- 囊液由卷曲的毛细血管分泌而来
- 囊壁含致密的脑组织或非肿瘤性胶质组织

显微镜下特征

- 细胞致密或松散分布，间以微囊
- 有丝分裂罕见
- 坏死少见

【临床表现】

取决于肿瘤部位

- 小脑肿瘤典型症状
  - 头痛
  - 呕吐
  - 恶心
- 视丘肿瘤典型症状

- 视力障碍

疾病人群分布

- 年龄
  - 峰值年龄为 5 ～ 15 岁

自然病史与预后

- 小脑肿瘤可全切，5 ～ 10 年存活率超过 75%
- 视交叉 - 下丘脑的肿瘤不能全切，放疗和化疗可长期控制肿瘤生长

治疗

- 典型方案为手术切除
- 辅助治疗为放疗、化疗

【影像表现】

概述

- 最佳诊断依据：小脑的囊伴壁结节，边界清晰
- 部位
  - 小脑占 60%（半球多于蚓部）
  - 视神经颅内段、视交叉和邻近的下丘脑
- 形态学
  - 两种主要形态
    - 小脑多为囊性，边界清晰
    - 下丘脑多为实性，边界欠清晰

CT 表现

- 平扫 CT
  - 边缘光滑的低密度囊伴一侧壁结节
  - 结节可见钙化（5% ～ 25%）
  - 囊液密度较脑脊液高
  - 出血罕见
- 增强 CT
  - 壁结节明显、均匀强化，囊壁无强化
  - 囊壁明显强化提示肿瘤侵袭性较高

MR 表现

- 平扫
  - 壁结节表现为均匀性 T2WI 高信号，T1WI 低或等信号
  - 囊为长 T1、长 T2 信号
  - 周围水肿较轻
- T1 增强
  - 壁结节均匀强化（钙化除外）

其他影像学表现

- 弥散成像
  - 边界清晰的囊性星形细胞瘤弥散受限

推荐影像学检查

- 最佳检查法 平扫及增强 MRI 检查

【鉴别诊断】

血管网织细胞瘤

- 成人多见
- 可多发
- 结节较毛细胞星形细胞瘤的结节小
- 常见血管流空影

诊断与鉴别诊断精要

- 儿童多见，多位于幕下，少数位于鞍上
- 典型影像表现为小脑的囊伴壁结节，边界清晰
- 小脑多为囊性；下丘脑多为实性
- 壁结节明显、均匀强化，囊壁无强化
- 需要与血管母细胞瘤相鉴别

典型病例

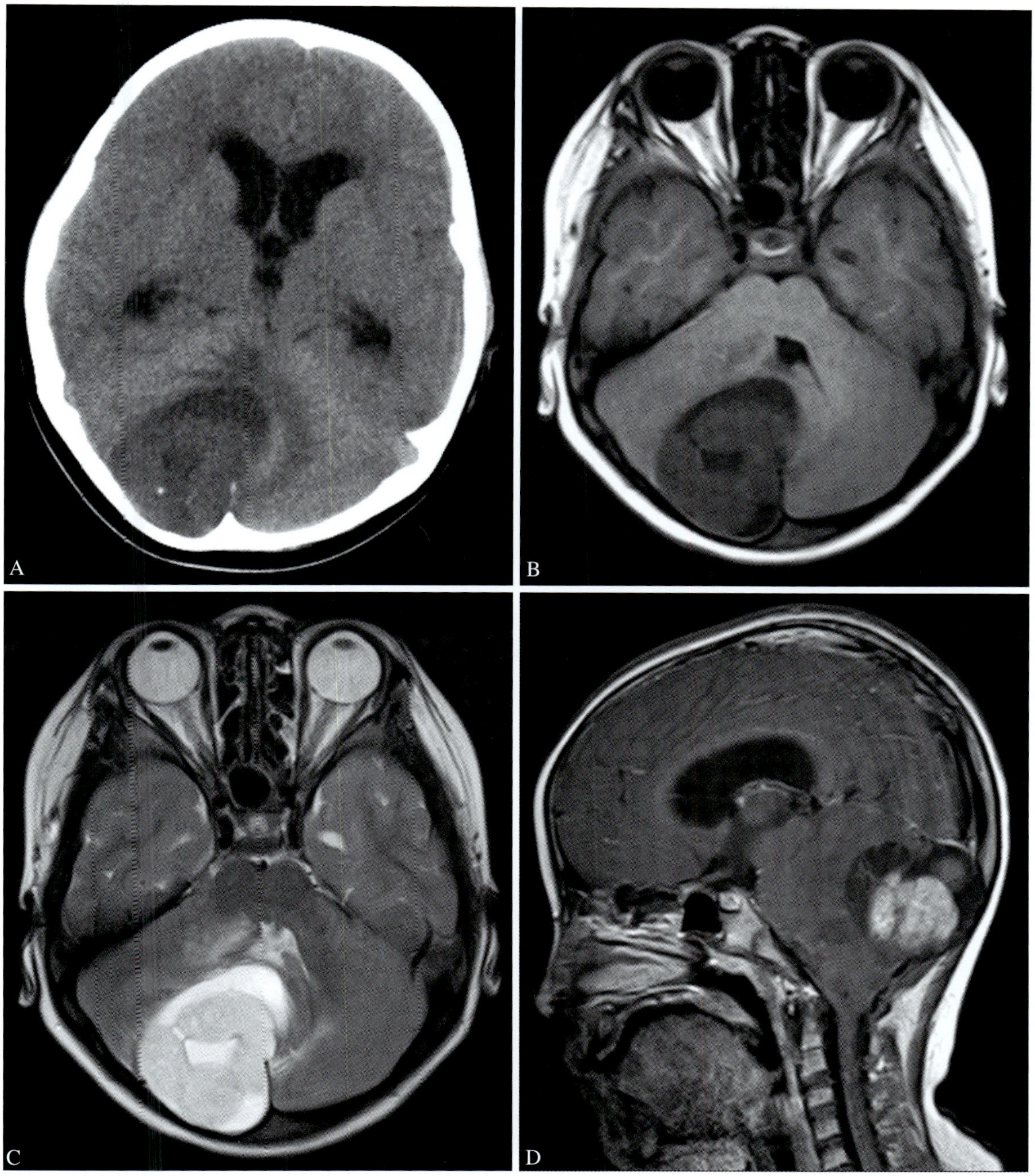

图 4-6-1 毛细胞星形细胞瘤

A. 轴位 CT 示后颅窝偏右侧巨大囊实性病变，内见点状钙化，幕上梗阻性脑积水；B. 与 CT 为同一患者。平扫轴位 T1WI 示病变呈长 T1 信号改变，四脑室受压变形；C. 轴位 T2WI 像，病变呈不均匀长 T2 信号改变，瘤周水肿较轻；D. 增强矢状位，实性结节不均匀明显强化，囊壁无强化。小脑扁桃体受压下移达枕大孔

重点推荐文献

[1] Salacz ME, Watson KR, Schomas DA. Glioblastoma：Part I. Current state of affairs [J]. Mo Med，2011，108 (3)：187-194.

[2] Parsa CF，Givrad S. Juvenile pilocytic astrocytomas do not undergo spontaneous malignant transformation：grounds for designation as hamartomas [J]. Br J Ophthalmol，2008，92 (1)：40-46.

[3] Scarabino T，Giannatempo GM，Nemore F，et al. Supratentorial low-grade gliomas. Neuroradiology [J]. J Neurosurg Sci，2005，49 (3)：73-76.

第 7 节 多形性黄色星形细胞瘤

【概念与概述】

- 多形性黄色星形细胞瘤（pleomorphic xanthoastrocytoma）源自大脑半球表面的软膜下星形细胞的肿瘤，于 1993 年命名，WHO Ⅱ级

【病理与病因】

一般特征

- 一般发病机制
  - 可发生于具有多向分化潜能的神经外胚层前体细胞
  - 与基因突变、染色体异常有关
- 遗传学
  - 可见 TP53 突变
- 流行病学
  - ＜所有星形细胞瘤的 1%

大体病理及手术所见

- 瘤结节多形性
- 瘤结节常位于脑表面的软脑膜
- 细胞质呈黏液、泡沫状

显微镜下特征

- 肿瘤与皮质分界清楚
- 胶质纤维酸性蛋白（GFAP）(+)
- 有些多形性黄色星形细胞瘤突触素和神经丝蛋白阳性
- “多形性”表现
  - 原纤维的和巨大的多核瘤样星形胶质细胞
  - 大的黄瘤（含脂）细胞
  - 致密的网硬蛋白网
  - 淋巴细胞浸润
- 坏死，有丝分裂象罕见 / 无
- 可伴皮质发育不良

【临床表现】

- 表现无特异性
  - 最常见症状为癫痫

疾病人群分布

- 年龄
  - 最常见于青少年和年轻成人，年龄中位数 14 岁
- 性别
  - 无性别倾向

自然病史与预后

- 生长缓慢，可侵及软膜，甚至引起局部脑膜增厚

治疗

- 手术切除
- 无复发的 5 年生存率 75%

【影像表现】

概述

- 最佳诊断依据 囊伴结节，结节与软脑膜相邻
- 部位
  - 幕上多见，位置表浅，按发病率高低依次是颞叶、额叶、顶叶
  - 后颅窝、脊髓亦见报道
- 形态学
  - 囊伴壁结节，边界清晰，似毛细胞星形细胞瘤

CT 表现

- 平扫 CT
  - 边界清晰，低密度或等密度病变
- 增强 CT
  - 结节明显强化

MR 表现

- 平扫
  - T1WI 低信号，T2WI 高信号
  - 占位效应较轻或无
- T1 增强
  - 结节明显、均匀强化

其他影像学表现

- FDG-PET
  - 可表现为高代谢

推荐影像学检查

- 最佳检查法：平扫及增强 MRI 检查

【鉴别诊断】

神经节细胞胶质瘤

- 壁结节通常不邻近脑膜

毛细胞型星形细胞瘤

- 幕上病变多位于下丘脑、视交叉
- 强化面积较大
- 无“硬膜尾征”

诊断与鉴别诊断精要

- 最常见于青少年和年轻成人
- 壁结节毗邻脑膜的囊性肿块
- 为颞叶癫痫少见的原因
- 需要与神经节细胞胶质瘤及毛细胞性星形细胞瘤相鉴别

典型病例

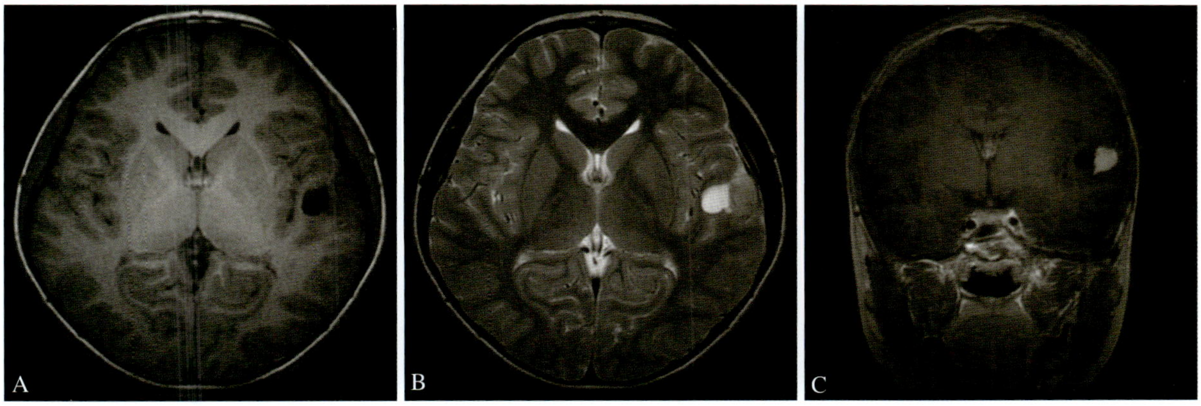

图 4–7–1　多形性黄色星形细胞瘤

A. 平扫轴位 T1WI 示左侧颞叶皮层囊实性病变，实性结节呈等 T1 信号，占位效应不明显；B. 轴位 T2WI 示病变周围无水肿；C. 增强扫描冠状位像，实性结节明显强化，外下缘可见脑膜尾征

重点推荐文献

[1] Kordek R，Liberski PP. Pleomorphic xanthoastrocytoma [J]. Pol J Pathol，2001，52（4 Suppl）：29-38.

[2] Nishikawa R. Pleomorphic xanthoastrocytoma [J]. Ryoikibetsu Shokogun Shirizu，2000，（28 Pt 3）：26-28.

[3] Rosemberg S，Rotta JM，Yassuda A，et al. Pleomorphic xanthoastrocytoma of the cerebellum [J]. Clin Neuropathol，2000，19（5）：238-242.

第 8 节　节细胞胶质瘤

【概念与概述】

节细胞胶质瘤（ganglioglioma）由肿瘤性星形细胞和发育不良的神经元混杂而成的低级别胶质瘤

【病理与病因】

一般特征

- 一般发病机制
  - TP53 神经胶质错构瘤或软脑膜下颗粒细胞的肿瘤性转化
  - 胚胎性神经母细胞瘤 /PNETs 分化后的残余
- 遗传学
  - TP53 突变
  - 合并 Turcot 综合征
- 流行病学
  - 与节细胞瘤一起，占原发性脑肿瘤的 1.3%

大体病理及手术所见

- 边界清晰的肿块，含一个或多个囊腔

显微镜下特征

- 细胞变形，偶见双核神经元
- GFAP+
- 有丝分裂罕见
- 大多数呈现出 CD34 免疫反应活性

【临床表现】

表现无特异性

- 最常见体征 / 症状
  - 慢性颞叶性癫痫

疾病人群分布

- 年龄
  - 年轻人，峰值年龄 20 岁
- 性别
  - 无性别倾向

自然病史与预后

- 3 年生存率 92%
- 10% 为侵袭性

治疗

- 典型方案为手术切除

【影像表现】

概述

- 最佳诊断依据　边界清晰的囊性病变伴壁结节
- 部位
  - 可发生于大脑半球的任何部位
  - 颞叶最常见
- 形态学
  - 3 种形态
    - 囊性，常见
    - 实性：膨胀性生长，少见
    - 浸润性，边界不清，最少见

X 线表现

- 较少使用，伴钙化时，可呈高密度改变

CT 表现

- 平扫 CT
  - 边界相对清晰的低密度病变
  - 典型位置是大脑半球边缘
  - 占位效应较轻
  - 水肿较少
  - 钙化率约 40%
  - 颅骨内板受压
- 增强 CT
  - 近 50% 出现强化

MR 表现

- 平扫
  - T1WI 低信号，T2WI 和 FLAIR 高信号
- T1 增强
  - 实性部分轻度到中度强化

其他影像学表现

- FDG-PET
  - 降低 / 正常
- 磁共振波谱
  - Cho/Cr 升高

推荐影像学检查

- 最佳检查法　平扫及增强 MRI 检查

【鉴别诊断】

少枝胶质细胞瘤

- 边界不清
- 占位效应较明显
- 钙化条形、迂曲状

节细胞瘤

- 与节细胞胶质瘤类似，鉴别较困难

诊断与鉴别诊断精要

- 发生于儿童、年轻人
- 病灶源于皮层，最常见症状为慢性颞叶性癫痫
- 最佳诊断依据为边界清晰的囊性病变伴壁结节
- 钙化率约 40%
- 需要与少枝胶质细胞瘤和单纯节细胞瘤相鉴别

典型病例

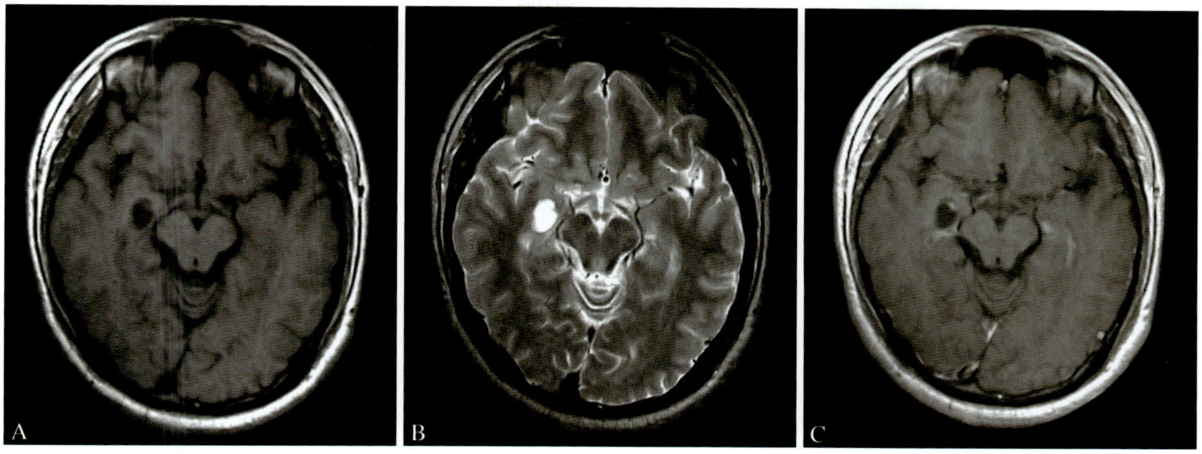

图 4-8-1 节细胞胶质瘤

A. 平扫轴位 T1WI 示右侧颞叶内侧囊性病变，边界清晰，无占位效应；B. 轴位 T2WI 示病变周围无水肿；C. 增强扫描轴位像，囊壁小结节状强化，左侧脑室颞角脉络丛受压变形

重点推荐文献

[1] Thway K, Fisher C. Diffuse ganglioneuromatosis in small intestine associated with neurofibromatosis type 1 [J]. Ann Diagn Pathol, 2009, 13 (1): 50-54.

[2] Ilias I, Shulkin B, Pacak K. New functional imaging modalities for chromaffin tumors, neuroblastomas and ganglioneuromas [J]. Trends Endocrinol Metab. 2005, Mar; 16 (2): 66-72.

[3] Lonergan GJ, Schwab CM, Suarez ES, et al. Neuroblastoma, ganglioneuroblastoma, and ganglioneuroma: radiologic-pathologic correlation [J]. Radiographics, 2002, 22 (4): 911-934.

第 9 节　胚胎发育不良性神经上皮肿瘤

【概念与概述】

胚胎发育不良性神经上皮肿瘤（dysembryoplastic neuroepithelial tumor）大脑皮质内良性肿瘤，肿瘤结节和邻近脑组织间皮层发育不良

- 种类
  - 分化良好
  - 间变型

【病理与病因】

一般特征

- 一般发病机制
  - 胚胎基质中发育不良的细胞随神经元迁移途径向皮层延伸
- 胚胎学
  - 也许起源于胚胎基质内的异常细胞
- 流行病学
  - ＜ 20 岁的患者中约占原发脑肿瘤的 1% ～ 2%

大体病理及手术所见

- 皮层内病变，边界清晰
- 脑回增厚

显微镜下特征

- 微囊变
- 多结节
- 邻近皮层发育不良

【临床表现】

- 最常见症状为部分性癫痫

疾病人群分布

- 年龄

- ○ < 20 岁

自然病史与预后

- 手术后复发尚未见报道

治疗

- 手术部分或全切

【影像表现】

概述

- 最佳诊断依据：长期癫痫的低龄患者皮层内“发泡样”病变
- 部位
  - ○ 颞叶（60% ~ 80%）
  - ○ 额叶
- 形态学
  - ○ 发泡状

CT 表现

- 平扫 CT
  - ○ 大脑皮质凸面，常造成邻近颅板受压
  - ○ 边界清晰的低密度肿块
  - ○ 偶见囊变及钙化
- 增强 CT
  - ○ 大多数情况下无强化

MR 表现

- 平扫
  - ○ T1WI 低信号，T2WI 和 FLAIR 高信号
  - ○ 以皮层凸面为中心向外突起，突起的外缘似肥皂泡，反映了内部的囊变
  - ○ 无灶周水肿
- T1 增强
  - ○ 多数无强化

其他影像学表现

- ^{18}F-FDG PET
  - ○ 低代谢
- 磁共振波谱
  - ○ 无特异性表现

推荐影像学检查

- 最佳检查法 MRI 检查

【鉴别诊断】

神经节胶质瘤

- 强化明显
- 钙化常见

多形性黄色星形细胞瘤

- 累及软脑膜
- 强化有“脑膜尾征”

诊断与鉴别诊断精要

- 儿童及青年多见
- 长期局部复杂性癫痫发作
- 良性、局灶性皮层内肿块，呈“皂泡样”，脑组织外形可保存
- 病灶周围无水肿，一般不强化，占位相应轻微

典型病例

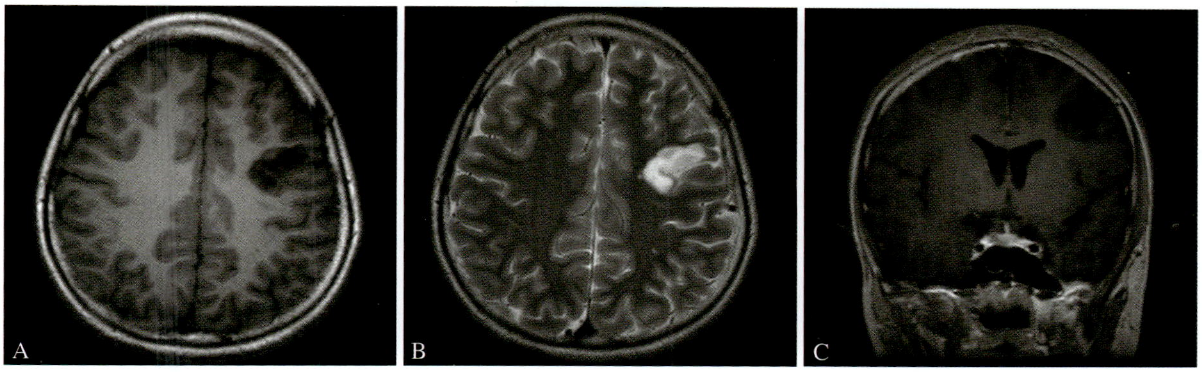

图 4-9-1 胚胎发育不良性神经上皮肿瘤

A. 平扫轴位 T1WI 示左侧额叶皮层片状长 T1 信号，内部信号不均匀，皮层下白质受压；B. 轴位 T2WI 示病变呈不均匀长 T2 信号改变，内见分隔，形成小囊，边界清晰，周围无水肿水肿；C. 增强扫描冠状位像，病变无强化

重点推荐文献

[1] Ray WZ, Blackburn SL, Casavilca-Zambrano S, et al. Clinicopathologic features of recurrent dysembryoplastic neuroepithelial tumor and rare malignant transformation: a report of 5 cases and review of the literature [J]. J Neurooncol, 2009, 94 (2): 283-292.

[2] O'Brien DF, Farrell M, Delanty N, et al. The Children's Cancer and Leukaemia Group guidelines for the diagnosis and management of dysembryoplastic neuroepithelial tumours [J]. Br J Neurosurg, 2007, 21 (6): 539-549.

[3] Yan X, Marsh WR, Scheithauer BW. Dysembryoplastic neuroepithelial tumor and calcifying pseudoneoplasms of the neuraxis: a collision of two seizure-associated lesions [J]. Clin Neuropathol, 2011, 30 (4): 197-202.

第 10 节 原发性中枢神经系统淋巴瘤

【概念与概述】

原发性中枢神经系统淋巴瘤（primary central nervous system lymphoma）为初次诊断时仅累及中枢神经系统而无淋巴结受累的淋巴瘤

- 种类
  - B 细胞淋巴瘤（占 98%）
  - T 细胞淋巴瘤

【病理与病因】

一般特征

- 一般发病机制
  - 与免疫功能异常有关
- 流行病学
  - 占所有原发性中枢神经系统肿瘤的 7%，并逐渐升高
  - 占所有 AIDS 患者的 10%
  - 占接受移植手术者的 20% 以上

大体病理及手术所见

- 单发或多发肿块，质地较硬，干燥，边界清晰或不清

显微镜下特征

- B 细胞肿瘤常沿血管浸润，侵及邻近脑实质。AIDS 患者，病灶内可见坏死

【临床表现】

表现无特异性

- 常见体征 / 症状
  - 神经功能障碍
  - 癫痫
  - 颅内压增高体征 / 症状
  - 视觉异常

疾病人群分布

- 年龄
  - 可发生于任何年龄，在免疫力无明显异常

者，以 60 ~ 70 岁最常见
- 在 AIDS 患者或接受器官移植术者，以 30 岁常见
- 性别
  - 在免疫力无明显异常者，男：女 =3 ∶ 2
  - AIDS 患者，男：女 =9 ∶ 1

自然病史与预后
- 免疫力低下者、AIDS 患者预后较差
- 免疫力无明显异常者，2 年存活率为 40% ~ 70%，5 年存活率为 25% ~ 45%
- AIDS 患者，经多种手段治疗后，平均存活时间为 13.5 个月

治疗
- 放疗、化疗

【影像表现】

概述
- 最佳诊断依据 脑室周围、胼胝体或基底节病变，明显强化
- 部位
  - 脑室周围并沿脑室壁扩散
  - 胼胝体
  - 基底节
- 形态学
  - 两种主要形态
    - 不规则型：因弥漫性生长造成，边界不清
    - 局限型：膨胀性生长，边界较清晰

CT 表现
- 平扫 CT
  - 均匀性等密度或轻度高密度病变
  - 伴坏死，出血概率因患者免疫力不同而不同
- 增强 CT
  实性部分明显、均匀强化

MR 表现
- 平扫
  - 信号多变，多数情况下，呈等 T1、等 T2 信号改变，也可为明显 T2 高信号
  - 有一定免疫力的患者，出血、坏死少见，瘤周水肿较轻
  - 免疫力低下者，肿瘤生长迅速，出血、坏死较常见，周围水肿较明显
- T1 增强
  - 实性部分明显、均匀强化。病变晚期，60% 患者可见软脑膜播散导致的强化

其他影像学表现
- 弥散成像
  - 弥散受限
- 磁共振波谱
  - N- 乙酰天门冬氨酸（NAA）峰降低
  - Cho 峰升高
  - 可见脂质 / 乳酸（lip/lac）峰

推荐影像学检查
- 最佳检查法 平扫及增强 MRI 检查

【鉴别诊断】

弓形虫病
- 弓形虫病常伴出血
- 室管膜播散支持淋巴瘤
- 抗弓形虫的试验性治疗

诊断与鉴别诊断精要
- 中老年多见，位于大脑半球深部
- 脑室周围、胼胝体或基底节呈灰质密度 / 信号的病变，明显强化
- 常常累及并跨越胼胝体
- 可沿室管膜播散
- 需要与弓形虫病和胶质母细胞瘤相鉴别

典型病例

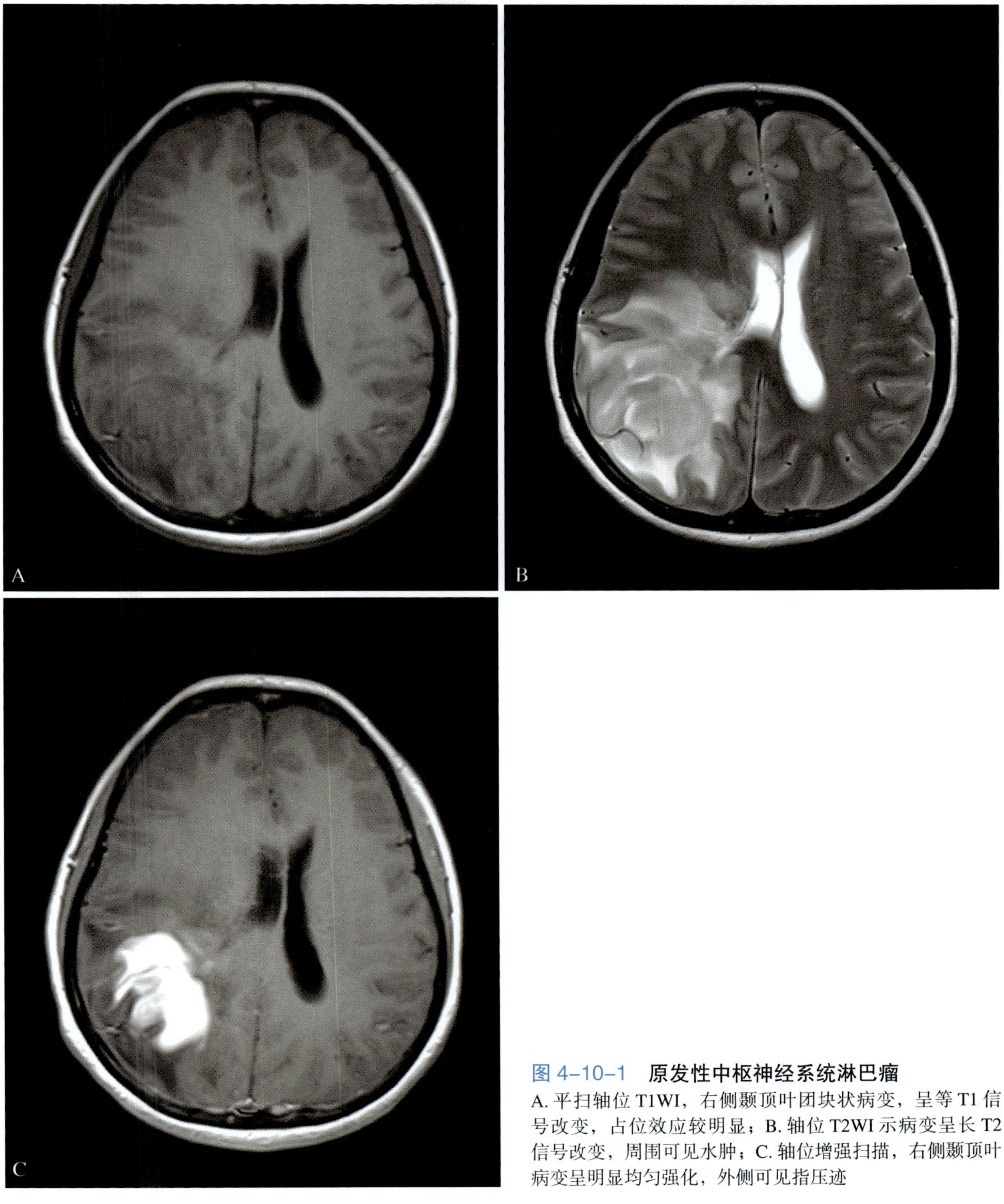

图 4-10-1 **原发性中枢神经系统淋巴瘤**

A. 平扫轴位 T1WI，右侧颞顶叶团块状病变，呈等 T1 信号改变，占位效应较明显；B. 轴位 T2WI 示病变呈长 T2 信号改变，周围可见水肿；C. 轴位增强扫描，右侧颞顶叶病变呈明显均匀强化，外侧可见指压迹

重点推荐文献

[1] Deckert M，Engert A，Brück W，et al. Modern concepts in the biology，diagnosis，differential diagnosis and treatment of primary central nervous system lymphoma [J]. Leukemia，2011.25（12）：1797-1807.

[2] Donnou S，Galand C，Daussy C，et al. Immune adaptive microenvironment profiles in intracerebral and intrasplenic lymphomas share common characteristics [J]. Clin Exp Immunol，2011，65（3）：329-337.

[3] Makhdoomi R，Nayil K，Rayees A，et al.Primary CNS lymphoma in immunocompetent：a review of literature and our experience from Kashmir [J]. Turk Neurosurg，2011，21（1）：39-47.

第 11 节 转移性肿瘤

【概念与概述】

转移性肿瘤（metastatic tumors）为源自身体其他部位的恶性肿瘤引起的脑部病变

- 种类
  - 单发
  - 多发

【病理与病因】

一般特征

- 一般发病机制

多数为颅外原发性恶性病变经血源性播散而来，少数为直接蔓延而来

- 遗传学
  - 肿瘤抑制基因的失活
  - 致癌基因的激活
  - 特异受体介导循环肿瘤细胞黏附和浸润
- 流行病学
  - 占颅内肿瘤的 > 30%
  - 癌症患者尸体解剖发现率为 25%
  - 原发灶由高到低分别为肺癌、乳腺癌、恶性黑色素瘤、肾和胃肠道恶性肿瘤

大体病理及手术所见

- 边界清晰的球形病变
- 可有坏死、囊变、出血及钙化

显微镜下特征

- 瘤细胞侵及周围脑组织
- 血管增生
- 血管周围浸润
- 反应性胶质增生
- 有丝分裂多见

【临床表现】

30% 的脑转移瘤患者在最初诊断时无症状

- 最常见体征 / 症状
  - 头痛（50%）
  - 恶心、呕吐
  - 情绪和行为改变
  - 进行性神经功能障碍
  - 癫痫

疾病人群分布

- 年龄

可发生于任何年龄，75% 见于老年人，45 岁后发病率逐年上升

自然病史与预后

- 存活期平均 1 ~ 3 个月

治疗

- 手术
- 放疗
- 化疗

【影像表现】

概述

- 最佳诊断依据 单发或多发灰白质交界处病变，边界清晰
- 部位
  - 灰白质交界处
  - 80% 位于动脉分布区（3% 在基底节，15% 在小脑）
  - 50% 的胃肠道转移瘤位于幕下，主要是小脑
- 形态学
  - 球形、不规则形，边界清晰

X 线表现

- 较少使用，伴钙化和出血时，可呈高密度改变

CT 表现

- 平扫 CT
  - 病变小时，呈圆形，均匀性等密度或轻度高密度，边界清晰
  - 高密度结节灶提示源自小圆细胞肿瘤或其他核 - 浆比率高的肿瘤
  - 20% 伴瘤内出血
  - 大的病变可见瘤内坏死而呈低密度
  - 钙化少见，可见于乳腺癌或胃肠道的恶性肿瘤
- 增强 CT
  - < 4% 无强化
  - 对比剂剂量加倍并延迟扫描可提高检查的敏感度和特异度

MR 表现

- 平扫
  - T1WI 低信号，T2WI 和 FLAIR 高信号
  - 因原发肿瘤不同，转移瘤信号多变
- T1 增强

- 强化无特异性

推荐影像学检查

- 最佳检查法　平扫及增强 MRI 检查

【鉴别诊断】

脑脓肿

- 感染症状和体征
- 强化的壁较光滑
- 抗感染治疗有效

胶质母细胞瘤

- 与环形强化的单发转移瘤鉴别困难
- MRS、PWI 等特殊成像方法有助于鉴别

诊断与鉴别诊断精要

- 中老年人多见
- 多为颅外原发性恶性病变经血源性播散而来，少数为直接蔓延而来
- 单发或多发灰白质交界处病变，边界清晰，周围水肿明显
- 转移瘤信号因原发肿瘤不同而多变
- 增强扫描表现多样，无特异性
- 需要与脑脓肿和胶质母细胞瘤相鉴别

典型病例

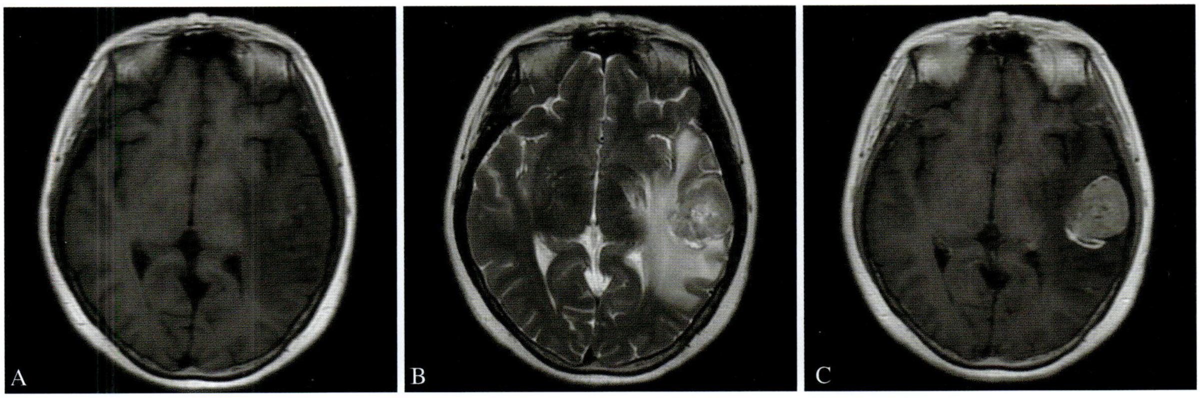

图 4-11-1　转移性肿瘤

A. 平扫轴位 T1WI 示左侧颞叶类圆形长 T1 信号，内见点状短 T1 信号，周围水肿较明显；B. 轴位 T2WI 示病变边界清晰，周围水肿明显，左侧脑室三角区受压；C. 增强扫描轴位像，病变不均匀强化，边界较平扫清晰

重点推荐文献

[1] Gerber S，Ollivier L，Ala-Eddine C，et al. Brain metastasis of breast cancer：imaging evaluation［J］. Bull Cancer，2011，98（4）：399-407.

[2] Ranjan T，Abrey LE. Current management of metastatic brain disease［J］. Neurotherapeutics，2009，6（3）：598-603.

[3] Schmidt GP，Reiser MF，Baur-Melnyk A. Whole-body MRI for the staging and follow-up of patients with metastasis［J］. Eur J Radiol，2009，70（3）：393-400.

第 12 节 垂体大腺瘤

【概念与概述】

垂体大腺瘤（pituitary macroadenoma）为垂体腺体组织过度增生形成的良性肿瘤，直径≥ 10mm

【病理与病因】

一般特征

- 一般发病机制
  - 激素水平异常导致腺体增生，过度增生导致基因不稳定，最终导致腺瘤形成
- 流行病学
  - 是最常见的垂体肿瘤，占原发性颅内肿瘤的 15% ～ 20%

大体病理及手术所见

- 分叶状肿块，颜色不一

显微镜下特征

- 成片分布的腺体细胞
- 细胞类型不一

【临床表现】

表现无特异性

- 无功能大腺瘤主要是压迫性症状和体征
  - 偏盲
  - 头痛
  - 性功能障碍等
- 有内分泌功能腺瘤视分泌的激素类型而定
  - 最常见为泌乳素升高导致的乳头溢液

疾病人群分布

- 年龄
  - 大体范围：(45 ± 12）岁
- 性别
  - 男女性患者的发病年龄、总体发病率及各种功能类型间无明显性别差异

自然病史与预后

- 随瘤体增大，肿瘤侵及周围结构的比率增高，一旦侵及斜坡，肿瘤手术切除率显著减低，手术并发症高，术后复发率明显增高

治疗

- 主要手段为手术切除
- 其他方法，如嗅隐渟治疗、放疗等

【影像表现】

概述

- 最佳诊断依据　蝶鞍扩大，鞍底下陷，蝶鞍内及鞍上团块状病变
- 形态学
  - 典型情况下，因鞍隔限制，冠状位见束腰征，呈“8”字形

CT 表现

- 平扫 CT
  - 因肿瘤内部坏死、囊变、出血而密度不均
  - 实性部分呈等密度改变
- 增强 CT
  - 不均匀强化

MR 表现

- 平扫
  - 因瘤内出血、坏死及囊变而信号多变，实性部分呈等 T1、等 T2 信号改变
  - 坏死、囊变成分占 15% ～ 20%
- T1 增强
  - 大部分呈明显不均匀强化

推荐影像学检查

- 最佳检查法　平扫及增强 MRI 检查（冠状位很重要）

【鉴别诊断】

颅咽管瘤

- 多位于鞍上，较大时可向蝶鞍内蔓延，极少数情况下，很小的颅咽管瘤位于蝶鞍内
- 基本不引起鞍底下陷
- 钙化常见
- 垂体尚显示

鞍旁脑膜瘤

- 常伴脑膜尾征
- 侵及海绵窦时常引起颈内动脉海绵窦段变细，而垂体瘤仅包绕颈内动脉，基本不造成管腔狭窄
- 坏死、囊变少见，出血罕见
- 增强扫描，常呈明显、均匀强化

诊断与鉴别诊断精要

- 成人最常见的鞍上肿块
- 主要是压迫性症状和体征
- 呈“8”字形或“雪人”状
- 正常垂体腺不显示，肿块即腺体
- 女性青春期、生理期、妊娠期及围产期垂体可明显增大，并非病变
- 需要与颅咽管瘤和鞍区脑膜瘤相鉴别

典型病例

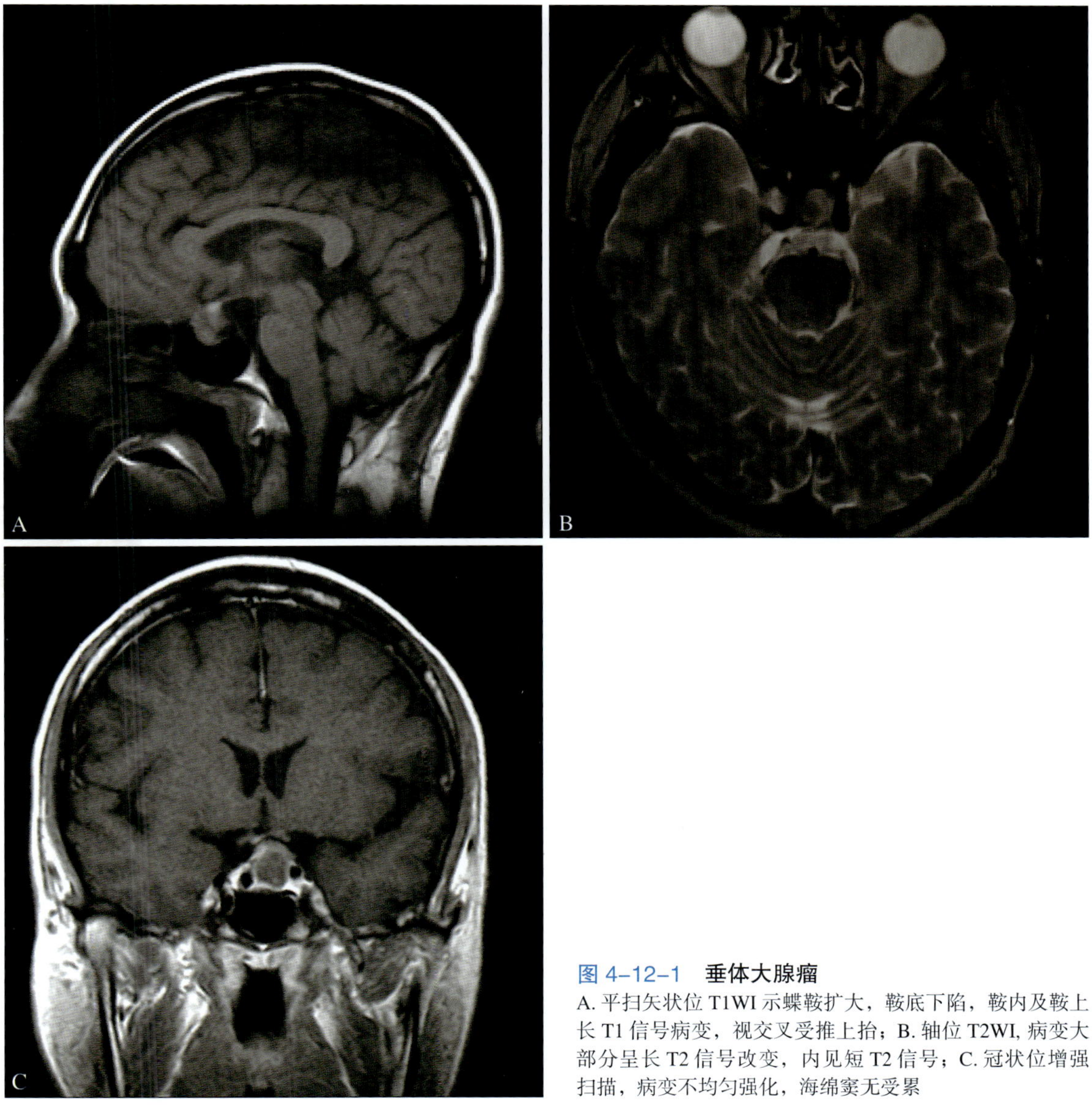

图 4-12-1　垂体大腺瘤
A. 平扫矢状位 T1WI 示蝶鞍扩大，鞍底下陷，鞍内及鞍上长 T1 信号病变，视交叉受推上抬；B. 轴位 T2WI，病变大部分呈长 T2 信号改变，内见短 T2 信号；C. 冠状位增强扫描，病变不均匀强化，海绵窦无受累

重点推荐文献

[1] Chanson P, Salenave S. Diagnosis and treatment of pituitary adenomas [J]. Minerva Endocrinol, 2004, 29(4): 241-275.
[2] Jones J, Ruge J. Intraoperative magnetic resonance imaging in pituitary macroadenoma surgery: an assessment of visual outcome [J]. Neurosurg Focus, 2007; 23 (5): E12.
[3] Cahyanur R, Setyawan W, Sudrajat DG, et al. Diagnosis and management of acromegaly: giant invasive adenoma [J]. Acta Med Indones, 2011, 43 (2): 122-128.

第 13 节 垂体微腺瘤

【概念与概述】

垂体微腺瘤（pituitary microadenoma）为直径 < 10mm 的垂体腺瘤

【病理与病因】

一般特征

- 一般发病机制
  - 兴奋垂体功能的激素过量、抑制性激素不足或生长因子过量导致增生
- 流行病学
  - 尸体解剖发病率为 3.1%

大体病理及手术所见

- 边界清晰的病变，周围受压垂体组织形成假膜

显微镜下特征

- 均一的细胞成片分布
- 免疫组织化学染色可确定细胞类型

【临床表现】

视肿瘤内分泌功能而定

- 无功能微腺瘤常无特异性症状和体征，仅意外发现
- 75% 的腺瘤有内分泌功能，临床表现因分泌的激素类型而定
  - 泌乳素瘤占有内分泌功能肿瘤的 50%，年轻的女性患者表现为闭经、溢乳、不孕等。男性患者最常见的表现为性欲低下、阳痿
  - 泌乳素瘤血清泌乳素浓度升高，超出 20ng/ml
  - 促生长素腺瘤占微腺瘤的 15%，儿童患者表现为巨人症，成人患者表现为肢端肥大症
  - 促肾上腺皮质激素微腺瘤占微腺瘤的 15%，临床表现为库欣病

疾病人群分布

- 年龄
  - 可见于各个年龄阶段，> 40 岁多见
- 性别
  - 泌乳素型女：男 = 4 ~ 5 ：1
  - ACTH 型，75% 的患者为女性

自然病史与预后

- 良性，生长缓慢。部分继续生长，可成为大腺瘤

治疗

- 主要手段为手术切除
- 对于 PRL 型，首选溴隐渟药物治疗

【影像表现】

概述

- 最佳诊断依据 垂体内局限性长 T1、长 T2 信号灶
- 形态学
  - 典型情况下，因鞍隔限制，冠状位见束腰征，呈“8”字形

CT 表现

- 平扫 CT
  - 偏于一侧的病变可引起垂体边缘隆起或下突、垂体柄向对侧移位
  - 但垂体柄的移位无特异性
- 增强 CT

薄层、冠状位显示，病变较正常垂体组织密度减低，延迟扫描有时可见病变密度增高

MR 表现

- 平扫
  - 局灶性长 T1、轻度长 T2 信号
  - PRL 型病变大部分位于垂体前叶的一侧
- T1 增强
  - 注射对比剂后的 1 ~ 2 分钟内病变强化较正常垂体差

推荐影像学检查

- 最佳检查法 动态增强冠状位 MRI

【鉴别诊断】

原发性垂体癌

- 常有远处转移灶

淋巴细胞性垂体炎

- 常见于年轻女性的妊娠晚期或分娩后
- 垂体前叶弥漫性淋巴细胞浸润为特征性表现
- 垂体弥漫性增大、强化
- 增强扫描，常呈明显、均匀强化

结节病

- 和淋巴细胞性垂体炎一样，属于自身免疫性疾病
- 主要累及脑膜和脑底部的实质结构
- 下丘脑、视交叉和垂体柄内和表面可见多发灶性强化，边界不清

拉克氏囊肿

- 通常无强化
- 典型位置是垂体前后叶之间

诊断与鉴别诊断精要

- 中青年女性多见
- 75% 的腺瘤有内分泌功能
- 偏于一侧的病变可引起垂体边缘隆起或下突、垂体柄向对侧移位
- 需行 MR 动态增强扫描
- 需要与 Rathke 裂囊肿、原发性垂体癌及结节病相鉴别

典型病例

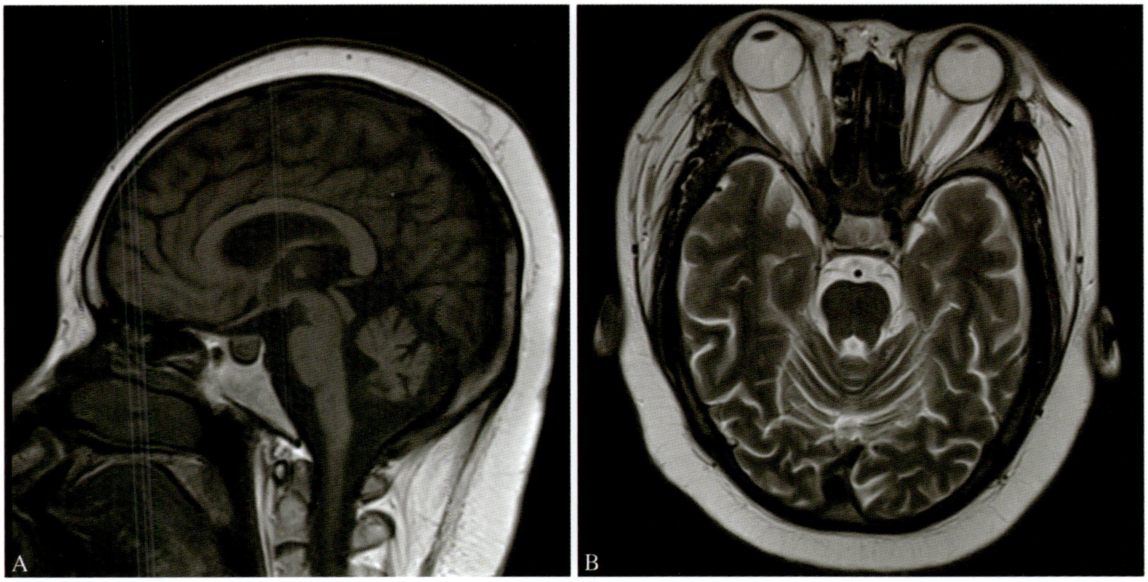

图 4-13-1　垂体微腺瘤

A. 矢状位 T1WI 示蝶鞍不大，鞍底无下陷。鞍内见小结节状长 T1 信号；B. 轴位 T2WI 示鞍内小圆形病变，边界尚清晰；

重点推荐文献

[1] Chanson P, Salenave S. Diagnosis and treatment of pituitary adenomas [J]. Minerva Endocrinol, 2004, 29(4): 241-275.

[2] Simard MF. Pituitary tumor endocrinopathies and their endocrine evaluation [J]. Neurosurg Clin N Am, 2003, 14 (1): 41-54.

[3] Reith W. Tumors in the region of the sella turcica [J]. Radiologe, 2009, 49 (7): 624-631.

第 14 节 颅咽管瘤

【概念与概述】

颅咽管瘤（craniopharyn gioma）起源于 Rathke 囊残余组织的鞍区肿瘤

【病理与病因】

一般特征

- 一般发病机制
  - Rathke 囊残余部分的上皮组织分化不良
- 流行病学
  - 发病年龄两个高峰——小儿和成人，总体而言，小儿多见

大体病理及手术所见

- 实性肿瘤，常见囊变及钙化，有两个病理类型：成釉质型、鳞状乳头型

显微镜下特征

- 因病理类型不同，细胞成分不一

【临床表现】

表现无特异性

- 主要是压迫性症状和体征
  - 视力障碍
  - 头痛
  - 垂体功能紊乱等

疾病人群分布

- 儿童最常见的鞍上肿瘤
- 成人多见于 40 岁左右

自然病史与预后

- 生长缓慢，罕有恶变

治疗

- 主要手段为手术切除

【影像表现】

概述

- 最佳诊断依据 鞍上团块状病变，伴囊变和钙化，部分向鞍内蔓延
- 因病理类型不同，影像表现不一

CT 表现

- 平扫 CT
  - 釉质细胞型肿瘤形态多变，密度混杂，伴弧形或结节状钙化
  - 乳头型多实性，等密度，很少钙化
- 增强 CT
  - 实性部分和囊壁不均匀强化

MR 表现

- 平扫
  - 因瘤内成分不一而信号多变
  - MRA 上可见邻近血管被包绕、受推移位
- T1 增强
  - 实性部分不均匀强化伴囊壁的明显强化

推荐影像学检查

- 最佳检查法 平扫及增强 MRI 检查（矢状位和冠状位很重要）

【鉴别诊断】

垂体瘤

- 同等大小的垂体瘤常引起鞍底下陷、海绵窦受累
- 钙化不常见
- 垂体功能障碍导致的内分泌紊乱症状较明显

鞍旁脑膜瘤

- 常伴脑膜尾征
- 侵及海绵窦时常引起颈内动脉海绵窦段变细
- 坏死、囊变少见，出血罕见
- 增强扫描，常呈明显、均匀强化

诊断与鉴别诊断精要

- 儿童最常见鞍上肿块，伴“蛋壳样”钙化
- 发病年龄两个高峰——小儿和成人，总体而言，小儿多见
- 囊内成分复杂，MR 信号多变
- CT 示 90% 囊性，90% 钙化，90% 强化
- 需要与垂体瘤和鞍区脑膜瘤相鉴别

典型病例

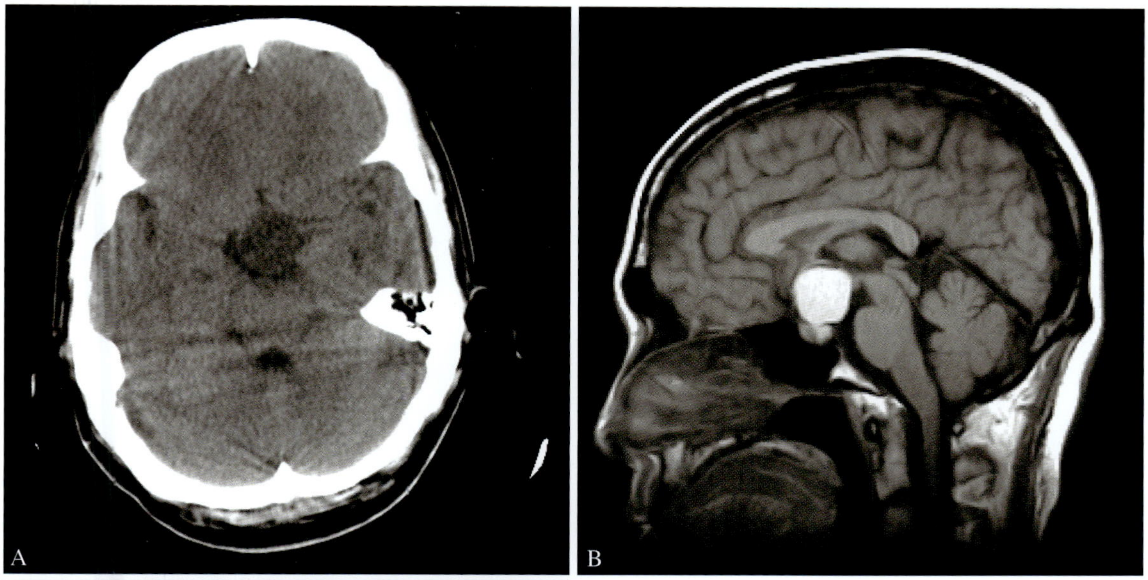
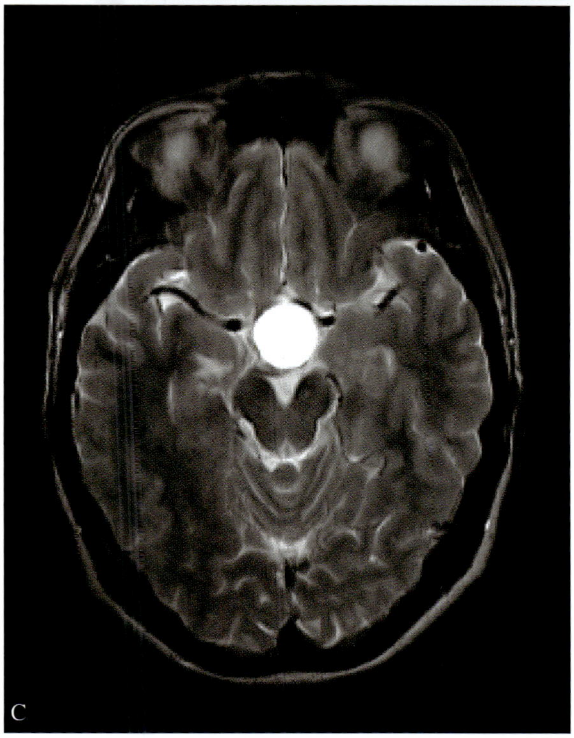

图 4-14-1 **颅咽管瘤**

A. 平扫轴位 CT 鞍上低密度病变，边界清晰；B. 平扫矢状位 T1WI 示病变位于鞍上，呈高信号改变，垂体显示良好；C. 轴位 T2WI 示病变呈高信号改变，边界清晰

重点推荐文献

[1] Stamm AC，Vellutini E，Balsalobre L.Craniopharyngioma［J］.Otolaryngol Clin North Am，2011，44（4）：937-952.

[2] Fernandez-Miranda JC，Gardner PA，Snyderman CH，et al. Craniopharyngioma：A pathologic，clinical，and surgical review［J］. Head Neck，2011，doi：10.1002/hed.21771.

[3] Haque MZ，Karim ME，Al-Azad S，et al. Role of computed tomography in the evaluation of pediatric brain tumor［J］. Bangladesh Med Res Counc Bull，2010，36(3)：89-92.

第 15 节 松果体细胞瘤

【概念与概述】

松果体细胞瘤（pineocytoma）为源自松果体实质，分化良好，较成熟的肿瘤，WHO Ⅱ级

【病理与病因】

一般特征

- 一般发病机制
  - 源于松果体细胞或其前体细胞
- 遗传学
  - 无 TP53 突变
- 流行病学
  - 连同松果体母细胞瘤，占松果体区肿瘤的15% ~ 30%

大体病理及手术所见

- 细胞较疏松，分化良好
- 边界清晰的棕灰色肿块
- 胞浆较多
- 细胞排列呈分叶状，似正常松果体组织

显微镜下特征

- 过渡性肿瘤细胞
- 核异形性较少
- > 50% 钙化

【临床表现】

表现无特异性

- 脑积水体征 / 症状
- 内分泌异常

疾病人群分布

- 年龄
  - 可见于任何年龄，峰值年龄 10 ~ 19 岁，平均年龄 30 岁
- 性别
  - 无性别倾向

自然病史与预后

- 蛛网膜下播散少见
- 5 年存活率为 67%

治疗

- 典型方案为手术切除

【影像表现】

概述

- 最佳诊断依据　松果体区圆形病变，边界清晰
- 部位
  - 松果体区
- 形态学
  - 圆形或椭圆形

CT 表现

- 平扫 CT
  - 高密度，密度较均匀
  - 内见钙化
  - 分叶状蔓延
  - 直径常 < 3cm
  - 无出血
- 增强 CT
  - 部分或全部中度强化

MR 表现

- 平扫
  - T1WI 低信号，T2WI 和 FLAIR 高信号
  - 邻近结构无受侵表现
  - 三脑室后部受压
  - 梗阻性脑积水
- T1 增强
  - 部分或全部强化

其他影像学表现

推荐影像学检查

- 最佳检查法　平扫及增强 MRI 检查

【鉴别诊断】

松果体母细胞瘤

- 形态不规则
- 边界不清
- 侵犯胼胝体、丘脑、中脑

生殖细胞瘤

- 明显强化
- 放疗敏感
- 男性多见

诊断与鉴别诊断精要

- 松果体区：松果体实质肿瘤发病率小于生殖细胞瘤发病率
- 松果体钙化呈“爆裂”状
- 直径常＜ 3cm，可引起梗阻性脑积水
- 需要与松果体母细胞瘤和生殖细胞瘤相鉴别

典型病例

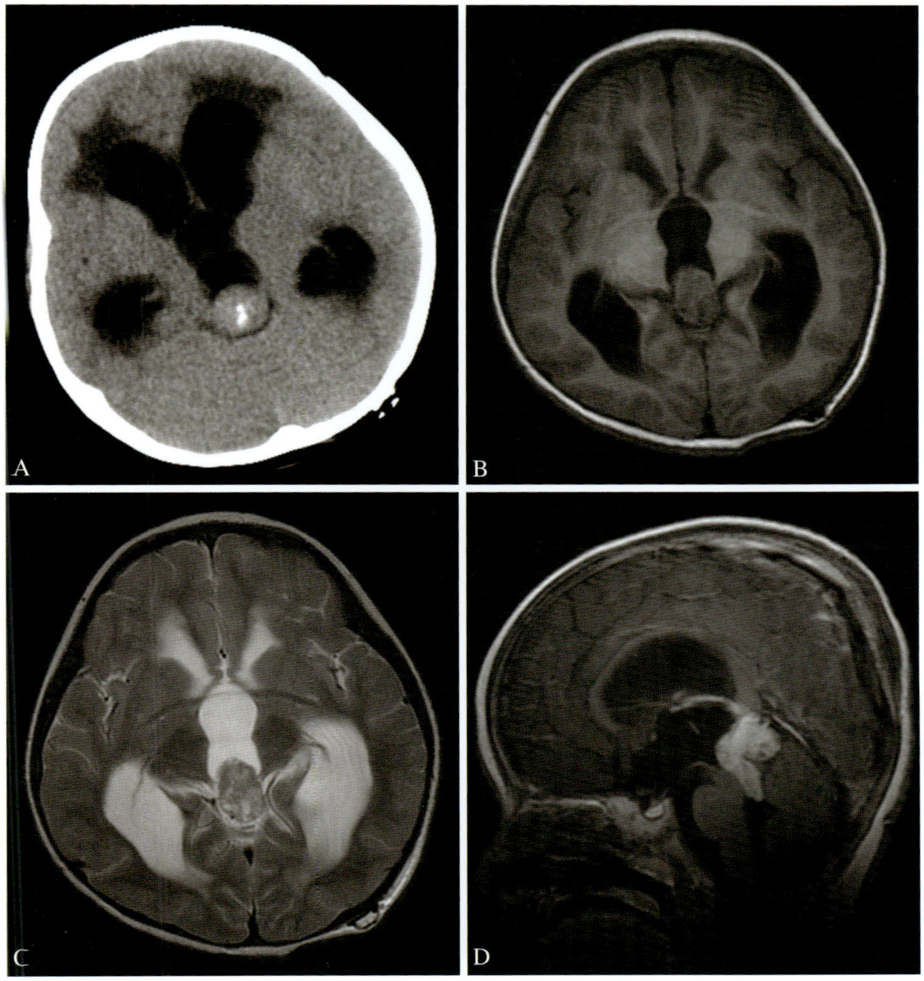

图 4-15-1　松果体细胞瘤
A. 轴位 CT，松果体区圆形等密度病变，边缘光滑，边界清晰，内见松果体钙斑。三脑室后部受压，杯口状凹陷，幕上脑室扩大，可见间质性水肿；B. 平扫轴位 T1WI，病变呈等 T1 信号改变；C. 轴位 T2WI，病灶等 T2 信号，边界清晰；D. 矢状位增强扫描，病变不均匀明显强化

重点推荐文献

[1] Dhall G，Khatua S，Finlay JL. Pineal region tumors in children [J]. Curr Opin Neurol，2010，23（6）：576-582.
[2] Dahiya S，Perry A. Pineal tumors [J]. Adv Anat Pathol，2010，17（6）：419-427.
[3] Fèvre-Montange M，Vasiljevic A，Champier J，et al. Histopathology of tumors of the pineal region [J]. Future Oncol，2010，6（5）：791-809.

第 16 节 生殖细胞肿瘤

【概念与概述】

生殖细胞肿瘤（germinoma）为源自原始生殖细胞的肿瘤

- 种类包括：生殖细胞瘤（65%）、畸胎瘤（16%）、内胚窦瘤（6%）、绒毛膜癌（4%）、混合性肿瘤（9%）

【病理与病因】

一般特征

- 一般发病机制
  - 与胚胎时期发育异常、染色体异常有关
- 遗传学
  - 染色体异常：青春期前后的生殖细胞瘤常见有 12q 过度表达
- 流行病学
  - 占所有原发性颅内肿瘤的 0.3% ~ 0.5%（在亚洲，为 2%）
  - 占小儿原发性颅内肿瘤的 3%（在亚洲，为 10% ~ 15%）

大体病理及手术所见

- 柔软易碎的浅棕 - 白色肿块
- 无包膜，侵及邻近组织
- 坏死、出血少见

显微镜下特征

- 细胞核大
- 胞浆透明
- 细胞膜表面胎盘碱性磷酸酶阳性
- 有丝分裂常见
- 常无小血管增生
- 胶原纤维酸性蛋白（glial fibrillary acidic protein，GFAP）阳性

【临床表现】

因病变部位而异

- 松果体区肿瘤体征 / 症状
  - 头痛
  - 帕里诺综合征

疾病人群分布

- 年龄
  - 主要见于儿童和青少年，峰值年龄 10 ~ 20 岁
  - 近 90% 患者 < 20 岁
- 性别
  - 男：女 = 2 ：1
  - 松果体区男性占 90%
  - 鞍上区男女相近

自然病史与预后

- 生殖细胞瘤 5 年存活率 65% ~ 95%
- 可沿脑脊液种植、室管膜和蛛网膜下腔播散

治疗

- 生殖细胞瘤对放疗敏感
- 辅助性化疗可减少放疗剂量
- 就诊时病变情况对预后有影响

【影像表现】

概述

- 最佳诊断依据　松果体区、鞍上圆形、分叶状肿块
- 部位
  - 在中线部位或近中线，三脑室附近
  - 最常见部位为松果体区（65%）
  - 其次是鞍上（30%）
  - 幕下多见于脑干，小儿常见
- 形态学
  - 圆形
  - 分叶状

CT 表现

- 平扫 CT
  - 大部分密度均匀，边界清晰
  - 可为高密度
  - 偶见囊变
  - 钙化分散多见于松果体细胞瘤
- 增强 CT
  - 实性部分均匀强化

MR 表现

- 平扫
  - T1WI 低信号，T2WI 可呈等信号
- T1 增强
  - 邻近结构受侵时可见强化

推荐影像学检查

- 最佳检查法　平扫及增强 MRI 检查

【鉴别诊断】

生殖细胞瘤

- 血清胎盘碱性磷酸酶升高

内胚窦瘤

- 血清甲胎蛋白（AFP）升高

绒毛膜癌

- β- 人绒毛膜促性腺激素（β-HCG）升高

诊断与鉴别诊断精要

- 主要见于儿童和青少年，峰值年龄 10 ~ 20 岁
- 松果体区、鞍上圆形、分叶状肿块
- 松果体区病灶多见于男性，鞍上病灶多见于女性，基底节区病灶几乎只见于男性
- 钙化的松果体被肿块吞没
- 生殖细胞瘤对放疗敏感
- 内分泌激素检查有助于鉴别各种类型生殖细胞肿瘤

典型病例

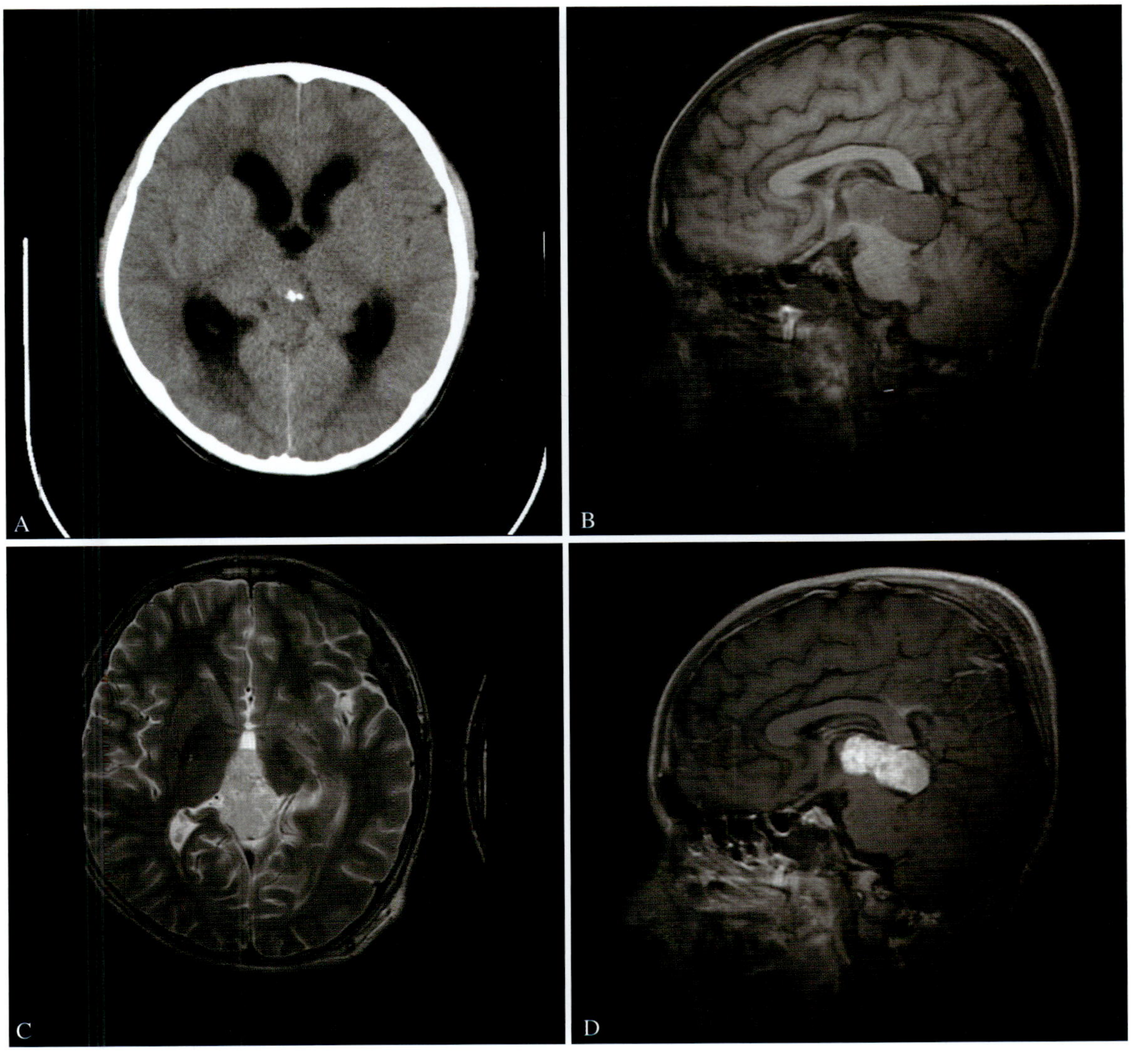

图 4-16-1　生殖细胞肿瘤

A. 轴位 CT，松果体区团块状等密度病变，边界清晰，松果体钙斑受推移位，幕上脑室扩大；B. 平扫矢状位 T1WI，病变呈稍长 T1 信号，边界清晰；C. 轴位 T2WI，病变呈稍长 T2 信号改变；D. 矢状位增强扫描，病变不均匀明显强化

重点推荐文献

[1] Srinivasan N，Pakala A，Mukkamalla C，et al. Pineal germinoma [J]. South Med J，2010，103（10）：1031-1037.
[2] Morana G，Maghnie M，Rossi A. Pituitary tumors：advances in neuroimaging [J]. Endocr Dev，2010，17：160-174.
[3] Ulitin AIu，Oliushin VE，Vinogradov VM，et al. Primary intracranial germinoma [J]. Vopr Onkol，2009，55（1）：24-28.

第 17 节 中枢神经细胞瘤

【概念与概述】

中枢神经细胞瘤（central neurocytoma）起自侧脑室前部上侧壁，沿透明隔向室间孔蔓延的肿瘤，WHO Ⅱ级

【病理与病因】

一般特征

- 一般发病机制
  - 起源于神经元或具双向分化潜能的细胞
- 流行病学
  - 占脑室内肿瘤的 10%

大体病理及手术所见

- 灰色的、质脆、边界清晰的脑室内肿块
- 可有坏死、囊变、出血及钙化

显微镜下特征

- 特征性表现为分化良好的小细胞巢被薄的纤维血管隔分开
- 常见瘤内钙化和多发小囊
- 出血（瘤内、脑室内）罕见

【临床表现】

- 典型表现为头痛和颅内压增高体征

疾病人群分布

- 年龄
  - 年轻成人，小儿和老年人罕见
- 性别
  - 无性别倾向

自然病史与预后

- 术后复发尚未见报道
- 因肿瘤生长致死的情况尚未见报道

治疗

- 部分或完全切除

【影像表现】

概述

- 最佳诊断依据 20 ~ 40 岁患者侧脑室内发泡样肿块
- 部位
  - 侧脑室前部
  - 三脑室、四脑室病变尚未见报道
  - 偶见于大脑半球
- 形态学
  - 典型呈发泡状肿块

X 线表现

- 较少使用，伴钙化时，可呈高密度改变

CT 表现

- 平扫 CT
  - 边界清晰的脑室内肿块
  - 密度混杂，钙化率≥ 50%
  - 位于侧脑室前角、前部
  - 邻近透明隔
  - 伴坏死、囊变及钙化时密度不均
- 增强 CT
  - 轻度到中度强化

MR 表现

- 平扫
  - T1WI 和 T2WI 信号多变
- T1 增强
  - 轻度到中度强化

其他影像学表现

- DSA
  - 血供丰富，瘤体染色较明显
- 磁共振波谱
  - 大的 Cho 峰；在 3.55ppm 处无峰

【鉴别诊断】

室管膜瘤

- 常侵及脑室周围脑实质
- 侧脑室内罕见

室管膜下瘤

- 无或轻度强化
- 老年人多见

诊断与鉴别诊断精要

- 青年人多见，小儿和老年人罕见
- 位于侧脑室前部，邻近透明隔，囊实性，“皂泡样”，可伴钙化
- 中度到明显的不均匀强化
- DSA 示血供丰富
- 需与室管膜瘤和室管膜下瘤相鉴别

典型病例

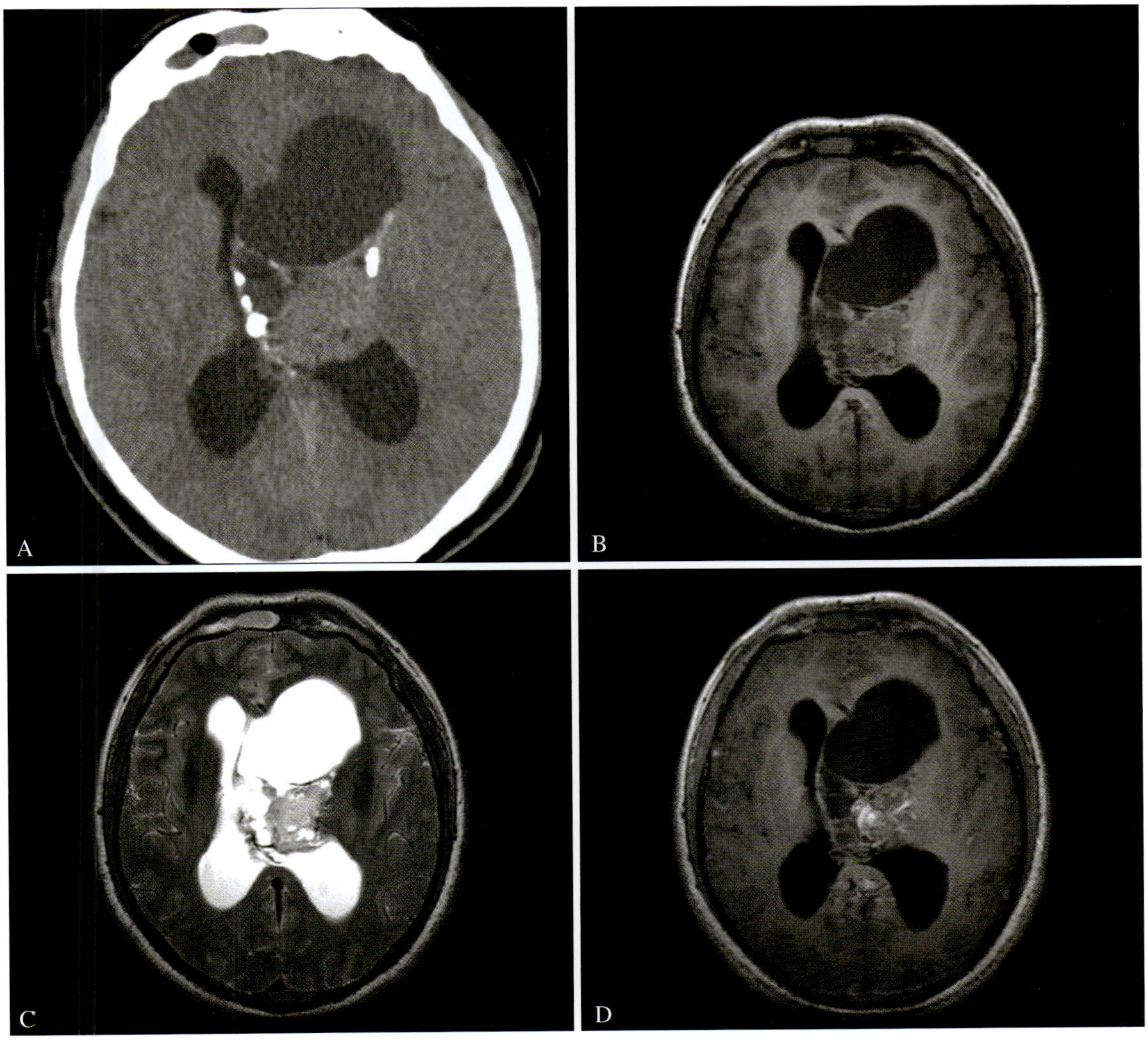

图 4-17-1　中枢神经细胞瘤

A. 轴位 CT 示左侧脑室增大、变形，体部见团块状病变，内见坏死、囊变及钙化，透明隔受压右移；B. 平扫轴位 T1WI 示病变呈稍长 T1 信号改变，与透明隔关系密切；C. 轴位 T2WI 像，病变呈不均匀长 T2 信号改变；D. 增强扫描轴位像，病变不均匀强化

重点推荐文献

[1] Chuang MT，Lin WC，Tsai HY，et al. 3-T proton magnetic resonance spectroscopy of central neurocytoma：3 case reports and review of the literature [J]．J Comput Assist Tomogr，2005，29（5）：683-688.

[2] Lee J，Chang SM，McDermott MW，et al. Intraventricular neurocytomas [J]．Neurosurg Clin N Am，2003，14（4）：483-508.

[3] Rodríguez De Lope A，De La Lama A，López-Ariztegui N，et al. Treatment of central neurocytoma. Experience at a single institution [J]．Neurocirugia（Astur），2004，15（2）：128-136.

第 18 节 脉络丛乳头状瘤

【概念】

脉络丛乳头状瘤（choroid plexus papilloma）源自脑室脉络丛的良性肿瘤，WHO Ⅰ级

【病理与病因】

一般特征

- 一般发病机制
  - 具体机制不明确
- 流行病学
  - 此病在所有脑肿瘤中的比例小于 1%
  - 此病占所有儿童脑肿瘤的 3%

大体病理及手术所见

- 分化良好的脉络丛表面上皮和血管结缔组织增生

显微镜下特征

- 富含血管
- 成叶形的立方上皮细胞
- 无坏死、出血、肉眼可见的脑组织侵犯
- 90% 有蛋白 S-100，25% ～ 50%GFAP+
- 免疫组化 细胞角蛋白、波形蛋白 +

【临床表现】

- 脑积水导致的颅高压症状 / 体征

疾病人群分布

- 年龄
  - 85% 在 5 岁内
  - 占新生儿出生 60 天内所有脑肿瘤的 40%
- 性别
  - 无性别倾向

自然病史与预后

- 生长缓慢
- 有脑室内、脑室出口蔓延倾向
- 偶见恶变
- 恶变后的 5 年存活率为 26% ～ 40%

治疗

- 手术切除

【影像表现】

概述

- 最佳诊断依据 脑室内分叶状并伴有乳头状突起的肿块，边界清楚明显强化
- 部位
  - 侧脑室前部、四脑室是最常见部位
  - 成人见于四脑室
  - 小儿见于侧脑室
- 形态学
  - 圆形、分叶状

X 线表现

- 较少使用，伴钙化和出血时，可呈高密度改变

CT 表现

- 平扫 CT
  - 密度不均
  - 可见钙化
  - 常见瘤内、脑室内出血
- 增强 CT
  - 明显强化

MR 表现

- 平扫
  - T1WI 等、低信号，T2WI 不均匀高信号
  - 脑积水征象
- T1 增强
  - 明显强化

其他影像学表现

- DSA
  - 扩张的脉络丛动脉
  - 肿瘤染色，对比剂排空延迟
  - 动静脉分流

- 超声
  - 脑室内肿块
  - 脑积水

推荐影像学检查

- 最佳检查法　平扫及增强 MRI 检查

【鉴别诊断】

需与室管膜瘤和脑膜瘤相鉴别

- 以下征象有助于脉络丛乳头状瘤的诊断
  - 边缘分叶状
  - 尽管体积大，但不侵及邻近脑实质
  - 信号多变

诊断与鉴别诊断精要

- ＜1 岁儿童最常见的脑肿瘤
- 成人见于四脑室，小儿见于侧脑室
- 侧脑室三角区分叶状肿块，脑积水常见
- 明显均一强化
- 需要与室管膜瘤和脑膜瘤相鉴别

典型病例

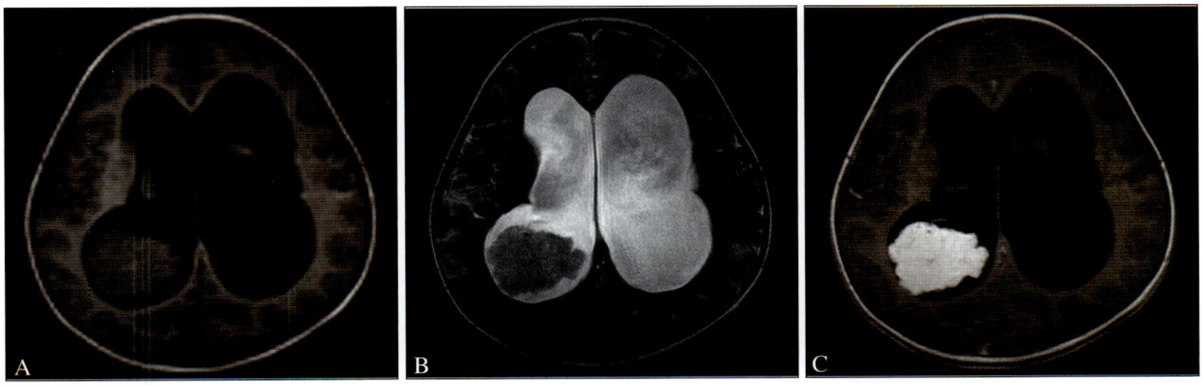

图 4-18-1　**脉络丛乳头状瘤**

A. 平扫轴位 T1WI 示双侧脑室明显扩大，右侧脑室后部见团块状等信号病变，内部信号不均，边缘浅分叶；B. 轴位 T2WI 示病变表现为稍长 T2 信号；C. 增强扫描轴位像，病变明显强化，呈颗粒状

重点推荐文献

[1] Cunliffe CH, Fischer I, Parag Y, et al. State-of-the-art pathology: new WHO classification, implications, and new developments [J]. Neuroimaging Clin N Am, 2010, 20 (3): 259-271.

[2] Wolburg H, Paulus W. Choroid plexus: biology and pathology [J]. Acta Neuropathol, 2010, 119 (1): 75-88.

[3] Farnedi A, Marucci G, Tosi AL, et al. Choroid plexus tumours: cytogenetic analysis of a single case and literature review [J]. Pathologica, 2007, 99 (6): 424-427.

第 19 节　室管膜瘤

【概念与概述】

室管膜瘤（ependymoma）由室管膜细胞或室管膜残余组织起源的肿瘤

【病理与病因】

一般特征

- 一般发病机制
  - 与病毒 40（SV40）有关
- 流行病学
  - 占所有颅内肿瘤的 5% ～ 10%
  - 是儿童后颅窝第 4 个最常见肿瘤

大体病理及手术所见

- 灰红色肿块，边界清晰，质地柔软，分叶状

显微镜下特征

- 25% 的室管膜瘤出现间变特征　有丝分裂率较高、细胞多形性
- 大量形态一致的细胞在血管周围形成特征性的假玫瑰结

【临床表现】

表现无特异性

- 最常见体征 / 症状
  - 头痛
  - 恶心、呕吐
  - 其他体征 / 症状：共济失调、偏瘫等

疾病人群分布

- 年龄
  - 幕下主要见于 1 ～ 6 岁小儿
  - 幕上主要见于 20 ～ 40 岁成人

自然病史与预后

- 术后局部复发、沿蛛网膜下腔播散的趋势较明显
- 10% 的患者沿脑脊液播散

治疗

- 典型方案为手术切除　做或不做术后放疗、化疗
- 患者手术切除程度对存活时间影响较大

【影像表现】

概述

- 最佳诊断依据　脑室内分叶状、边界清晰的肿块，有向脑室外生长的倾向
- 部位
  - 幕下多见，最常见于四脑室
  - 幕上占 30%，常见于侧脑室及周围脑实质内
- 形态学
  - 两种主要形态
    - 幕下：自四脑室侧孔向外蔓延
    - 幕上：分叶状

X 线表现

- 较少使用，伴钙化和出血时，可呈高密度改变

CT 表现

- 平扫 CT
  - 中线部位的肿块，密度多变
  - 因瘤周水肿而形成低密度晕环
  - 近 50% 伴钙化
  - 幕上，近 80% 见囊变
  - 瘤内出血较少，不超过 20%
- 增强 CT
  - 实性部分和囊壁强化，强化幅度不一

MR 表现

- 平扫
  - 信号混杂
  - 瘤周水肿常见
- T1 增强
  - 强化信号不均匀，幅度不一

其他影像学表现

- 磁共振波谱
  - 乙酰胆碱峰升高，N- 乙酰天门冬氨酸（NAA）峰降低
  - NAA/Cho，Cr/Cho 的比率较星形细胞瘤、髓母细胞瘤高

推荐影像学检查

- 最佳检查法　平扫及增强 MRI 检查

【鉴别诊断】

髓母细胞瘤

- 很多情况下，鉴别困难
- 总体而言，CT 扫描像上，髓母细胞瘤密度较高，瘤内钙化率较低
- 增强扫描，髓母细胞瘤强化较均匀

小脑星形细胞瘤

- 常偏离中线
- 钙化、出血少见

诊断与鉴别诊断精要

- 幕下主要位于第四脑室内，见于 1 ～ 6 岁小儿；幕上主要见于 20 ～ 40 岁成人，多见于侧脑室及周围脑实质内
- 幕下肿瘤表现为“可塑性”自四脑室侧孔向外蔓延，突入 CPA 和小脑延髓池；幕上肿瘤呈分叶状囊实性肿块
- 混杂密度 / 信号，钙化出血相对常见，强化不均匀
- 需要与髓母细胞瘤和小脑星形细胞瘤相鉴别

典型病例

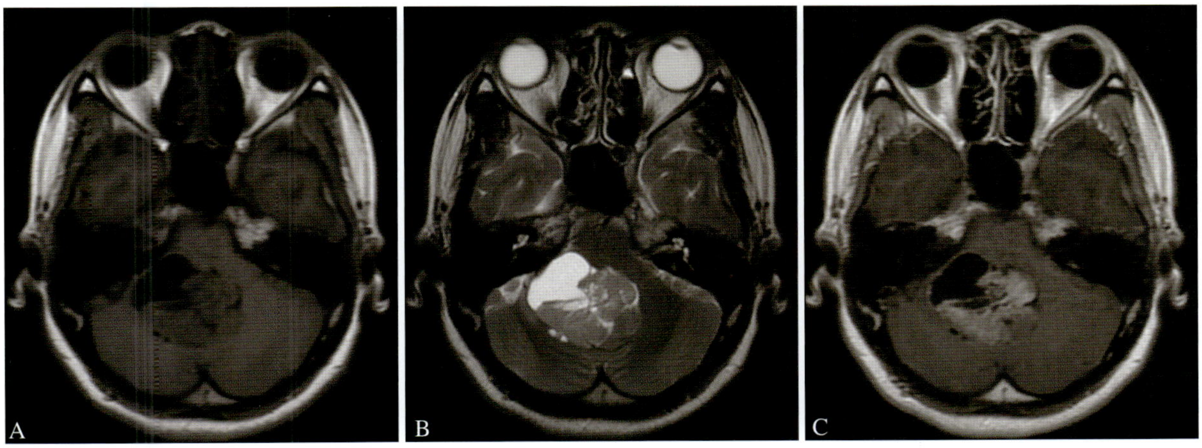

图 4-19-1　室管膜瘤

A. 平扫轴位 T1WI，四脑室区可见囊实性病变，偏于右侧，四脑室正常形态消失；B. 轴位 T2WI 示病变边界清晰，周围水肿不明显；C. 轴位像增强扫描，病变不均匀强化

重点推荐文献

[1] Witt H，Mack SC，Ryzhova M，et al. Delineation of two clinically and molecularly distinct subgroups of posterior fossa ependymoma [M]. Cancer Cell，2011，20 (2)：143-157.

[2] Engh JA. Clinical characteristics of ependymoma patients based on patient-reported outcomes [J]. Neurosurgery，2011，69 (2)：N21-22.

[3] Guan S，Shen R，Lafortune T，et al. Establishment and characterization of clinically relevant models of ependymoma：a true challenge for targeted therapy [M]. Neuro Oncol，2011，13 (7)：748-758.

第 20 节　髓母细胞瘤

【概念与概述】

髓母细胞瘤（medulloblastoma）来源于室管膜下基质或小脑外颗粒层的多分化胚胎性肿瘤，高度恶性。

【病理与病因】

一般特征

- 一般发病机制

  具体机制不明，多种假说

- 源自小脑外颗粒层
- 源自室管膜下基质细胞
- 两者兼之

- 流行病学
  - 是小儿后颅窝最常见的肿瘤
  - 是第二位最常见的小儿原发性脑肿瘤

大体病理及手术所见

- 与其他高度侵袭性脑肿瘤不同，髓母细胞瘤呈实性，边缘外突
- 可有灶性坏死、出血

显微镜下特征

- 瘤细胞排列成假玫瑰结
- 可见血管增生区
- 细胞多形性
- 偶见钙化

【临床表现】

梗阻性脑积水、小脑功能不全的表现

- 头痛
- 呕吐
- 共济失调

疾病人群分布

- 年龄
  - 75% 发生在 15 岁以前
  - 有两个年龄峰值：4 ～ 8 岁、15 ～ 35 岁
- 性别

  男：女＝2 ： 1

自然病史与预后

- 10 年存活率为 50% ～ 70%
- 3 岁以下小儿预后更差
- 约 5% 发生系统性转移，主要是骨骼

治疗

- 典型方案为手术全切 ＋ 化疗 ＋ 全脑和脊髓放疗

【影像表现】

概述

- 最佳诊断依据　后颅窝中线部位的实性肿块
- 部位
  - 小儿在小脑蚓部
  - 成人在小脑半球
- 形态学
  - 两种主要形态：圆形或椭圆形

CT 表现

- 平扫 CT
  - 密度大体均匀，等密度或轻微高密度
  - 10% ～ 20% 见点状或结节状钙化
  - 多达 50% 见灶性坏死、囊变
  - 可见明显灶周水肿形成的低密度晕环，晕环较厚，边界不清
- 增强 CT
  - 典型表现为实性部分中度到明显强化
  - 近 10% 无强化

MR 表现

MR 表现的特异性较 CT 差

- 平扫
  - T1WI：轻度低信号或等信号；T2WI：轻度高信号
  - 出现坏死、钙化时信号不均
  - 可见梗阻性脑积水征象
- T1 增强
  - ＞ 90% 表现为实性部分明显、均匀强化
  - 对肿瘤播散的检测较敏感

其他影像学表现

- 弥散成像
  - 边界清晰的囊性星形细胞瘤可无弥散受限
  - 弥漫性星形细胞瘤成分不一时，可见弥散受限
- 磁共振波谱
  - NAA/Cho、Cr/Cho 比值低

推荐影像学检查

- 术前行全脑和脊髓的平扫及增强 MRI 检查以明确转移情况

【鉴别诊断】

室管膜瘤

- 见“室管膜瘤”章节

实性小脑星形细胞瘤

- 平扫 CT 很重要

典型病例

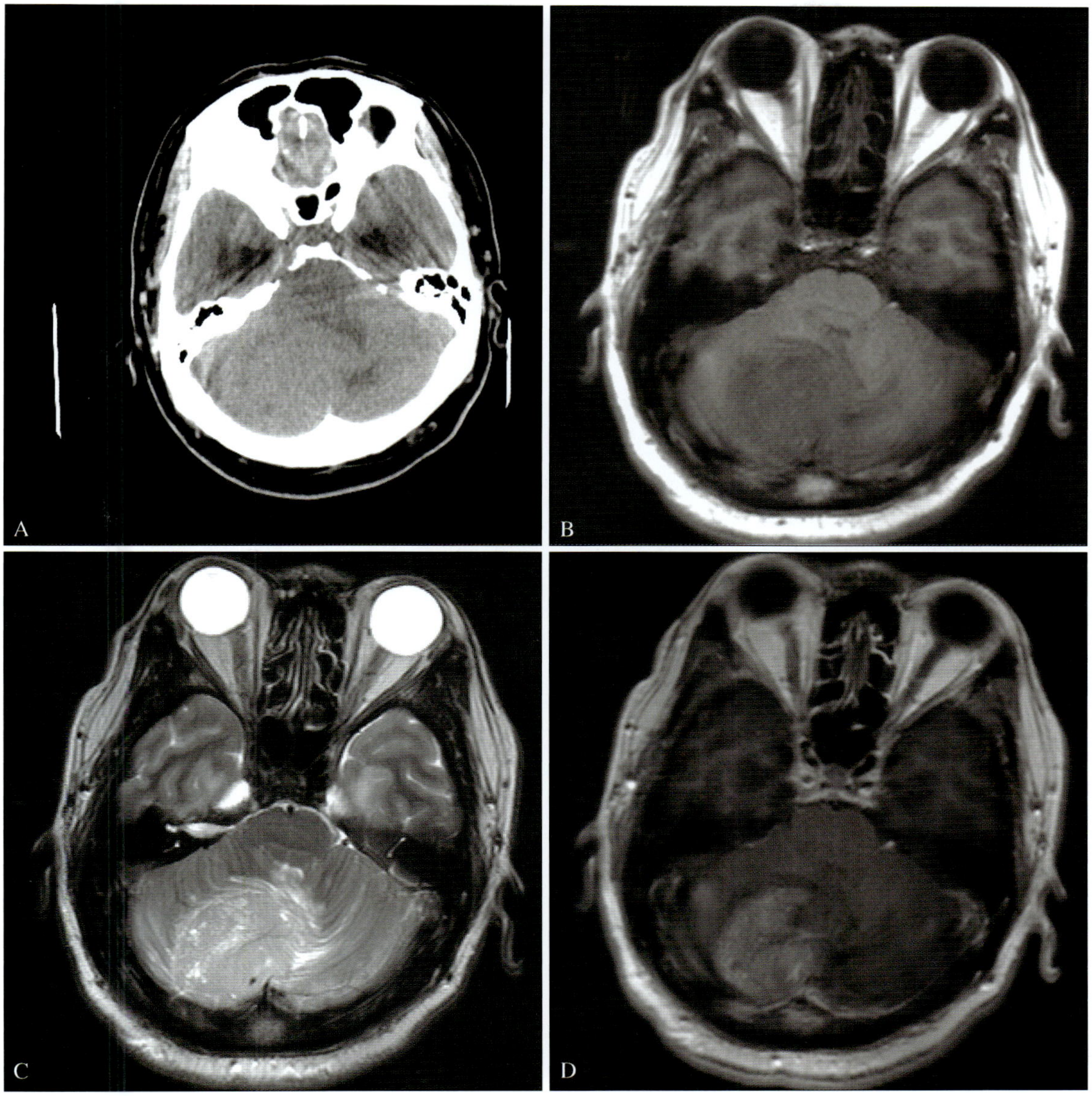

图 4-20-1 髓母细胞瘤

A. 平扫轴位 CT，后颅窝偏右侧团块状等密度病变，周围可见水肿性晕环；B. 平扫轴位 T1WI 示病灶呈稍长 T1 信号改变；C. 轴位 T2WI，病变表现为不均匀长 T2 信号；D. 增强扫描轴位 T1WI，病变大部分强化

诊断与鉴别诊断精要

- 儿童后颅窝常见肿瘤
- 起源于小脑蚓部，多位于中线；随年龄增长，偏中线者增多
- 圆形、高密度、中线后颅窝肿块，大部分为实性，脑积水常见
- 强化程度不一，从斑片状到相对均匀强化
- 有 CSF 转移倾向
- 需与室管膜瘤和小脑星形细胞瘤相鉴别

重点推荐文献

[1] Ghosal N，Hegde AS，Murthy G，et al.Smear preparation of intracranial lesions：A retrospective study of 306 cases [J]．Diagn Cytopathol，2011，39（8）：582-592.

[2] Pillai S，Singhal A，Byrne AT，et al. Diffusion-weighted imaging and pathological correlation in pediatric medulloblastomas-" They are not always restricted!"［J］．Childs Nerv Syst，2011，27（9）：1407-1411.

[3] Anne G. Osborn. PocketRadiologist：Brain Top 100 Diagnoses［M］．Salt Lake City，Amirsys Inc，3rd. 2003：156-158.

第 21 节　血管母细胞瘤

【概念与概述】

血管母细胞瘤（hemangioblastoma）由丰富的内皮周细胞形成毛细血管网，间以空泡状基质细胞的肿瘤，WHO Ⅰ级

- 种类　实性、囊性；单发、多发

【病理与病因】

一般特征

- 一般发病机制
  - 25% 与 von Hippel-Lindau 病有关
- 遗传学
  - 染色体异常：3q 肿瘤抑制基因突变
- 流行病学
  - 占所有原发性 CNS 肿瘤的 1% ～ 2.5%
  - 成人后颅窝最常见的原发性脑内肿瘤

大体病理及手术所见

- 小圆形（5 ～ 10mm）实性病变，血供丰富，边界清晰
- 常邻近软脑（脊）膜
- 常与边界清晰的囊腔相连而成为壁结节
- 囊腔为肿瘤外成分，不含肿瘤组织
- 囊壁由受压的脑组织或反应性胶质增生而成

显微镜下特征

- 结节　大的空泡状基质细胞 + 丰富的毛细血管网

【临床表现】

常因肿瘤阻塞四脑室内脑脊液流动引起

- 最常见体征 / 症状
  - 头痛（85%）
  - 其他体征 / 症状：平衡失调、眩晕等

疾病人群分布

- 年龄
  - 散发者：年轻成人，峰值年龄为 30 ～ 40 岁
  - 伴 von Hippel-Lindau 病者：平均年龄 29 岁

散发型自然病史与预后

- 生长缓慢，60% 伴囊腔
- 死亡率低
- 永久性神经功能障碍罕见

治疗

- 典型方案为手术切除

【影像表现】

概述

- 最佳诊断依据　小脑半球的大囊小结节病变

- 部位
  - 80% ~ 85% 在小脑
  - 2% ~ 3% 在延髓
  - 1% ~ 1.5% 在幕上
  - 10% ~ 15% 在脊髓
- 形态学
  - 圆形，边界清晰
  - 10% ~ 40% 多发，总是与 von Hippel-Lindau 病有关

CT 表现

- 平扫 CT
  - 囊腔为低密度病变，边界清晰
  - 实性结节难与周围脑组织区分
  - 灶周水肿较轻或无
  - 出血、坏死罕见
  - 钙化尚未见报道
- 增强 CT
  - 壁结节均匀、明显强化

MR 表现

- 平扫
  - 囊腔边界清晰，T1WI 低信号，T2WI 高信号
  - 囊壁光滑
  - 壁结节 T1WI 等信号，T2WI 轻度高信号
  - 血管流空影具有高度诊断意义
- T1 增强
  - 壁结节均匀、明显强化

其他影像学表现

- DSA
  - 壁结节染色明显，可见迂曲供血血管或引流血管

推荐影像学检查

- 最佳检查法　平扫及增强 MRI 检查

【鉴别诊断】

转移瘤

- 老年人
- 无血管流空影
- 强化不均匀
- 其他部位转移灶或原发灶

毛细胞星形细胞瘤

- 壁结节较大
- 无血管流空

诊断与鉴别诊断精要

- 成年人后颅窝常见肿瘤
- 75% 为散发性，25% 与 von Hippel-Lindau 病有关
- 60% 表现为囊 + 壁结节，40% 表现为实性病灶
- 实性部分和壁结节明显均匀强化
- 血管流空影具有高度诊断意义
- 需要与转移瘤和毛细胞星形细胞瘤相鉴别

典型病例

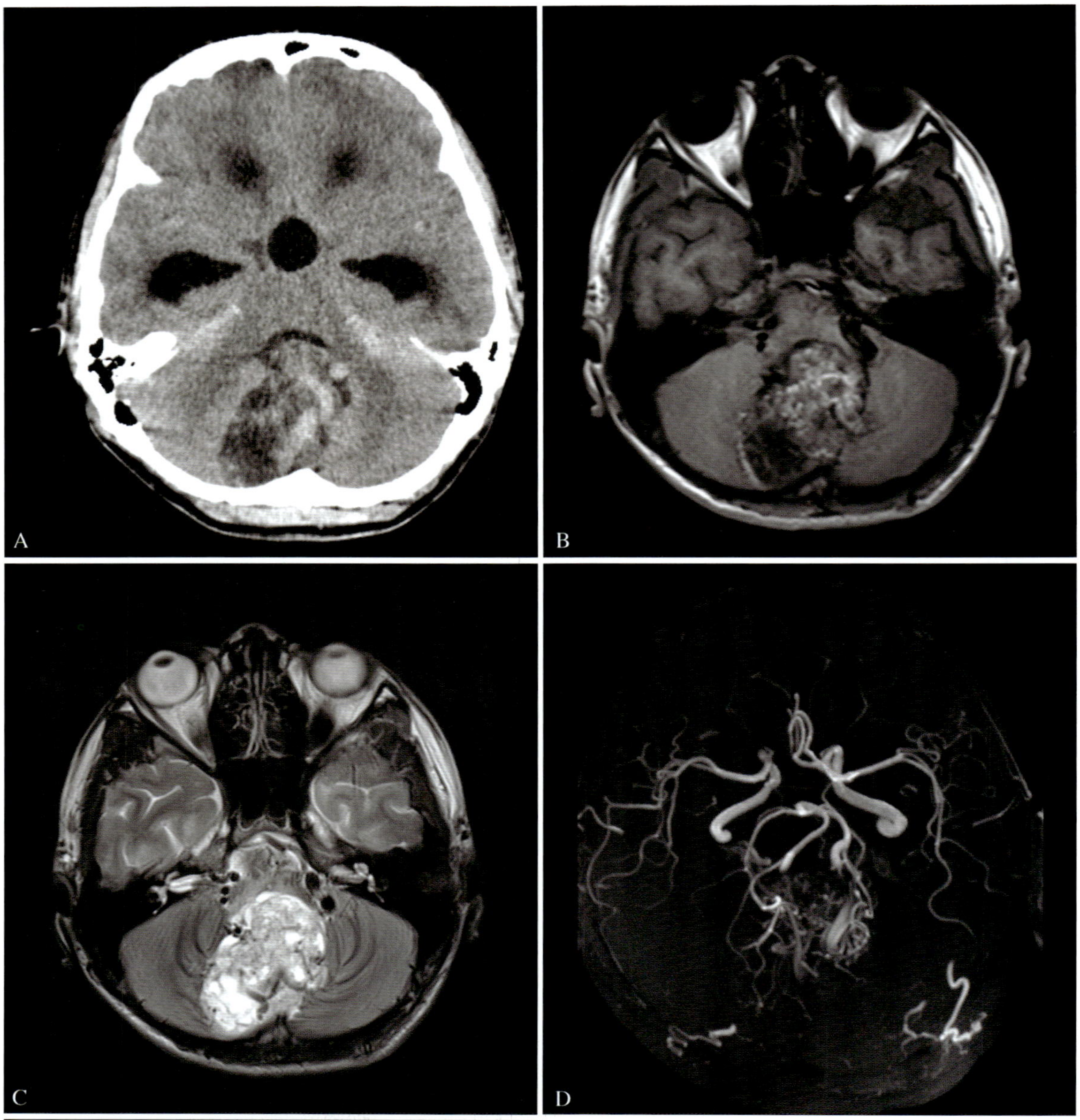

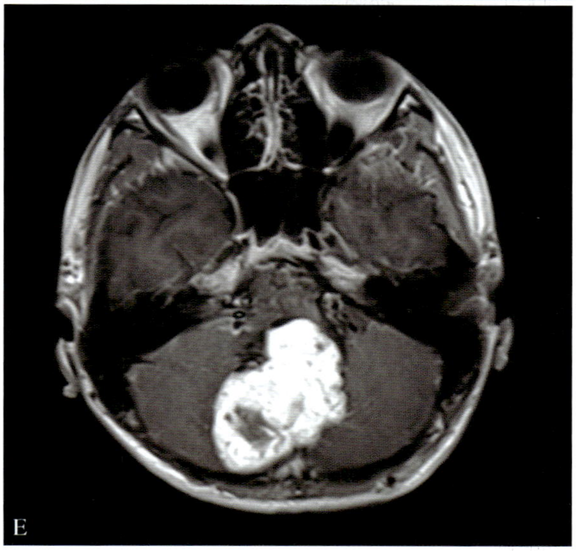

图 4-21-1 **血管母细胞瘤**

A. 平扫轴位 CT 示后颅窝中线部位团块状病变，密度不均，四脑室受压变形，幕上脑室明显扩大；B. 平扫轴位 T1WI 示病变信号混杂，周围及内部见迂曲血管影；C. 轴位 T2WI 像，病变内及周围血管流空影更清晰，灶周水肿很轻；D.MRA 轴位像，病变周围及内部多发血管影；E. 增强扫描轴位像，病变明显、不均匀强化

重点推荐文献

[1] Sawyer B，Heng R，Ferris N. Typical magnetic resonance features of a haemangioblastoma，an uncommon nerve root lesion：case report and literature review [J]. Australas Radiol，2007，Spec No.：B28-30.
[2] Bonneville F，Savatovsky J，Chiras J. Imaging of cerebellopontine angle lesions：an update. Part 2：intra-axial lesions，skull base lesions that may invade the CPA region，and non-enhancing extra-axial lesions [J]. Eur Radiol，2007，17（11）：2908-2920.
[3] Shuin T，Yamasaki I，Tamura K，et al. Von Hippel-Lindau disease：molecular pathological basis，clinical criteria，genetic testing，clinical features of tumors and treatment [J]. Jpn J Clin Oncol，2006，36（6）：337-343.

第 22 节 脑 膜 瘤

【概念与概述】

脑膜瘤（meningioma）为起源于蛛网膜帽状细胞的良性肿瘤

- 种类 病理类型繁多，比较常见的有纤维型、上皮型、混合型、砂粒型等

【病理与病因】

一般特征

- 一般发病机制
  - 生长缓慢，多数为 WHO Ⅰ级肿瘤
- 遗传学
  - 第 22 号染色体基因突变（约 60%）
  - 大多数有生长激素（GH）受体表达
- 流行病学
  - 是中枢神经系统最常见的原发性脑外肿瘤
  - 占原发性脑部肿瘤的 20%

大体病理及手术所见

- 大部分呈边界清楚的圆形 / 分叶状或“块状”肿块
- 基底部在硬膜，宽基底
- 邻近骨质改变以增生为主

显微镜下特征

- 因病理类型不同而有所不同
  - 纤维型常见编织状排列的梭形细胞
  - 砂粒型可见砂粒小体

【临床表现】

- 表现无特异性，与部位有关
- 瘤周水肿明显时，症状较重，也可无任何症状

疾病人群分布

- 年龄
  - 以 50 ～ 70 岁常见
- 性别
  - 女：男 =2 ：1，但遗传性疾病，如神经纤维瘤病Ⅱ型，无性别倾向

自然病史与预后

- 多数生长缓慢，压迫邻近结构时发现

治疗

- 典型方案为手术切除
- 残余肿瘤组织可复发

【影像表现】

概述

- 最佳诊断依据 脑实质外实性病变，以宽基底与硬膜相邻，边界清晰
- 部位
  - 近 50% 在额顶部大脑凸面和旁矢状区
  - 约 35% 在蝶骨嵴、嗅沟、外侧裂及鞍旁
  - ＜ 10% 在幕下
  - 6% ～ 9% 多发
- 形态学
  - 大部分呈球形，但亦受发病部位影响
    - 蝶骨嵴的脑膜瘤常扁平状

X 线表现

- 较少使用，伴钙化和出血时，可呈高密度改变

CT 表现

- 平扫 CT
  - 约 3/4 表现为圆形、分叶状稍高密度肿块（CT 值 40 ～ 50Hu），边界清晰
  - 约 10% 为等密度
  - 伴坏死、囊变及钙化时密度不均
- 增强 CT
  - 大多数情况下明显强化（CT 值增加 40 ～ 50Hu 或更多）

MR 表现

对脑膜瘤的定位较 CT 更准确

- 平扫

- T1 WI 上，50% 为等信号，50% 为低信号
- T2WI 上，50% 轻度高信号，50% 为等信号
- 上述信号改变与病理类型有一定关系
- 50% ~ 70% 见血管源性水肿
- 约 40% 出现白质受压内陷

- T1 增强
  - 多数明显、均匀强化
  - 脑膜尾征为肿瘤浸润或硬膜反应的结果

其他影像学表现

- 弥散成像
  - 因组织成分不同而表现多样
  - 肿瘤成分不一时，可见弥散受限
- 磁共振波谱
  - 在 1.5ppm 处见到丙氨酸峰有诊断意义，Cho/Cr 的比值与增生能力有关
- DSA
  - 软脑膜的血管供应肿瘤外周
  - 硬膜血管供应肿瘤中心
    - 扩张的硬膜供应血管自瘤体中心向外辐射状分布
    - 对比剂排空延迟

推荐影像学检查

- 最佳检查法 平扫及增强 MRI 检查

【鉴别诊断】

因部位不同，需鉴别的疾病也有所不同

- 侧脑室脑膜瘤需与脉络丛乳头状瘤鉴别
- 桥小脑角区脑膜瘤需与神经鞘瘤鉴别
- 鞍旁脑膜瘤需与侵袭性垂体腺瘤鉴别
- 大脑凸面脑膜瘤需与转移瘤鉴别

诊断与鉴别诊断精要

- 中年女性多见，缓慢生长的良性肿瘤
- 病理类型繁多，生物学行为不一
- 脑实质外实性病变，以宽基底与硬膜相邻，可见血管 -CSF 裂隙，皮质塌陷
- 密度 / 信号较均一，钙化多见，临近骨质反应性增生，明显均匀强化，可见“脑膜尾征”
- 脑膜瘤依生长部位不同需要与不同的病变相鉴别

典型病例

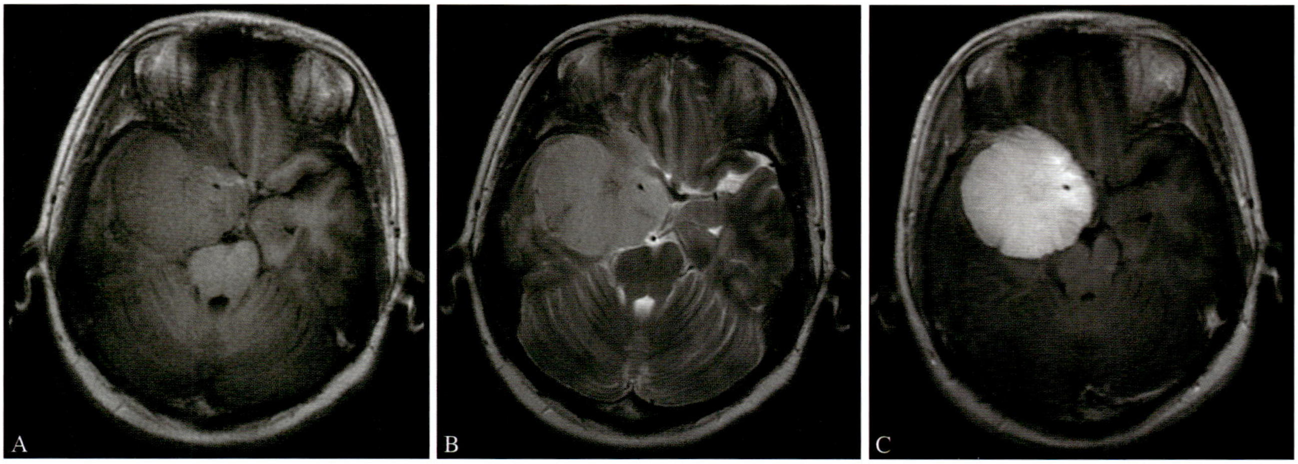

图 4-22-1 脑膜瘤

A. 平扫轴位 T1WI 示右侧蝶骨嵴巨大等 T1 信号灶，边界清晰；B. 轴位 T2WI 示病变呈稍长 T2 信号改变，周围水肿较轻；C. 轴位增强扫描，病变明显强化，中心部分可见供血血管，呈放射状向瘤体外周分布

重点推荐文献

[1] Abeloos L, Lefranc F. What should be done in the event of incidental meningioma [J]? Neurochirurgie, 2011, 57（2）: 78-81.
[2] Marosi C, Hassler M, Roessler K, et al. Meningioma [J]. Crit Rev Oncol Hematol, 2008, 67（2）: 153-171.
[3] Pinto PS, Huisman TA, Ahn E, et al. Magnetic resonance imaging features of meningiomas in children and young adults: a retrospective analysis [J]. J Neuroradiol, 2012, Oct; 39（4）: 218-226.

第 23 节　神经鞘瘤

【概念与概述】

神经鞘瘤（nerve-sheath tumor）为脑神经或脊神经鞘的 Schwann 细胞来源的肿瘤

- 种类
  - Antoni A 型
  - Antoni B 型

【病理与病因】

一般特征

- 一般发病机制
  - 与基因突变、染色体异常有关
- 遗传学
  - 单发鞘瘤 60% 有 NF2 基因的失活、突变
- 流行病学
  - 占原发性颅内肿瘤的 5% ～ 10%
  - 占原发性椎管内肿瘤的近 30%

大体病理及手术所见

- 边界清晰的球形或卵圆形肿块，不侵袭神经，自起源神经离心性生长，使局部神经移位
- 随体积增大，肿瘤成熟，可有囊变和脂质积聚

显微镜下特征

- Schwann 细胞紧密排列（Antoni A 型）或细胞散在分布（Antoni B 型）
- 瘤体较大时，组织成分混杂，可有脂质、出血等

【临床表现】

- 因肿瘤部位不同而异

疾病人群分布

- 年龄
  - 可发生于任何年龄，以 40 ～ 70 岁常见
- 性别
  - 女：男 = 2 ∶ 1

自然病史与预后

- 生长缓慢，术后复发率低
- 恶变罕见

治疗

- 典型方案为手术切除
- 瘤体小时可立体定向放疗
- 老年人、手术耐受差、瘤体小时可观察

【影像表现】

概述

- 最佳诊断依据　边界清晰的囊实性、实性病变，与脑神经或脊神经走行相一致
- 部位
  - 最常见的是 CPA 区（第 8 对脑神经来源）
  - 骑跨中后颅窝（三叉神经来源）较少见
  - 罕见情况下，可见于脑实质、侧脑室内
- 形态学
  - 因生长部位而异，长轴总与神经走行一致
    - 听神经鞘瘤常呈锥形
    - 三叉神经鞘瘤常呈哑铃形

X 线表现

- 较少使用，伴钙化和出血时，可呈高密度改变，骨性神经管可扩大

CT 表现

- 平扫 CT
  - 低密度或等密度病变，边界清晰，瘤体直径 1cm 左右时，密度均匀
  - 瘤体增大时，密度不均
- 增强 CT
  - 实性部分明显强化

MR 表现

- 平扫
  - 因瘤内成分不一，信号多变
  - 5% ～ 10% 见到瘤周血管源性水肿
- T1 增强
  - 2/3 均匀强化

其他影像学表现

- DSA

- 乏血供病变
- 邻近血管受推移位、包绕

【鉴别诊断】

因肿瘤部位不同，需鉴别的肿瘤亦不同

- 听神经鞘瘤需与脑膜瘤、胆脂瘤鉴别
- 椎管内鞘瘤需与脊膜瘤鉴别

诊断与鉴别诊断精要

- 成人第二常见的颅内脑外肿瘤，90% 源于第Ⅷ对脑神经，40 ~ 70 岁多见
- 鞘瘤多呈锥形，三叉神经鞘瘤多骑跨中颅窝生长，呈哑铃形
- 生长缓慢、推移皮质、可见 CSF- 血管裂隙
- 典型者呈“冰激凌”征，囊实性，大多数呈不均匀明显强化
- 双侧神经鞘瘤时提示神经纤维瘤病Ⅱ型

典型病例

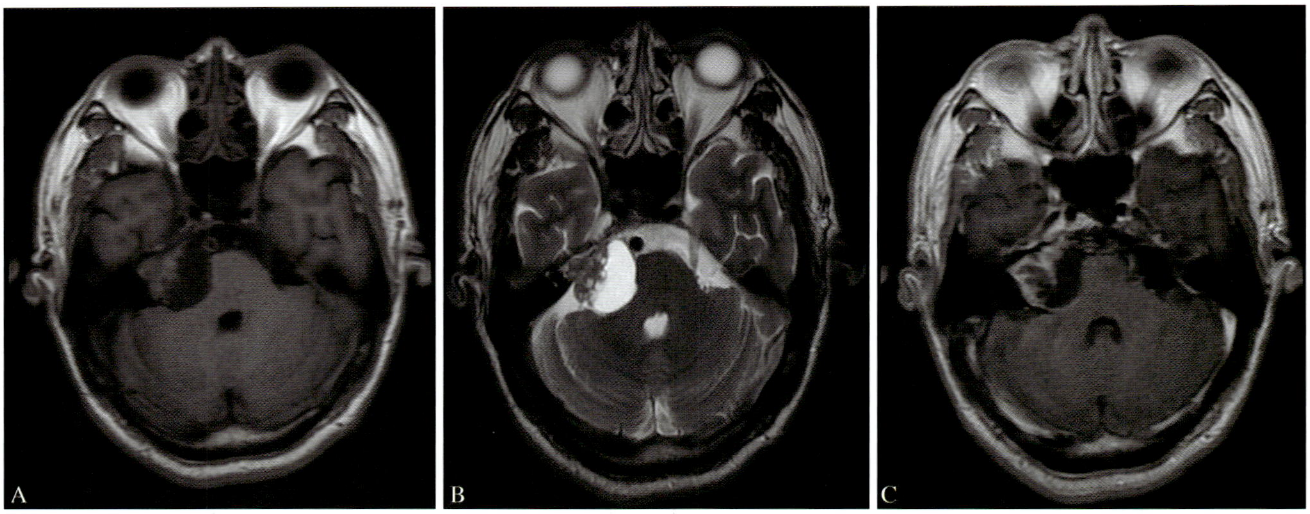

图 4-23-1 神经鞘瘤

A. 平扫轴位 T1WI 像，右侧 CPA 区囊实性病变，右侧内听道扩大，右侧桥壁及四脑室受压变形；B. 轴位 T2WI 示，右侧 CPA 病变实性部分呈等 T2 信号，囊性部分边界清晰；C. 轴位像增强扫描，右侧 CPA 病变不均匀强化

重点推荐文献

[1] Firat AK，Karakaş HM，Kahraman B，et al. Dynamic contrast-enhanced magnetic resonance imaging findings of mass lesions of the pontocerebellar angle [J]. Kulak Burun Bogaz Ihtis Derg，2007，17（4）：217-223.

[2] John R. Haaga. CT and MR imaging of the whole body [M]. 4rd. Philadelphia：Elsevier Science Health Science，2003：124-206.

[3] Robert I. Grosaman，David M. Yousem. Neuroradiology：The requisites [M]. 2rd. Philadelphia：Mosby，2003：97-172.

第 24 节 斜坡脊索瘤

【概念与概述】

斜坡脊索瘤（chordoma）由胚胎残存脊索组织起源的肿瘤，常见于中轴骨的中线部位

【病理与病因】

一般特征

- 一般发病机制
  - 为残存脊索组织过度增生的良性病变，但具有局部侵袭性和破坏性
- 流行病学
  - 占原发性颅内肿瘤的 0.2% 以下

大体病理及手术所见

- 分叶状肿块，颜色不一

显微镜下特征

- 在丰富的细胞外黏液基质内空泡状细胞成簇分布，可见纤维间隔

【临床表现】

表现无特异性

- 临床症状因肿瘤部位而异
  - 头痛
  - 颈痛
  - 脑神经功能障碍等
- 最常见的症状是复视，占 60% ～ 90%

疾病人群分布

- 年龄
  - 可见于任何年龄，以 20 ～ 50 岁多见
  - 儿童发病率 < 5%
- 性别
  - 无明显性别差异

自然病史与预后

- 术后复发率较高，预后较差

治疗

- 主要手段为手术切除
- 其他方法，如放疗等

【影像表现】

概述

- 最佳诊断依据　斜坡骨质不规则破坏，局部见软组织肿块
- 形态学
  - 因生长方向不同，而形状不一

CT 表现

- 平扫 CT
  - 斜坡破坏区边缘不规则，无硬化，局部可见分叶状软组织肿块
  - 病变内部密度不均
- 增强 CT
  - 不均匀强化

MR 表现

- 平扫
  - T1WI 上，75% 的表现为等信号灶，25% 的表现为轻度低信号；T2WI 上，信号不均
- T1 增强
  - 蜂窝状强化

其他检查模式

- MRA 检查可见肿瘤包绕血管并使之移位

推荐影像学检查

- 最佳检查法　CT 骨窗、MRI 检查

【鉴别诊断】

软骨肉瘤

- 影像学鉴别很困难
- 免疫组织化学检查有助于鉴别　脊索瘤上皮膜抗原、细胞角蛋白阳性，软骨肉瘤均阴性

诊断与鉴别诊断精要

- 20 ～ 50 岁多见，儿童发病率 < 5%
- 肿瘤起源于蝶枕缝，中线部位
- 斜坡骨质不规则破坏，局部见软组织肿块，内见散在骨碎片
- 密度及信号不均匀，强化亦不均匀
- 需要与软骨源性肿瘤相鉴别，较困难

典型病例

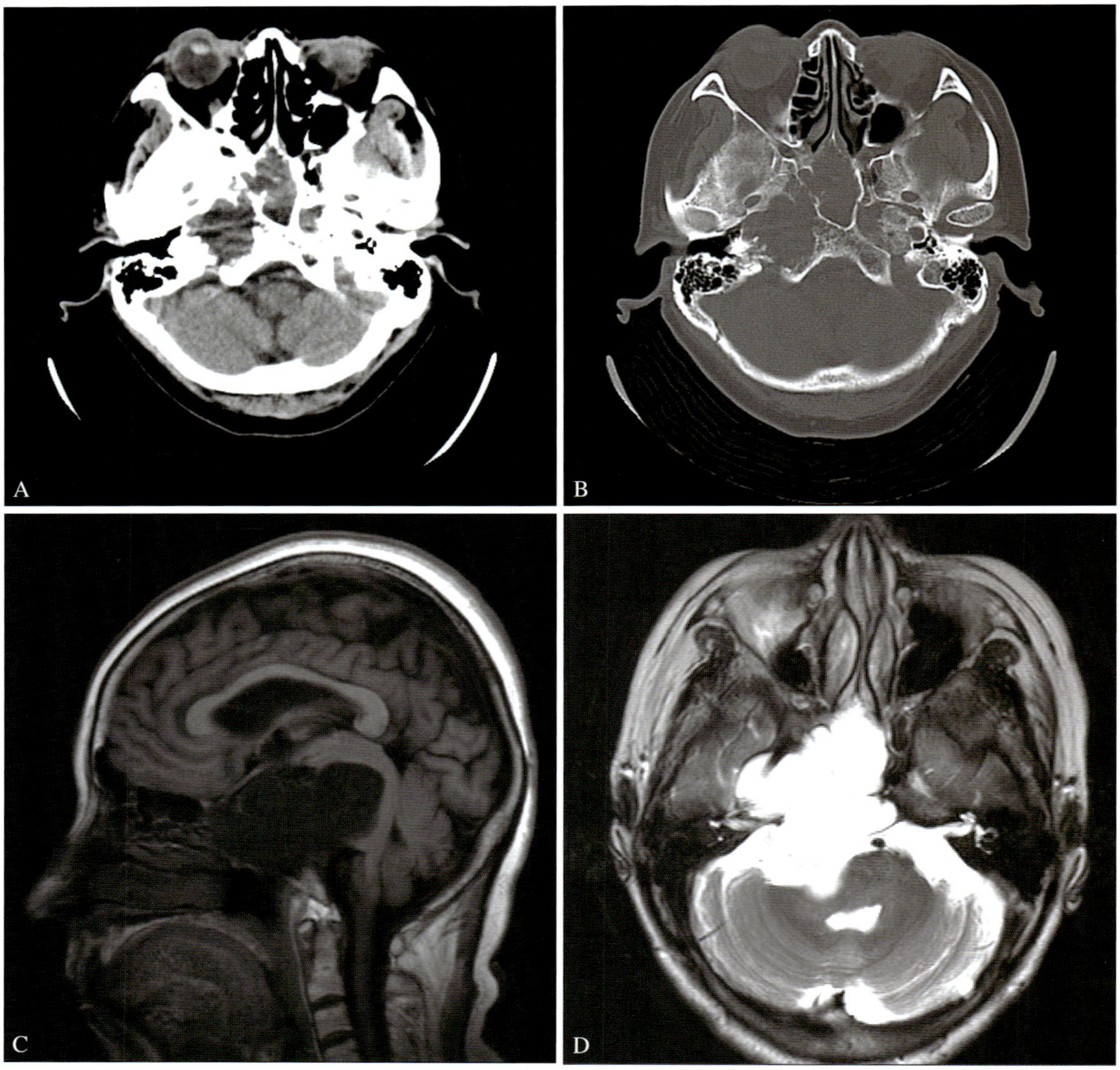

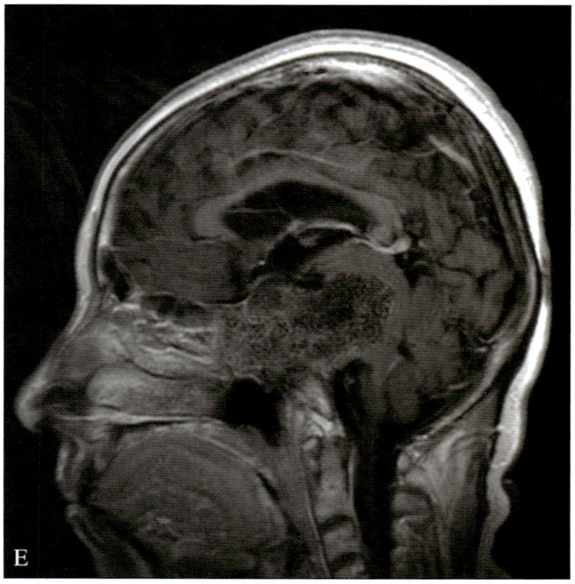

图 4-24-1 **斜坡脊索瘤**

A. 平扫轴位 CT 示右侧斜坡、岩骨尖部、蝶骨骨质破坏，内见软组织肿块；B. CT 骨窗示骨质破坏区边缘不规则，无硬化，边界不清晰；C. 平扫矢状位 T1WI，病变自斜坡膨胀性生长，向前蔓延至蝶窦、向后明显压迫脑干；D. 轴位 T2WI，病变呈明显长 T2 信号改变，周围无水肿；E. 增强扫描矢状位，病变呈典型的蜂窝状强化

重点推荐文献

[1] Sen C，Triana AI，Berglind N，et al. Clival chordomas：clinical management，results，and complications in 71 patients [J]. J Neurosurg，2010，13（5）：1059-1071.
[2] Lanzino G，Dumont AS，Lopes MB，et al. Skull base chordomas：overview of disease，management options，and outcome [J]. Neurosurg Focus，2001，10（3）：E12.
[3] John R. Haaga. CT and MR imaging of the whole body [M]. 4rd. Philadelphia：Elsevier Science Health Science，2003：124-206.

第 25 节　畸胎瘤

【概念与概述】

畸胎瘤（teratcma）源自多潜能生殖细胞肿瘤

- 种类　成熟畸胎瘤、非成熟畸胎瘤

【病理与病因】

一般特征

- 一般发病机制

  具体机制不明

  - 有人认为，原生殖细胞异位而到达脑内中线部位，进而生长为畸胎瘤
  - 亦有人认为，肿瘤不仅源自某一类型细胞，如原生殖细胞

- 流行病学
  - 占儿童颅内肿瘤的 2% ～ 4%

大体病理及手术所见

- 边界清晰的分叶状肿块，包含多种组织成分，如黏液、骨、软骨等

显微镜下特征

- 非成熟畸胎瘤见细胞增多，有丝分裂、婴儿组织成分等
- 罕见情况下，可见恶性成分，如未分化完全的肉瘤、腺癌组织等

【临床表现】

- 表现无特异性，出现时间较生殖细胞瘤早
- 最常见体征 / 症状
  - 头痛
  - 癫痫
  - 脑积水症状 / 体征等

疾病人群分布

- 年龄
  - 以 10 岁左右常见
- 性别
  - 男性倾向非常明显

自然病史与预后

- 对于全切的成熟畸胎瘤，5 年存活率为 80% ～ 90%

治疗

- 典型方案为手术切除
- 恶性畸胎瘤尚需术后放疗、化疗

【影像表现】

概述

- 最佳诊断依据　密度（CT）和信号（MRI）的多样性肿块
- 部位
  - 男性患者几乎总是见于松果体区、鞍上区
  - 也可见于幕下
- 形态学
  - 团块状病变，多数边界清晰

X 线表现

- 较少使用，伴骨骼、牙齿、钙化和出血时，可呈高密度改变

CT 表现

- 平扫 CT
  - 因组织成分多样，密度混杂多变
- 增强 CT
  - 实性部分可见强化，强化程度不一

MR 表现

- 平扫
  - 信号变化取决于组织成分
  - 可自发性破裂，脂肪成分外溢
- T1 增强
- 实性部分可见强化，强化程度不一

推荐影像学检查

- 最佳检查法　CT 或 MRI 检查

【鉴别诊断】

松果体实质肿瘤

- 女性多见
- 组织成分相对单一，无骨骼、牙齿、脂肪等成分

脑膜瘤

- 多为实性成分，强化较均匀

诊断与鉴别诊断精要

- 男性儿童多见，位于中线部位，常见部位第三脑室后部、鞍上，少部位位于幕下
- 成分极其复杂，含有3个胚层的组织（毛发、骨骼、脂肪、牙齿等）
- 密度/信号复杂多变，可发生自发性破裂，导致脂质成分外溢
- 需要与松果体实质肿瘤和脑膜瘤相鉴别

典型病例

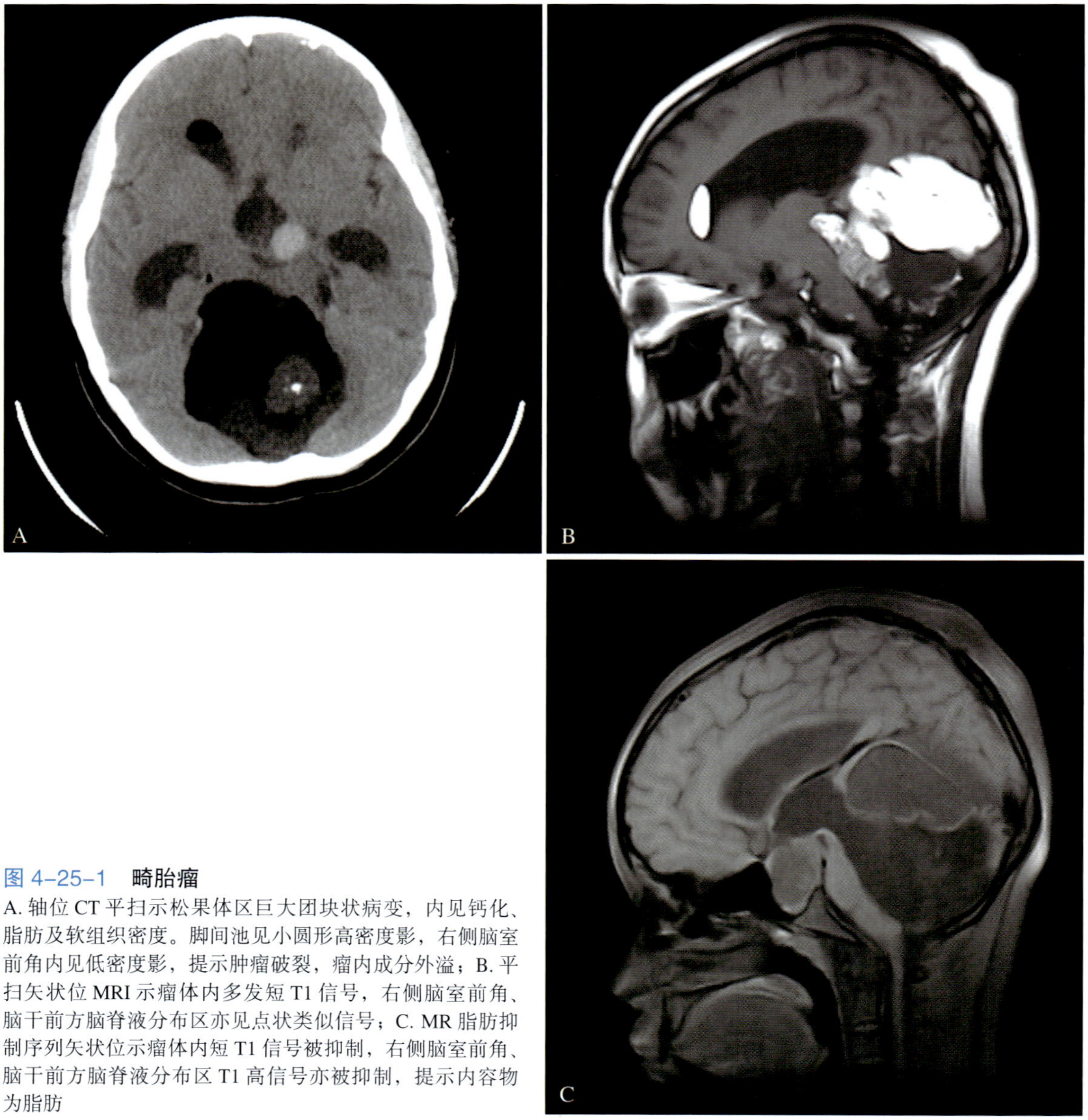

图 4-25-1 **畸胎瘤**

A. 轴位CT平扫示松果体区巨大团块状病变，内见钙化、脂肪及软组织密度。脚间池见小圆形高密度影，右侧脑室前角内见低密度影，提示肿瘤破裂，瘤内成分外溢；B. 平扫矢状位MRI示瘤体内多发短T1信号，右侧脑室前角、脑干前方脑脊液分布区亦见点状类似信号；C. MR脂肪抑制序列矢状位示瘤体内短T1信号被抑制，右侧脑室前角、脑干前方脑脊液分布区T1高信号亦被抑制，提示内容物为脂肪

重点推荐文献

[1] Xuzhu C, Tao J, Junmei W, Jianping D. Spontaneous rupture of an intracranial teratoma. Neurol India [J]. 2010, 58 (1): 166-167.
[2] Agrawal M, Uppin MS, Patibandla MR, et al. Teratomas in central nervous system: a clinico-morphological study with review of literature [J]. Neurol India, 2010, 58 (6): 841-846.
[3] Huang X, Zhang R, Zhou LF. Diagnosis and treatment of intracranial immature teratoma [J]. Pediatr Neurosurg, 2009, 45 (5): 354-360.

第26节 错构瘤

【概念与概述】

错构瘤（hamartoma）为灰结节区的先天性灰质异位形成的良性病变

【病理与病因】

一般特征

- 一般发病机制
  - 神经元移行异常
- 遗传学
  - Pallister-Hall 综合征
  - 面部或先天性大脑中线异常
- 流行病学
  - 3/4 伴性早熟

大体病理及手术所见

- 有柄或无柄，圆形或结节样组织，无侵袭性

显微镜下特征

- 可见异位组织
- 类似具有神经元的灰质
- 囊变、坏死、钙化和脂肪少见

【临床表现】

- 最常见体征 / 症状
  - 痴笑样癫痫
  - 性早熟

疾病人群分布

- 年龄
  - 以 1 ~ 3 岁常见
- 性别
  - 无性别倾向

自然病史与预后

- 生长缓慢

治疗

- 激素抑制，抗癫痫
- 药物治疗无效或生长加快应尽早手术

【影像表现】

概述

- 最佳诊断依据：灰结节区小圆形病变，无强化
- 部位
  - 灰结节
- 形态学
  - 圆形

CT 表现

- 平扫 CT
  - 等密度或低密度病变，边界清晰
  - 囊变及钙化少见
- 增强 CT
  - 无强化

MR 表现

- 平扫
  - T1WI 等或稍低信号，T2WI 等或稍高信号
  - 边界清晰
  - 无明显占位效应
- T1 增强
  - 无强化

推荐影像学检查

- 最佳检查法　平扫及增强 MRI 检查

【鉴别诊断】

颅咽管瘤

- 囊变、钙化常见
- 有强化
- 无性早熟
- 无痴笑样癫痫

视交叉胶质瘤

- 不均匀强化
- 沿视束播散

诊断与鉴别诊断精要

- 以 1 ～ 3 岁常见，性早熟、智力低下、痴笑样癫痫为常见症状
- 灰结节区小圆形病变，密度及信号较均匀一致，无强化
- 需要与颅咽管瘤及视交叉胶质瘤相鉴别

典型病例

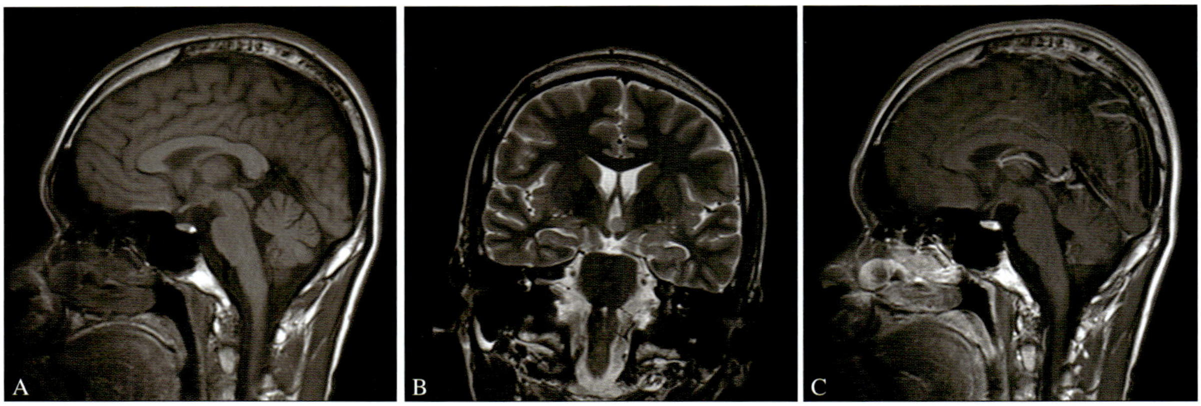

图 4-26-1 错构瘤

A. 平扫矢状位 T1WI 示灰结节区小圆形稍长 T1 信号灶，边界清晰；B. 冠状位 T2WI 示病变稍长 T2 信号改变，周围无水肿等异常；C. 增强扫描矢状位像，病变无强化

重点推荐文献

[1] Harvey AS，Freeman JL. Epilepsy in hypothalamic hamartoma：clinical and EEG features [J]. Semin Pediatr Neurol，2007，14（2）：60-64.

[2] Maixner W. Hypothalamic hamartomas-clinical，neuropathological and surgical aspects [J]. Childs Nerv Syst，2006，22（8）：867-873.

[3] Kerrigan JF，Ng YT，Chung S，Rekate HL. The hypothalamic hamartoma：a model of subcortical epileptogenesis and encephalopathy [J]. Semin Pediatr Neurol，2005，12（2）：119-131.

第 27 节 Rathke's 囊肿

【概念与概述】

Rathke's 囊肿（Rathke cleft cyst）源自 Rathke 囊残余部分的垂体内囊性病变

【病理与病因】

一般特征

- 一般发病机制
  - 胚胎第 6 周，Rathke 囊未退化，持续存在并增大
- 遗传学
  - 尚未明确
- 流行病学
  - 尸解及 MRI 发病率为 11.3%

大体病理及手术所见

- 2 ～ 10mm 大小
- 光滑分叶状，边界清晰的鞍内、鞍上囊性肿物

显微镜下特征

- 柱状或立方状上皮
- 薄壁，边缘光滑

- 黏液状内容物
- 少见情况下，内容物为浆液

【临床表现】

- 常无症状而意外发现
- 大的囊肿压迫垂体腺、垂体柄或视交叉出现症状和体征

疾病人群分布

- 年龄
  - 可发生于任何年龄，多见于成人
- 性别
  - 女：男 =（2 ~ 3）：1

自然病史与预后

- 一些囊肿可缩小或自行消失
- T1WI 表现为等 / 高信号的病灶多引起症状

治疗

- 如无症状可不予处理
- 若出现症状可部分切除
- 术后多年可能再发

【影像表现】

概述

- 最佳诊断依据：垂体内无强化囊性病变
- 部位
  - 90% 位于垂体前后叶之间
  - 大的囊肿可达鞍上
- 形态学
  - 圆形

CT 表现

- 平扫 CT
  - 常为低密度病变，边界清晰
  - 无钙化
- 增强 CT
  - 强化

MR 表现

- 平扫
  - T1WI 上 2/3 为高信号，1/3 为等信号
  - T2WI 上 50% 高信号，25% 为等信号
- T1 增强
  - 强化，周围受压垂体强化而表现为环形强化

推荐影像学检查

- 最佳检查法　MRI 检查

【鉴别诊断】

囊性垂体瘤

- 壁强化，不光滑

颅咽管瘤

- 增强扫描有强化
- 可见钙化
- 鞍上多见
- 体积较大

诊断与鉴别诊断精要

- 可发生于任何年龄，多见于成人
- 鞍内或鞍上囊性病灶，边界清楚，可被垂体腺包绕
- 信号强度随囊内容物不同而不同
- 无钙化，不强化
- 需要与囊性垂体瘤和颅咽管瘤相鉴别

典型病例

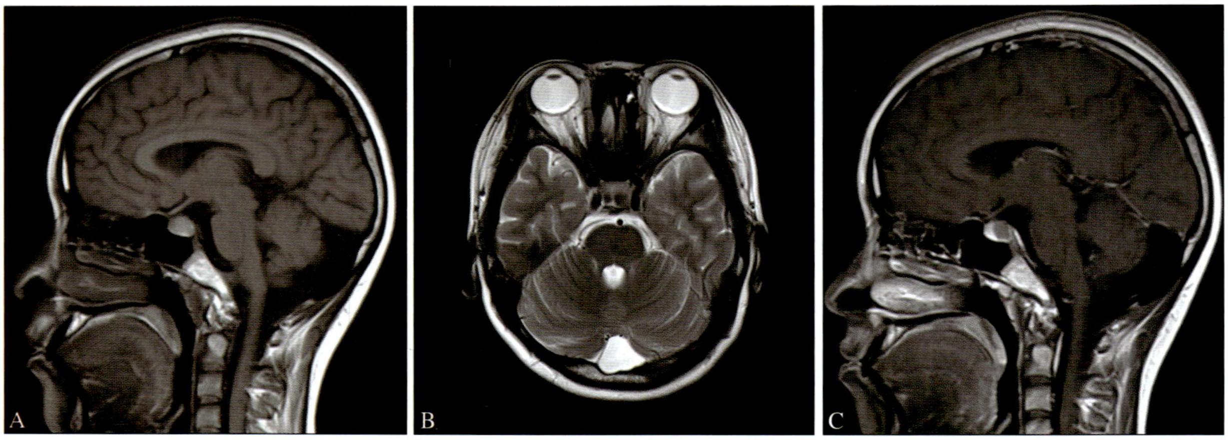

图 4-27-1 Rathke 囊肿

A. 平扫矢状位 T1WI 示垂体饱满，信号增高；B. 轴位 T2WI 示鞍内小圆形低信号灶，边界清晰；C. 增强扫描矢状位，病变无强化，因周围正常垂体强化边界清晰

重点推荐文献

[1] Zada G，Lin N，Ojerholm E，Ramkissoon S，et al. Craniopharyngioma and other cystic epithelial lesions of the sellar region：a review of clinical，imaging，and histopathological relationships [J]. Neurosurg Focus，2010，28（4）：E4.

[2] Bonneville F，Cattin F，Marsot-Dupuch K，et al. T1 signal hyperintensity in the sellar region：spectrum of findings [J]. Radiographics，2006，26（1）：93-113.

[3] Naylor MF，Scheithauer BW，Forbes GS，et al. Rathke cleft cyst：CT，MR，and pathology of 23 cases [J]. J Comput Assist Tomogr，1995，19（6）：853-859.

第 28 节 胶样囊肿

【概念与概述】

胶样囊肿（colloid cyst）为高蛋白含量的先天性囊肿，多位于三脑室前部

【病理与病因】

一般特征

- 一般发病机制
  - 源于胚胎内胚层
- 流行病学
  - 每年每百万人中发现 3 例

大体病理及手术所见

- 呈胶冻样，黏性不一

显微镜下特征

- 外层纤维囊较薄
- 囊内为胶冻样物

【临床表现】

- 表现无特异性
- 最常见体征 / 症状
  - 体位性头痛
  - 脑积水

疾病人群分布

- 年龄
  - 以 30 ～ 40 岁常见

自然病史与预后

- 90% 体积不变
- 急性脑积水可导致猝死

治疗

- 手术切除
- 黏性大时，内镜抽吸困难

【影像表现】

概述

- 最佳诊断依据 三脑室前部、孟氏孔处的圆形病变

- 部位
  - 三脑室前部近 Monro 孔处
  - 少见情况下位于侧脑室体部、四脑室、脑室系统外
- 形态学
  - 圆形，直径约 15mm

X 线表现

- 较少使用，呈高密度改变

CT 表现

- 平扫 CT
  - 2/3 为高密度病变，边界清晰
  - 1/3 为等、低密度
- 增强 CT
  - 大多数情况下无强化

MR 表现

- 平扫
  - 50%T1WI 高信号
  - T2WI 等或低信号
- T1 增强
  - 罕见情况下边缘轻度强化

推荐影像学检查

- 最佳检查法　平扫及增强 MRI 检查

【鉴别诊断】

脑囊虫病

- 常多发
- 可见钙化
- 伴脑膜炎
- 实验室检查

诊断与鉴别诊断精要

- 30 ~ 40 岁常见
- 位于第三脑室前方，Monro 孔处
- 边界锐利、圆形或类圆形胶冻样囊肿
- CT 平扫呈高密度，TIWI 呈等 / 高信号，T2WI 呈高 / 低信号，可见黑洞效应，一般不强化
- 可引起急性脑积水而致死
- 需要与脑囊虫病进行鉴别

典型病例

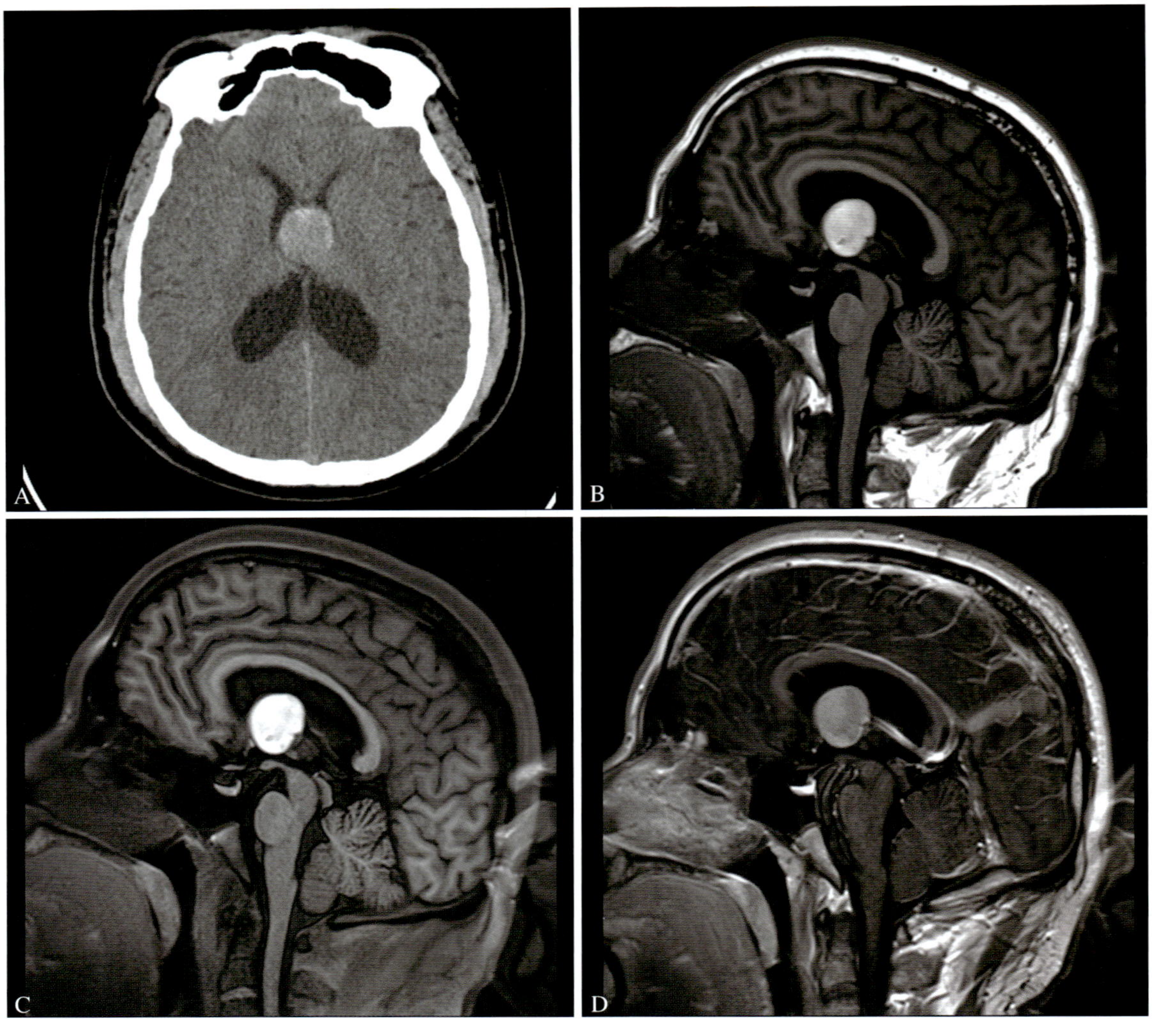

图 4-28-1 胶样囊肿

A. 平扫轴位 CTT1WI 示室间孔区圆形高密度影，边界清晰；B. 平时矢状位 T1WI 示病变在三脑室前部，呈不均匀短 T1 信号；C. 矢状位脂肪抑制序列，病变仍为高信号；D. 矢状位增强扫描，病变无强化

重点推荐文献

Chen X，Dai J，Jiang T. Supratentorial WHO grade II glioma invasion：a morphologic study using sequential conventional MRI [J]. Br J Neurosurg，2010，24（2）：196-201.

第 29 节 皮样囊肿

【概念与概述】

皮样囊肿 (dermoid) 为先天性外胚层囊性病变

【病理与病因】

一般特征

- 一般发病机制
  - 分泌性、脱屑性代谢物逐渐集聚而成
- 遗传学
  - 多散发，无家族性
- 流行病学
  - 占颅内原发性肿瘤的＜ 0.5%

大体病理及手术所见

- 表皮附属物，如毛发、皮脂腺、汗腺等

显微镜下特征

- 囊壁为纤维结缔组织
- 囊内为角化的鳞状上皮、皮肤附属物
- 可见牙齿

【临床表现】

表现无特异性

- 最常见体征 / 症状
  - 癫痫
  - 头痛

疾病人群分布

- 年龄
  - 以 30 ~ 50 岁常见
- 性别
  - 男性略多见

自然病史与预后

- 良性，生长缓慢
- 病变破裂，内容物外溢导致症状加重

治疗

- 典型方案为手术切除
- 残存组织可复发

【影像表现】

概述

- 最佳诊断依据　颅内中线部位病变，含多种组织成分
- 部位
  - 颅内最常见于鞍区、额鼻部
  - 其次是后颅窝、小脑蚓部或四脑室
- 形态学
  - 边界清晰的含脂肿块

X 线表现

- 较少使用，伴牙齿时，可呈高密度改变

CT 表现

- 平扫 CT
  - 可见低密度脂肪成分
  - 20% 见钙化
  - 少见情况下呈高密度
  - 病变破裂时可见脑脊液内低密度脂质成分
- 增强 CT
  - 大多数情况下无强化

MR 表现

- 平扫
  - 因组织成分多样，在 T1WI 和 T2WI 上信号多变
  - 脂肪抑制序列，脂质成分呈低信号
- T1 增强
  - 病变破裂时，因化学性脑炎而明显、广泛强化

其他影像学表现

- DSA
  - 乏血供病变

推荐影像学检查

- 最佳检查法　MRI 检查（脂肪抑制序列很重要）

【鉴别诊断】

表皮样囊肿

- 无脂质成分
- 部位偏离中线
- 罕见破裂

畸胎瘤

- 实性成分增强扫描有强化
- 常呈多囊、分隔状

诊断与鉴别诊断精要

- 30 ~ 50 岁常见
- 颅内中线部位病变，最常见于鞍区、额鼻部，其次是后颅窝、小脑蚓部或四脑室
- 含多种组织成分，在 T1WI 和 T2WI 上信号多变
- 脂肪抑制序列，脂质成分呈低信号
- 病变破裂时，因化学性脑炎而明显、广泛强化
- 需要与表皮样囊肿和畸胎瘤相鉴别

典型病例

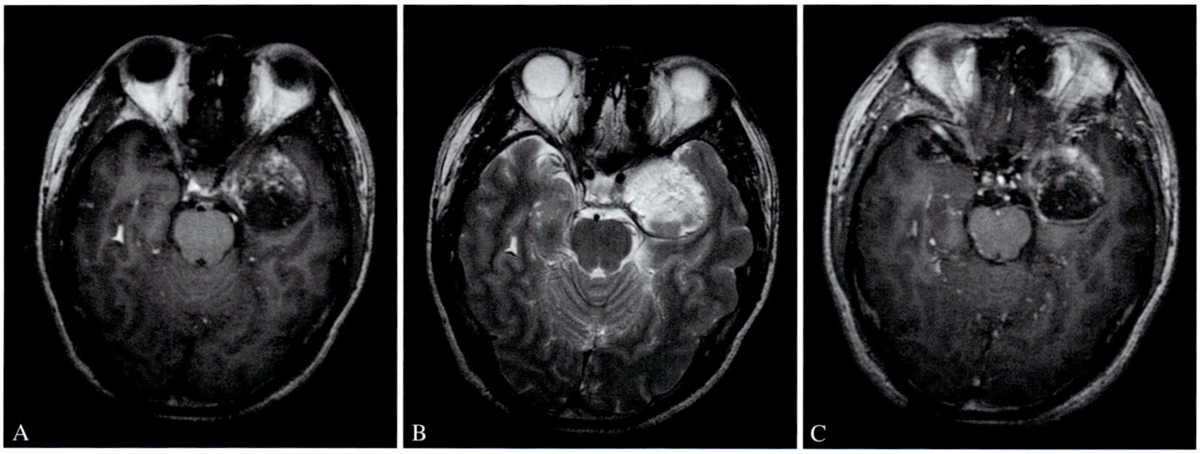

图 4-29-1 皮样囊肿

A. 平扫轴位 T1WI 示左侧鞍旁团块状混杂信号，边界清晰，颅内脑脊液分布区多发点状高信号。提示病变破裂；B. 轴位 T2WI 示病变不均匀长 T2 信号改变，左侧颞叶受压，无水肿；C. 增强扫描轴位像，病变无强化

重点推荐文献

[1] Marshman LA，Chawda SJ，David KM. Change in CT radiodensity of a colloid cyst of the third ventricle：case report and literature review [J]. Neuroradiology，2004，46（12）：984-987.

[2] Hwang DH，Townsend JC，Ilsen PF，et al. Colloid cyst of the third ventricle [J] . J Am Optom Assoc，1996，67(4)：227-234.

[3] Macdonald RL，Humphreys RP，Rutka JT，et al. Colloid cysts in children [J]. Pediatr Neurosurg，1994，20（3）：169-177.

第 30 节 表皮样囊肿

【概念与概述】

表皮样囊肿（epidermoid cyst）由上皮脱落物集聚而成的良性病变，又名胆脂瘤

【病理与病因】

一般特征

- 一般发病机制
- 神经管闭合早期外胚层成分被包绕其中
- 遗传学
  - 散发
- 流行病学
  - 占所有颅内肿瘤的 1% 左右

大体病理及手术所见

- 珍珠样外观
- 分叶状

显微镜下特征

- 囊壁为薄层鳞状上皮
- 囊内为角蛋白、胆固醇等上皮脱落物

【临床表现】

与病变部位有关

- CPA 区病变常表现为三叉神经痛、面部麻痹等

疾病人群分布

- 年龄
  - 以 20 ~ 40 岁常见
- 性别
  - 无性别倾向

自然病史与预后

- 生长缓慢
- 可恶变为鳞状细胞癌

治疗

- 手术切除
- 切除不完整，易复发

【影像表现】

概述

- 最佳诊断依据：脑脊液样病变，钻缝样生长
- 部位，分硬膜下和硬膜外。硬膜下常见于：
  - 脑桥小脑角
  - 鞍上池、脐前池、松果体区
  - 硬膜外为硬膜下的 1/9，见于板障、岩骨、颞骨
- 形态学
  - 两种主要形态
    - 不规则形：在硬膜下，随脑脊液分布而蔓延生长，较常见
    - 局限型：在硬膜外，膨胀性生长，边界较清晰，有硬化边，少见

CT 表现

- 平扫 CT
  - 常为低密度病变
  - 邻近脑组织受压变形、移位
- 增强 CT
  - 多数无强化，罕见情况下，囊壁轻度强化

MR 表现

- 平扫
  - T1WI 低信号，T2WI 和 FLAIR 高信号
  - 罕见情况下，因高蛋白含量而呈 T1WI 高信号
  - 质子加权像呈高信号
- T1 增强
  - 通常无强化

其他影像学表现

- 弥散成像
  - 弥散受限呈高信号

推荐影像学检查

- 最佳检查法　DWI

【鉴别诊断】

蛛网膜囊肿

- FLAIR 和 DWI 上低信号，而表皮样囊肿为高信号

皮样囊肿

- 多位于中线
- 含脂质成分

诊断与鉴别诊断精要

- 常位于 CPA 区
- 分叶状、菜花状肿块，向脑池内呈钻孔性生长，常包裹神经和血管
- CT 呈低密度，MR 呈常 T1 长 T2 信号，一般不强化
- DWI 呈弥散受限信号，对诊断有帮助
- 需要与蛛网膜囊肿和皮样囊肿相鉴别

典型病例

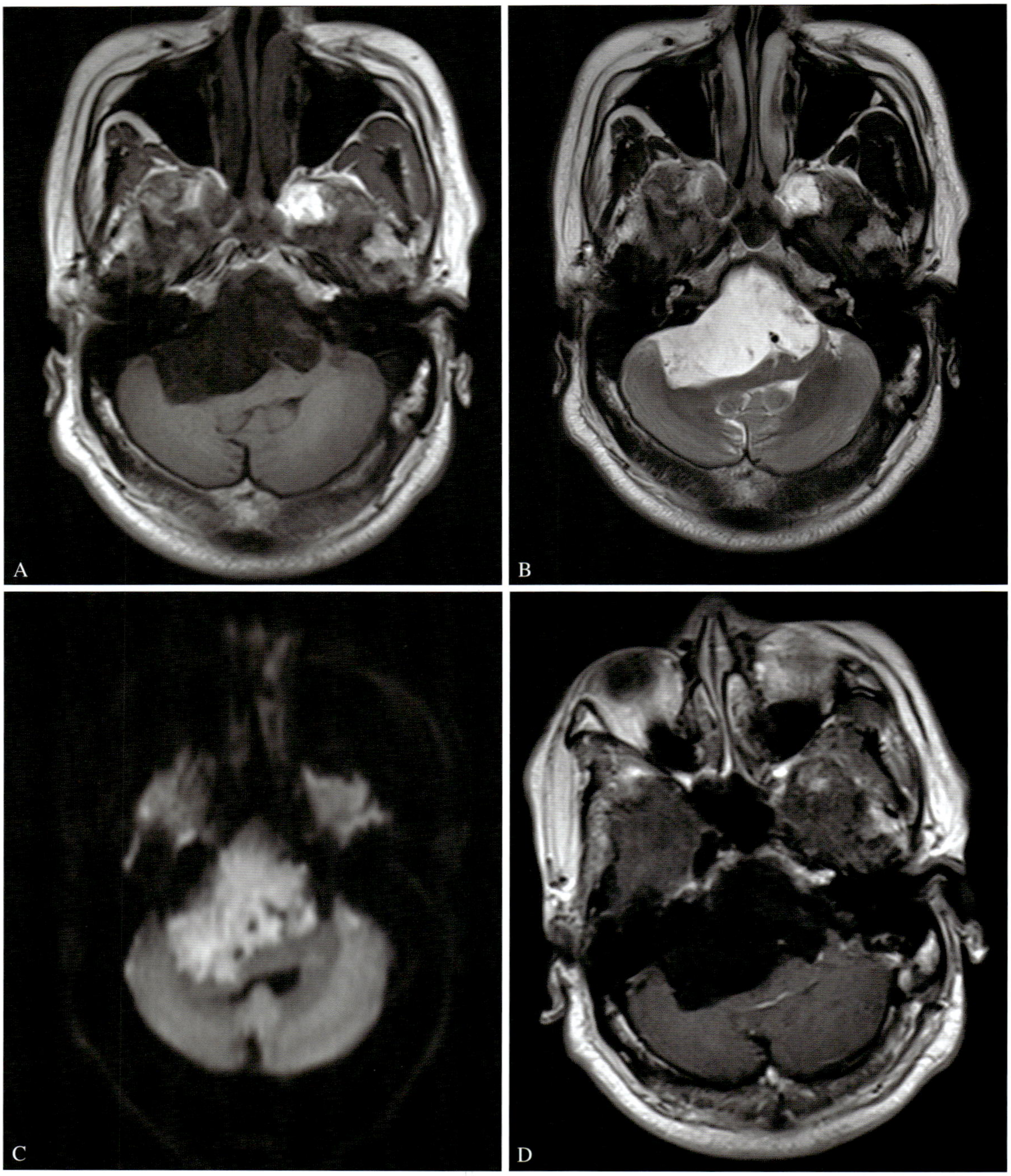

图 4-30-1 表皮样囊肿

A. 平扫轴位 T1WI 示右侧 CPA 区巨大不规则低信号灶，边界清晰，占位效应明显；B. 轴位 T2WI 示病变呈长 T2 信号，周围无水肿；C.DWI 轴位像，病变呈高信号改变；D. 增强扫描轴位像，病变无强化

重点推荐文献

[1] Lopes M，Capelle L，Duffau H，et al. Surgery of intracranial epidermoid cysts. Report of 44 patients and review of the literature [J]. Neurochirurgie，2002，48 (1)：5-13.

[2] Kumari R，Guglani B，Gupta N，et al. Intracranial epidermoid cyst：magnetic resonance imaging features [J]. Neurol India，2009，57 (3)：359-360.

[3] Steinberg T，Matiasek K，Brühschwein A，et al. Imaging diagnosis-intracranial epidermoid cyst in a Doberman Pinscher [J]. Vet Radiol Ultrasound，2007，48 (3)：250-253.

第31节 蛛网膜囊肿

【概念与概述】

蛛网膜囊肿（arachnoid cyst）为蛛网膜下腔内脑脊液集聚形成的囊性病变

【病理与病因】

一般特征

- 一般发病机制

胚胎期脑膜（内脑膜）未能融合形成“双层”蛛网膜

- 流行病学
  - 脑部最常见的先天性囊性病变

大体病理及手术所见

- 膨胀的蛛网膜囊，内含脑脊液
- 邻近血管神经移位，但不被包绕

显微镜下特征

- 囊壁由扁平正常的蛛网膜细胞构成

【临床表现】

常无症状而意外发现

疾病人群分布

- 年龄
  - 可发生于任何年龄，75% 见于儿童
- 性别
  - 男：女 =（3 ～ 5）：1

自然病史与预后

- 缓慢生长

治疗

- 一般不需治疗
- 如有症状可分流

【影像表现】

概述

- 最佳诊断依据　边缘锐利的圆形或卵圆形脑脊液囊肿
- 部位
  - 幕上按照发病率高低依次是中颅窝、鞍旁、脑凸面的蛛网膜下间隙
  - 幕下按照发病率高低依次是小脑后池、CPA 池、四叠体池
- 形态学
  - 不规则

CT 表现

- 平扫 CT
  - 常为低密度病变，CT 值 0 ～ 20Hu
  - 邻近颅骨可受压
- 增强 CT
  - 无强化

MR 表现

- 平扫
  - T1WI 低信号，T2WI 高信号
  - FLAIR 低信号
- T1 增强
  - 无强化

其他影像学表现

- 弥散成像
  - 低信号

推荐影像学检查

- 最佳检查法　DWI 检查

【鉴别诊断】

表皮样囊肿

- FLAIR 和 DWI 高信号
- 钻缝性生长

诊断与鉴别诊断精要

- 可发生于任何年龄，75% 见于儿童
- 最常见于中颅窝，颞叶可有发育不良
- 影像表现为边缘锐利的类圆形脑脊液囊肿，增强扫描不强化，FLAIR 序列上被完全抑制，DWI 不受限
- 需要与表皮样囊肿相鉴别

典型病例

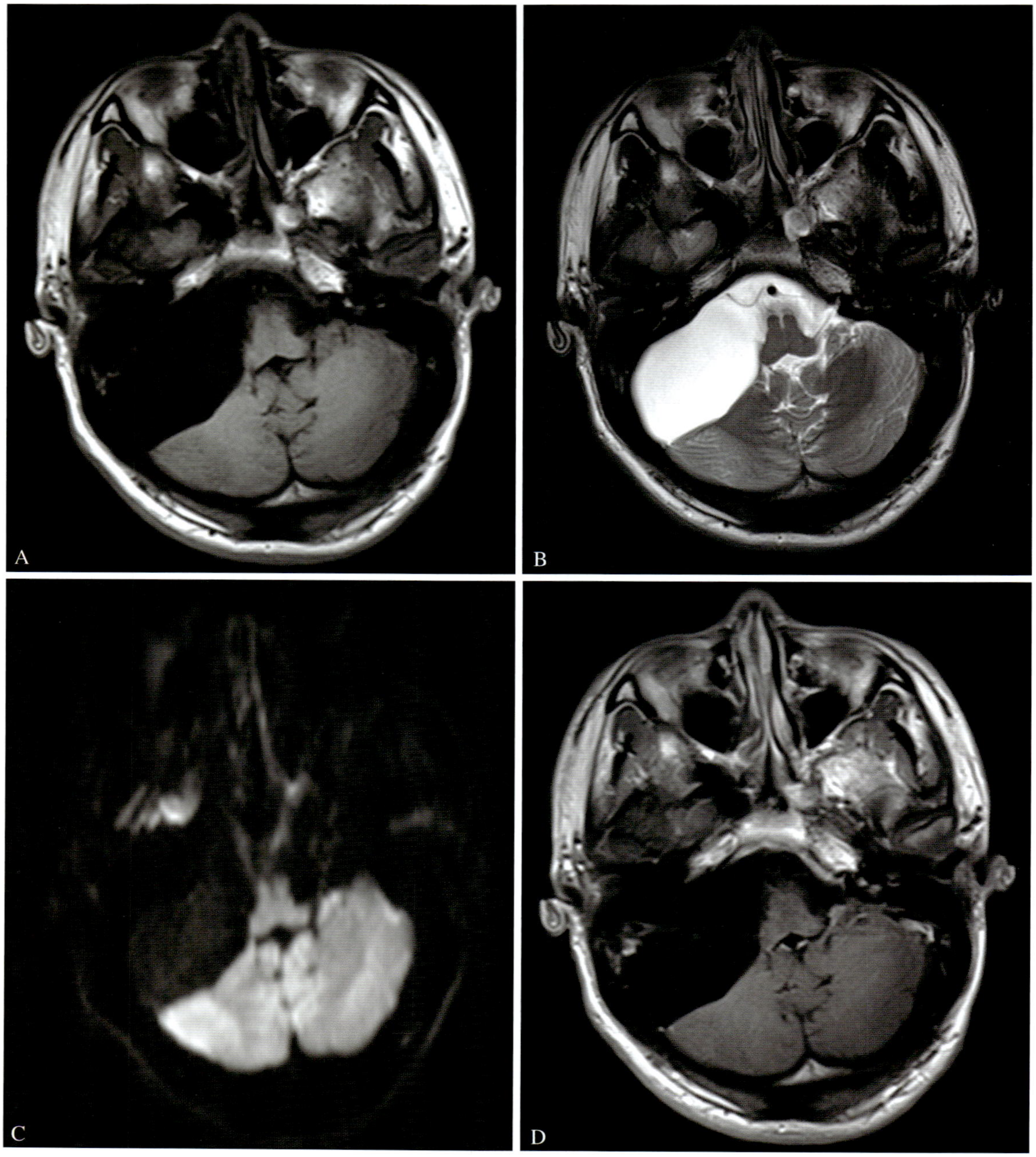

图 4-31-1 蛛网膜囊肿

A. 平扫轴位 T1WI 示右侧后颅窝不规则低信号灶，边界清晰，右侧小脑半球明显受压；B. 轴位 T2WI 示病变呈高信号改变，周围无水肿；C. DWI 轴位像，病变为低信号，提示无弥散受限；D. 增强扫描轴位像，病变无强化

重点推荐文献

[1] Vega-Sosa A，de Obieta-Cruz E，Hernández-Rojas MA. Intracranial arachnoid cyst [J]. Cir Cir，2010，78（6）：551-556.

[2] Huang Q，Wang D，Guo Y，et al. The diagnosis and neuroendoscopic treatment of noncommunicating intracranial arachnoid cysts [J]. Surg Neurol，2007，68（2）：149-154.

[3] Gelabert-González M，Serramito-García R，García-Allut A. Spontaneous resolution of an asymptomatic intracranial arachnoid cyst [J]. Neurocirugia（Astur），2008，19（4）：361-364.

主要参考文献

[1] Ducray F, Dutertre G, Ricard D, et al. Advances in adults' gliomas biology, imaging and treatment [J]. Bull Cancer, 2010, 97 (1): 17-36.

[2] Kros JM. Grading of gliomas: the road from eminence to evidence [J]. J Neuropathol Exp Neurol, 2011, 70 (2): 101-109.

[3] Ray WZ, Blackburn SL, Casavilca-Zambrano S, et al. Clinicopathologic features of recurrent dysembryoplastic neuroepithelial tumor and rare malignant transformation: a report of 5 cases and review of the literature [J]. J Neurooncol, 2009, 94 (2): 283-292.

[4] Compostella A, Tosoni A, Blatt V, et al. Prognostic factors for anaplastic astrocytomas [J]. J Neurooncol, 2007, 81 (3): 295-303.

[5] Opstad KS, Murphy MM, Wilkins PR, et al. Differentiation of metastases from high-grade gliomas using short echo time 1H spectroscopy [J]. J Magn Reson Imaging, 2004, 20 (2): 187-192.

[6] Law M, Young RJ, Babb JS, et al. Gliomas: predicting time to progression or survival with cerebral blood volume measurements at dynamic susceptibility-weighted contrast-enhanced perfusion MR imaging [J]. Radiology, 2008, 247 (2): 490-498.

[7] Masuoka J, Tabuchi K. Gliomatosis cerebri [J]. Nihon Rinsho, 2005, 63 Suppl 9: 128-132.

[8] Goetz C, Peraud A, Kreth FW, et al. Pilocytic astrocytoma in childhood [J]. MMW Fortschr Med, 2004, 146 (14): 24-25.

[9] Hamlat A, Le Strat A, Guegan Y, et al. Cerebellar pleomorphic xanthoastrocytoma: case report and literature review [J]. Surg Neurol, 2007, 68 (1): 89-94.

[10] Minkin K, Tzekov C, Naydenov E, et al. Cerebellar gangliocytoma presenting with hemifacial spasms: clinical report, literature review and possible mechanisms [J]. Acta Neurochir (Wien), 2008, 150 (7): 719-724.

[11] Ozlen F, Gunduz A, Asan Z, et al. Dysembryoplastic neuroepithelial tumors and gangliogliomas: clinical results of 52 patients [J]. Acta Neurochir (Wien), 2010, 152 (10): 1661-1171.

[12] Gerstner ER, Batchelor TT. Primary central nervous system lymphoma [J]. Arch Neurol, 2010, 67 (3): 291-297.

[13] Biswas G, Bhagwat R, Khurana R, et al. Brain metastasis--evidence based management [J]. J Cancer Res Ther, 2006, 2 (1): 5-13.

[14] Ishtiaq O, Haq MU, Rizwan A, et al. Etiology, functional status and short term outcome of patients with pituitary lesions. An experience from a developing country [J]. J Pak Med Assoc, 2009, 59 (12): 839-843.

[15] Hadidy AM, Jallad DG, Haroun AA, et al. Pituitary magnetic resonance imaging experience in Jordan [J]. Neurosciences (Riyadh), 2009, 14 (2): 143-147.

[16] Famini P, Maya MM, Melmed S. Pituitary magnetic resonance imaging for sellar and parasellar masses: ten-year experience in 2598 patients [J]. J Clin Endocrinol Metab, 2011, 96 (6): 1633-1641.

[17] Radovanovic I, Dizdarevic K, de Tribolet N, et al. Pineal region tumors—neurosurgical review [J]. Med Arh, 2009, 63 (3): 171-173.

[18] Grunwald I, Dillmann K, Roth C, et al. Supratentorial tumors [J]. Radiologe, 2007, 47 (6): 471-485.

[19] Gupta N. Choroid plexus tumors in children [J]. Neurosurg Clin N Am, 2003, 14 (4): 621-631.

[20] Gilbert MR, Ruda R, Soffietti R. Ependymomas in adults [J]. Curr Neurol Neurosci Rep, 2010, 10 (3): 240-247.

[21] Eran A, Ozturk A, Aygun N, et al. Medulloblastoma: atypical CT and MRI findings in children [J]. Pediatr Radiol, 2010, 40 (7): 1254-1262.

[22] Sarrazin JL. Infra tentorial tumors [J]. J Radiol, 2006, 87 (6 Pt 2): 748-763.

[23] Weber DC, Lovblad KO, Rogers L. New pathology classification, imagery techniques and prospective trials for meningiomas: the future looks bright [J]. Curr Opin Neurol, 2010, 23 (6): 563-570.

[24] Firat AK, Karakaş HM, Kahraman B, et al.Dynamic contrast-enhanced magnetic resonance imaging findings of mass lesions of the pontocerebellar angle [J]. Kulak Burun Bogaz Ihtis Derg, 2007, 17 (4): 217-223.

[25] Schamschula RG, Soo MY. Clival chordomas [J]. Australas Radiol, 1993, 37 (3): 259-264.

[26] Agrawal M, Uppin MS, Patibandla MR, et al. Teratomas in central nervous system: a clinico-morphological study with review of literature [J]. Neurol India, 2010, 58 (6): 841-846.

[27] Mize W, Ball WS Jr, Towbin RB, et al. Atypical CT and MR appearance of a Rathke cleft cyst [J]. AJNR Am J Neuroradiol, 1989, 10 (5 Suppl): S83-84.

[28] Roldán-Valadez E, Hernández-Martínez P, Elizalde-Acosta I, et al. Colloid cyst of the third ventricle: case description and survey of the literature [J]. Rev Neurol, 2003, 36 (9): 833-836.

[29] Hao S, Tang J, Wu Z, et al. Natural malignant transformation of an intracranial epidermoid cyst [J]. J Formos Med Assoc, 2010, 109 (5): 390-396.

[30] Gelabert-González M. Intracranial arachnoid cysts [J]. Rev Neurol, 2004, 39 (12): 1161-1166.

5 先天发育异常

【概念与概述】

- 定义：出生时已存在的肉眼（外表与解剖所见）能够确认的形态异常，不包括显微镜下的异常，不包括出生时的损伤与生后发育过程中发生的障碍。
- 发生率与病因：中枢神经先天性畸形占全身所有畸形的 5% ～ 10%，是生后诊断畸形的 1/3；75% 有畸形的胎儿不能存活
- 颅内畸形约 10% 与染色体异常相关，20% 由遗传所致，10% 与胚胎外有害因素，如宫内感染、药物有关，余 60% 不能找到原因。

分类

- 按解剖学异常表现分类
- 按中枢神经组织发育的 6 个阶段——背侧诱导期，腹侧诱导期，神经元增殖期，神经元移行期，组织形成期与髓鞘化期的相关性分类（表 5-0-1）

表 5-0-1 部分脑发育畸形与中枢神经发育期

发育阶段	胎龄	主要形成结构	相关主要畸形
背侧诱导期	3 ～ 4 周	神经外胚层分离，原始神经管形成	神经管闭合不全 - 脑膨出（枕部） Chiari 畸形
腹侧诱导期	4 ～ 8 周	原始脑泡，胼胝体原基，颜面部原基	前脑无裂畸形 视隔发育不良 脑膨出（基底部） 胼胝体发育不良 Dandy Walker 畸形 Joubert 综合征
神经元增殖期	3 ～ 5 月	原始神经元细胞增殖发育	脑大畸形 脑小畸形 半侧脑大畸形 斑痣性错构瘤病
神经元移行期 组织形成期	3 ～ 6 月	皮层、神经核团形成 树突与轴突形成，突触建立	脑裂畸形 无脑回畸形 厚脑回畸形 多小脑回畸形
髓鞘化期	7 个月～生后 2 岁	髓鞘形成	髓鞘化延迟

第 1 节 神经管闭合不全

【概念与概述】

定义：神经管闭合不全（dysrhaphia）指神经管前孔闭合过程中发生障碍形成的畸形，包括相应间充质发育异常，形成完全性或不同程度的不完全性颅裂

分类

- 完全性颅裂　不能发育形成脑，出现无脑畸形，胎儿多不能存活，临床诊断容易，无需影像检查
- 不完全性颅裂　不同程度的颅骨缺损，脑膜或脑膜脑膨出、毛皮窦等

一、隐性颅裂

【病理与病因】

- 颅骨缺损，不伴有颅内组织的疝出。多发生于中线或中线旁，近 70% 发生于枕部
- 发生于蝶额部者属于腹侧诱导期异常

【临床表现】

- 不合并其他脑内畸形时临床无症状

【影像表现】

- 局部颅骨缺损，颅外皮肤等软组织平整无膨隆，相邻脑及脑脊液间隙形态无改变

诊断与鉴别诊断精要

- 颅骨缺损，不伴有颅内组织的疝出
- 多发生于中线或中线旁，近 70% 发生于枕部
- 局部颅骨缺损，颅外皮肤等软组织平整无膨隆，相邻脑及脑脊液间隙形态无改变

二、显性颅裂

【病理分类】

- 根据疝囊内容，可分为脑膜膨出（meningocele）、轻度脑膜脑膨出（encephalocele）、轻度囊状脑膜脑膨出（cystic meningo-encephalocele）、重度脑膨出与重度脑膜脑膨出（表 5-1-1）

表 5-1-1　不同脑膨出的疝囊内容

脑膜膨出	脑膜、脑脊液
轻度脑膜脑膨出	脑实质、脑膜
轻度囊状脑膜脑膨出	脑实质、脑膜、脑脊液
重度脑膜脑膨出	脑实质、脑室、脉络丛、脑膜
重度囊状脑膜脑膨出	脑实质、脑室、脉络丛、脑膜、脑脊液

【临床表现】

- 出生后即可见枕颈部包块，大小不一，表面为正常皮肤及毛发，也可有皮肤薄、糜烂甚至溃疡，触诊有实质感，不能压缩，哭时包块张力无改变。透光检查时不透光，但脑膜膨出时可有透光，略可压缩

【影像表现】

- 颅平片（汤氏位）
  - 显示病变部位颅骨缺损，多呈圆弧形，边缘可见硬化边
- CT
  - 颅骨缺损向外突出的疝囊，边界光整，相应颅内血管被推压移位
  - 脑膜膨出时疝囊内为均匀的水样密度
  - 有脑组织疝出时，疝囊内为软组织密度，与颅内脑组织相延续，隐约可分辨脑皮质、髓质及脑室、蛛网膜下腔等结构
  - 增强扫描可显示疝出的脑膜强化
- MRI
  - 显示疝囊内的成分、疝出的脑组织有无发育畸形，如厚脑回畸形或缺血改变
  - MR 血管成像（MRA）可显示进入疝囊的血管

【鉴别诊断】

较大的脑膜脑膨出诊断多无困难，较小者，特别是脑膜膨出有时需要与中线皮样囊肿等病变鉴别

- 皮样囊肿
  - 相应颅骨可变薄，但多无缺损
  - 囊内成分的 MR 信号为非水信号，可为脂或胆固醇信号
  - 增强扫描无疝囊内脑膜强化
- 巨大蛛网膜颗粒压迹
  - 多发生于幕上中线，偶见于幕下
  - 相应颅骨骨质压迫吸收，但无穿通

诊断与鉴别诊断精要

- 出生后即可见枕颈部包块
- 表面为正常皮肤及毛发，也可有皮肤薄、糜烂甚至溃疡
- 触诊有实质感，不能压缩。透光检查时不透光，但脑膜膨出时可有透光，略可压缩
- 脑膜膨出时疝囊内为均匀的水样密度，有脑组织疝出时，疝囊内为软组织密度，与颅内脑组织相延续
- 增强扫描可显示疝出的脑膜强化

典型病例

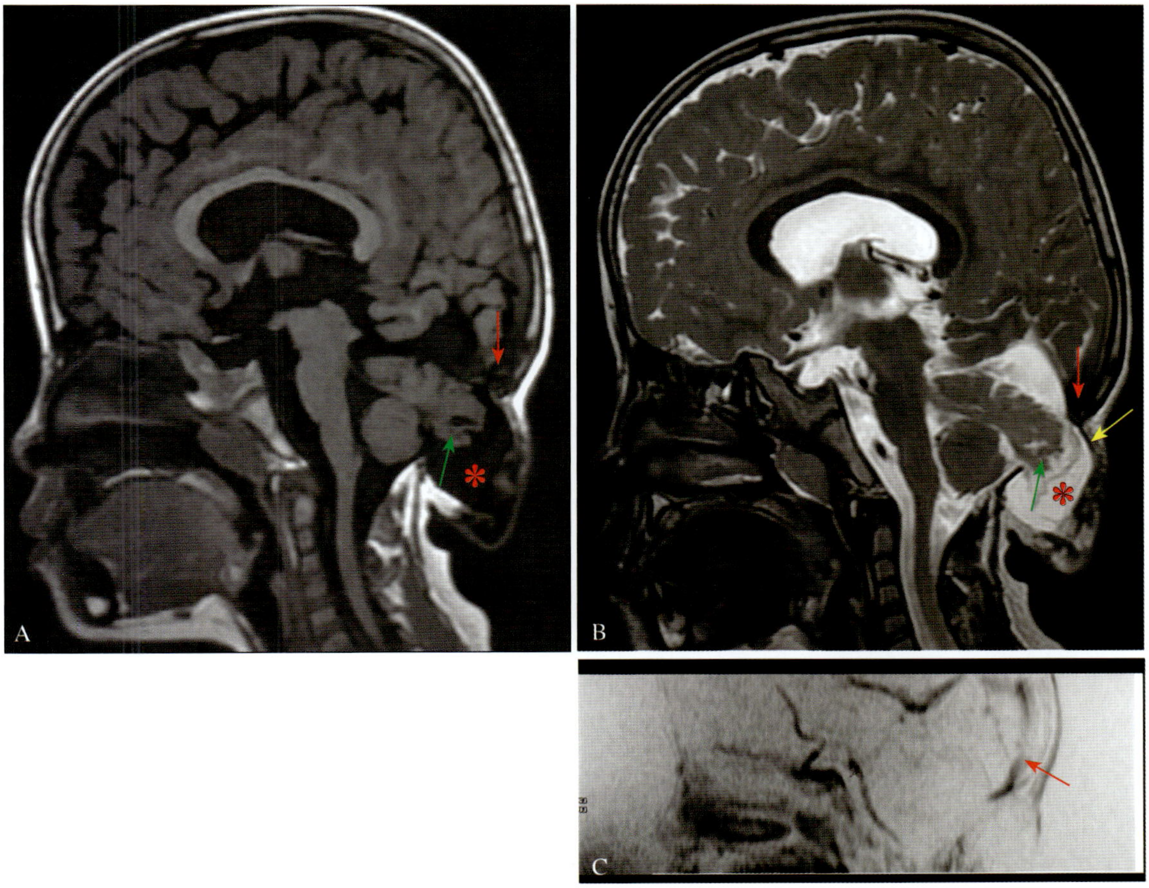

图 5-1-1 **枕部脑膜脑膨出**

女性，6岁。A．正中矢状 T1WI；B．正中矢状 T2WI 示枕骨近颈侧缺损（红箭头），硬脑膜（黄箭头）与部分小脑蚓部（绿箭头）疝入疝囊，疝囊内可见脑脊液间隙（星号）；C．MR 血管成像，可见上矢状窦（红箭头）未进入疝囊（袁新宇提供病例）

三、先天性毛皮窦

【病理与病因】

- 先天性毛皮窦（congenital dermal sinus）
- 胚胎发育早期，原始神经管与皮肤外胚层分离过程中发生粘连
- 由外口、窦管与内口组成，外口位于背侧皮肤中轴线上，常为一小凹陷，局部周围可有丛状毛发、毛细血管扩张、血管瘤、皮下脂肪瘤，常有皮肤分泌物，偶见脑脊液漏出
- 窦壁为皮肤，长短不一，短者为盲管，内端位于脑外或硬膜外，长者可位于硬膜下或脑内，甚至达四脑室，但少见，窦管旁颅骨或硬脑膜有缺损。内口可扩张形成一个或多个皮样囊肿

【临床表现】

- 外口局部皮肤毛发或血管瘤，可有分泌物或渗液（脑脊液）。无感染时临床无症状；感染时易累及颅内导致脑膜炎

【影像表现】

- X 线平片　显示可能存在的颅骨缺损
- CT　更清楚显示颅骨缺损的大小，与合并发生的皮样囊肿，窦管显示较差，呈软组织密度索条，行窦道造影 CT 扫描可显示病变的位置与范围
- MRI　窦道 - 软组织信号条索，显示其内侧端的位置及其与脑膜、脑及脑室的关系；合并皮样囊肿

诊断与鉴别诊断精要

- 窦壁为皮肤，长短不一，短者为盲管，内端位于脑外或硬膜外
- 窦管旁颅骨或硬脑膜有缺损
- 影像检查示颅骨缺损，行窦道造影 CT 扫描可显示病变的位置与范围，MRI 示窦道 - 软组织信号条索

重点推荐文献

[1] Poe LB，Coleman LL，Mahmud F. Congenital central nervous system anomalies. Radiographics，1989，9，801-826.

[2] Mote M，Umur AS. Congential dermal sinus tract of the spine：experence of 16 patients .J Child Neurol，2014，29（10）：1277-82.

第 2 节　小脑扁桃体下疝畸形

【概念与概述】

- 小脑扁桃体下疝畸形（arnold-Chiari malformation）也称为小脑扁桃体畸形、小脑扁桃体联合畸形、小脑异位，Chiari 于 1891 年、Arnold 于 1894 年首报，故也称为 Chiari 畸形或 Arnold-Chiari 畸形
- 畸形的成因不清，有多种假设，但均不能满意解释全部畸形的构成，然而多数作者认为畸形是在胚胎早期原始脑泡形成过程中发生的，应属于背侧诱导期异常
- Chiari 将畸形分为 4 型（1896），其中 Ⅱ 型与 Arnold 报道的畸形相似，故也称为 Arnold-Chiari 畸形，最为多见，Ⅰ 型也较常见，而 Ⅲ 型少见，Ⅳ 型罕见

一、Ⅰ 型畸形

【病理与病因】

- 小脑扁桃体经枕大孔向颈椎椎管下移，小脑扁桃体下缘低于枕大孔平面≥ 5mm（3 ～ 5mm 临床意义不确定），延髓与Ⅳ脑室位置正常，枕大孔水平颈髓受压可有变形
- 脊髓中央管积水（脊髓空洞）
- 轻～中度脑积水（20% ～ 25%）
- 后颅凹大小变化不明显

【临床表现】

- 无临床症状
- 脊髓空洞相关症状，如上肢感觉异常，手和（或）前肢肌萎缩等，成年后出现

【影像表现】

- 小脑扁桃体下部下疝，下缘鸟喙状变尖，低于枕大孔平面
- 脊髓空洞，中央管积水
- 偶有脑积水

诊断与鉴别诊断精要

- 小脑扁桃体经枕大孔向颈椎椎管下移，小脑扁桃体下缘低于枕大孔平面≥ 5mm
- 小脑扁桃体下部下疝，下缘鸟喙状变尖，低于枕大孔平面
- 脊髓空洞，中央管积水

典型病例

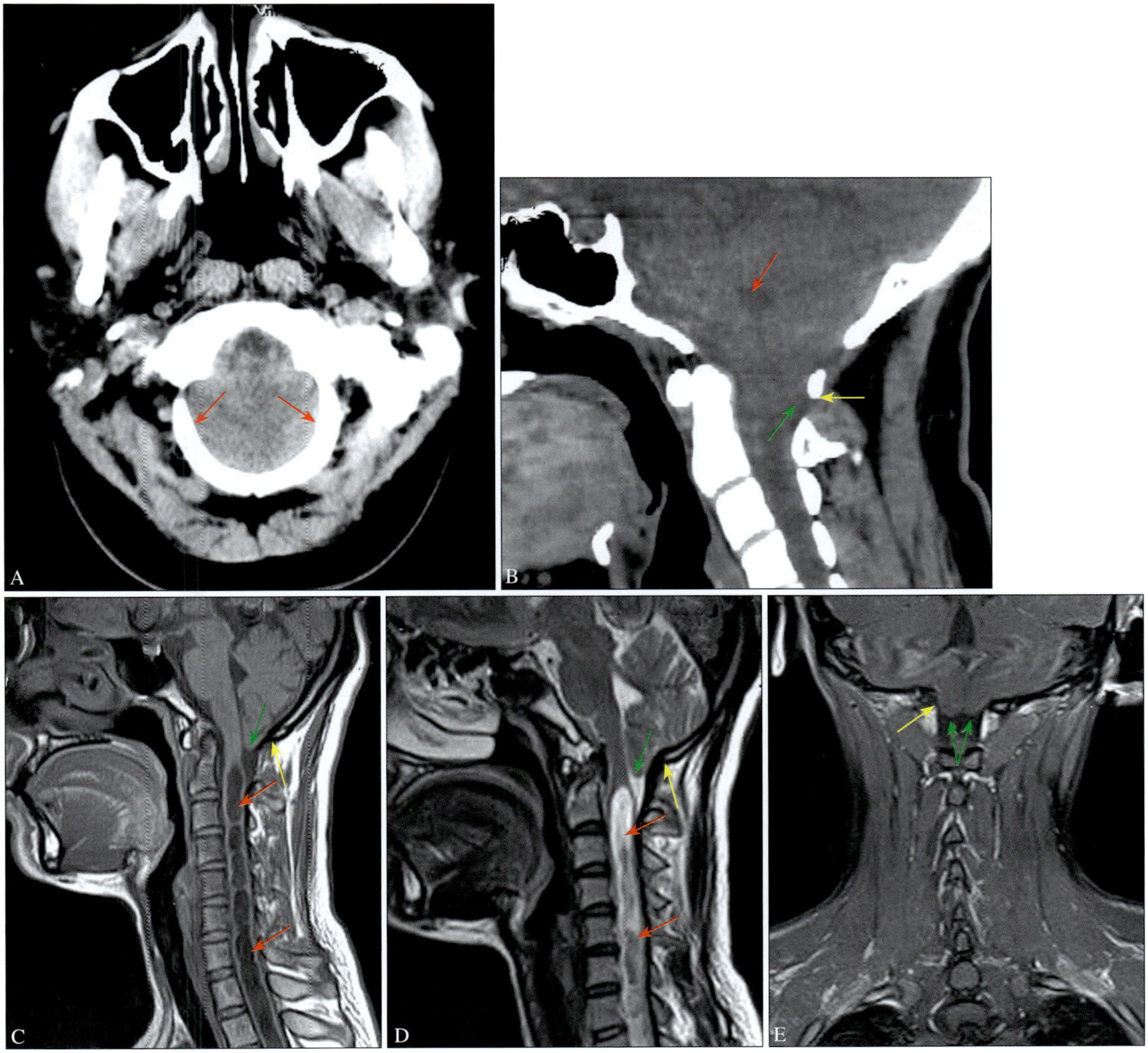

图 5-2-1　Chiari Ⅰ型畸形
女性，26 岁。A．CT 平扫，枕大孔水平，示枕大孔轻度增宽（红箭头）；B．多层 CT 薄层扫描旁正中矢状多平面重组（MPR）像，隐约可见小脑扁桃体下缘（绿箭头）下达寰椎椎弓（黄箭头），IV 脑室（红箭头）形态正常；C．MRI 正中矢状 T1WI；D．MRI 正中矢状 T2WI；E．MRI 枕大孔后 1/3 水平冠状 T1WI，示小脑扁桃体下缘进入颈椎椎管，变尖（绿箭头），低于枕大孔后缘（黄箭头）约 7mm，IV 脑室及脑干正常，颈髓中央管积水（红箭头）

二、Ⅱ型畸形

【病理】

- 小脑蚓下部、脑桥下部与延髓下移进入颈椎椎管内
- 延髓与颈髓移行部折曲
- 第Ⅳ脑室狭窄变长并下移
- 直窦向下角度增大，窦汇下移，至使后颅凹狭小
- 小脑蚓上部上移，中脑顶盖受推压变形，中脑导水管不同程度梗阻，伴发不同程度梗阻性脑积水与脊髓中央管积水（脊髓空洞）
- 绒球及相邻小脑半球向桥小脑角移位
- 伴发其他脑发育畸形

【临床表现】

- 出现早，较重，包括脑神经及颈神经受损，脑积水与脊髓空洞的相关表现
- 复视、眼球震颤、面肌瘫痪、听力减退、吞咽困难、舌肌萎缩及纤颤
- 颈痛、四肢瘫与不同程度感觉障碍、锥体束征、共济失调、步态不稳、辨距不良、意向性震颤
- 头痛、呕吐、肌萎缩、节段性分离性感觉障碍
- 视盘水肿，呼吸功能障碍

【影像表现】

- 后颅凹变小，小脑下蚓部、扁桃体、延髓及Ⅳ脑室下部下疝
- Ⅳ脑室狭窄延长甚至显示不清
- 脑桥前后径变小，直窦向下角度增大
- 中间块大
- 中脑顶盖变短，矢状面显示下丘鸟喙状变尖，中脑导水管狭窄，显示不清
- 小脑过度发育，呈塔形，环绕脑干进入桥小脑角；上蚓部及相邻小脑上部经小脑幕切迹上疝，周围脑脊液间隙增宽形成小脑周边池
- 上颈部影像显示下疝的延髓与颈髓移行部折曲

诊断与鉴别诊断精要

- 后颅凹变小，小脑下蚓部、扁桃体、延髓及Ⅳ脑室下部下疝
- Ⅳ脑室狭窄延长
- 脑桥前后径变小，直窦向下角度增大
- 中间块大
- 中脑顶盖变短，中脑导水管狭窄
- 小脑过度发育；上蚓部及相邻小脑上部经小脑幕切迹上疝，上颈部影像显示下疝的延髓与颈髓移行部折曲

典型病例

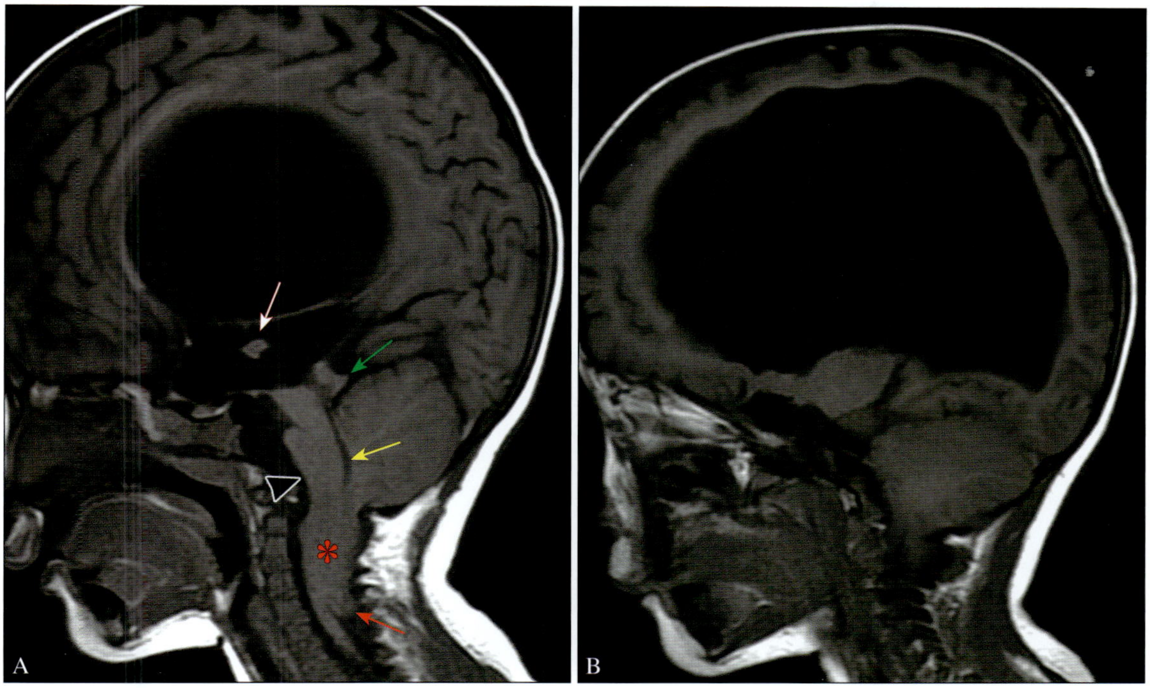

图 5-2-2 Chiari Ⅱ型畸形

A．正中矢状 T1WI，示小脑扁桃体、延髓向下疝入颈椎椎管（星号），延髓 - 颈髓交界折曲（红箭头），Ⅳ脑室（黄箭头）受压狭窄显示不清，脑桥受压腹侧变平（黑箭头），中脑顶盖增厚（绿箭头），下丘鸟喙样变尖。白箭头示中间块；B．旁正中矢状 T1WI 示侧脑室积水（感谢肖江喜提供病例）

三、Ⅲ型畸形 Arnold-Chiari malformation Type Ⅲ

- Ⅲ型畸形伴枕颈部脑膜脑膨出，畸形更严重

【影像表现】

- Ⅲ型畸形表现与枕颈部脑膜膨出

四、Ⅳ型畸形 Arnold-Chiari malformation Type Ⅳ

- Ⅳ型畸形伴小脑重度发育不良，罕见，分类尚有争议

重点推荐文献

[1] Vannemreddy P，Nourbakhsh A，Willis B，et al. congenital Chiari malformations. Neurol India，2010，58，6-14.

[2] Cesmebasi A，Loukas M，et al. The Chiari Malformation；Areview with emphasis on anatornical traits Clin Anat，2014，doi：10.

第 3 节 颅底凹陷

【概念与概述】

- 颅底凹陷（basilar invagination）
- 环枕部发育异常

【病理】

- 枕骨基底部、外侧部与枕骨髁部发育不良，形成颅底向内凹陷，寰椎与枕骨距离变小，寰枕关节融合，寰椎枕化
- 后颅凹颅腔狭小，致使小脑、脑桥、延髓受压、下疝，造成相关神经损害
- 可合并寰、枢椎的畸形
- 可伴发中枢神经结构畸形，如 Chiari 畸形

【临床表现】

- 无神经系统症状，有症状时多于青壮年出现
- 慢性进展性神经损害　脊髓空洞、延髓与上颈髓压迫、小脑损害、前组脑神经，特别是动眼神经、面神经、三叉神经、听神经损害及高颅压的相应症状

【影像表现】

- 头颅侧位 X 线片，MDCT 薄层扫描正中矢状多平面重组：枢椎齿状突上缘高于硬腭后缘与枕大孔后缘连线（Chamberlain 线）3mm 以上，或高于硬腭后缘与枕骨最低点连线（McGregor 线）6mm 以上
- MR　后颅凹颅腔狭小，伴发其他脑畸形

诊断与鉴别诊断精要

- 枢椎齿状突上缘高于硬腭后缘与枕大孔后缘连线（chamberlain 线）3mm 以上，或高于硬腭后缘与枕骨最低点连线（McGregor 线）6mm 以上
- MR 示后颅凹颅腔狭小，伴发其他脑畸形

典型病例

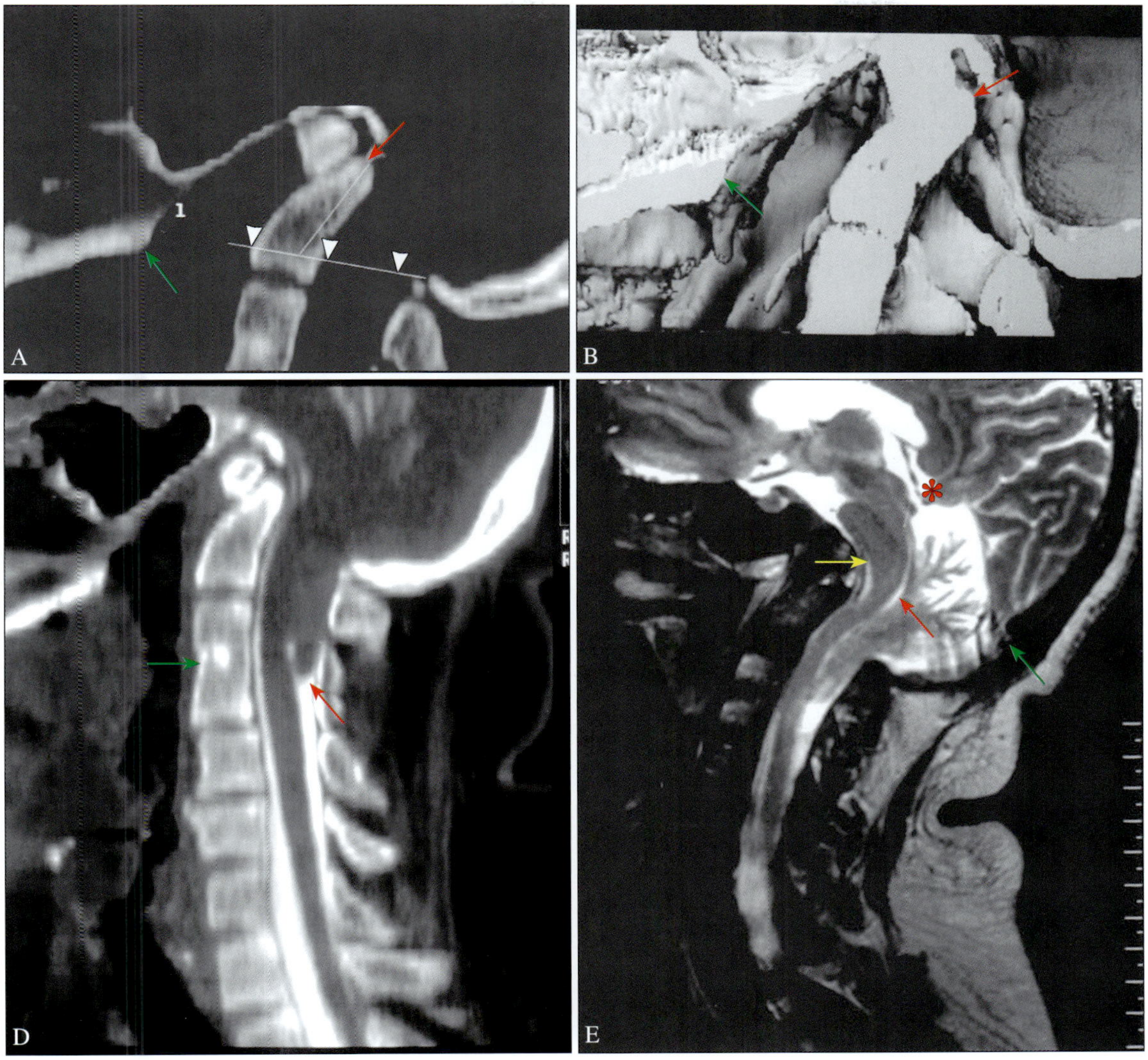

图 5-3-1 颅底凹陷伴 Chiari Ⅱ型畸形

男性，24 岁。A．螺旋 CT 扫描正中矢状 MPR，骨窗；B．螺旋 CT 扫描，表面阴影显示（SSD），示颅底上凹，枢椎齿状突上端（红箭头）位于 Chamberlain 线达 23mm（绿箭头：硬腭后缘）；C．CTM（椎管造影 CT 扫描），脑脊液呈高密度，可见下疝的小脑扁桃体呈舌状，下缘达颈 3 椎体水平（红箭头），颈 3、颈 4 椎体分节不全（绿箭头）；D. 在 MRI 矢状 T2WI 上还可见受压变薄的脑桥（黄箭头）与狭窄变形的 VI 脑室（红箭头）；中脑顶盖变形不明显（星号），窦汇低位（绿箭号）

重点推荐文献

[1] 刘金有．原发性颅底凹陷症的影像学诊断进展．中国实用医药，2009，4 219-221.

[2] Burk.k,Benet A,et al.Impact of platybasia and nanatemic variance on surgical approaches to the oraniovertebral junction，2014，124（8）:1760-1766.

[3] Dach ling Pang Embryology and bony malformation of the oraniovertebrol junction，2011，27（4）：523-524.

第 4 节 中线结构畸形

【概念与概述】

- 脑中线结构畸形（midline structure malfomation），包括胼胝体发育不良、前脑无裂畸形、视隔发育不全、基底部脑膨出、Dandy Walker 畸形等，均发生于胚胎脑形成的腹侧诱导期，与原始脑泡形成相关
- 畸形多单独发生，也可合并中线脂肪瘤等其他畸形
- 临床症状不一。影像检查可很好显示畸形的解剖异常

一、胼胝体发育不良

【病理】

- 多为偶发，也有报道与 X 染色体隐性基因相关；致病因素可有血管性、外伤性、中毒性或感染性损伤等
- 胼胝体发育不全或缺如
- 前连合与海马连合缺如，扣带回不发育；双侧侧脑室前部内壁向外移位，透明隔向两侧分离，半球间蛛网膜下腔扩大，室间孔延长
- 侧脑室三角区增大并向内移位，三脑室扩大，顶部处后上延伸
- 内侧纵束（Probst 束 - 来自两侧半球皮质的横行纤维在侧脑室内侧壁室管膜下形成向后走行的白质束），双侧侧脑室受压外翻
- 可伴发的畸形　线脂肪瘤、视隔发育不全、前脑无裂畸形、Chiari 畸形、Dandy-Walker 畸形、脑膜脑膨出、多微脑回、厚脑回畸形
- 部分胼胝体发育不全　多为胼胝体压部和（或）伴有体部缺如，而膝部存在

【临床表现】

- 不伴有其他脑畸形时可无临床症状
- 轻度视觉障碍，或交叉定位障碍但智力正常
- 神经系统体检可有大脑半球分离征；偶见癫痫发作
- 伴有其他脑畸形时出现相应临床症状

【影像表现】

- 胼胝体全部或部分缺如，扣带回亦缺如，半球内侧面的脑沟及脑裂直接延伸到扩大的三脑室旁
- 额部半球间裂与三脑室前壁间间隔消失；双侧侧脑室长轴相互平行，三角区增大，半球间裂增宽，其枕侧有时可见囊样向上延伸的三脑室
- 尾状核头水平冠状面双侧侧脑室外翻，呈“匙孔”状；其内侧 Probst 束，横轴位位于双侧脑室膝部内侧
- 脑动脉 CTA 或 MRA　双侧大脑内静脉分离、上移，大脑大静脉上移，大脑大静脉角变小；常有单支大脑前动脉，胼周动脉呈波浪状，失去弧形形态
- 部分胼胝体发育不全　双侧侧脑室三角区扩大，内移，三脑室上后部向上延伸

诊断与鉴别诊断精要

- 胼胝体全部或部分缺如，半球内侧面的脑沟及脑裂直接延伸到扩大的三脑室旁
- 额部半球间裂与三脑室前壁间间隔消失；双侧侧脑室长轴相互平行，三角区增大，半球间裂增宽
- 双侧侧脑室外翻，呈“匙孔”状；其内侧 Probst 束，横轴位位于双侧脑室膝部内侧

典型病例

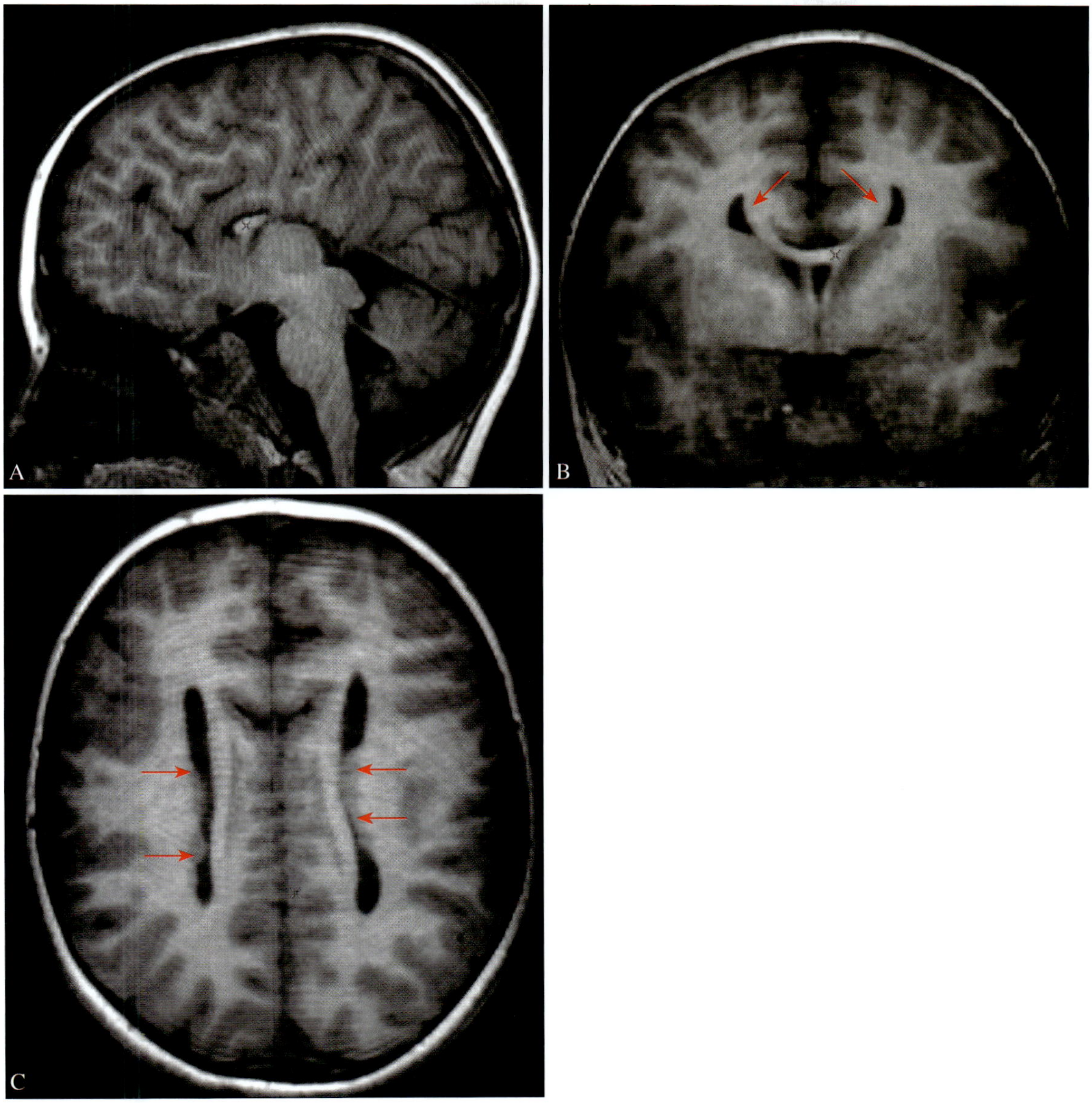

图 5-4-1　胼胝体不发育伴室管膜下灰质异位

A．正中矢状 T1WI，胼胝体与扣带回缺如，脑沟直达三脑室；B．侧脑室膝部水平冠状 T1WI，可见双侧脑室匙状外翻，内侧室管膜下为 Probst 白质束（红箭头）；C．侧脑室体部水平轴位 T1WI，示平行的侧脑室，双侧室管膜下可见与皮质等信号的结节 - 异位灰质（红箭头）（感谢袁新宇提供病例）

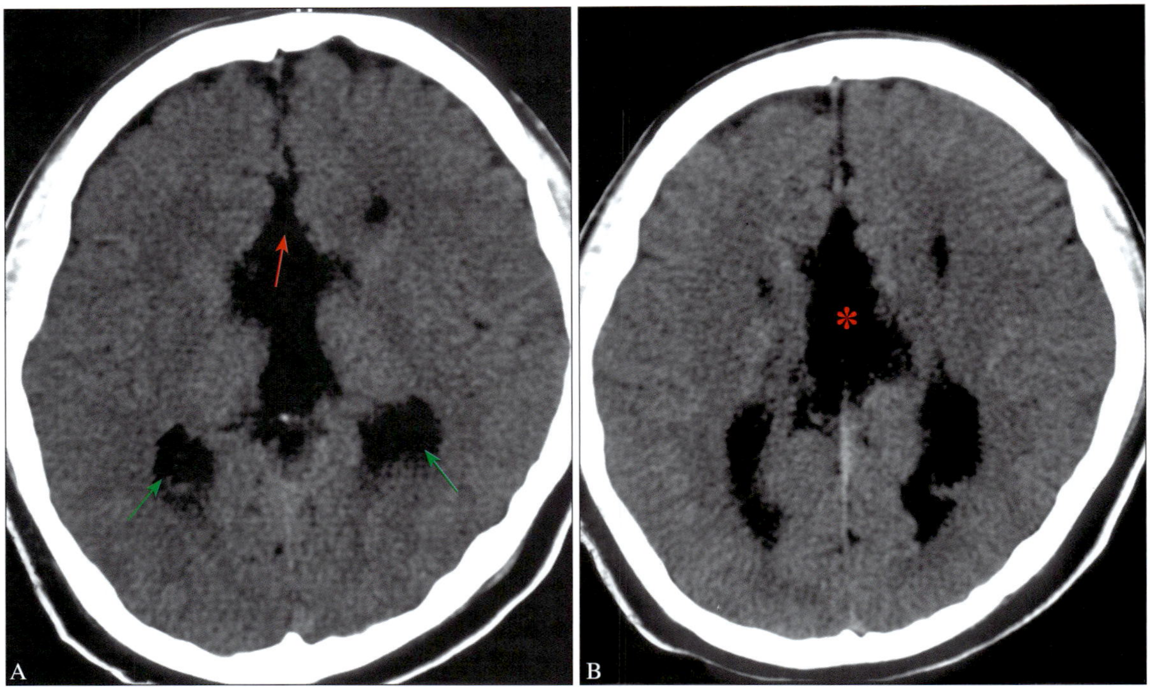

图 5-4-2 胼胝体不发育

A．CT 平扫，松果体水平；B．CT 平扫，侧脑室体部水平；可见胼胝体，特别是膝部缺如，额部半球间裂与三脑室似乎无分隔（红箭头），三脑室囊样上凸位于两侧脑室体间（星号），侧脑室相互平行，三角区扩大（绿箭头）

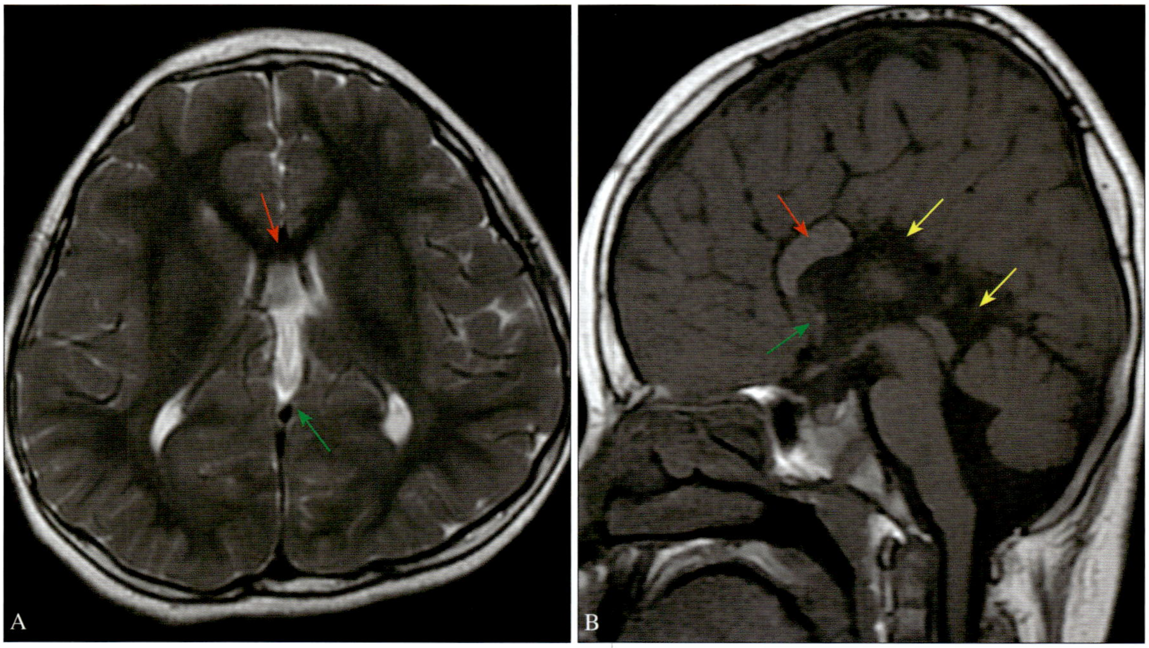

图 5-4-3 胼胝体发育不良，部分型

女性，11 岁，智力发育落后。A．MRI 侧脑室膝部水平轴位 T2WI，可见正常胼胝体膝部（红箭头），III 脑室后胼胝体压部缺如（绿箭头）；B．MRI 正中矢状 T1WI，示胼胝体膝部（红箭头），压部及部分体（黄箭头）与嘴（绿箭头）缺如（感谢袁新宇提供病例）

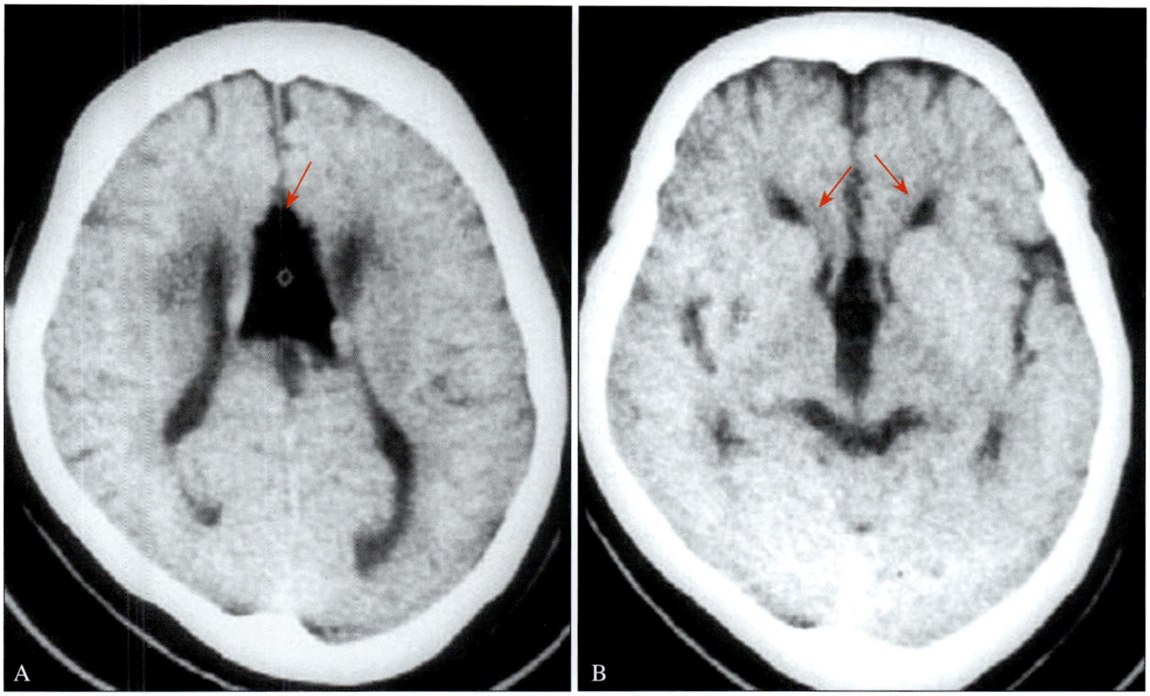

图 5-4-4 胼胝体发育不良合并中线脂肪瘤

女性，62 岁，无癫痫史。A．侧脑室水平 CT 平扫，两侧脑室相互平行，额顶部中线可见脂肪密度的脂肪瘤（红箭头）；B. 侧脑室膝部水平 CT 平扫，示Ⅲ脑室增宽，胼胝体膝部缺如，两侧脑室内侧可见 Probst 束（红箭头）

二、视隔发育不良

【概念与概述】

- 病因不清，先天性因素或与早期胚胎缺血性损伤或间质不足有关
- 透明隔部分或完全不发育
- 视神经发育不良
- 下丘脑 - 垂体功能障碍（约 1/3）
- 分组
    - Ⅰ组 透明隔部分缺如与下丘脑合并神经元移行异常，特别是脑裂畸形或灰质异位
    - Ⅱ组 透明隔完全缺如伴脑白质发育不良造成的脑室扩大，部分患者可有大脑镰前部或胼胝体膝部发育不良，但皮质发育正常
    - Ⅲ组 透明隔缺如伴垂体后叶异位

【临床表现】

- 不同程度的视力障碍，甚至先天性盲，但也可视力正常，偶有眼距过近
- 下丘脑 - 垂体功能障碍 因生长激素与促甲状腺素分泌不足造成的生长滞后
- 眼底 视盘发育不良

【影像表现】

- 透明隔缺如
- 双侧脑室前角与膝部靠近，横轴位影像呈“盒状”
- 视交叉细小，三脑室前隐窝与鞍上池增大
- 视神经管可正常或狭小
- 伴发其他畸形 脑裂畸形、灰质异位、白质发育不良时的脑室扩大、大脑镰前部缺如

诊断与鉴别诊断精要

- 透明隔缺如，双侧脑室前角与膝部靠近
- 视交叉细小，三脑室前隐窝与鞍上池增大
- 伴发其他畸形：脑裂畸形、灰质异位、白质发育不良时的脑室扩大、大脑镰前部缺如

典型病例

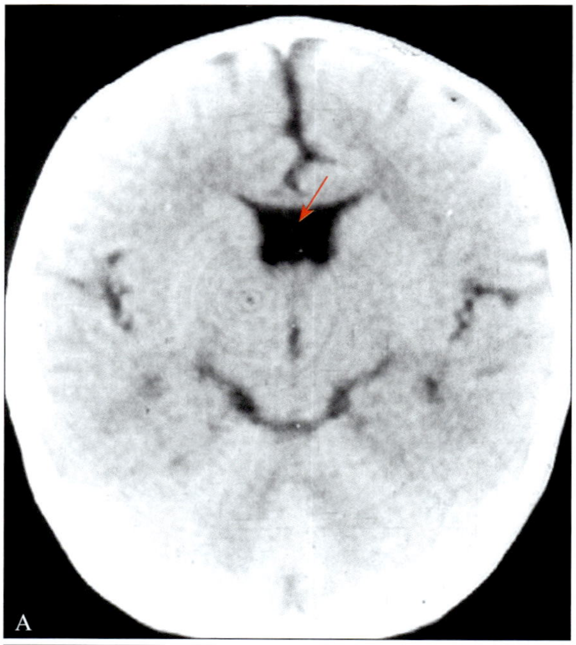

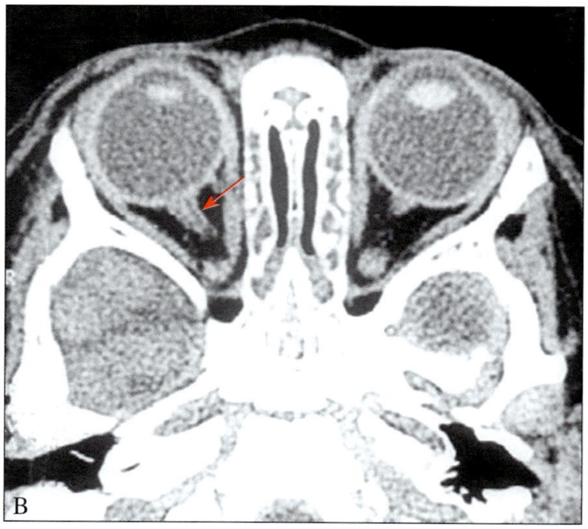

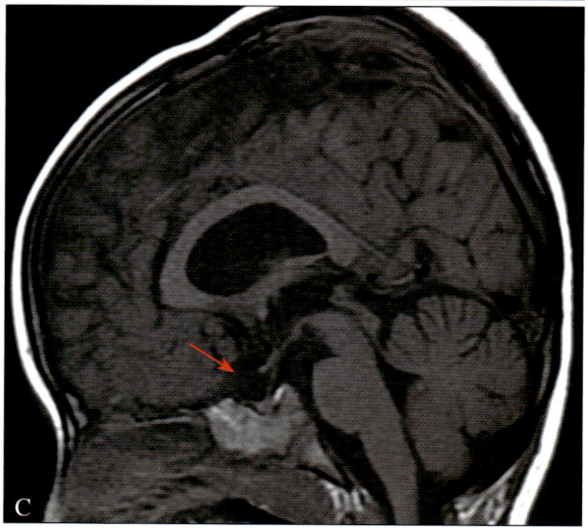

图 5-4-5 **视隔发育不良**

女性，9个月，5个月时家人发现无视力。A．CT平扫，示透明隔缺如，双侧脑室膝部相互“连通”，呈盒状（红箭头）；B．薄层CT扫描，可见右侧视神经内脑脊液间隔增宽呈“轨道征”-视神经纤细（红箭头）；C．另一例患者，MRI正中矢状T1WI，示视交叉细小，鞍上池增大（红箭头）（感谢袁新宇提供病例）

三、前脑无裂畸形（holoprosencephaly）

【病理与病因】

- 胚胎第3～4周，前脑矢状分离为两侧脑叶时出现障碍，分离不全
- 染色体异常，可确定病因的24%～47%，13三体最为常见
- 某些遗传基因
- 70%的畸形病因不清，可能与多种因素相关
- 无脑叶型（alobar type） 前脑分离为左右半球（矢状方向）、端脑与脑（横向）、嗅球与嗅束（纵向）缺如，单一原始脑室与大的背侧囊交通，包括大脑镰、半球间裂、透明隔与胼胝体及三脑室等中线结构缺如，丘脑于中线融合为单一的灰质团块
- 半脑叶型（semilobar type） 单一原始脑室，枕侧双侧脑室后角轮廓可大致辨认，半球间裂与大脑镰部分发育，多为后部，丘脑部分融合，胼胝体部分缺如，无透明隔
- 脑叶型（lobar type） 侧脑室前角部分融合，与三脑室交通宽敞，胼胝体部分缺如，无透明隔

【临床表现】

- 严重畸形　严重癫痫，多伴有颜面部重度畸形，如单眼，管状鼻，多不能存活
- 轻度畸形　颜面部轻度异常：中央型门齿、眼距过近、虹膜缺损、扁平鼻、梨状孔狭窄、悬雍垂分裂、上唇韧带缺如等，可有轻度癫痫发作
- 约 15% ~ 20% 重度前脑无裂畸形的患儿颜面部轻微异常

【影像表现】

- 同病理分型

【鉴别诊断】

- 胼胝体发育不良　单纯胼胝体发育不良不伴有半球间裂分离不全及丘脑的融合；半脑叶型前脑无裂畸形的胼胝体发育不全只发生于胼胝体的前部；部分型胼胝体发育不良见于压部与体部（后部）
- 视隔发育不良　半脑叶型或脑叶型前脑无裂畸形并不伴有视神经的发育不良

诊断与鉴别诊断精要

- 无脑叶型　单一原始脑室与大的背侧囊交通，包括大脑镰、半球间裂、透明隔与胼胝体及三脑室等中线结构缺如，丘脑于中线融合为单一的灰质团块
- 半脑叶型　单一原始脑室，枕侧双侧脑室后角轮廓可大致辨认，半球间裂与大脑镰部分发育，胼胝体部分缺如，无透明隔
- 脑叶型（lobar type）　侧脑室前角部分融合，与三脑室交通宽敞，胼胝体部分缺如，无透明隔

典型病例

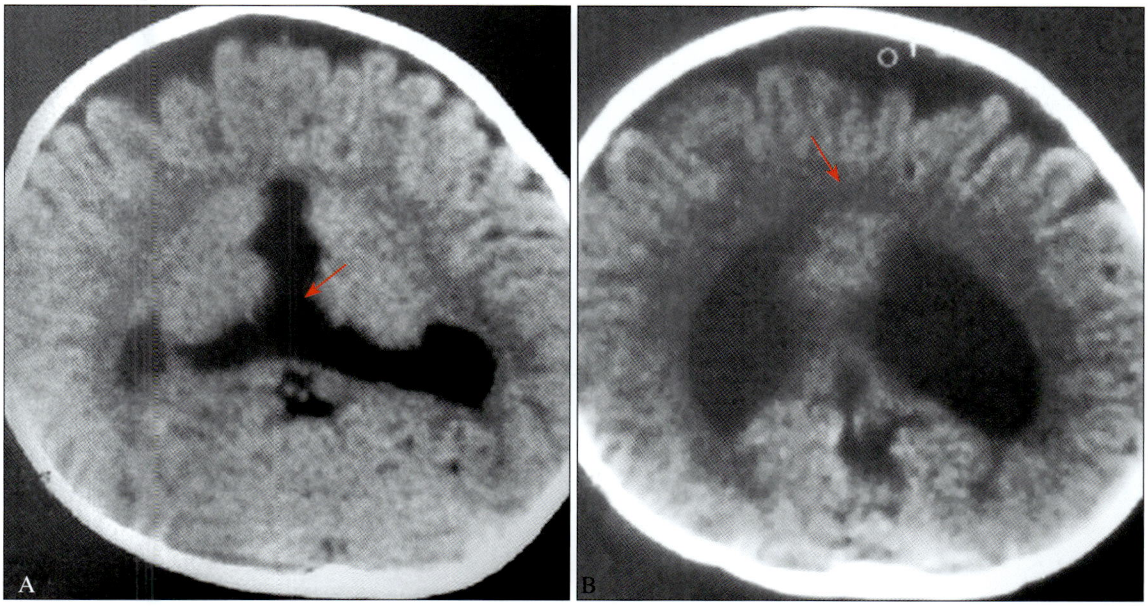

图 5-4-6　**前脑无裂畸形，半脑叶型**

男性，9 个月。A．CT 平扫，松果体水平，可见丘脑与双侧侧脑室三角区分离，双侧脉络裂及 III 脑室（箭头）增宽，额顶部半球间裂、大脑镰缺如；B．侧脑室体水平 CT 平扫，示分离的侧脑室体部前方左、右联为一体的异常灰、白质（红箭头）

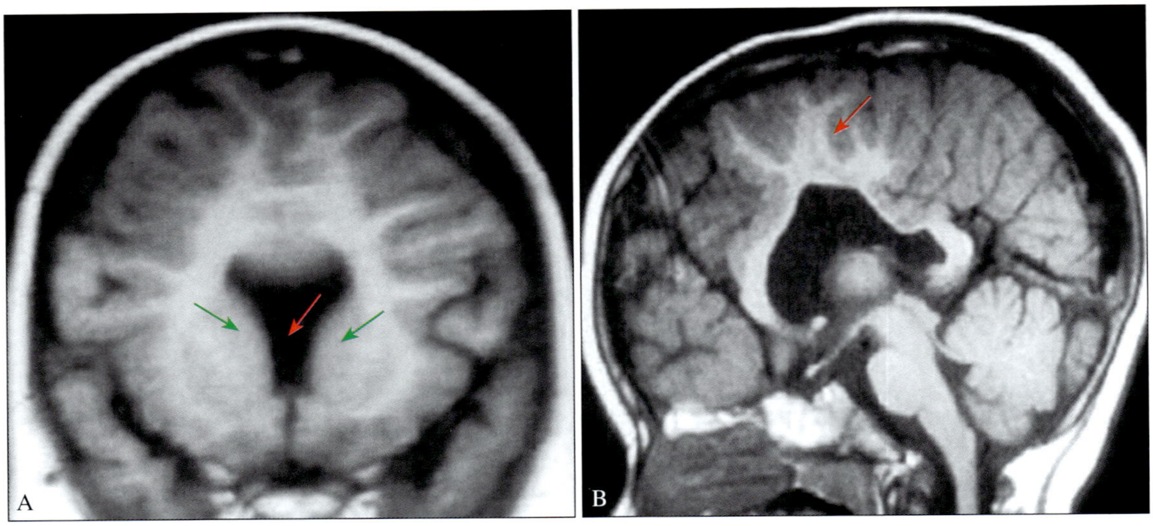

图 5-4-7 **前脑无裂畸形，半脑叶型**
男性，1 岁。A. 丘脑水平冠状 MRI T1WI，示半球间裂、大脑镰缺如，皮质与白质横贯两侧，两侧脑室与 III 脑室为单一腔隙（红箭头），左、右丘脑形态正常（绿箭头）；B. 正中矢状 T1WI，可见异常位于额顶部（红箭头），相邻胼胝体亦有发育不良

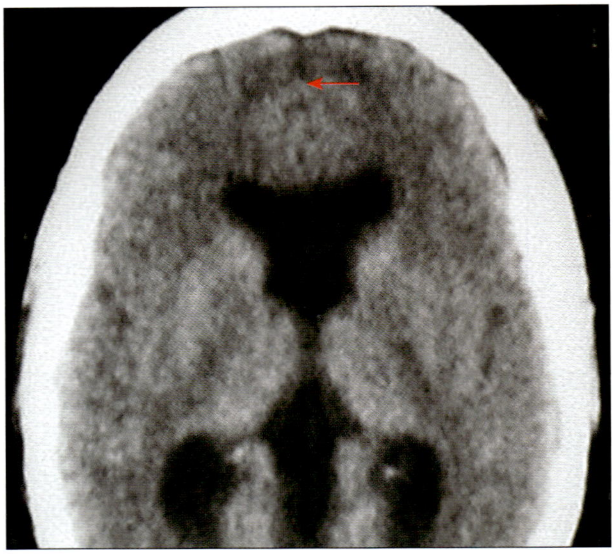

图 5-4-8 **前脑无裂畸形，脑叶型**
胼胝体膝部水平 CT 平扫，示透明隔缺如，额部半球间裂内大脑镰缺如（红箭头）

重点推荐文献

[1] Oba H & Barkovich AJ. Holoprosencephaly：an analysis of callosal formation and its relation to development of the interhemispheric fissure. AJNR，1995，16，453-460.

[2] R.M. Hanna，S.E. Marsh，D. Swiston，et al. Distinguish 3 classess of corpus callosal abonormalities in consanguineous families，Neurology，2011，76（4）：373-382.

[3] Kataryna K. et al. Congenital and aequired abnormalities of the corpus callosum：A pictorial essay，Biomed Res Int，2013：265619.

四、后颅凹囊性畸形

【概念与概述】

- 胚胎第 3 ～ 4 周时原始脑泡中菱脑开始发育形成小脑及其附属解剖结构，此时期受到内外因素的影响，引起小脑及其周围间质与外胚层结构损害或器官组织生成内部过程障碍，造成生成失败，形成后颅凹内不同结构畸形
- 小脑形成的过程由头侧向尾侧逐渐进行，部分型小脑发育不全多出现于尾侧，多为旧小脑发育不全，有不同程度的蚓部缺陷，多形成后颅凹囊样改变
- 新小脑的发育开始于孕 7 周，发育过程直到出生，畸形包括一侧或双侧小脑未发育，小脑发育低下与小脑发育不全，小脑蚓部可小但外形如常

（一）Dandy-Walker 畸形

【病理与病因】

- 发生于孕 4 ～ 5 周，发病机制不清
- 较为广泛的理论　由于菱脑发育中止，小脑未能于中线融合，造成前膜区永存并向后扩张，疝入发育不良的小脑蚓与脉络丛之间，使直窦位移中止，形成高位
- 小脑蚓（多后部）不发育（约 1/4 的病例）或发育不全、向前上旋转，可与小脑幕粘连
- 四脑室向后上扩大，顶部为透明的薄膜，由 3 层构成，由内向外分别为室管膜、拉伸的神经胶质组织、软脑膜；约 7% 的病例可见钙化
- 后颅凹颅腔扩大

【临床表现】

- 发生率约为 1/（25 000 ～ 30 000），1% ～ 5% 的病例可能有遗传因素
- 脑积水（约 80%），头围增大，甚至为巨颅，枕部膨出，形成长头
- 运动发育落后，可有痉挛状态
- 呼吸中枢受累时可有呼吸衰竭
- 大龄儿　似后颅凹肿瘤表现，伴脑神经麻痹、眼球震颤与躯干共济失调

【影像表现】

- 头颅 X 线片
  - 头颅增大，枕骨膨出变薄，内板呈扇贝状侵蚀
  - 人字缝增宽，窦汇上移，后颅凹增大
- CT 与 MRI
  - 直窦上抬，与大脑大静脉间角变平
  - 侧窦上移，双侧侧窦与直窦呈反向 Y 字形
  - 大脑镰缺如，小脑幕切迹增宽，小脑蚓缺如或发育小
  - 双侧小脑半球发育差，四脑室向后上扩大呈巨大囊状，与枕大池界限不清
  - 常伴三脑室以上梗阻性脑积水
  - 小脑下后动脉异常，蚓支与下蚓动脉缺如
- 伴发畸形（86%）　脑干发育不良、胼胝体发育不全（约 1/6）、灰质异位、脑回畸形、脑裂畸形、脂肪瘤、脑膨出，腰骶部脑脊膜膨出

【鉴别诊断】

- 枕后蛛网膜囊肿　小脑蚓小但外形正常，MRA 或血管造影显示小脑下后动脉前移

诊断与鉴别诊断精要

- 枕骨膨出变薄，窦汇上移，后颅凹增大
- 直窦上抬，与大脑大静脉间角变平，大脑镰缺如
- 小脑蚓缺如或发育，双侧小脑半球发育差，四脑室向后上扩大呈巨大囊状
- 伴发畸形（86%）　脑干发育不良、胼胝体发育不全（约 1/6）、灰质异位、脑回畸形、脑裂畸形、脂肪瘤、脑膨出，腰骶部脑脊膜膨出

典型病例

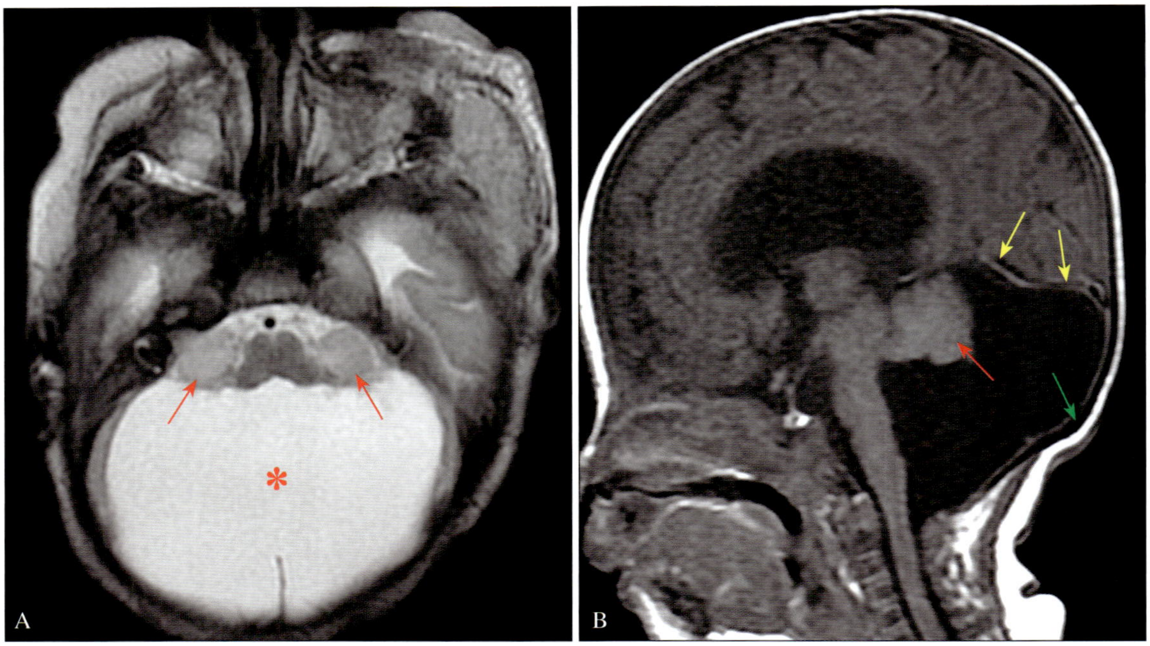

图 5-4-9 Dandy-Walker 畸形

男性，8 个月。A. 脑桥水平 MRI 轴位 T2WI，示小脑蚓部缺如，双侧小脑半球发育小，受压向前上移位（红箭头），IV 脑室扩大成囊状（星号）；B. 正中矢状 T1WI，可见直窦上移（黄箭头），小脑蚓缺如，红箭头所示为发育不良的小脑半球，IV 脑室囊状扩大，枕骨局部膨隆（绿箭头）（感谢袁新宇提供病例）

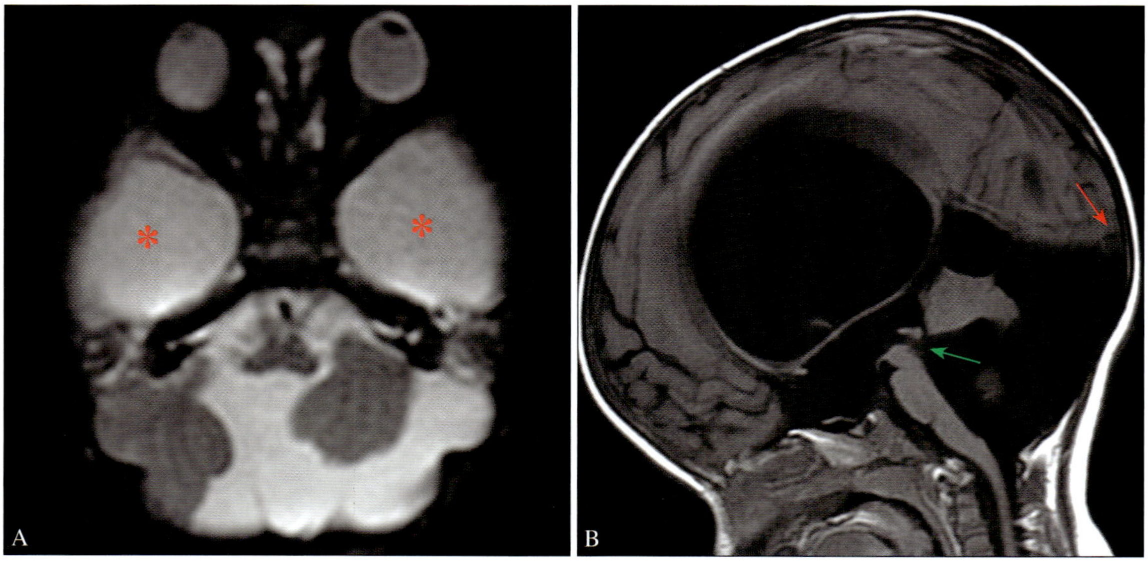

图 5-4-10 Dandy-Walker 畸形伴重度脑积水

男性，1 岁。A. 脑桥水平 MRI 轴位 T2WI，示小脑蚓部缺如，IV 脑室向后囊状扩大，双侧小脑半球发育不良，双侧侧脑室下角明显扩大（星号）；B. 正中矢状 T1WI，IV 脑室囊状扩大，窦汇上移（红箭头），注意中脑导水管不均匀增宽（绿箭头）（感谢肖江喜提供病例）

（二）蚓与小脑发育不全

【概念与概述】

一组与 Dandy-Walker 畸形类似，但畸形构成不完全的异常，包括小脑蚓与半球正常或不同程度的发育低下，小脑后间隙的脑脊液与正常或轻度扩大的四脑室交通，后颅凹大小正常。多为综合征；也称之为变异型 Dandy-Walker 畸形，Dandy-Walker 复合征等。

Joubert 综合征

【病理与病因】

- 常染色体隐性遗传，男、女发病率约为 2∶1，预后差
- 异常包括呼吸障碍、眼球运动异常、面部不对称、共济失调、精神运动滞后、小脑蚓部分或全部缺如
- 伴发畸形：一侧面部痉挛、视网膜病（视网膜电流图低平）、肾囊肿、多指趾畸形等
- 小脑蚓分部或部分缺如，小脑脚发育不全，四脑室扩大，小脑皮质异位
- 椎体交叉缺如，橄榄核及橄榄旁核发育不全
- 孤束与脑干薄束核异常
- 小脑幕附着位置高
- 可有胼胝体发育不全，大脑萎缩及枕部脑膜膨出等幕上异常

【临床表现】

- 新生儿呼吸异常（典型） 发作性喘息与不伴有血气异常的呼吸暂停
- 较大患儿 精神运动发育落后与共济失调；眼球震颤与核上性眼球运动控制异常

【影像表现】

- 与 Dandy-Walker 畸形的表现类似，但后颅凹扩大多不明显
- 小脑蚓与小脑发育不全
- 小脑蚓完全缺如，四脑室呈矢状裂隙样向后扩大，轴位像呈典型“蝙蝠翅”形状；双侧小脑半球在中线相邻，上小脑脚位置近水平，向前朝向中脑，周围环绕脑脊液
- 幕上相关异常（不常见） 脑皮质发育不全与灰质异位
- 变异型 两小脑半球间的裂隙很窄时，四脑室正常大小

诊断与鉴别诊断精要

- 与 Dandy-Walker 畸形的表现类似，但后颅凹扩大多不明显
- 小脑蚓与小脑发育不全

典型病例

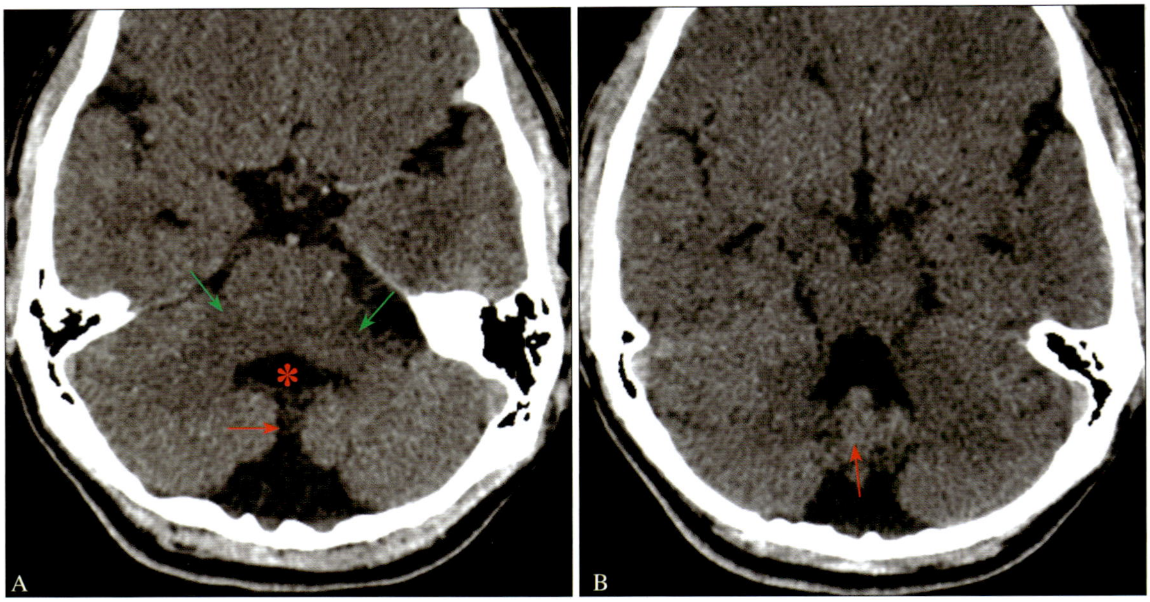

图 5-4-11 蚓与小脑发育不全

A. 脑桥水平 CT 平扫，可见 IV 脑室正常大小（星号），后方呈裂隙状与枕大池相连（红箭头），双侧小脑脚近水平方向（绿箭头）；B. 中脑水平 CT 平扫，示发育小的蚓（红箭头）（感谢肖江喜提供病例）

（三）巨大枕大池

【病理与病因】

- 枕大池于胚胎第 7 周末形成于柔脑膜内，占据小脑扁桃体与小脑蚓下缘间的小脑谷，向下经枕大孔延伸至第 1 颈间隙，由位于小脑后下面至上颈髓的蛛网膜分隔枕大池与蚓上池
- 枕大池在生后一个月内持续长大，大小并无正常值，诊断参考周围结构

【临床表现】

- 常见，占后颅凹囊性病变的 54%
- 多偶然发现，无临床症状
- 可伴发脑积水

【影像表现】

- 枕大池增大，仅 15% 后颅凹扩大与小脑幕高位
- 小脑镰（60%）
- 小脑蚓与脑干外形正常

【鉴别诊断】

- Dandy-Walker 畸形 小脑蚓发育不全、上旋与压迫性改变，脑干特别是脑桥受压变形

诊断与鉴别诊断精要

- 枕大池增大，仅 15% 后颅凹扩大与小脑幕高位
- 小脑蚓与脑干外形正常

典型病例

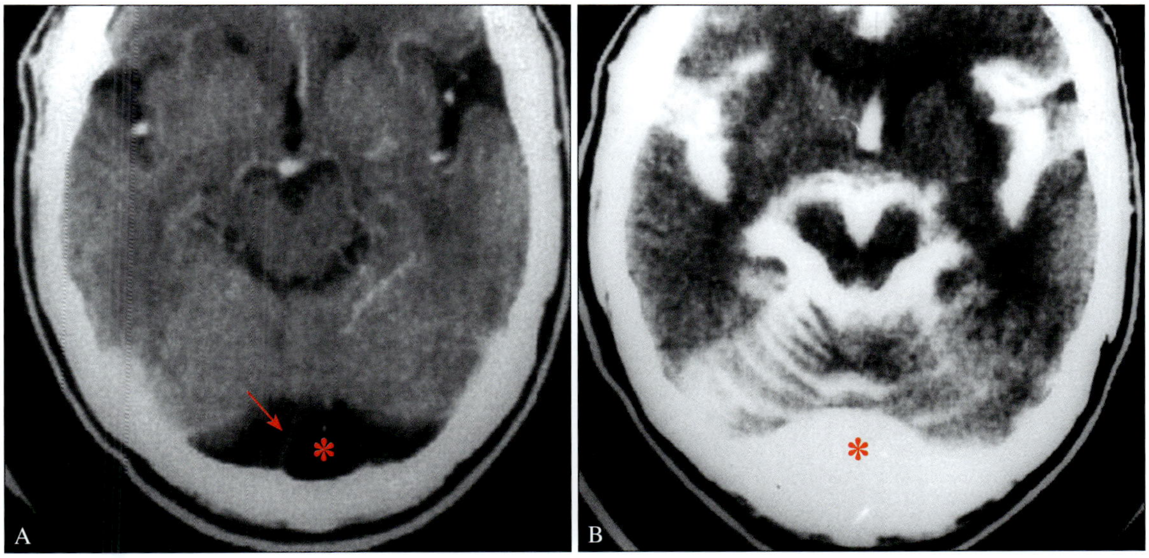

图 5-4-12 大枕大池
A．中脑水平增强 CT 扫描，示大枕大池（星号），可见小脑镰（红箭头）；B．脑池造影 CT 扫描，可见大枕大池内充盈对比剂（星号）

（四）后颅凹蛛网膜囊肿

【病理与病因】

- 后颅凹蛛网膜囊肿（posterior cranial fossa arachnoid cysts）
- 正常变异，非真性畸形
- 良性，位于蛛网膜内，囊内为脑脊液样液体，与脑室及蛛网膜下腔不相交通
- 不伴幕上异常
- 可能来自间充质分化时神经管周围的脑膜原板发育变异形成的蛛网膜憩室

【临床表现】

- 见任何年龄，多于 20 岁以前发现，男性略多见
- 无症状，囊肿巨大，合并有出血、感染时出现相应症状
- 新生儿　头围增大，高颅压（继发性脑积水，其中 30% ～ 100% 为交通性积水）
- 囊肿内出血（产伤），症状快速进展
- 少见表现　共济失调、头颅不对称、发育迟滞

【影像表现】

- 后颅凹囊，大于 5cm（约 2/3，诊断时），范围自小脑幕切迹至枕大孔，多椭圆形
- 位于桥小脑角时与所在间隙形状一致
- 囊壁平滑，边界清楚，单房无分隔
- 囊内为脑脊液密度或信号
- 脑干、小脑蚓及半球可有受压，但大致形态保持正常
- 相邻颅骨内板可有扇贝状骨吸收

【鉴别诊断】

- Dandy-Walker 畸形　有小脑蚓缺如或发育不全
- 巨大枕大池　困难，脑池造影 CT 扫描囊内无对比剂进入

诊断与鉴别诊断精要

- 后颅凹囊，大于 5cm
- 囊壁平滑，边界清楚，单房无分隔
- 囊内为脑脊液密度或信号

典型病例

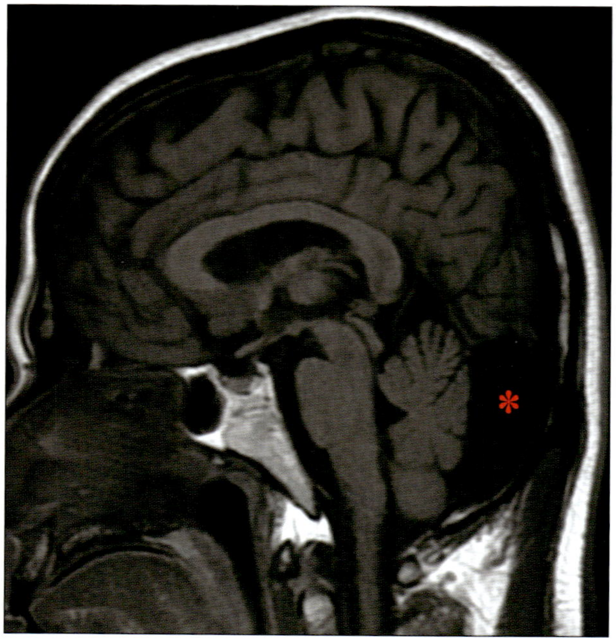

图 5-4-13 后颅凹蛛网膜囊肿
MRI 正中矢状 T1WI，可见小脑后水样信号囊，边界清楚（星号），相邻小脑受压轻度变形；后颅凹无扩大（感谢肖江喜提供病例）

重点推荐文献

[1] Kollias SS，Ball WS，Prenger EC. Cystic malformations of the posterior fossa：differential diagnosis clarified through embryologic analysis. Radiographics，1993，13：1211-1231.

[2] Nigri F，Cabral IF，da Silva RT，et al．Dandy-walker malformation and down syndrome association：good developmental outcome and successful endoscopic treatment of hydrocephalus．Case Rep Neurol，2014，6（2）：156-160．

[3] Joshi VP，Valsangkar A，Nivargi S，et al．Giant posterior fossa arachnoid cyst causing tonsillar herniation and cervical syringomyelia． J Craniovertebr Junction Spine，2013，4（1）:43-45．

第 5 节 神经元细胞增殖相关畸形

【概念与概述】

- 根据 Volpe 的分类，神经元细胞增殖异常包括数量的异常，如脑小畸形与脑大畸形；结构异常，如神经皮肤综合征
- 畸形常合并有脑回、胼胝体等畸形，因而其发生时期是否仅与神经元增强期相关尚有争论，很有可能为多因素作用
- 为了便于记忆，这里仍按 Volpe 的分类，将此类畸形归为神经元增殖相关的畸形

一、脑小畸形

【病理与病因】

- 脑小畸形 microcephalus，或小脑症，是指头围较同龄、同性别的正常小儿头围平均值低 3 个标准差以上，或成人脑重小于 900g
- 根据是否伴有其他畸形分为真性畸形与假性畸形
- 脑小，重量为正常脑的 1/3 ~ 1/4
- 额回小并融合，枕叶不能遮盖小脑，脑岛裸露
- 脑皮髓质比例大致正常
- 可伴发厚脑回或多微小脑回畸形
- 致病因素包括遗传因素、环境因素，相当部分畸形找不到致病原因
- 遗传性脑小畸形为常染色体隐性遗传，属原发性脑小畸形

【临床表现】

- 出生时头小，头形异常，前额狭并后倾，尖

顶，枕部扁平，而颌面部发育完整，对比强烈

- 头围低于同龄儿平均值的 3 个标准差以下
- 鼻梁低，耳大
- 可伴身体矮小，体重轻于同龄儿正常值
- 偶有头皮增厚，出现脑回样褶皱 - 回状头皮
- 发迹异常（85%） 额部发迹后掠，顶部发螺旋状不明显
- 中 - 重度智力发育低下，情结不稳
- 神经系统检查 运动性共济失调、轻度痉挛，锥体束征阳性，偶有惊厥发作
- 部分可见肌张力增高，手足徐动

【影像表现】

- 轻度畸形影像异常不明显
- 中 - 重度畸形 脑室系统扩大，蛛网膜下腔增宽，侧裂、半球间裂增宽；脑表面平滑，缺乏脑沟回；颅腔小，前颅凹明显，颅板较厚，板障增宽
- 可合并有透明隔缺如，脑穿通畸形，胼胝体发育不全

【鉴别诊断】

- 脑萎缩 颅骨改变不明显，颅腔无变小，不合并有胼胝体发育不全等畸形

诊断与鉴别诊断精要

- 头围低于同龄儿平均值的 3 个标准差以下，发迹异常（85%）
- 轻度畸形影像异常不明显
- 中 - 重度畸形 脑室系统扩大，蛛网膜下腔增宽，侧裂、半球间裂增宽；脑表面平滑，缺乏脑沟回；颅腔小，前颅凹明显

二、脑大畸形

【概念与概述】

- 脑大畸形（megalencephaly）或称巨脑症，由 Fletcher 于 1900 年首先报道，指出生脑重≥1 600g，但解剖结构正常或仅有轻度侧脑室扩大
- 1972 年 DeMyer 将脑大畸形分为解剖型与代谢型
  - 解剖型畸形脑细胞体积或数量大于正常，不合并颅压增高
  - 代谢型为由于异常代谢产物在脑骨蓄积，使脑细胞增大，颅压增高，可伴有白质发育不良，家族性黑矇性痴呆，神经节苷脂沉积症，黏多糖贮积病等

【病理与病因】

- 脑体积增大，脑皮质增厚
- 神经胶质增生
- 无脑积水
- 病因不清，可能与遗传因素相关

【临床表现】

- 头围增大，与先天性脑积水相似，但无“落日眼”表现（眼球下斜）
- 可有癫痫与智力发育落后，视力、听力障碍
- 体格瘦小
- 约半数患儿有惊厥发作，运动发育迟滞

【影像表现】

- 头颅增大，大脑皮质增厚
- 脑室正常大小 / 轻度增宽
- 脑组织无异常密度或信号改变，蛛网膜下腔无增宽
- 前囟大，闭合晚，颅板较薄

【鉴别诊断】

- 先天性脑积水 脑室系统明显增宽，与大脑畸形鉴别不难

诊断与鉴别诊断精要

- 脑室正常大小或轻度增宽
- 脑组织无异常密度或信号改变，蛛网膜下腔无增宽
- 前囟大，闭合晚，颅板较薄

三、半侧脑大畸形

【病理与病因】

- 半侧脑大畸形（hemimegalencephaly）指一侧大脑半球增大，部分或全部错构瘤样过度生长，常伴有巨脑回与多微小脑回
- 镜下显示神经细胞增大，松散，胶质细胞数量增加，可见多微小脑回、神经元异位与厚脑回的区域
- 白质髓鞘化不良区、囊变及胶质增生，髓鞘化延迟
- 分 3 型
  - 孤立型　散发，不伴有一侧躯体过度生长或皮肤、系统的受累
  - 综合征型　伴有其他相关疾病，如表皮痣综合征、Proteus 综合征（巨头，脂肪瘤，血管瘤，肢体不对称与平足）、1 型神经纤维瘤病、黑色素增多病、Klippel-Trenaunay-Weber 综合征（血管、骨肥大综合征）与结节性硬化，同侧躯体可出现完全或部分性过度生长
  - 全半侧脑大畸形型　罕见，同侧半的脑干与小脑也有增大
- 病因不清，畸形发生机制可能与早期细胞排列，形成对称性时异常有关，也有作者认为是神经元增殖异常，神经元不能形成突触连接，因而不能正常退化而蓄积

【临床表现】

- 罕见，男女发病率相同
- 胎儿孕期多顺利，但因头颅大头盆不合而行剖腹产，因此出生时即可诊断
- 新生儿与婴儿早期即有巨头，95% 以上患者有抽搐，甚至顽固性抽搐、偏瘫、偏盲、严重发育迟滞
- 生后一个月内头围增大快，常误为脑肿瘤或梗阻性脑积水而行不必要的脑室引流。但没有颅缝分离，前囟膨隆及“落日眼”等颅压增高的表现；也有无局灶性运动缺陷

【影像表现】

- 颅骨不对称，大脑半球与同侧脑室完全性或部分增大
- 白质与灰质局灶性、小或广泛钙化
- 神经元异位与发育不良形成的白质异常低密度或不均信号改变
- 患侧增大的侧脑室额角拉直，为特异性表现，然而部分患儿同侧侧脑室也可变小
- 常伴有无脑回、厚脑回与（或）多微小脑回区
- 病变半球的白质髓鞘化早于相应年龄段
- 皮质与白质异常的程度与畸形半球的大小呈反比关系：伴无脑回的畸形病变半球为轻 - 中度增大，而多微小脑回的病变半球增大更明显

【鉴别诊断】

一侧脑萎缩，病变侧脑室增大，脑沟增宽，对侧大脑半球代偿性增大，结构与灰、白质密度或信号无异常，不伴脑回畸形，脑室为正常形态

诊断与鉴别诊断精要

- 颅骨不对称，大脑半球与同侧脑室完全性或部分增大
- 侧脑室额角拉直，为特异性表现，部分患者同侧侧脑室也可变小
- 常伴有无脑回、厚脑回与（或）多微小脑回区
- 病变半球的白质髓鞘化早于相应年龄段
- 皮质与白质异常的程度与畸形半球的大小呈反比关系：伴无脑回的畸形病变半球为轻 - 中度增大，而多微小脑回的病变半球增大更明显

典型病例

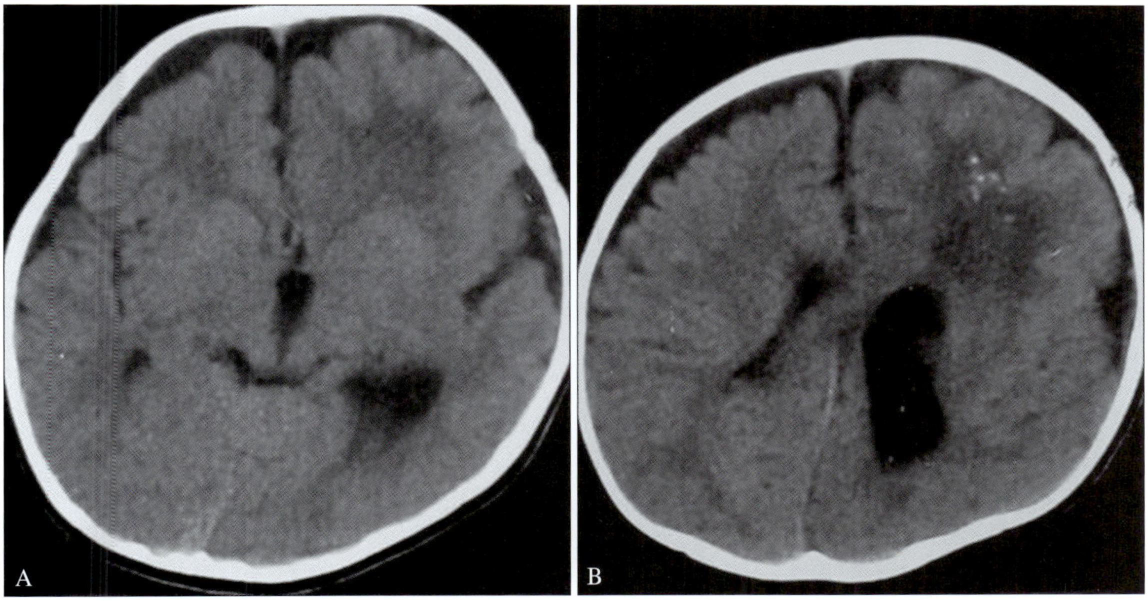

图 5-5-1 **左侧脑大畸形**

男性，11 岁。A．中脑水平 CT 平扫；B．侧脑室体水平 CT 平扫。示左侧大脑半球增大，中线右移，左侧可见宽厚的脑回，代表多小脑回，侧脑室枕侧半增宽，提示白质发育不良（感谢袁新宇提供病例）

重点推荐文献

[1] Broumandi DD，Hayward UM，Benzian JM，et al. best cases from the AFIP hemimegalencephaly. Radiographics 2004，24，834-848.

[2] Edward C. Gilmore，Christaphor A，et al. Genetic Causes of Microcephaly and lessons for Neuronal Development，Wiley Interdiscip Rev Dev Biol 2013，2（4）：461-478.

第6节 神经皮肤综合征

【概念与概述】

神经皮肤综合征，又称为斑痣性错构瘤病（phacomatosis），为源于神经与皮肤外胚层组织或器官发育异常导致的畸形，病因目前尚不清，可能与神经元增殖异常相关。由于这一时期皮肤外胚层及相关中胚层间质也处于活跃的分化、形成阶段，所以畸形常常以多系统、多胚层来源组织或器官发育异常的综合征出现

一、神经纤维瘤病

【概念与概述】

- Smith于1894年首次描述神经纤维瘤病（neurofibromatosis，NF）的表现，但详细描述其组织学特点并指出其与神经系统关系的是von Recklinghousen于1882年完成的，因此NF又称为von Recklinghousen病
- 多数作者认为NF是神经外胚层、也可伴中胚层过度增生与肿瘤形成，因此，病变累及多个系统
- 分型　见表5-6-1

表5-6-1　Ⅰ型与Ⅱ型神经纤维瘤病的中枢神经系统异常

	NF-1	NF-2
发病率	1/2 000 ～ 3 000（占NF的90%以上）	1/50 000
染色体异常位置	第17q11.2	第22染色体
皮肤表现	明显	罕见
中枢神经系统异常	出现率15% ～ 20% 以神经元 星形细胞病灶为主 视神经胶质瘤 多发胶质瘤 非肿瘤性错构瘤 脊髓错构瘤与星形细胞瘤 脊神经纤维细胞瘤 蝶骨翼发育不良	出现率10% 以施万细胞、脑膜细胞瘤为主 双侧听神经瘤及其他神经鞘瘤 多发脑膜瘤 非肿瘤性钙化（脉络丛） 脊髓室管膜瘤与脑脊膜瘤 神经根多发神经鞘瘤 骨继发性改变

（一）Ⅰ型神经纤维瘤病（NF-1）

【病理与病因】

- 梭形细胞形成的神经纤维瘤，基本上由神经鞘膜细胞（施万细胞）与成纤维细胞组成，细胞排列呈栅栏状
- 丛状肿瘤 - 弥漫性神经增粗或为沿神经走行的多发神经纤维瘤
- 视神经肿瘤为纤维星形细胞瘤，不足20%的病变有恶性表现，多见于新生儿患者
- 约半数患者为基因突变引起的改变，没有家族史
- 10%的患者于成人发现，为不全型或不典型表现型
- 约30%的孤立性神经纤维瘤可能为NF-1
- NF-1可与结节硬化合并出现

【临床表现】

- 多见于儿童，平均诊断年龄为6.4岁

- 多分布于躯干与四肢的皮肤牛奶巧克力斑
- 雀斑与虹膜多发错构瘤（Lisch 结节），皮肤与皮下多发神经纤维瘤，数毫米到 5 ~ 7cm 大小
- 神经系统症状（30% ~ 40%） 突眼、视力减退，诊断时平均视力症状的出现时间为 2 年
- 全身症状 神经根痛、感觉异常、肢体或肌肉无力等，部分患者可有智力发育落后或迟钝，癫痫，小儿患者可出现性早熟与惊厥

【影像表现】

- 脑内神经神经胶质瘤、脑星形细胞瘤、导水管狭窄
- 约 40% ~ 70% 的小儿患者基底节、丘脑、小脑、与灰质下白质可见局灶性 T2 高信号，称为神经纤维瘤病变物质（NBO）可能为脑超微结构异常，10 岁以后逐渐减少，成人后消失
- 与正常人相比，MR 表现弥散系数（ADC 值）增高，各项异向（FA）值降低
（神经系统除外）
- 神经纤维瘤 软组织结节
- 丛状神经瘤 较大梭形或浸润型肿块，可包绕血管，血管周围脂肪间隙消失，增强扫描肿瘤不同程度强化，可有钙化
- 肿瘤内可有脂肪成分
    - 约 73% 的肿瘤 CT 显示为低密度
    - MRI T1WI 为中等信号，T2 信号不均，反映了病变内黏液样组织或囊变
    - 也可有斑片或结节状低信号区，代表病变内的胶原与纤维组织
    - 增强扫描有强化
- 胸部
    - 可有脊柱侧弯，椎体后缘扇贝状凹陷，神经孔扩大
    - 脊柱旁或沿迷走神经分布的多发肿瘤；外侧或前侧脊膜膨出
    - 鉴别诊断：淋巴结转移瘤或淋巴瘤
    - 丛状神经瘤应与肺上沟癌鉴别
- 腹部
    - 病变可累及躯体与腹、盆腔的神经分支多神经节，也可表现为巨结肠、肠道功能性狭窄或梗阻
    - NF-1 可合并多发内分泌肿瘤 IIb 型（MEN IIb：嗜铬细胞瘤、髓样胸腺癌、马方综合征）样体型
    - 肿瘤多见于腹膜后、肠系膜与脊柱旁；肠系膜丛状瘤可造成受累血管狭窄，相应肠道缺血
    - CT 显示肠系膜、腹膜后多发软组织密度肿瘤，与多发淋巴结肿大不易鉴别；肿瘤偶呈低密度，应与淋巴结核及转移瘤鉴别
    - MRI T2WI 多呈环形较高信号。盆腔丛状神经瘤呈较大、范围广泛的浸润性肿块，多位于骶前或臀部，胸膜外沿大神经走行分布；T2WI 显示高信号病变内多个低信号分隔为较特异的 MRI 表现
- 四肢
    - NF-1 的四肢表现可有偏侧肢体肥大，假关节，周围神经的神经纤维瘤，皮下结节状或丛状神经纤维瘤
    - 应与原发肌肉肿瘤或感染鉴别

诊断与鉴别诊断精要

- 多见于儿童，平均诊断年龄为 6.4 岁
- 多分布于躯干与四肢的皮肤牛奶巧克力斑，雀斑与虹膜多发错构瘤（Lisch 结节）
- 脑内神经神经胶质瘤
- 神经纤维瘤：软组织结节
- 丛状神经瘤：较大梭形或浸润型肿块

典型病例

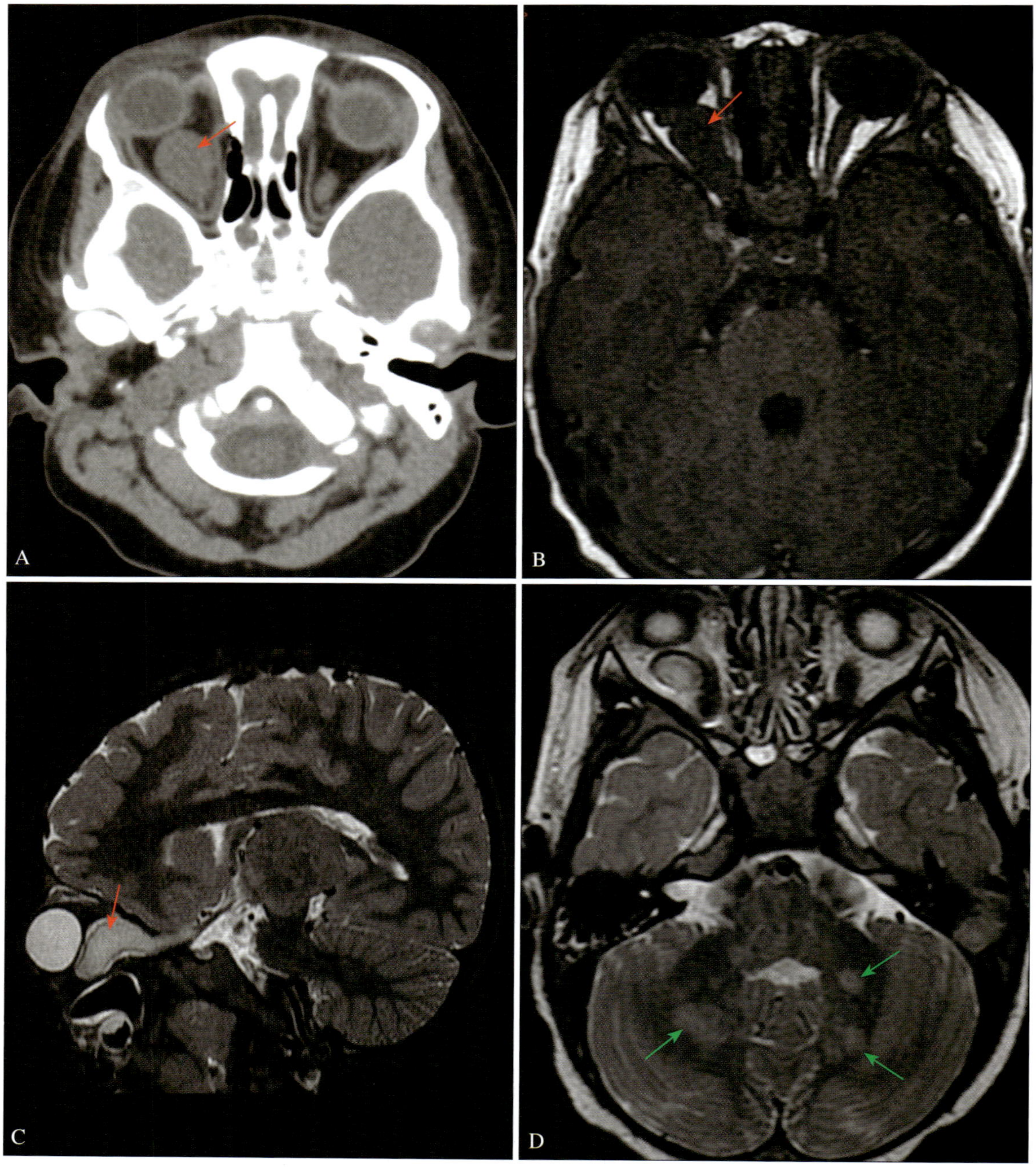

图 5-6-1 神经纤维瘤病Ⅰ型，右侧视神经胶质瘤

A．CT 平扫，可见右侧视神经梭形增厚，呈软组织密度（红箭头）；B．MRI 视神经水平 T1WI；C．沿右侧视神经长轴 MR 斜矢状脂肪抑制 T2WI，示右视神经肿瘤呈长 T1、长 T2 弛豫信号，肿瘤略有折曲（红箭头）；D．T2WI，小脑白质内可见多发高信号灶（绿箭头）（感谢袁新宇提供病例）

（二）Ⅱ型神经纤维瘤病（NF-2）

【病理与病因】

- 听神经瘤，约 85% 为双侧发生
- 多发颅内脑膜瘤、神经鞘瘤与胶质肿瘤
- 周围神经瘤
- 白内障
- 合并有髓内肿瘤（26% ～ 85%），常多发，56% 发生于腰段，多为脑膜瘤与神经鞘瘤，室管膜瘤、星形细胞瘤与神经纤维瘤少见
- 常染色体显性遗传，但 1/3 ～ 1/2 为基因突变引起的散发病例

【临床表现】

- 发病率约为 1/（37 000 ～ 50 000）
- 耳鸣、耳聋与脊髓压迫症状
- 约 11% 的患者无临床症状而偶然发现

【影像表现】

- 与非 NF-2 的同类病变相同

【鉴别诊断】

- 脊髓肿瘤　应与家族性脑膜瘤、神经鞘瘤病、NF-1 及脑脊液播散性转移瘤鉴别

典型病例

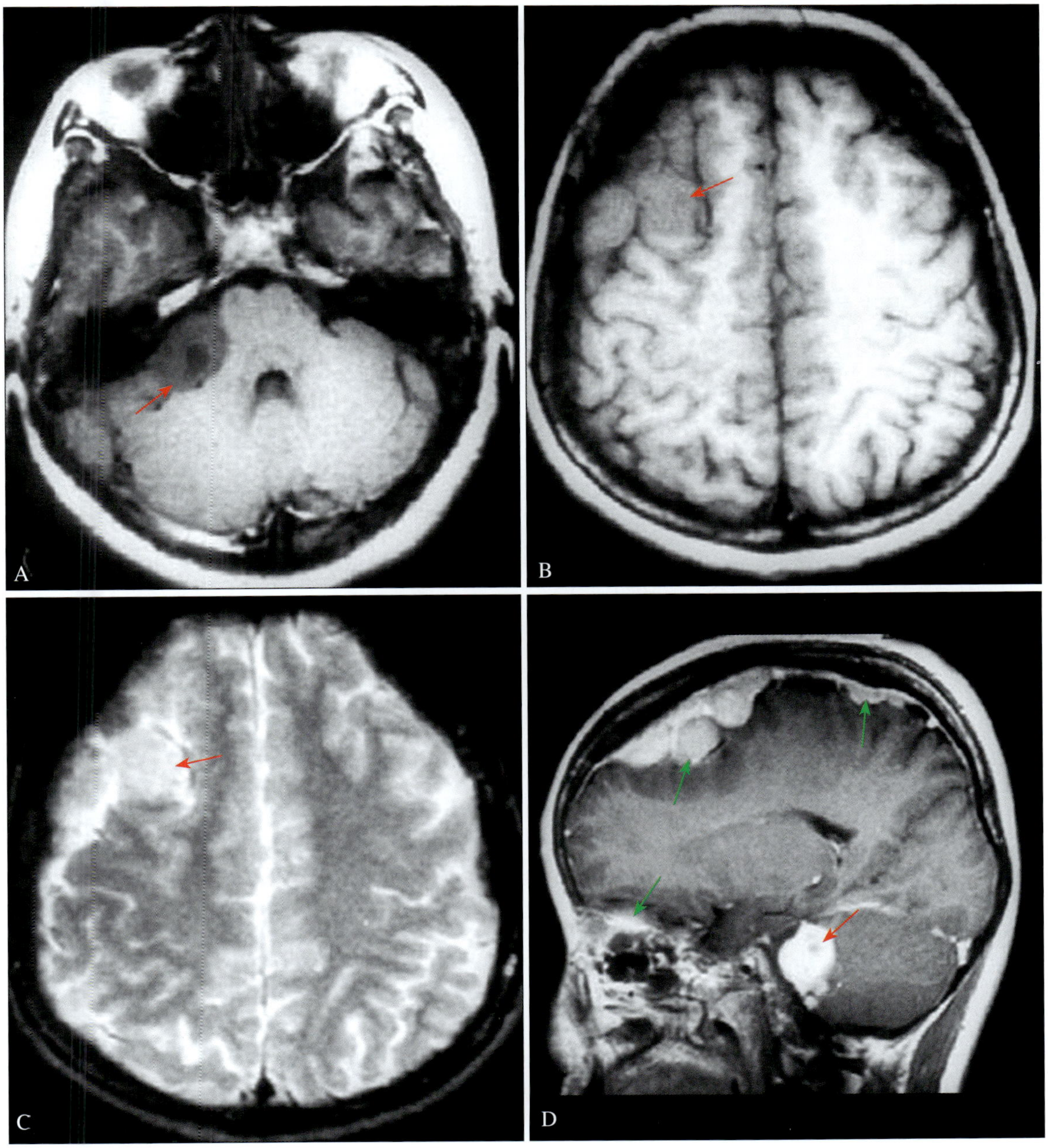

图 5-6-2　神经纤维瘤病Ⅱ型

女性，29 岁。A．MR 脑桥水平轴位 T1WI，示右侧听神经瘤（红箭头）呈较低信号；B．半卵圆中心水平轴位 T1WI；C．与 B 为同一水平 T2WI，可见与灰质 T1、T2 等信号的脑膜瘤（红箭头）；D．增强 MR 右旁矢状 T1WI，示多发脑膜瘤（绿箭头）与右侧听神经瘤（红箭头）强化明显

诊断与鉴别诊断精要

- 与非 NF-2 的同类病变相同

二、结节性硬化

【概念与概述】

结节性硬化（tuberous sclerosis）又称 Bourneville 综合征（Bourneville syndrome），为一累及脑、眼、肾、心脏与皮肤造成多系统发育不良或错构瘤的先天性疾病

【病理与病因】

- 皮质结节　95% ~ 100% 由巨细胞构成，部分细胞与星形细胞或神经元细胞相似，结节内髓鞘溶解或紊乱，可见致密的胶原增生。结节使脑回增宽，似巨脑回，硬而色白，无钙化。多发生于额叶，其次为枕叶
- 室管膜下结节　95% ~ 100% 位于侧脑室室管膜下，室间孔旁为最常见的部位，也可发生于丘纹沟，主要由巨大星形细胞组成，常有钙化，向脑室内凸出
- 白质异常　40% ~ 90% 为白质内簇状的巨细胞，沿神经元移行路径自室管膜到皮层放射状分布，也可出现灶状髓鞘化缺失，多见于额叶
- 巨细胞星形细胞瘤与巨细胞增生，1.7% ~ 26% 生物学行为及病理为良性肿瘤，多见于室间孔旁，继发梗阻性脑积水
- 其他脑内可合并的异常　小脑萎缩、脑血管性梗死、动脉瘤、胼胝体发育不良、Chiari 畸形、脑小畸形、巨脑、蛛网膜囊肿、神经纤维瘤病、脊索瘤
- 神经系统以外的可能合并的异常　心脏横纹肌瘤、肾多发血管平滑肌脂肪瘤、肺淋巴管平滑肌瘤病、多灶性微小结节样肺泡细胞增生、多发肾囊肿，以及骨、肝与消化道的病变
- 主要异常与次要异常（见表 5-6-2）
- 常染色体显性遗传，可发生突变的基因有 2 个，分别为位于 9q34 的 TSC1，编码 130-kD 蛋白，即错构瘤蛋白，与位于 16p13 的 TSC2，编码 200-kDa 蛋白，即马铃薯球蛋白，均为肿瘤抑制蛋白，发生突变后细胞生长控制紊乱，造成多系统肿瘤形成

【临床表现】

- 发病率为 1/（6 000 ~ 12 000），诊断年龄从新生儿到 20 岁，平均 5 岁
- 三联征（Vogt 三联征）　癫痫、智力落后与

表 5-6-2　结节性硬化的异常改变

主要异常	常见	面部血管纤维瘤、脱色斑、皮质结节、室管膜下结节
	较少见	视网膜错构瘤、淋巴管平滑肌瘤病、肾血管平滑肌脂肪瘤、心脏横纹肌瘤
	不常见	鲨革斑、甲下纤维瘤、室管膜下巨细胞瘤
次要异常	常见	牙釉多发小凹、错构瘤样直肠息肉
	较少见	骨囊肿、脑白质放射状移行线、多发肾囊肿、齿龈纤维瘤
	不常见	“纸屑”样皮肤病变、视网膜脱色斑

（出现 2 项主要异常或 1 项主要异常与 2 项次要异常可做出肯定诊断；出现 1 项主要异常与 1 项次要异常只可做出可能为结节性硬化的诊断；出现 1 项主要异常或 2 项或 2 项以上次要异常时只能做出可疑为结节性硬化的诊断）

多发皮肤皮脂腺瘤。但约半数患者智力正常，1/4 的患者无癫痫发作。癫痫的程度与发病年龄相关，一般发病越早，症状越重

- 皮肤失色斑，约占 90%，呈一端圆一端尖，又称“花椒叶斑”
- 面部血管纤维瘤，约占 75%，青春期患者更常见，为小红丘疹，多分布于颧部，呈“蝶状分布”
- 鲨革斑，约占 20% ~ 30%，常见于腰骶区皮肤，灰绿色或亮棕色
- 甲下纤维瘤，约占 20%，为大趾或手指甲下的小结节，青春期与成人患者更多见

【影像表现】

- 皮质结节
  - MR T2WI 呈高信号，T1WI 低信号
  - 小儿患者部分结节 T2WI 与未髓鞘化的白质等信号，易漏诊
  - 10% 的结节可见强化；偶见结节钙化或囊样退变
  - 皮质结节的数量与临床症状的严重程度相关
- 室管膜下结节
  - MR T1WI 呈高信号，T2WI 等或略高信号，较皮质结节信号强度略低，可能与结节内的钙化有关
  - 多数结节有钙化，CT 表现为室管膜下凸向脑室数毫米的致密结节 10% ~ 57% 的患者可见 10 个以上的结节
- 脑白质异常有 3 种表现
  - 表浅白质异常，呈 T2WI 高信号，T1WI 低信号，与皮质结节相关，可能反映了局部髓磷脂减少或较明显的胶质反应
  - 放射状白质长 T1 长 T2 弛豫时间的异常信号带，见于 15% ~ 27% 的患者，常双侧，额叶多见，表现为从室管膜到皮质或皮质结节直或弧形弯曲的异常信号带
  - 小环形长 T1 长 T2 弛豫时间的白质病变，见于 15% ~ 44% 的患者，多位于深部白质，特别是侧脑室旁，界限清楚
- 巨细胞星形细胞瘤
  - 典型发生部位为室间孔旁，多伴侧脑室积水，肿瘤多较大，增强明显
  - MR 波谱检查肿瘤的 Cho/Cr 增高，NAA/Cr 降低，可与室管膜下结节鉴别

诊断与鉴别诊断精要

- 三联征（Vogt 三联征） 癫痫、智力落后与多发皮肤皮脂腺瘤
- 皮肤失色斑、面部血管纤维瘤、鲨革斑、甲下纤维瘤
- 皮质结节、室管膜下结节、脑白质异常、巨细胞星形细胞瘤

典型病例

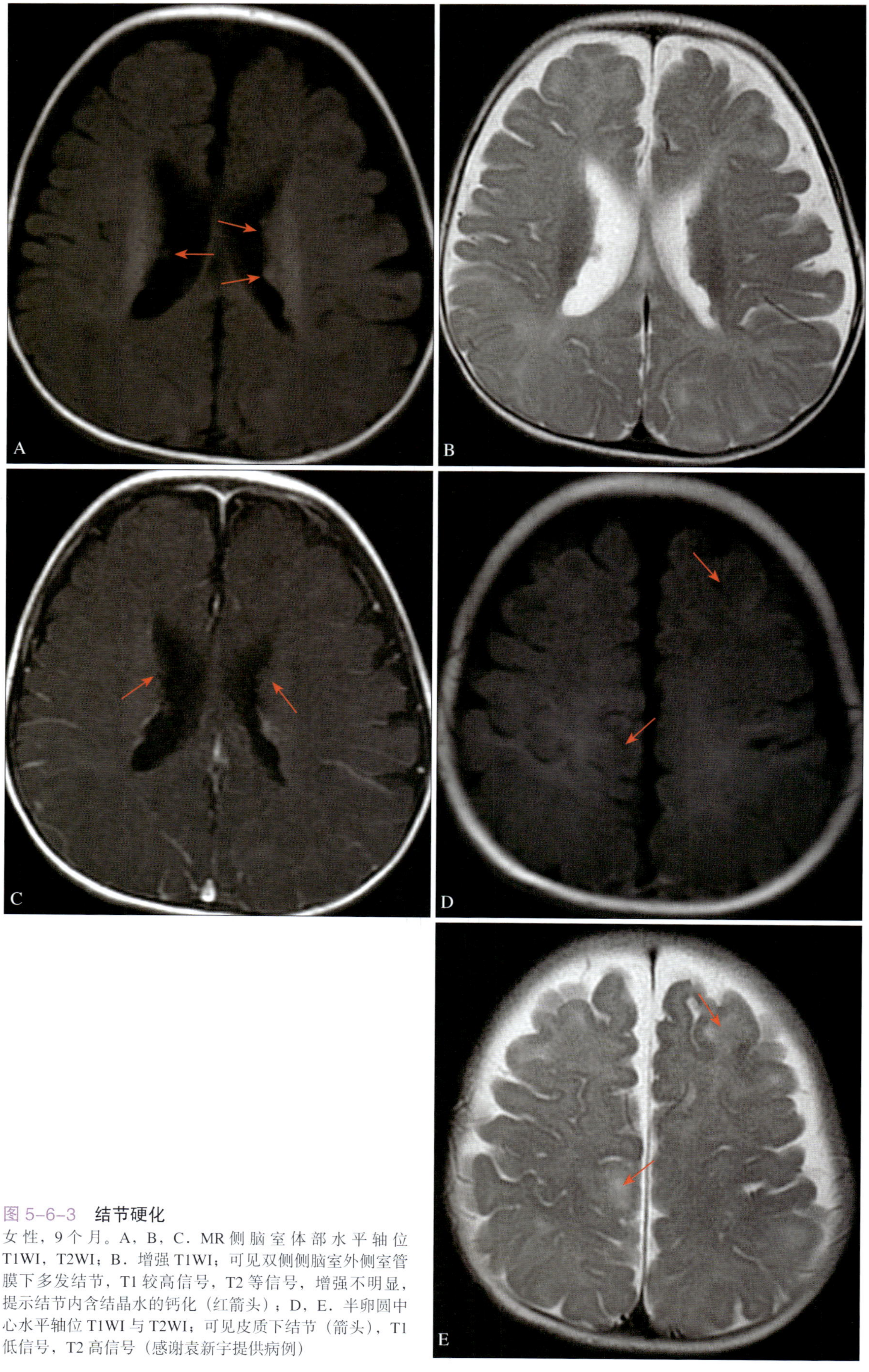

图 5-6-3 结节硬化

女性，9个月。A，B，C. MR侧脑室体部水平轴位 T1WI，T2WI；B. 增强 T1WI；可见双侧侧脑室外侧室管膜下多发结节，T1较高信号，T2等信号，增强不明显，提示结节内含结晶水的钙化（红箭头）；D，E. 半卵圆中心水平轴位 T1WI 与 T2WI；可见皮质下结节（箭头），T1 低信号，T2 高信号（感谢袁新宇提供病例）

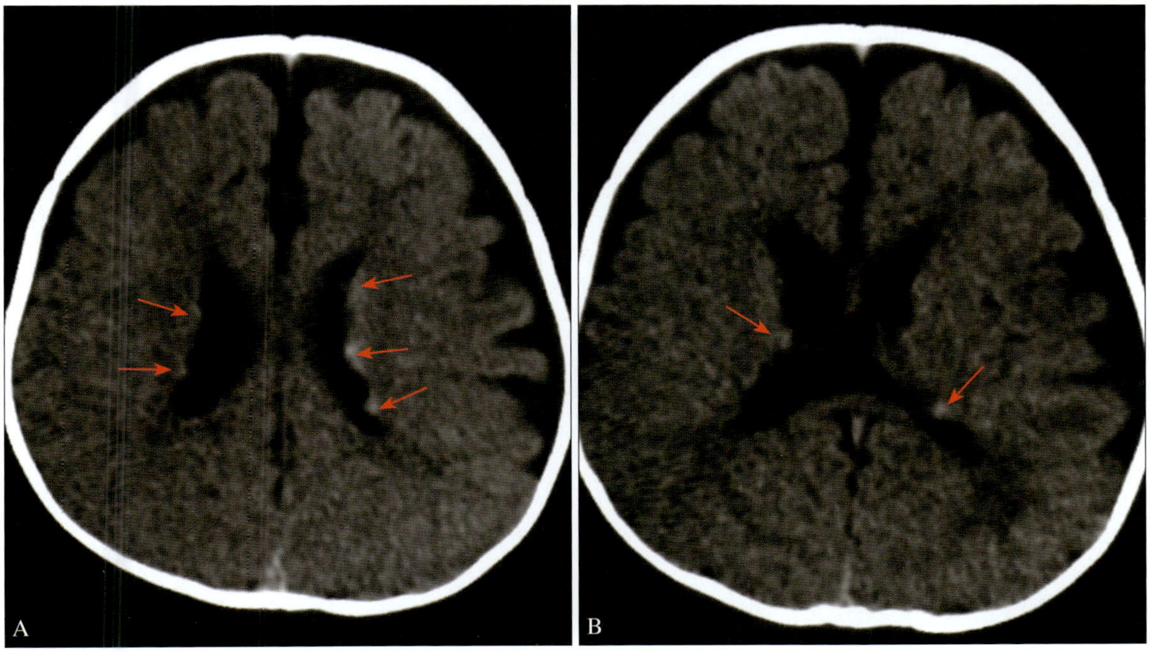

图 5-6-4　**结节硬化**

与图 5-6-3 为同一患者。CT 平扫，可见双侧侧脑室外侧室管膜下多发高密度钙化结节，凸向脑室（红箭头）

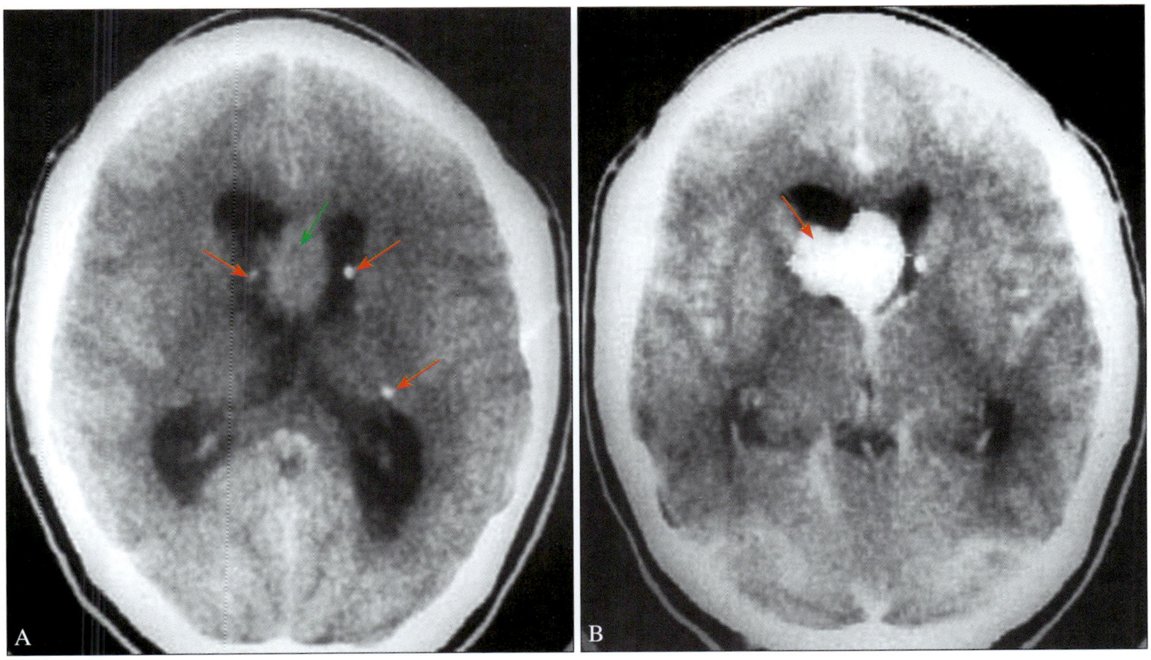

图 5-6-5　**结节硬化合并巨细胞星形细胞瘤**

女性，22 岁。A．CT 平扫，可见双侧侧脑室外侧室管膜下多致密钙化结节凸向脑室（红箭头），透明隔可见软组织密度结节（绿箭头）；B．较图 A 足侧 10mm 增强 CT 扫描，示肿瘤来自右侧脑室膝部，增强明显（红箭头）

三、脑颜面血管瘤病

【概念与概述】

脑颜面血管瘤病（encephalofacial angiomatosis）又称 Sturge-Weber 综合征（sturge-weber syndrome，SWS），由 Sturger 于 1897 年报告一例癫痫患者伴有面部色素痣、同侧突眼、对侧偏瘫的患者，推测脑可能有相同痣样改变形成；1910 年 Durk 报道了患者有脑部钙化，而 Weber 等首次描述了灰质团与颅皮层钙化的 X 线表现

【病理与病因】

- 多为一侧大脑半球颞枕部，其次为额颞部
- 异常的脑皮质静脉引流缺乏，相应脑表面为血管瘤样异常静脉丛，小静脉或毛细血管为主，直径在 150μ 左右，位于软脑膜表面
- 病变脑组织灌注减少，神经元代谢损害，脑细胞层状坏死，胶质增生与钙质沉积，大体萎缩，实质内可见斑状胶质增生与脱髓鞘变性；深部可见异常的穿髓质血管，为开放的侧支引流静脉
- 约 1/3 病变累及眼脉络膜，出现脉络膜血管瘤，眼内压增生，临床有先天性白瞳
- 有报告病变区相邻颅骨可有轻度增厚
- 皮肤血管瘤　额面部三叉神经分布区最常见，为毛细血管瘤（葡萄酒痣），高于皮肤表面
- 肾、脾、卵巢、肾上腺、甲状腺、胰腺、心脏与四肢血管瘤
- 迄今未能发现明确的基因异常

【临床表现】

- 罕见，多为散发，少有家族史，无性别与种族差别
- 癫痫
- 同侧视野缺损与轻偏瘫，感觉减退
- 智力发育落后
- 颜面部紫红色毛细血管瘤，可有“牛眼”

【影像表现】

- 多为一侧大脑半球，约 27% ~ 33% 的患者为双侧异常
- 病变部位脑萎缩，脑沟增宽，脑回窄，相邻侧脑室局部增宽，局部脑脊液间隙增宽
- CT 显示有脑回样致密钙化

【鉴别诊断】

- 约 85% 的脑颜面血管瘤病有特征性面部三叉神经分布范围葡萄酒痣，先天性青光眼与柔脑膜静脉丛血管瘤表现，多无须鉴别诊断
- 增强 CT 或 MRI T1WI 柔脑膜血管瘤显示明显强化，常累及一侧的视交叉
- 深部穿髓质静脉及室管膜下静脉增粗，病变侧脉络丛较对侧略有增大
- MR T2WI 病变皮质下白质较对侧信号减低
- 灌注检查显示病变区平均通过时间延迟，但峰值时间正常，排空时间延迟，提示引流障碍
- MRS 示病变部位白质的胆碱（Choline）峰值轻度增高
- FDG-PET 神经功能显像常可显示较病变部位更大范围的代谢低下

诊断与鉴别诊断要点

- 多为一侧大脑半球
- 病变部位脑萎缩，脑沟增宽，脑回窄，相邻侧脑室局部增宽，局部脑脊液间隙增宽
- CT 显示有脑回样致密钙化
- 约 85% 的脑颜面血管瘤病有特征性面部三叉神经分布范围葡萄酒痣，先天性青光眼与柔脑膜静脉丛血管瘤表现，多无须鉴别诊断

典型病例

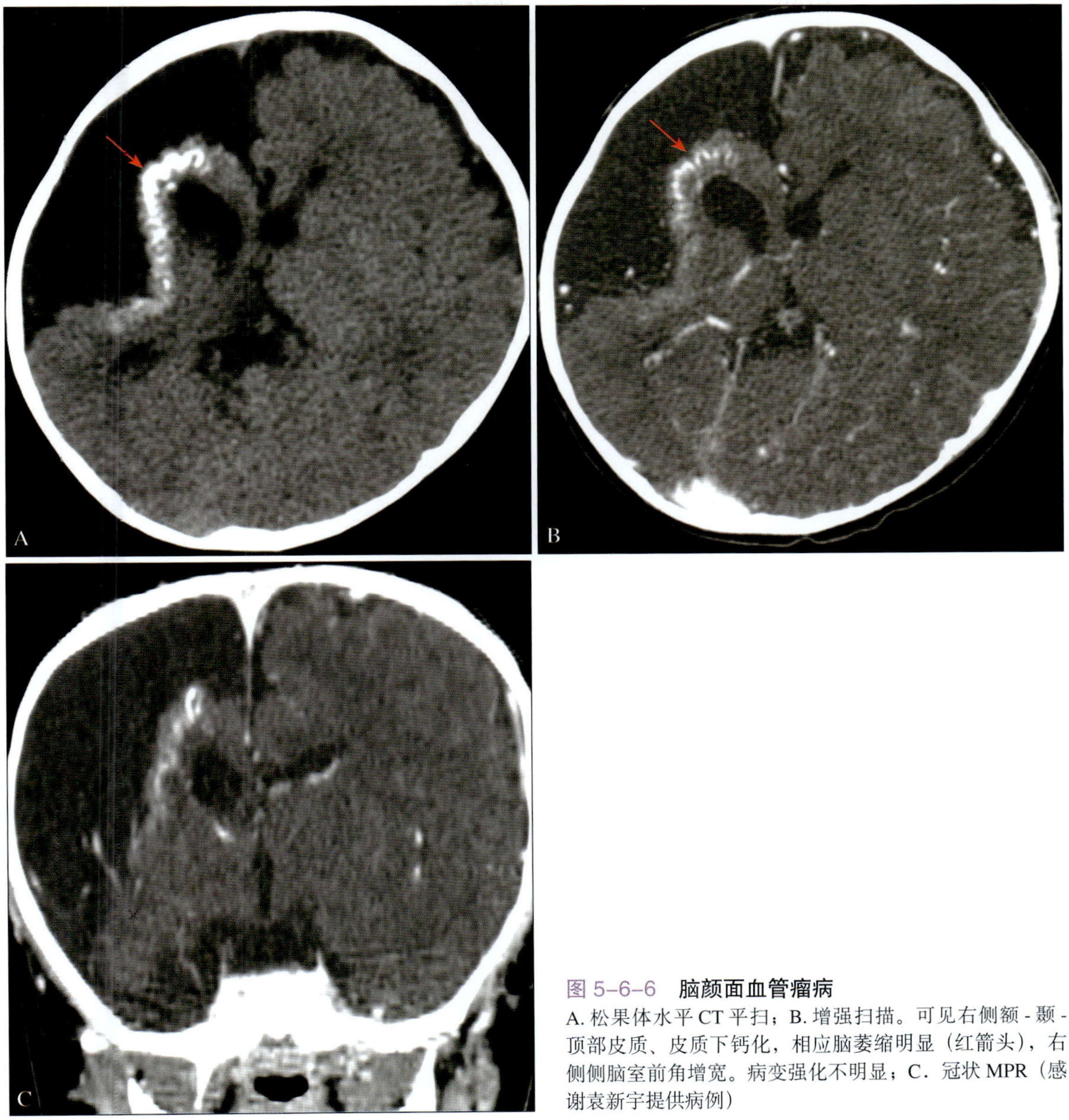

图 5-6-6　**脑颜面血管瘤病**

A. 松果体水平 CT 平扫；B. 增强扫描。可见右侧额 - 颞 - 顶部皮质、皮质下钙化，相应脑萎缩明显（红箭头），右侧侧脑室前角增宽。病变强化不明显；C. 冠状 MPR（感谢袁新宇提供病例）

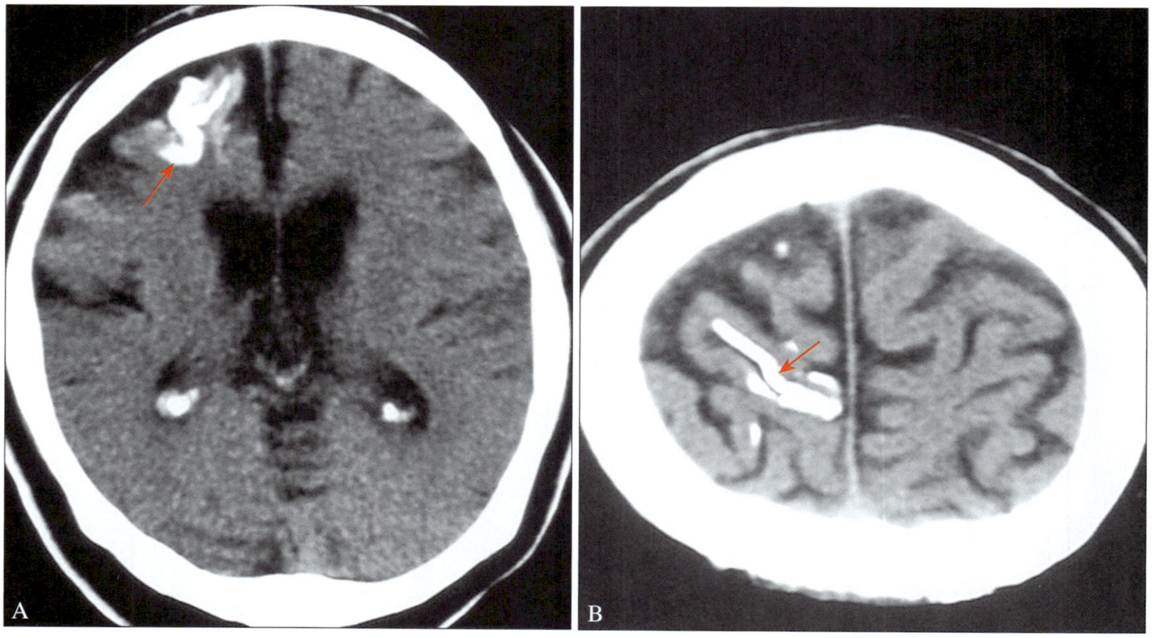

图 5-6-7 脑颜面血管瘤病

女性，50岁，自幼癫痫，痴呆，生活不能自理。 A. 侧脑室水平CT平扫；B. 顶叶皮质水平CT平扫，可见右侧额顶部脑回样钙化（红箭头），相应脑实质萎缩，脑沟增宽，脑回变窄

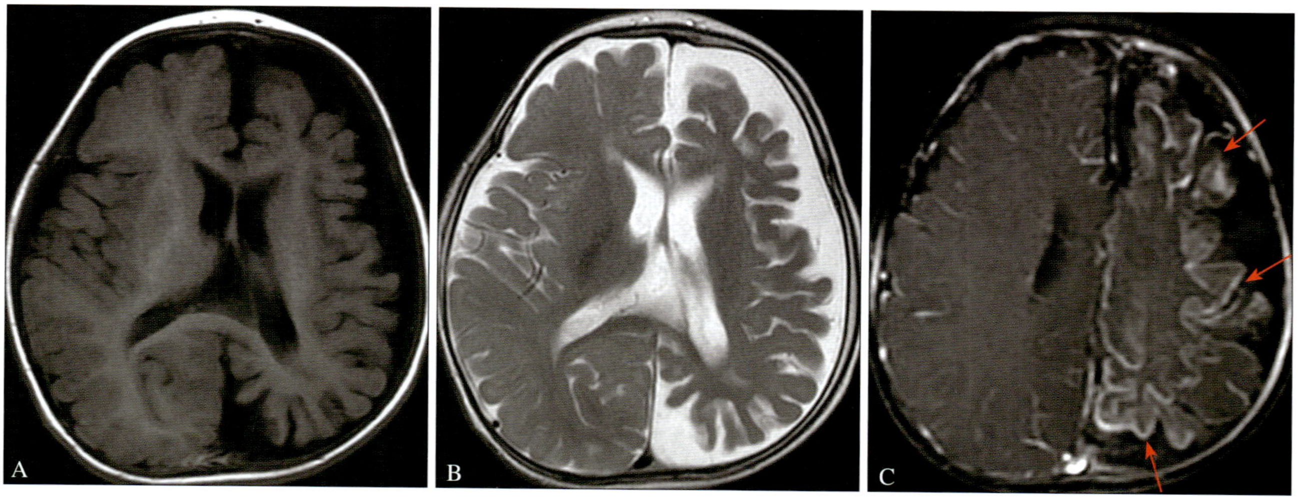

图 5-6-8 脑颜面血管瘤病

A. MR侧脑室水平轴位T1WI；B. T2WI示左侧大脑半球萎缩，脑回变窄，脑沟增宽，皮质下T2信号较对侧略低；C. 增强T1WI可见明显脑回样强化（红箭头）（感谢袁新宇提供病例）

四、von Hipple-Lindau 病

【概念与概述】

简称 VHL，又称视网膜小脑血管瘤病（retinal angioma with hemagioblastoma of the cerebellum），为家族遗传性疾病，以多系统多种良性与恶性肿瘤为特征

【病理与病因】

- 可有近 40 种病变发生于 14 个不同器官
- 视网膜血管母细胞瘤，以往称视网膜血管瘤
  - 约半数患者双侧发生。诊断多较晚，10 岁前诊断仅约 5%
- 中枢神经血管母细胞瘤
  - 伴发的肿瘤发病年龄小，峰值年龄约为 32 岁（非 VHL 伴发患者的发病年龄为 50 ~ 60 岁），预后差
  - 全部小脑血管母细胞瘤的 5% ~ 30%，脊髓血管母细胞瘤的 80% 与 VHL 相关
  - 发生部位：小脑为 44% ~ 72%；脊髓 13% ~ 59%；延髓 5%，幕上少见
- 内淋巴囊肿瘤
  - 双侧约 7%，双侧听力减退患者双侧肿瘤的发病率高
  - 肿瘤生长缓慢，可见出血、含铁血黄素沉积区与胆固醇裂隙，伴有炎性巨细胞反应；
  - 岩骨后部局部骨破坏与新骨形成，无转移报告
- 肾囊肿与肿瘤
  - 多双侧、多发，双侧肾细胞癌，约占 VHL 患者肾细胞癌的 75%
  - 较非 VHL 患者肾细胞癌的发病年龄低，峰值年龄 30 ~ 36 岁患者
- 胰腺囊肿与肿瘤
  - 单纯性囊肿，50% ~ 91%
  - 浆液性微囊型囊腺瘤，约占 12%
  - 囊腺癌，极少见
  - 内分泌肿瘤，5% ~ 17% 可与囊性病变混合出现
- 嗜铬细胞瘤
  - 发病年龄更低，多发与异位肿瘤更多见，恶性嗜铬细胞瘤更少见
  - 异位肿瘤约占所有嗜铬细胞瘤的 15% ~ 18%
  - 可位于肠系膜下动脉旁的主动脉旁体、颈静脉球、颈动脉体与主动脉周围、脾周围与肾内
- 附睾乳头状囊腺瘤
  - 常双侧，位于附睾头，也可累及精索，1 ~ 5cm 大小，平均为 2 ~ 3cm
  - 组织学与内淋巴囊囊肿及肾囊肿相似
- 常染色体显性遗传
  - 相关基因位于 3p25.5 染色体，为肿瘤抑制

表 5-6-3 VHL 的异常表现及发生率

异常表现	发生率（%）
胰腺囊肿	50 ~ 91
小脑血管母细胞瘤	44 ~ 72
肾囊肿	59 ~ 63
视网膜血管母细胞瘤	41 ~ 5 ~ 59
肾细胞癌	24 ~ 45
脊髓血管母细胞瘤	13 ~ 59
嗜铬细胞瘤	0 ~ 60
胰腺神经内分泌肿瘤	1 ~ 5 ~ 17
胰腺浆液性囊腺瘤	12
延髓血管母细胞瘤	5
附睾乳头状囊腺瘤	10 ~ 60（男性患者）

基因，发生突变、失活或丢失，导致细胞生长调节失控，而多器官发生肿瘤

【临床表现】

- 视网膜血管母细胞瘤
  - 视觉损害
- 中枢神经血管母细胞瘤
  - 头痛、眩晕、共济失调、呕吐、眼球震颤与第 XI 脑神经麻痹
- 脊髓血管母细胞瘤
  - 局部脊柱痛与感觉异常等脊髓空洞症状
- 内淋巴囊肿瘤
  - 一侧听力损害与前庭功能障碍
  - 肿瘤大于 3cm 时可出现面瘫
- 胰腺神经内分泌瘤
  - 有功能的肿瘤少见，可分泌胰岛素、胰高血糖素、胃泌素与生长抑素而造成临床相应内分泌症状
- 嗜铬细胞瘤
  - 多数患者无临床症状
  - 少数患者有肾上腺素过多的相应表现，如高血压、头疼、心悸与多汗等
  - 偶可有高血压危相、心梗、心衰、脑卒中等
- 附睾乳头状囊腺瘤
  - 阴囊“硬而光滑的卵石样结节”
  - 双侧病变可有无精不育

【影像表现】

- 视网膜血管母细胞瘤
  - MR 平扫 T1WI- 视网膜上较玻璃体高信号斑，多强化不明显，最严重时才可见明显强化
  - CT 与 MRI 强化明显时病变多已较大
  - 视网膜血管母细胞瘤多由直接眼底镜检查诊断，常无需影像诊断
- 中枢神经血管母细胞瘤
  - 囊性伴壁结节或实性占位，囊内可有出血
  - 脊髓肿瘤可伴有中央管积水
  - CT 平扫肿瘤为软组织密度
  - MRI 平扫 T1WI 肿瘤为中 - 低信号，T2WI 高信号
  - 肿瘤强化明显，实性结节内可见流空的血管，周围白质水肿不明显
- 内淋巴囊肿瘤
  - 患侧岩骨后部地图样或虫噬状骨破坏
  - 肿瘤较大时，病变内可见条纹状或网状残余骨
  - 病变周围可见不规则环形钙化
  - MRI- 病变呈不均匀软组织信号，强化均匀明显
- 肾囊肿与肿瘤
  - 肾囊肿
    - CT 表现为水样密度囊，囊液密度均匀
    - 伴有出血时可显示为高密度；大小不一，壁薄不能显示，无强化
    - MRI 显示囊为水样信号，T1WI 低信号，T2WI 明显高信号，信号均匀
  - 肾细胞癌
    - 多发生于肾皮质
    - CT 平扫为软组织密度肿块，较大肿瘤多伴有肿瘤内不均匀低密度坏死区，增强扫描早期非坏死部分强化明显，延迟扫描较肾实质相对为低密度
    - MRI T1WI 肿瘤呈不均匀较低信号或等信号，T2WI 高信号，周围常可见低信号的假包膜，增强扫描早期可见不均匀明显强化
- 胰腺神经内分泌瘤
  - CT 平扫肿瘤等或较低密度，密度均匀
  - MRI T1WI 呈低信号，T2WI 高信号，直径常大于 2cm
  - 增强早期强化明显
  - 抑脂 MRI 增强 T1 扫描对小肿瘤的检出优于增强 CT
- 嗜铬细胞瘤
  - CT 平扫 - 肿瘤表现为软组织密度实性肿块，密度不均，常有坏死或出血形成的不规则低密度区，增强扫描呈不均匀明显强化
  - MRI- T1WI 95% ～ 100% 的肿瘤呈低到中等信号强度，T2WI 为高信号，强化明显；对异位肿瘤的检出敏感性高于增强 CT
  - ^{131}I MIBG（间碘苄胍）扫描 - 嗜铬细胞瘤检出的敏感性为 95%，特异性为 98% ～ 100%，可用于临床怀疑有嗜铬细胞瘤而 CT 与 MRI 检查未能发现病变的患者，或恶性嗜铬细胞瘤除外转移
- 附睾乳头状囊腺瘤
  - 病变临床诊断容易，无需影像检查

诊断与鉴别诊断精要

- 家族遗传病，有家族史
- 合并多器官病变，包括视网膜血管母细胞瘤、中枢神经血管母细胞瘤、内淋巴囊肿瘤、肾囊肿与肿瘤、胰腺神经内分泌瘤、嗜铬细胞瘤、附睾乳头状囊腺瘤

典型病例

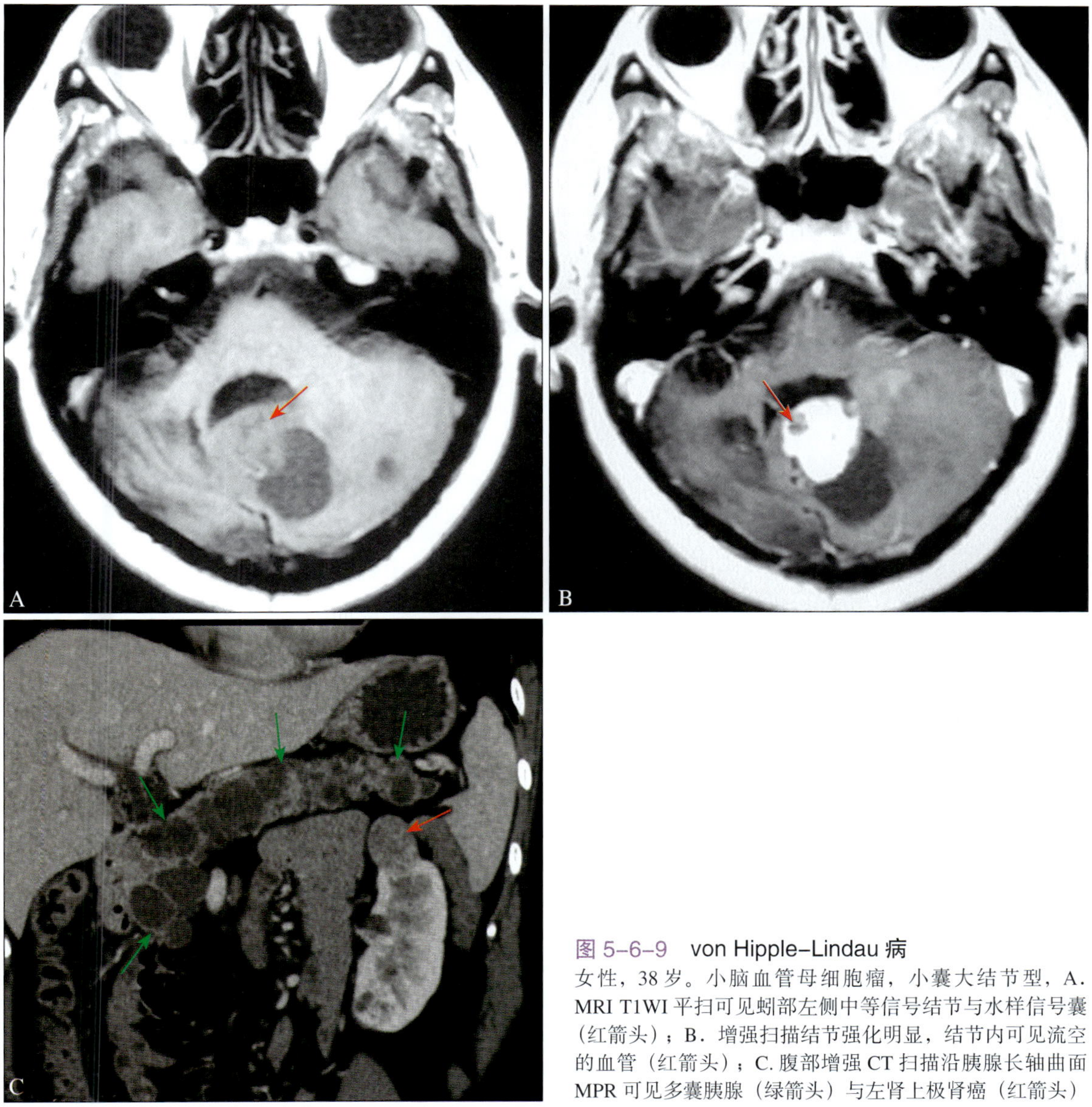

图 5-6-9 von Hipple-Lindau 病
女性，38 岁。小脑血管母细胞瘤，小囊大结节型，A. MRI T1WI 平扫可见蚓部左侧中等信号结节与水样信号囊（红箭头）；B. 增强扫描结节强化明显，结节内可见流空的血管（红箭头）；C. 腹部增强 CT 扫描沿胰腺长轴曲面 MPR 可见多囊胰腺（绿箭头）与左肾上极肾癌（红箭头）

重点推荐文献

[1] Leung RS，Biswas SV，Duncan M，et al. Imaging features of von Hippel-Lindau disease. Radiographics，2008，28：61-5-79.

[2] Adam P. Ostendorf，Robert C. Mckinstry，et al. Teaching Neurobuages：Ehyperintonsities in neurofibromatosis Type 1，Neuro logy，2013，80（20）：e215-e216.

[3] J. Rdoerto，et al. Neurofibromatesis：Chronologioal history and current issues，An Bras Dermatol，2013，88（3）：329-343.

[4] Anne Gallsgher，Ellen P. Grant，et al. MRI findings reveal three diffovent types of tubers in patients with tuberays sclerosis complex，J Neurol，2010，257（8）：1373-1381.

第 7 节 脑回畸形

【概念与概述】

- 胚胎第 35 天时原始神经管头端出现双侧脑泡，为大脑半球的雏形。脑泡室管膜下为生发基质，基质内的多能细胞发生的神经母细胞于胚胎第 7 周开始，借助于放射胶质的双极轴突穿过表浅无细胞层 - 边缘区向软脑膜移行，到达软脑膜下后逐渐形成皮层的 6 个层次。这一过程即为神经元移行期，约在胚胎第 22 周到 40 周之间完成
- 神经元移行过程由 6 个波次完成，早期移行波到达软脑膜下的神经元形成皮层 6 层之中的最深层（第 6 层，多形细胞层），最后移行波的神经元细胞到达软脑膜下形成皮层 6 层的最浅层，呈“由内向外（inside out）”顺序移行。这一过程受到干扰而中止或移行过度，造成不同的脑皮层发育不良畸形
- 不同类型的皮质发育畸形可能与受到影响的移行波次有关
- 移行到位的神经元细胞分化为椎体细胞、星形细胞等数种不同类型细胞，并发育轴突与树突，形成突触连接与皮层的水平层状及垂直的柱状结构，称为组织化，开始于胚胎 22 周，至生后 2 岁完成。正常组织化有赖于正常的神经元移行，移行异常的皮层不能正常组织化

一、无脑回畸形（agyria）

【概念与概述】

- 无脑回畸形与较早的神经元移行波异常有关。可分为 2 型：
  - Ⅰ型为典型无脑回畸形，来源于神经元移行波的中止
  - Ⅱ型为卵石样无脑回畸形，也称为卵石复合体（cobble-stone），来源于神经元过度移行，甚至进入蛛网膜下腔，多见于病理改变严重程度不同的综合征，如 Walker-Warburg 综合征、肌 - 眼 - 脑病、Fukuyama 先天性肌萎缩等

（一）Ⅰ型无脑回畸形

【病理与病因】

- 畸形的皮层异常增厚，没有正常的 6 层结构而是 4 层，可见由于移行中止形成的柱状排列的神经元细胞
- 白质发育不良，皮层下白质薄，脑室增大
- 脑表面光滑（完全型），或额颞部仅有少量宽大的脑回（不完全型）
- 灰白质交界的指状结构缺如，侧裂宽大，呈切迹状
- 胼胝体多不发育

表 5-7-1 Ⅰ型无脑回畸形的相关基因

畸形	基因	位置
单发无脑回畸形	LIS1 或 PAFAH1B1	17p13.3
Miller-Dieker 综合征	LIS1，YWHAE，CRD 及可能其他基因	17p13.3
X- 连锁无脑回畸形	DCX	Xq22.3-q23
无脑回伴小脑异常	RELN	7q22
无脑回伴两性器官不明	ARX	Xp22.13

- 病因可能有宫内感染、缺血、有害物质暴露及基因异常（表 5-7-1）

【临床表现】

- 抽搐与发育迟滞，不完全性无脑回畸形抽搐多为复杂性，伴有肌张力低
- 脑小（约 50%），伴面部畸形（约 30%）

【影像表现】

- 大脑外形呈“砂钟状”或“8”字形，“腰部”为发育不全的侧裂，表面光滑
- 没有脑沟及脑回结构

诊断与鉴别诊断精要

- 大脑外形呈“砂钟状”或“8”字形，“腰部”为发育不全的侧裂，表面光滑
- 没有脑沟及脑回结构

典型病例

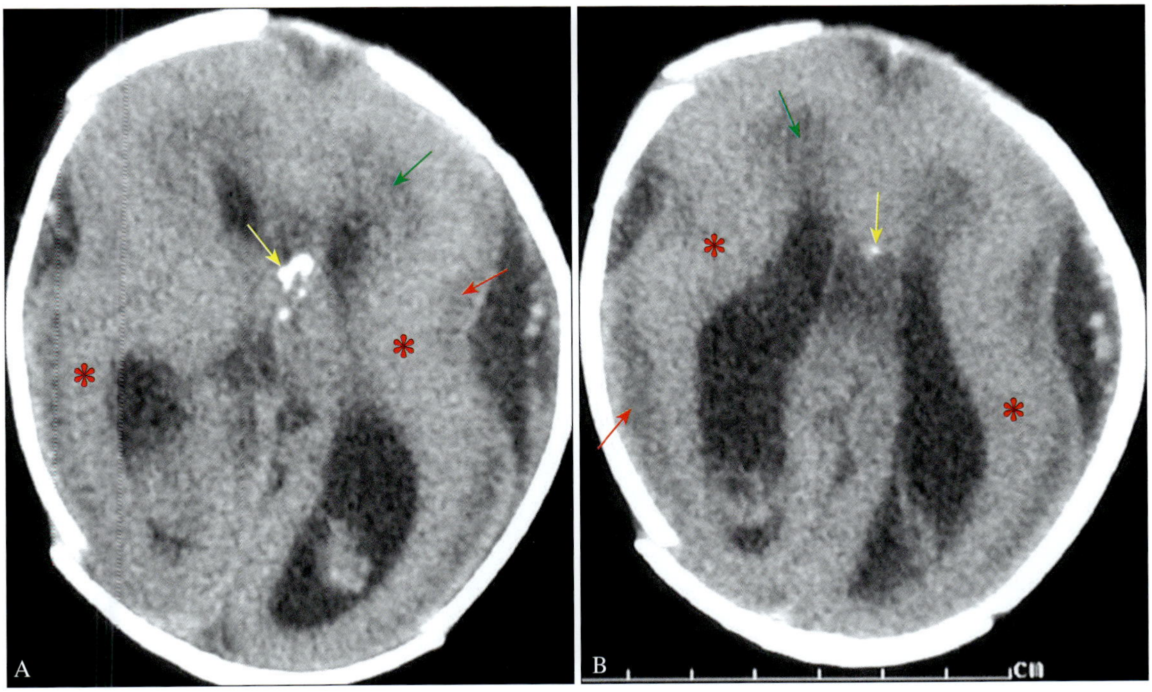

图 5–7–1　**无脑回畸形Ⅰ型**

男性，新生儿。CT 平扫，侧脑室三角区水平（A）与体部水平（B）。可见大脑表面光滑，无脑沟脑回结节，两侧侧裂呈切迹状，使脑的横断影像呈“砂钟”状；皮质下可见透亮带（红箭头），实质内为很厚的灰质（星号），白质极薄仅在额部可见到（绿箭头），脑室扩大。脑内钙化（黄箭头）提示曾有宫内感染

（二）Ⅱ型无脑回畸形

【病理与病因】

- 皮层分层不明显，异常增厚，无组织化，表面呈多结节状凹凸不平，没有正常的沟回结构
- 白质发育不良，脑室增大
- 可有丘脑、脑干畸形及小脑发育不全
- 至畸形原因可有宫内感染、缺血、有害物质暴露及基因异常（表 5-7-2）

【临床表现】

- 与伴发的综合征相关，其中 Walker-Warburg 综合征最为严重，临床特征包括抽搐、明显肌张力低、严重的眼发育异常、脑大与枕部脑膨出

【影像表现】

- 脑表面可为凹凸不平的卵石状，皮层可厚达 1cm 以上
- 皮质下白质薄，甚至显示不清
- 双侧脑室增大
- 其他伴发的发育畸形，如脑干畸形及小脑发育不全等
- 产前诊断（超声与 MRI） 发育不良的侧裂伴双侧脑室增大

【鉴别诊断】

- 先天性脑积水：脑室扩大，双侧侧裂形态正常

表 5-7-2 Ⅱ型无脑回畸形的相关基因

畸形	基因	位置
Walker-Warburg 综合征	POMT1	9q34.1
肌 - 眼 - 脑病	POMGnT1	1p32
Fukuyama 型先天性肌萎缩	Fukitin	9q31
1C 型先天性肌萎缩（MDC1C）	FKRP	19q13.3

诊断与鉴别诊断精要

- 脑表面可为凹凸不平的卵石状，皮层可厚达 1cm 以上
- 皮质下白质薄，甚至显示不清
- 双侧脑室增大
- 其他伴发的发育畸形，如脑干畸形及小脑发育不全等

二、厚脑回畸形

厚脑回畸形（pachygyria）也称巨脑回畸形 Pachygyria

【病理与临床】

- 为局部发育畸形的灰质，病理与Ⅰ型无脑回畸形的灰质相似
- 常与不同类型的无脑回畸形及多小脑回畸形伴发，也可独立发生
- 独立发生时临床表现为不同程度的癫痫

【影像表现】

- 病变部分脑回宽大，皮质增厚，皮质下白质薄，相应侧脑室增宽

诊断与鉴别诊断精要

- 为局部发育畸形的灰质，病理与Ⅰ型无脑回畸形的灰质相似
- 常与不同类型的无脑回畸形及多小脑回畸形伴发，也可独立发生
- 病变部分脑回宽大，皮质增厚，皮质下白质薄，相应侧脑室增宽

典型病例

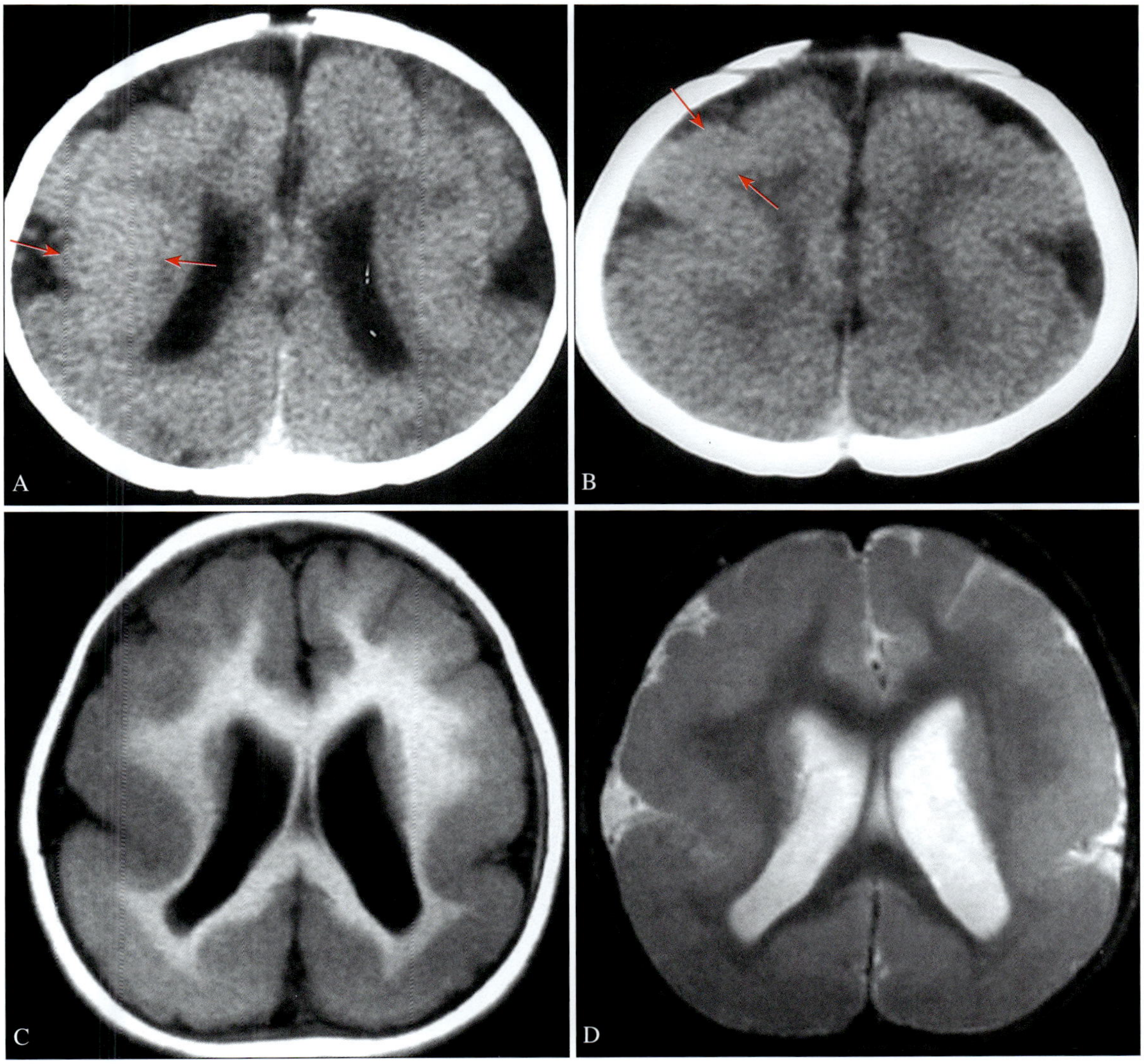

图 5-7-2　**厚脑回畸形**

男性，2个月。CT平扫，侧脑室体部水平（A）与半卵圆中心水平（B）示脑回宽大，脑沟稀少，灰质厚（箭头）白质薄，脑室宽大。MR（另一患者，男性，5个半月）T1WI（C）与脂肪抑制T2WI（D），增厚的灰质与菲薄的白质显示更清楚

三、多小脑回畸形

【病理与病因】

- 多小脑回畸形（polymicrogyria）
- 正常脑回不能形成，大脑表面为多、小且不规则的波浪状折曲状“脑回”，脑沟浅
- 由表面细胞层相互融合形成桥，脑沟不清晰
- 异常的皮层轻度增厚，为 5 ~ 7mm
- 镜下　畸形的皮质由不均匀的神经元细胞聚集，正常时所见 6 层结构紊乱
- 可单侧，也可双侧发生，异常范围可小，也可较大甚至为弥漫性，左右可对称分布，也可不对称出现；常见部位为侧裂旁，即额叶后部、颞上部与顶下部
- 异常的灰质旁常有异常的静脉
- 发生机制不清，可能与神经元细胞移行过程紊乱有关，病因可有产前宫内感染、缺血或暴露于有害物质等
- 分型
  - Ⅰ型：畸形皮质为细小波浪状，皮质厚大致正常，3 ~ 4mm，多发生于额前部，主要见于 12 个月前的婴儿
  - Ⅰ型：异常皮质凹凸不平，波浪状皮质较少。主要见于 18 个月后的幼儿

【临床表现】

- 与畸形皮质的范围大小及发生的位置有关
- 抽搐，多为局灶运动性抽搐
- 发育延迟
- 弥漫性多小脑回畸形　脑小，肌张力低下与婴儿痉挛，伴有明显发育延迟
- 一侧性畸形　多有对侧偏瘫，常伴有严重的运动发育落后
- 双侧侧裂旁畸形　假性球麻痹、癫痫与双侧运动功能障碍
- 小范围单发局部畸形　临床症状可不明显

【影像表现】

MR 重 T1WI（IR）显示畸形的脑回对比更好

- Ⅰ型　小、细，呈波浪状畸形皮质的脑回，厚度正常，3 ~ 4mm，主要见于额前部
- Ⅱ型　畸形的皮质厚，达 5 ~ 8mm，表面凹凸状，波浪状脑回相对较少，灰白质交界为折皱状，常显示不清；主要累及额、顶与侧裂旁区
- 畸形的皮质与非畸形皮质呈等信号
- 皮层下层状 T2 高信号区（约 25%），可能代表畸形下白质内胶质增生或由于缺血引起的白质髓鞘化差、延迟或未髓鞘化
- 局部蛛网膜下腔可轻度增宽
- CT 影像由于灰白质对比较差，可显示为局部皮质增厚

【鉴别诊断】

- 厚脑回畸形
  - 畸形皮层更厚，多在 8mm 以上
  - 畸形脑回深方的白质发育不良，薄，相邻脑室增宽
- 脑动静脉畸形
  - 多小脑回畸形的皮质下有引流静脉时需与动静脉畸形鉴别
  - MR 血管成像或脑血管造影局部无供血动脉可与脑血管畸形鉴别
- 脑裂畸形
  - 畸形的皮质位于侧裂两侧时，侧裂可向顶枕侧延伸更远
  - 应与脑裂畸形鉴别—异常脑裂与脑室贯通，两侧灰质更厚

诊断与鉴别诊断要点

- Ⅰ型：小、细，呈波浪状畸形皮质的脑回，厚度正常，主要见于额前部
- Ⅱ型：畸形的皮质厚，达 5 ~ 8mm，表面凹凸状，主要累及额、顶与侧裂旁区
- 畸形的皮质与非畸形皮质呈等信号

典型病例

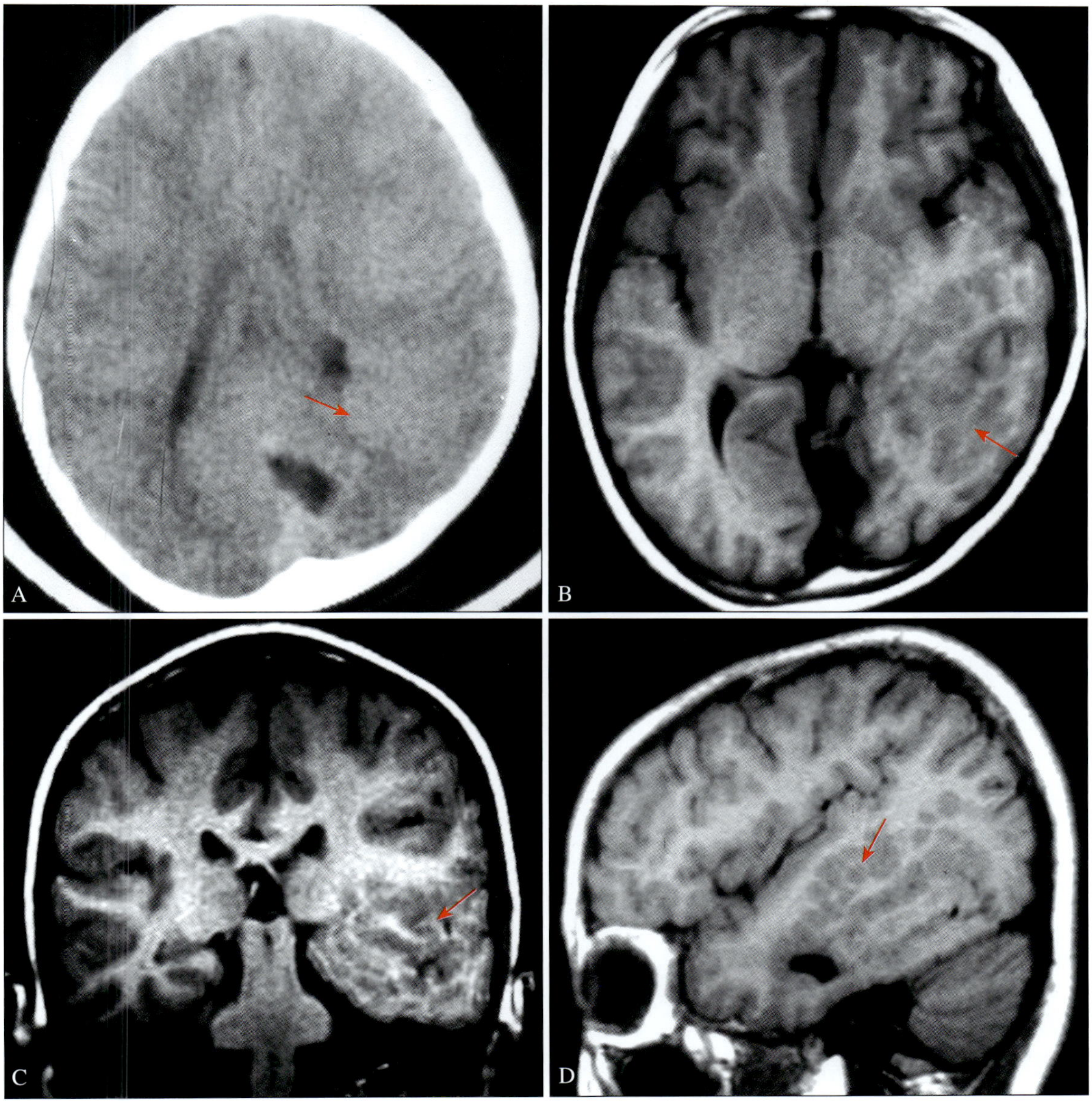

图 5-7-3　左颞多小脑回畸形Ⅰ型

女性，11 岁。A．CT 平扫，左颞后部异常增厚灰质，结构不清（红箭头）；B．MRI 轴位；C，D. 冠状位与左旁矢状位，T1WI 示左颞后成团状细小折曲的灰质，厚与对侧灰质相同（红箭头），等信号强度

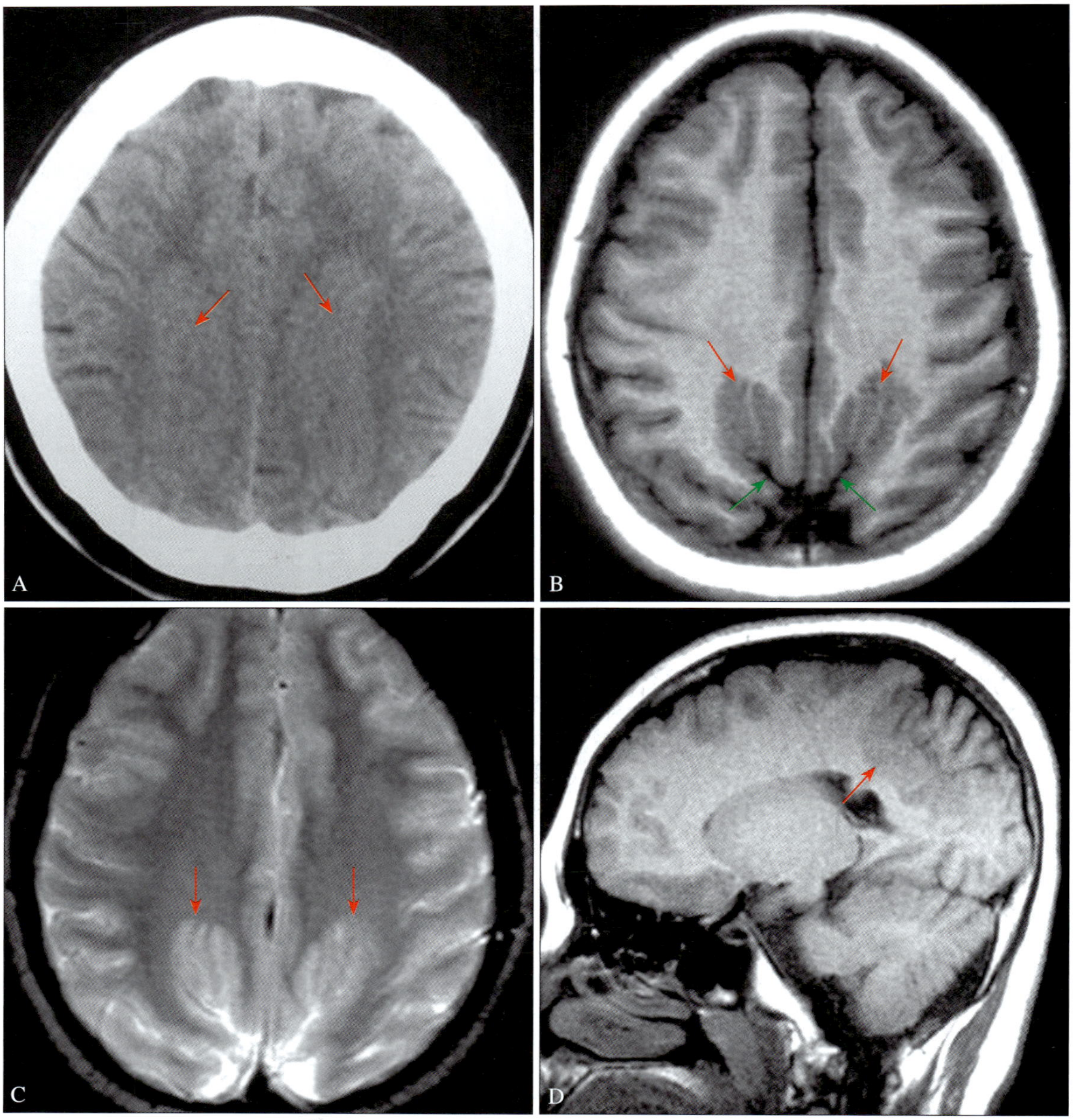

图 5-7-4 双侧顶枕裂多小脑回畸形Ⅱ型

男性，16岁。A. CT平扫，双侧顶枕部白质内可见增厚的灰质（红箭头）；B，C. MR轴位T1WI与T2WI：示异常灰质（红箭头）位于增深的顶枕裂旁，呈折皱状；D. MR旁矢状T1WI，示顶枕裂旁异常皮质（红箭头）（感谢袁新宇提供病例）

四、灰质异位

【概念与概述】

脑灰质异位（gray matter heterotopias）发生于神经元移行较晚期，后期神经元移行波中止而形成异位的灰质。可伴发于巨脑回畸形、胼胝体发育不良、Chiari Ⅱ型畸形、蛛网膜囊肿、脑裂畸形与脑膨出等异常

【病理与分型】

- 脑室周围（室管膜下）灰质异位
  - 最常见，多于侧脑室三角区与后角室管膜下
  - 常双侧发生，右侧更多见，可能与右侧神经元移行更晚有关
  - 病理：室管膜下圆形或卵圆形的灰质结节，多单排排列，向侧脑室凸出
  - 亚型：单侧局部灰质异位、双侧局部灰质异位、双侧弥漫性灰质异位
- 皮质下灰质异位
  - 异位灰质位于皮质下或深部白质，常与相

邻皮质或脑室相接触
- 异常侧大脑神经元数量少，大脑半球体积可减小
- 异位灰质相邻皮层薄，脑沟浅

- 带状灰质异位（层状灰质异位）
  - 罕见，主要见于女性，可有家族史，为 X-连锁显性遗传
  - 来自较早期的神经元细胞移行波中止
  - 病理：白质内厚带状灰质层，与半球表面的皮质平行，灰质内层状结构不明显，白质发育不良，侧脑室增宽，多双侧发生

【临床表现】
- 程度不同的癫痫，与畸形的范围及位置有关，严重者可有发育迟缓和（或）智力低下

【影像表现】
- 脑室周围（室管膜下）灰质异位　沿侧脑室外侧壁排列的软组织结节，数毫米至 1cm 大小，位于白质内或部分向脑室内凸出，CT 密度或 MR T1、T2 信号与皮质相同，无增强
- 皮质下灰质异位　白质内的结节状、弧线状或混合性灰质结节，与非畸形的皮质等密度或信号
  - 结节状异位　灰质从数毫米到数厘米大小，大者可占据几乎整个大脑半球，与相邻皮层不连续
  - 弧线状异位　灰质呈旋涡状灰质块，从相邻皮质表面延伸到白质内，可有似脑沟样结构，其内可见血管及脑脊液信号
  - 混合性异位　灰质结节位于大脑半球深部的侧脑室旁，其浅侧呈弧线状折曲
- 带状灰质异位　MRI- 典型的“三层饼”状：从外向内为皮层、薄的白质带、带状异位灰质；异位灰质浅侧的皮层可以正常表现，也可表现为多小脑回状

【鉴别诊断】
- 低分级星形细胞瘤　MR 波谱分析，异位灰质的波谱表现与非畸形的灰质相似，肿瘤患者乙酰天门冬胺酸峰降低，胆碱峰增高

诊断与鉴别诊断精要

- 脑室周围（室管膜下）灰质异位　沿侧脑室外侧壁排列的软组织结节
- 皮质下灰质异位　白质内的结节状、弧线状或混合性灰质结节
- 带状灰质异位　MRI- 典型的“三层饼”状：从外向内为皮层、薄的白质带、带状异位灰质

典型病例

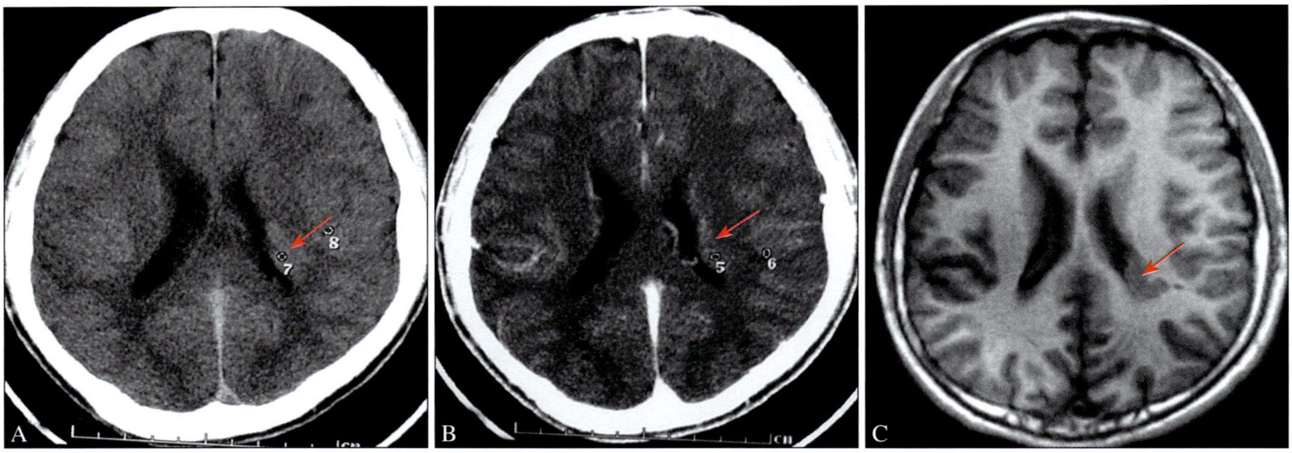

图 5-7-5 **单侧局限性灰质异位**

男性，18 岁。A．CT 平扫，示左侧侧脑室体后外侧室管膜下灰质结节（红箭头），与皮质等密度；B．增强扫描无强化；C．MR T1WI 与 T2WI（未展示）与大脑皮质等信号（红箭头）

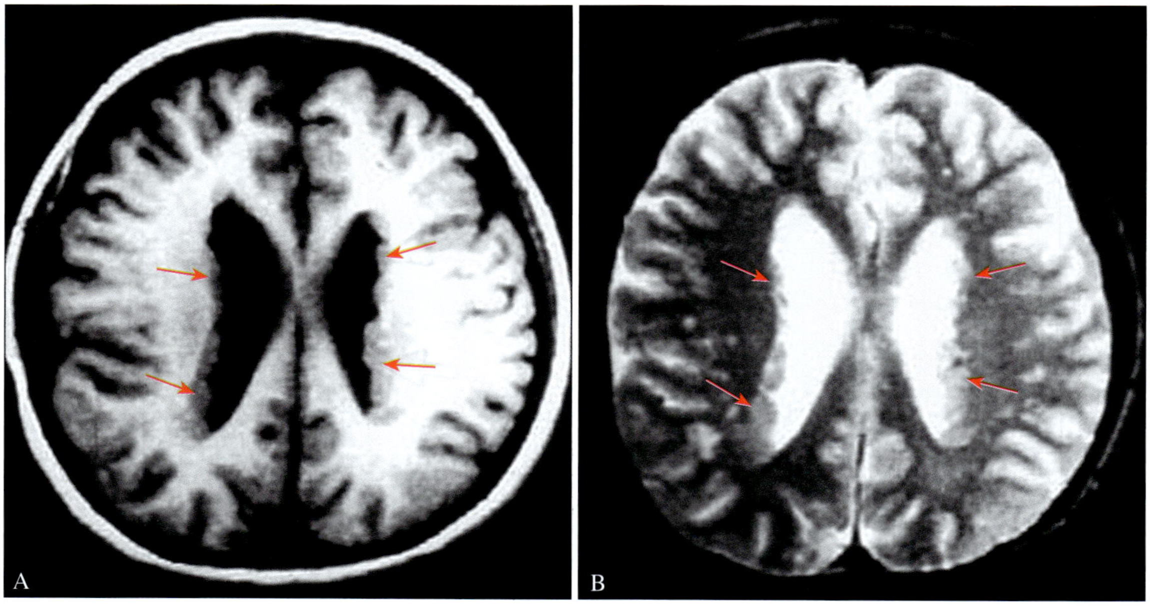

图 5-7-6 **双侧弥漫性灰质异位**

女性，27 岁。侧脑室体部水平 MR 轴位 T1WI（A）与 T2WI（B），可见双侧侧脑室外侧室管膜下单排排列的灰质结节，向脑室内凸出，与大脑皮质等信号（红箭头）

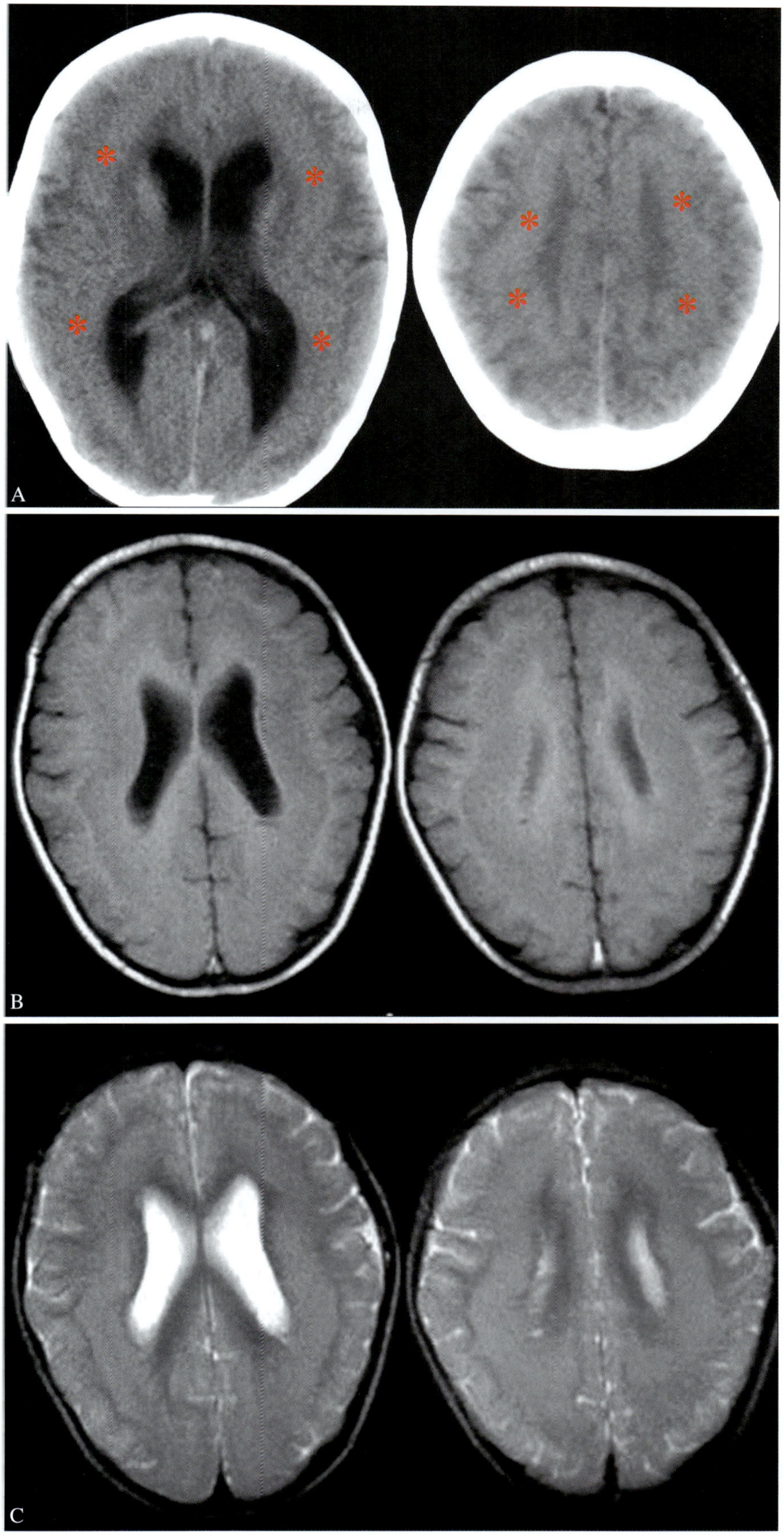

图 5-7-7　**带状灰质异位**

女性，5 岁。A．CT 平扫，双侧大脑半球白质内对称的带状灰质（星号），与皮层及侧脑室间可见薄层低密度白质；双侧皮层形态正常，侧脑室增大，提示白质发育不良；MRI T1WI（B）与 T2WI（C）可见异位的灰质与皮质等信号

重点推荐文献

[1] Razek AAKA, Kandell AY, Elsorogy LG, et al. disorders of cortical formation: MR imaging features, AJNR, 2009, 30, 4-11.
[2] Richard J. Lerenter, Anna Jansen, et al. Climical and imaging heterogenethy of polymtorogyria: a study of 328 patients, Brain, 2010, 133 (5): 1415-1427.
[3] Donkol RH, Moghay KM, Abolonin A, et al, Assossmort of gray matter heteratopin by MRI, World J Radiols 2012, 4 (3): 90-96.

第 8 节 脑裂畸形

【概念与概述】

罕见，为严重神经元移行异常。在胚胎第 3 周～第 5 周期间，神经母细胞自室管膜下沿放射胶质纤维向软脑膜一侧移行，到达皮层后折向内侧移行，形成皮质及灰质核团。异常脑裂的形成可能与这一进程受到阻碍有关

【病理与病因】

- 大脑半球异常脑裂，常位于正常脑裂部位，如侧裂；贯穿整个半球，自室管膜延伸至软脑膜
- 两侧裂缘覆有发育异常的灰质，较正常皮质明显为厚，镜下没有正常灰质的 6 层结构；裂缘的灰质表面覆盖有软脑膜，于内侧与室管膜间形成脑膜缝
- 闭唇型（融合型） 裂缘两侧脑质接触
- 开唇型（非融合型） 裂缘间为脑脊液间隙，宽度不一，沟通脑室与相应蛛网膜下腔
- 异常脑裂可单侧，也可双侧，均为开唇型，也可一侧为开唇型，一侧为闭唇型
- 单发，也可伴有其他畸形 厚脑回畸形、无脑回畸形、多微小脑回畸形、灰质异位、胼胝体发育不全
- 病因不清，可能与产前感染、缺血或染色体异常有关
- 有研究报告家族性畸形，提示可能有遗传因素；Brunelli 等报告 EMX2 基因杂合子突变与脑裂畸形相关，但胎儿早期损伤，如药物或腹部外伤也报告可能引起脑裂畸形，因而畸形的发生可能与多种因素相关

【临床表现】

- 不同程度的发育迟滞、运动损害与癫痫
- 症状的严重程度与畸形的范围、类型、单侧或双侧相关，但癫痫的严重程度似乎与病变范围没有关系。单侧、较小、未累及运动皮质的脑裂畸形临床可仅表现为癫痫，而双侧异常脑裂临床症状多明显（表 5-8-1）

【影像表现】

- 开唇型脑裂畸形 贯通大脑半球的脑质缺损，缺损内为脑脊液，连接侧脑室与蛛网膜下腔，缺损边缘可见增厚的灰质
- 闭唇型脑裂畸形 异常脑裂部位异常增厚的灰质连接侧脑室外侧壁与大脑表面，异常灰质室管膜一侧的侧脑室壁常可见憩室样的三角形突出，为异常脑裂脑室侧的开口
- 透明隔缺如，胼胝体局部薄，也可缺如（约 2/3 病例）
- 伴发的其他畸形相应表现

【鉴别诊断】

- 脑穿通畸形 病变边缘没有发育异常的灰质，病变相邻室管膜多完整

表 5-8-1 单侧与双侧脑裂畸形的临床表现

类型	临床表现
单侧脑裂畸形	中枢神经功能缺陷较轻，抽搐发生晚，耐药癫痫，带症状存活时间较长，多数患者可高中毕业
双侧脑裂畸形	严重中枢神经功能损害，多无癫痫，如有癫痫也是非耐药性癫痫

诊断与鉴别诊断精要

- 开唇型脑裂畸形　贯通大脑半球的脑质缺损，边缘可见增厚的灰质
- 闭唇型脑裂畸形　异常脑裂部位异常增厚的灰质连接侧脑室外侧壁与大脑表面，异常灰质室管膜一侧的侧脑室壁常可见憩室样的三角形突出
- 透明隔缺如，胼胝体局部薄，也可缺如（约 2/3 病例）

典型病例

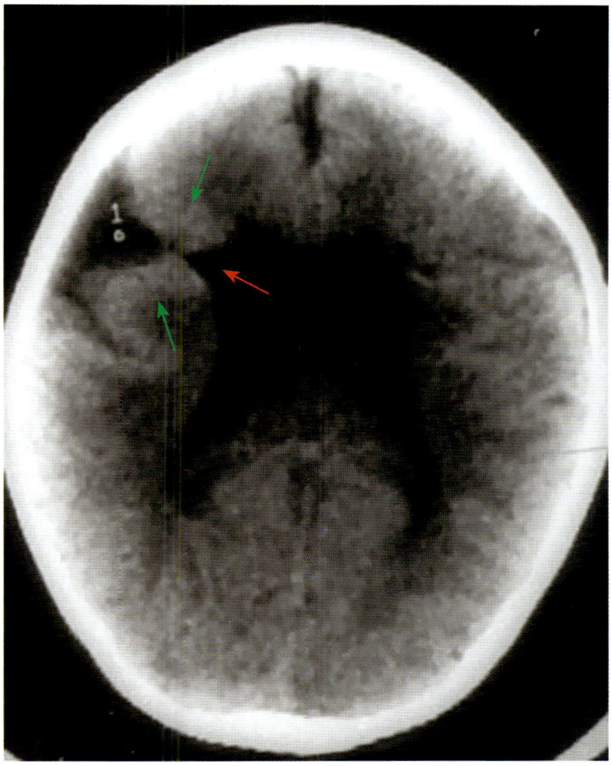

图 5-8-1　**脑裂畸形，开唇型**
男性，1 岁。CT 平扫，右额颞部可见异常脑裂，贯通侧脑室与蛛网膜下腔（红箭头），裂缘可见异常增厚的灰质（绿箭头），是与脑穿通畸形鉴别的重要依据

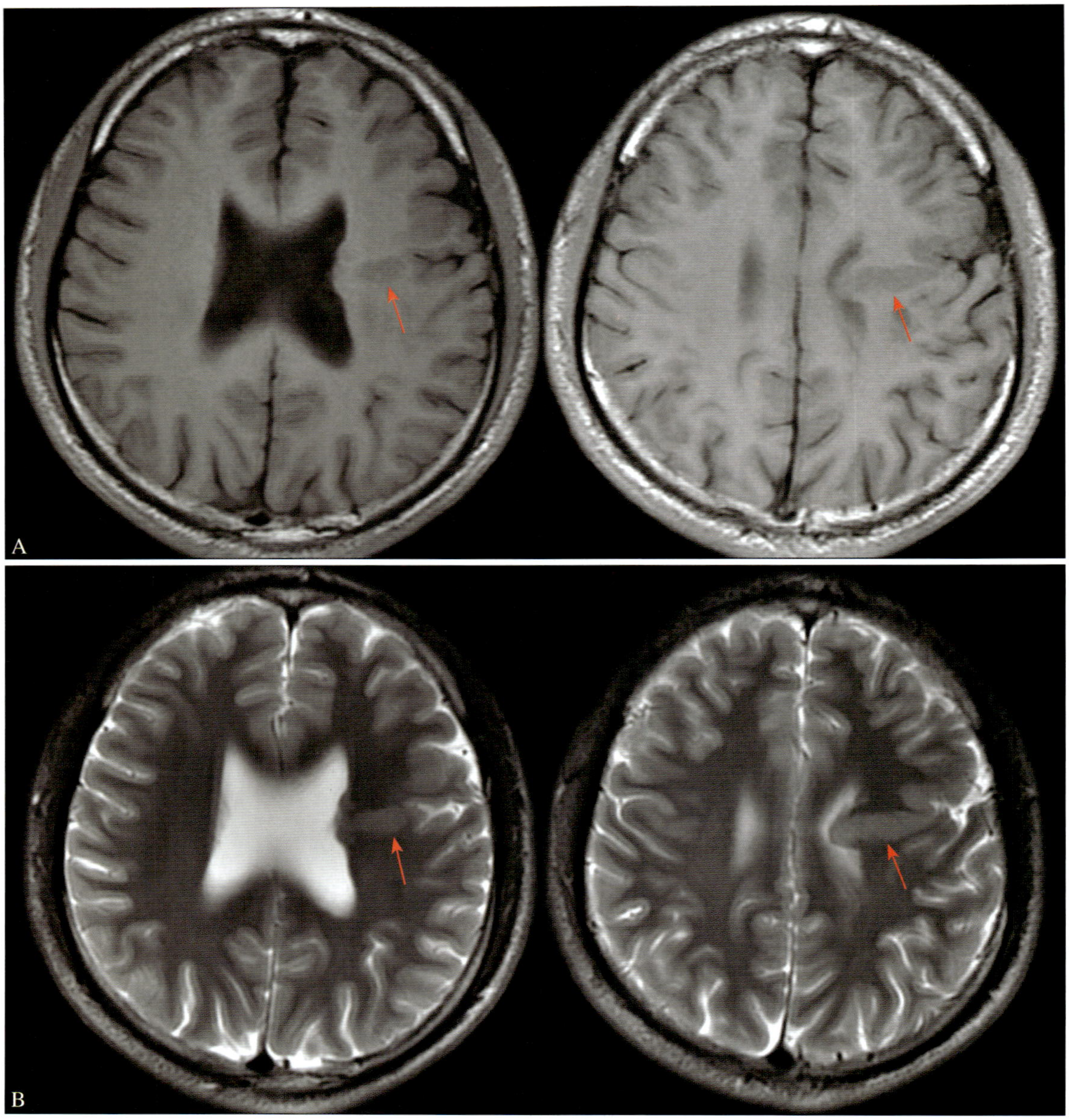

图 5-8-2 **脑裂畸形，闭唇型**
MRI 轴位 T1WI（A）与 T2WI（B），可见左颞顶部异常增厚的灰质带贯通皮层与侧脑室体部（红箭头），向脑室内凸出，与正常灰质等信号

重点推荐文献

Oh KY，Kennedy AM，frias AE，et al. fetal schizencephaly：pre- and postnatal imaging with a review of the clinical manifestations. Radiographics，2005，25，647-657.

主要参考文献

[1] David D. Broumandi, Ulrike M. et al. Hemimegalencephaly, RadioGraphics, 2004, 24: 843-848.

[2] Steen RG, Taylor JS, Langston JW, et al. Prospective Evaluation of the Brain in Asymptomatic Children with Neurofibromatosis Type 1: Relationship of Macrocephaly to T1 Relaxation Changes and Structural Brain Abnormalities. AJNR, 2001, 22: 810-817.

[3] Choyke PL, Glenn GM, Walther MCM, et al. The Natural History of Renal Lesions in von Hippel-Lindau Disease: A Serial CT Study in 28 Patients. AJR, 1992, 159: 1229-1234.

[4] Zamboni SL, Loenneker T, Boltshauser E, et al. Contribution of Diffusion Tensor MR Imaging in Detecting Cerebral Microstructural Changes in Adults with Neurofibromatosis Type 1. AJNR, 2007, 28: 773-776.

[5] Fortman BJ, Kuszyk BS, Urban BA, et al. Neurofibromatosis Type 1: A Diagnostic Mimicker at CT. RadioGraphics, 2001, 21: 601-612.

[6] Baron Y, Barkonich J. MR Imaging of Tuberous Sclerosis in Neonates and Young Infants. AJNR, 1999, 20: 907-916.

[7] Umeoka S, Koyama T, Miki Y, et al. Pictorial Review of Tuberous Sclerosis in Various Organs. RadioGraphics, 2008, 10: 1148/rg.e32.

[8] Bonmati LM, Menor F, Dosdá R. Tuberous Sclerosis: Differences between Cerebral and Cerebellar Cortical Tubers in a Pediatric Population. AJNR, 2000, 21: 557-560.

[9] Griffiths PD, Blaser S, Boodram MB, et al. Choroid Plexus Size in Young Children with Sturge-Weber Syndrome. AJNR, 1996, 17: 171-5-180.

[10] Lin DDM, Barker PB, Kraut MA, et al. Early Characteristics of Sturge-Weber Syndrome Shown by Perfusion MR Imaging and Proton MR Spectroscopic Imaging. AJNR, 2003, 24: 1912-1915.

[11] Juhász C, Haacke EM, Hu J, et al. Multimodality Imaging of Cortical and White Matter Abnormalities in Sturge-Weber Syndrome. AJNR, 2007, 28: 900-906.

[12] Leung RS, Biswas SV, Duncan M, et al. Imaging Features of von Hippel-Lindau Disease. RadioGraphics, 2008, 28: 65-79.

[13] Oh KY, Kennedy AM, Frias AE, et al. Fetal Schizencephaly: Pre- and Postnatal Imaging with a Review of the Clinical Manifestations. RadioGraphics, 2005, 25: 647-657.

[14] Razek AAKA, Kandell AY, Elsorogy LG, et al. Disorders of Cortical Formation: MR Imaging Features. AJNR, 2009, 30: 4-11.

[15] Righini A, Zirpoli S, Mrakic F, et al. Early Prenatal MR Imaging Diagnosis of Polymicrogyri. AJNR, 2004, 25: 343-346.

[16] Ghai S, Fong KW, Toi A, et al. Prenatal US and MR Imaging Findings of Lissencephaly: Review of Fetal Cerebral Sulcal Development. RadioGraphics, 2006, 26: 380-405.

[17] Thompson JE, Castillo M, Thomas D, et al. Radiologic-Pathologic Correlation Polymicrogyri. AJNR, 1997, 18: 307-312.

[18] Takanashi J, Barkovich AJ. The Changing MR Imaging Appearance of Polymicrogyria: A Consequence of Myelination. AJNR, 2003, 24: 788-793.

[19] Harbert MJ, Gleeson JG. Classifying a novel brain malformation. Brain, 2007, 130: 2242-2244.

[20] Kollias SS, Ball WS, Prenger EC. Cystic Malformations of the Posterior Fossa: Differential Diagnosis Clarified through Embryologic Analysis. RadloGraphics, 1993, 13: 1211-1231.

[21] Poretti A, Boltshauser E, Loenneker T, et al. Diffusion Tensor Imaging in Joubert Syndrome. AJNR, 2007, 28: 1929-1933.

[22] Oba H, Barkovich AJ. Holoprosencephaly: An Analysis of Callosal Formation and Its Relation to Development of the Interhemispheric Fissure. AJNR, 1995, 16: 543-460.

（唐光健）

6 代谢性脑病和脑白质变性病

第1节 肾上腺脑白质营养不良

【概念与概述】

- 肾上腺脑白质营养不良（adrenoleukodystrophy，ALD）为X染色体连锁隐性遗传性疾病
- 由过氧化物酶缺乏导致
- 基本特征是组织中饱和极长链脂肪酸（very long-chain fatty acids，VLCFA）病理性堆积引起脑白质进行性脱髓鞘及肾上腺皮质功能低下
- 主要分为儿童型、肾上腺脊髓神经病型、青年型和成人型

【病理与病因】

病因

- 本病与过氧化物酶缺乏有关，致病基因在Xq28位点上，基因大小为21kb，包含10个外显子
- 由于过氧化物酶缺乏，VLCFA分解障碍，大量的VLCFA贮积在体内。VLCFA沉积在神经系统的髓鞘中，改变了髓鞘内的正常分子构成，使其稳定性发生了改变，因此髓鞘大量脱失，从而引发相应的神经系统症状
- 当极长脂肪酸沉积于肾上腺皮质时，影响了皮质激素受体的功能，使肾上腺对垂体分泌的促皮质激素敏感性下降，从而引起肾上腺皮质功能低下

病理

- 脑外观正常，脑皮质正常，主要病理改变是脑白质广泛对称性的脱髓鞘改变，尤其是枕叶、顶叶和颞叶更为明显，但大部分弓状纤维不受累。大多数脱髓鞘病灶早期累及枕叶视放射和内囊后肢，从后向前不断扩散。少数先影响额叶，从前向后发展
- 按病灶时间、空间的发展顺序，脑组织的病理改变分3个区域。
    - 第1个区域最早发生神经髓鞘脱失而无轴索损坏，含有散在的PAS染色阳性和嗜苏丹巨噬细胞。
    - 第2区域　可见充满脂类的巨噬细胞和残存的脱失髓鞘的轴索；在第1和第2区域之间，血管周围可见巨噬细胞、单核细胞尤其是淋巴细胞浸润，类似多发性硬化和实验性变态反应性脑脊髓炎
    - 第3区域由致密的胶质纤维网组成，伴有钙的沉积，没有少突神经胶质细胞、轴索和髓鞘存在
- 电镜下可见特征性的改变，在大多数巨噬细胞内有板层线状包涵体，包涵体由VLCFA组成

【临床表现】

表现

- 典型临床症状为肾上腺皮质功能减低和脑白质髓鞘脱失引起的神经系统症状
    - 肾上腺皮质功能减低主要表现为全身皮肤与黏膜色素沉着，尤其在乳头、阴囊和皮肤皱褶处明显，伴易疲劳、食欲缺乏、体重下降等
    - 神经系统症状表现较为复杂，首发症状可为智力损害、行为异常。随着病情的进展，可表现为听力、视力进行性下降、步态异常、癫痫等

疾病人群分布和流行病学

- 好发于儿童，也可见于成人
- 发病率约为 1/20 000，无明确种族差异性
- 几乎均为男性患者

自然病史与预后

- 本病预后较差，一般患者在出现神经系统症状 1 ~ 3 年后死亡

治疗

- 肾上腺皮质激素替代疗法　对肾上腺功能不全的治疗有效，对神经系统症状无明显改观
- 饮食途径　限制 VLCFA 的摄入，但是由于人体内可以内源性合成该物质，故缓解临床症状不明显
- 去除体内过多的 VLCFA　血浆置换法、骨髓移植等

【影像表现】

CT 表现

- 典型表现为双侧侧脑室三角区周围白质大片对称性密度减低区，并通过胼胝体压部，两侧连续的病灶呈“蝶翼状”分布
- 增强扫描可见病变花环样强化，强化带邻接于病灶边缘正常或接近正常密度脑实质
- 随着病变的进展，病灶可向四周扩延，主要向前侵犯额叶，也可向下发展侵犯脑桥、延髓及脊髓等
- 顶枕区、三角区脑白质可有广泛、对称的钙化，多呈簇状，对应病理分区的第 3 区域
- 病变一般无占位效应，晚期可见脑萎缩改变

MRI 表现

- T2 加权像
    - 典型表现为双侧侧脑室三角区周围白质对称性高信号
    - 通过胼胝体压部，两侧连续的病灶呈“蝶翼状”分布
    - 动态观察，可见病变沿神经传导束分布，具有连续性，向上向前进展，内囊、半卵圆中心大片白质病灶融合。向下可累及锥体束
- T1 加权像
    - 受累区域呈低信号，不如 T2 加权像敏感
- T1 增强
    - 增强扫描可见病变中间部呈花环样强化，强化带对应为病理分区的第 2 区域
    - 病变也可无明显强化
- MRS
    - 病变区 NAA 峰下降，Cho 峰升高，mI 峰升高，快速进展期可见 Lac 峰，有文献报道 MRS 的异常可早于常规 MRI 图像

推荐影像学检查

- MRI 是最有价值的检查手段，敏感性高。增强检查有助于显示活动期病变范围
- CT 显示病变的敏感性弱于 MRI，但显示钙化方面优于 MRI
- MRS 可帮助了解脑组织的生化代谢情况，并在脑组织结构改变之前反应生化代谢方面的改变

【鉴别诊断】

- 由于 ALD 脑内病变位置特殊，易与其他类型的脑白质营养不良进行鉴别
- 当疾病晚期时，大脑白质普遍异常信号，且无强化，仅凭影像学很难与其他脱髓鞘病变进行鉴别，此时，测定血浆中的 VLCFA 含量及肾上腺功能的检测有助于鉴别诊断

诊断与鉴别诊断精要

- 血液中 VLCFA 的测定　是本病最特异的诊断指标，血浆中 VLCFA 的升高可作为确诊的手段
- 肾上腺皮质功能检查　尿 17- 羟、17- 酮皮质醇减低或正常，血促肾上腺皮质激素增高
- 脑脊液检查　腰穿压力增高，脑脊液蛋白轻、中度增高（以 γ- 球蛋白增高为主）

典型病例

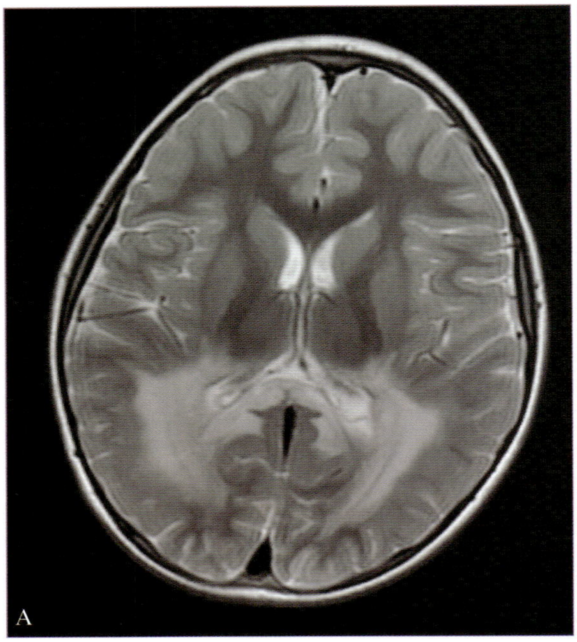

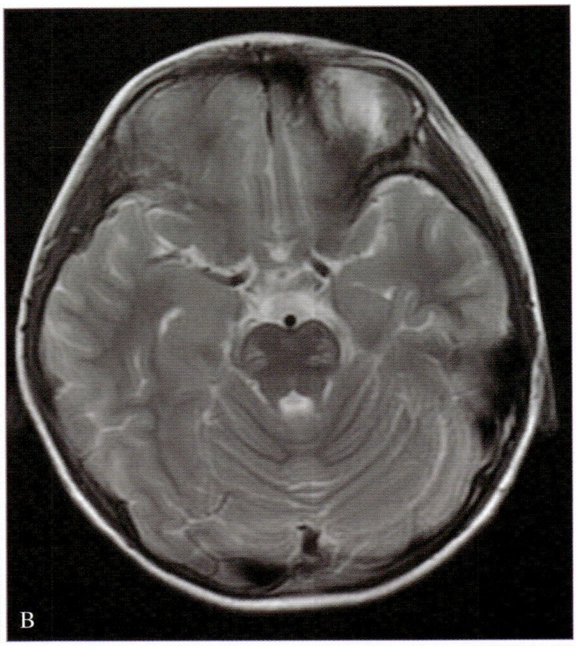

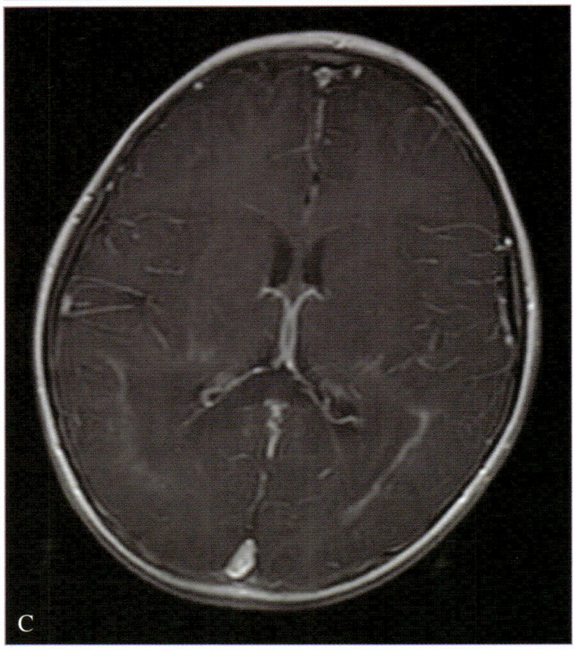

图 6-1-1 **肾上腺脑白质营养不良**

6岁，男性，主诉：右眼斜视，双下肢无力，言语含糊。A．横轴位 T2WI 显示双侧侧脑室三角区可见大片状长 T2 信号，通过胼胝体压部两侧病灶呈连续的、对称的“蝶翼状”分布；B．横轴位 T2WI 显示双侧锥体束受累；C．横轴位增强图像显示病变中间区呈明显花环样强化；D．左侧病变区 MRS 谱线显示 NAA 峰明显下降，Cho 峰明显升高，并可见 Lac 峰及 Lip 峰

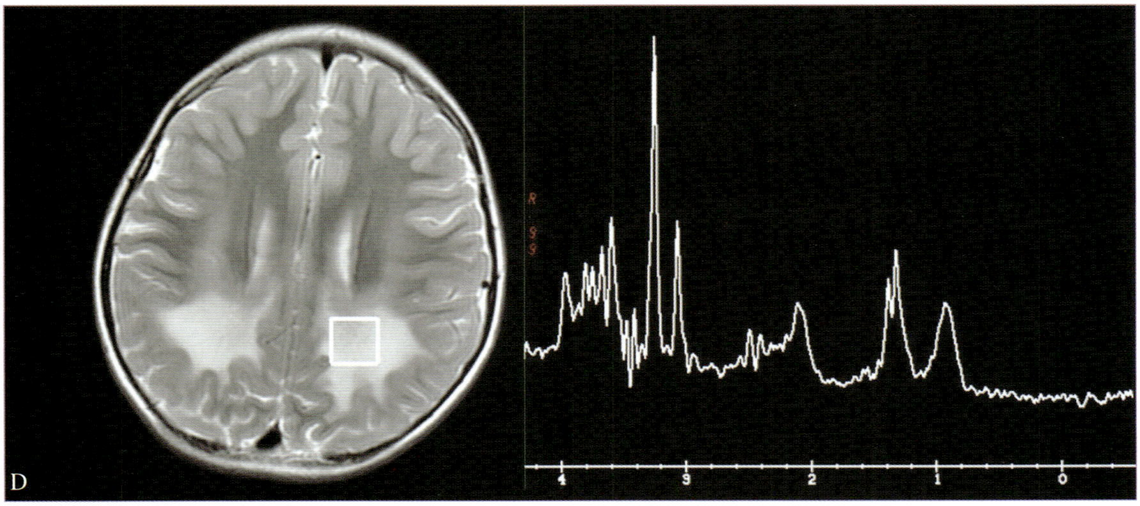

重点推荐文献

[1] van der Voorn JP, Pouwels PJ, Powers JM, et al. Correlating quantitative MR imaging with histopathology in X-linked adrenoleukodystrophy. AJNR, 2011, 32（3）: 481-489.
[2] Laszlo A, Elpeleg O, Horvath K, et al. Clinical, radiological and genetic aspects of leukodystrophies. Ideggyogy Sz, 2010, 63（7-8）: 266-273.
[3] Kim JH, Kim HJ. Childhood X-linked adrenoleukodystrophy: clinical-pathologic overview and MR imaging manifestations at initial evaluation and follow-up. Radiographics, 2005, 25（3）: 619-631.

第 2 节　异染性脑白质营养不良

【概念与概述】

- 异染性脑白质营养不良（metachromatic leukodystrophy，MLD）又称脑硫质沉积病
- 为常染色体隐性遗传病
- MLD 主要指芳香硫酸酯酶 A 缺乏，引起脑硫脂沉积病
- 脑硫脂沉积在脑白质及周围神经时，可引起髓鞘形成障碍，还可累及肝、胆囊、胰腺、肾和睾丸等其他器官
- 按首发症状出现的年龄分为 3 型　婴儿晚期型、少年型及成年型

【病理与病因】

病因

- 主要是芳香硫酸酯酶 A 的缺乏，导致脑硫脂不能分解而过多沉积在组织中。这种酸性脂质沉积在脑白质和周围神经时会引起髓鞘形成障碍
- 主要病变部位是中枢神经系统的脑白质和周围神经，还可累及肝、胆囊、胰腺、肾、肾小管和睾丸等其他器官

病理

- 肉眼观察　脑的外观多无改变，有时可能有萎缩伴脑室扩大。冠状切面白质变色，呈颗粒状或条纹状，有时呈灰色
- 显微镜下观察　脑白质数量减少，中、重度髓鞘脱失，少突神经胶质细胞减少，但无炎性反应；用酸性尼氏染色可见大量的异染性颗粒，这种异染性物质沉积在溶酶体内，并且在少突神经胶质、施万细胞和巨噬细胞中最明显，不仅 PAS 染色呈阳性，而且苏丹黑染色也为阳性
- 电镜下　脑组织中有多种形态的包涵体，在前角细胞、苍白球神经元和一些运动皮质的锥体细胞中可见深浅分层的膜状细胞质小体，小的包涵体如颗粒状
- 外周神经研究表明　节段性髓鞘脱失最常见，可伴有周围神经髓鞘的再生；在髓鞘正常或脱失的轴索周围的施万细胞内均可见到异染性包涵体

【临床表现】

表现

- 婴儿晚期型　运动功能减退伴构音困难、智能减退，后逐渐发展为进食困难、四肢瘫痪
- 少年型　早期注意力不集中，学习退步，逐步行为异常，同时可出现运动损害的症状和体征
- 成年型　行为异常、人格改变，随后可出现痴呆或精神分裂症，少数人以癫痫为首发症状

疾病人群分布

- 发病率约为 1/40 000
- 好发于婴幼儿，成人也可发生

自然病史与预后

- 晚发婴儿型最常见，患者多 1.5 岁开始发病，最后呈植物人状态，生存期一般不超过 5 岁
- 少年型　常在 5 ~ 10 岁发病，最后也呈植物人状态，大多数患者发病后仅能存活 5 ~ 10 年
- 成年型　发病年龄稍大，多数患者发病后可存活 10 ~ 20 年

治疗

- 对症治疗　有癫痫发作的选择抗癫痫药物，对病情严重的患者，要加强护理，选择抗生素预防和控制感染
- 骨髓移植在临床上治疗本病取得了一定的疗效
- 有文献报道基因转移技术在动物模型治疗本病，有一定进展，需进一步探讨

【影像表现】

CT 表现

- CT 的敏感性较低
- 最常见为双侧侧脑室周围白质的融合呈片状低密度影或双侧弥漫性、对称性的密度减低区
- 病变以侧脑室额角、枕角旁为著，边界欠清
- 神经核团和脑灰质一般不受侵犯
- 晚期可见脑萎缩改变

MRI 表现

- T2 加权像
  - 可表现为双侧侧脑室周围白质高信号，可融合成片
  - 也可表现为双侧弥漫性、对称性的高信号
  - 病变典型表现为白质内放射性的条纹状的高信号
  - 神经核团、脑灰质及 U 形纤维一般不受累
  - 脑干、小脑等部位也可受累
  - 晚期可见脑萎缩改变
- T1 加权像
  - 受累区域呈低信号，不如 T2 加权像敏感
- DWI
  - DWI 可表现为高信号或低信号，可能与病变所处的时期及细胞内脑硫脂沉积情况有关
- T1 增强
  - 病变可无强化，也可表现为细线样强化
  - 也可仅表现为脑神经的强化
- MRS
  - 侧脑室旁白质区 NAA/Cr 减低，mI/Cr 升高
  - MRS 可在脑组织结构改变之前反映生化代谢的异常

推荐影像学检查

- MRI 是最有价值的检查手段
- MRS 可帮助了解脑组织的生化代谢情况，并在脑组织结构改变之前反映生化代谢方面的改变

【鉴别诊断】

- 急性播散性脑脊髓炎
  - 多有感冒或疫苗接种史
  - 起病较急
  - 可表现为脑室旁的白质病变，但多不对称
- 多发硬化
  - 青年女性多发
  - 白质内多发灶性斑块状长 T2 信号，多不融合成片

诊断与鉴别诊断精要

- 尿、血液白细胞中芳基硫酯酶 A 活性降低为诊断本病的依据
- 患者皮肤成纤维细胞培养芳基硫酯酶 A 活性降低更为敏感
- 周围神经活检、直肠黏膜活组织检查中发现异染色性类脂质颗粒可确诊本病

典型病例

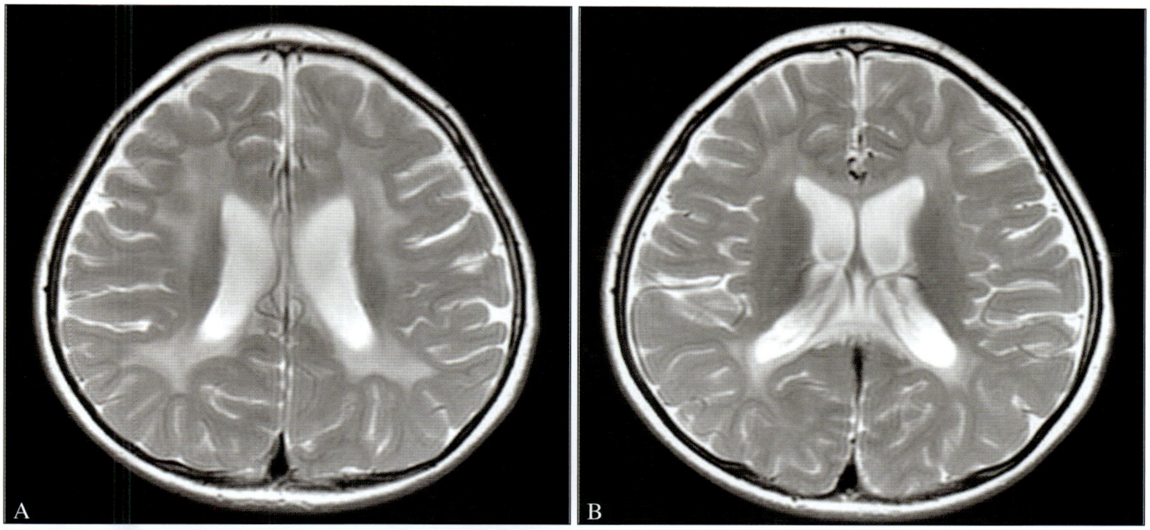

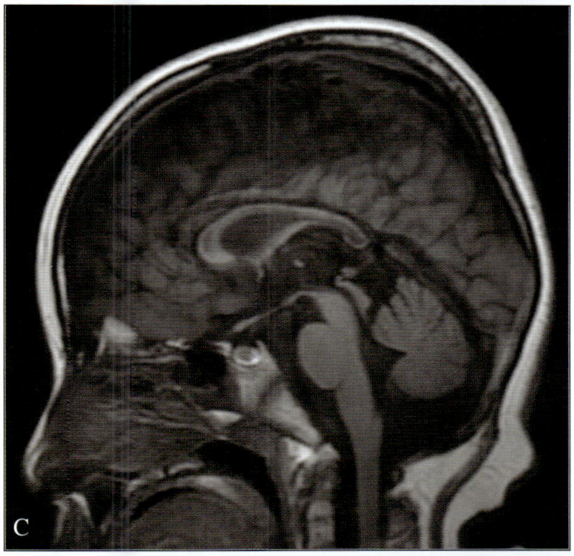

图 6-2-1　异染性脑白质营养不良

男性，9 岁，A．横轴位 T2WI 显示双侧脑室前后角旁脑白质可见对称的片状长 T2 信号；B．横轴位 T2WI 显示双侧侧脑室前后角旁脑白质、胼胝体连续的长 T2 信号；C．正中矢状位 T1WI 显示胼胝体体部及压部纤细，脑室、脑池扩大；D．左侧脑室旁异常信号区 MRS 显示 NAA 峰下降，mI 峰升高

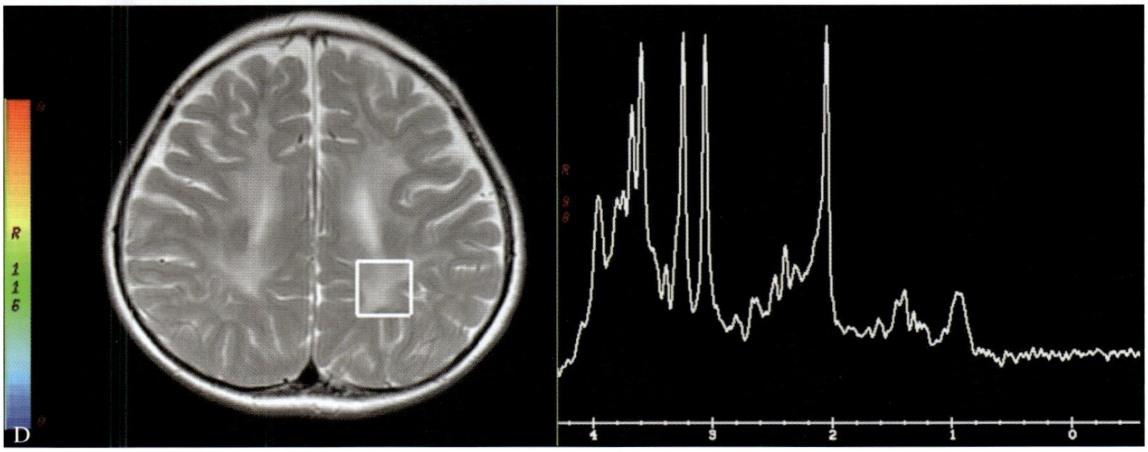

重点推荐文献

[1] Groeschel S，Kehrer C，Engel C，et al. Metachromatic leukodystrophy：natural course of cerebral MRI changes in relation to clinical course. J Inherit Metab Dis，2011，34（5）：1095-102.

[2] Laszlo A，Elpeleg O，Horvath K，et al. Clinical，radiological and genetic aspects of leukodystrophies.

Ideggyogy Sz，2010，63（7-8）：266-273.
[3] van Egmond ME1，Pouwels PJ，Boelens JJ，et al. Improvement of white matter changes on neuroimaging modalities after stem cell transplant in metachromatic leukodystrophy. JAMA Neurol，2013，70（6）：779-782.

第3节 佩-梅病

【概念与概述】

- 佩-梅病（Pelizaeus-Merzbacher disease，PMD）又称为家族性脑中叶硬化病，为一组罕见的先天性脑白质营养不良性疾病
- 主要是性连锁隐性遗传病，部分患者为常染色体隐性遗传
- 含脂蛋白质（proteolipid protein）缺乏，导致髓鞘形成异常所致
- 根据临床及病理改变主要分为：经典型、先天型、过渡型、成年型、变异型。其临床症状及表现相似，但在遗传特征、发病年龄、疾病的进展和症状的严重程度上有所不同

【病理与发病机制】

发病机制

- 致病基因为人类蛋白脂蛋白（proteolipid protein，PLP）基因，这种基因位于X染色体（Xq22）上，由7个外显子组成，大小17kb，编码中枢神经系统大部分髓鞘蛋白。本病与PLP基因多种多样的突变有关，最常见是点突变导致单个氨基酸置换。此外，无意突变、RNA剪切缺陷以及整个PLP基因缺失或基因功能失活等均可导致本病

病理

- 肉眼观察　大脑组织萎缩，重量减少。脑白质减少、髓鞘发育相对迟缓
- 组织学观察　最主要的病理变化是斑片状的脱髓鞘区与髓鞘保存完好区相间的虎斑状（tigeroid appearance）外观
- 显微镜下观察　髓鞘脱失区的轴索和神经元常保持完整，少突神经胶质细胞数目减少，星形胶质细胞明显增多。半卵圆中心、小脑、脑干都存在不同数量的嗜苏丹性脂性物质

【临床表现】

表现

- 常见的症状/体征
  - 典型的佩-梅病的首发症状为头部震颤、眼球震颤
  - 其他症状还包括：小脑体征（共济失调、意向性震颤）、痉挛性截瘫、癫痫发作、视神经萎缩、肌张力低、肌无力和锥体束征等
  - 没有感觉障碍和周围神经病的表现

疾病人群分布

- 本病的发病率约为1/10万
- 患者主要见于男性，可见家族中的男性均发病的情况
- 婴幼儿好发，成人也可发病

自然病程与预后

- 经典型　常在出生后5个月内发病，一般仅能存活到十几岁或近成年
- 先天型　最严重，胎儿期就出现运动减少，生后数月或几年内死亡
- 过渡型　严重程度介于经典型与先天型之间，常在5～10岁死亡
- 成人型　成年期发病，病程缓慢
- 变异型　患者尸检显示特征性的中枢神经系统斑片状脱髓鞘，但难以归于前4种类型中，临床表现与其他各型类似

治疗

- 本病无特效治疗，可以应用各种支持、对症治疗
- 未来是否能通过基因工程的手段来治疗本病，还有待于进一步研究

【影像表现】

CT表现

- CT的敏感性较低
- 可见不同程度、不同范围的脑白质密度降低，病变进展可见弥漫性脑萎缩，脑室不同程度扩大

MRI表现

- T2加权像
  - 脑白质内出现弥漫性、大致对称性分布的异常高信号
  - 脑白质容积减少比较显著
- T1加权像
  - 正常脑白质的稍高信号范围减小，而内囊后肢、视放射的正常髓鞘稍高信号常有保留

- 病变进展时，受累区域脑白质呈低信号
- 脑白质容积明显减少，U 纤维亦受累
- 晚期，出现弥漫脑萎缩表现，大脑、小脑均萎缩，脑室系统扩张

- MRS
  - 受累白质区域出现 NAA 峰下降，反映了神经元轴索的损伤；还可出现 Cho 与 Cr 的轻度升高，与星形胶质细胞增多有关

推荐影像学检查

- MRI 是最有价值的检查手段，明显优于 CT
- MRS 可帮助了解脑组织的生化代谢情况，但代谢物的改变不具有特征性，与其他原因所致的脑白质营养不良不易鉴别

诊断与鉴别诊断精要

- 本病的特点为脑白质的普遍显著减少，MRI 信号反常，结合临床表现，诊断并不困难

典型病例

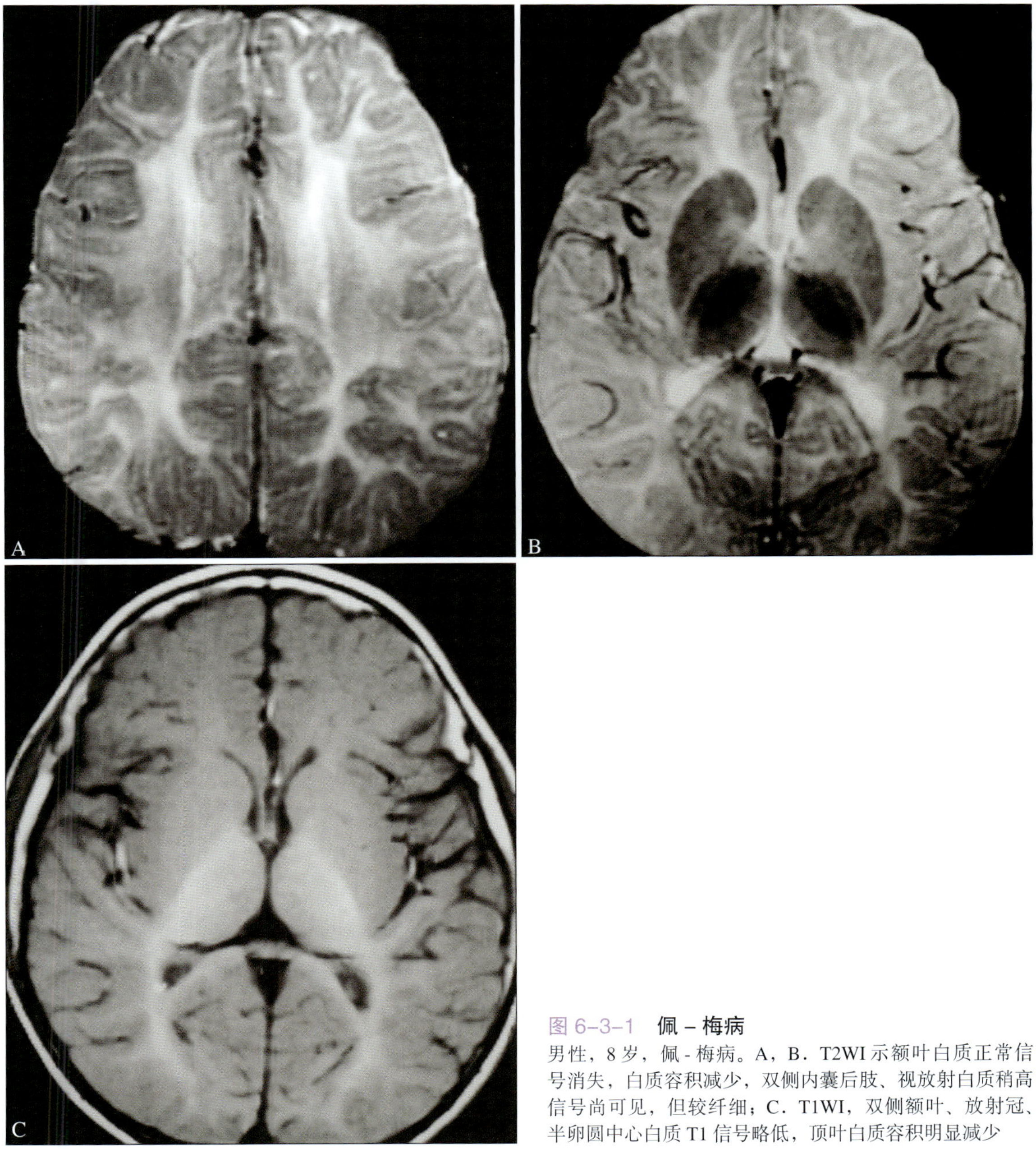

图 6-3-1 佩 – 梅病

男性，8 岁，佩 - 梅病。A，B．T2WI 示额叶白质正常信号消失，白质容积减少，双侧内囊后肢、视放射白质稍高信号尚可见，但较纤细；C．T1WI，双侧额叶、放射冠、半卵圆中心白质 T1 信号略低，顶叶白质容积明显减少

重点推荐文献

[1] Steenweg ME, Vanderver A, Blaser S, et al. Magnetic resonance imaging pattern recognition in hypomyelinating disorders. Brain, 2010, 133 (10): 2971-2182.

[2] Pizzini F, Fatemi AS, Barker PB, et al. Proton MR spectroscopic imaging in Pelizaeus- Merzbacher disease. AJNR, 2003, 24 (8): 1683-1689.

第 4 节 肝豆状核变性

【概念与概述】

- 肝豆状核变性（hepatolenticular degeneration，HLD）又名 Wilson 病，是常染色体隐性遗传的铜代谢障碍疾病
- 发病机制为大量铜蓄积在体内各器官，常累及大脑豆状核、肝、肾以及角膜
- MRI 是最有价值的诊断手段
- 早期诊断、及时治疗有望治愈，预后较好

【病理与病因】

病因

- 铜代谢障碍，由先天性酶缺乏导致
- 正常摄入的铜经过胃肠道吸收，进入血液后，大部分被白蛋白疏松结合，到达肝后，90% ~ 95% 合成铜蓝蛋白。本病患者血清中的铜蓝蛋白远低于正常范围，摄入体内的铜不能与蛋白结合，因此，过量的铜呈游离状态存在于血液循环中，沉积于各种脏器和组织，常累及脑、肝、角膜、肾、骨关节等

病理

- 表现为铜在脑内小血管周围的异常沉积，引起局部脑组织水肿，神经元细胞变性、数目减少，神经核团萎缩，神经纤维脱髓鞘，胶质细胞显著增生
- 随着病情进展，可出现坏死、囊变或灶性海绵状样空泡变性，甚至形成空洞

【临床表现】

表现

- 多发于青少年，儿童多以肝病首发，而成人多以神经精神症状首发
- 肝的非特异症状，如肝硬化
- 神经精神症状　锥体外系症状和广泛神经系统受累的症状
- 眼部症状　角膜 K-F 环
- 其他　肾小管功能异常、血液系统表现、肌肉骨骼系统病变等

疾病人群分布和流行病学

- 发病率为 0.2 ~ 6.8/10 万人
- 发病年龄范围较广，2 ~ 70 岁均可发病，多在 10 ~ 20 岁发病
- 家族史对此病的诊断很有意义，近亲结婚将明显增高其子女的患病概率

自然病史与预后

- 本病多隐匿起病，病程进展缓慢
- 神经系统症状及肝症状多为首发症状，其次为骨关节及肾损害症状
- 早期诊断、及早治疗有望治愈；若不及早积极治疗，病情多数进展，最后因肝衰竭或并发感染而死亡

治疗

- 治疗原则　早期治疗；长期治疗；药物治疗；对症治疗；减少食物中的铜摄取
  - 驱铜治疗　常用药物为青霉胺，小量开始，对青霉素过敏慎用
  - 阻止肠道对铜的重吸收和促进肠道排铜：一般采用锌剂，如硫酸锌
  - 饮食疗法　低铜饮食，限食坚果类及动物内脏等
  - 外科治疗　脾切除、肝移植

【影像表现】

CT 表现

- 脑内改变主要为对称性低密度影，最常见于基底节区，尤其是壳核及苍白球，其次为尾状核头部、丘脑、脑干及小脑齿状核等
- 晚期多有脑萎缩的表现。皮质的弥漫性萎缩，好发于额叶、顶叶，表现为脑沟、脑裂的增宽；基底节、小脑的萎缩分别表现为侧脑室及第四脑室的扩大

MRI 表现

- T2 加权像
  - 较 CT 敏感，典型者表现为双侧对称的高

信号

- 病变最常分布于基底节区（壳核、苍白球），其次为丘脑、脑干、小脑齿状核等
- 在壳核的边缘有时可见线样更高信号
- 少数病例可为低信号，主要发生在基底节区，可能与铜沉积引起的顺磁性增加有关
- 晚期可见脑萎缩改变

- T1 加权像
  - 受累区域多呈低信号，不如 T2 加权像敏感
  - 苍白球区可呈高信号，此时患者多伴肝衰竭
- DWI
  - 多数病灶 DWI 上无明显高信号
  - 病灶区 ADC 值多升高，有文献表明壳核区的 ADC 值升高的程度和临床病情是有一定相关性的
- T1 增强
  - 病变区均无明显强化
- MRS
  - 受累区域可见 NAA/Cr、NAA/Cho 的比值减低，Cho/Cr 的比值升高

推荐影像学检查

- MRI 是最有价值的检查手段
- 影像表现与病情及治疗效果可无明显联系

【鉴别诊断】

- 亚急性坏死性脑病（Leigh 病）
  - 2 ～ 6 岁起病，病情进展较快
  - 实验室检查：血液及脑脊液乳酸水平升高，细胞色素 C 氧化酶活性降低
  - 起病早期，病变边缘欠清，可轻度强化，随着病情进展，病变边缘变清
- 婴幼儿维生素 B_1 缺乏性脑病
  - 多见于婴幼儿，是可逆的，随着维生素 B_1 的补充可恢复正常
  - 实验室检查：血液及脑脊液丙酮酸水平可升高
- 一氧化碳中毒
  - 有明确的中毒病史
  - 可伴广泛白质受累，以额叶为著

诊断与鉴别诊断精要

- 肝病史或肝病症状 / 锥体外系症状
- 血清铜蓝蛋白降低或铜氧化酶吸光度降低
- 角膜 K-F 环
- 阳性家族史等

典型病例

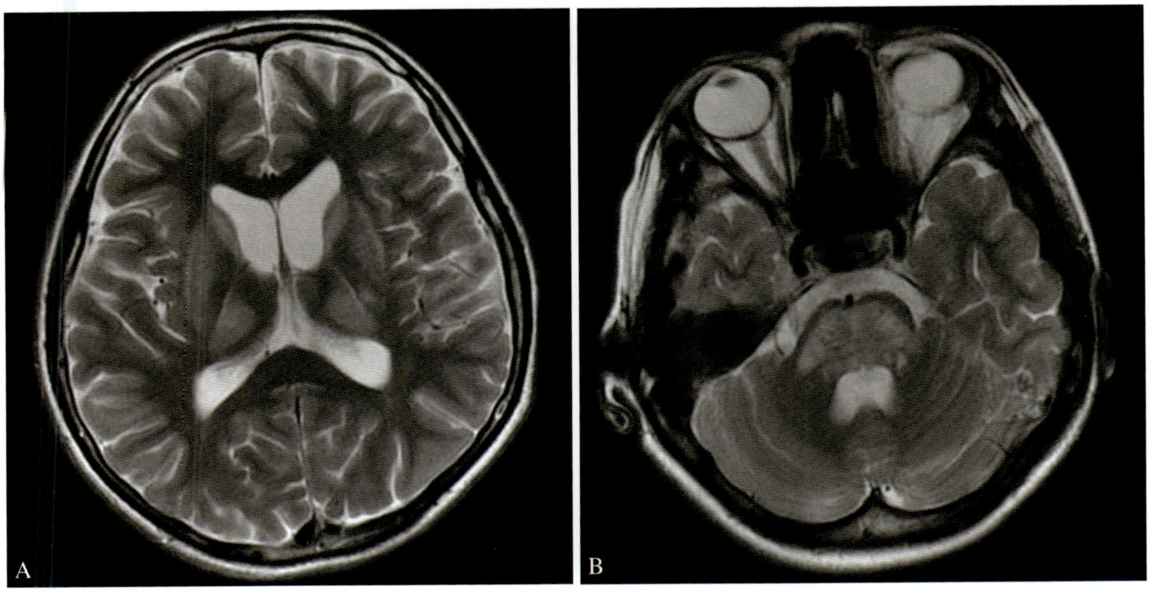

图 6-4-1　肝豆状核变性

女性，14 岁。主诉：行走困难，双下肢不自主运动，角膜可见 K-F 环。A. 横轴位 T2WI 显示双侧尾状核头部、壳核、丘脑可见片状长 T2 信号，对称性分布；B. 横轴位 T2WI 显示脑干对称性长 T2 信号

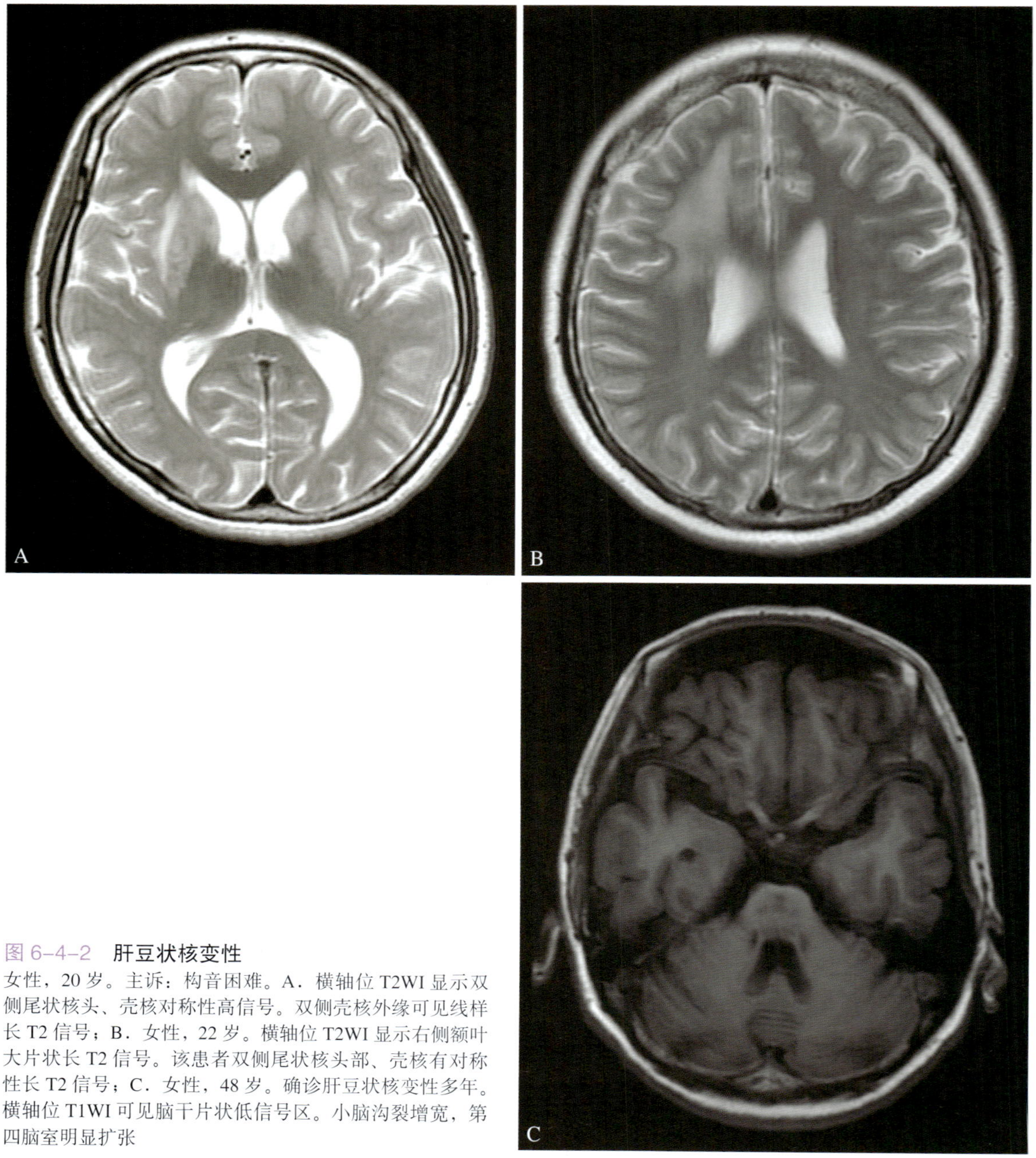

图 6-4-2 肝豆状核变性

女性，20 岁。主诉：构音困难。A．横轴位 T2WI 显示双侧尾状核头、壳核对称性高信号。双侧壳核外缘可见线样长 T2 信号；B．女性，22 岁。横轴位 T2WI 显示右侧额叶大片状长 T2 信号。该患者双侧尾状核头部、壳核有对称性长 T2 信号；C．女性，48 岁。确诊肝豆状核变性多年。横轴位 T1WI 可见脑干片状低信号区。小脑沟裂增宽，第四脑室明显扩张

重点推荐文献

[1] Algin O，Taskapilioglu O，Hakyemez B，et al. Structural and neurochemical evaluation of the brain and pons in patients with Wilson's disease. Jpn J Radiol，2010，28（9）：663-671.

[2] Hegde AN，Mohan S，Lath N，Lim CC. Differential diagnosis for bilateral abnormalities of the basal ganglia and thalamus. Radiographics，2011，31（1）：5-30.

[3] Bai X，Wang G，Wu L，et al，Deep gray nuclei susceptibility-Weighted imaging filtered phase shift in patients with Wilson's Disease，Pediatr Res，2014，75（3）：436-442.

第 5 节　线粒体脑病

【概念与概述】

- 细胞核和线粒体 DNA 的突变影响线粒体功能，可以累及所有主要器官、系统，造成一系列临床表现
- 中枢神经系统是继周围神经系统之后，在线粒体疾病中最易受累的系统，可以和其他器官系统受累同时存在，可见于综合征性和非综合征性的线粒体疾病。神经系统表现多样，几乎可以累及所有神经系统功能
- 由于临床表现多样，常没有特异性，疾病进展过程复杂多变，确定诊断困难
- 当一系列临床表现提示线粒体疾病，神经影像学可能具有提示意义

【病理与病因】

病因

- 线粒体的主要功能是通过三磷腺苷（ATP）的形式为细胞提供能量，对维持细胞的正常功能有着非常重要的作用。这一过程又称为氧化磷酸化，通过电子传递链（electron transport chain，ETC）实现。ETC 的成分由细胞核和线粒体 DNA 基因编码产生，ETC 表达异常可引起各主要器官、系统广泛异常
- 线粒体疾病的临床表现多样，同样的表现型可能是由于不同的线粒体 DNA 或细胞核 DNA 突变，或其他后天异常，如卒中样发作可以是由于线粒体 POLG 基因突变，也可是线粒体 DNA m. 3243 A > T 突变引起的。同样的，相同的基因突变可能产生不同的表现型。这是由于线粒体基因独特的特性（阈值效应、异质性、不同组织能量需求不同），再加上环境因素造成的
- 线粒体是多倍体，含 2 ~ 10 倍线粒体 DNA，每个细胞有数百个线粒体。正常人细胞中所有的线粒体 DNA 都是同样的。线粒体 DNA 没有任何修复机制或组蛋白保护，线粒体 DNA 突变率 10 倍高于细胞核 DNA，在减数分裂中又没有重组，常造成同一细胞内正常和突变的线粒体 DNA 并存，称为异质性
- 细胞在有丝分裂时，线粒体 DNA 随机分布到子细胞中，异质性因此而越发明显，造成不同细胞异常线粒体 DNA 负荷不同，如果变异的线粒体 DNA 超过一定数量，突变的效果不能由正常的线粒体 DNA 代偿，会表现为相应的器官系统受累的表现，为阈值效应
- 临床表现与异质性、阈值效应有关，异质性、阈值效应造成了不同的临床表现
- 另外组织对能量的需求，外界因素，包括发热、感染、压力、药物等也可影响临床表现和病情进展。主要依赖线粒体能量供应的器官，如眼、耳、中枢神经系统、心脏等，更容易受累

病理

- 坏死，皮层神经元缺失，反应性星形细胞胶质增生，星形细胞包涵体，脱髓鞘、海绵样变、内皮增生，毛细血管增生，毛细血管周围空腔形成
- 免疫组化显示呼吸链复合物活性减低
- 电镜显示怪异、增大的线粒体和细胞水肿，髓鞘和神经纤维破坏

【临床表现】

表现

- 线粒体疾病常累及周围神经系统、中枢神经系统、内分泌腺、心脏、耳、眼、胃肠道、肝、肾、骨髓、皮肤，可以多器官系统受累，有不同的组合方式
- 中枢神经系统表现多样，几乎可影响所有中枢神经系统功能
    - 神经精神症状：意识障碍、注意力、定向力、推理、幻觉、人格改变。意识障碍、发育迟滞、精神运动功能退化常见于 Leigh 综合征，精神病样发作和人格改变可见于线粒体肌脑病伴乳酸酸中毒及卒中样发作（mitochondrial myopathy，encephalopathy，lactic acidosis，and stroke-like episode，MELAS）
    - 卒中样发作：是 MELAS 的特征，常累及颞顶枕叶，表现为肢体力弱、语言障碍、同向性偏盲，偏侧感觉障碍、偏头痛和癫痫
    - 偏头痛：常见于 MELAS，也见于其他类型，包括 Leigh 综合征

- 癫痫：常见于MELAS、肌阵挛样癫痫伴破碎红纤维（MERRF）、Leigh综合征等
- 运动障碍：帕金森样症状、舞蹈症、肌张力障碍。常由于基底节变性，最常见于Leigh综合征
- 锥体束征、强直、反射亢进
- 共济失调：常见于MELAS、MERRF、Leigh综合征等
- 垂体功能减低：MELAS的突出特征
- 构音障碍、吞咽障碍、眼球震颤

自然病史与预后

- 不同类型的线粒体疾病进程速度不一
- 可能快速进展，造成明显系统功能障碍，甚至死亡；也可缓慢进展；也可能在相当一段时间内病情平衡，但突然迅速恶化

治疗

- 没有针对病因的治疗，主要是对症治疗，缓解症状
- 治疗癫痫、头痛、酸中毒、意识障碍、强直、锥体外系症状和抑郁
- 有一些药物可能对呼吸链有毒性作用，应尽量避免使用，如丙戊酸钠、卡马西平、类固醇激素、阿司匹林、麻醉剂等。避免应用这些药物可能较应用常规药物更能使患者获益

【影像表现】

线粒体脑病的影像学表现可以是正常的，大多数为非特异表现，但有时也可见相对特征性表现，对临床诊断、区分不同类型线粒体脑病有提示意义

CT表现

- 不如MRI敏感，但对钙化的显示优于MRI
- 可能见到单侧或双侧基底节钙化
- 可能显示幕上或小脑弥漫或局限萎缩
- 局限或弥漫白质低密度
- 基底节、丘脑、脑干低密度
- 反复脑内血肿
- 先天发育异常，如多小脑回和结节性硬化

MR表现

- 脑萎缩
  - 儿童和成年人中是常见表现
  - 小脑萎缩常见，可能是许多患者最初的神经影像学表现。如在Alpers综合征中，可见明显小脑和枕叶皮层萎缩
- 深部灰质核团异常信号
  - 基底节受累是常见表现，如MELAS、Leigh综合征。局限、双侧、对称基底节异常信号和中脑导水管周围灰质异常信号是Leigh综合征的典型表现
  - 不同类型可累及不同区域，如一些类型中常见壳核受累，一些可能苍白球受累明显，但另一些黑质和延髓受累明显，而基底节相对不受累
- 白质异常信号
  - 可表现为点状或广泛融合病灶，比较特征的是囊样改变
  - 一些类型的线粒体疾病仅表现为明显的白质脑病，如线粒体神经胃肠脑病，蛋白质异常也不能除外其他类型，如MELAS患者也可表现为弥漫白质改变
  - 对于出生前后起病的患者，髓鞘形成延迟是常见表现，但随着髓鞘逐渐形成，影像学表现可正常化
  - 广泛白质改变伴有基底节病变，高度提示是线粒体疾病
- MRS

可有助于诊断和疗效随访，比如治疗后可见乳酸和NAA峰的变化

  - 1H MRS
    - 乳酸升高，NAA降低
    - 这种改变最常见于小脑，灰质、白质、基底节也可见到
    - 不同类型、病程的不同阶段、体素位置不同可影响乳酸水平检出，可能不能显示乳酸升高
  - 31P MRS
    - 脑和肌肉中明显磷酸肌酸降低

推荐影像学检查

- MRI和MRS是有力的支持诊断证据，但MRI本身敏感性和特异性均不高
- 影像学异常和分布方式有时可支持诊断和帮助区分不同类型

【鉴别诊断】

- 双侧基底节异常信号
  - 缺血、缺氧、其他代谢性疾病、感染、中毒均可导致基底节异常信号
  - 需要结合病史、实验室检查、其他影像学异常。在排除缺氧、缺血、感染情况下，

深部灰质核团对称受累高度怀疑是线粒体疾病

- 乳酸升高，NAA 降低
  - 卒中、癫痫也可见相似的 MRS 改变，结合病史和实验室、影像学检查

【MELAS】

线粒体肌脑病伴乳酸酸中毒和卒中样发作是最常见的脑肌病类型

- 临床表现
  - 典型症状是卒中样发作，缓慢进展。在卒中样发作前常出现偏头痛伴恶心、呕吐。伴有记忆力下降、偏瘫、同向性偏盲、皮层盲、难治性癫痫、矮小、肌力差、运动不耐受、耳聋、糖尿病和缓慢进展痴呆
  - 大部分患者 40 岁前发病
- 病因
  - 80% 由于线粒体 DNA m.3243 A > G 突变，还有其他线粒体和细胞核 DNA 突变可引起 MELAS
- 影像学表现
  - 卒中样病灶
    - 主要分布于颞顶枕叶，主要累及灰质，可灰白质同时受累，不符合血管分布区。非常少见的情况下，分水岭区受累
    - 通常起自颞叶，局限病灶，约 1/3 患者在几周内逐渐进展至累及周围的顶和枕叶
    - T2WI 上呈高信号，T1WI 上呈低信号，FLAIR 像显示更加清晰
    - DWI 呈高信号，较常规序列敏感。ADC 通常升高，但也有急性、亚急性期 ADC 值降低的报道
    - 急性发作后病灶逐渐吸收减小，局部出现脑萎缩，局部皮层可出现 T1 高信号，符合皮层层状坏死表现
  - 基底节病灶
    - 通常双侧、对称，一些患者可仅见基底节受累
    - CT 上有时可见单侧或双侧基底节钙化
    - T2WI 上高信号
  - 一些患者还可见脑干或小脑受累
  - 偶可见白质改变
    - 主要累及侧脑室旁和半卵圆中心，也可见胼胝体受累
    - T2WI 上高信号
    - DWI 有时可见高信号，ADC 值减低，提示细胞毒性水肿
  - 其他如小脑萎缩；先天发育异常，如多小脑回
  - MRS 可显示乳酸升高，可见于病灶区，也可见于正常表现脑区。可早于 DWI 异常表现。可对治疗进行随访

【Leigh 综合征】

又称为亚急性坏死性脑肌病。常累及婴幼儿、儿童，也可见于成人。根据起病时间分为婴幼儿型和青少年型。婴幼儿型 2 岁前起病，青少年型在儿童和青年起病，相对少见

- 病因
  - 多种基因突变可致 Leigh 综合征。可以由线粒体 DNA 或细胞核 DNA 异常引起，疾病严重程度与突变位置和异质性有关。m. 8993 T > C 突变通常疾病进展较缓和，最初表现为周围神经病和色素视网膜炎，基底节受累。而 NDUFS4 突变表现为明显脑干受累，SURF-1 突变基底节受累也较少
- 临床表现
  - 婴幼儿型常见肌张力低下、喂养困难、精神运动发育迟滞、共济失调、锥体束征、运动障碍和脑干症状，如眼肌麻痹和呼吸困难。癫痫、周围神经病不常见
  - 青少年型通常表现为明显锥体外系症状，如肌张力障碍、强直，缓慢进展
  - 少见的情况下可仅累及脊髓，表现为发育迟滞、吞咽困难、呕吐、强直、脑干功能异常、肌张力障碍、眼球运动障碍、眼球麻痹和多器官受累表现
- 影像表现

  局限、双侧、对称基底节异常信号和中脑导水管周围灰质异常信号是 Leigh 综合征的典型表现
  - 深部灰质核团：包括豆状核、尾状核，及丘脑、红核、齿状核，及黑质
  - 脑干、小脑受累常见，中脑导水管周围灰质、背盖等
  - 通常不累及白质，但也可见白质广泛胶质增生和囊性变，一少部分患者可见幕上弥漫白质改变，累及脑叶深部白质，进展为从后向前，累及半卵圆中心和胼胝体后部

- 偶可见脊髓受累，及颈髓，及后索，也可累及前角细胞
- 广泛脑萎缩
- MRS 常见持续乳酸水平升高，对于病灶区还是脑脊液中更容易检出乳酸水平增高，以往的报道有争议
- 影像学异常程度和进展与临床病情进展、发病年龄无关
- MRI 表现可提示基础基因异常
  - SURF-1 突变异常位于脑干、丘脑底核，也可能有小脑受累，几乎没有基底节异常
  - 其他原因的可见基底节、丘脑、脑干受累，也可见幕上弥漫白质改变

诊断与鉴别诊断精要

临床诊断困难

- 临床表现多样、不特异
- 实验室检查包括外周血乳酸、丙酮酸、内分泌激素水平、乳酸运动实验，脑脊液乳酸、蛋白、细胞。根据不同类型、病程进展的不同阶段，实验室检查可能有不同的结果，敏感性、特异性均不高
- 组织病理学检查，如肌肉活检，当累及骨骼肌时可出现破碎红纤维
- 基因和酶学检查，酶学检查是检测活检组织中电子传递链的5种主要复合物，可以证实线粒体异常。但是这种检查仍然有局限性，因为组织选择非常重要，一种组织类型（如肌肉）中酶的水平正常并不代表其他组织（如肝）中酶学水平正常
- 对于线粒体疾病的诊断没有单一的确诊方法，对于怀疑线粒体疾病的患者通常需要多种检查手段、多次检查，需要结合临床、生化、组织学、形态学方法

典型病例

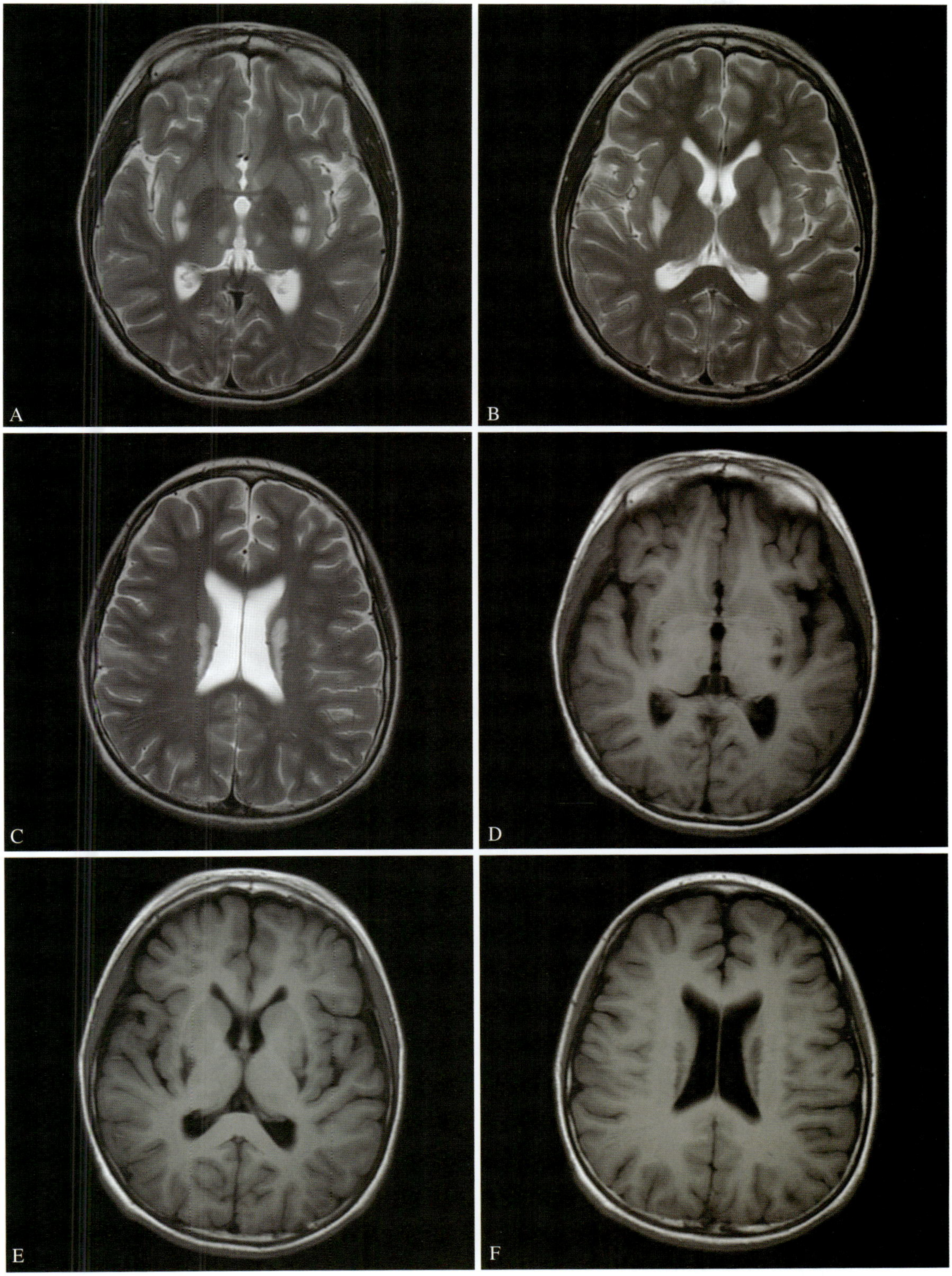

图 6-5-1　线粒体脑病

A，B，C．轴位。T2WI 可见双侧丘脑、壳核、尾状核较对称异常高信号。相应区域在 T1WI（D，E，F）上呈低信号

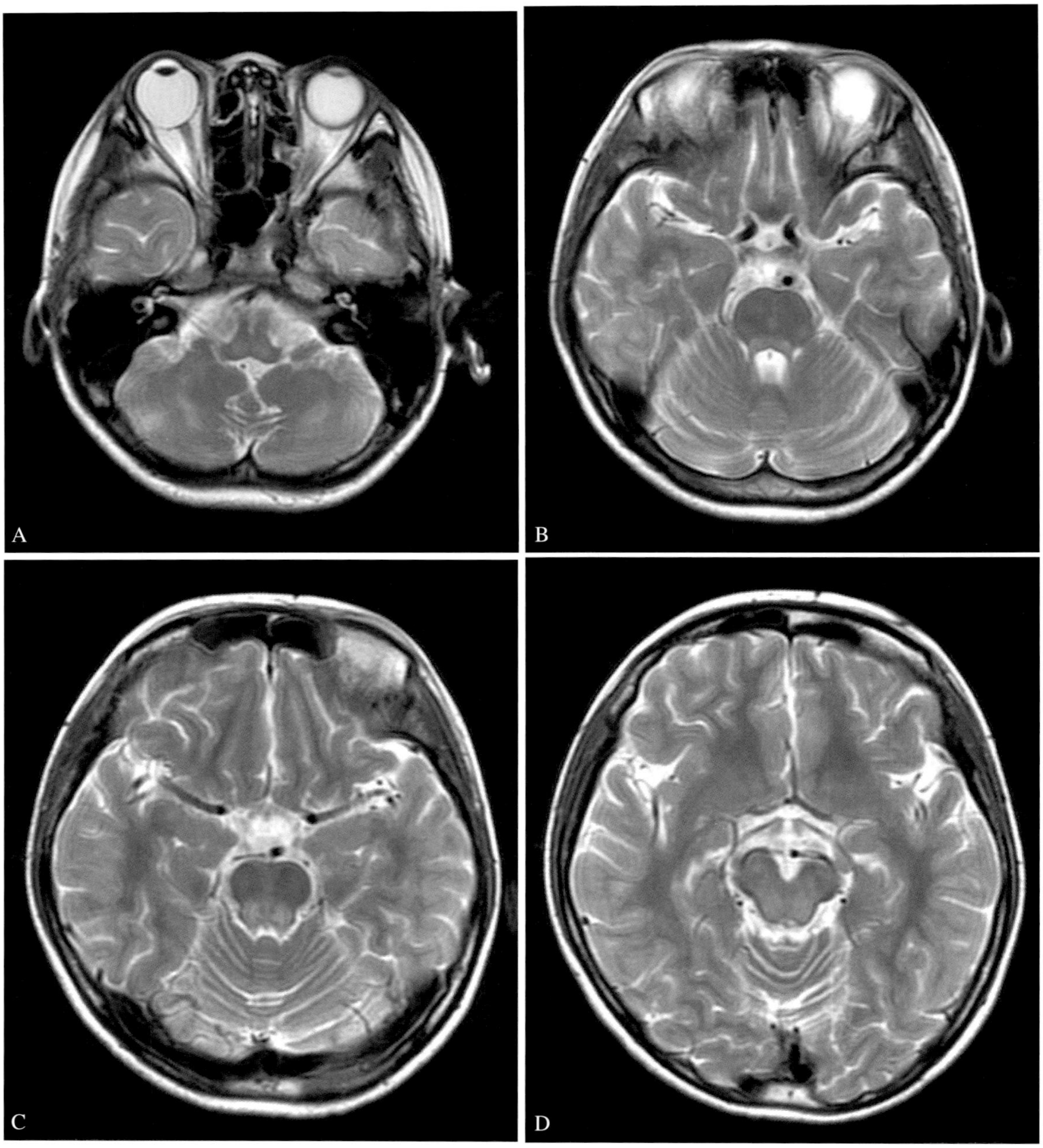

图 6-5-2 线粒体脑病（Leigh 综合征）
A. 轴位 T2WI 可见双侧小脑半球、延髓异常高信号；B．较高层面轴位 T2WI 可见脑桥被盖异常高信号；C．轴位 T2WI 可见中脑导水管周围异常信号；D．较高层面示中脑异常信号

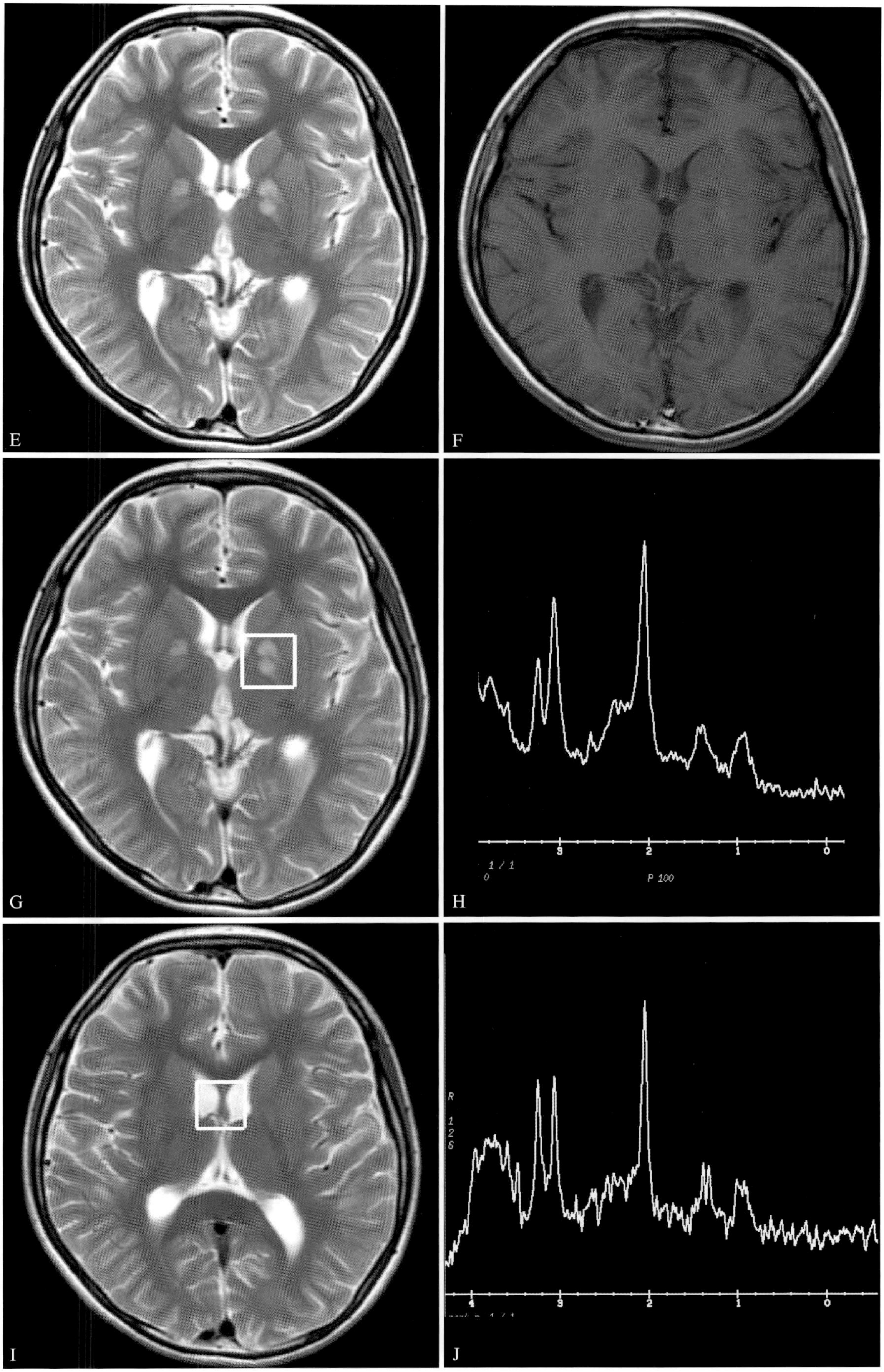

图 6-5-2 续　线粒体脑病（Leigh 综合征）

E．轴位 T2WI 可见双侧苍白球受累，相应区域在 T1WI(F）上呈稍低信号；G,H 苍白球异常信号区 MRS 可见乳酸峰升高；I，J. 脑脊液区 MRS 可见升高的乳酸峰

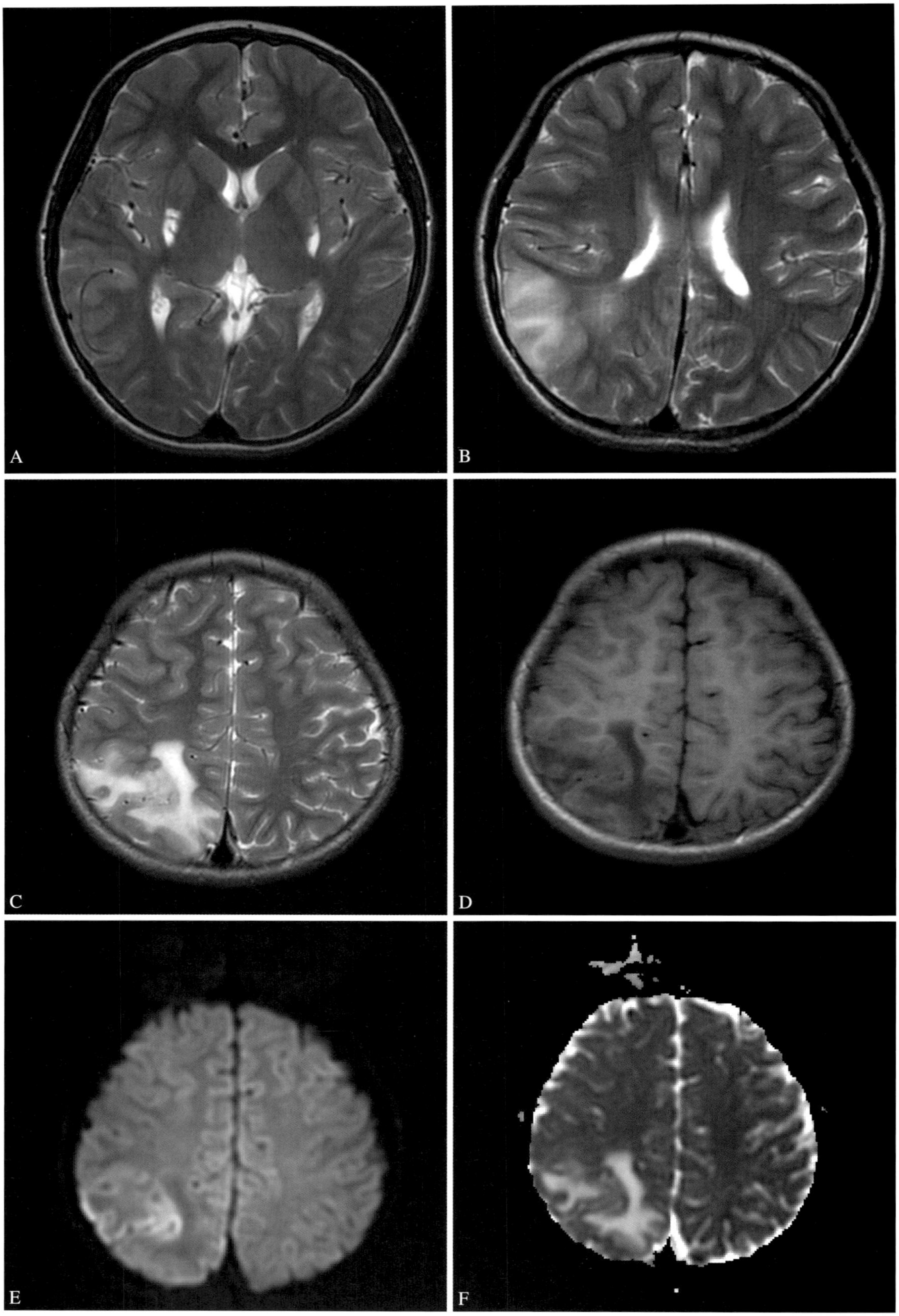

图 6-5-3 线粒体脑病（MELAS）

A. 轴位 T2WI 可见双侧壳核异常高信号；B，C. 右侧颞顶叶可见卒中样病灶，累及灰白质，不符合血管分布区；D. 该病灶在 T1WI 上呈低信号；E．DWI 上皮层下白质呈稍低信号；F. ADC 值明显升高，符合血管源性水肿表现。DWI 上可见部分皮层呈高信号，ADC 值未见明显降低（待续）

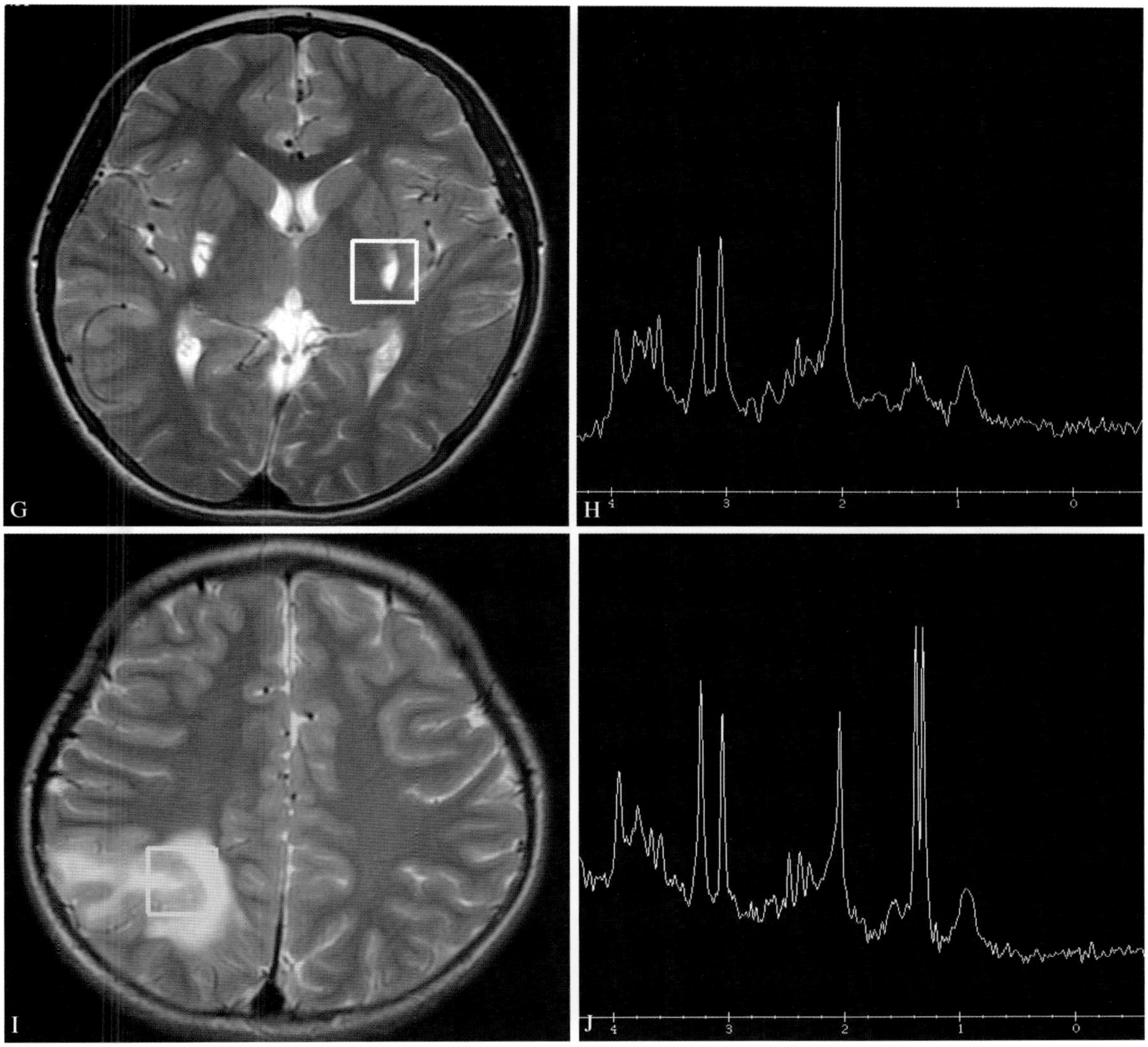

图 6-5-3 续　**线粒体脑病（MELAS）**
G，H. 壳核异常信号区 MRS 未能显示明显乳酸峰升高，而卒中样病灶（I，J）区可见明显升高的乳酸峰

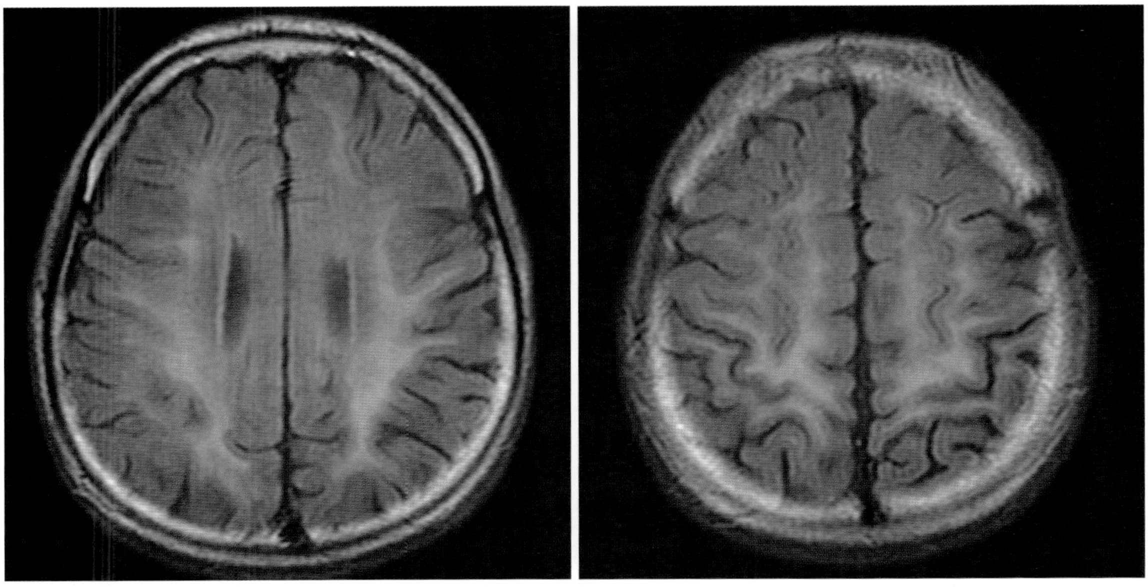

图 6-5-4　**线粒体脑病（KSS 综合征）**
A，B.　轴位 FLAIR 像可见双侧对称广泛的白质异常信号

重点推荐文献

[1] Friedman SD, Shaw DW, Ishak G, et al. The use of neuroimaging in the diagnosis of mitochondrial disease. Dev Disabil Res Rev, 2010, 16 (2): 129-135.
[2] Saneto RP, Friedman SD, Shaw DW. Neuroimaging of mitochondrial disease. Mitochondrion, 2008, 8 (5-6): 396-413.
[3] Finsterer J. Central nervous system manifestations of mitochondrial disorders. Acta Neurol Scand, 2006, 114(4): 217-238.

第 6 节 渗透性脱髓鞘综合征

【概念与概述】

- 过去称为脑桥中央髓鞘溶解和脑桥外髓鞘溶解
- 具体发病机制尚不明确，但常发生于营养不良或明显的电解质紊乱患者，认为与血液渗透压快速变化有关
- 发生于脑桥中央和脑桥外结构的髓鞘脱失

【病理与病因】

病因

- 具体发病机制尚不明确，多认为是由于细胞外液渗透压快速变化，从而造成血脑屏障破坏和细胞体积变化
- 低钠血症或低渗透压血症时，会造成细胞水肿和颅内压升高，细胞水肿以胶质细胞明显，而神经元变化不明显
- 24 ～ 48 小时后，脑组织通过调节机制，胶质细胞排出溶质和水，使得体积减小，这一过程是耗能的。排出的溶质包括无机盐和有机物，有机物包括甘氨酸、肌酸、肌醇等。通过这一过程，细胞间隙、细胞内均处于低渗状态，细胞体积恢复正常
- 当血浆渗透压快速变化时，细胞将进行相反的过程，包括增加细胞内无机盐成分和增加有机物合成。这一过程有可能造成 ATP 耗竭。酒精中毒和营养不良患者细胞的反应能力下降，可能是这些患者更容易发生本病的原因
- 在快速纠正血浆渗透压时，细胞内水分快速流出至组织间液来平衡细胞内外的渗透压差别，胶质细胞收缩可能造成轴突的剪切性损伤。而且细胞内外的渗透压差可能造成细胞损伤，诱发细胞凋亡和紧密连接的破坏，也就造成了血脑屏障的破坏，这样补体、细胞因子和其他炎性介质可以进入中枢神经系统，直接造成脱髓鞘和少突胶质细胞的损伤

病理

- 髓鞘脱失严重，神经元与轴突相对完整，界限清楚
- 无炎性反应
- 慢性病变可有胶质增生

【临床表现】

表现

- 主要见于容易发生低钠血症或快速纠正低钠血症的患者，如酗酒者、抗利尿激素分泌不当综合征、烧伤等。其他如肝移植患者、糖尿病酮症、高血氨症等
- 癫痫、意识障碍
- 快速进展的下肢瘫或四肢瘫，伴有构音障碍、吞咽困难等假性球麻痹症状
- 还包括许多其他临床表现，如运动功能障碍：共济失调、帕金森样症状等
- 临床症状一般是在快速纠正渗透压后数天出现

疾病人群分布和流行病学

- 是一种少见疾病，流行病学研究非常少，很难确定其发病率
- 一般人群的尸检中患病率为 0.25% ～ 0.5%，绝大部分生前没有相应临床表现
- 在有危险因素的人群中，患病率较高，如酗酒者和肝移植患者，对肝移植患者的尸检研究报道患病率约 10%

自然病史与预后

- 预后差
  - 有报道 3 个月的死亡率可达 50% ～ 90%
  - 至少有 25% 的患者遗留有严重的神经系统后遗症，如瘫痪、严重的共济失调等

治疗

- 谨慎纠正低钠血症，推荐速度：每 24 小时小于 10 ～ 12 mEq/L 和 48 小时小于 18 mEq/L，

对于有危险因素患者还要更慢一些
- 对于该病的临床药物治疗效果没有预防措施那么明确
- 人为造成低钠血症可能有疗效，另外类固醇激素、血浆置换可能有效

【影像表现】

病变约 50% 仅见脑桥病灶，30% 同时累及脑桥及脑桥外区域，20% 仅发生于脑桥外区域。脑桥外常见区域包括：双侧丘脑、基底节区、桥臂、皮层下白质及胼胝体

脑桥

- CT
  - 疾病早期不敏感，而且因颅骨伪影，对脑桥病灶显示欠清
- MRI
  - T2WI
    - 高信号
    - 位于脑桥基底部中央区，边缘部分至少可见一薄层脑组织不受累，锥体束一般不受累，横断面图像上病灶形态为圆形或蝴蝶形，中脑及脑桥最小部常不受累
    - 占位效应不明显
  - T1WI
    - 均匀低信号
  - T1 增强
    - 一般无强化，但也可出现强化

脑桥外病灶

- CT
  - 疾病早期不敏感，发病数日后可见低密度区
- MRI
  - T2WI
    - 常见位于丘脑、基底节、皮层下白质、胼胝体等
    - 双侧、对称高信号
  - T1WI
    - 均匀低信号
  - T1 增强
    - 一般无强化，但也可出现强化

推荐影像学检查

- MRI 较 CT 敏感

【鉴别诊断】

- 脑桥胶质瘤
  - 胶质瘤多位于脑干中部，范围常超出脑桥并累及中脑和延髓，占位效应明显
- 脑干梗死
  - 常位于脑干的一侧，不跨越中线
- 白质脱髓鞘疾病
  - 临床表现、实验室检查
  - 脱髓鞘疾病的一些影像学特征：Dawson 指、马蹄形强化等
- 其他累及基底节的代谢性疾病，如肝豆状核变性、Leigh 综合征等
  - 除基底节外，其他部位受累的表现，如 Leigh 综合征中常见中脑导水管周围灰质受累
  - 临床表现、实验室检查

诊断与鉴别诊断精要

- 临床背景　酗酒、电解质紊乱、营养不良、肝移植等危险因素
- 突然出现的神经系统症状
- 相应的影像学表现

典型病例

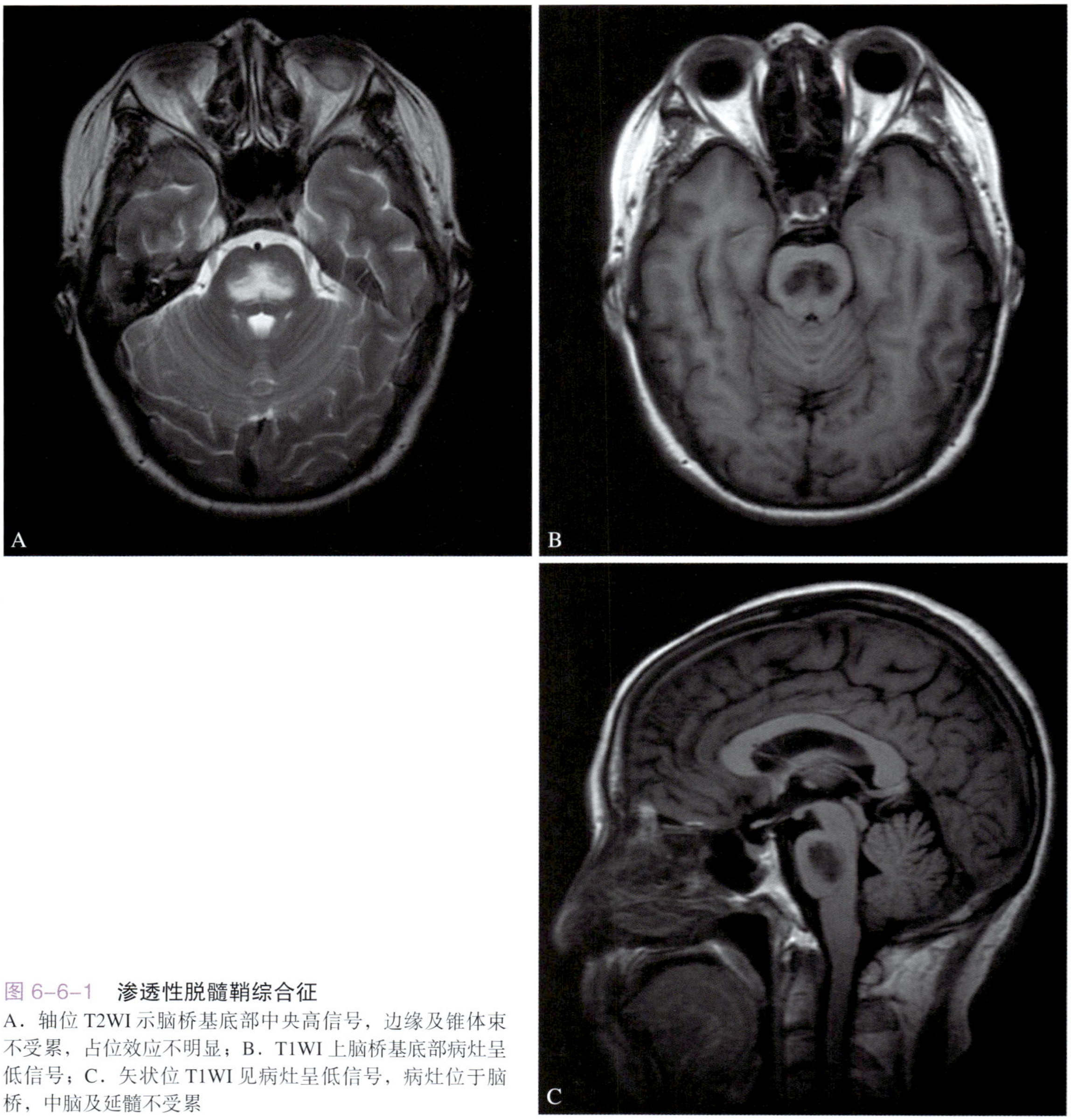

图 6-6-1 **渗透性脱髓鞘综合征**

A. 轴位 T2WI 示脑桥基底部中央高信号，边缘及锥体束不受累，占位效应不明显；B. T1WI 上脑桥基底部病灶呈低信号；C. 矢状位 T1WI 见病灶呈低信号，病灶位于脑桥，中脑及延髓不受累

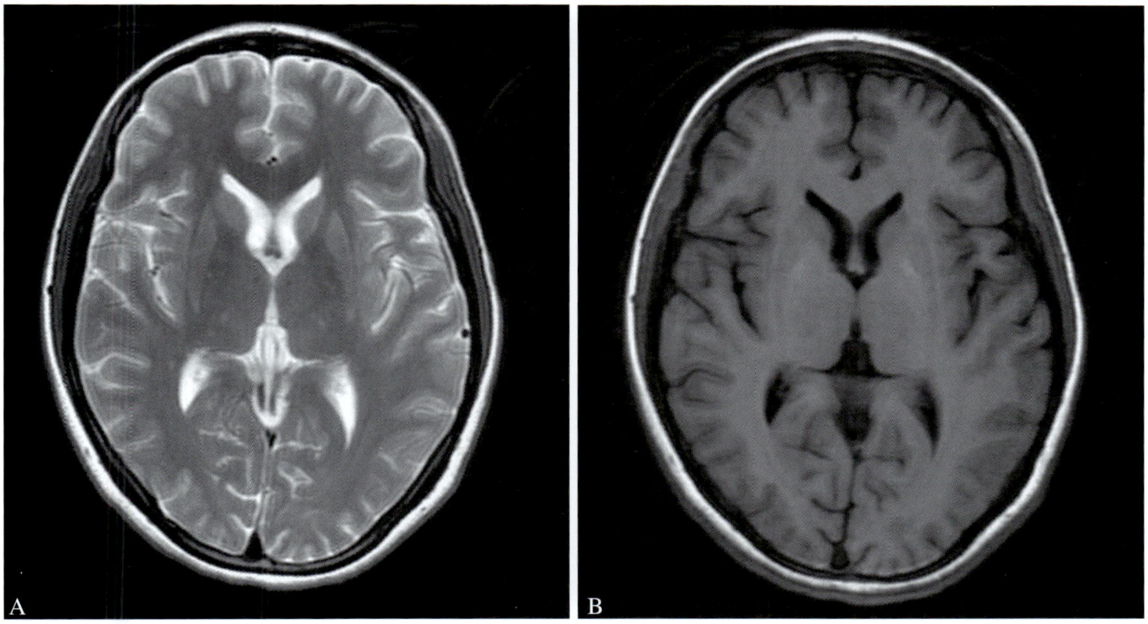

图 6-6-2 渗透性脱髓鞘综合征

A. 轴位 T2WI 显示双侧基底节、丘脑对称高信号，占位效应不明显；B．T1WI 上相应区域呈稍低信号

重点推荐文献

[1] King JD，Rosner MH. Osmotic demyelination syndrome. Am J Med Sci，2010，339（6）：561-567.

[2] Kumar S，Fowler M，Gonzalez-Toledo E，et al. Central pontine myelinolysis，an update. Neurol Res，2006，28（3）：360-366.

[3] Martin RJ. Central pontine and extrapontine myelinolysis：the osmotic demyelination syndromes. J Neurol Neurosurg Psychiatry，2004，75 Suppl 3：iii22-8.

第 7 节 酒精中毒性脑病

【概念与概述】

- 乙醇造成的急性、亚急性或慢性中枢神经系统毒性反应
- 可分为乙醇的直接和间接毒性作用。乙醇的直接神经毒性，造成皮层、小脑变性，多神经病；间接毒性作用，包括外伤、营养不良

【病理与病因】

病因

- 酒精在胃和小肠吸收入血，在肝降解约 90%
- 酒精很容易通过血脑屏障，造成直接和间接神经毒性，通常二者同时起作用
- 酒精直接神经毒性的机制并不十分明确，通常认为通过神经递质和受体、电解质水平异常起作用，如同型巯乙胺酸降解异常，造成 N- 甲 - 基 D- 天门冬氨酸（NMDA）受体功能上调，细胞对谷氨酸盐的兴奋性和细胞毒性的敏感性增加；而且，乙醛和其他脂类过氧化物代谢物可与脑组织结合，启动免疫介导反应，造成神经元和白质损伤。NMDA 受体还有抑制细胞膜离子通道的功能，造成细胞内钠和氯水平的降低和脑组织体积缩小。长期饮酒还会造成神经营养因子水平降低，从而引起神经突触连接功能异常和细胞凋亡。额上回和海马区还可见胶质细胞内髓鞘蛋白编码基因表达下降，使得这些区域脑体积进一步缩小
- 间接毒性作用与肝硬化（肝性脑病、凝血功能异常）、胃肠道疾病（维生素摄取异常）有关
- 渗透压性髓鞘溶解通常出现在血清渗透压快速变化的情况下，典型的情况是快速纠正的低钠血症，相对少见的还有高氮血症、低钾血症、高血糖、酮症酸中毒，快速改变的渗透压造成血脑屏障破坏，高渗液体进入到细胞外间

隙。在长期酗酒患者中也可能与血钠水平无关，而是由于乙醇对于脑桥纤维的直接毒性作用造成的

- Marchiafava-Bignami 病的确切病因仍不清楚，可能与低劣红酒中的毒性物质和 B 族维生素缺乏有关
- 慢性肝性脑病是由于肝硬化患者的肝细胞功能衰竭和门体静脉分流造成的，氨、锰和硫醇在体内蓄积，造成脑组织内锰含量增加
- 慢性肝病还可以造成血小板功能障碍、凝血和抑制因子合成障碍、维生素 K 缺乏、纤溶亢进和弥散性血管内凝血等，从而引起凝血功能障碍。慢性肝病造成的凝血功能障碍较少引起自发性出血，但是由于乙醇使人的保护性反射不敏感，轻微的外伤或摔倒就可能引起致命的出血，以及较高的再出血危险

其他相关异常

- 可增加缺血性卒中危险性，尤其是壳核和大脑前动脉供血区
- Korsakoff 综合征

病理

- 大体病理
  - 脑萎缩，较广泛，脑叶以额叶为著，脑室、脑沟增宽，伴有脑膜增厚，白质体积明显减小
  - 胼胝体坏死、萎缩（Marchiafava-Bignami 病）
- 镜下
  - 神经元变性、脱髓鞘，神经元缺失。小脑 Purkinje 细胞、颗粒细胞脱失及分子层萎缩（酒精中毒性小脑变性）；大脑半球，尤其是在额叶上部和运动皮层，神经元树突减少，皮层结构破坏，胶质增生
  - 常伴有明显动脉硬化改变
  - Marchiafava-Bignami 病：胼胝体中心从脱髓鞘，至变性、坏死、囊变，偶尔可见出血，首先是体部，其次是膝部，偶尔可见压部受累，囊性变将胼胝体分成 3 层，也就是所说的“层状坏死”，是此病的特征。急性期，脱髓鞘伴有泡沫样巨噬细胞浸润，然后是神经元缺失，胼胝体变薄。其他白质纤维束，如前后联合、脑室旁白质、锥体束、外囊、半卵圆中心、小脑中脚也可能受累，也有壳核、大脑皮质受累的报道
  - 渗透压性髓鞘溶解：非炎性的髓鞘脱失，而神经细胞和轴突相对保存，主要发生在脑桥，脑桥的横行纤维最易受累，也可见于脑桥以外

【临床表现】

表现

- 慢性酒精中毒
  - 认知功能障碍，记忆力障碍
  - 多神经病
  - 小脑变性造成步态异常，眼震
- Wernicke-Korsakoff 综合征表现　见 Wernicke 脑病章节，记忆力障碍
- Marchiafava-Bignami 病　急性和亚急性期表现为突然发作的意识状态改变、认知障碍、癫痫、步态异常、构音障碍、共济失调、肌张力高、锥体束征等，症状可与 Wernicke 脑病重叠，难以鉴别；慢性期残留有认知功能障碍，失联络综合征和构音障碍
- 渗透压性髓鞘溶解　可表现为假性球麻痹、构音障碍、运动障碍、癫痫、四肢瘫、昏迷甚至死亡
- 肝性脑病　诱发因素包括膳食中蛋白含量高、便秘和胃肠道出血等，可表现为人格改变、焦虑、抑郁、运动不协调和扑翼样震颤，症状可逆，严重可出现昏迷和死亡

疾病人群分布和流行病学

- 酒精中毒引起的脑萎缩是剂量依赖性的，与人种和性别无关
- 美国酒精依赖的患者在男性中约占 6%，女性 2%，尸检显示在此人群中 8.2% 有酒精依赖相关疾病

自然病史与预后

- 患有酒精依赖相关疾病的患者寿命较正常人短大约 15 年
- 及时戒酒，脑萎缩的改变有可能是可逆的
- Wernicke 脑病早期及时治疗症状是可逆的，但如治疗不及时或不治疗，死亡率很高

治疗

- 戒酒、营养支持
- Wernicke 脑病早期、足量肌肉或静脉注射硫胺素

【影像表现】

- 酒精直接毒性作用　脑萎缩，尤以小脑明显，尤其是上蚓部；大脑半球改变以额叶为著。脑萎缩在戒酒后可以部分恢复
- Marchiafava-Bignami 病主要累及胼胝体及邻近白质
- 渗透压性髓鞘溶解　以累及脑桥中央为主，脑桥以外病灶较少见
- 肝功能异常　基底节 MRI 异常信号
- 还可以有 Wernicke 脑病表现、凝血功能障碍造成颅内出血等

CT 表现

- 广泛脑萎缩，小脑上蚓部明显，小脑沟裂、基底池增宽、四脑室增宽，幕上可见额叶、顶叶脑沟增宽，侧脑室额角、颞角增宽，晚期可见广泛脑体积减小

MR 表现

- T2 加权像
  - 脑体积减小，脑沟裂、基底池、脑室增宽，大脑半球改变以额叶、顶叶区为著，老年长期酗酒者额叶改变更明显
  - 非特异性的白质内多灶性的高信号
  - 渗透压性髓鞘溶解
    - 疾病初期可无异常表现，尤其是第一周
    - 急性期可见脑桥中央高信号，卵圆形或三角形，脑桥腹外侧和皮质脊髓束不受累，由于皮质脊髓束相对保存，异常信号可呈三叉戟状；偶尔可见基底节、丘脑、大脑脚、灰白质交界、小脑、脊髓对称高信号，脑桥外受累较少见
    - 慢性期可见脑桥残留异常高信号，以及由于 Wallerian 变性造成的小脑中脚高信号
  - Marchiafava-Bignami 病
    - 急性期：胼胝体高信号，通常没有占位效应，可能延伸到膝部和邻近白质，偶尔可见小脑中脚和大脑半球异常信号
    - 慢性期：囊性变，呈高信号，界限清楚，有时异常信号可完全消失
  - Wernicke 脑病表现：见 Wernicke 脑病章节
  - 血氨增高患者可由于星形细胞肿胀，造成轻微、广泛的脑水肿，FLAIR 像更明显
- T1 加权像
  - 对称性脑室扩张，脑沟增宽
  - 渗透压性髓鞘溶解：脑桥中央稍低信号
  - 肝功能异常时可见双侧对称的尾状核、苍白球、壳核、丘脑底核、顶盖、腺垂体、红核、黑质高信号
- DWI
  - 渗透压性髓鞘溶解：24 小时内可观察到弥散受限造成的高信号，异常信号的出现可早于其他常规序列
  - 可见 Wernicke 脑病表现：见 Wernicke 脑病章节
  - Marchiafava-Bignami 病：急性期可由于细胞毒性水肿呈现弥散受限
- DTI
  - 广泛白质束受损表现，包括胼胝体和半卵圆中心，表现为局部 FA 值降低
- MRS
  - 急性中毒时可见额叶、小脑半球 NAA/Cr 和 Cho/Cr 降低
  - 慢性期可见额叶、小脑、丘脑等区域 mI、Cho、Cr、NAA 下降和谷氨酸 / 谷氨酰胺峰增高，偶尔可见牛磺酸峰，mI/Cr 降低可见于亚临床肝性脑病患者
  - Marchiafava-Bignami 病：Cho/Cr 升高，可见乳酸峰
- T1 增强
  - 可见 Wernicke 脑病表现：见 Wernicke 脑病章节
  - 渗透压性髓鞘溶解：脑桥中央异常信号通常无异常强化，偶尔可见强化
  - Marchiafava-Bignami 病：急性期可见边缘强化

PET 表现

- 酒精依赖患者可见双侧内侧额叶葡萄糖代谢异常

SPECT 表现

- 长期酗酒患者广泛脑血流量下降，尤其是额叶

推荐影像学检查

- 平扫 MRI 以及 DWI

【鉴别诊断】

非酒精中毒性脑萎缩

- Alzheimer 病
  - 以海马、内侧颞叶萎缩为主
- 多系统萎缩（尤其是 C 型多系统萎缩）

- 脑桥体积缩小，而酒精中毒性脑病患者脑桥体积相对正常

胼胝体异常信号

- 梗死
  - 符合血管分布区，单独胼胝体体部受累少见
- 弥漫轴索损伤
  - 灰白质交界、胼胝体后部受累为著，常伴出血
- 脱髓鞘疾病（多发硬化、急性播散性脑脊髓炎）
- 肿瘤（淋巴瘤、胶质瘤及转移瘤）
- 占位效应，常有异常强化

脑桥异常信号

- 梗死
  - 通常是非对称性，不跨越中线
- 脱髓鞘疾病（多发硬化、急性播散性脑脊髓炎）
- 脑干胶质瘤
  - 常见于儿童及成年人，发生于脑桥常广泛受累，包括锥体束及脑桥腹外侧

基底节 T1 加权像高信号

- 锰中毒，长期肠外营养
  - 相应病史
- 基底节钙化
  - CT 上呈高密度，磁敏感加权像的相位图上呈高信号
- 神经纤维瘤病 I 型
  - 其他典型表现，包括白质和深部灰质核团的局灶异常信号，神经纤维瘤、视神经胶质瘤等

重点推荐文献

[1] Geibprasert S，Gallucci M，Krings T. Alcohol-induced changes in the brain as assessed by MRI and CT. Eur Radiol，2010，20：1492-1501.

[2] Spampinato MV，Castillo M，Rojas R，et al. Magnetic resonance imaging findings in substance abuse：alcohol and alcoholism and syndromes associated with alcohol abuse. Top Magn Reson Imaging，2005，16：223-230.

[3] Rosenbloom M，Sullivan EV，Pfefferbaum A. Using magnetic resonance imaging and diffusion tensor imaging to assess brain damage in alcoholics. Alcohol Res Health，2003，27：146-152.

典型病例

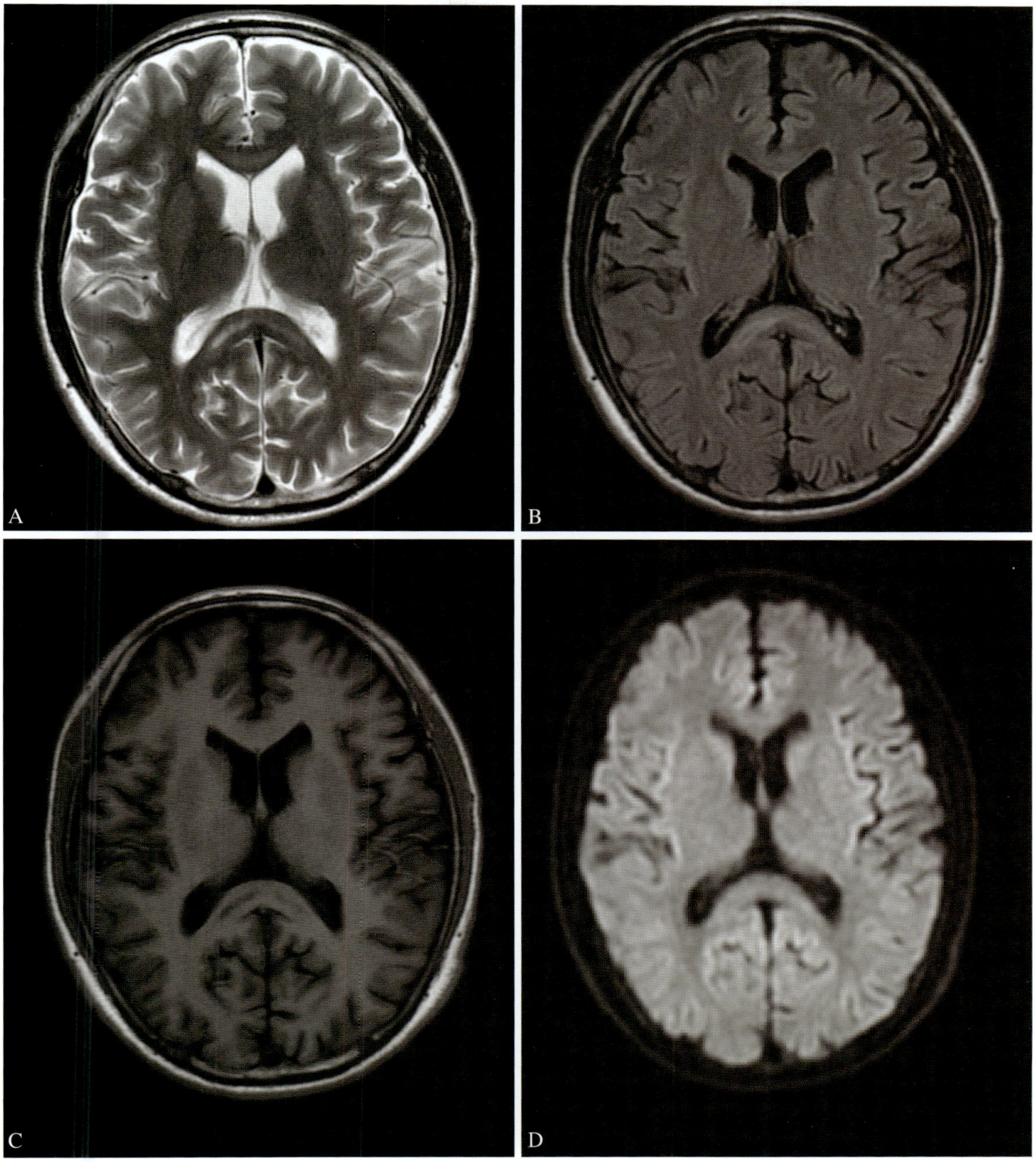

图 6-7-1 酒精中毒性脑病

A. 轴位 T2WI 上可见胼胝膝部及压部异常高信号；B. 轴位 FLAIR 像上病变显示更加清晰；C. 轴位 T1WI 显示为稍低信号；D，DWI 上信号改变不明显，ADC 值升高（待续）

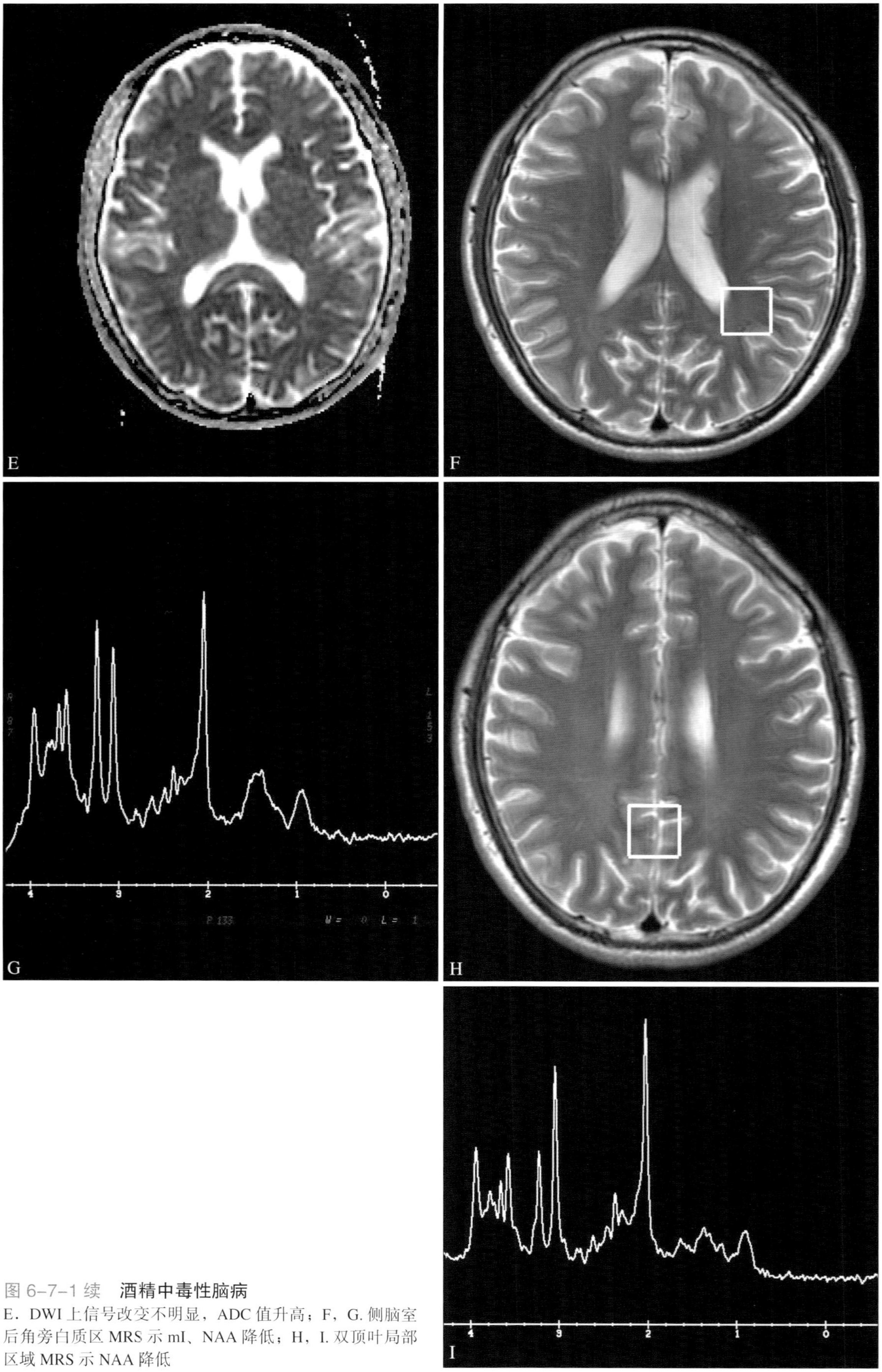

图 6-7-1 续 **酒精中毒性脑病**

E. DWI 上信号改变不明显，ADC 值升高；F，G. 侧脑室后角旁白质区 MRS 示 mI、NAA 降低；H，I. 双顶叶局部区域 MRS 示 NAA 降低

第 8 节　Wernicke 脑病

【概念与概述】

- 急性神经精神综合征
- 由维生素 B_1 缺乏导致，引起脑内代谢异常，常累及间脑和脑干的特定区域
- MRI 是最有价值的诊断手段
- 早期诊断、及时治疗可能逆转代谢异常

【病理与病因】

病因

- 维生素 B_1（硫胺素）缺乏
- 在发达国家，多与酗酒有关
- 胃肠道手术、反复呕吐和慢性腹泻、肿瘤、药物、饮食原因
- 高卡路里及高碳水化合物饮食、儿童、重病、妊娠及哺乳期机体对维生素 B_1 的需求量增加
- 维生素 B_1 在十二指肠吸收，经主动和被动转运通过血脑屏障进入脑组织，在神经元及胶质细胞内转化为硫胺素焦磷酸，参与碳水化合物和脂类代射，以及氨基酸和一些神经递质的合成。代谢异常会导致细胞膜两侧的渗透压差，造成细胞毒性水肿；硫胺素依赖酶的功能异常，也造成谷氨酸盐蓄积、细胞损伤。病理改变首先累及星形细胞，然后是神经元

病理

- 50% 患者可见典型的病理改变，包括淤血、针尖样出血。常选择性地累及维生素 B_1 含量和代谢高的脑区，如内侧丘脑、小脑上蚓部、导水管周围灰质、乳头体、脑桥被盖部、中脑网状结构、四叠体、大脑皮质等
- 病理表现与疾病的时期和严重程度有关。急性期表现为多发、小灶性的出血，可见海绵样变，没有巨噬细胞的间质浸润和毛细血管增生。慢性期疾病可见星形细胞肿胀、神经元缺失、水肿、有髓纤维数量减少和胶质增生

【临床表现】

表现

- 神经系统表现可以与心血管系统表现同时存在
- 机体内维生素 B_1 的储备能满足 18 天代谢的需要，健康人营养状态失衡持续 2 ~ 3 周可能发生 Wernicke 脑病；与胃肠道手术相关的，可发生在术后 2 ~ 8 个月
- 临床前期维生素 B_1 缺乏的表现不特异，Wernicke 脑病急性起病
- 常见症状　意识障碍、眼震和眼肌麻痹、站姿及步态不稳，称为三联征。意识状态改变最常见，大约见于 82% 的患者
- 仅有约 1/3 患者出现三联征中的所有症状，19% 患者在起病时无以上典型表现，可随疾病进展在病程中出现一个或多个典型症状

疾病人群分布和流行病学

- 可见于成年人、儿童，在发达国家主要见于酗酒者
- 成人尸检结果，发病率为 0.8% ~ 2.8%，儿童中的发病率与成人近似
- 男性与女性比例为 1.7 ： 1

自然病史与预后

- 死亡率约为 17%
- 在生存下来的患者中约 80% 发生 Korsakoff 综合征，典型表现为相对于其他认知功能，记忆障碍严重，尤其是工作记忆，而参考记忆缺失轻微

治疗

- 代谢改变在初期是可逆的，可以给予迅速足量的硫胺素治疗，静脉注射或肌肉注射
- 如果延误或不治疗可能导致特定脑区的结构上不可逆的改变，造成神经系统后遗症或死亡
- 酗酒患者治疗需要更大剂量的硫胺素，也有更大的可能性发生 Korsakoff 综合征

【影像表现】

CT 表现

- CT 的敏感性较低
- 急性期偶尔可见到内侧丘脑低密度，也有报道可见穹窿低密度
- 慢性期可见脑室扩张，尤其是三脑室

MRI 表现

- T2 加权像
  - 双侧对称，高信号
  - 典型表现位于内侧丘脑、乳头体、导水管周围、中脑顶盖、四脑室底
  - 不典型表现位于小脑半球、小脑蚓部、神经核团（包括展、面、前庭、舌下神经核

团)、红核、齿状核、尾状核、胼胝体压部和大脑皮质，这些不典型位置受累几乎仅见于非酗酒患者，常伴随典型区域受累同时出现
  - 慢性期可见乳头体萎缩
- T1 加权像
  - 受累区域呈低信号，不如 T2 加权像敏感
- DWI
  - 多数病灶 DWI 上呈高信号，但 DWI 对于病灶的敏感性不如 T2 加权像
  - 病灶 ADC 值变化不一，多数病灶弥散增加，但由于 T2 透射作用，在 DWI 上呈高信号；也有少数报道有的受累脑区呈弥散受限改变，提示细胞毒性水肿
- MRS
  - 报道很少，有报道丘脑及小脑可见 NAA 峰降低，及可见乳酸峰
- T1 增强
  - 受累区域血脑屏障破坏可见异常强化，但也可不强化
  - 也有病例报道在平扫时未见明显异常，增强后乳头体区域异常强化是仅见的影像学异常

推荐影像学检查

- MRI 是最有价值的检查手段，敏感性 53%，特异性很高，达 93%，可用来排除诊断
- 一般不需要进行增强检查，但如平扫未见明显异常，临床疑为 Wernicke 脑病时，则需要进行增强检查
- MRI 表现与预后有关，影像学检出的病灶越少，预后越好；伴有昏迷的患者如果出现皮层异常信号，提示出现不可逆脑损伤，预后差

【鉴别诊断】

- 大脑深部静脉血栓形成
  - 大脑大静脉、直窦血栓形成，可引起双侧丘脑、基底节及深部白质的水肿，甚至静脉性梗死，不仅局限于内侧丘脑
- 变异型 Jacob-Creutzfeldt 病
  - 多表现为大脑皮质、基底节、丘脑受累，不仅局限于内侧丘脑
  - 受累区域 DWI 上呈高信号，ADC 值降低
  - 快速进展的脑萎缩，而 Wernicke 脑病患者除了酗酒者外脑萎缩不明显
- 亚急性坏死性脑病
  - 病灶可位于基底节、丘脑、神经核团、小脑、胼胝体，但最常见的是双侧基底节，尤其是壳核异常信号
- 病毒性脑炎　CMV、流感病毒 A 型等
  - 通常为双侧受累，但多不对称
  - 常不局限于丘脑，可有基底节及周围脑组织受累
- 甲硝唑中毒
  - 累及齿状核、红核、神经核团、胼胝体压部，几乎与 Wernicke 脑病的不典型受累位置一样
  - Wernicke 脑病患者的不典型表现，常伴随有乳头体、内侧丘脑、导水管周围这些典型位置异常同时出现

诊断与鉴别诊断精要

临床诊断困难

- 无特异的实验室检查，无特异 EEG 和诱发电位改变
- 临床表现相对不特异，有时难以与醉酒区分
- MRI 是最有价值的检查手段，敏感性 53%，特异性 93%
- 对于硫胺素治疗的反应是主要诊断依据

典型病例

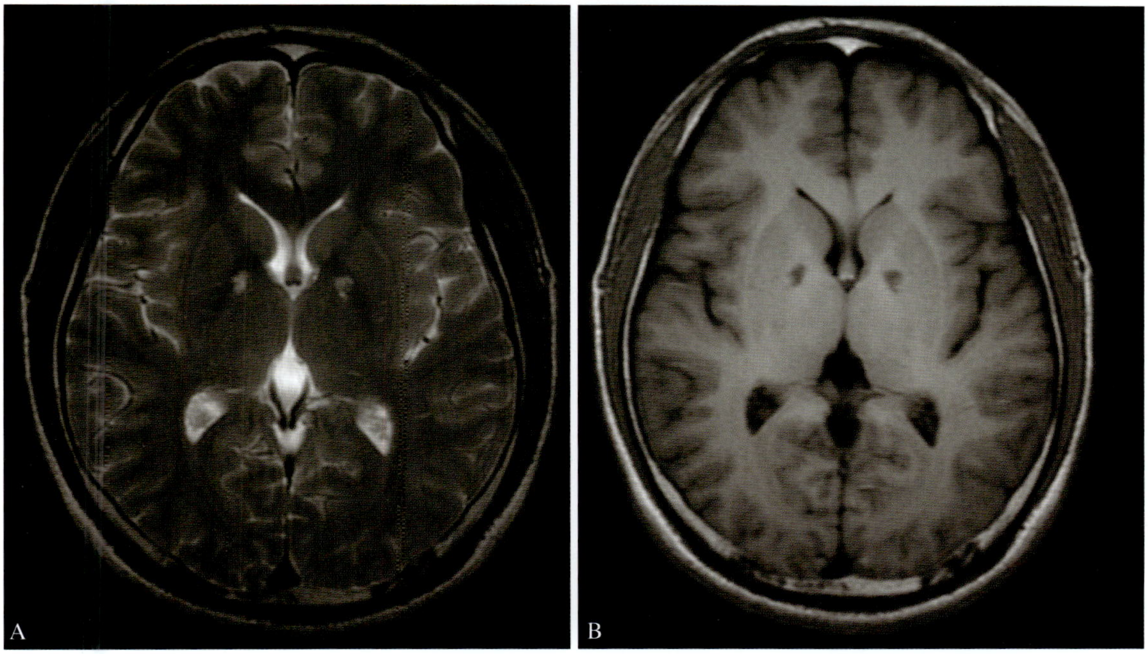

图 6-9-1　CO 中毒
A. 轴位 T1WI 示双侧苍白球高信号；B．T1WI 上呈低信号

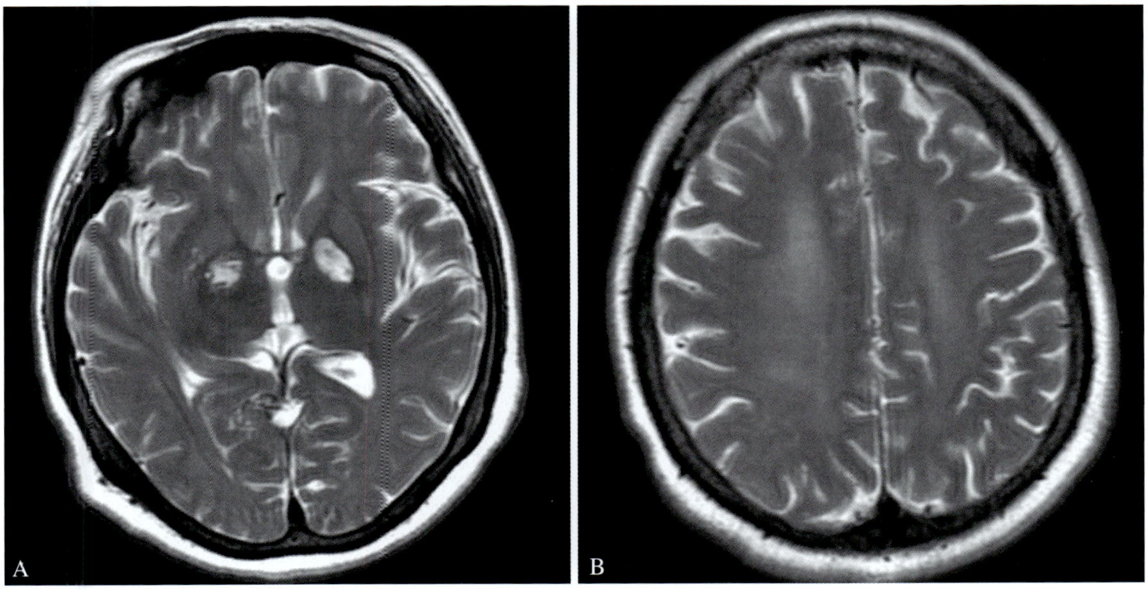

图 6-9-2　CO 中毒迟发脑病
A，B. 轴位 T2WI 可见双侧苍白球对称高信号，以及双侧脑室旁、半卵圆中心白质异常信号（待续）

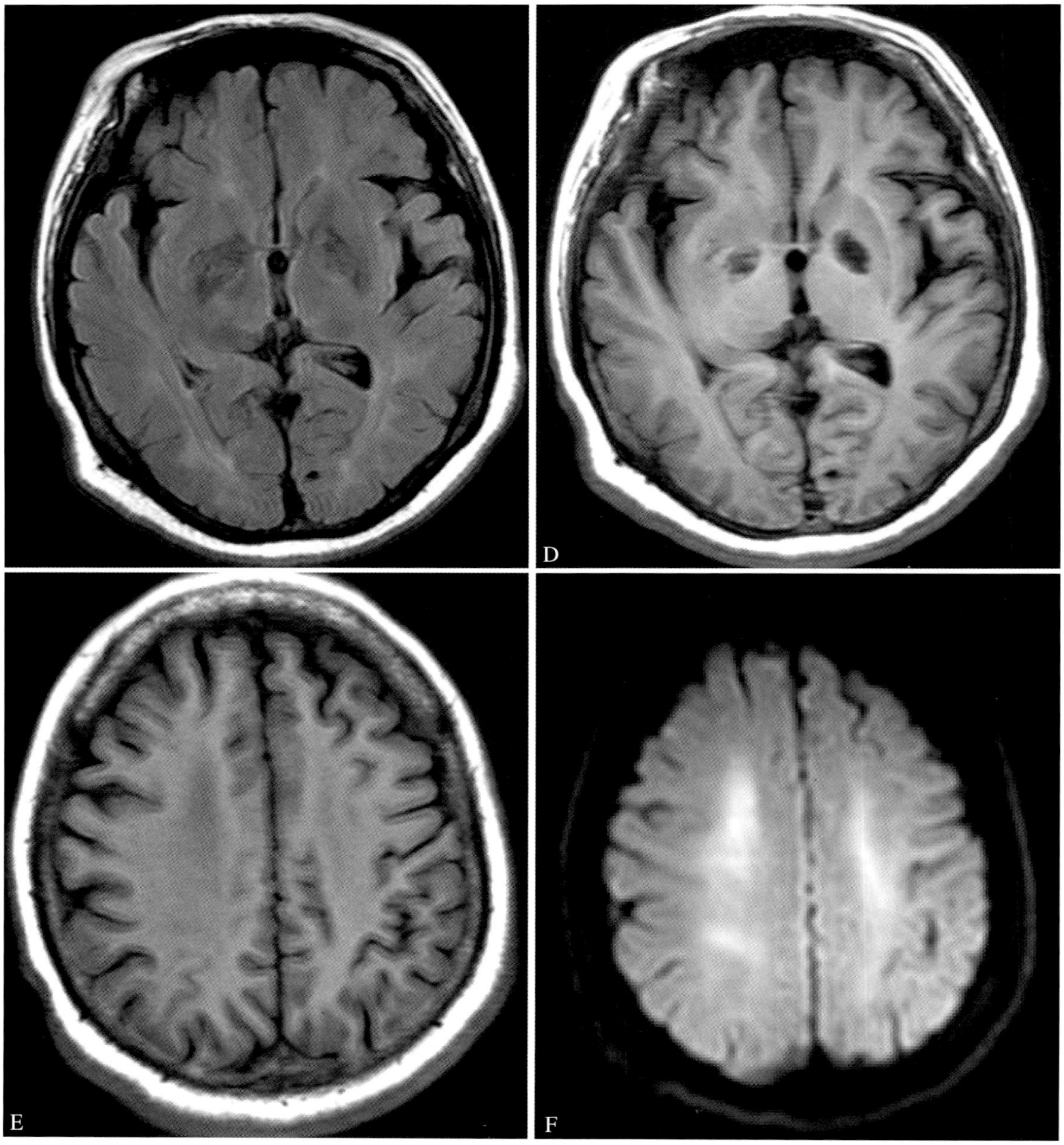

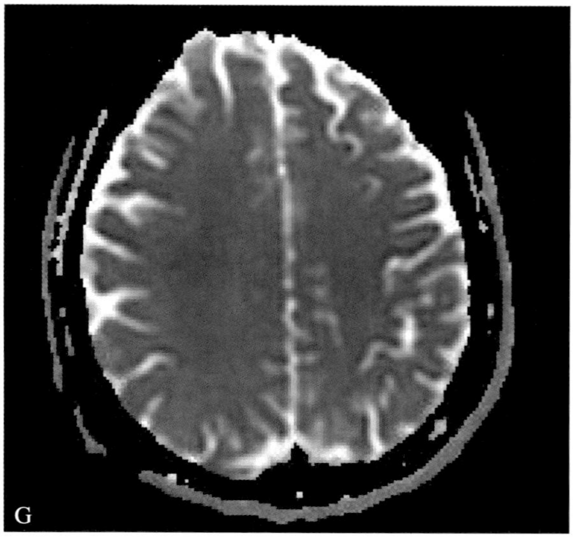

图 6-9-2 续 CO 中毒迟发脑病

C. 白质异常信号在 FLAIR 像上显示更加清楚；D. T1WI 上双侧苍白球病灶呈明显低信号；E. T1WI 上双侧脑室旁，双侧半卵圆中心呈稍低信号；F，G. DWI 上半卵圆中心可见稍高信号；ADC 值略降低

重点推荐文献

[1] Hantson P，Duprez T. The value of morphological neuroimaging after acute exposure to toxic substances. Toxicol Rev，2006，25（2）：87-98.
[2] Lo CP，Chen SY，Lee KW，et al. Brain injury after acute carbon monoxide poisoning：early and late complications. AJR Am J Roentgenol，2007，189（4）：W205-211.
[3] Sharma P，Eesa M，Scott JN. Toxic and acquired metabolic encephalopathies：MRI appearance. AJR Am J Roentgenol，2009，193（3）：879-886.

第 10 节　放化疗后的白质损伤

【概念与概述】

- 放疗、化疗或联合放化疗引起的并发症
- 放射坏死通常指晚延迟期放射损伤，损伤通常不可逆
- 可表现为照射野内局灶异常或广泛白质异常，影像学异常范围与临床症状之间没有明显相关性
- 常与肿瘤复发难以鉴别

【病理与病因】

病因

- 放疗
  - 急性放射损伤可能大部分原因是由于放疗后毛细血管通透性增加造成的水肿引起的
  - 早延迟损伤通常可逆，可能为髓鞘脱失
  - 晚延迟损伤与放射持续时间、单次剂量、累积剂量有关。放疗通过一系列反应导致白质坏死。血管反应早期为上皮细胞损伤，主要表现为内皮肿胀，血管壁由于透明样变而增厚，逐渐管腔狭窄甚至闭塞。少突星形细胞损伤，然后脱髓鞘，也是放射损伤的原因。还有自身免疫性血管炎、纤溶系统功能异常等
  - 放疗还可以造成轴突功能异常和突触改变
- 化疗
  - 化疗引起的神经毒性可以是急性或延迟损伤
  - 可为直接或间接毒性作用。间接作用包括过度水化、肾毒性或长春新碱注射引起的抗利尿激素过度分泌引起的脑病等
- 联合放化疗
  - 可能是由于放疗改变了毛细血管通透性，化疗引起的损伤发生得更早、更严重

病理

- 放射性坏死病理改变为灰白质凝固性坏死，血管壁纤维素样坏死和毛细血管扩张，还可见血管壁透明样变，管腔狭窄，还有白质的弥漫脱髓鞘
- 化疗性损伤的病理改变为脱髓鞘、轴突缺失、胶质增生、局灶性坏死、巨噬细胞浸润

【临床表现】

表现

- 根据损伤出现时间可分为 3 类
  - 急性损伤是可逆的，可以在放疗过程中或放疗结束后马上出现，可以表现为短暂的神经症状
  - 早延迟损伤通常可逆，通常在放疗结束后几周内出现
  - 晚延迟损伤通常在治疗后 6 个月至 2 年之间出现，但也可以出现在几年后，极端的病例在 19 年后出现，联合应用放化疗可使损伤出现更早更严重，在治疗后 6 周至 3 个月出现
- 常见临床表现为头痛、发热、呕吐、嗜睡、认知功能障碍、人格改变，甚至局灶神经功能障碍，类似肿瘤复发
- 化疗神经毒性症状还可表现为小脑症状
- 化疗还可能引起血管并发症，包括卒中（静脉或动脉性）、可逆性后部脑病综合征等

流行病学

- 很难准确估计放射损伤、化疗后引起的神经毒性的发生率
- 高剂量放疗后，急性放射脑病发生率可达 50%
- 早延迟反应在不同报道中发生率为 13% ～ 58%
- 有研究显示常规外照射治疗，总剂量为 60Gy，1% 发生放射坏死
- 放射损伤似乎多于化疗损伤，联合应用放化疗，放射坏死出现的比率更高、出现更早。有报道在甲基鸟嘌呤 -DNA 甲基转移酶（MGMT）启动子甲基化状态的胶质母细胞瘤患者中，联合应用替莫唑胺和放疗，治疗引起

的坏死比例可达到30%

自然病史与预后

- 放射性损伤可以分为急性、早延迟和晚延迟损伤
- 急性损伤是可逆的
- 早延迟损伤通常可逆，而且也并不提示较严重的晚延迟损伤的发生
- 晚延迟损伤是最可怕的放疗后并发症。损伤通常不可逆，且在一些病例中在几周甚至几个月内不断进展，也可以快速进展

治疗

- 支持治疗
- 当脑组织肿胀明显时，类固醇激素可能有作用
- 由于认为放射坏死是由于血管改变造成缺血引起的，也有研究试用抗凝和抗血小板药物，但是目前尚无大宗的临床对照研究，对于其疗效尚无明确结论

【影像表现】

MRI表现

- T2加权像
  - 异常高信号，通常位于肿瘤周围，有时也可位于远离肿瘤部位，甚至在对侧，可单独存在或与肿瘤周围改变同时存在
  - 全脑照射及化疗损伤还可表现为弥漫脑室旁白质异常高信号，程度可以为累及脑室旁薄层白质束，严重的可延伸至皮层，还可见脑室扩张，皮层萎缩
- T1加权像
  - 受累区域呈低信号，不如T2WI和FLAIR像敏感
- DWI
  - 通常信号混杂，其中可见点状明显低信号，放射性坏死的最大ADC值明显高于肿瘤复发
- T1增强
  - 由于血脑屏障破坏，这些改变通常有强化，通常可见到中央坏死区
  - “瑞士奶酪”征：弥漫皮层和白质的强化，其中散在多发坏死区域
  - “皂泡”征：较小的病灶，其中可见不均匀强化的坏死核心
- PWI
  - 有研究显示，与对侧正常表现白质相比，rCBV0.6以下提示为放射损伤，2.6及以上提示肿瘤复发，在这之间二者有重叠，需结合其他检查
- MRS
  - 有助于区分肿瘤复发和放射损伤。肿瘤区域相比于正常脑组织Cho升高，NAA降低。如Cho/Cr1.5时诊断肿瘤复发的敏感性64%，特异性83%；Cho/NAA1.17及Cho/Cr1.11时，敏感性89%，特异性83%
  - 还可用来指导活检（Cho/Cr最高区域）

核医学SPECT和PET

- SPECT使用不同的放射性示踪剂，如^{201}铊、^{99m}锝标记复合物，肿瘤复发时摄取增加，有的报道中准确性达到90%以上。也有报道使用双放射性核素^{201}铊和^{99m}Tc-HMPAO，提高了敏感性
- PET常用示踪剂为18F-FDG和L-甲基-11C-蛋氨酸和胸腺嘧啶。肿瘤复发时代谢增加，诊断肿瘤复发的敏感性不同的研究结果不一，但多数认为特异性较高，达50%～90%

推荐影像学检查

- 常规MRI鉴别放射坏死和肿瘤复发有困难
- 比较不同诊断手段，诊断准确性的研究很少，结果不一致
- 没有明确地最好的检查手段，实际工作中需要根据检查是否容易进行、肿瘤位置大小和临床判断选择

【鉴别诊断】

- 肿瘤复发
  - 鉴别放化疗损伤还是肿瘤复发具有非常重要的意义，因为二者治疗和预后有很大的差异，但影像学准确区分二者比较困难，而且同一区域可能放射坏死和肿瘤组织共存
  - 提示放射性坏死征象
    - 放疗前不强化的病灶在放疗后出现异常强化灶
    - 照射野中距离原发肿瘤一段距离放疗后新出现的异常强化灶
    - 侧脑室旁白质异常信号，强化或不强化
    - “瑞士奶酪”和“皂泡”征
  - 提示肿瘤复发征象
    - 胼胝体受累，跨越中线，多发异常强化灶
    - 胼胝体受累伴室管膜下播散，多发异常强化灶
  - PWI、MRS、SPECT和PET等功能成像方法对鉴别诊断有帮助

诊断与鉴别诊断精要

临床诊断困难

- 临床表现不特异
- 常规 MRI 鉴别诊断困难
- 功能成像方法对鉴别诊断有帮助，但目前仍无明确证据说明某种检查方法在敏感性和特异性方面优于其他检查
- 可应用支持治疗同时随诊复查
- 明确诊断有时需要依靠病理检查

典型病例

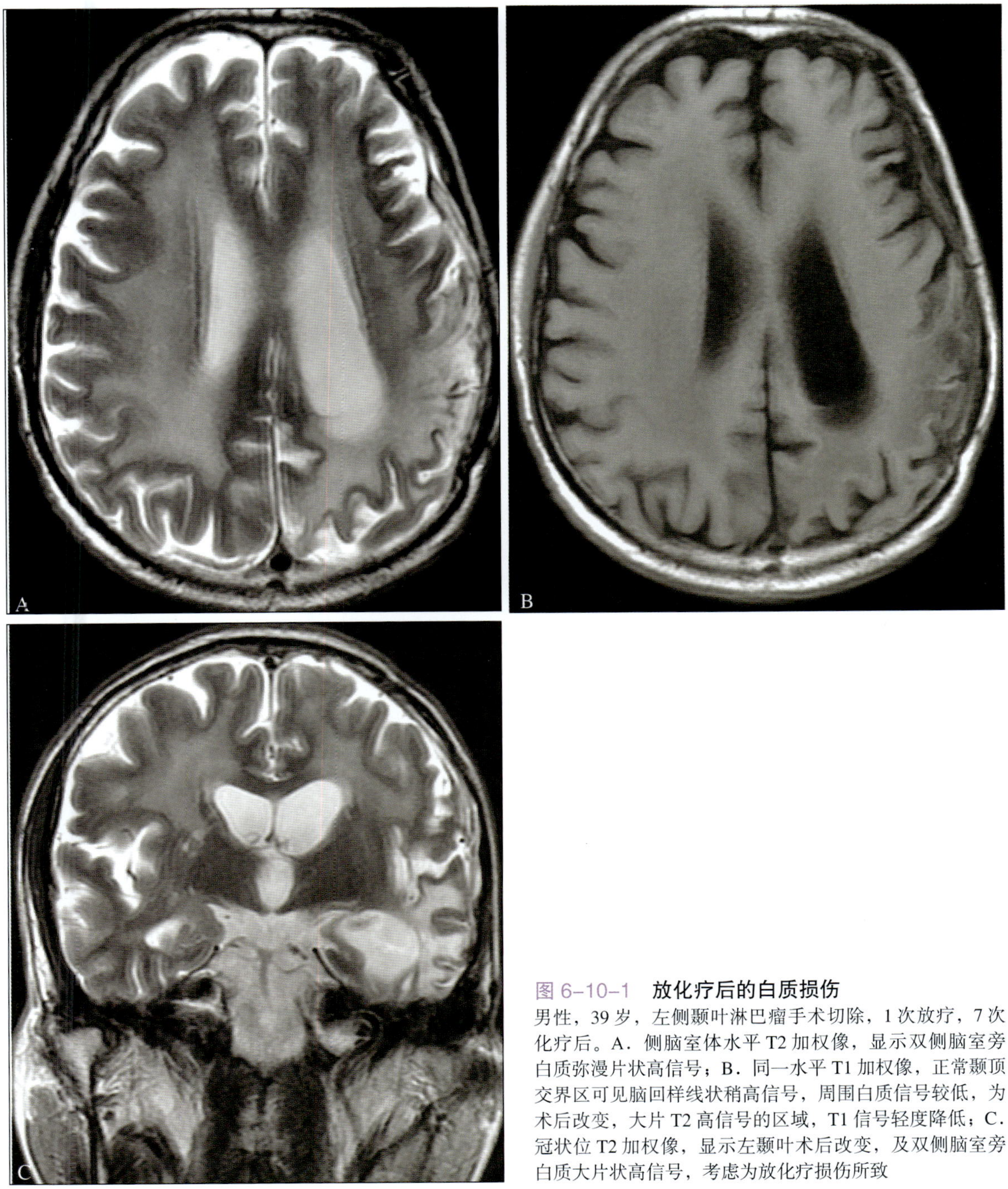

图 6–10–1　**放化疗后的白质损伤**

男性，39 岁，左侧颞叶淋巴瘤手术切除，1 次放疗，7 次化疗后。A．侧脑室体水平 T2 加权像，显示双侧脑室旁白质弥漫片状高信号；B．同一水平 T1 加权像，正常颞顶交界区可见脑回样线状稍高信号，周围白质信号较低，为术后改变，大片 T2 高信号的区域，T1 信号轻度降低；C．冠状位 T2 加权像，显示左颞叶术后改变，及双侧脑室旁白质大片状高信号，考虑为放化疗损伤所致

重点推荐文献

[1] Giglio P，Gilbert MR. Cerebral radiation necrosis. Neurologist，2003，9（4）：180-188.
[2] Alexiou GA，Tsiouris S，Kyritsis AP，Voulgaris S，Argyropoulou MI，Fotopoulos AD. Glioma recurrence versus radiation necrosis：accuracy of current imaging modalities. J Neurooncol，2009，95（1）：1-11.
[3] Soussain C，Ricard D，Fike JR，Mazeron JJ，Psimaras D，Delattre JY. CNS complications of radiotherapy and chemotherapy. Lancet，2009，374（9701）：1639-1651.

第 11 节　多发性硬化

【概念与概述】

- 多发性硬化（multiple sclerosis，MS）是一种慢性、致残性的、多病灶的、以脑白质脱髓鞘为主要病理改变的中枢神经系统炎性疾病
- 多累及中枢神经系统，脑、脊髓、视神经等多处（空间上的多发性）部位受损
- 常表现为症状的发作与缓解交替出现（时间上的多发性）的特点

【病理与病因】

病因

- 尚不完全清楚，MS 可能是一个多因素发病的机制，环境因素（病毒感染）、遗传易感性、自身免疫因素可能均与其发病有关。可能是环境因素触发有遗传易感性的个体导致针对髓鞘的自身免疫反应

病理

- 白质出现脱髓鞘斑块，斑块的形状、大小各异，从数毫米到数厘米均可见
  - 急性期新生斑块：含大量吞噬类脂的巨噬细胞，病灶周围血浆蛋白外渗，出现水肿；无少突胶质细胞及星形细胞
  - 亚急性斑块：出现大量的增大的星形细胞；小血管周围出现淋巴细胞套；出现少突胶质细胞
  - 静止的慢性斑块：细胞较少，只有小型的星形细胞；轴索大致正常；小静脉管壁增厚，血管周围间隙扩大；形成星形胶质纤维
  - 活动性慢性斑块：慢性斑块边缘出现新鲜破坏的髓鞘，可见吞噬类脂的巨噬细胞；斑块边缘出现少突胶质细胞

【临床表现】

表现

- 常见症状
  - 首发症状多为：肢体无力、感觉障碍、视力障碍、走路不稳等
  - 小脑、脊髓受累可以出现小脑和（或）脊髓功能异常，包括：小脑性共济失调、眼球运动障碍、构音障碍、截瘫、尿便功能障碍、括约肌功能障碍
  - 还可能出现智能降低及精神的异常
- 按照发病模式和病程分为 4 型：复发 - 缓解型、原发性进展型、继发性进展型、进展复发型，其中以复发 - 缓解型最为常见

疾病人群分布及流行病学

- 年龄
  - 2/3 的患者发病年龄为 20 ～ 40 岁，10% 为 50 岁以上发病，儿童较少
- 性别
  - 女性多于男性，女：男≈ 2 ：1
- 地理分布
  - 纬度越高，MS 发病率越高
- 人群分布
  - 北美及欧洲的高加索人 MS 的患病率高于非洲黑人和亚洲人
- 发病率　1 ～ 3.7/10 万 / 年。欧洲和北美洲的患病率高达 25 ～ 100/10 万

自然病程与预后

- MS 病程的个体差异较大，病程短者可于数月内死亡，长者可达 30 年以上
- 一般 1/3 患者具有良性病程，1/3 患者存在中度功能损害，1/3 患者存在严重的功能损害
- 可分为良性 MS 和恶性 MS
  - 良性 MS 是指发病后 15 年内病情较轻微，复发少，不遗留任何系统症状及体征
  - 恶性 MS 是指进展迅速，或多次复发，恢复差，早期造成严重功能损害，甚至死亡

治疗

- 类固醇激素是 MS 急性发作和复发的主要治疗

药物

- 对于进展型患者或激素治疗效果欠佳的患者，可行免疫调节或免疫抑制治疗

【影像表现】

- 最近发表的2010年McDonald修订版MS的诊断标准，对于MS的影像诊断在空间多发性和时间多发性上给予了详细的定义
  - MRI显示空间多发性，需要满足在中枢神经系统的4个典型部位（脑室旁、皮层下、幕下和脊髓）中有至少2个部位存在≥1个T2加权像异常信号病灶
  - MRI显示时间多发性，需要参照初始MRI检查，随诊的MRI检查中出现一个新的T2加权像异常信号病灶和（或）强化病灶；或者是在任何时间的MRI检查中同时存在无症状的钆强化病灶与非强化病灶

CT表现

- CT检出病变的敏感性低于MRI
- 脑室旁、皮层下、脑干可见斑片状或卵圆形低密度或稍低密度影
- 静脉注射对比剂后，病灶可呈轻度至中度的强化，实性或环形强化

MRI表现

- T2加权像
  - 急性活动期的斑块多呈卵圆形或圆形高信号，有膨胀感。周围可见因血浆蛋白渗出的水肿带
  - 慢性静止期的斑块病灶占位效应不明显，多为线条状高信号影，长轴多垂直于侧脑室
  - 脑室旁多发病灶呈Dawson手指征（Dawson's fingers）
- T1加权像
  - 急性病灶为等或轻度低信号
  - 慢性病灶信号较低
- T2 FLAIR像
  - 胼胝体是MS早期好发的部位之一，矢状位的T2 FLAIR像显示胼胝体的早期改变最佳。矢状位正中层面可见胼胝体下的"条纹征"（subcallosal striation sign）和胼胝体下室管膜的"点线征"（dot-dash sign），是MS较敏感的早期征象
- DWI
  - 急性病灶表现为同心圆型的边缘高信号，ADC值有所下降，斑块中心的ADC值升高
  - 亚急性期和慢性病灶，ADC值中等程度的升高，逐渐下降
- T1增强
  - 活动性的脱髓鞘斑块可出现一过性的异常强化，90%的病灶强化在6个月内消失
  - 多呈结节样强化，或环形强化，且可见半环样、弓形或马蹄样等不完全的环形强化
- MRS
  - 病灶的NAA下降，Cho升高
  - 急性期的斑块可出现乳酸峰（Lactate，Lac），慢性期斑块无Lac
  - 肌醇（mI）在急性期降低，慢性期升高
- PWI
  - 病灶的rCBV下降

推荐影像学检查

- MRI为首选的影像学检查方法
  - 矢状位的T2 FLAIR序列有助于MS的早期诊断
  - 增强的T1加权像常规用于病灶活动性的判断
  - DWI及MRS等新技术也有助于病灶活动性的判断

【鉴别诊断】

- 急性播散性脑脊髓炎
  - 多有明确的疫苗接种史或病毒感染史
  - 单相性，很少复发
- 视神经脊髓炎
  - 女性发病更多见，女：男＝9：1
  - 只有50%～60%的患者出现脑内病灶，且可见脑室周围水通道蛋白4受体富集区域的病灶
  - NMO-IgG阳性
- 自身免疫介导的血管炎
  - 增强的病灶多为形态欠规则的实性强化，很少累及胼胝体

【诊断】

- 临床症状及体征，MRI影像学证据，辅助以实验室检查发现（包括脑脊液的寡克隆区带阳性，鞘内IgG合成率增加等）可做出临床诊断

典型病例

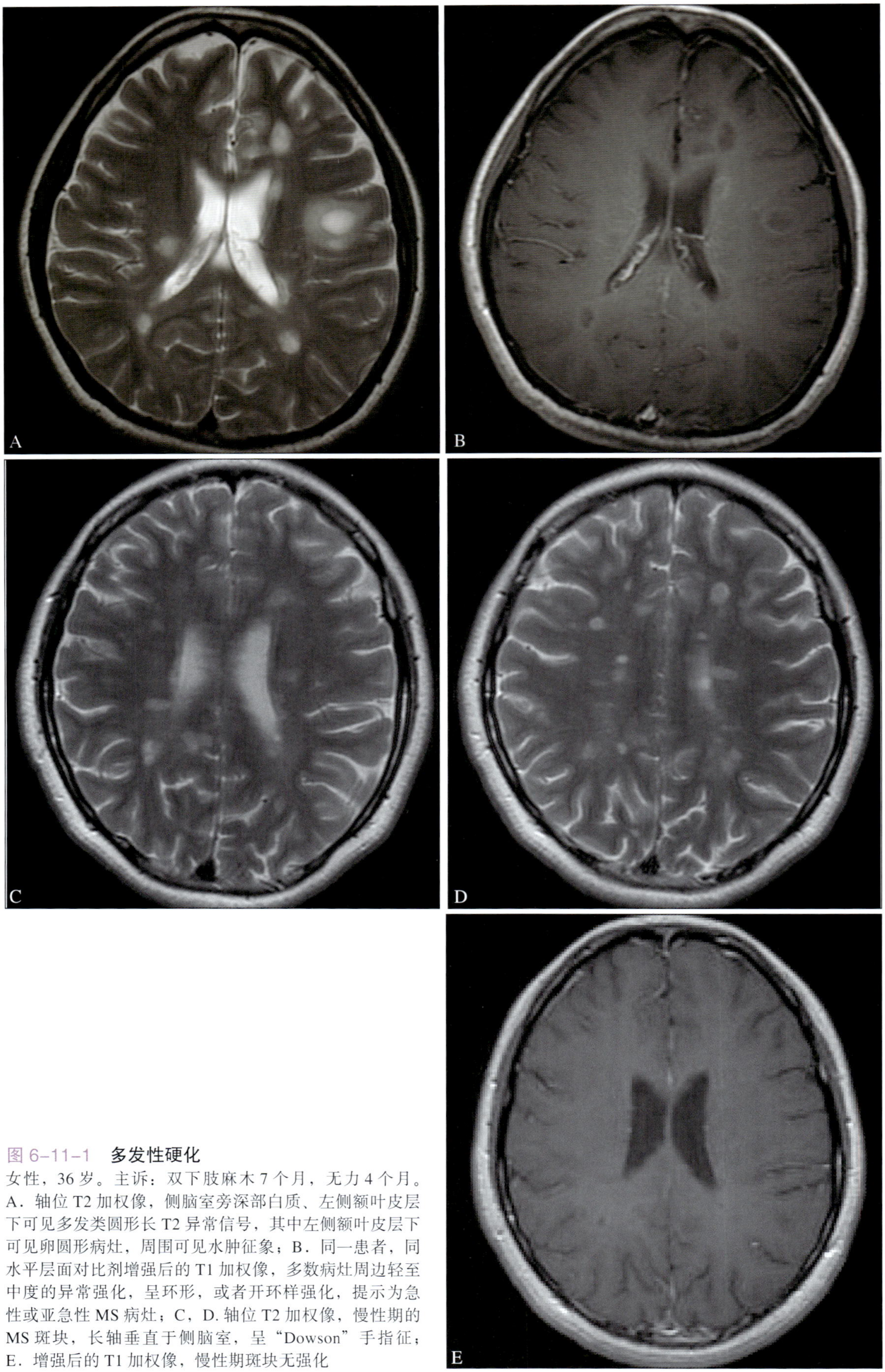

图 6-11-1 **多发性硬化**

女性，36 岁。主诉：双下肢麻木 7 个月，无力 4 个月。A．轴位 T2 加权像，侧脑室旁深部白质、左侧额叶皮层下可见多发类圆形长 T2 异常信号，其中左侧额叶皮层下可见卵圆形病灶，周围可见水肿征象；B．同一患者，同水平层面对比剂增强后的 T1 加权像，多数病灶周边轻至中度的异常强化，呈环形，或者开环样强化，提示为急性或亚急性 MS 病灶；C，D. 轴位 T2 加权像，慢性期的 MS 斑块，长轴垂直于侧脑室，呈“Dowson”手指征；E．增强后的 T1 加权像，慢性期斑块无强化

重点推荐文献

[1] Kollia K，Maderwald S，Putzki N，et al. First Clinical Study on Ultra-High-Field MR Imaging in Patients with Multiple Sclerosis：Comparison of 1.5T and 7T. AJNR，2009，30：699-702.

[2] Polman CH，Reingold SC，Banwell B，et al. Diagnostic Criteria for Multiple Sclerosis：2010 Revisions to the McDonald Criteria. Ann Neurol，2011，69：292-302.

[3] Bonnier G，Roche A，Rdnascaho D，et al，Advanced MRI unravels the nature of tissue alterations in early multiple's clerosis，Ann Clin Nansl Neurol，2014，1（6）：4123-4132.

第 12 节　急性播散性脑脊髓炎

【概念与概述】

- 急性播散性脑脊髓炎（acute disseminated encephalomyelitis，ADEM）为发生于感染或预防接种后导致的中枢神经系统自身免疫反应性炎症
- 自身免疫介导的脑和（或）脊髓的炎性脱髓鞘病变，常合并髓鞘再生
- 通常无复发，有一定的自限性，是单相性疾病

【病理与病因】

病因

- 感染时炎症破坏了髓鞘碱性蛋白，触发了机体对髓鞘碱性蛋白的免疫炎性反应，其发病机制尚不清楚，目前多认为与 T 细胞的过度反应有关

病理

- 大体解剖时可见脑肿胀，脑和脊髓的表面可见点状出血
- 脑小静脉周围的强烈的炎性反应和血管周围的脱髓鞘现象
- 显微镜下，静脉周围的炎性反应，以淋巴细胞和单核细胞浸润为主，较重的患者可见多核白细胞浸润占主导

【临床表现】

表现

- 非特异性症状　发热、头痛、萎靡不振、肌痛等
- 神经系统症状　抽搐、意识障碍、恶心、呕吐、脑膜刺激征等。症状和体征与病变累及的部位有关
- 常在病毒感染或疫苗接种后 1 ～ 2 周发病，也有支原体感染后发病的报道

疾病人群分布

- 年龄
  - 儿童多见，成人也可发病
- 性别
  - 男女发病率无显著差别，部分报道男性略多

自然病程与预后

- 因感染的种类和个体的差异，病情的轻重和病程不尽相同
  - 急性发病，多数患者在数天内达到高峰，如果未死亡，则一般 2 周内好转，可完全恢复或遗留一定的后遗症
  - 完全恢复的患者约占 50%，遗留后遗症（癫痫常见）的患者占 20% ～ 30%
  - ADEM 的死亡率因诱发因素的不同而有差异。麻疹后的 ADEM 死亡率为 20%；疫苗接种后的死亡率为 10%；疱疹水痘后的死亡率较低，为 5%

治疗

- 大剂量的皮质醇激素的冲击疗法，如静脉给予甲泼尼龙 1g/d，共 3 ～ 5 天，然后口服减量
- 血浆置换
- 支持治疗

【影像表现】

- 常为多发的脑白质病灶，病变大小、形态不一，灰质也可受累
- 也可表现为单发的肿块样的病灶，但其占位效应不明显

CT 表现

- 病变早期脑部 CT 检查可未见异常
- 可见絮状、不对称的低密度影，增强后可见环形或斑点状异常强化

MRI 表现

- T2 加权像
  - T2 FLAIR 像显示病灶更清晰
  - 多发大小、形态不一的病灶，可为斑点状或片絮状高信号影
  - 双侧大脑均可见病灶，但病变分布常不对称
- T1 加权像
  - 不太敏感，表现为稍低或低信号影
  - 可出现合并出血的情况，为高信号
- DWI
  - 急性病灶可出现扩散受限的表现，但形态、程度各异，ADC 值升高
- T1 增强
  - 可见点状、环形、不完全环形及不规则形状的异常强化
  - 强化可见沿小静脉分布的特点，表现为垂直于侧脑室分布
  - 病灶没有强化不能除外诊断
- MRS
  - NAA 下降，Cho 升高，mI 有可能下降，可见明显的坏死脂峰，乳酸峰也较常见

推荐影像学检查

- MRI 为首选的影像学检查方法，增强 MRI

【鉴别诊断】

- 多发性硬化
  - 常为反复发作缓解的多时相表现，可表现为强化的新病灶与不强化的陈旧病灶同时存在
  - MS 好发胼胝体区病变，而 ADEM 胼胝体病变少见
  - 影像学表现有时很类似，需要随诊复查，比较有否空间与时间上多发的特点以助诊断
- 自身免疫介导的血管炎
  - 临床病史上与疫苗接种无明显关系
  - 强化多为不规则状的实性强化，无沿小静脉分布的垂直于侧脑室的强化特点
- 胶质瘤
  - 单发的肿块样病灶需与胶质瘤相鉴别
  - 儿童幕上强化的胶质瘤少见，且其强化特点与围绕静脉周围的炎性脱髓鞘斑块的强化特点不同

重点推荐文献

[1] Rossi A. Imaging of acute disseminated encephalomyelitis. Neuroimaging Clin N Am，2008，18（1）：149-161.

[2] Young NP，Weinshenker BG，Lucchinetti CF. Acute disseminated encephalomyelitis：current understanding and controversies. Semin Neurol，2008，28（1）：84-94.

[3] Tenembaum S，Chitnis T，Ness J，et al. Acute disseminated encephalomyelitis. Neurology，2007，68（16 Suppl 2）：S23-836.

典型病例

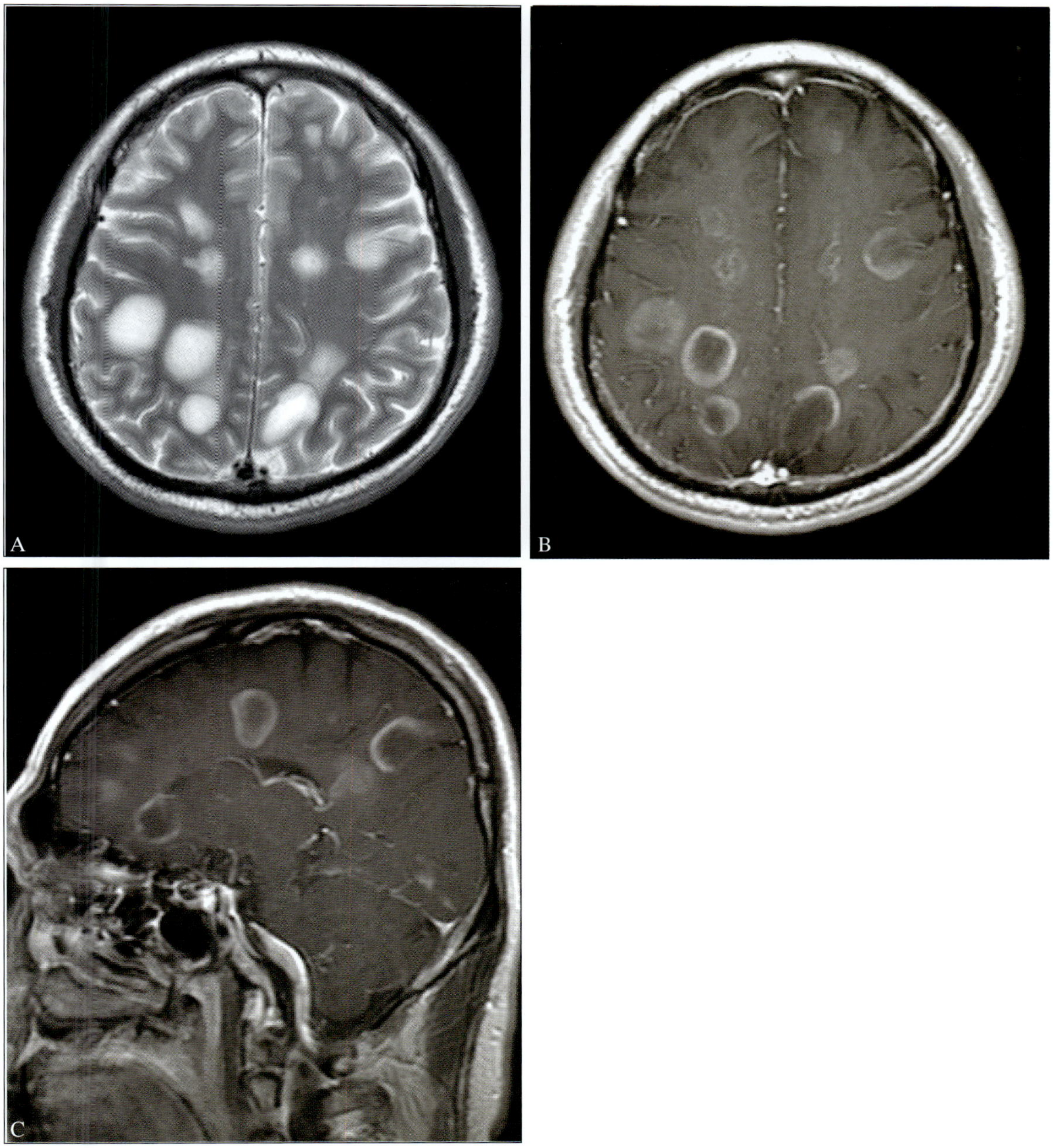

图 6-12-1 **急性播散性脑脊髓炎**

男性，40 岁，尖锐湿疣疫苗接种 1 个月后。A. 轴位 T2 加权像显示双侧半卵圆中心、大脑皮质下多发类圆形异常高信号影，周围未见明显水肿征象；B，C. 增强后的 T1 加权像轴位及矢状位，病灶呈明显环形，半环形强化，急性期的 ADEM。治疗后好转，无反复

第 13 节 华勒变性

【概念与概述】

- 华勒变性（Wallerian degeneration，WD）是轴突和髓鞘的继发顺行性变性，发生在神经细胞胞体坏死或近端轴突损伤后，轴突与胞体的联系中断，轴突及髓鞘分解
- 原因多样，包括梗死、出血、肿瘤、脱髓鞘疾病
- 最常见发生于皮质脊髓束

【病理与病因】

病因

- 脑梗死是最常见原因，原因也可为出血、肿瘤、血管畸形和脱髓鞘疾病

病理

- 变性早期表现为细胞骨架降解为颗粒状或无形态的碎屑，导致髓鞘脱失和胶质增生，并伴有不对称性萎缩。轴突碎屑的清除持续大约 2 年
- 组织学上分为 4 期
  - 第 1 期发生在前 4 周，轴突降解，而髓鞘几乎没有生化改变，没有 MRI 信号改变
  - 第 2 期（4 ~ 14 周），髓鞘蛋白降解，但髓鞘脂类结构仍完整，组织具有疏水性，且脂类与蛋白的比率较高，造成 T2 低信号
  - 第 3 期（14 周以后），组织学上 14 周至 6 个月，髓鞘脂类降解，胶质增生，水的含量和组织结构变化，组织变为亲水性，T2 高信号
  - 第 4 期出现在 6 个月至几年后，不对称的萎缩和持续存在髓鞘脱失和胶质增生
- 2 周前 DWI 上高信号伴 ADC 值降低的病理生理仍不是很清楚，推测是轴突肿胀减少了细胞外液运动
- 脊髓内 Wallerian 变性发生的时间随受累纤维束不同而不同，动物实验见损伤发生后分别在 7 和 12 天出现损伤水平以上和以下的后索、外侧皮质脊髓束降解

【临床表现】

表现

- 可发生于脑内、脊髓内，脊髓内的 Wallerian 变性少见，位于脑内者常累及皮质脊髓束，双侧桥臂也可受累
- 最常见的原因是梗死，其他原因还包括出血、肿瘤、血管畸形、脱髓鞘疾病
- 累及脑内皮质脊髓束的表现为持续存在的偏瘫
- 发生于脊髓的可因累及后索、皮质脊髓束，于原发临床症状后出现新的相应的临床表现

自然病史与预后

- 中枢神经系统的 Wallerian 变性发生后轴突降解形成的碎屑逐渐清除，但是没有明显的轴突再生，所以预后差

【影像表现】

MRI 表现

- 脑内 Wallerian 变性
  - 最常见受累的是皮质脊髓束，沿皮质脊髓束走行：半卵圆中心、放射冠、内囊后肢后 1/3、大脑脚、脑桥基底部、延髓锥体
  - 还可见由于脑桥梗死造成小脑中脚和下脚、延髓上部（锥体水平）的 Wallerian 变性
- 脊髓的 Wallerian 变性
  - 常累及病灶上方后索和以下的皮质脊髓束
  - 变性程度与最初受损的轴突数量和后索中上升纤维的空间分布有关：腰及胸髓，后索 Wallerian 变性轻于颈髓损伤；在腰髓外侧皮质脊髓束轴突较少，所以皮质脊髓束变性也较轻
- T2 加权像　分为 4 期
  - 第 1 期（4 周内），没有明显异常表现
  - 第 2 期（4 ~ 14 周），T2 低信号
  - 第 3 期（14 周以后），T2 高信号
  - 第 4 期（6 个月至几年后），萎缩和持续存在的 T2 高信号
- DWI
  - 在 Wallerian 变性的原因，如梗死、出血发生后的第 2 天起即可出现异常表现，明显早于常规 MRI 序列
  - 第 2 天至 2 周，DWI 上高信号，ADC 值降低

推荐影像学检查

- MRI 是最有价值的检查手段，DWI 对于病变显示明显早于常规序列

【鉴别诊断】

- 肌萎缩侧索硬化症
  - 一般为双侧对称
  - 没有梗死、出血等原因
- 脑梗死
  - 急性亚急性期梗死也为 DWI 上高信号，ADC 值降低，但其演变时间规则与 Wallerian 变性不同
  - 其分布不同于 Wallerian 变性，后者为沿下行纤维束分布

典型病例

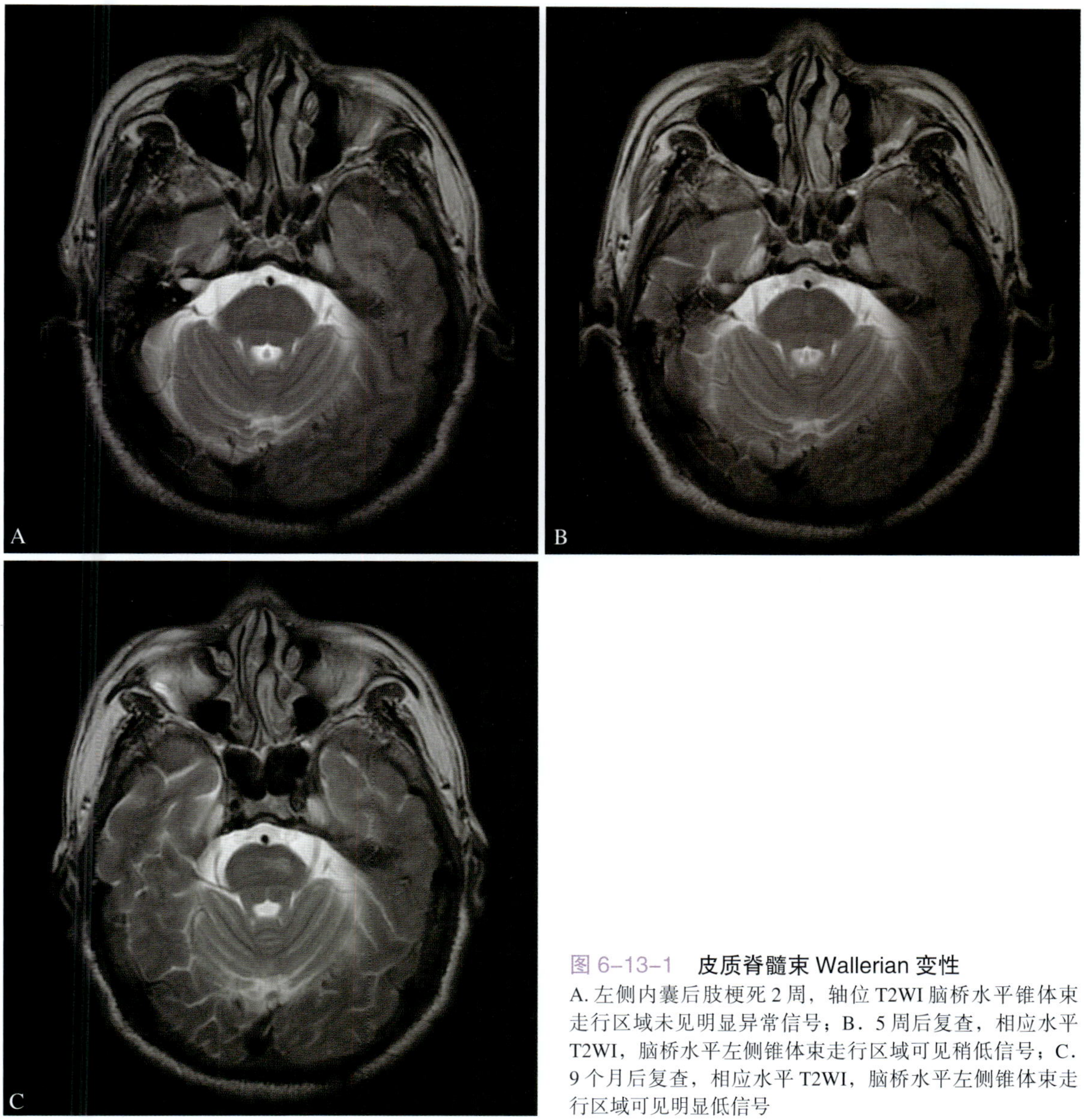

图 6-13-1 **皮质脊髓束 Wallerian 变性**

A. 左侧内囊后肢梗死 2 周，轴位 T2WI 脑桥水平锥体束走行区域未见明显异常信号；B. 5 周后复查，相应水平 T2WI，脑桥水平左侧锥体束走行区域可见稍低信号；C. 9 个月后复查，相应水平 T2WI，脑桥水平左侧锥体束走行区域可见明显低信号

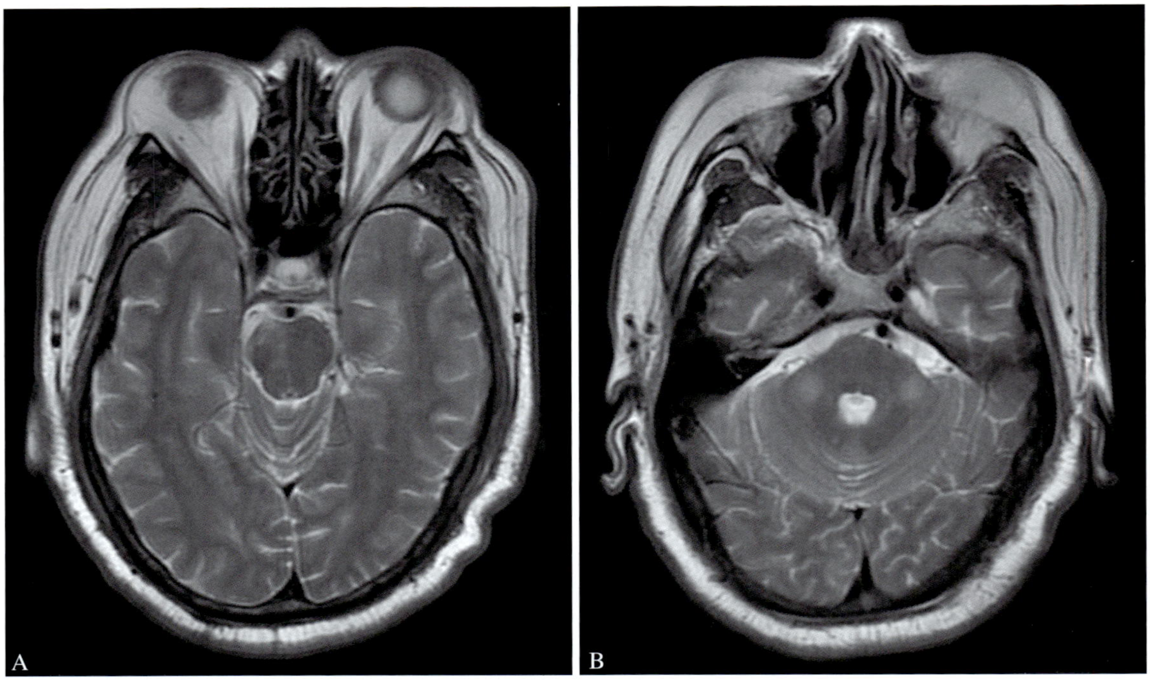

图 6-13-2 双侧桥臂 Wallerian 变性
A. 轴位 T2WI 可见脑桥偏右侧异常高信号，未跨越中线，为脑桥梗死表现；B. 轴位 T2WI 可见双侧小脑中脚异常高信号

重点推荐文献

[1] Guzman-De-Villoria JA，Ferreiro-Arguelles C，Fernandez-Garcia P. Differential diagnosis of T2 hyperintense brainstem lesions：Part 2. Diffuse lesions. Semin Ultrasound CT MR，2010，31（3）：260-274.

[2] Valencia MP，Castillo M. MRI findings in posttraumatic spinal cord Wallerian degeneration. Clin Imaging，2006，30（6）：431-433.

[3] Uchino A，Takase Y，Nomiyama K，Egashira R，Kudo S. Acquired lesions of the corpus callosum：MR imaging. Eur Radiol，2006，16（4）：905-914.

主要参考文献

[1] van der Voorn JP，Pouwels PJ，Powers JM，et al. Correlating quantitative MR imaging with histopathology in X-linked adrenoleukodystrophy. AJNR，2011，32（3）：481-489.

[2] Laszlo A，Elpeleg O，Horvath K，et al. Clinical，radiological and genetic aspects of leukodystrophies. Ideggyogy Sz，2010，63（7-8）：266-273.

[3] Kim JH，Kim HJ. Childhood X-linked adrenoleukodystrophy：clinical-pathologic overview and MR imaging manifestations at initial evaluation and follow-up. Radiographics，2005，25（3）：619-631.

[4] Groeschel S，Kehrer C，Engel C，et al. Metachromatic leukodystrophy：natural course of cerebral MRI changes in relation to clinical course. J Inherit Metab Dis，2011.

[5] Laszlo A，Elpeleg O，Horvath K，et al. Clinical，radiological and genetic aspects of leukodystrophies. Ideggyogy Sz，2010，63（7-8）：266-273.

[6] Steenweg ME，Vanderver A，Blaser S，et al. Magnetic resonance imaging pattern recognition in hypomyelinating disorders. Brain，2010，133（10）：2971-2182.

[7] Pizzini F，Fatemi AS，Barker PB，et al. Proton MR spectroscopic imaging in Pelizaeus- Merzbacher disease. AJNR，2003，24（8）：1683-1689.

[8] Algin O，Taskapilioglu O，Hakyemez B，et al. Structural and neurochemical evaluation of the brain and pons in patients with Wilson’s disease. Jpn J Radiol，2010，28（9）：663-671.

[9] Hegde AN，Mohan S，Lath N，Lim CC. Differential diagnosis for bilateral abnormalities of the basal ganglia and thalamus. Radiographics，2011，31（1）：5-30.

[10] Friedman SD，Shaw DW，Ishak G，et al. The use of neuroimaging in the diagnosis of mitochondrial disease. Dev Disabil Res Rev，2010，16（2）：129-135.

[11] Saneto RP，Friedman SD，Shaw DW. Neuroimaging of mitochondrial disease. Mitochondrion，2008，8（5-6）：396-413.

[12] Finsterer J. Central nervous system manifestations of mitochondrial disorders. Acta Neurol Scand，2006，114（4）：217-238.

[13] King JD，Rosner MH. Osmotic demyelination syndrome. Am J Med Sci，2010，339（6）：561-567.

[14] Kumar S，Fowler M，Gonzalez-Toledo E，et al. Central pontine myelinolysis，an update. Neurol Res，2006，28（3）：360-366.

[15] Geibprasert S，Gallucci M，Krings T. Alcohol-induced changes in the brain as assessed by MRI and CT. Eur Radiol，2010，20：1492-1501.

[16] Spampinato MV，Castillo M，Rojas R，et al. Magnetic resonance imaging findings in substance abuse：alcohol and alcoholism and syndromes associated with alcohol abuse. Top Magn Reson Imaging，2005，16：223-230.

[17] Sechi G，Serra A. Wernicke' s encephalopathy：new clinical settings and recent advances in diagnosis and management. Lancet Neurol，2007，6：442-455.

[18] Zuccoli G，Pepitone N. Neuroimaging findings in acute Wernicke' s encephalopathy：review of the literature. AJR Am J Roentgenol，2009，192：501-508.

[19] Hantson P，Duprez T. The value of morphological neuroimaging after acute exposure to toxic substances. Toxicol Rev，2006，25（2）：87-98.

[20] Lo CP，Chen SY，Lee KW，et al. Brain injury after acute carbon monoxide poisoning：early and late complications. AJR Am J Roentgenol，2007，189（4）：W205-211.

[21] Giglio P，Gilbert MR. Cerebral radiation necrosis. Neurologist，2003，9（4）：180-188.

[22] Soussain C，Ricard D，Fike JR，Mazeron JJ，Psimaras D，Delattre JY. CNS complications of radiotherapy and chemotherapy. Lancet，2009，374（9701）：1639-1651.

[23] Kollia K，Maderwald S，Putzki N，et al. First Clinical Study on Ultra-High-Field MR Imaging in Patients with Multiple Sclerosis：Comparison of 1.5T and 7T. AJNR，2009，30：699-702.

[24] Polman CH，Reingold SC，Banwell B，et al. Diagnostic Criteria for Multiple Sclerosis：2010 Revisions to the McDonald Criteria. Ann Neurol，2011，69：292-302.

[25] Rossi A. Imaging of acute disseminated encephalomyelitis. Neuroimaging Clin N Am，2008，18（1）：149-161.

[26] Young NP，Weinshenker BG，Lucchinetti CF. Acute disseminated encephalomyelitis：current understanding and controversies. Semin Neurol，2008，28（1）：84-94.

[27] Tenembaum S，Chitnis T，Ness J，et al. Acute disseminated encephalomyelitis. Neurology，2007，68（16 Suppl 2）：S23-36.

[28] Guzman-De-Villoria JA，Ferreiro-Arguelles C，Fernandez-Garcia P. Differential diagnosis of T2 hyperintense brainstem lesions：Part 2. Diffuse lesions. Semin Ultrasound CT MR，2010，31（3）：260-274.

[29] Valencia MP，Castillo M. MRI findings in posttraumatic spinal cord Wallerian degeneration. Clin Imaging，2006，30（6）：431-433.

[30] Uchino A，Takase Y，Nomiyama K，Egashira R，Kudo S. Acquired lesions of the corpus callosum：MR imaging. Eur Radiol，2006，16（4）：905-914.

（冯　逢　有　慧　刘梦雨）

7 神经系统综合征

第 1 节　先天性病变相关综合征

一、神经纤维瘤病 Ⅰ 型

【病理与病因】

- 神经纤维瘤病 Ⅰ 型（neurofibromatosis type Ⅰ）为常见的常染色体（第 17 对染色体）显性遗传性疾病，是最常见的遗传性肿瘤综合征

【临床表现】

- 早期即可出现皮肤“奶油咖啡斑”，皮肤及皮下神经纤维瘤出现较晚，腋窝、腹股沟区域可出现雀斑
- 诊断标准
  - ≥ 6 个奶油咖啡斑
  - ≥ 2 个神经纤维瘤或 1 个丛状神经纤维瘤
  - 腋窝、腹股沟有雀斑；视神经胶质瘤
  - 典型的骨病变
  - Ⅰ 级亲属中有 NF-1 患者。以上具备两项或更多即可符合诊断

【影像表现】

- 基底节区、脑干、小脑半球等部位可出现对称或不对称的错构瘤样病变
- 视神经胶质瘤，脊髓髓内肿瘤通常为星形细胞瘤
- 任何部位的丛状神经纤维瘤
- 可伴有皮层发育不良等

二、神经纤维瘤病 Ⅱ 型

【病理与病因】

- 神经纤维瘤病 Ⅱ 型（neurofibromatosis type Ⅱ）为较常见的常染色体（家族性为第 22 对染色体）显性遗传性疾病，皮肤改变较少

【临床表现】

- 诊断标准
  - 双侧听神经鞘瘤
  - 一级亲属中有 NF-2 患者和一侧听神经鞘瘤
  - 或有以下任意两者：脑膜瘤、神经鞘瘤、胶质瘤、神经纤维瘤、晶状体浑浊或脑内钙化
  - 或具有以下任意两者：单侧听神经鞘瘤、多发脑膜瘤、神经鞘瘤、胶质瘤、神经纤维瘤、晶状体浑浊和脑内钙化中任意一个

【影像表现】

- MRI 增强扫描可清楚显示双侧听神经鞘瘤、多发脑膜瘤等，髓内肿瘤通常为室管膜瘤

三、结节性硬化

【病理与病因】

- 结节性硬化（tuberous sclerosis）为伴有多器官错构瘤的遗传性肿瘤性疾病

【临床表现】

- 98% 有室管膜下结节，皮层或皮层下结节
- 15% 伴有室管膜下巨细胞星形细胞瘤
- 肾血管平滑肌脂肪瘤和囊肿占 40% ～ 80%
- 心脏横纹肌瘤占 50% ～ 65%
- 肺囊性淋巴管肌瘤病 / 纤维化，实质脏器腺瘤及平滑肌瘤
- 皮肤灰叶斑，面部纤维血管瘤，青春期后

20% ~ 35% 可有绿皮斑

- 指甲下纤维瘤
- 眼睛“巨大玻璃疣”
- 50% 具有典型的临床三联征，即癫痫、智力低下及面部纤维血管瘤

【影像表现】

- CT
  - 室管膜下多发性结节的钙化
- MRI
  - 皮层及皮层下结节
  - 白质病变及室管膜下巨细胞星形细胞瘤

四、von Hippel-Lindau 病

【病理与病因】

- 本病为常染色体显性遗传性肿瘤综合征

【临床表现】

- 诊断要点
  - 中枢神经系统多发血管母细胞瘤，可发生于小脑、脑干、脊髓及视网膜等，幕下多见，幕上少见
  - 内脏多发病变：肾、胰腺等多发囊肿、肾细胞癌、肾上腺嗜铬细胞瘤等
- 诊断标准为
  - 2 个以上中枢神经系统的血管母细胞瘤
  - 1 个血管母细胞瘤 + 视网膜出血

【影像表现】

- 增强扫描易于显示多发脊髓及脑部血管母细胞瘤
- 肝、胰腺、肾及肾上腺等部位的病变较容易检出，特别应该注意对肾癌的早期诊断

五、Sturge-Weber 综合征（sturge-weber syndrome）

【病理与病因】

- 也称为脑三叉神经血管瘤病，为散发性先天性疾病，系胎儿脑部皮层静脉发育不良所致

【临床表现】

- 面部三叉神经分布区可见血管瘤

【影像表现】

- 病变区皮层萎缩、钙化，患侧脉络膜丛扩大
- 增强扫描可见弥漫性柔脑膜强化、脉络膜丛强化、柔脑膜血管瘤强化等
- 柔脑膜血管瘤病单侧常见，枕部最常见

六、遗传性出血性毛细血管扩张

【病理与病因】

- 遗传性出血性毛细血管扩张（hereditary hemorrhagic telangiectasia）为常染色体显性遗传性疾病，皮肤黏膜和内脏的毛细血管扩张及继发出血，可合并神经系统的动静脉畸形、发育性静脉异常等，可以多发

【临床表现】

- 临床症状在青春期前很少出现，表现为反复的鼻出血、黑便、脑出血

【影像表现】

- 显示动静脉畸形、发育性静脉异常等
- 病变为多发
- 在多发动静脉畸形中有 28% 的患者为此病，因此多发 AVM 应该考虑到此病
-

七、Seddon 综 合 征（seddon syndrome）

【临床表现】

- 罕见，皮肤弥漫网状青斑和脑血管病为特征
- 脑血管损害症状及皮肤网状青斑

【影像表现】

- 脑萎缩，多发梗死

八、Sjogren-Larson 综合征

【病理与病因】

- 罕见的常染色体隐性遗传疾病

【临床表现】

- 先天性鱼鳞癌，智力迟钝，肢体的先天性对称性痉挛

【影像表现】

- 大脑半球深部白质对称性高信号

九、线形皮脂腺痣综合征

【病理与病因】

- 线形皮脂腺痣综合征（linear sebaceous nevus

syndrome）系中 - 外胚层发育异常所致的先天性遗传性疾病，包括脑发育畸形，骨骼、心、肾畸形

【临床表现】

- 头皮和面部呈线状分布的皮脂痣为本病的主要特征

【影像表现】

- 脑萎缩，脑积水和脑穿通畸形

十、神经皮肤黑色素沉着症

【病理与病因】

- 神经皮肤黑色素沉着症（neurocutaneous melanosis）为罕见的先天性神经外胚层发育异常

【临床表现】

- 临床特征为皮肤黑色素细胞痣和软脑膜黑色素性增厚
- 常合并恶性中枢神经系统黑色素瘤

【影像表现】

- 脑实质或脑膜黑色素沉着表现为短 T1 短 T2 信号

十一、Miller-Dieker 综合征

【病理与病因】

- 发生于儿童的面部畸形，伴无脑回的常染色体隐性疾病

【临床表现】

- 出生时就发现小脑畸形和典型的面部畸形

【影像表现】

- 大脑表面光滑，完全性无脑回或无脑回与巨脑回并存，外侧裂变浅

十二、Zellweger 综合征

【病理与病因】

- Zellweger 综合征（Cerebro-hepato-renal syndrome）是一种常染色体隐性遗传性疾病

【临床表现】

- 典型面容包括前额突起，眼睑上斜和眼间距缩短
- 还可以有小额青光眼
- 肝大、肾囊肿、髌骨钙化

【影像表现】

- 脑皮质广泛增厚，与巨脑回相似，伴有局灶性灰质增厚，无正常的皮层下白质指状突起，白质相对减少

第 2 节　血管性病变相关综合征

一、延髓背外侧综合征

【病理与病因】

- 延髓背外侧综合征（lateral medullary syndrome）又称 Wallenberg 综合征或小脑后下动脉综合征，1895 年 Wallenberg 首次报道，是由椎动脉或小脑后下动脉或其分支闭塞引起的延髓背侧梗死所致的一组神经系统症候群，是脑干梗死常见的一种类型

【临床表现】

- 临床症状主要包括
  - 患侧面部和对侧躯干及肢体的痛温觉障碍（交叉性感觉障碍）
  - 患侧软腭麻痹、构音及吞咽障碍
  - 眩晕、呕吐及眼球震颤
  - 患侧 Horner 综合征及肢体及躯干的共济失调
  - 小脑后下动脉及其分支走形弯曲，变异较大，闭塞后不同患者的症状相差较大

【影像表现】

- CT
  - 通常为阴性，部分患者呈低密度影
- MRI
  - 急性期主要表现为等 T1 长 T2 信号，DWI 为异常高信号
  - 恢复期病变呈长 T1 长 T2 信号，DWI 呈等信号，病变呈条带状分布
  - MRA 可以清晰显示椎动脉及小脑后下动脉的血流信号及管腔粗细从而有助于诊断

典型病例

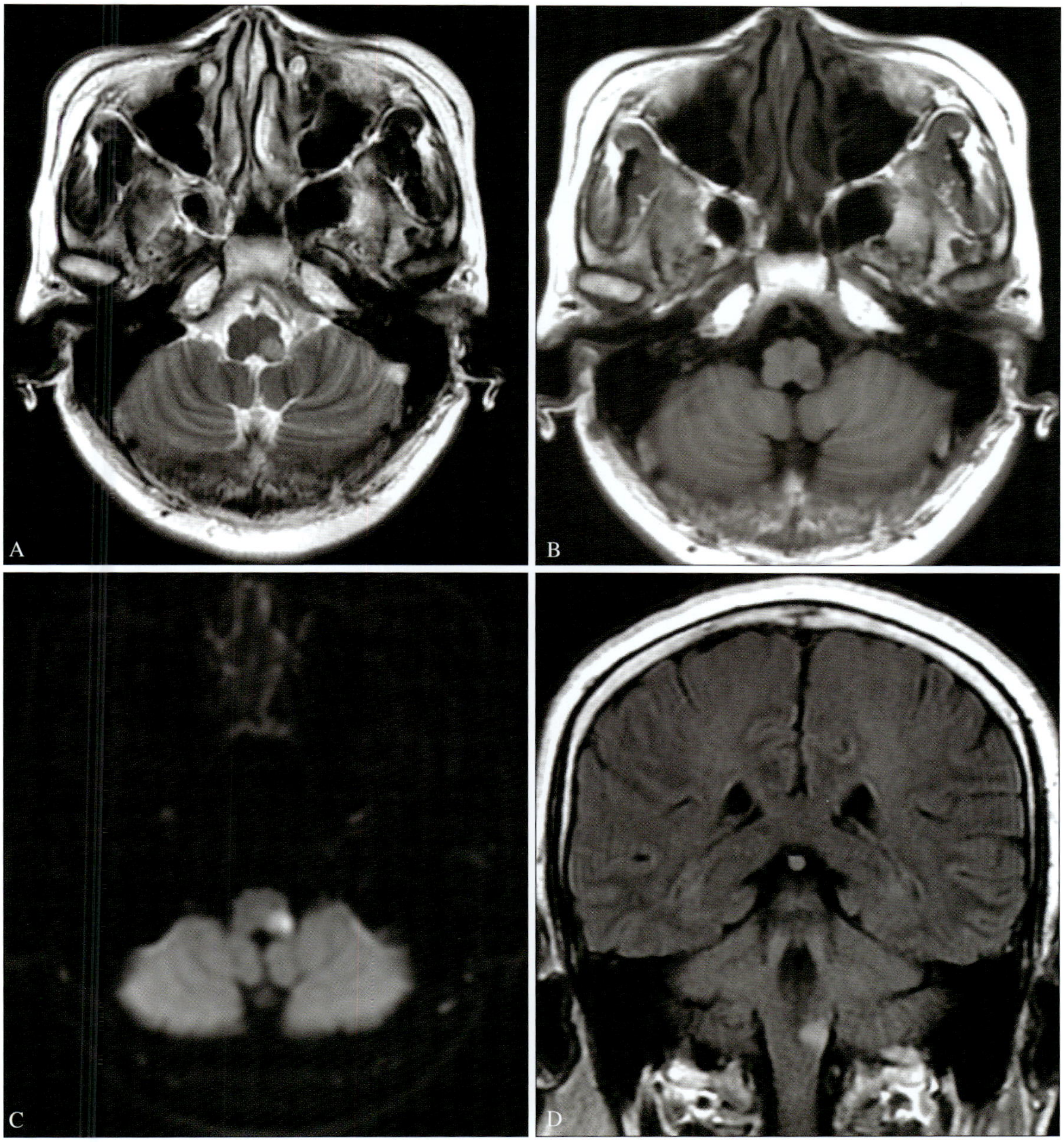

图 7-2-1 延髓背外侧综合征

女性，56岁，突发头晕、呕吐、视物旋转7天。A．横轴面 T2WI 显示左侧延髓背外侧小片状稍长 T2 信号；B．T1WI 显示病变为稍长 T1 信号；C．DWI 病变呈异常高信号；D．冠状面 T2-FLAIR 显示病变为高信号

重点推荐文献

[1] Sacco RL，Freddo L，Bello JA，et al. Wallenberg's lateral medullary syndrome. Clinical-magnetic resonance imaging correlations. Arch Neurol[J]，1993，50（6）：609-614.

[2] Kumral E，Kisabay A，Atac C，et al. Spectrum of the posterior inferior cerebellar artery territory infarcts. Clinical-diffusion-weighted imaging correlates. Cerebrovasc Dis[J]，2005，20（5）：370-380.

二、闭锁综合征（locked-in syndrome）

【概念与概述】

- 闭锁综合征（locked-in syndrome）又名基督山综合征、脑桥腹侧综合征，首先由Plum及Posner于1966年命名，是一种特殊类型的意识状态

【病理与病因】

- 其发病机制是由于双侧皮质脊髓束及皮质延髓束在脑桥展神经核附近水平被阻断，导致脑桥以下脑神经瘫及四肢瘫，因此也称为脑桥腹侧综合征
- 而大脑半球和脑干被盖部网状激活系统无损害，故意识清醒，理解力正常
- 其病因多见于基底动脉血栓形成，也见于脑桥腹侧或延髓外伤、炎性脱髓鞘或药物过量

【临床表现】

- 临床较少见，表现为四肢瘫痪，双侧面瘫，不能讲话和吞咽，延髓麻痹，但意识清楚，看似昏迷，实为清醒，认知功能存在，能睁眼、闭眼或眼球上下运动示意，可自主睁眼或用眼球垂直活动示意，状如被匪盗（基督山海盗）塞口而束肢者，故又名基督山综合征
- 闭锁综合征发病年龄为16～90岁不等，脑电图正常或轻度慢波

【影像表现】

- 该综合征多系双侧脑桥基底部病变所致，一般不累及被盖部
- CT上表现为低密度，但早期病变显示欠佳
- MRI
  - 脑桥腹侧长T1长T2信号
  - 多合并其他部位病变，如中脑、延髓、小脑等部位的梗死
  - 脑干病变MRI的检出率为100%

重点推荐文献

[1] Nordgren RE, Markesbery WR, Fukuda K, et al. Seven cases of cerebromedullospinal disconnection: the "locked-in" syndrome. Neurology [J], 1971, 21 (11): 1140–1148.

[2] Bruno MA, Schnakers C, Damas F, et al. Locked-in syndrome in children: report of five cases and review of the literature. Pediatr. Neurol [J], 2009, 41 (4): 237–246.

[3] Smith E, Delargy M. Locked-in syndrome. BMJ [J], 2005, 330 (7488): 406-409.

三、基底动脉尖综合征

【概念与概述】

- 基底动脉尖综合征（top of basilar syndrome, TOBS）即TOBS，它是由Caplan于1980年首先提出，并提出该综合征与椎-基底动脉缺血有所区别，已作为一种特殊类型的缺血性脑血管病单独列出，约占脑梗死的7.6%
- 基底动脉尖部是指以基底动脉顶端为中心的2cm直径范围内5条血管交叉的部位，即双侧大脑后动脉、双侧小脑上动脉和基底动脉顶端，形成一个“干”字。各种原因所致该区域血循环障碍即构成TOBS

【病理与病因】

- 主要病因为栓塞和血栓
- 高血压病是本病最常见的危险因素，其他包括心脏疾病、糖尿病等

【临床表现】

- TOBS临床表现包括两部分
  - 脑干首端梗死表现为：瞳孔异常、眼球运动障碍、意识障碍、注意力和行为异常、异常运动和半身投掷等
  - 大脑后动脉区梗死表现为：偏盲、皮质盲、失认、视觉失用、视物变形、运动和感觉障碍等

【影像表现】

- MRI对TOBS病变部位的显示较CT敏感
- TOBS病变为不同阶段的缺血梗死，受累部位多样，常有中脑、丘脑、丘脑下部、脑桥上部、小脑、枕叶及颞叶内侧面的两个或两个以

上部位梗死灶，并可同时累及幕上和幕下结构

- 影响部位最多的是中脑及丘脑
- DSA 或 MRA 如果显示基底动脉顶端 2cm 范围内血管狭窄或闭塞，即有确诊价值
- 有血管病危险因素的中老年人，突然发生又较快恢复的意识障碍，有瞳孔改变、眼位改变、垂直凝视障碍，应想到 TOBS。如同时伴有皮质盲或偏盲、严重记忆障碍时则可能性更大
- CT 或 MRI 有中脑、丘脑、丘脑下部、脑桥上部、小脑、枕叶颞叶内侧面的两个或两个以上部位的梗死，即可确诊

典型病例

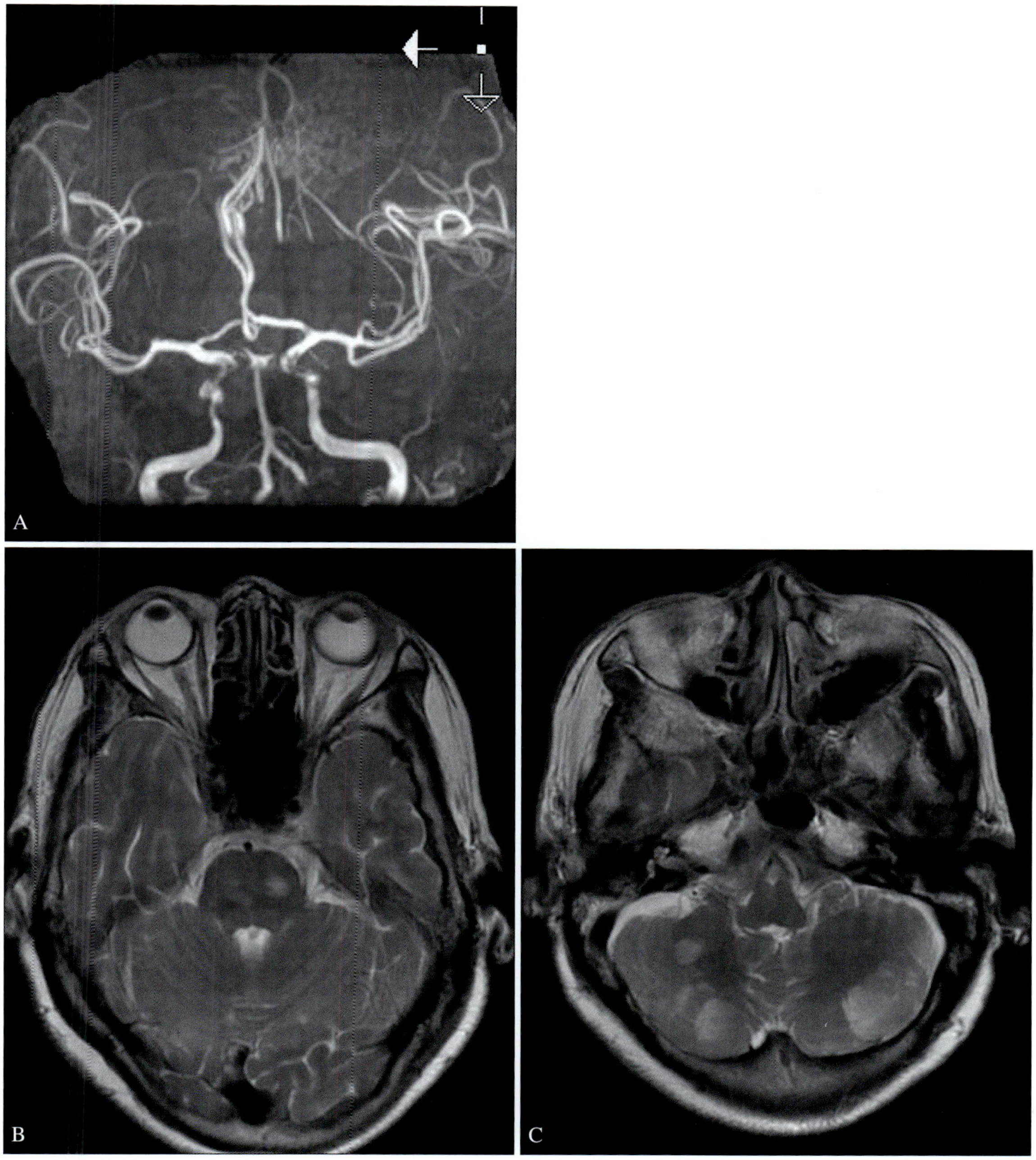

图 7-2-2　基底动脉尖综合征

女性，77 岁，头晕 1 周，加重伴睡眠增多 4 天。A． MRA 显示基底动脉远端中断；B，C. 横轴位 T2WI 显示脑桥、双侧小脑半球多发点片状异常高信号

重点推荐文献

[1] Eliasziw M，Kennedy J，Hill MD，et a1. Early risk of stroke after a transient isehemic attack in patients with internal carotid artery disease. CMAJ [J]，2004，170（6）：1105-1107.

[2] Marin U，Naya G.. Top of the basilar artery syndrome：clinico-radiological aspects of 25 patient. Rev Neurol [J]，1999，28（7）：698-701.

四、后可复性脑病综合征（posterior reversible encephalopathy syndrome，PRES）

【概念与概述】

- 后可复性脑病综合征（posterior reversible encephalopathy syndrome，PRES）描述的是一种可逆性的神经系统综合征，包括多种临床表现。可由多种病因（如高血压等）引起

【病理与病因】

- 新发现的病因包括对比剂相关的过敏反应、化疗药物及戒酒等
- 该病的机制尚不明确，目前认为与高灌注状态有关，高灌注导致血脑屏障的破坏，含有血液或巨噬细胞的液体外渗，最终导致皮质或皮质下水肿
- 另有人认为是由于血管的痉挛导致了可逆性的脑水肿，再加上未及时治疗，最后导致细胞毒性水肿
- PRES 容易累及后部循环区域，可能是与前部循环相比，椎 - 基底动脉系统的血管在小动脉水平缺乏交感神经支配，而这种神经支配可以在血管内压力增高（如严重高血压）时保护脑组织
- PRES 并不是仅累及后部，而是表现为从后向前的梯度分布，大概与交感神经支配的梯度分布有关。因此，使用“多中心性”“后部为主”或仅仅说是“可逆性脑病综合征”来形容这种可逆性综合征可能更为贴切

【影像表现】

- 典型 MRI 表现为 T2-FLAIR 图像中出现对称性顶叶、枕叶及后额叶皮质和皮质下白质内的高信号
- 不常见的部位包括脑干、基底节区及小脑
- 非典型 MRI 表现为异常对比强化、出血、弥散受限及少见的单侧受累
- 异常对比强化表现为轻度、脑回样、柔脑膜或皮质强化
- 深部白质和硬脑膜强化，同时伴有柔脑膜或皮质强化
- 出血表现为脑实质出血、蛛网膜下腔出血或二者同时存在
- 弥散受限表现为点状或局限性脑回样异常信号
- 通过合适的治疗后，这些影像学的异常可以完全消失

典型病例

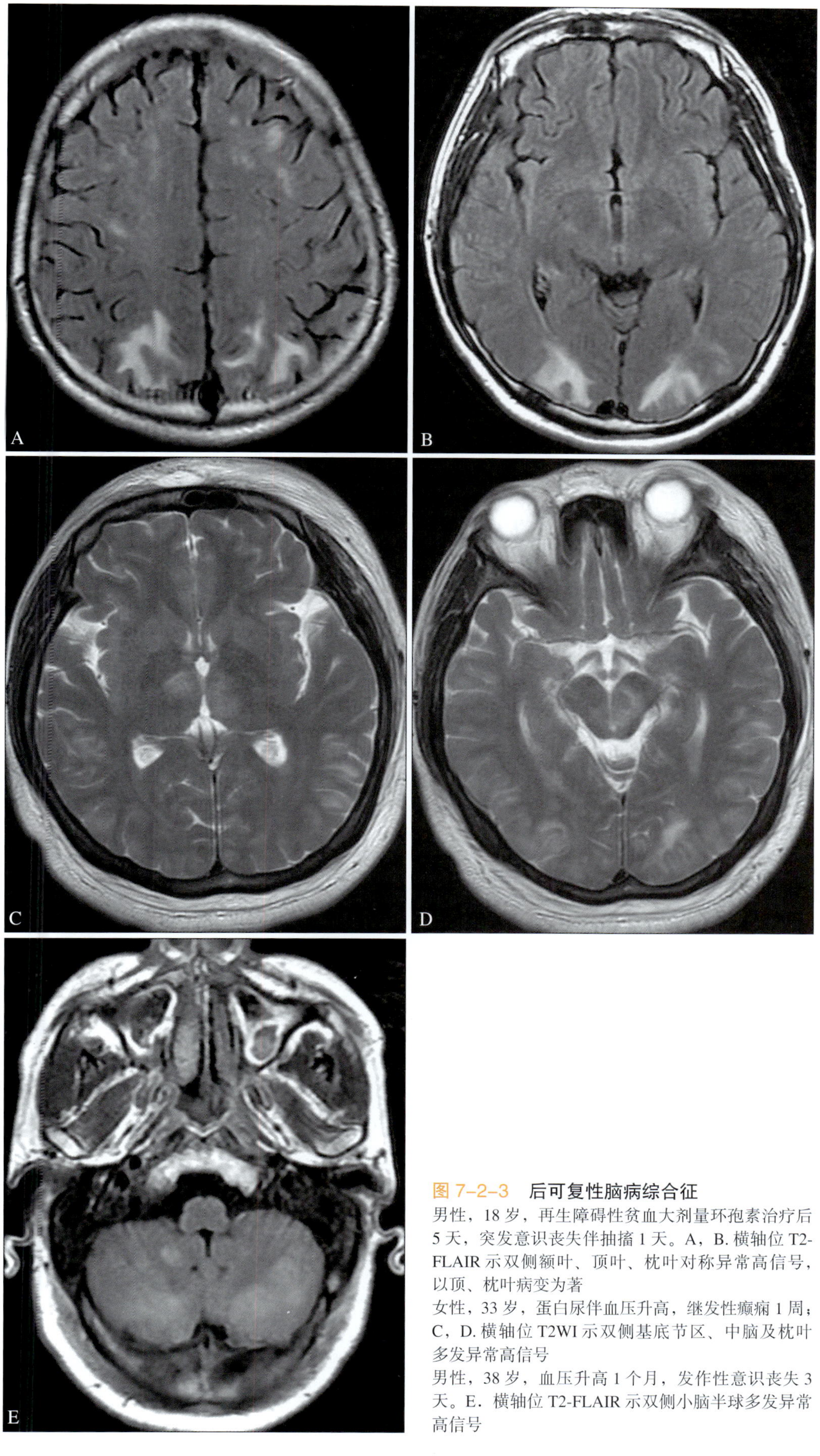

图 7-2-3　后可复性脑病综合征

男性，18 岁，再生障碍性贫血大剂量环孢素治疗后 5 天，突发意识丧失伴抽搐 1 天。A，B. 横轴位 T2-FLAIR 示双侧额叶、顶叶、枕叶对称异常高信号，以顶、枕叶病变为著

女性，33 岁，蛋白尿伴血压升高，继发性癫痫 1 周；C，D. 横轴位 T2WI 示双侧基底节区、中脑及枕叶多发异常高信号

男性，38 岁，血压升高 1 个月，发作性意识丧失 3 天。E. 横轴位 T2-FLAIR 示双侧小脑半球多发异常高信号

重点推荐文献

[1] McKinney AM, Short J. Posterior reversible encephalopathy syndrome: incidence of atypical regions of involvement and imaging findings. AJR Am J Roentgenol [J], 2007, 189 (4): 904-912.

[2] Ugurel MS, Hayakawa M. Implications of postgadolinium MRI results in 13 cases with posterior reversible encephalopathy syndrome. Eur J Radial [J], 2005, 53: 441-449.

[3] Hinchey J, Chaves C, Appignani B, et al. A reversible posterior leukoencephalopathy syndrome. N Engl J Med [J], 1996, 334: 494-500.

第 3 节 其他综合征

一、Tolosa-Hunt 综合征（Tolosa-Hunt syndrome）

【概念与概述】

- Tolosa-Hunt 综合征（Tolosa-Hunt syndrome）也称痛性眼肌麻痹

【病理与病因】

- 普遍认为本病为免疫性疾病所致的非特异性炎症，激素等免疫抑制剂治疗有效

【临床表现】

- 病变主要累及海绵窦区、眶尖、眶上裂及其附近的硬脑膜
- 本病发病无明显性别差异，以壮年至老年多发
- 大约 70% 患者病前有上呼吸道感染、咽峡炎、上颌窦炎、低热等病史。早期一侧眼球后眶区周围剧烈疼痛，可放射到额部或颞部，可伴有恶心、呕吐
- 疼痛的性质多大为持续性胀痛、刺痛或撕裂样剧痛
- 数天后痛侧眼肌可出现不同程度的麻痹，主要以动眼神经受累为主，其次是展神经，也可表现为第Ⅲ、Ⅳ、Ⅵ对脑神经全部受累，眼球固定，眼球突出

【影像表现】

- 患侧海绵窦区至眶尖区可见等 T1 等 T2 信号，病变大小不一
- 增强扫描病变可见异常强化，可伴有邻近硬脑膜强化

典型病例

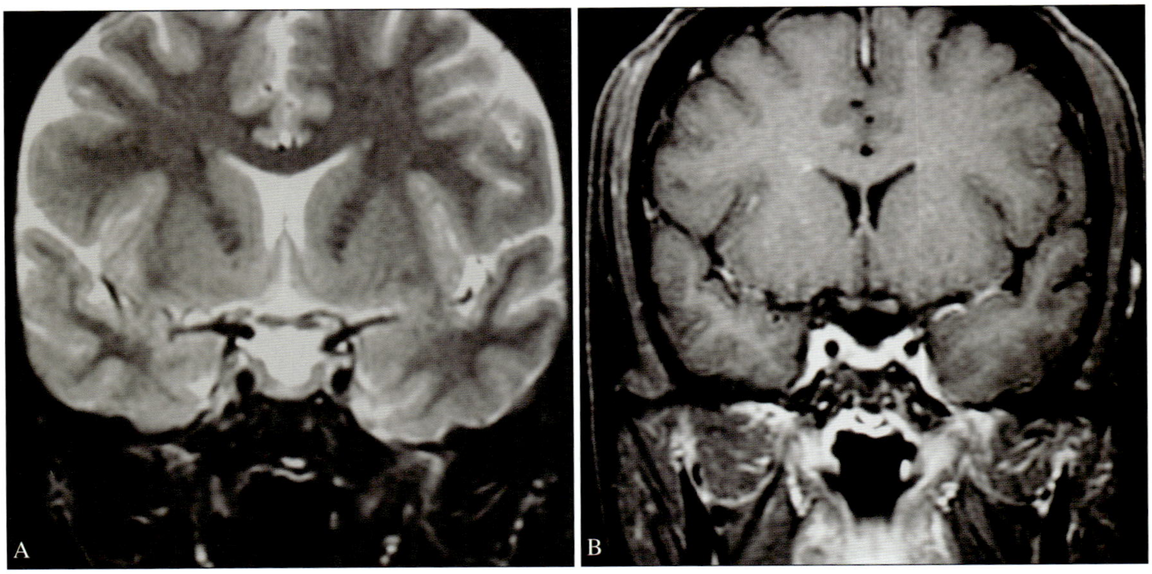

图 7-3-1 Tolosa-Hunt 综合征

女性，45 岁，头痛 1 月余，复视伴右侧眼球疼痛 4 天，查体示右侧动眼、滑车及展神经麻痹。A．冠状位 T2WI 显示右侧海绵窦增厚，局部可见等信号；B．增强扫描显示右侧海绵窦增厚伴异常强化

重点推荐文献

La Mantia L，Curone M，Rapoport AM，et al. Tolosa-Hunt syndrome：critical literature review based on IHS 2004 criteria. Cephalalgia [J]，2006，26（7）：772–781.

二、Parinaud 综合征

【概念与概述】

- Parinaud 综合征（Parinaud syndrome）又称上丘脑综合征、中脑顶盖综合征、上仰视性麻痹综合征等

【病理与病因】

- 系中脑上丘（getrid of）皮质下中枢病变导致的眼球垂直同向运动障碍，累及上丘的破坏性病灶可导致两眼向上同向运动不能

【临床表现】

- 特征表现为双眼同向上视不能、双侧瞳孔散大或不等大、光反应调节反射存在
- 表现为眩晕，有时共济失调、眼睑下垂、复视、双眼同向上视运动麻痹
- 常见病因包括松果体区肿瘤（以生殖细胞瘤最常见）、中脑肿瘤、多发性硬化、代谢性病变（如 Leigh 病）以及血管病变等，病变损害上丘或皮质顶盖束等引起

【影像表现】

- MRI 矢状面成像平扫及增强扫描显示上丘区域病变效果最佳
- 直接显示上丘本身的病变或其邻近病变对上丘的压迫，对于该区域肿瘤性病变、血管性病变以及代谢性病变等均可做出诊断

典型病例

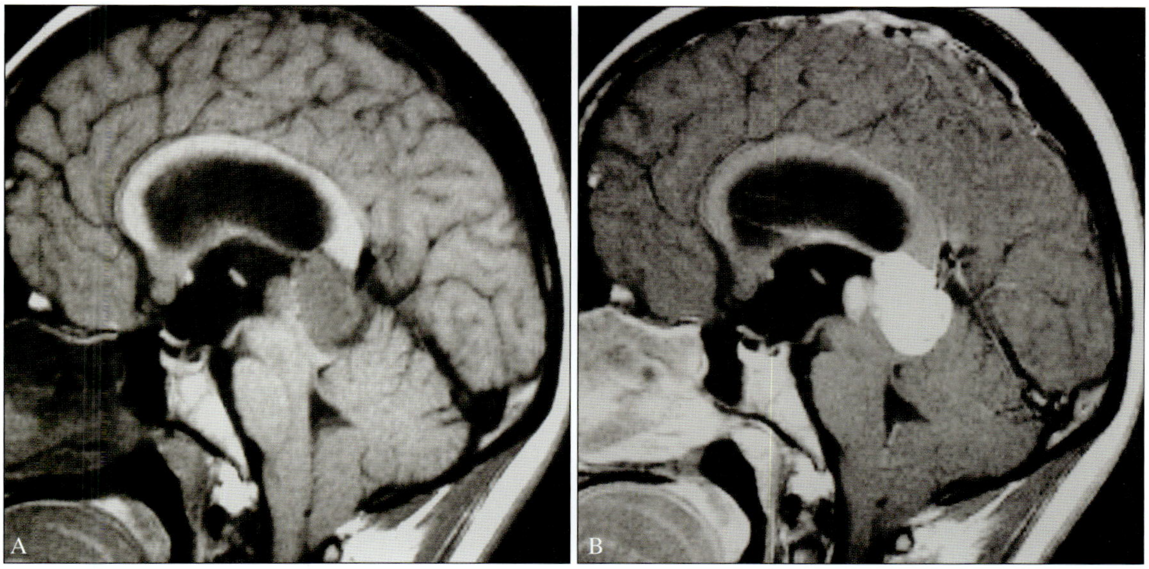

图 7–3–2 Parinaud 综合征

男性，18 岁，双眼眼睑下垂，上视不能 3 个月。A．矢状位 T1WI 显示松果体区不规则稍低信号肿物，累及四叠体板，向前突向第三脑室；B．增强扫描病变明显异常强化，病理为松果体母细胞瘤

重点推荐文献

Aguilar-Rebolledo F，Zárate-Moysén A，Quintana-Roldán G. Parinaud's syndrome in children. Rev Invest Clin [J]，1998，50（3）：217–220.

三、临床孤立综合征

【概念与概述】

- 临床孤立综合征（clinically isolated syndrome，CIS）是指首次因中枢神经系统炎性脱髓鞘事件而导致的一组临床综合征

【临床表现】

- 既可以表现为孤立的视神经炎、脑干脑炎、脊髓炎或某个解剖部位受累后的症状及体征，亦可出现多部位同时受累的复合临床表现
- 常见的有视力下降、肢体麻木无力、尿便障碍等
- 病灶特点表现为时间上的孤立，并且临床症状持续 24 小时以上
- 30% ～ 70% 的 CIS 患者最终发展为多发性硬化
- 脑内多发病灶者发展为多发性硬化的概率较大
- 脑脊液寡克隆区带等也有一定参考意义

【影像表现】

- 脑内多发或单发的、大小不一的异常信号
- MRI 是诊断 CIS 必需的检查方法

重点推荐文献

[1] McDonald WI，Compston A，Edan G，et al. McDonald criteria. Annals of Neurology [J]，2001，50（1）：121–127.
[2] Tintore M，Rovira A，Rio J，et al. Baseline MRI predicts future attacks and disability in clinically isolated syndrome. Neurology [J]，2006，67：968-972.

（马 林 李 颖 王 岩）

主要参考文献

[1] Sacco RL1，Freddo L，Bello JA，et al. Wallenberg's lateral medullary syndrome. Clinical-magnetic resonance imaging correlations. Arch Neurol，1993，50（6）：609-614.
[2] Kumral E1，Kisabay A，Ataç C，et al. Spectrum of the posterior inferior cerebellar artery territory infarcts. Clinical-diffusion-weighted imaging correlates. Cerebrovasc Dis，2005，20（5）：370-380.
[3] Nordgren RE，Markesbery WR，Fukuda K，et al. Seven cases of cerebromedullospinal disconnection：the "locked-in" syndrome. Neurology，1971，21（11）：1140-1148.
[4] Bruno MA1，Schnakers C，Damas F，et al. Locked-in syndrome in children：report of five cases and review of the literature. PediatrNeurol，2009，41（4）：237-246.
[5] McKinney AM，Short J，Truwit CL，et al. Posterior reversible encephalopathy syndrome：incidence of atypical regions of involvementand imaging findings.AJR，2007，189（4）：904-912.
[6] Ugurel MS1，Hayakawa M. Implications of post-gadolinium MRI results in 13 cases with posterior reversible encephalopathy syndrome.Eur J Radiol，2005，53（3）：441-449.
[7] Dach F，Speciali J. Tolosa-Hunt syndrome：critical literature review based on IHS 2004 criteria. Cephalalgia，2007，27（8）：960-961.
[8] Tintoré M1，Rovira A，Río J，et al. Baseline MRI predicts future attacks and disability in clinically isolated syndromes. Neurology，2006，67（6）：968-972.

脊柱及脊髓先天性发育异常

8

第 1 节　移行椎

【概念与概述】

- 移行椎（transitional vertebrae），指颈、胸、腰、骶等各段脊椎于交界处相互移行成另一椎骨形态者，或指脊椎总数量正常而各分段数目相应增加或减少
- 种类　包括腰椎骶化（sacralization）、骶椎腰化（lumbarization）、胸椎腰化及腰椎胸化等，其中以腰骶移行椎（lumbosacral transitional vertebrae）即腰椎骶化及骶椎腰化最常见

【病理与病因】

- 病因学
  - 腰骶部移行椎的形成系由先天发育异常所致，但其是否存在明确的遗传因素尚不确定
- 流行病学
  - 移行椎占腰骶椎先天发育畸形的 10% 左右
  - 腰骶部移行椎与腰椎疾患有一定的关系
    - 正常人群中发生率为 0.6% ~ 12%
    - 腰椎疾病患者可达 30%

【临床表现】

表现

- 最常见体征 / 症状　移行椎本身并不产生症状，但由于移行椎可能导致脊柱生物力学的不平衡，容易造成损伤、劳损、退变及假关节周围软组织充血水肿，进而引起腰背痛的临床症状
- 此外运动时，移行椎椎间盘负荷增加，因而易导致该椎间盘突出或退行性改变

治疗

以非手术疗法为主，若非手术治疗无效，可予手术治疗

- 非手术治疗
  - 加强腰部保护，延缓腰椎退变及骨关节炎的形成
  - 正规的腰背肌功能锻炼，增强腰部肌力以代偿腰椎稳定性
  - 理疗、中医、封闭疗法、活血止痛药物等对症治疗
- 手术治疗
  - 切骨术：主要用于腰 5 横突肥大或假关节刺激，压迫神经支者，可切除增大的横突或横突与骶骨和髂骨间的连接
  - 融合术：对单侧或双侧腰 5 椎横突与髂骨形成假关节，出现损伤性骨关节炎并腰痛明显的患者，可将腰骶关节及骶髂关节一并融合
  - 合并腰椎间盘突出症：在非手术治疗无效时需行椎间盘摘除术，并同时根据移行椎情况进行相应处理

【影像表现】

X 线表现

- 腰椎骶化
  - 第 5 腰椎与骶椎联合，成为 4 个腰椎、6 个骶椎
  - 腰 5 椎体一侧或两侧横突增大呈翼状与骶骨形成关节或融合成一体
- 骶椎腰化
  - 第 1 骶椎与其余骶椎分开，成为 6 个腰椎、4 个骶椎

CT 表现

- 腰骶移行椎的 CT 定位定数较困难，以下方法对定位有帮助
  - 腰骶部 CT 矢状位重建图像上最后一个较宽大的椎间隙为腰 5/ 骶 1 椎间隙
  - 髂前上嵴连线所对的椎间隙视为腰 4/5 椎间隙
  - 最后一对肋骨附着的椎体为第 12 胸椎，但需考虑胸椎腰化的可能

推荐影像学检查

- 最佳检查法　常规 X 线平片
- 备忘建议
  - 常规 X 线平片一般可对移行椎作出诊断
  - CT 或 MRI 检查对移行椎的诊断多有困难，需结合 X 线平片
  - 腰椎骶化往往伴有胸椎腰化，骶椎腰化亦可能伴有腰椎胸化，如要鉴别腰椎骶化或骶椎腰化，需拍胸椎 X 线片

诊断与鉴别诊断精要

- 腰椎骶化及骶椎腰化最常见
- 腰 5 椎体一侧或两侧横突增大呈翼状与骶骨形成关节或融合成一体
- 常规 X 线平片一般可对移行椎作出诊断

典型病例

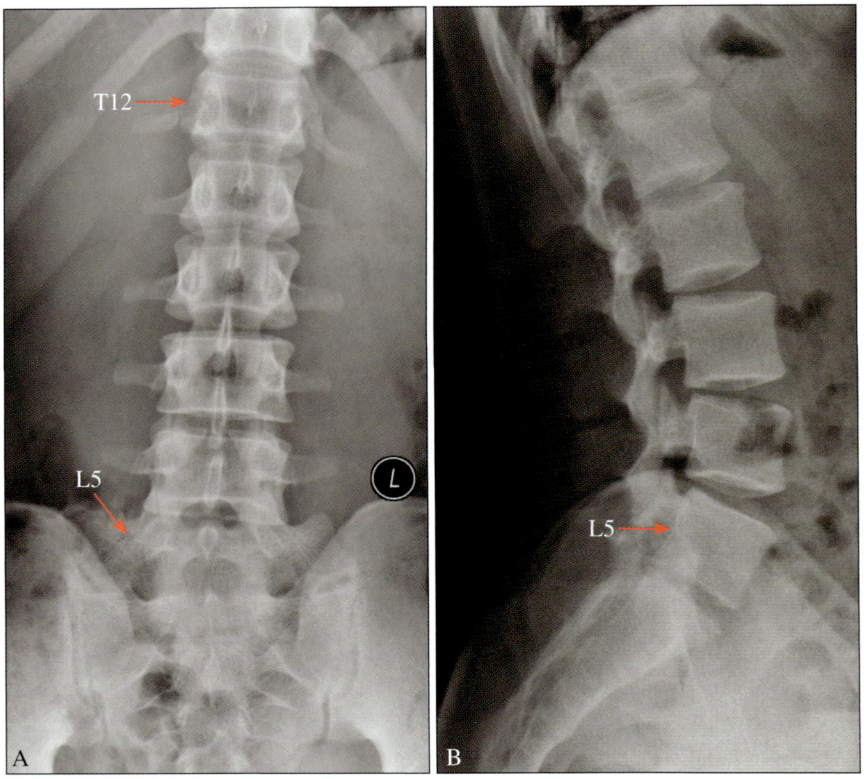

图 8-1-1　**腰椎骶化 + 胸椎腰化**

A. 腰椎正位 X 线片；B. 侧位。示 T12 椎体失去肋骨形成腰椎样形态，L5 椎体两侧横突增大呈翼状与骶骨形成关节

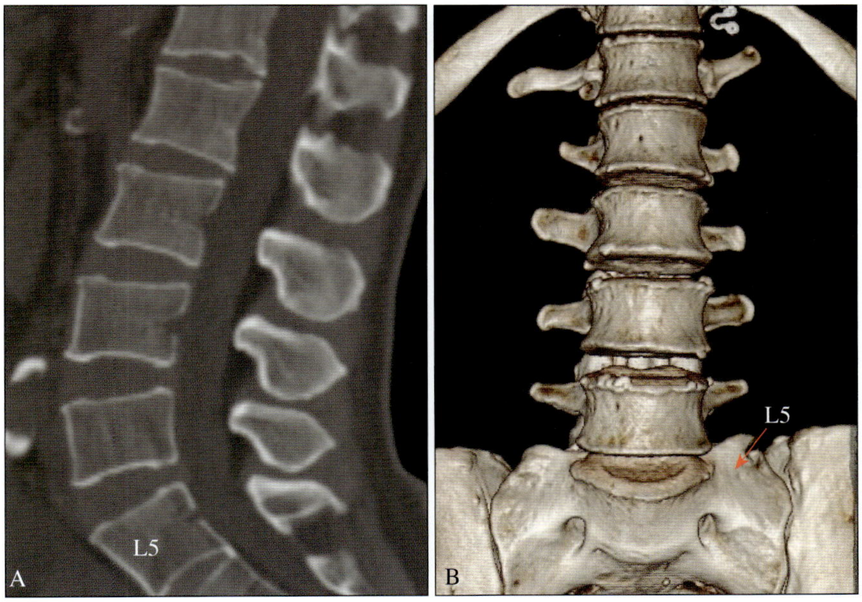

图 8-1-2　**腰椎骶化 + 胸椎腰化**
A．腰椎 CT 矢状位重建；B．VR（表面容积再现技术）。示 L5 骶化与 S1 融合，并见 T12 椎体腰椎化

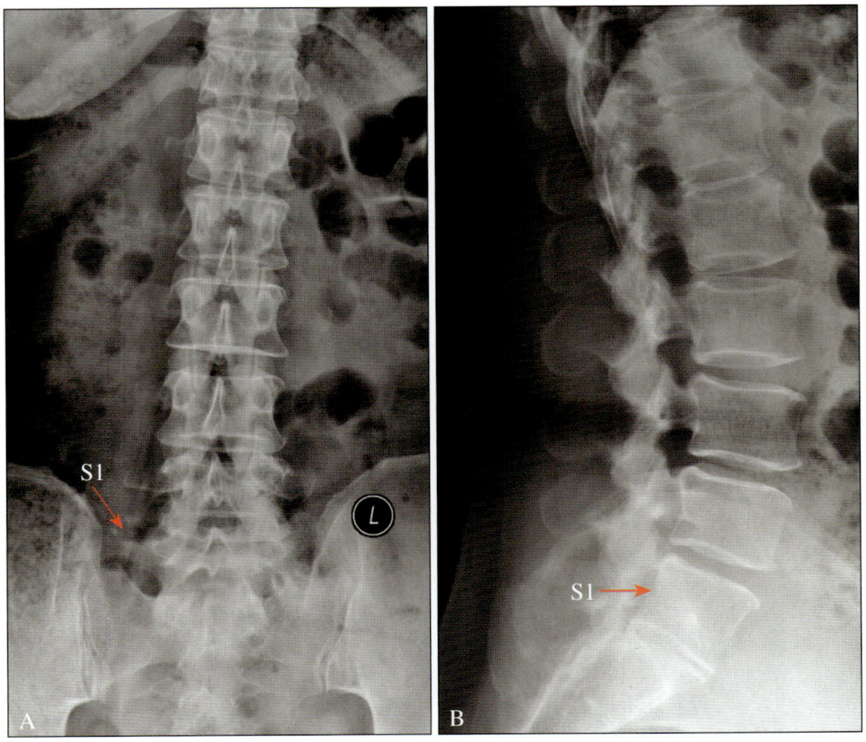

图 8-1-3　**骶椎腰化**
A．腰椎正位 X 线片；B．腰椎侧位。示第 1 骶椎与其余骶椎分开

重点推荐文献

[1] 侯黎升，王亦舟，阮狄克等．腰骶移行椎及其临床意义 脊柱外科杂志，2008，6：366-369.
[2] 赵晓．腰骶部移行椎的研究进展．颈腰痛杂志，2009，30（9）：72-74.
[3] 郭文彬，范峥荣．腰骶部移行椎 83 例 CT 定位分析．中国误诊学杂志，2009，9（4）：906.

第 2 节 分节异常

【概述】

- 分节异常（subsection abnormalims） 是指由于胚胎发育障碍导致的椎体畸形
- 可以独立发生，也可以作为综合征存在，可单发或多发
  - 与脊柱闭合不全有关
  - 与脊索分裂综合征有关
- 分节异常包括以下几种脊柱异常
  - 脊柱形成时部分或完全异常
    - 脊柱发育不全（agenesis）
    - 半椎畸形（hemiventebra）
    - 蝴蝶椎（butterfly vertebra）
    - 冠状裂（coronal cleft vertebra）
  - 部分重复畸形
    - 多余的半脊椎
  - 分节不全
    - 椎体融合（vertebral fusion）
    - 脊柱后部附件闭合不全或融合

【病理与病因】

一般特征

- 一般发病机制
  - 椎体形成异常导致分节病变
  - 胸腰椎区域最常受累
  - 最轻和最常见的侧弯形式是发育不全的椎体发生在胸腰段和腰骶段移行区域
- 胚胎解剖学
  - 正常脊柱形成在 3 个时期顺序发生
  - 膜部发育
    - 中间生骨节（椎体）和侧面生肌节（椎旁肌肉）的分节形成
  - 软骨化
    - 生骨节横向分离，并与邻近生骨节组成新生椎体
    - 成对的软骨化点在椎体和椎弓中线的每一侧发育
  - 骨化
    - 每一个骨化中心进行软骨性骨化

胚胎 - 病理学

- 发育不全：两个软骨中心都不发育
- 椎体矢状裂（蝴蝶椎）
  - 分离的骨化中心形成一对旁正中位软骨化中心
- 椎体冠状裂
  - 腹侧和背侧骨化中心分开形成，并持续存在
- 椎体融合：两个或更多的体节不能分开
  - 单发或多发，局限或广泛
  - 腰椎＞颈椎＞胸椎
  - 椎间隙常常很窄或消失
  - 融合起来的椎体常高度正常，也可以高度减低或增加
  - 常合并出现半椎体，椎体后部附件分节异常
- 椎弓后部异常
  - 在中线处不能融合导致脊柱闭合不全（有或没有单侧椎弓发育或不发育）
  - 发生率：L5 ＞ S1 ＞ C1 ＞ C7 ＞ T1 ＞下部胸椎，最常见为棘突不融合
  - 多水平节段后部融合产生先天性脊柱骨块棒

一、半椎畸形

【概述】

- 胚胎时期，两个左右对称的软骨化中心若均不发育，可引起椎体缺如
- 左右两个软骨化中心若其中一个不发育，形成侧半椎体
- 腹背两个骨化中心，若其中一个不发育，形成背侧或腹侧半椎体

【胚胎 - 病因学】

- 外侧半椎体
  - 一个软骨中心不发育：骨化中心随后不能在这一侧发育
- 后部半椎体
  - 骨化后期异常

【临床表现】

- 单发或多发半椎畸形导致脊柱侧弯畸形
- 后侧半椎导致脊柱后突畸形
- 多发半椎畸形导致身高生长受限

【治疗】

- 病情轻者保守治疗
- 外科手术矫正脊柱后凸、侧弯

【影像表现】

分型

- Nasca 等（1975 年）将半椎体畸形分为 6 型
  - 1 型　单纯多余半椎体，可与相邻一个或两个椎体融合，发生在胸椎时可有椎弓根及多余肋骨
  - 2 型　单纯楔形半椎体，正位片上椎体呈楔形外观
  - 3 型　多个半椎体
  - 4 型　多个半椎体伴一侧椎体融合
  - 5 型　平衡半椎体，两侧均有数量相等的半椎体，一般不引起脊柱侧弯
  - 6 型　后侧半椎体，易引起后凸畸形

X 线表现

- 侧半椎畸形常见，表现为楔形的三角骨质插于两个脊椎之间，导致脊柱侧弯畸形
- 后半椎畸形少见，表现为椎体前半为纤维条，后半为三角形，形成脊柱后突，一半发生在胸腰椎交界处
- 前半椎畸形极为罕见

CT 表现

- CT 扫描及重建可多方位观察病变椎体形态

MRI 表现

- 冠状位图像上可清楚地观察半椎畸形
- 较 CT 更好地显示合并出现的异常
  - 脊柱纵裂
  - 脊髓空洞
  - 先天性肿瘤
  - 内脏器官异常

【鉴别诊断】

椎体压缩骨折

- 有外伤史
- 椎体缘皮质断裂，可见碎骨片
- 骨折块边缘非骨皮质，且不规则
- 软组织水肿，脊髓损伤
- CT 可见椎体边缘皮质及椎体内骨松质断裂、碎裂，椎体边缘及椎体内可见骨折线和骨折块，椎体内骨松质嵌插、重叠

椎体结核

- 主要与中心型、边缘型椎体结核相鉴别
- 表现为软骨破坏、骨破坏、骨质疏松，骨质硬化、增生少见
- 相邻椎体软骨板破坏、椎间隙变窄或消失，椎体变扁
- 椎体旁脓肿和腰大肌脓肿

诊断与鉴别诊断精要

- 侧半椎畸形常见，表现为楔形的三角骨质插于两个脊椎之间，导致脊柱侧弯畸形
- 后半椎畸形少见，表现为椎体前半为纤维条，后半为三角形，形成脊柱后突
- 前半椎畸形极为罕见
- 需与椎体压缩骨折、椎体结核鉴别

二、蝴蝶椎

【概述】

- 蝴蝶椎即椎体矢状裂（sagittal cleft vertebra），亦称裂椎（cleft vertebra）
- 此类畸形由于胚胎时期脊索外膜的前后伸展的持续存在，或由于脊索持续存在使两半椎体不能融合
- 蝴蝶椎多见于胸腰椎，一般不出现在颈椎，多发蝴蝶椎并不少见
- 常作为神经管闭合不全性改变的一部分，与（脊髓）脊膜膨出和脊髓纵裂等共存

【胚胎 - 病因学】

- 脊索外膜的前后伸展的持续存在或由于脊索持续存在使两半椎体不能融合

【临床表现】

- 可以无症状，亦可出现异常的脊柱侧弯

【治疗】

- 无侧弯者不需要治疗
- 明显侧弯者可外科手术矫正

【影像表现】

X 线表现

- 正位　椎体中部变矮或缺如，椎体由两个尖端相对的楔形所构成，类似蝴蝶
- 侧位片　椎体仍为方形，但中部密度增高
- 其上下椎间盘均进入矢状裂缝内，相邻椎体可代偿性生长，向患椎中部突入

CT 表现

- CT 扫描及重建可多方位观察病变椎体形态

MRI 表现

- 冠状位图像上可清楚地观察到大多数脊椎畸形
- 可见患椎上下椎间盘均进入矢状裂缝内，相邻椎体可代偿性生长，向患椎中部突入
- 可更好地显示合并出现的异常

【鉴别诊断】

椎体结核

- 相邻椎体软骨板破坏、椎间隙变窄或消失
- 椎体塌陷变扁或呈楔形
- 椎体旁脓肿和腰大肌脓肿
- CT 图像可见边缘形椎体骨破坏及死骨

诊断与鉴别诊断精要

- X 线正位见椎体中部变矮或缺如，椎体由两个尖端相对的楔形所构成，类似蝴蝶；侧位片见椎体仍为方形，但中部密度增高
- 需与椎体结核鉴别

三、椎体冠状裂

【概述】

- 残存的脊索影响了椎体前、后骨化中心的正常愈合，导致椎体冠状裂
- 冠状裂可累及一个或多个椎体，以下胸椎及腰椎常见
- 早产儿和新生儿中发生率最高，男性多见，男：女 =10：1，一般在出生后数周内消失，很少存在到成人
- 椎体冠状裂常伴发先天性钙化性软骨营养不良

【影像表现】

X 线表现

- X 线侧位片是最基本的影像学方法
- 表现为椎体中部和后 1/3 之间的纵行裂隙，将椎体分成前后两半，裂隙略不规则，也可呈卵圆形密度减低的骨质缺损

四、椎体融合

【概述】

- 椎体融合指完全性或仅限于椎体、椎弓的一部分骨性融合

- 别名阻滞椎（block vertebra）

【影像表现】

X 线表现

- 相邻椎体骨性融合，椎间隙消失
- 椎体总高度不变，等于椎体与椎间隙高度之和
- 椎体附件亦可融合

【鉴别诊断】

椎体结核

- 相邻椎体软骨板破坏、椎间隙变窄或消失
- 椎体塌陷变扁或呈楔形
- 椎体旁脓肿和腰大肌脓肿
- CT 图像可见边缘形椎体骨破坏及死骨

少年慢性关节炎

- 很难与颈椎的椎体融合鉴别
- 寻找其他受累关节以及相关病史

诊断与鉴别诊断精要

- 相邻椎体骨性融合，椎间隙消失
- 椎体总高度不变，等于椎体与椎间隙高度之和
- 椎体附件亦可融合
- 需与椎体结核、少年慢性关节炎鉴别

典型病例

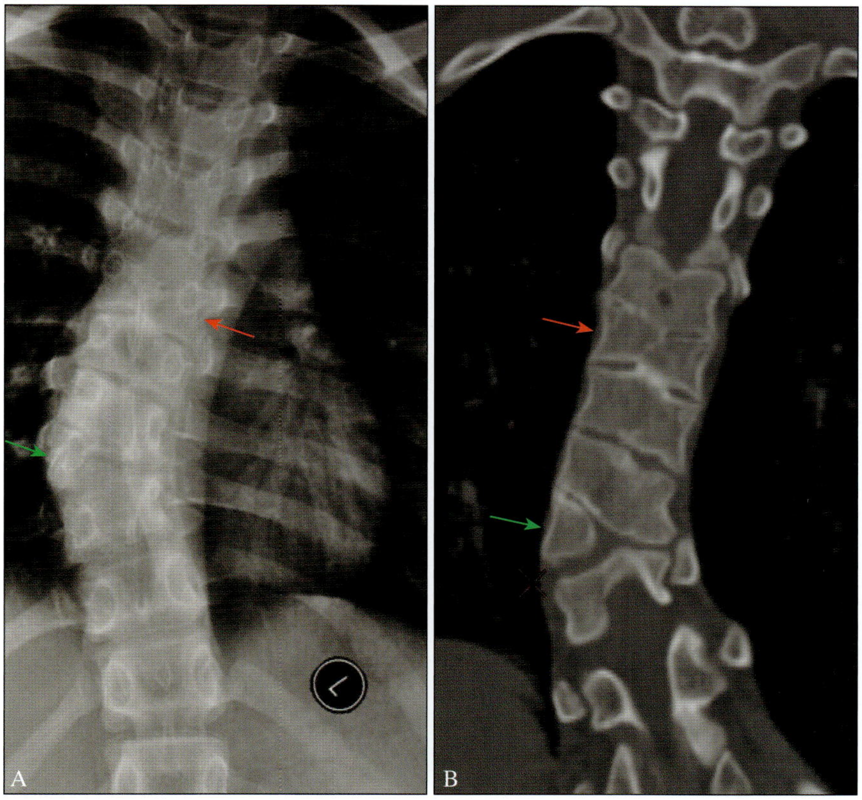

图 8-2-1　半椎畸形 + 蝴蝶椎

A．胸椎正位；B．胸椎 CT 冠状位重建。示 T6 椎体中部凹陷（红箭头），T9 椎体右半呈楔形，左半消失（绿箭头）

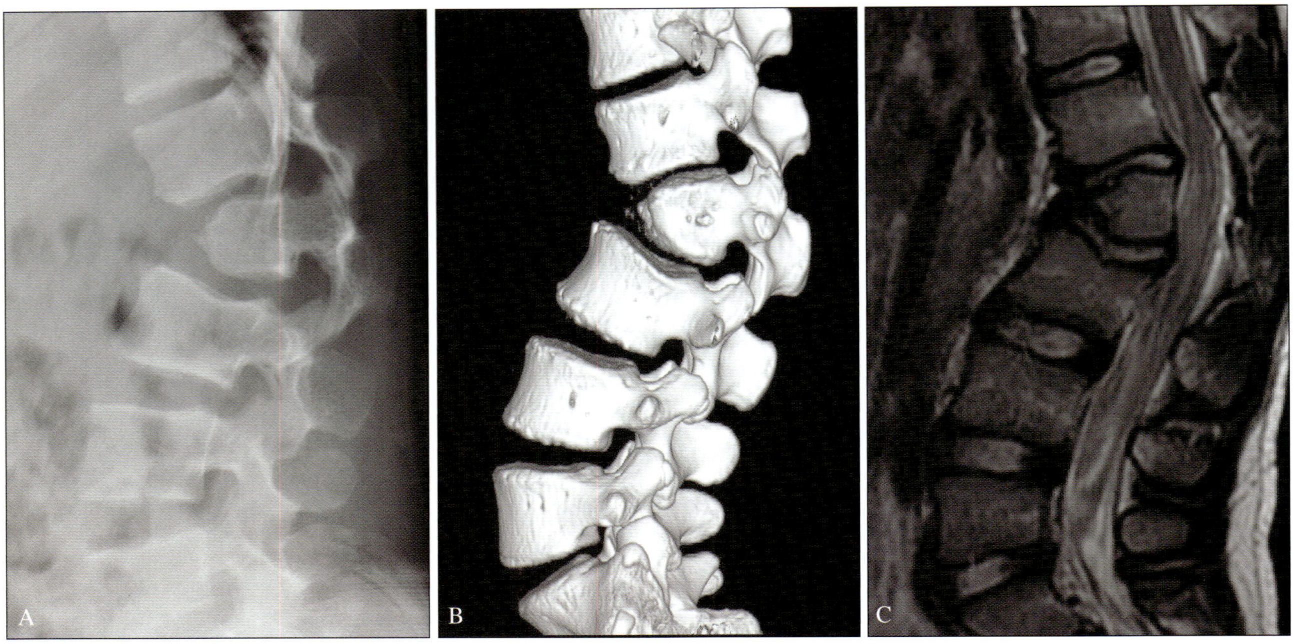

图 8-2-2 半椎畸形（后半椎）

A．腰椎侧位 X 线片；B．腰椎 CT-VR 重建；C．腰椎 MRI 矢状位 T2WI。示 L2 椎体仅后半显示，呈楔形，前半椎部位少许点状稍高密度，MRI 呈索条状影

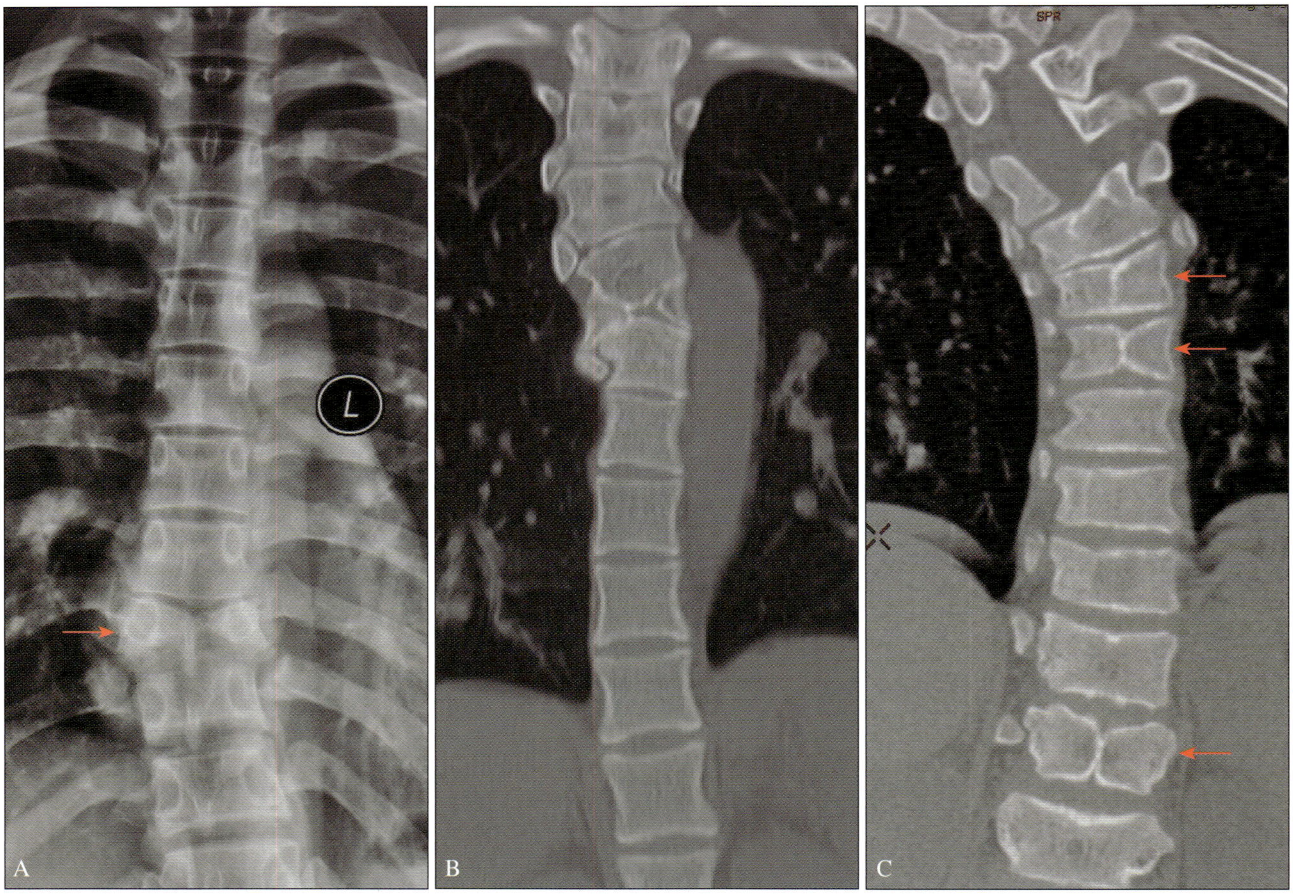

图 8-2-3 蝴蝶椎

A．胸椎正位 X 线片（患者 1）；B．胸椎 CT 冠状位重建（患者 2）；C． 胸椎 CT 冠状位重建（患者 3）。三例病例示胸椎蝴蝶椎畸形，C．可见多发蝴蝶椎（红箭头）

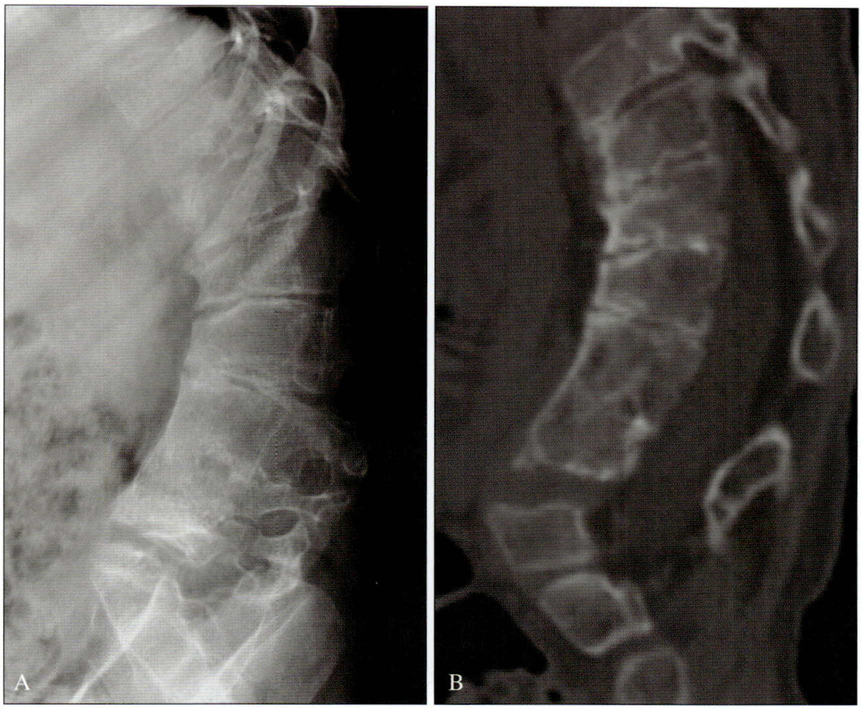

图 8-2-4 椎体融合
A．腰椎侧位 X 线片；B．腰椎 CT 矢状位重建。示多发腰椎椎体融合

重点推荐文献

[1] Kumar R，Guinto FC，Madewell JE，et al. The vertebral body：Radiographic configurations in various congenital and acquired disorders. RadioGraphics，1988，8（3）：455-485.

[2] 张亮，陈统一．半椎体畸形的诊治．国际骨科学杂志，2007，25（1）：10-12.

[3] 赵洪祥．先天性半椎畸形 X 线、CT 征象分析．包头医学院学报，2009，25（5）：66-67.

第 3 节　颅颈结合部畸形

【概念与概述】

- 颅颈结合部畸形（craniocervical junction abnormalities），又称颅脊连接部畸形（craniovertebral junction abnormalities）、寰枕畸形（atlanto-occipital abnormalities），指枕骨、枕骨大孔区、第一二颈椎或脑干及颈髓的先天或后天畸形
- 类型　Klippel-Feil 综合征（Klippel-Feil syndrome），齿状突发育畸形（atlas anomalies），寰枕融合（atlanto-occipital fusion），扁平颅底（platybasia）．颅底凹陷（basilar invagination），先天性寰枢椎脱位（atlantoaxial dislocation），Chiari 畸形（Chiari malformation）
- 几种畸形常同时存在，引起的临床症状相似

【病理与病因】

病因学

- 先天性　先天性颅颈结合部畸形较为常见
  - Klippel-Feil 综合征以及其他分节异常
  - 黏多糖病
  - 软骨发育不全
- 后天性　后天性病变影响到颅颈结合部
  - 炎症性关节炎
    - 类风湿关节炎
    - 血清阴性脊柱关节病（强直性脊柱炎）
  - 感染
  - 肿瘤
    - 软骨瘤
    - 脊索瘤

- 转移瘤
- 退行性骨关节病
- 创伤

流行病学

- Klippel-Feil 综合征
  - 出生时患病率：1/233 ～ 1/42000
  - 散发性和家族性病例均有报道
  - 性别比例：男 = 女

【临床表现】

表现

- 最常见体征 / 症状　主要源自枕骨大孔骨质对小脑、延髓压迫，齿状突对延髓 - 颈髓腹侧压迫，不稳定的寰枕关节对脊髓血管、椎动脉压迫所产生的表现
  - 椎体束受累：肢体肌力减弱，运动和感觉异常，肌肉萎缩、痉挛等
  - 小脑受压、颅内压增高：眼震、共济失调等
  - 异常脑神经症状：三叉神经、舌咽神经、迷走神经、副神经和舌下神经功能紊乱等
  - 椎基底动脉受压：晕厥、轻偏瘫、头晕、短暂的视野缺失和意识状态的改变，颈部活动过大亦可造成缺血
- Klippel-Feil 综合征
  - 特征表现：短颈、后脑发迹低、肩部高位和上脊柱活动受限
  - 其他相关的异常包括脊柱侧弯、脊柱裂、肾和肋骨异常、腭裂及心脏畸形等
  - 还可能合并头面部、骨骼、性器官、肌肉、大脑、脊髓和四肢的异常
- 部分患者有其他发育异常以及家族史，如软骨发育不良

【治疗】

- 保守治疗　症状较轻发展缓慢者，可用神经营养剂、降脑压、改善微循环等药物治疗
- 手术治疗　病情较重者，可根据病变特点行相应手术

【影像表现】

X 线表现

- X 线摄片
  - Klippel-Feil 综合征：7 节颈椎中的任何 2 个或以上的先天性融合
    - 可以是两个颈椎的部分融合，也可以是整个颈椎的不规则融合，有时可形成一坚实的骨块
    - 颈椎的数目可正常或减少，可伴有椎板和棘突的不规则改变
    - 根据椎体融合程度分为三型
      - 第一型：颈椎的先天性融合、畸形和数目减少
      - 第二型：轻型，表现为颈椎数目正常，且有两节或多节椎体融合，一般椎弓也有融合
      - 第三型：受侵犯的脊柱部分可缩短、后突或侧弯
  - 齿状突骨
    - 寰枕区域侧位片显示寰椎齿状突未与枢椎椎体融合
    - C1 前弓过度肥大
    - 有时难与慢性骨折不愈合鉴别
  - 齿状突发育不全或缺如
    - 侧位片和开口前后位片上显示齿状突短小或缺如
  - 寰枕融合（寰椎枕骨化）：指寰椎部分或完全与枕骨相连
    - 可以是寰椎棘突与枕骨联合
    - 可以是寰椎前弓与枕骨相连合
    - 可以是寰椎的两侧块与枕骨髁完全融合
    - 常伴有寰枢关节半脱位、颅底凹陷等
  - 颅底凹陷与扁平颅底
    - 颅底凹陷：枕骨大孔区周围骨质向颅窝内凹入
    - 扁平颅底：前、中、后颅凹失去正常的依次降低的关系
    - 两者常合并存在
  - 先天性寰枢关节脱位
    - 寰椎齿突间隙：颈椎侧位片上，齿突的前缘与寰椎前弓最近点之间的距离，正常的最大范围 2 ～ 4mm
    - 寰椎齿突间隙增大，即为寰枢关节脱位
  - Chiari 畸形：详见后述
- X 线测量
  - 枕大颅底角
    - 指蝶鞍和斜坡所形成之角度
    - 测量：头颅侧位片上，鼻根向蝶鞍中心点之连线与蝶鞍中心至枕大孔前缘之连线所形成之角度，正常为 109° ～ 148°，

- 平均 132°
  - 临床意义：大于 145°，为扁平颅底
- Chamberlain 线
  - 测量：从硬腭后缘至枕骨最低点的连线
  - 临床意义：齿状突超过此线 3mm 可诊为颅底凹陷
- 二腹肌沟线（fischgold）
  - 测量：颅骨前后位片中，两侧二腹肌沟的连线
  - 临床意义：齿状突在此连线之下，高于此连线为颅底凹陷
- 血管造影（DSA）
  - 显示椎动脉走行的异常及受压情况，但不能显示其与周围组织的关系

CT 表现

- 轴位图像
  - 可显示椎管直径、寰枢关节的位置等
- 重建技术
  - 多平面重建（MPR）
    - 可更好地显示骨质情况、椎体顺列及形态、颅底凹陷及程度
    - 可精确地进行颅底各径线的测量
  - 容积再现技术（VR）
    - 对寰枕融合程度观察更加直观
- MSCT 血管造影（MSCTA）
  - 显示周围血管与骨结构及软组织的关系，有利于观察椎动脉的受压情况

MR 表现

- 轴位扫描
  - 对椎管狭窄程度、脊髓损伤情况和脊髓空洞症可精确显示
- 矢状位扫描
  - 诊断 Chiari 畸形的最佳序列
  - 可显示颅底凹陷 / 扁平颅底及相关径线的测量
- MRI 血管造影（MRA）
  - 显示椎动脉的走行及受压情况

推荐影像学检查

- X 线平片是诊断颅颈结合部畸形不可缺少的检查方法，CT 和 MRI 为辅助手段
- X 线平片可诊断骨质结构畸形，并可进行颅底各径线的测量，但对重叠的组织显示欠佳；DSA 是诊断颈部血管病变的金标准
- CT 轴位扫描及重建技术可直观地显示骨性结构异常
- MRI 无射线危害，软组织显示佳，矢状位和轴位图像结合显示骨质及脊髓的畸形
- MSCTA 和 MRA 显示颈部血管情况

【鉴别诊断】

齿状突骨

- 齿状突慢性骨折
  - 外伤史
  - 断端不规则
  - 断端非骨皮质结构

扁平颅底与颅底凹陷

- 两者常合并存在，需相互鉴别
  - 扁平颅底：枕大颅底角 > 145°
  - 颅底凹陷状：齿突超过 Chamberlain 线 3mm

诊断与鉴别诊断精要

- 小脑、延髓、颈髓、脊髓血管、椎动脉压迫表现
- X 线见齿状突骨、齿状突发育不全或缺如、寰枕融合、颅底凹陷与扁平颅底、先天性寰枢关节脱位
- X 线测量法包括枕大颅底角、Chamberlain 线、二腹肌沟线
- 需注意合并 Klippel-Feil 综合征

典型病例

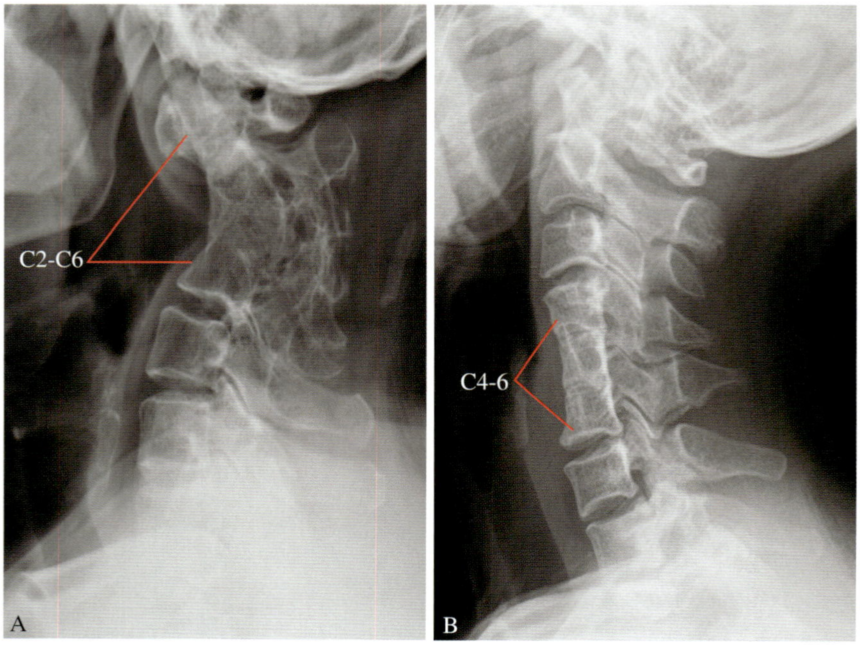

图 8-3-1 Klippel-Feil 综合征

A. 颈椎侧位 X 线片（患者 1）。示 C2 ~ C6 椎体及部分附件融合，颈椎缩短、后突，符合 Klippel-Feil 综合征第三型；B. 颈椎侧位 X 线片（患者 2）。示 C4 ~ C6 椎体及部分附件融合，颈椎曲度变直，符合 Klippel-Feil 综合征第二型

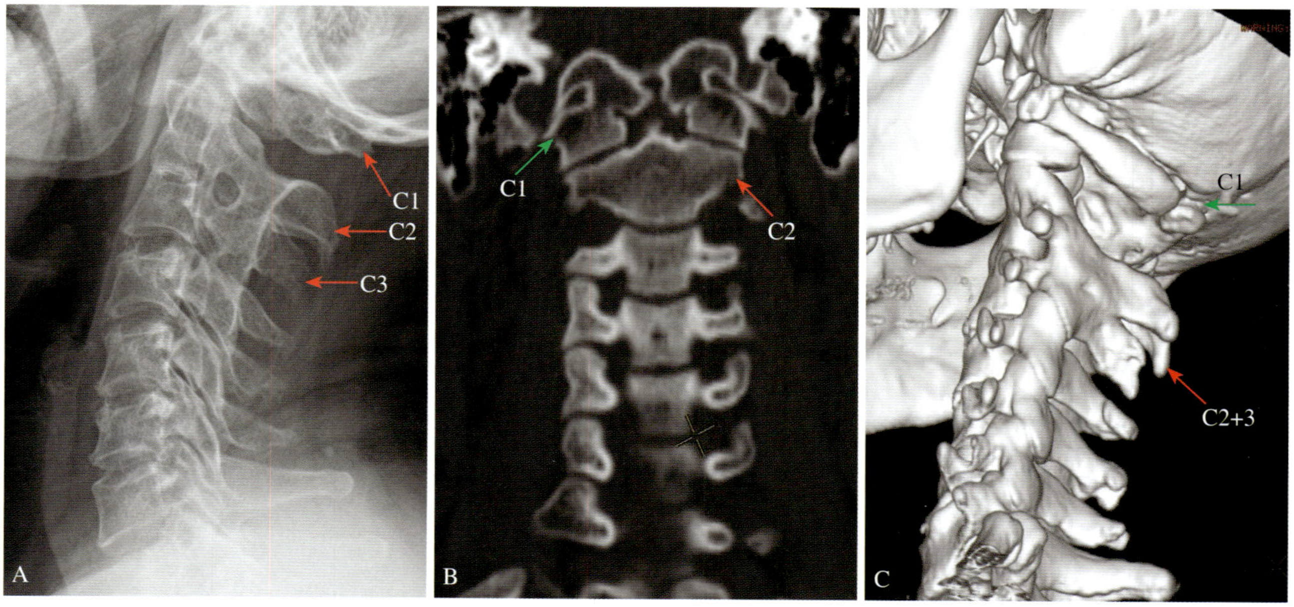

图 8-3-2 寰枕融合畸形并颈椎融合

A. 颈椎侧位 X 线片；B. CT 冠状位重建；C. CT-VR 重建。示寰椎 C1 与枕骨融合，同时伴有 C2、C3 颈椎椎体及附件部分融合（红箭头、绿箭头）

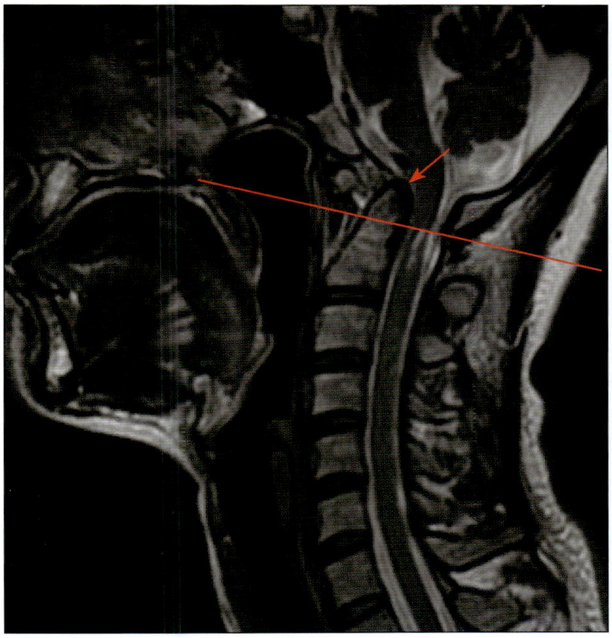

图 8-3-3 颅底凹陷症

MRI 矢状位 T2WI，示枢椎齿状突上缘（红箭头）位于腭枕线（Chamberlain 线）上方约 1.2cm

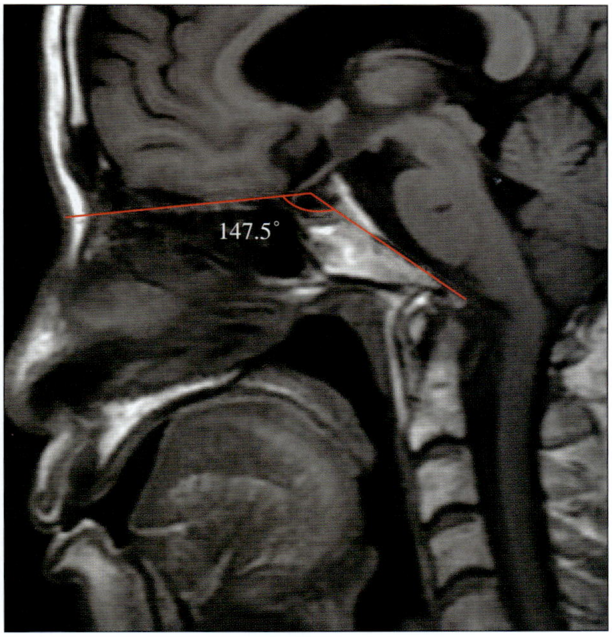

图 8-3-4 扁平颅底

MRI 矢状位 T1WI，示前、中、后颅凹失去正常的依次降低的关系，枕大颅底角＞145°

重点推荐文献

[1] Smoker WR. Craniovertebral junction：normal anatomy，craniometry，and congenital anomalies. RadioGraphics，1994，14：255-257.

[2] Smoker WR. MR imaging of the craniovertebral junction. Magn Reson Imaging Clin N Am，2000，8（3）：635-650.

[3] Chen YF，Liu HM. Imaging of craniovertebral junction. Neuroimaging Clin N Am，2009，Aug，19（3）：483-510.

第 4 节 脊柱侧弯

【概念与概述】

- 脊柱侧弯（scoliosis） 指脊柱向一侧弯曲，Cobb 角（Cobb angle）＞10°，常常伴有脊柱旋转
- 种类 特发性脊柱侧弯（idiopathic scoliosis）、先天性脊柱侧弯、发育性骨或神经异常导致的脊柱侧弯、神经肌肉性脊柱侧弯、肿瘤相关性脊柱侧弯
    - 原发性脊柱侧弯（特发性）
        - 无明确病因
    - 继发性脊柱侧弯
        - 先天性
        - 神经肌肉性
        - 发育性
        - 肿瘤相关性

流行病学

- 特发性
    - 最常见的脊柱侧弯类型，占 80%
- 继发性脊柱侧弯
    - 先天性：约占 10%
    - 神经肌肉性、发育性、肿瘤相关约占 10%

【病理与病因】

一般特征

- 脊柱侧弯的发生分为两个阶段
    - 侧弯形成期
    - 侧弯进展期
- 病因学

大体病理及手术所见

- 脊柱侧弯
- 常伴有脊柱的旋转
- 骨及神经系统畸形

【临床表现】

表现

- 常常在体格检查时发现脊柱侧弯
- 进行性侧弯或退行性椎间盘和小关节病变导致疼痛

疾病人群分布

- 特发性脊柱侧弯
  - 最常见，占所有脊柱侧弯的 85%
  - 家族性居多，占 80%
  - 女性多见，男女比例 1 ∶ 7 ～ 1 ∶ 9
  - 发病高峰：10 岁以上青少年最常见

自然病史与预后

- 骨骼成熟时 Cobb 角＜ 30° 的病例不会继续进展
- 25% 的病例侧弯加重
  - 青春期快速发育时
  - Cobb 角每年增加＞ 5°
  - 骨骼成熟后 Cobb 角＞ 40° ～ 50°
  - 严重脊柱侧弯者出现心肺合并症
- 治疗后随诊显示预后良好

【治疗】

- 矫正器
- 电刺激
- 骨骼发育成熟，Cobb 角＞ 40° 的病例进行前或后器械融合
  - 减瘤手术和联合腹腔内化疗的腹膜切除
    - 通常在术中使用腹腔内热化疗

【影像表现】

概述

- 最佳诊断依据　脊柱向一侧弯曲

诊断标准

侧弯角度——Cobb 角

- 侧弯顶点及端点椎体的确定
  - 侧弯顶点：偏离中心最远的椎体或椎间盘
  - 端点椎体：相对于侧弯顶点倾斜程度最大的两个椎体
- Cobb 角的测量
  - 测量方法：头侧端椎上终板延长线与尾侧端椎下终板延长线的交角
  - 临床意义
    - 是脊柱侧弯的诊断标准
    - 是监测进展、确定治疗方式、分析病因的重要依据
    - 不能反映脊柱的旋转

X 线表现

- 特发性
  - 典型侧弯
    - 胸椎突向右侧＞胸椎右侧弯＋腰椎左侧弯＞胸腰段右侧弯＞腰椎右侧弯
  - 非典型侧弯
    - 胸椎左侧弯
    - 胸腰椎左侧弯
    - 颈椎左侧弯
    - 经胸段左侧弯
  - 常常伴有脊柱旋转
  - 可能会出现 L5 脊柱骨关节病
- 先天性
  - 脊椎形成障碍（楔形脊椎、半脊椎）或分节异常（椎弓根骨块棒、融合椎体）
- 神经肌肉性
  - 单一较长的弯曲
- 肿瘤相关　神经纤维瘤病
  - 胸椎高位弯曲，伴椎体后部扇形改变及肋骨改变

CT 表现

- 平扫 CT
  - X 线平片显示不佳时
  - 存在复杂的骨性畸形
  - 术前、术后的评估
- 重建技术
  - 更直观地显示侧弯及旋转
- MSCTA
  - 观察有无血管畸形

MR 表现

- MRI 评价脊柱侧弯的适应证
  - 有神经系统的异常表现需确定其原因者
  - 无神经系统异常的脊柱侧弯，需考虑脊髓空洞及肿瘤的可能
  - 特发性脊柱侧弯无明显的脊柱疼痛者

推荐影像学检查

影像学检查随脊柱侧弯的原因不同而异

- X 线平片是对脊柱侧弯的诊断、进展监测的常

规影像学方法

- CT 及重建技术对复杂畸形可多角度多平面地显示，对术式选择、术后评价有重要作用
- MRI 是判断病因，尤其是对神经性侧弯及神经系统疾病筛查的首选方法

【鉴别诊断】

各种不同原因导致的脊柱侧弯

- 根据临床病史、平片表现和 MRI 表现进行鉴别

诊断与鉴别诊断精要

- 诊断　脊柱向一侧弯曲，Cobb 角 > 10°，根据原因分为特发性及继发性脊柱侧弯
- 鉴别诊断　各种原因的脊柱侧弯相鉴别

典型病例

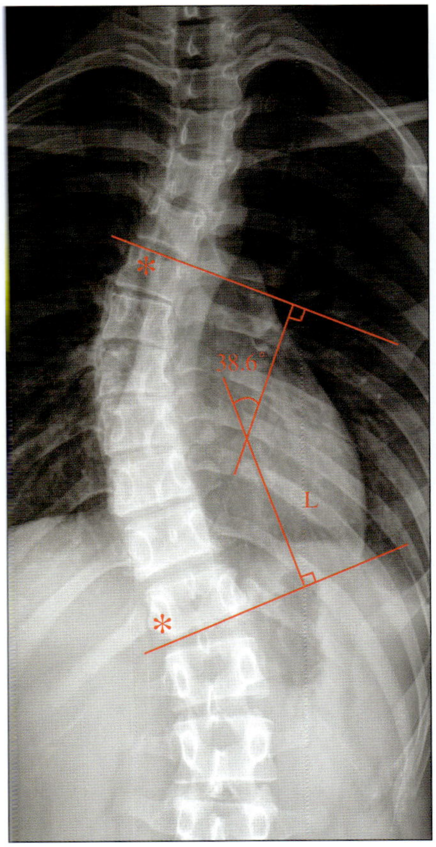

图 8-4-1　**特发性脊柱侧弯**
女性，18 岁。胸段脊柱向右侧弯曲，Cobb 角 =38.6°，未见其他骨骼及神经系统的异常。Cobb 角测量：头侧端椎上终板延长线与尾侧端椎下终板延长线的交角，即两条线的垂直线的交角，端点椎体（*）。

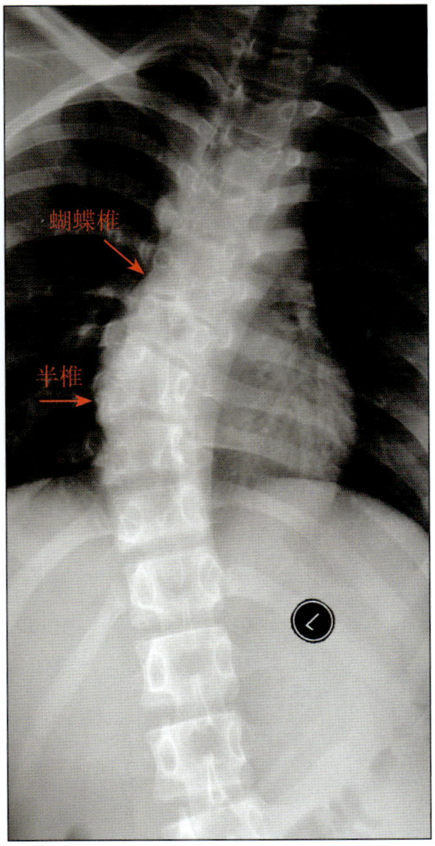

图 8-4-2　**继发性脊柱侧弯**
示胸椎多发椎体畸形所致脊柱侧弯

重点推荐文献

[1] Kim H，Kim HS，Moon ES，et al. Scoliosis imaging：what radiologists should know. RadioGraphics，2010，30：1823-1842.
[2] Nokes SR，et al. Childhood scoliosis：MR imaging. Radiology，1987，164：791-797.
[3] 余正贤，朱斌，周正扬，等. MRI 诊断脊柱侧弯的价值. 中国医学影像学杂志，2008，16（2）：142-143.

第 5 节 隐性脊柱裂

【概念与概述】

- 隐性脊柱裂（spina bifida occulta），指椎管后侧骨壁的先天性缺损，只累及骨结构，无脊髓或脊膜膨出

【病理与病因】

一般特征

- 一般发病机制
  - 胚胎期神经管及（或）周围中胚层组织发育障碍，使椎管闭合不全或缺如
  - 也可能是胚胎期皮肤外胚层和神经外胚层组织在分离时粘连，阻止了间充质在神经外胚层和皮肤外胚层之间的延伸
- 遗传学
  - 为多基因遗传病
  - 有种族地区差异
- 病因学
  - 中胚叶分节不全
  - 先天性代谢障碍
  - 骨、软骨及结缔组织发育
  - 环境因素：感染、代谢、中毒
  - 子宫内病变
  - 高龄孕妇，胎次、产次的增加等

流行病学

  - 发生率的报道差异较大，由 1.2 % ~ 50 % 不等，可能与所选取对象的人种、环境等因素不同有关
- 相关异常
  - 皮肤小凹陷、色素沉着、脂肪瘤、血管瘤、少许毛发、畸形足、脊柱侧弯
  - 肢体无力，小便功能障碍等

大体病理及手术所见

- 椎板缺损
- 缺损部位表面覆盖有纤维组织
- 脊膜及神经组织正常

【临床表现】

表现

- 最常见症状
  - 腰痛：腰酸胀痛、足跟部疼痛等
- 大多数无特殊体征及神经系统症状，部分为偶然发现
- 少数患儿体表可有皮肤小凹陷、色素沉着、脂肪瘤、血管瘤或少许毛发
- 也可因遗尿症、畸形足、脊柱侧弯就诊时发现

疾病人群分布

- 年龄
  - 可发生于任何年龄
  - 以儿童及青少年多见
- 性别
  - 无明显性别差异

预后

- 预后良好

治疗

- 预防
  - 避免孕期各种危险因素
  - 合理增强营养
    - 孕妇口服叶酸
- 一般病例无需治疗
- 症状严重者
  - 进一步检查，排除其他疾病，以治疗伴发疾病为主
  - 手术治疗
    - 浮棘型：不应轻易手术，浮棘切除疗效欠佳
    - 吻棘型：可行手术切除棘突尖部
    - 合并腰椎移行椎综合征：横突成形术

【分型】

按开裂部位及程度分为 5 型

- 单侧型

- 椎板一侧与棘突融合，另侧由于椎板发育不良而未与棘突融合，形成正中旁的纵形（或斜形）裂隙
- 浮棘型
  - 椎骨两侧椎板均发育不全、互不融合，其间形成一条较宽的缝隙，因棘突呈游离漂浮状态
- 吻棘型
  - 下一椎节（多为第1骶椎）双侧椎板发育不良，棘突也缺如，而上一椎节的棘突较长，以致当腰部后伸时，上节棘突嵌至下椎节后方裂隙中
- 完全脊椎裂型
  - 双侧椎板发育不全伴有棘突缺如
- 混合型
  - 除脊柱裂外尚伴有其他畸形者，其中椎弓不连及移行椎多见

【影像表现】

概述

- 最佳诊断依据　左右椎板不联合
- 部位
  - 可发生于任何椎体，以腰5、骶1、骶2椎体常见

X 线表现

- X线摄片多可对隐性脊柱裂做出诊断
- 表现
  - 正位X线片显示左右椎板不联合而形成的裂隙，可一处或多处
  - 多位于椎弓中央
  - 常伴棘突畸形或无棘突

CT 表现

- 平扫CT
  - 较X线片更清楚地显示椎板缺如区或闭合不全
- CT重建技术
  - 多方位观察，清楚显示椎体及附件的缺损部位、范围及程度
  - 减少漏诊
- CT脊髓造影
  - 通过蛛网膜下腔的显示，有助于分辨硬膜内结构

MR 表现

- 可明确有无其他畸形

超声表现

- 胎儿阶段首选检查方法
- 表现
  - 胎儿脊柱正常生理曲度消失
  - 病变部位椎骨骨化中心排列异常，椎板缺损，椎管开放
  - 皮肤及皮下组织正常，无囊性物膨出
  - 胎头形状无改变

推荐影像学检查

- 最佳检查法：X线平片
- CT重建技术可多方位显示病变，减少漏诊
- MRI有助于诊断其他合并畸形
- 超声是胎儿脊柱畸形诊断的首选方法

【鉴别诊断】

显性脊柱裂

- 脊柱裂伴脊膜或脊髓脊膜膨出

诊断与鉴别诊断精要

- 诊断　一个或数个椎骨的椎板未全闭合，椎管内容无膨出
- 伴发畸形　包括腰骶部局部异常体征、肢体无力、小便功能障碍等
- 鉴别诊断　需与显性脊柱裂相鉴别

典型病例

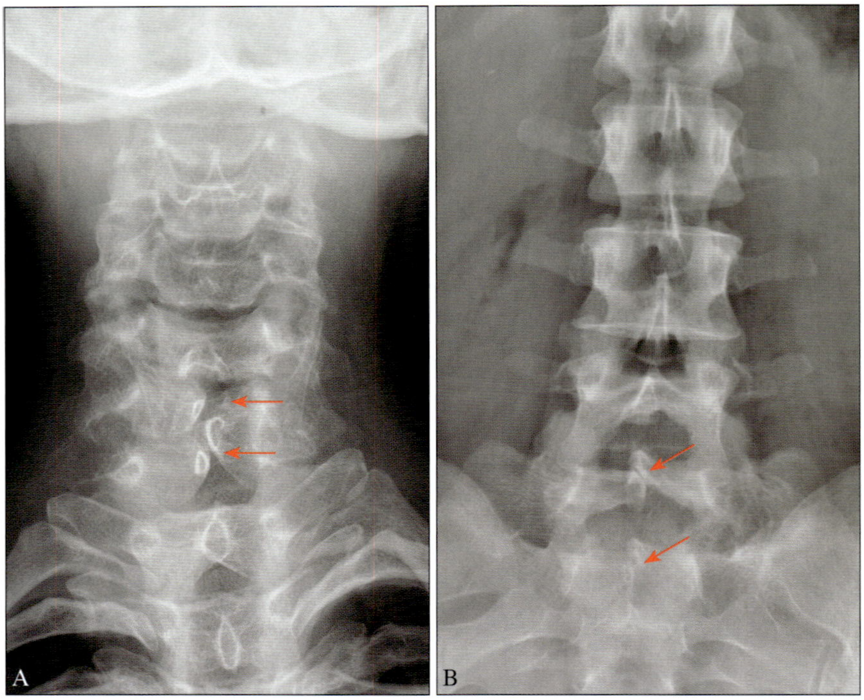

图 8-5-1 隐性脊柱裂
A．颈椎正位 X 线；B．腰椎正位 X 线。示颈椎及腰椎多发椎体的椎板不全闭合（红箭头）

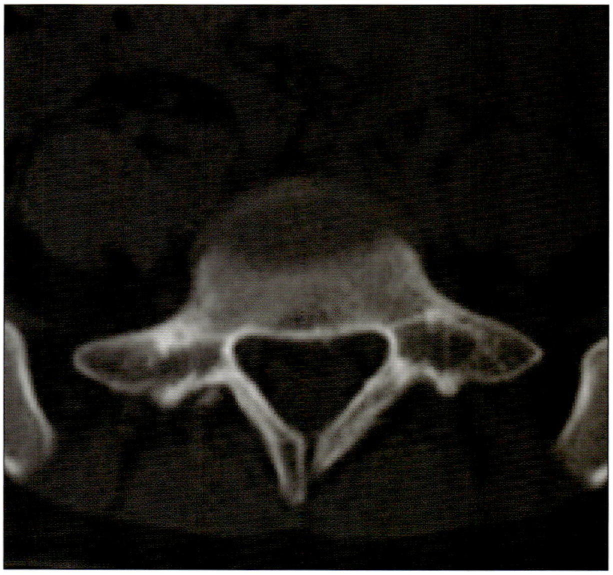

图 8-5-2 隐性脊柱裂（单侧型）
腰椎 CT 轴位，示腰椎右侧椎板一侧与棘突融合双侧椎板不全闭合，左侧椎板发育未与棘突融合，形成旁正中的裂隙，椎管内容物无膨出

重点推荐文献

[1] 王亦舟，阮狄克．隐性脊柱裂及腰骶常见伴发畸形．海军总医院学报，2007，20（3）：167-169.
[2] 许玲，徐延峰，鞠志叶，等．产前超声在诊断胎儿隐性脊柱裂中的价值．上海医学影像，2009，18（2）：158-160.

第6节　椎弓峡部裂及脊椎滑脱症

【概念与概述】

- 椎弓峡部裂（isthmic defect）及脊椎滑脱症（spondylolisthesis，SS） 指椎弓峡部不连接，上方椎体因重力而向前下滑移
- 一侧性峡部不连，或其缺损较小而有纤维组织充填者，可不发生滑脱

【病理与病因】

一般特征

- 病因学
  - 发病原因尚不清楚
    - 可能是先天发育缺陷和创伤所致
      - 椎弓的两个骨化中心不联合产生峡部缺损
      - 或椎弓的一个骨化中心分裂为二
    - 可能是外伤所致
      - 急性应力性骨折或疲劳骨折

病理表现

- 椎弓峡部缺损
- 缺损处充填纤维软骨组织而形成假关节
- 缺损处新生纤维软骨、骨痂样组织

【临床表现】

表现

- 单纯的峡部裂临床上可无任何症状
- 合并椎体滑脱者视滑脱的程度而产生轻重不等的腰骶部症状
  - 腰背部疼痛，正中或偏向一侧，劳累后加重，休息后缓解
  - 臀部或大腿后侧放射痛，小腿疼痛少见
  - 腰部活动常不受限

疾病人群分布

- 年龄
  - 椎体滑脱常发生于20～40岁青壮年，可能与活动较多有关
  - 成人发病率高于儿童
- 性别
  - 男性多于女性

治疗

- 非手术治疗
  - 临床症状轻微者可保守治疗
  - 目的：控制症状、稳定患椎及维持患椎活动功能
- 手术治疗
  - 腰痛症状严重和（或）有神经受损表现，经正规非手术治疗效果差、症状反复者可以考虑手术治疗
  - 手术方式：峡部裂融合术、峡部裂节段内固定术等

【影像表现】

概述

- 最佳诊断依据　椎弓峡部不连，腰椎向前滑移
- 部位
  - 好发于L4/5及L5/S1椎体之间
  - L5最多，占80%～90%
  - 多累及双侧

X线表现

- X线摄片
  - 前后位
    - 椎弓峡部缺损多不易显示；如有明确的峡部裂，且当裂隙之平面恰与X线平行时，椎弓根阴影下方可见一密度减低的斜行裂隙
    - 明显的滑脱可见滑脱椎体之下缘不清，密度增高
  - 侧位
    - 可显示椎弓峡部裂隙
    - 判断有无脊椎滑脱以椎体后缘连续性是否中断为标准
    - 滑脱表现为一个或多个椎体连同椎弓根向前移位
    - 侧位片对确诊滑脱的有无及程度有重要意义
    - 滑脱的程度：以X线侧位片上将腰椎前后径等分为四度
      - Ⅰ度：椎体向前滑动不超过椎体前后径的1/4
      - Ⅱ度：椎体向前滑动超过椎体前后径的1/4，但不超过1/2
      - Ⅲ度：椎体向前滑动超过椎体前后径的1/2，但不超过3/4
      - Ⅳ度：椎体向前滑动超过椎体前后径

的 3/4 以上

- 45° 侧斜位片
  - 正常腰椎下部在侧斜位 45° 位片可显示清晰的“狗颈”影像
  - 当“狗颈”见条状透亮影时，称为“狗颈项圈”征，是腰椎峡部裂的特异征象
  - 约 20% 峡部裂在 45° 侧斜位片才能发现

CT 表现

- 平扫 CT
  - 峡部裂表现
    - 横断位表现为椎弓根峡部层面低密度裂隙，斜形、“S”形或不规则形，断面呈锯齿状，裂隙端梭形膨大
    - 裂隙周围常伴有数目不等、大小不一的不规则的高密度碎骨片
  - 脊椎滑脱表现
    - 假性椎间盘膨出征：椎间盘水平后缘弧形软组织影，密度与椎间盘相当，滑脱越严重，假性膨出越明显
    - 双边征：前移椎体的椎后缘出现相互平行的两道弧形高密度影
  - 其他征象
    - 骨性椎管前后径增大，横径相对缩小，呈葫芦状改变
    - 双侧椎间孔受压变形
- 重建技术
  - 多平面重组（MPR）
    - 矢状面重建显示椎弓峡部裂位于椎间孔后上壁
    - 显示腰椎滑脱
  - 表面容积再现技术（VR）
    - 显示峡部裂的整体形态

MR 表现

- 峡部裂表现
  - 裂隙为位于椎弓根下部偏后的不规则状骨性缺损，矢状面呈后上 - 前下走行，横断面呈斜行、水平或略向前突
- 脊椎滑脱表现
  - 矢状位显示患椎向前滑移
  - 椎间盘变形
- 其他征象
  - 椎管前后径增大，横径相对变小
  - 双侧椎间孔受压变形，神经根受压
  - 椎间盘变形

推荐影像学检查

- 最佳检查法　CT 扫描，矢状位重建显示峡部裂最佳
- 备忘建议
  - X 线侧位片是判定脊椎滑脱程度的首选方法
  - X 线 45° 侧斜位片是诊断脊椎峡部不连的重要手段

【鉴别诊断】

退行性变导致的脊柱假性滑脱

- 椎弓峡部完整
- 椎体小关节间隙增宽、失稳及半脱位，椎小关节增生
- 椎体向前滑脱时，椎弓后部随椎体同时向前移位，椎管前后径无扩大
- 无“双边征”及“假椎间盘膨出征”

诊断与鉴别诊断要点

- 诊断　腰椎椎弓峡部不连，致患椎向前滑移
- 鉴别诊断　与退行性变所致的假性腰椎滑脱相鉴别

典型病例

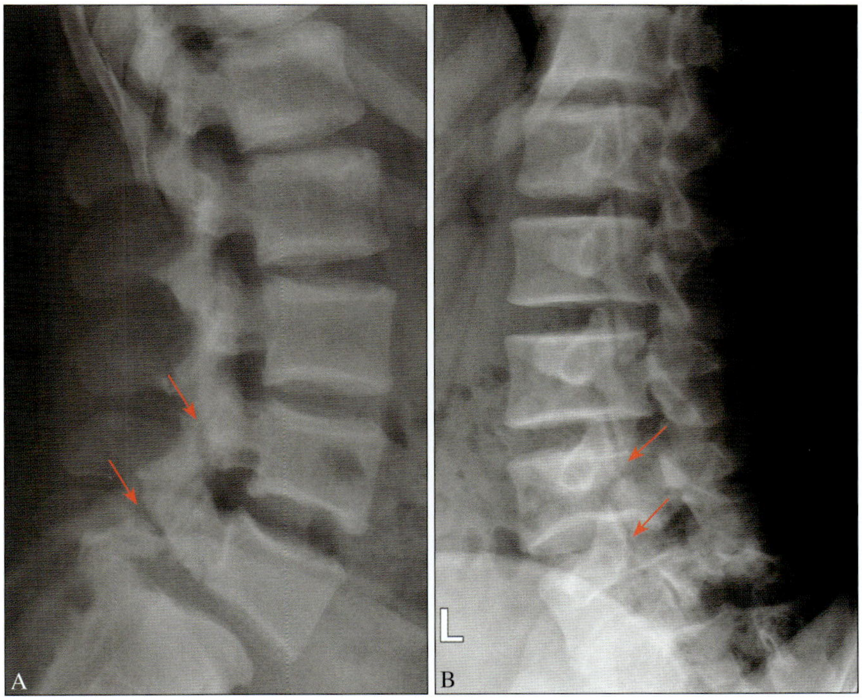

图 8-6-1　椎弓峡部裂 + 脊椎滑脱

A．腰椎侧位 X 线；B．腰椎左前 45° 斜位片。A．示 L4、5 椎弓峡部透亮线影（红箭头），L5 椎体向前 I° 滑脱；B．示“狗颈项圈”征（红箭头）

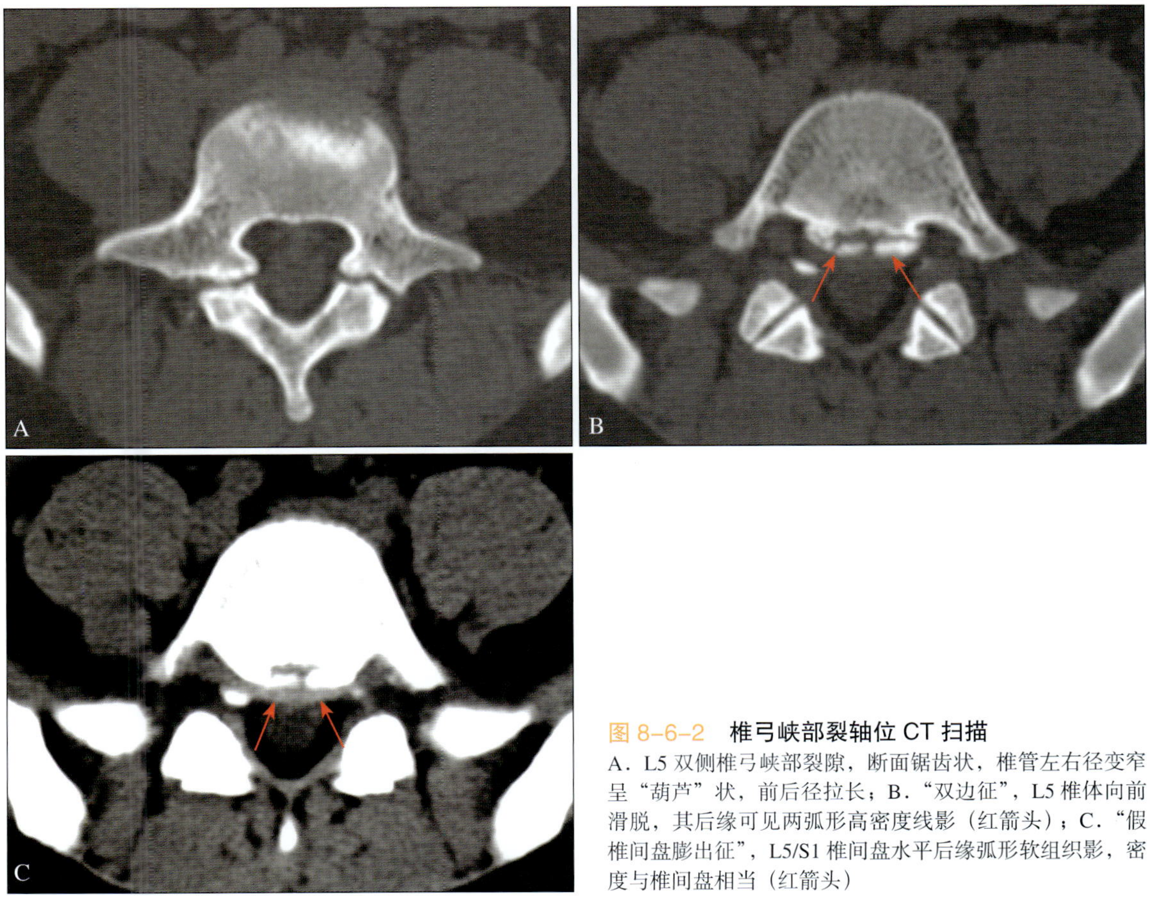

图 8-6-2　椎弓峡部裂轴位 CT 扫描

A．L5 双侧椎弓峡部裂隙，断面锯齿状，椎管左右径变窄呈“葫芦”状，前后径拉长；B．“双边征”，L5 椎体向前滑脱，其后缘可见两弧形高密度线影（红箭头）；C．“假椎间盘膨出征”，L5/S1 椎间盘水平后缘弧形软组织影，密度与椎间盘相当（红箭头）

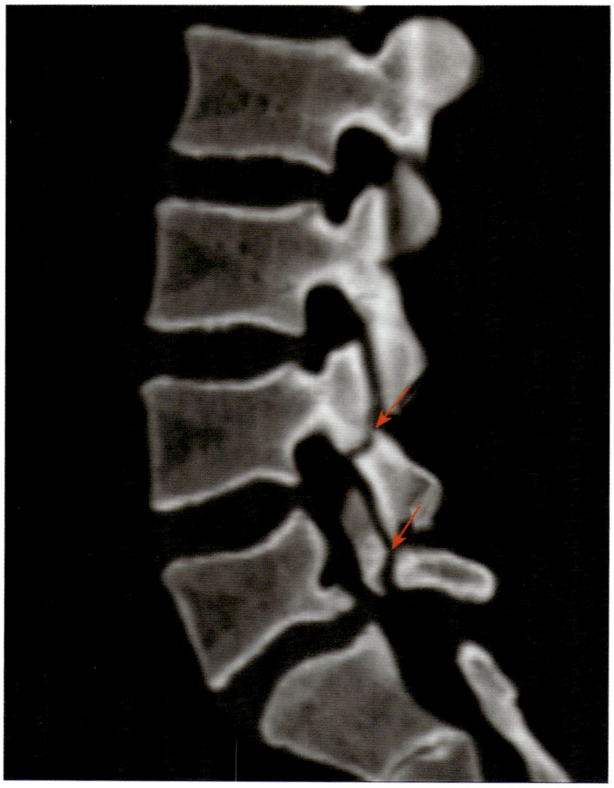

图 8-6-3　椎弓峡部裂 CT 重建
MPR 矢状位重建示 L4、5 椎弓峡部裂显示清晰，（红箭头）并可见 L5 椎体向前滑脱

重点推荐文献

[1] Umer JL, Mathews VP, Elster AD, et al. MR imaging of lumbar spondylolysis: The importance of ancillary observations. AJR, 1997, 169 (1): 233-239.

[2] 朱廷敏，李淑芳，潘桂芬．腰椎峡部裂并脊柱滑脱的 CT 诊断．中华放射学杂志，1993，27（12）：860-862.

[3] 贾福艳，张伯生，王宝仁，等．多层螺旋 CT 的 MPR 及 CPR 技术在腰椎弓峡部裂诊断中的应用．天津医药，2009，37（7）：610-611.

第 7 节　先天性椎管狭窄

【概念与概述】

- 先天性椎管狭窄（congenital narrow canals），指由于椎弓根短，导致椎管前后径减小
- 别名　短椎弓根综合征（short pedicle syndrome），先天性短椎弓根（congenital short pedicle）

【病理与病因】

大体病理及手术所见

- 椎弓根较短而增厚，但组织上为正常骨组织

分级标准

- 颈椎管发育性狭窄
  - Torg 比率（椎管前后径 / 椎体前后径）＜ 0.8
  - 绝对直径＜ 14mm
    - 在检测时必须将体型因素考虑进去
    - 相对尺寸较绝对尺寸更重要
  - 侧位 X 线片正常情况下显示关节柱在椎板线之前终止
    - 如果在侧位 X 线片发现关节柱占据整个椎管前后径线，则存在椎管狭窄
- 腰椎管发育性狭窄
  - 椎管前后绝对直径＜ 15mm
  - 体型明显影响到检测结果

【临床表现】

表现

- 脊椎管狭窄症状较预期出现的年龄更为年轻
- 腰椎管狭窄导致常见的椎管狭窄症状
- 颈椎管狭窄可能会表现为脊髓病变或可逆神经缺损症状

疾病人群分布

- 很难确定好发人群

治疗

- 椎板切除术和椎板成形术

预后

- 可能为偶然发现
- 许多患者逐渐出现椎管狭窄症状

【影像表现】

概述

- 最佳诊断依据 短而增厚的椎弓根，椎管前后径狭窄

X 线表现

- 侧位片发现关节柱占据整个椎管前后径线，则存在椎管狭窄

CT 表现

- 短而增厚的椎弓根，侧隐窝呈三叶草形，椎板向外侧走行
- 冠状重建图像上显示结合部狭窄
- 椎管前后径减小

MR 表现

- 与 CT 相似

推荐影像学检查

- 矢状图像可显示椎管前后径狭窄，评估脊髓压迫程度
- 轴位图像可显示椎弓根形态，评估椎管狭窄的严重程度

【鉴别诊断】

后天性椎管狭窄

- 半脱位、脊椎滑脱、退行性椎间盘及小关节面改变

遗传性椎管狭窄

- 软骨发育不全、黏多糖病
- 遗传性疾病
- 常伴随出现脑、内脏和（或）四肢病变

诊断与鉴别诊断要点

- 先天性椎管狭窄表现为椎弓根短，椎管前后径狭窄
- 颈椎管绝对直径＜ 14mm，腰椎管＜ 15mm
- 主要与后天性及遗传性椎管狭窄相鉴别

典型病例

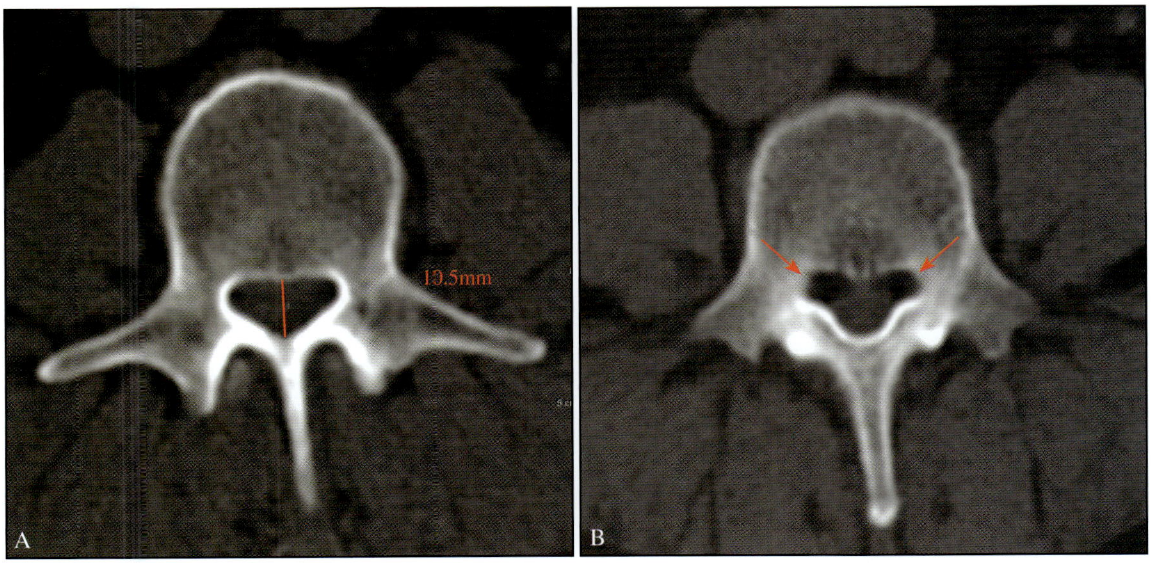

图 8-7-1 先天性腰椎管狭窄

A．轴位 CT 扫描示腰椎椎弓根较短，骨性椎管狭窄，前后径仅 10.5mm；B．双侧侧隐窝呈三叶草形（红箭头）

重点推荐文献

[1] Boockvar JA, Durham SR, Sun PP. Cervical spinal stenosis and sports-related cervical cord neurapraxia in children. Spine, 2001, 26 (24): 2709-2713.
[2] Smith MG, Fulcher M, Shanklin J, et al. The prevalence of congenital cervical spinal stenosis in 262 college and high school football players. J Ky Med Assoc, 1993, 91 (7): 273-275.

第 8 节 Scheuermann 病

【概念与概述】

- Scheuermann 病（Scheuermann disease），是一种儿童自限性的骨骼疾病，指椎体不平衡的生长、楔形变，最终导致胸椎或胸腰椎结构性后突畸形
- 别名 Scheuermann 驼背（Scheuermann kyphosis）、Calvé 病（Calvé disease）、青年驼背症（juvenile kyphosis）及青少年脊柱骨软骨病（juvenile osteochondrosis of the spine）等

【病理与病因】

一般特征

- 胚胎学
  - 软骨性椎体终板基质内化生异常
    - 胶原纤维数量减少或增厚
    - 蛋白多糖含量增加
- 遗传学
  - 本病有家族性发病倾向
- 病因学
  - 病因不清，可能与脊柱内在异常、骨质疏松、遗传、外伤、性别、姿势、激素等有关系
  - 骨骼未成熟时发生慢性重复性创伤
    - 举重、体操或其他脊柱负载运动
    - 繁重的体力劳动
  - 椎间盘通过脊椎终板先天性薄弱区突出
    - 椎间隙狭窄
    - 椎体边缘骨
    - Schmorl 结节
  - 椎体前部生长延迟
  - 椎体后部生长正常

流行病学

- 发病率：0.4% ~ 8%

大体病理及手术所见

- 邻近椎体上 / 下缘软骨板断裂
- 相应的松质骨内可见软骨结节，并与椎间盘组织相延续
- 结节周围有明显骨硬化带

显微镜下特征

- 软骨板和软骨下板层骨的断裂
- 椎间盘的纤维软骨组织由断裂部突入椎体内
- 周围反应性结缔组织内小血管扩张，外围以增粗、致密的骨小梁

【临床表现】

表现

- 最常见体征 / 症状
  - 脊柱后突
- 胸部疼痛和触痛，活动加重
- 背痛及背部疲劳
- 少数因脊柱后突或胸椎间盘病变导致脊髓病变
- 严重的病例，心脏和肺部功能可能受到损害

疾病人群分布

- 年龄
  - 好发于 10 ~ 18 岁青少年，以 13 ~ 17 岁最多见
- 性别
  - 男性多见，男：女 ≈ 2 : 1

自然病史

- 自然病史呈良性过程
- 青少年发病，在青春期快速生长时加重，生长结束后进展减缓

治疗

- 保守治疗
  - 随诊观察：生长过程中，脊柱后突 < 50°
  - 避免高强度活动
  - 止痛剂
  - 脊柱锻炼
- 矫正器治疗
  - 至少还有一年的生长期
  - 脊柱后突 < 75°
  - 在过度伸展时脊柱后突至少得到部分矫正

- 手术治疗
  - 骨骼尚未成熟者，脊柱后突 > 75°
  - 骨骼成熟者，脊柱后突 > 60°
  - 手术方式
    - 后路器械固定和融合
    - 椎体前部和后部融合

【影像表现】

概述

- 最佳诊断依据　青少年胸腰椎脊柱后突
- 诊断标准
  - 胸椎至少 3 个相邻椎体的楔形变超过 5°
  - 胸椎后突超过 45°
  - 椎体终板不规则
- 部位
  - 常侵犯 3 个或更多椎体
  - 以胸椎下段与腰椎上段最为好
- 形态
  - 多发椎体楔形变
  - 脊柱圆驼状后突，后突中心椎体楔形变最明显

X 线表现

- 早期表现
  - 骨骺出现迟缓，形态不规则，轮廓不清，并疏松、分节或密度增高
  - 正常骺板与椎体间的透明线不规则增宽，椎体前 1/3 更明显
- Schmorl 结节
  - 椎间盘疝入相邻椎体
  - 椎体上、下缘向内的碟形凹陷，边缘致密
- 椎体楔形变
  - 髓核疝入骨内影响椎体发育
  - 多个椎体楔状变形，脊柱后突，脊椎后突中心椎体楔形变明显
- 椎板改变
  - 椎体前部上下缘变薄，有局限性凹陷，呈阶梯状
- 其他表现
  - 椎间隙正常或前部加宽
  - 椎体边缘骨
  - 可有骨质疏松
  - 20% ~ 30% 患者合并脊柱侧弯
  - 晚期椎体前后径及横径增大，椎体缘骨质增生

CT 表现

- 终板下骨质密度不均匀
- Schmorl 结节
  - 椎体上、下缘单发或多发、类圆形与椎间盘密度相似的低密度灶，周围硬化缘
- CT 重建可显示椎体楔形变及脊柱后突畸形

MR 表现

- 矢状位扫描显示脊柱呈圆驼状后突
- 椎体前部上下缘局限性凹陷楔形变
- Schmorl 结节
  - 与相邻的椎间盘等信号，并与椎间盘信号相连续
  - 髓核变性及纤维化表现为长 T1、短 T2 低信号
  - 结节周围反应性骨硬化区为低信号环
  - 脂肪沉积为短 T1、长 T2 信号
  - 骨硬化区周围可见骨髓水肿信号
- 硬膜囊前缘受压，呈弧形改变

推荐影像学检查

- 最佳检查法
  - X 线平片检查，结合发病年龄、受累椎体形态、密度、病变部位等特征即可确诊
- CT 可显示 Schmorl 结节
- MRI 对 Schmorl 结节检出率明显高于 CT 及平片，并可清晰地显示骨髓水肿及椎间盘变性、脂肪沉积等

【鉴别诊断】

病理性椎体压缩骨折

- 椎体肿瘤（原发肿瘤或转移瘤）所致
- 肿瘤的影像表现

骨质疏松性压缩骨折

- 发病年龄大
- 椎体密度减低，MRI 显示椎体脂肪弥漫沉积
- 病变椎体骨髓水肿

外伤性压缩骨折

- 外伤史
- 病变椎体骨髓水肿

脊柱结核

- 为进行性骨破坏性疾病
- 椎体边缘模糊
- 椎旁寒性脓肿

姿势性驼背

- 非固定性，容易被动或自动纠正
- 无椎体楔形变

诊断与鉴别诊断精要

- 诊断　青少年胸背痛，X 线平片示多发胸腰椎楔形变，椎体终板不规则，脊柱后突畸形，即诊断为 Scheuermann 病
- 鉴别诊断　其他原因引起的椎体楔形变及脊柱后突

典型病例

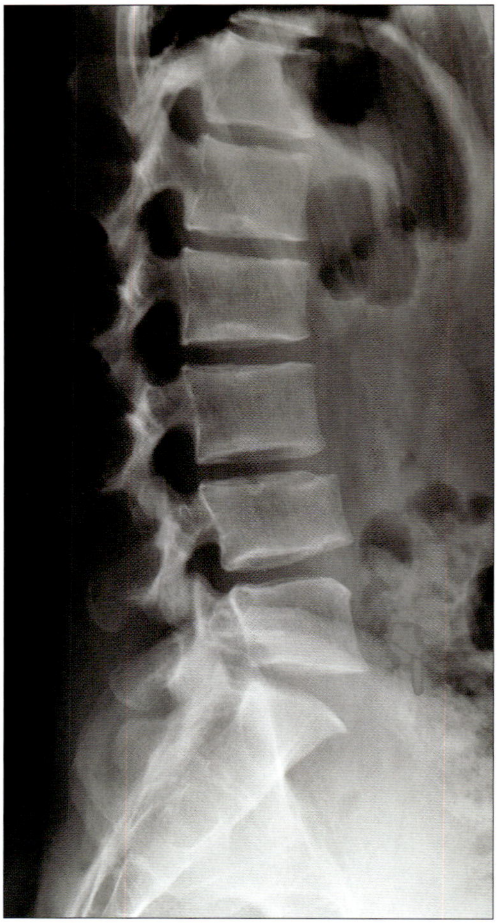

图 8-8-1　Scheuermann 病
女性，20 岁。腰椎侧位 X 线片示腰椎后突，L3 ~ L5 椎体轻度楔形变，L2 ~ L5 椎体相对缘 Schmorl 结节，L4 椎体前后径增大，前部上下缘局限性凹陷

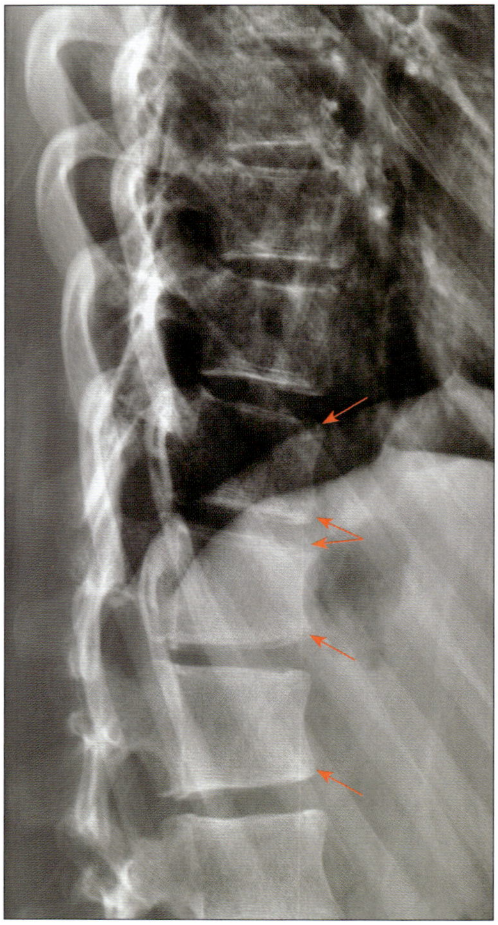

图 8-8-2　Scheuermann 病
男性，16 岁，胸背痛。X 线平片示胸腰段轻度后突，T12 ~ L1 椎体轻度楔形变，T11 ~ L1 椎体前部边缘模糊（红箭头）

重点推荐文献

[1] Wenger DR，Frick SL.Scheuermann kyphosis. Spine，1999，24（2）：639-263.
[2] Lowe TG. Scheuermann's disease. Orthop Clin North Am，1999，61（4）：496-503.
[3] 杨峰，刘焦枝，王勇，等.Scheuerman 病的影像学诊断.医学影像学杂志，2007，17（12）：1371-1373.

第 9 节　Chiari 畸形

【概念与概述】

- Chiari 畸形（Chiari malformation）　指小脑、延髓和第四脑室通过枕骨大孔不同程度的突入上颈部椎管内
- 别名　小脑扁桃体下疝畸形、小脑扁桃体延髓联合畸形（medullany malformation of cerebellum）、Arnold-Chiari 综合征（Arnold-Chiari syndrome）
- 分型　Chiari 畸形根据后脑进入颈部椎管的程度不同分为 4 型
  - Chiari Ⅰ型（Chiari Ⅰ malformation）：小脑扁桃体伴延髓疝入椎管内
  - Chiari Ⅱ型（Chiari Ⅱ malformation）：在Ⅰ型的基础上，第四脑室及其他后脑结构下移拉长，可伴有脑积水及脊髓脊膜膨出
  - Chiari Ⅲ型（Chiari Ⅲ malformation）：除Ⅱ型的特征外，还合并枕部脑膜脑膨出
  - Chiari Ⅳ型（Chiari Ⅳ malformation）：小脑发育不全，但没有向下方移位

一、Chiari Ⅰ型畸形

【病理与病因】

- 胚胎学
  - 枕骨内生软骨发育不全，导致后颅窝穹窿较小，后颅窝拥挤，使小脑向下方疝出，造成梗阻
  - 枕骨大孔异常，导致颅内及脊柱脑脊液交通障碍
- 遗传学
  - 可在综合征与家族性疾病中出现
  - 腭 - 心 - 面综合征及 22 号染色体的微小缺失
  - 威廉斯综合征
  - 颅缝早闭
- 病因学
  - 后颅窝发育不良理论
    - 枕骨内生软骨发育不全导致后颅窝穹窿较小，后颅窝拥挤，使小脑向下方疝出
  - 有症状的 Chiari I 畸形的脑脊液流动动力学理论
    - 小脑扁桃体及延髓在收缩期呈活塞样嵌压下移所致
    - 搏动性椎管内脑脊液压力异常
    - 可能会导致脊髓空洞积水
  - 牵引理论
  - 压力分离理论等
- 流行病学
  - 约 0.01% 的人群出现本病

大体病理及手术所见

- 硬化的小脑扁桃体下疝，楔形，小脑扁桃体背颅后点压迫形成沟槽

显微镜下特征

- 浦肯野细胞及颗粒细胞丧失

【临床表现】

- Chiari Ⅰ型超过 50% 无症状
- 主要症状　头痛、颈部疼痛、脑神经麻痹、眼球震颤、肢体无力发麻
- 脑干受压表现
  - 发作性张力障碍、不稳定步态、大小便失禁
  - 非典型性脊柱侧弯（进行性、疼痛性、非典型弯曲）
  - 分离性感觉障碍或神经系统疾病（手部肌肉萎缩）
- 脊髓空洞症状
  - 严重嗜睡、中枢性呼吸暂停、猝死
  - 延髓症状（如低位脑神经麻痹）
  - 颈 / 背部疼痛、斜颈、共济失调

疾病人群分布

- 年龄

- 发病年龄各异，成人发病多见

自然病史与预后

- 随病程延长，小脑扁桃体异位加重，并出现症状
- 儿童的治疗效果较成人好，应早期进行治疗

治疗

- 对是否对有症状的 Chiari 畸形伴脊髓空洞进行治疗存在争议
- 手术治疗的目标在于恢复枕骨大孔水平的脑脊液正常流动
    - 后颅窝减压并切除 C1 后弓
    - 采用或不采用硬脑膜成形术、小脑扁桃体切除术

【影像表现】

概述

- 最佳诊断依据
    - 小脑扁桃体低位、变尖，疝入颈椎椎管内

X 线表现

- 作用局限，X 线仅能显示寰枕部及颈椎的骨性畸形

CT 表现

- 颅骨伪影影响病变显示
- CT 平扫表现
    - 可显示“拥挤”的枕大孔
    - 后颅窝脑池狭小或消失
    - 侧脑室和第三脑室一般正常
- CT 脊髓造影
    - 可显示小脑扁桃体低位变尖
    - CTM 效果不及 MRI
- CT 重建
    - 矢状面重建显示下移的小脑扁桃体及骨性异常

MR 表现

- MRI 是诊断 Chiari 畸形的首选影像学检查方法，以矢状位扫描 T2WI 显示病变最佳
- MRI 表现
    - 诊断依据
        - 小脑扁桃体变形向下疝入椎管内，低于枕骨大孔平面超过 5mm
        - 不伴有脊髓脊膜膨出，不伴第四脑室及其他后脑结构下移
    - 其他表现
        - 延髓位置正常或轻度下移，位于上颈髓后方，脑干及上颈髓受压
        - 第四脑室正常或轻度变窄，但仍保持正常状态
        - 25% ~ 60% 合并脊髓空洞积水，主要位于颈髓、上胸髓
        - 枕大池变小或闭塞、枕骨大孔增大及桥前池明显变小甚至闭塞
        - 颅颈交界处畸形等

推荐影像学检查

- 最佳检查法　MRI 扫描，以矢状位 T2WI 显示病变最佳
- 备忘建议
    - CT 重建技术对寰枕部及颈椎的骨性畸形显示佳

【鉴别诊断】

正常的小脑扁桃体轻度下移

- 正常小脑扁桃体下端浑圆，位于枕骨大孔上方，下移不应超过 3mm
- 如果小脑扁桃体下移 3 ~ 5mm 之间，则要注意除外轻度小脑扁桃体疝

二、Chiari Ⅱ型畸形

【临床表现】

表现

- 胎儿检查
    - 甲胎蛋白（AFP）升高
- 新生儿
    - Chiari Ⅱ型畸形几乎都伴有脊髓脊膜膨出，腰骶部中线附近可见外突无皮肤覆盖的神经组织
    - 吞咽困难、喘鸣、间断性窒息、抽搐、哭声低等
    - 下肢不同程度的瘫痪、括约肌功能障碍、延髓症状

疾病人群分布

- 年龄
    - 出生后即发病

自然病史与预后

- 是脊髓脊膜膨出患者的最常见死因
    - 脑干压迫、脑积水
    - 内源性脑干“线样”缺陷

治疗

- 脑积水需行分流术
- 选择性修补胎儿脊髓脊膜膨出可能会使疾病有所改善

【影像表现】

概述

- 概念
  - 涉及脊柱、颅骨硬膜和菱脑的复杂畸形
- 最佳诊断依据　存在脊髓脊膜膨出
- 形态学
  - 后颅窝狭小，内容物向下移位入颈椎管
  - 小脑半球/扁桃体包裹脊髓
  - 脑桥、脑神经根常拉长
  - 第四脑室受压、拉长、低位，陷入颈椎管
- 合并畸形
  - 90% 合并胼胝体发育不良
  - 脊髓空洞
  - 脑积水

X 线表现

- X 线仅能显示寰枕部及颈椎的骨性畸形

CT 表现

- CT 作用局限，显示病变困难
- CTM 及重建技术可辅助诊断

MR 表现

- MRI 是诊断 Chiari 畸形的首选影像学检查方法，以矢状位扫描 T2WI 显示病变最佳
- 表现
  - 小脑扁桃体和延髓向下疝入颈椎椎管内可达第 2、3 颈椎水平或更低
  - 脑干和第四脑室也相应拉长、变形且呈低位
  - 枕大池及桥池闭塞，颈髓扭曲
  - Chiari Ⅱ型几乎总是伴有幕上畸形，表现多种多样
    - 颅骨表现：颅盖缺裂，颅盖骨变薄，枕大孔裂开
    - 中脑表现：菱脑发育不全
    - 脑室表现：双侧脑室大小可由正常到显著增大，而且呈不对称性，三脑室扩大，中间块增大，透明隔缺如
    - 脑实质表现：小脑回和大脑回狭小，灰质异位
  - 伴有脊柱和脊髓异常
    - 腰骶部脊髓膨出
    - 脊髓空洞
    - 脊髓低位合并脂肪瘤

胎儿超声

- 10 周即可诊断脊髓脊膜膨出
- 12 周可诊断 Chiari Ⅱ型畸形

推荐影像学检查

- 最佳检查法　头颅及脊柱 MRI 扫描
- 随访观察
  - 脑干压迫症状
  - 脑室大小
  - 进展性脊髓受累

【鉴别诊断】

Dandy-Wolker 畸形

- 第四脑室增大呈囊状
- 蚓部发育不全或不发育

严重的、慢性分流术后脑积水（先天性）

- 可能导致脑组织塌陷，小脑上疝

三、Chiari Ⅲ型畸形

【病理与病因】

- 胚胎学
  - 源于胎儿第 4 周
  - 神经胚形成异常，致脑脊液自神经管闭合不全处溢出，第四脑室膨胀不良，后颅窝软骨发育不良，脑组织移位、扭曲
- 遗传学
  - 一个孩子患病，则下一个出生孩子有 4% ~ 8% 再发可能
  - 遗传学上与叶酸缺乏有关
- 病因学
  - Mclone 及 Knepper 理论
  - 牵引理论
  - 积水动力学理论
  - 过度生长理论
  - 致畸理论
  - 原发性后脑发育不良或骨性后颅窝发育不良
- 流行病学
  - 出生发病率为 2‰ ~ 3‰，随叶酸代替物的应用，发病率降低

大体病理及手术所见

- 基本病变
  - 后方脑疝出，脑积水
- 合并异常
  - 具有正常6层结构的“多脑回”
  - 灰质异位，或伴有透明隔缺如
  - 导水管狭窄

显微镜下特征

- 浦肯野细胞丧失，疝出的脑组织硬化

【临床表现】

- Chiari Ⅲ型罕见，仅见于新生儿，产前就能诊断

【影像表现】

- Chiari Ⅱ型畸形的影像学表现
- 合并枕部或颈椎椎管骨质缺损及脑膜脑膨出
- 有时可能合并脑干、枕叶、脑室及硬膜窦膨出
- 幕上部分性或完全性胼胝体发育不良常见

四、Chiari Ⅳ型畸形

【临床表现】

- Chiari Ⅳ型极罕见，不能作为一个独立的病存在

【影像表现】

- 严重的小脑发育不全或小脑缺失，脑干细小，后颅窝大部被脑脊液腔占据
- 不伴有颅后窝脑组织下移

诊断与鉴别诊断要点

- Chiari Ⅰ型　小脑扁桃体变形向下疝入椎管内，低于枕骨大孔平面超过5mm；需与正常小脑扁桃体轻度下移相鉴别
- Chiari Ⅱ型　在Ⅰ型的基础上，第四脑室及其他后脑结构下移拉长，可伴有脑积水及脊髓脊膜膨出；需与Dandy-Wolker畸形等鉴别
- Chiari Ⅲ型　除Ⅱ型的特征外，还合并枕部脑膜脑膨出
- Chiari Ⅳ型　小脑发育不全，但没有向下方移位

典型病例

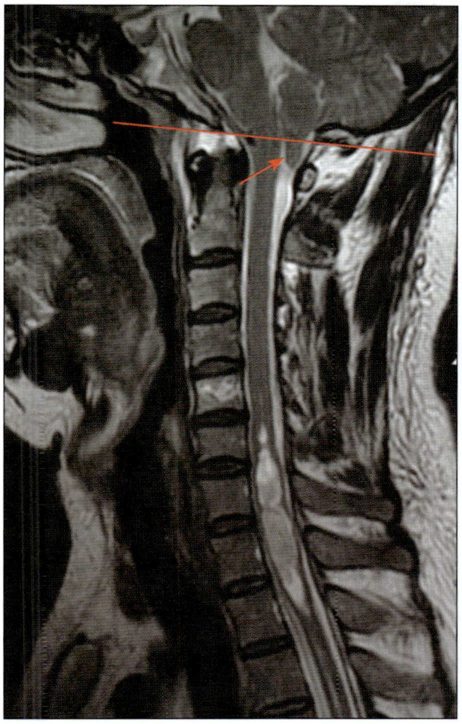

图 8-9-1 Chiari 畸形 Ⅰ 型
MRI 矢状位 T2WI 示小脑扁桃体变尖向下疝入椎管内，低于枕骨大孔平面（红箭头） 同时伴有脊髓空洞积水

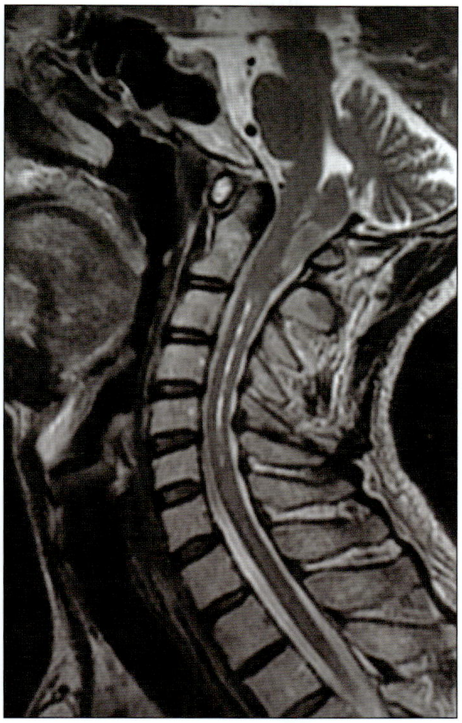

图 8-9-2 Chiari 畸形 Ⅱ 型
MRI 矢状位 T2WI 示小脑扁桃体变尖向下疝入椎管内，低于枕骨大孔平面，延髓受压延长，第四脑室受压变窄下移，同时可见脊髓中央管增宽

重点推荐文献

[1] 张华山，李仲华，邓建勇．Chiari 畸形的 MRI 诊断．医学影像学杂志，2008，18（9）：1080-1081.
[2] 张丹，吕亮，万立野．Chiari 畸形的磁共振成像诊断．临床荟萃，2007，22（17）：1276-1277.
[3] Poe LB，Coleman LL，Mahmud F. Congenital central nervous system anomalies. Radiographic，1989，9（5）：801-826.

第 10 节 脊髓空洞积水症

【概念与概述】

- 脊髓空洞积水症（syringohydromyelia），指髓内一种慢性进行性变性疾病
- 脊髓空洞症（syringomyelia）是指脊髓内衬以胶质细胞的囊腔；脊髓积水（hydromyelia）指脊髓中央管扩张，两者在临床、影像甚至病理上难以区分，统称为脊髓空洞积水症
- 分类
  - 原发性脊髓空洞症：胚胎期神经管发育不全所致
  - 交通性脊髓空洞症：囊腔与第四脑室相通，大多存在颅脊连接部畸形或 Chiari 畸形
  - 继发性脊髓空洞症：外伤、感染、肿瘤等所致

【病理与病因】

一般特征

- 枕骨大孔区阻塞性病变是脊髓空洞积水症形成的重要因素
  - 枕骨大孔区的阻塞，第四脑室出口不畅
  - 具有搏动的脑脊液通过正中孔不断冲击中央管，使之不断扩大
- 病因学
  - 先天发育异常
    - 胚胎期脊髓神经管闭合不全或脊髓内先天性神经胶质增生导致脊髓中心变性
    - 脊髓空洞伴有小脑扁桃体疝、脑积水、颅脊连接部畸形等先天性异常
  - 机械因素
    - 先天性延髓下疝畸形、扁平颅底及枕骨大孔区异常影响了脑脊液从第四脑室进入蛛网膜下腔
  - 其他疾病
    - 脊髓肿瘤囊变
    - 血管畸形
    - 外伤
    - 感染等

流行病学

- 发生率：25/10 万～34/10 万
- 约占神经科住院患者的 0.38%

大体病理及手术所见

- 受累脊髓增粗，表面血管扩张呈青紫色
- 空洞内液体无色或淡黄色

显微镜下特征

- 脊髓内空腔形成和胶质增生
  - 空腔多呈不规则长形或念珠状
  - 胶质增生主要位于脊髓后角底部，多以一侧为重
- 脊髓神经细胞和神经纤维脱髓鞘、变性和萎缩

【临床表现】

表现

- 最常见体征 / 症状
  - 节段性分离性感觉障碍
    - 痛温觉功能紊乱，触觉存在
  - 其他体征 / 症状
    - 肌无力、上肢深部腱反射减弱、痉挛性偏瘫等
    - 或仅有大腿僵硬、下肢和手无力的表现

疾病人群分布

- 年龄
  - 好发于 25 ～ 40 岁
- 性别
  - 男性略多于女性

自然病史与预后

- 本病起病隐袭，过展缓慢，表现为慢性进行性神经功能损害

治疗

- 对症治疗
  - 镇静剂、维生素 B、ATP、辅酶 A、肌苷等
  - 加强护理，防止关节挛缩
  - 对痛觉消失者应防止皮肤烫伤或冻伤
- 放射治疗
  - 早期行病变节段的深部 X 线照射治疗，有可能阻止空洞发展
  - 放射性核素疗法，疗效尚未肯定
- 手术治疗
  - 对空洞较大、伴有椎管梗阻者可行手术治疗
    - 上颈段椎板切除减压术
  - 合并颅脊连接部畸形及 Chiari 畸形者
    - 枕骨下减压及进行手术矫治

【影像表现】

概述

- 最佳诊断依据 脊髓管状扩张形成空洞，洞内

液体与脑脊液密度 / 信号相同
- 部位
  - 最常见于颈段或颈胸段脊髓，向上可达延髓，向下可达胸段或腰段，很少超过腰段
  - 也可呈节段性分布
- 形态学
  - 洞壁一般光滑，且边界清晰

X 线表现
- X 线摄片
  - 可以显示颅颈交界畸形和脊柱畸形等
- 脊髓造影
  - 脊髓梭形膨大
  - 蛛网膜下腔变窄
  - 小脑扁桃体疝等

CT 表现
- 平扫 CT
  - 可发现 80% 的脊髓空洞积水
  - 表现
    - 髓内境界清晰的低密度囊腔，CT 值与蛛网膜下腔脑脊液相同
    - 脊髓膨大，少数因空洞内压力较低而萎缩，外形欠规则
    - 空洞较小或蛋白含量较高时可能漏诊
    - 外伤性脊髓空洞常偏心性，其内常见分隔
- CT 脊髓造影
  - 延迟扫描可以观察到高密度造影剂弥散到脊髓空洞内

MR 表现
- 信号特点
  - T1WI、T2WI 上均为脑脊液信号
  - 可出现流空现象
- 位置形态
  - 空洞大多数位于脊髓中央，少数偏向一侧
  - 空洞内可有棘状突起
  - 脊髓膨大或萎缩
- 病因诊断
  - Chiari 畸形
  - 颅脊连接部畸形
  - 脊髓肿瘤

推荐影像学检查
- 最佳检查法　MRI 是诊断脊髓空洞积水症的最佳影像学方法
- 矢状位扫描能很好地显示病变的范围、程度

【鉴别诊断】

肿瘤所致的假性脊髓空洞症
- 洞壁较厚内壁不光滑
- 局部膨大明显
- 增强后可见强化的肿瘤成分

诊断与鉴别诊断要点

- 诊断　脊髓管状扩张形成空洞，洞内液体与脑脊液密度 / 信号相同，伴有 Chiari 畸形等先天异常，可诊断为脊髓空洞积水症
- 鉴别诊断　原发性或肿瘤性所致脊髓空洞积水

典型病例

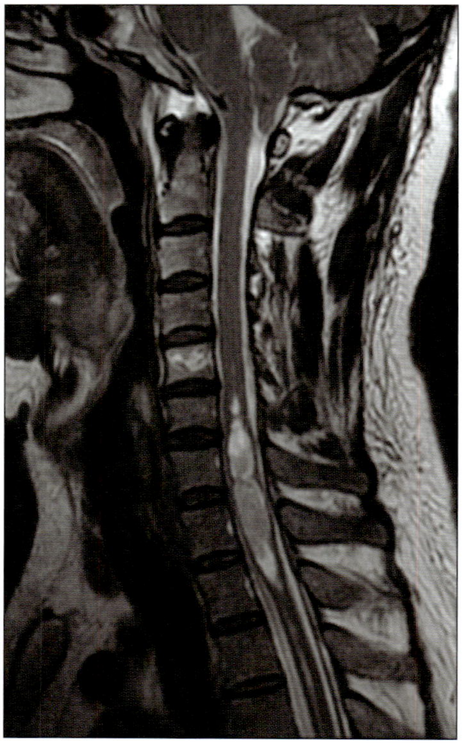

图 8-10-1 Chiari 畸形合并脊髓空洞
MRI 矢状位 T2WI：示小脑扁桃体位于枕骨大孔连线下方，同时可见脊髓内条形脑脊液信号空洞，脊髓受压变薄

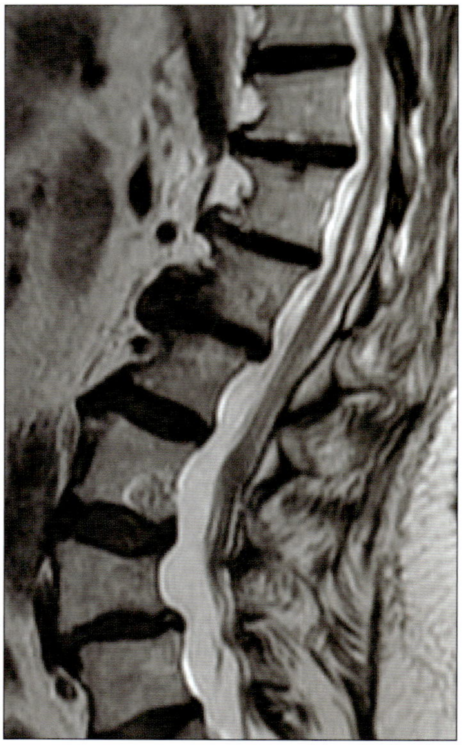

图 8-10-2 脊髓栓系综合征并脊髓空洞
MRI 矢状位 T2WI：示脊髓圆锥约位于 L3 水平，胸腰段脊髓空洞积水

重点推荐文献

[1] 李爱丽，孙海燕，徐素娥．脊髓空洞症．中国社区医师，2008，9（10）：5.
[2] Batnitzky S，Price HI，Gaughan MJ，et al. The radiology of syringohydromyelia. RadioGraphics，1983，3（4）：585-611.
[3] McVige JW，Leonardo J.Imaging of Chiari type Imalformation and syringohydromyelia,Neurol Clin,2014,32（1）：95-126.

第 11 节 脊膜膨出

【概念与概述】

- 脊膜膨出（meningocele），属显性脊柱裂的一种，指脊膜通过脊椎缺损处向外突出，而脊髓仍位于椎管内正常位置，病变处没有暴露的神经组织，背侧皮肤完整
- 先天性脊膜膨出分类 向后膨出、向骶前、骶管内膨出及向脊柱两侧膨出

【病理与病因】

一般特征

- 一般发病机制
  - 胚胎 4 周时中胚层的脊索发育成围绕神经管的椎管
  - 神经管周围组织闭合不全为脊膜膨出
- 病因
  - 可能与母体叶酸缺乏有关

- 可能与环境因素（射线、缺氧等）有关

流行病学

- 发病率在新生儿约为 1/10 000
- 在我国发病率北方高于南方，农村高于城市

大体病理及手术所见

- 病变处脊膜和脑脊液通过脊柱裂向背部软组织内突出
- 脊膜囊以蛛网膜做内衬，突出物中一般不含神经组织

【临床表现】

表现

- 体征
  - 背部正中一圆形或椭圆形膨出物，基底较宽，表面有疏密不一的长毛和（或）异常色素沉着
- 症状
  - 单纯性脊膜膨出不伴随畸形者一般无神经系统功能异常
  - 严重者可出现不同程度的下肢迟缓性瘫痪症状以及膀胱、直肠功能障碍

疾病人群分布

- 年龄
  - 新生儿即可诊断
- 性别
  - 无明显性别差异

自然病史与预后

- 及早手术，预后较好
- 年龄越大，预后越差

治疗

- 原则上应及早手术治疗
- 手术目的　修补脊膜膨出及预防或终止神经功能障碍的发生
- 手术方式　脊膜膨出切除 + 椎管扩大松解 + 脊膜修补术疗效佳

【影像表现】

概述

- 最佳诊断依据　脊柱裂伴有背部囊性肿块，表面有完整的皮肤覆盖
- 部位
  - 多发生在脊椎背侧中线部位
  - 80% 位于腰骶段
  - 其他位于颅颈交界部、颈段或胸段
  - 尾段罕见
- 大小
  - 应用 Valsava 法时肿块可改变其张力和大小
- 形态学
  - 背部肿块呈囊性，背部皮肤完整

X 线表现

- X 线摄片
  - 正位片能显示左右椎板因不联合形成的裂隙
  - 侧位片在相应的部位背侧软组织肿块影
- 脊髓造影
  - 可见造影剂自脊柱裂处进入膨出的肿物内

CT 表现

- 平扫 CT
  - 显示脊柱裂
  - 显示外突的脊膜囊，囊内充满低密度脑脊液，无其他异常密度影
- CT 脊髓造影
  - 可见造影剂充满脊膜囊呈高密度，囊内无其他组织

MR 表现

- 横断面可显示脊柱裂，少数脊柱裂较大，可见两侧椎板外翻
- 脊膜及脑脊液通过骨性缺损膨出，膨出物所覆盖的皮肤及皮下脂肪完整
- 囊内容物与脑脊液信号相同，囊内无其他组织信号，少数情况下疝入的神经根可与囊壁相粘连
- 脊髓圆锥位置大多正常，少数脊髓位置稍低

超声表现

- 腰骶部正中囊性包块，边界清晰，壁完整光滑
- 囊内透声好，张力较小，探头压破可使之变形
- 囊肿深层可见椎弓缺损，囊肿与之延伸

推荐影像学检查

- 最佳检查法　MRI 扫描是首选影像学方法
- CT 在显示椎管骨质异常上具有良好的辅助作用
- 小儿及胎儿可应用超声检查

【鉴别诊断】

脊髓膨出或脊髓脊膜膨出

- 膨出物为脊髓或脊髓脊膜及脑脊液
- 其表面无皮肤或皮下组织覆盖
- 几乎所有的脊髓脊膜膨出都有脊髓低位
- 伴随其他畸形　Chiari Ⅱ 畸形、脊髓空洞积水、脑积水、脊髓纵裂、胼胝体发育不全等

神经源性肿瘤

- 向前的脊膜膨出应与神经源性肿瘤鉴别
  - 后者多为软组织密度 / 信号
  - 边缘欠清晰，不与椎管相通
  - 周围结构受压、移位、椎间孔常扩大

畸胎瘤

- 骶尾部脊膜膨出应与畸胎瘤鉴别
  - 实性畸胎瘤可见肿瘤脂肪、钙化及实性成分
  - 囊性畸胎瘤内多可见脂肪分层现象
  - 病变不与椎管相通
  - 畸胎瘤可绕过尾骨呈哑铃状向盆腔内生长

诊断与鉴别诊断要点

- 诊断　脊柱裂，伴脊膜及脑脊液膨出，膨出物所覆盖的皮肤及皮下脂肪完整，囊内容物与脑脊液信号相同，囊内无脊髓信号
- 鉴别诊断　需与脊髓脊膜膨出及腰骶部等肿瘤相鉴别

典型病例

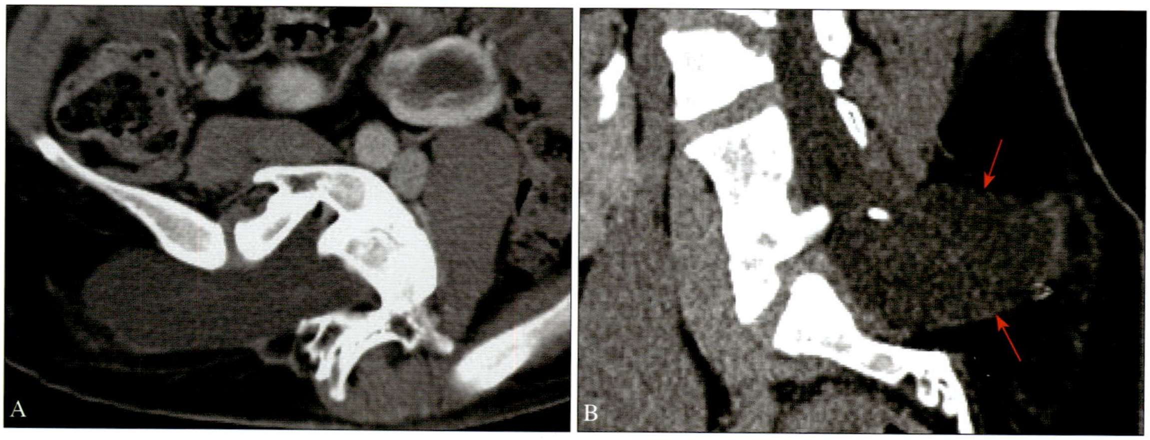

图 8–11–1　腰骶部脊膜膨出

A．轴位 CT；B．CT 矢状位重建。轴位 CT 示囊性结构自腰骶部脊柱裂处膨出，囊内为脑脊液，囊肿表面皮肤及皮下脂肪完整（红箭头）。矢状位显示脊膜膨出，并可见脊柱裂及多发椎体融合畸形

重点推荐文献

[1] 孙惠苗．小儿腰骶部脊膜膨出及脊髓脊膜膨出的 CT 和磁共振成像表现．中国药物与临床，2010，10（3）：344-345.

[2] 胡瑛，张焱，程敬亮．脊膜膨出 59 例 MRI 诊断．郑州大学学报（医学版），2009，44（1）：211-213.

[3] 杨芳裕，Nyunyi Wambuyi Katumba. 腰骶部囊性脊柱裂合并脑积水 20 例分析．国际神经病学神经外科学杂志，2008，35（3）：195-197.

第 12 节 脊髓及脊髓脊膜膨出

【概念与概述】

- 概念 脊柱后部附件的骨质缺损，背部中线处缺乏皮肤、筋膜、肌肉覆盖，而使神经组织、脑脊液或脊膜暴露，以脊髓膨出（myelocele）及脊髓脊膜膨出（myelomeningocele）最常见
- 别名 开放性神经管闭合不全、开放性脊柱裂

【病理与病因】

一般特征

- 胚胎学
  - 妊娠第 3 周末起，神经外胚层未完成卷曲，神经外胚层与皮肤外胚层分离受阻，导致中线缺乏骨、软骨肌肉等中胚层成分
- 病因学
  - 可能与母体内叶酸缺乏有关
  - 可能与环境因素（射线、缺氧等）有关

流行病学

  - 开放性神经管闭合不全发生率占出生存活儿的 0.06% ～ 0.2%
  - 在我国发病率北方高于南方，农村高于城市
  - 约 5% 有家族性
- 相关异常
  - 95% ～ 100% 脊髓脊膜膨出同时伴有 Chiari Ⅱ畸形
  - 30% ～ 35% 伴有脊髓空洞积水
  - 80% 伴有脑积水
  - 30% ～ 45% 伴有脊髓纵裂、胼胝体发育不全
  - 其他非中枢神经系统畸形主要有脊柱分节异常或髋部畸形等

大体病理及手术所见

- 背部中线处暴露、红色的、裸露于肌肉中的神经组织基板
- 膨出的神经组织表面仅覆盖一层菲薄的间充质形成的膜
- 中央有一原始的神经沟与其上方闭合的神经管中央管相交通

【临床表现】

表现

- 最常见体征 / 症状
  - 新生儿在背部中线处出现暴露、红色的、裸露在肌肉中的神经组织，表面无皮肤覆盖，仅见一层菲薄的膜样组织
- 其他表现
  - 神经系统症状
    - 一侧或双侧下肢完全或不完全瘫痪
    - 肛门括约肌松弛
    - 提睾反射消失
    - 大小便失禁等
  - 或经阴道产患儿运动功能缺陷较剖腹产患儿严重，可能与脊髓外伤或脊髓休克有关
- 手术后表现
  - 手术后出现下肢感觉运动障碍、大小便失禁、后脑功能不全、智商低下及脑积水等，高度提示并发症或术后后遗症的存在

疾病人群分布

- 年龄 出生时即能做出诊断
- 性别 女性略多于男性

自然病史与预后

- 应及早手术，手术年龄越小，术后效果越好
- 出生后立即手术者，出院后神经症状的随访恢复率可达 92%
- 出生后 1 个月以上手术者，神经症状的恢复率为 61%

治疗

- 脊髓脊膜膨出在做出临床诊断后应立即手术，避免暴露的神经组织引起感染
- 手术目的
  - 关闭开放的神经组织，防止感染
  - 游离脊髓，解除脊髓紧张
- 手术方式
  - 单纯行脊膜修补术会导致脊髓栓系的发生
  - 应行椎管扩大探查、栓系松解术
- 术后密切随访，以排除术后并发症如脊髓再栓系

【影像表现】

- 最佳诊断依据 脊柱骨性闭合不全，并有脊髓或脊髓脊膜自脊柱裂膨出
- 部位
  - 腰骶部常见，约占 66%
  - 胸腰段约占 32%
  - 颈胸段罕见

X 线表现

- 显示左右椎板因不联合而形成的裂隙，病变可累及一个或多个椎体层面
- 椎管腔扩大，正位片显示椎弓根距离增宽
- 侧位片显示相应部位外突的软组织块影

CT 表现

- 平扫 CT
  - 显示脊柱裂
  - 显示膨出的脊髓及脊膜，脊髓为软组织密度，脊膜囊为脑脊液密度
- CTM
  - 可显示造影剂充填的高密度硬膜囊，脊髓为相对低密度

MR 表现

- 矢状位 T1WI 见腰骶部脊柱中线宽大的骨质缺损
- 脊髓膨出　形态异常的脊髓组织通过背侧的骨质缺损突向外侧，其表面无皮肤或皮下组织覆盖
- 脊髓脊膜膨出　突出物中除脊髓外，还包含脊膜和脑脊液，位于外突的脊髓一侧
- 几乎所有的脊髓脊膜膨出都有脊髓低位，通常位于第三腰椎水平以下，脊髓变形
- 横断面可见两侧椎板外翻，背侧神经根从神经基板腹侧发出，位于腹侧根两侧，蛛网膜下腔位于其腹侧

超声表现

- 椎弓开放，椎板裂开，脊髓脊膜膨出以及 Chiari 畸形等表现

推荐影像学检查

- 最佳检查法　MRI 是最佳影像学检查方法
- 产科超声检查有助于分娩方案的制订

【鉴别诊断】

脊膜膨出

- 脊膜通过闭合不全的脊柱膨出，膨出物不含脊髓成分
- 膨出物表面有皮肤或皮肤衍生物（如脂肪瘤）覆盖神经成分
- 脊髓低位为少数

神经源性肿瘤与畸胎瘤

- 见“脊膜膨出”一节

诊断与鉴别诊断要点

- 诊断　新生儿在背部中线处出现裸露在肌肉中的神经组织，表面仅见一层菲薄的膜样组织覆盖，影像学上示脊柱双侧椎板不联合，并有脊髓或脊髓脊膜自脊柱裂膨出，提示开放性脊柱闭合不全
- 鉴别诊断　需与闭合性脊柱闭合不全相鉴别，后者突出物表面有皮肤或皮肤衍生物覆盖

典型病例

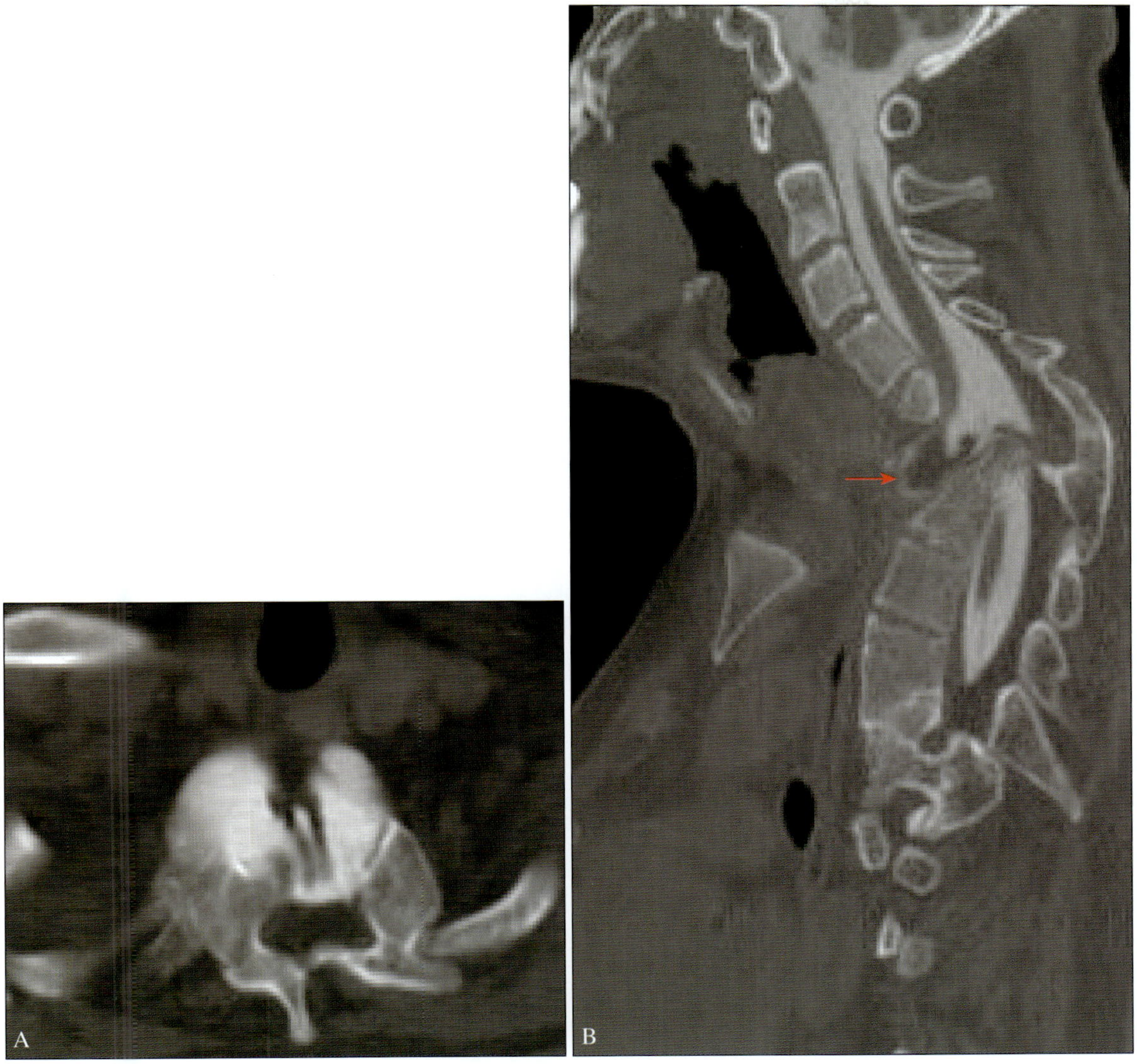

图 8-12-1　脊髓脊膜膨出

A．CT 脊髓造影轴位；B．矢状位重建。示脊髓、脊膜及脑脊液自颈胸椎脊柱裂处向前膨出（红箭头），并可见椎体畸形及脊髓纵裂（A 图）

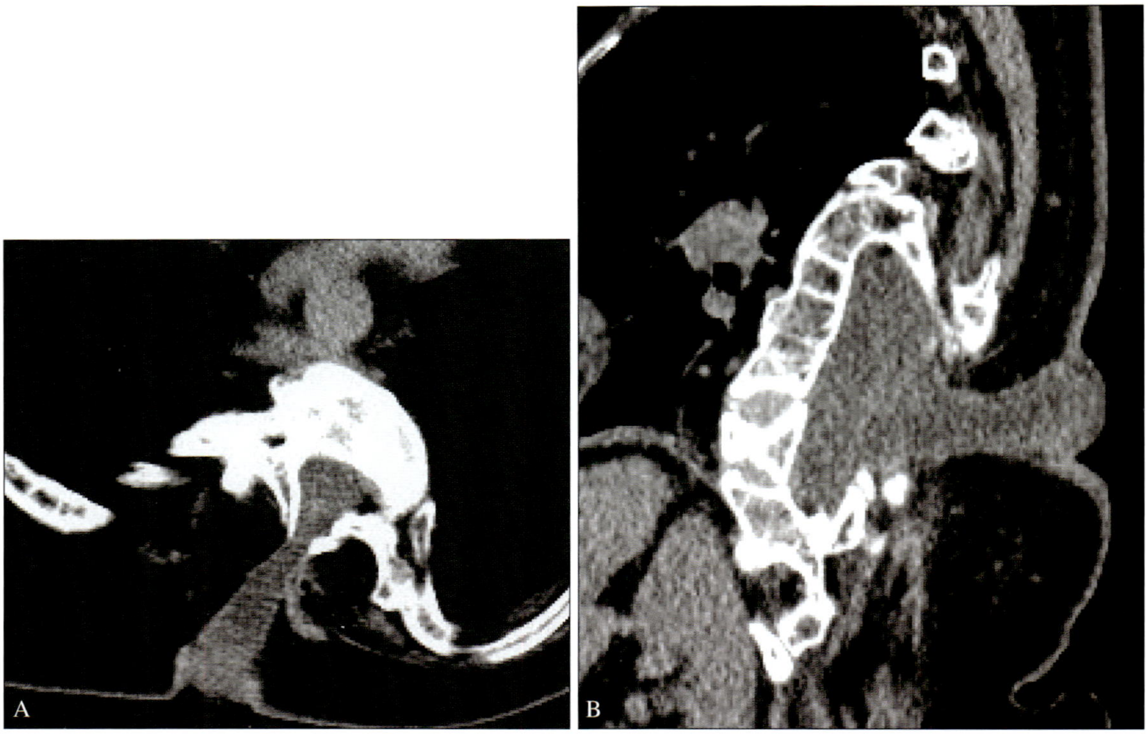

图 8-12-2 脊髓脊膜膨出

A．CT 轴位；B．矢状位重建。示下胸椎后部裂隙，椎管内容物自脊柱裂向后方膨出，含脑脊液、脊膜及脊髓成分，膨出物表面无皮肤及脂肪覆盖，矢状位可见椎体融合等畸形

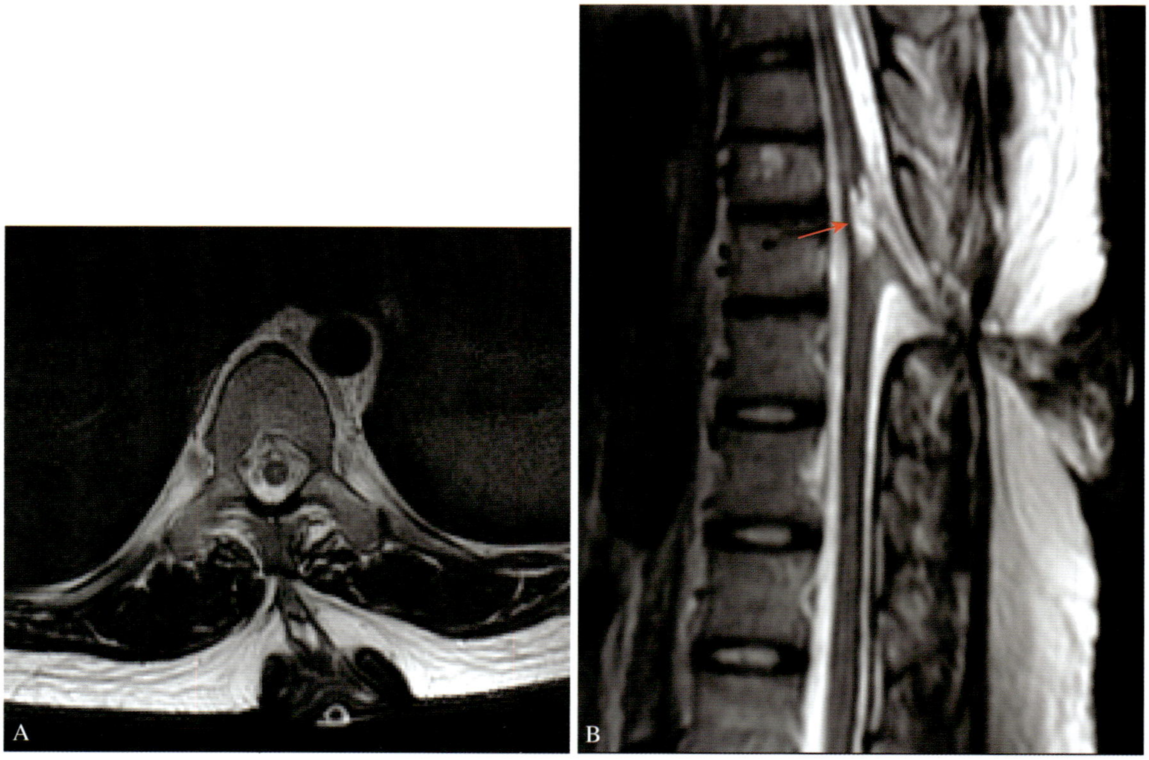

图 8-12-3 脊髓脊膜膨出

A．胸腰段 MRI 轴位 T2WI；B．矢状位 T2WI。示下胸椎脊柱裂，脑脊液、脊膜及脊髓成分向后方膨出，含脑脊液、脊膜及脊髓成分，膨出物表面无皮肤及脂肪覆盖，同时可见上方脊髓空洞（红箭头）

重点推荐文献

[1] Westcott MA, Dynes MC, Remer EM, et al. Congenital and Acquired Orthopedic Abnormalities in Patients with Myelomeningocele. RadioGraphics, 1992, 12: 1155-1173.
[2] Fisher LC Ⅲ, Purvis JM, Kendig RJ, et al. Orthopaedic management of myelomeningocele: general orthopaedic management. J Miss State Med Assoc, 1987, 28: 235-240.
[3] 孙小兵，李金良，陈雨历，等. 腰骶部脊髓脊膜膨出的诊断与治疗. 中国脊柱脊髓杂志，2001，11（5）：291-292.

第 13 节　脊髓栓系综合征

【概念与概述】

- 脊髓栓系综合征（tethered cord syndrome，TCS），指脊髓圆锥低位，位于第 2 腰椎以下
- 分类：原发性脊髓栓系和继发性脊髓栓系
  - 原发性脊髓栓系（primary tethered cord）：圆锥低位，终丝增粗直径超过 2mm，并排除其他原因所致的脊髓栓系
  - 继发性脊髓栓系（secondary tethered cord）：脊髓本身发育畸形、脑脊膜膨出、蛛网膜下腔粘连、椎管内肿瘤、外伤及手术因素等其他继发原因所致的脊髓栓系

【病理与病因】

一般特征

- 一般发病机制
  - 栓系妨碍了脊髓的有氧代谢，并拉长动脉和静脉
    - 可能会导致脊髓空洞积水症
- 胚胎 - 解剖学
  - 胎儿期圆锥在椎管内逐步上升
    - 因为大部分脊髓远端在生长发育中发生了退行性改变
    - 椎体生长较脊髓快
- 病因学
  - 终丝发育异常
  - 脊髓发育畸形
    - 脂肪脊髓脊膜膨出
    - 脊膜膨出
    - 硬膜内脂肪瘤
    - 脊髓纵裂
    - 尾侧脊椎脊髓异常
  - 染色体微缺失
  - 继发于炎症、手术、外伤或肿瘤
- 流行病学
  - 通常在快速生长期（儿童或青春期）发现终丝紧张
  - 可能出现在老年人，以脊柱侧弯起病

大体病理及手术所见

- 终丝增粗，圆锥低位
- 脂肪瘤等

【临床表现】

- 最常见体征 / 症状
  - 疼痛：为早发症状，以直肠肛门区为多见，亦可分布于臀部、腰背部及下肢，范围广泛
  - 神经系统功能受损：随生长发育逐渐出现
    - 上运动神经元受累：下肢肌肉痉挛、肌张力增高、腱反射亢进、痉挛性步态、尿急、尿频及压力性尿失禁等
    - 下运动神经元受累：肌张力低下、肌肉松弛、腱反射减弱或消失、排尿失禁及滴流性尿失禁
  - 其他表现
    - 脂肪脊髓（脊膜）膨出、脊髓（脊膜）膨出
    - 脊髓纵裂
    - 脊柱侧弯
    - 足部畸形

疾病人群分布

- 年龄
  - 多见于幼儿和青少年，成人少见
- 性别
  - 男女比例相当

自然病史与预后

- 有症状的脊髓栓系如不治疗将会导致神经症状的进行性恶化
- 术后大多数神经病变的病情有改善或保持稳定

治疗

- 手术治疗目的　切除栓系肿块，松解脊髓，修复硬膜

【影像表现】

概述

- 最佳诊断依据
  - 轴位 MRI 显示终丝增粗，直径＞2mm
- 部位
  - 腰骶部
  - 脊髓圆锥位于腰 2 水平以下

X 线表现

- X 线摄片
  - 可显示脊柱侧弯、脊柱裂及椎体融合等骨性异常
- 脊髓造影
  - 可显示终丝增粗、变短征象

CT 表现

- CT 平扫
  - 难以显示增粗的终丝
  - 显示骨性异常：脊柱侧弯、脊柱裂、脊柱融合、分节异常等
  - 显示脊柱脂肪瘤
- CT 脊髓造影
  - 有时能显示增粗变短的终丝和低位圆锥
  - 横断像上可对终丝直径进行测量

MR 表现

- 是诊断脊髓栓系的最佳影像学方法，可清晰显示脊髓圆锥形态、位置，终丝形态、粗细及固定的位置
  - 脊髓圆锥低位（低于 L2 水平），失去正常形态
  - 终丝增粗（＞2mm），轴位图像可对终丝直径进行测量，终丝与拉长的脊髓常紧贴腰段椎管的背侧
  - 少数表现为脊髓圆锥低位而无终丝增粗或终丝增粗但位置正常
- 其他征象
  - 脊髓纵裂、脂肪瘤和脊膜膨出
  - 骶椎蛛网膜下腔扩大
  - 骨性异常

超声表现

- 适用于婴幼儿和儿童做初步筛选检查及术后随访
- 表现
  - 脊髓腹侧前血管的搏动、脊髓终端腹侧前血管的搏动消失是特征表现
  - 清晰显示腰骶脂肪瘤和低位脊髓的关系

推荐影像学检查

- 最佳检查法　MRI 是脊髓栓系诊断的最佳手段，以矢状位最佳
- X 线、CT 可显示骨性异常
- 超声适用于婴幼儿和儿童做初筛检查

【鉴别诊断】

术后早期脊髓圆锥低位

- 不能除外再栓系
- 超声检查明确脊髓搏动情况
- 如果临床症状提示再栓系，可进行外科探查

正常变异的脊髓圆锥低位

- 轴位图像上终丝正常
- 无终丝脂肪瘤

诊断与鉴别诊断要点

- 诊断　脊髓圆锥位于 L2 水平以下，同时伴有终丝增粗大于 2mm 者，可诊断为原发性 TC
- 鉴别诊断　原发性与继发性脊髓栓系相鉴别

典型病例

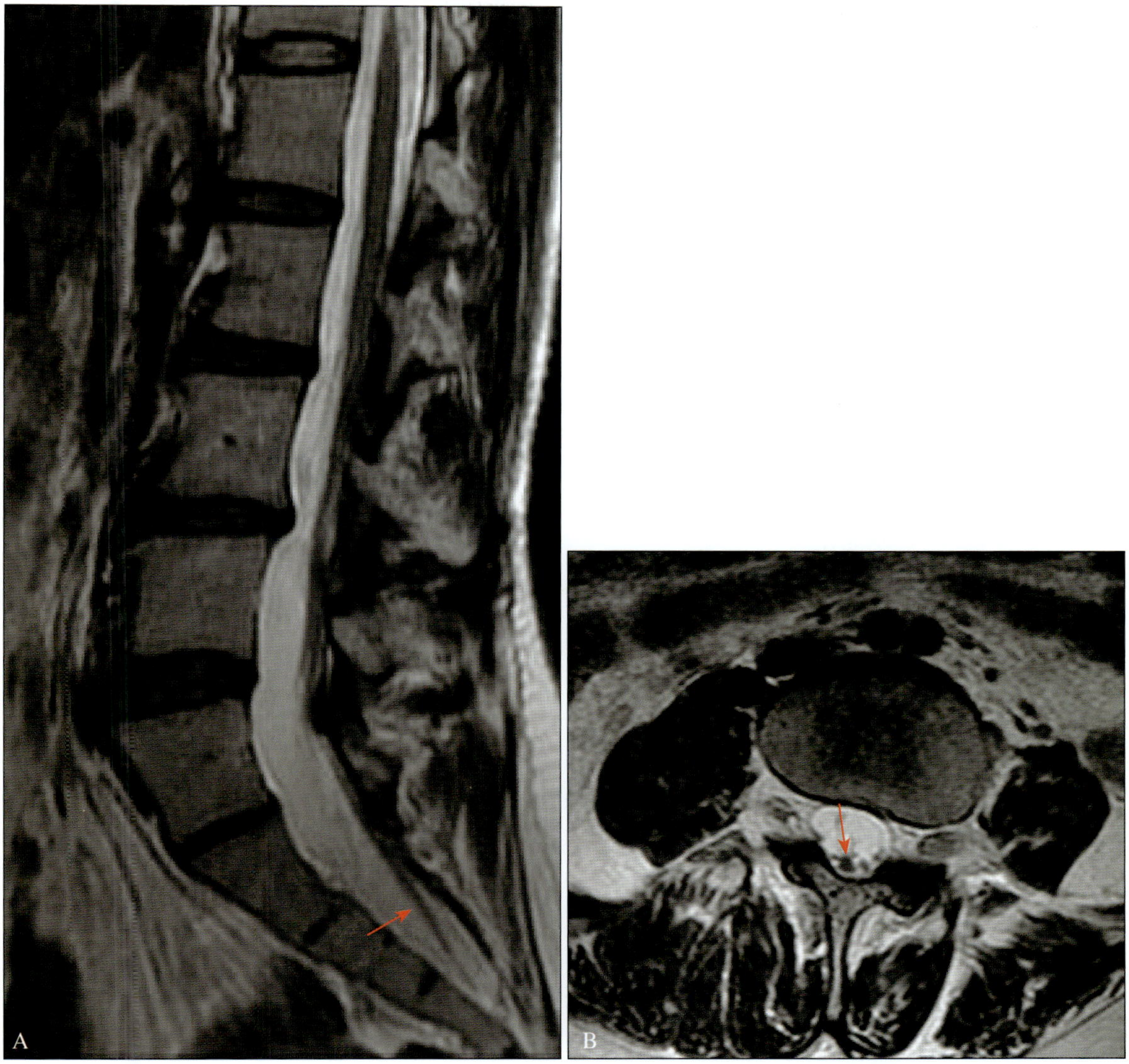

图 8-13-1 **原发性脊髓栓系**

A．MRI 轴位 T2WI；B．矢状位 T2WI。示脊髓圆锥低位（L2 水平以下），终丝增粗＞ 2mm（红箭头）

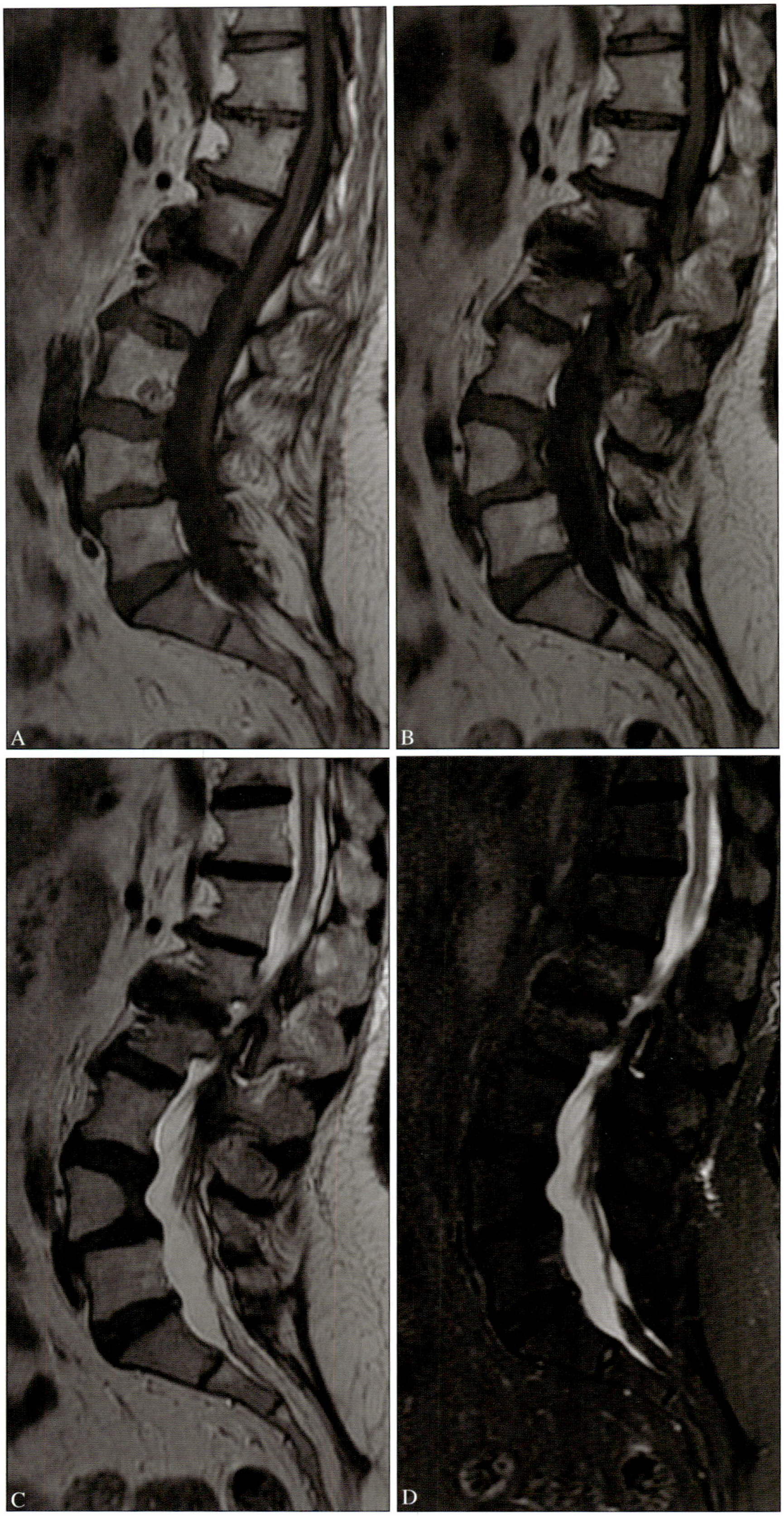

图 8-13-2 继发性脊髓栓系

A. MRI 矢状位 T1WI；B. 矢状位 T1WI；C. 矢状位 T2WI；D. 抑脂像。示脊髓圆锥约位于 L3 水平（A），终丝末端被一条形脂肪信号结构牵拉，呈短 T1 短 T2 信号（B，C），抑脂像（D）为低信号，同时可见 L4 椎体畸形

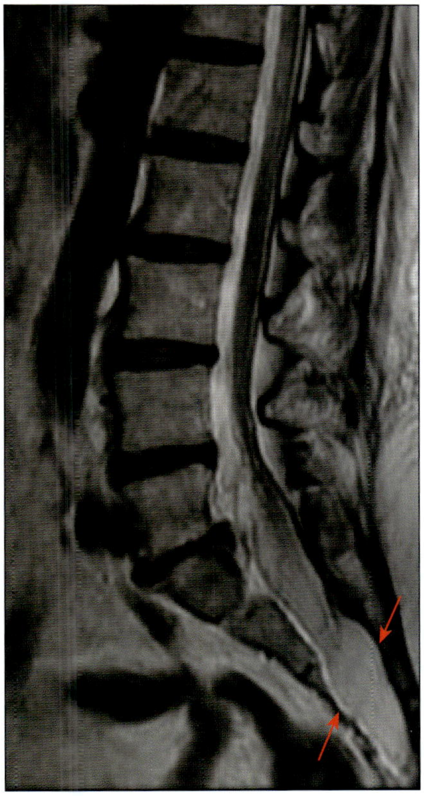

图 8-13-3 继发性脊髓栓系
MRI：示脊髓圆锥约位于 L3 水平，终丝被一囊肿牵拉，呈长 T2 信号（红箭头）

重点推荐文献

[1] 徐建昌，高智琴，楼江华．脊髓栓系综合征的磁共振诊断．浙江临床医学，2008，10（12）：1614-1615.
[2] Cartwright C. Primary tethered cord syndrome：diagnosis and treatment of an insidious defect. J Neurosci Nurs，2000，32（4）：210-215.
[3] Hall WA，Albright AL，Brunber JA. Diagnosis of tethered cord by magnetic resonance imaging. Surg Neuro，1988，30（1）：60-64.

第 14 节　终丝脂肪瘤

【概念与概述】

- 终丝脂肪瘤（fila terminale lipoma）终丝纤维的异常脂肪浸润，是腰骶椎管内脂肪瘤的一种形式

【病理与病因】

一般特征

- 病因学
  - 病因不清，可能是尾部细胞团管化和退变异常，使其分化为脂肪细胞，形成脂肪瘤

流行病学

  - 约占脊髓脂肪瘤的 12%
  - 正常成人腰骶部 MRI 偶尔发现终丝脂肪瘤者约 4% ~ 6%

- 相关异常
  - 终丝受脂肪浸润者，91% 产生脊髓栓系综合征
  - 可伴有隐性脊柱裂及背部皮毛窦等

大体病理及手术所见

- 切面均质状淡黄色脂肪样组织

显微镜下特征

- 肿瘤由分化成熟的脂肪细胞构成

【临床表现】

表现

- 如不伴发终丝马尾浸润和牵拉，一般无明显临床症状
- 症状出现缓慢，常以肢体感觉异常为首发，后期出现括约肌功能和运动障碍
- 神经根痛者少见，类似腰椎间盘突出或膨出

疾病人群分布

- 年龄
  - 好发于儿童及青少年
  - 5岁前和青春前期2个发病高峰阶段，2/3的患者30岁以前发病
- 性别
  - 无性别差异

自然病史与预后

- 终丝脂肪瘤生长缓慢
- 预后良好
  - 大部分切除及充分有效减压，可获得较长时间的疗效
  - 脂肪瘤复发多与手术切除不彻底有关，对未全切的肿瘤，应随访观察

治疗

- 一旦确诊应及时手术切除
  - 手术目的在于切除肿瘤，最大限度地保全残留脊髓
  - 脂肪瘤难以与脊髓分离，血供丰富，完全切除有一定难度
  - 手术治疗的效果取决于术前脊髓的受压迫程度

【影像表现】

概述

- 最佳诊断依据　腰骶管内脂肪密度/信号
- 部位
  - 位于腰骶管内，好发于脊髓背侧
- 大小及形态
  - 脂肪瘤常包绕圆锥或终丝，呈纵向生长
  - 脂肪瘤若单纯影响内终丝，通常较小，表现为终丝略增粗；脂肪瘤若影响外终丝，脂肪瘤较大，呈团块状

X线

- 意义不大

CT表现

- 平扫CT
  - 腰骶管内脂肪密度肿块，包绕脊髓圆锥或终丝
  - 隐性脊柱裂等骨性异常

MR表现

- MR是显示终丝脂肪瘤的最敏感方法
- 表现
  - 脂肪瘤在T1WI、T2WI上均为高信号，抑脂序列可被抑制
  - 脂肪瘤若单纯影响内终丝，通常较小，表现为终丝略增粗，终丝内线状或梭形高信号，脊髓圆锥位置正常或低位
  - 脂肪瘤若影响外终丝，脂肪瘤较大，表现为终丝远端团块状脂肪瘤充填腰骶管，并与硬膜外脂肪相连，腰骶管扩大，常有脊髓栓系

推荐影像学检查

- 最佳检查法　MRI

诊断与鉴别诊断要点

- 诊断　腰骶部椎管内包绕圆锥或终丝的脂肪密度/信号

典型病例

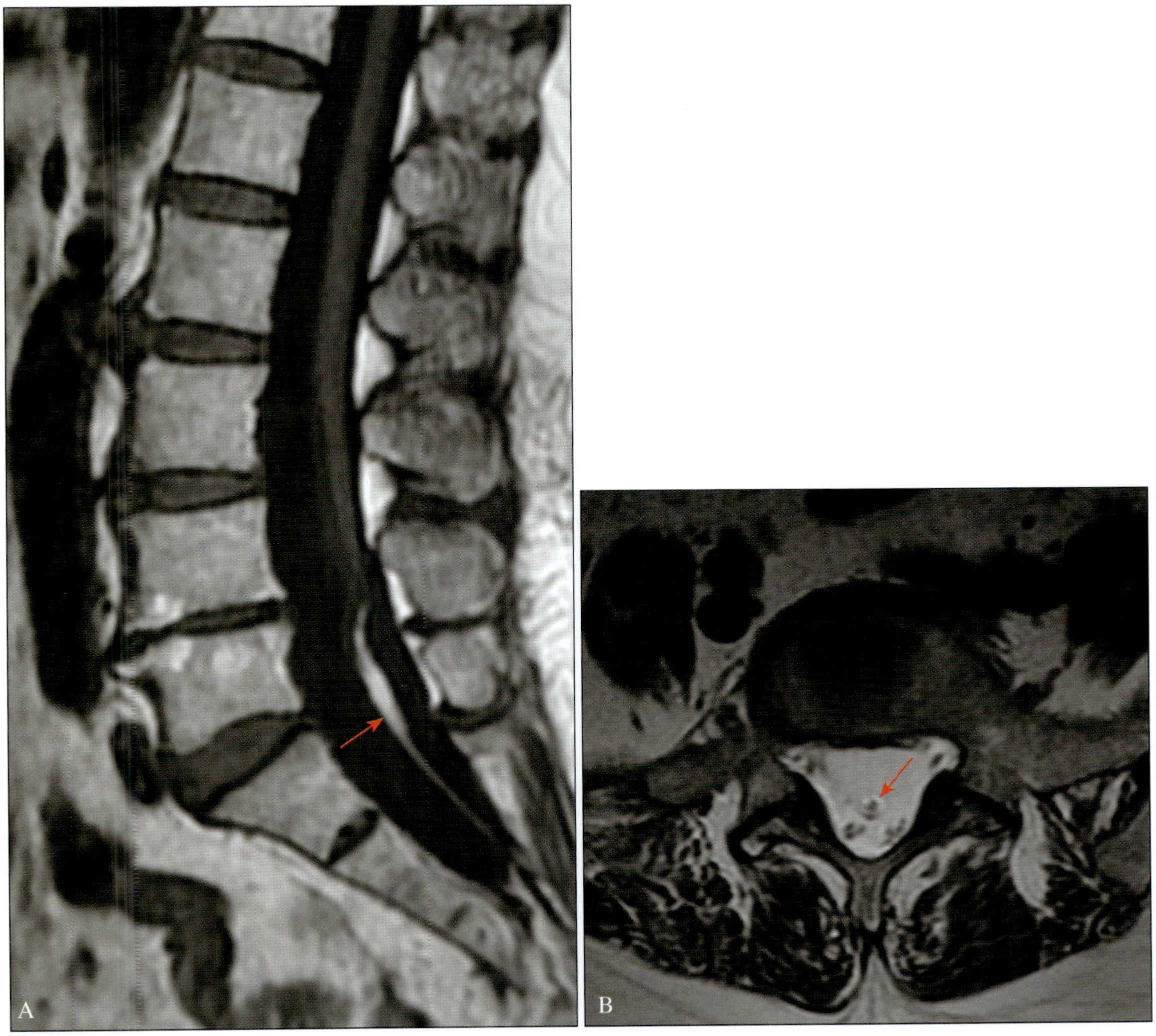

图 8-14-1 终丝脂肪瘤

A．腰骶椎 MRI 矢状位 T1WI；B． 轴位 T2WI。示椎管内包绕终丝的脂肪成分，T1WI 为条形高信号，T2WI 为包绕终丝的高信号（红箭头），同时伴有脊髓栓系，脊髓圆锥位于 L3 ~ L4 水平

重点推荐文献

[1] 刘涛，司丽亚．低场 MRI 与螺旋 CT 对椎管内终丝脂肪瘤的诊断价值．河北医药，2010，32（1）：14-16.

[2] Pierre-Kahn A，Lacombe J，Pichon J，et al. Intraspinal lipomas with spina bifida，pognosis and treatment in 73 cases. J Neurosurg，1986，65：756-761.

[3] Cools MS，Alholou WN，et al，Filum terminale lipomas：imaging prevalence，natural history，and conus position，J Neurosurg Pediatr，2014，13（5）：559-569.

第 15 节　背部皮毛窦

【概念与概述】

- 背部皮毛窦（spinal dermal sinus），是指从皮肤至硬膜、蛛网膜下腔和脊髓衬以上皮组织的窦道，将皮肤表面与神经组织相连

【病理与病因】

一般特征

- 胚胎学
  - 各种原因造成的皮肤外胚层和神经外胚层

未完全分离，局部产生粘连
- 脊髓位置提高，粘连持续存在并被拉长形成内衬上皮的窦道

- 流行病学
  - 小儿皮毛窦发生率约为 1/2500
  - 约 50% 的皮毛窦穿过硬脊（脑）膜，伴有皮样囊肿或表皮样囊肿及脂肪瘤
- 相关异常　常合并脊柱裂、脊髓栓系、椎管脂肪瘤、皮样囊肿及表皮样囊肿等

大体病理及手术所见
- 皮肤到深部组织的窦道，内衬有上皮组织

【临床表现】

表现
- 最常见体征 / 症状
  - 腰骶部中线处皮肤凹陷或窦口，窦口内可见毛发，周围皮肤色素沉着、海绵状血管瘤或皮赘
  - 单纯的皮毛窦一般不产生临床症状
  - 若细菌沿窦道进入椎管内，可以引起脊髓炎、硬膜外、硬膜下感染及椎旁软组织脓肿等

疾病人群分布
- 年龄
  - 发病年龄较小
- 性别
  - 无明显性别差异

自然病史与预后
- 手术后复发率低

治疗
- 防止窦道感染累及中枢神经系统
- 解除囊肿对脊髓及神经的压迫
- 松解脊髓栓系

【影像表现】

概述
- 最佳诊断依据　腰骶部皮肤至深部组织的窦道
- 部位
  - 半数以上位于腰骶部，其次是颈部，然后是胸部
- 数量
  - 常单发，偶尔多发

X 线表现
- 一般无阳性发现，伴发脊柱裂者可发现骨性异常

CT 表现
- 平扫 CT
  - 窦道在低密度的脂肪中呈条状高密度
  - 同时可发现脊柱裂、硬膜后突等异常
- CT 脊髓造影
  - 显示连接椎管至皮肤的窦道

MR 表现
- 窦道在 T1WI、T2WI 上均为低信号
- 矢状位显示其向前下走行
  - 终止于硬膜的窦道可见附着的硬膜向后突出
  - 终止于蛛网膜下腔或终丝者显示困难
  - 终止于皮样囊肿、表皮样囊肿及脂肪瘤者有相应的影像学表现
    - 皮样囊肿 T1WI 与脑脊液比呈等信号或高信号，信号不均匀，可见脂肪成分及钙化等
    - 表皮样囊肿与脑脊液比呈等信号
- 合并脊髓栓系者表现为低位的脊髓圆锥及增粗的终丝
- 若病变弥漫边界不清，增强后边缘强化则提示皮毛窦感染

超声表现
- 1 岁以下的婴儿超声检查可作为 MRI 的补充
- 表现
  - 在高回声脂肪衬托下，可显示皮肤至深部组织的低回声窦道

推荐影像学检查
- 最佳检查法　MRI 是诊断背部皮毛窦的最佳影像学方法

【鉴别诊断】

骶部小凹
- 位于中线、尾部近肛门处
- 横断面见体表凹陷通过皮下窦道直达尾骨背侧面，不进入椎管

潜毛窦
- 也可见于尾部中线处，窦口亦可见毛发
- 不进入椎管内

诊断与鉴别诊断要点

- 诊断　腰骶部皮肤至硬膜、蛛网膜下腔和脊髓的窦道，MRI 上呈低信号
- 鉴别诊断　骶部小凹及潜毛窦

典型病例

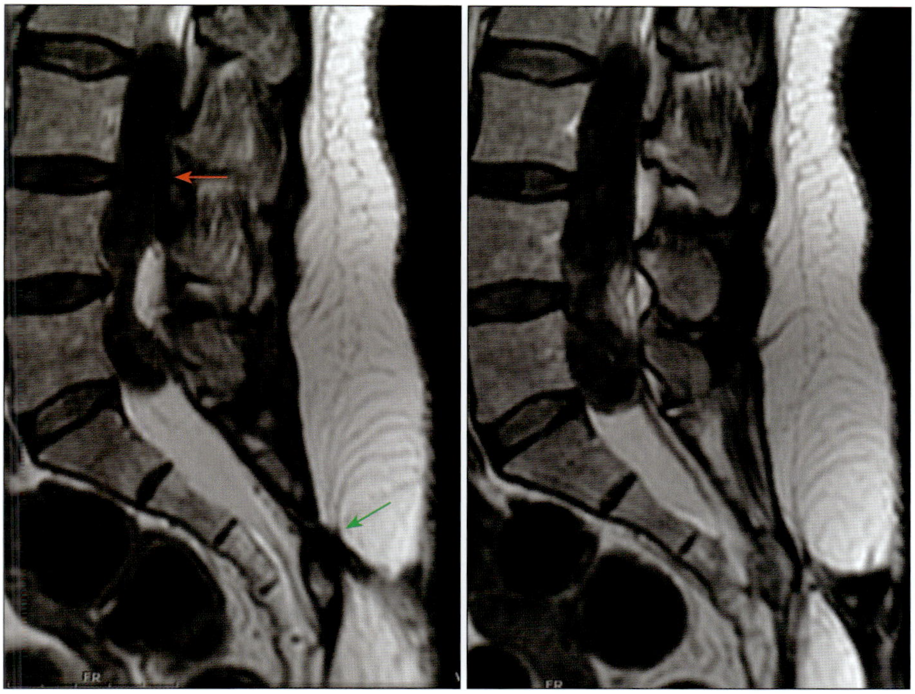

图 8-15-1　**皮毛窦**
MRI 示骶尾部窦道（绿箭头）在 T2WI 上为低信号，可见其附着的硬膜向后突出，提示皮毛都可能终止于硬膜，同时见腰椎管内表皮样囊肿（红箭头）

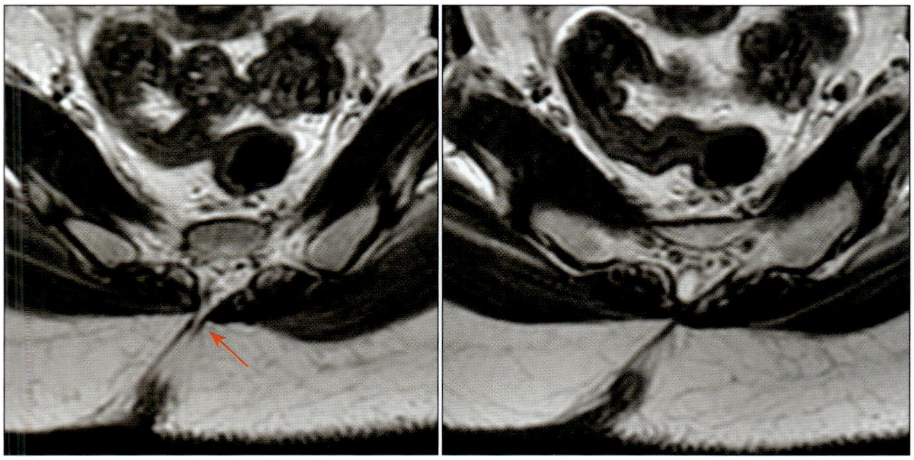

图 8-15-2　**皮毛窦**
MRI 示骶尾部窦道（红箭头）进入椎管

重点推荐文献

[1] Elton S, Oakes WJ. Dermal sinus tracts of the spine. Neurosurg Focus, 2001, 10（1）: 1-4.
[2] Unsinn KM, Geley T, Freund MC, et al. US of the spinal cord in newborns: spectrum of normal findings, variants, congenital anomalies, and acquired diseases. RadioGraphics, 2000, 20: 923-938.
[3] 于旸，孙立泉，刘涛，等. 小儿先天性皮毛窦的外科治疗（附7例报告）. 中国伤残医学，2007，15（5）: 14-15.

第16节　脊索分裂综合征

【概述】

- 脊索分裂综合征（split notochord syndrome）是脊柱、脊髓或肠道发育异常的一组先天性畸形
- 胚胎学　外胚层和内胚层持续粘连，导致脊索分裂
- 种类　背侧肠瘘（dorsal enteric fistula）、神经肠源性囊肿（neurenteric cyst）、脊髓纵裂（diastematomyelia）等

一、背侧肠瘘

【概念及特征】

- 背侧肠瘘，指胃肠道和背部中线的皮肤相通
- 是脊索分裂综合征中最罕见也是最严重的一种类型

【临床表现】

- 开放的背部肠瘘，从新生儿起就可见肠内容物从瘘管排除

【自然病史】

- 背部肠瘘可以闭塞，也可永久存在，可以在瘘管的任何点上形成孤立性憩室、重复畸形、囊肿

【影像学表现】

- 一般有严重的脊柱异常，如脊柱裂、半椎畸形、分节异常、侧弯等

二、神经肠源性囊肿

【概念】

- 神经肠源性囊肿，指椎管内衬有肠上皮的囊肿
- 别名　肠源性囊肿（enterogenous cyst）

【病理与病因】

一般特征

- 病因 - 胚胎学
  - 胚胎第3周时内外胚层之间或内胚层与脊索之间的持久粘连引起中胚层异常迁徙和脊索裂，神经管粘连部分原肠管结构，最终演变为肠源性囊肿
- 相关异常　40%以上合并脊柱异常

大体病理及手术所见

- 囊肿边界清晰，囊壁较薄，内含清亮或浑浊的黏稠液体

显微镜下特征

- 囊肿壁由两层组成
  - 外层为纤维结缔组织
  - 内层为柱状上皮细胞
- 囊壁内可见胃肠管的某些组织成分，包括黏液腺、平滑肌等
- 囊肿内含浆液或含蛋白成分黏液

【临床表现】

表现

- 其临床症状与其所在的部位、囊肿大小相关
- 临床症状各异，常有背痛、步态不稳，进行性下肢轻瘫及感觉异常等
- 囊肿破裂时可并发化脓性脊髓炎，多见于新生儿或婴幼儿
- 位于颅内者，常无症状或仅有非特异性头痛等

疾病人群分布

- 年龄
  - 任何年龄均可发病，以小儿发病率多
- 性别
  - 男性多于女性，男：女=3：1～2：1

自然病史与预后

- 若不治疗，神经功能进行性退化
- 治疗后症状显著改善

治疗

- 手术切除
- 若不能完整切除，则采用引流或部分切除术

【影像表现】

概述

- 最佳诊断依据 髓外硬膜下囊肿，合并脊柱畸形
- 部位
  - 病变好发部位是脊柱，占80%以上，发病率胸段＞颈段＞后颅窝及颅颈交界处＞腰骶部
  - 多位于髓外硬膜下中线位置，脊髓前方，有时位于前外侧，位于脊髓后方者少见
- 形态学
  - 边界清楚
  - 呈类圆形、分叶状或哑铃型

X 线表现

- 能显示畸形的脊柱，如脊柱裂、椎体融合、半椎、蝴蝶椎等
- 受累节段椎弓根距离增宽

CT 表现

- 平扫 CT
  - 囊肿若含蛋白成分较多，平扫与脊髓密度相似，可能漏诊
- CTM
  - 椎管局部扩大，并可见位于髓外硬膜下的囊肿
  - 椎管内囊肿可能与髓内病变类似

MR 表现

- 依囊肿内含蛋白成分的不同，信号不同
  - 若囊液为浆液性，则信号与脑脊液相似，T1WI 为低信号，T2WI 为明显高信号
  - 若囊也为黏液性或含出血，T1WI、T2WI 上均为高信号
- 囊肿位于脊髓前方，相应部位脊髓受压萎缩
- 椎管内肠源性囊肿常显示囊肿大部分嵌入脊髓中而表现为“脊髓嵌入征”
- 囊肿增强扫描无明显强化

推荐影像学检查

- 最佳检查法 MRI 是诊断神经源肠源性囊肿的最佳方法
- 备忘建议
  - 矢状位及横断位 T1WI、T2WI 即能较好显示椎管内囊性病变
  - 冠状位 T1WI 可以更好地显示脊柱畸形

【鉴别诊断】

椎管内蛛网膜囊肿

- 常位于脊髓背侧
- 所有序列上均与脑脊液信号相同
- 无脊椎的畸形
- 脊髓“嵌入征”表现

胚胎性肿瘤

- 表皮样囊肿
  - 常位于腰椎管内
  - 可伴发髓栓系、皮毛窦等
- 皮样囊肿
  - 内含有脂肪组织
- 畸胎瘤
  - 含脂肪组织、牙齿、骨骼等多胚层结构

脊髓胶质瘤

- 脊髓膨胀，病变位于髓内
- 病变呈 T1WI 稍低信号，T2WI 稍高信号，边界不清
- 增强扫描可助鉴别

诊断与鉴别诊断要点

- 诊断 男性青少年患者，MRI 显示为位于颈或上胸段椎管内髓外硬膜下脊髓腹侧中线处的囊性病变，囊壁菲薄，部分可见“脊髓嵌入征”，同时合并脊柱畸形者，多为神经肠源性囊肿
- 鉴别诊断 椎管内其他囊肿性病变及肿瘤等

三、脊髓纵裂

【概念与概述】

- 脊髓纵裂　指脊髓、圆锥或（和）终丝纵向被纤维组织、骨或软骨一分为二
- 别名　脊髓分裂
- 分型　目前较为统一的 Pang 分型
  - Ⅰ型：两个半侧脊髓位于两个硬脊膜囊内，中间由骨或软骨间隔分开
  - Ⅱ型：两个半侧脊髓拥有一个硬脊膜囊，中间无骨嵴存在，仅被一个纤维间隔分隔
  - 复合型：脊髓纵裂畸形有两处以上，可为Ⅰ型或Ⅱ型，也可既有Ⅰ型也有Ⅱ型

【病理与病因】

一般特征

- 一般发病机制
  - 与脊柱其他畸形关系密切
- 胚胎 - 病因学
  - 原始神经管闭合时，介于卵黄囊和羊膜之间形成一个副神经管并被中胚层包围，形成一条劈开脊索和神经板的内中胚层管道，而将脊索与神经板分裂为二，形成两个半原始神经板，最终发育成为分裂的脊髓

流行病学

  - 本病不常见，其发病率约占先天性脊髓畸形的 4% ～ 9%
  - 5% 的患者出现先天性脊柱侧弯
- 相关异常　可合并脊髓栓系、脂肪瘤、脊髓积水，椎体分节不全、蝴蝶椎、半椎、背部皮毛窦、脊膜（脊髓）膨出等

大体病理及手术所见

- 脊髓被分隔彻底分离，下方重新联合
- 分离的脊髓位于同一硬膜囊中，或有各自独立的硬膜囊
- 可合并脊髓栓系
- 脊柱发育异常并不少见
  - 分节异常
  - 脊柱闭合不全

【临床表现】

表现

- 临床症状与纵裂类型、脊髓损坏的程度以及伴发病变有关
- 80% ～ 90% 患者表现为非特异性神经症状
  - 下肢肌无力、反射不对称、感觉下降、大小便失禁等
- 成人主要是下背部疼痛，下肢无力及神经源性膀胱等
- 约 50% 的患者有背部中线或附近皮肤异常改变
- 约 50% 患者可有双下肢不对称、足部畸形

疾病人群分布

- 年龄
  - 本病儿童多见，成人少见
- 性别
  - Ⅰ型中，以女性多见，约占 66%
  - Ⅱ型无明显性别差异

预后

- 手术治疗后绝大部分患者的既往神经损害有改善或症状稳定

治疗

- 手术治疗的主要目的是解除硬膜对脊髓的束缚，同时去除可能导致脊髓栓系的因素
  - Ⅰ型脊髓纵裂：手术切除骨嵴，松解黏连和解除栓系，恢复硬脊膜内脊髓正常结构，同时治疗相关合并症
  - Ⅱ型脊髓纵裂：可非手术治疗

【影像表现】

X 线表现

- X 线平片
  - 椎管中央的纵行骨嵴高密度影，其长轴与脊柱纵轴一致，边界清晰，代表脊髓纵裂的骨性间隔
  - 可见椎体分节不全、蝴蝶椎、半椎等脊柱畸形等
- 脊髓造影
  - 不透光的造影剂环绕纵裂而形成岛屿样充盈缺损

CT 表现

- 平扫 CT
  - 可见分裂的脊髓，中央纵行骨性间隔，纤维性间隔在 CT 上显示不清
  - 骨性椎体异常
- CT 脊髓造影
  - 诊断脊髓纵裂Ⅰ型时优于其他影像学检查，但对Ⅱ型诊断不满意

- CTM 更好地显示半脊髓轮廓、硬脊膜囊的形态以及半脊髓的定位与骨性间隔大小
- CT 重建技术
  - 脊髓纵裂的骨性间隔更加直观形象地显示

MR 表现

- 本病以胸腰段常见，85% 发生于胸 9 ～骶 1 之间
- 可见矢状分裂的两个脊髓
  - 每个脊髓都含一个中央管、一个背角和腹角；背角发出同侧背根，腹角发出同侧腹根
  - 约 50% 的纵裂脊髓有各自的硬膜囊，中央有骨、软骨或纤维组织分隔；另 50% 位于同一硬膜囊内，其间无纤维间隔，或仅在其背侧有纤维脂肪组织相隔
- 纵裂脊髓绝大多数在其远端再融合形成单一的脊髓，少数延至圆锥和终丝
- 合并异常　Chiari Ⅱ畸形、脊髓栓系、脂肪瘤、脊髓积水，脊膜（脊髓）膨出等

超声表现

- 产前超声能早期发现畸形
- 表现　胎儿脊柱的骨化中心的异常增宽，在增宽水平的椎管内可见中央有亮带回波

推荐影像学检查

- 最佳检查法　MRI 扫描，横断面显示最为清晰，冠状面也能较好显示
- 备忘建议
  - T2WI 上在高信号的脑脊液包绕下，纵裂脊髓显示清晰，是区分一个或两个硬膜囊的最佳序列
  - CT 可以显示脊髓纵裂中的骨性间隔，但纤维性间隔显示不清

【鉴别诊断】

脊髓双干

- 此病罕见
- 每个脊髓都有两个背角和腹角，并发出一对完全的背根和背根

诊断与鉴别诊断要点

- 诊断　脊髓被一个纤维性或骨性间隔从矢状方向一分为二
- 鉴别诊断　主要与脊髓双干相鉴别

典型病例

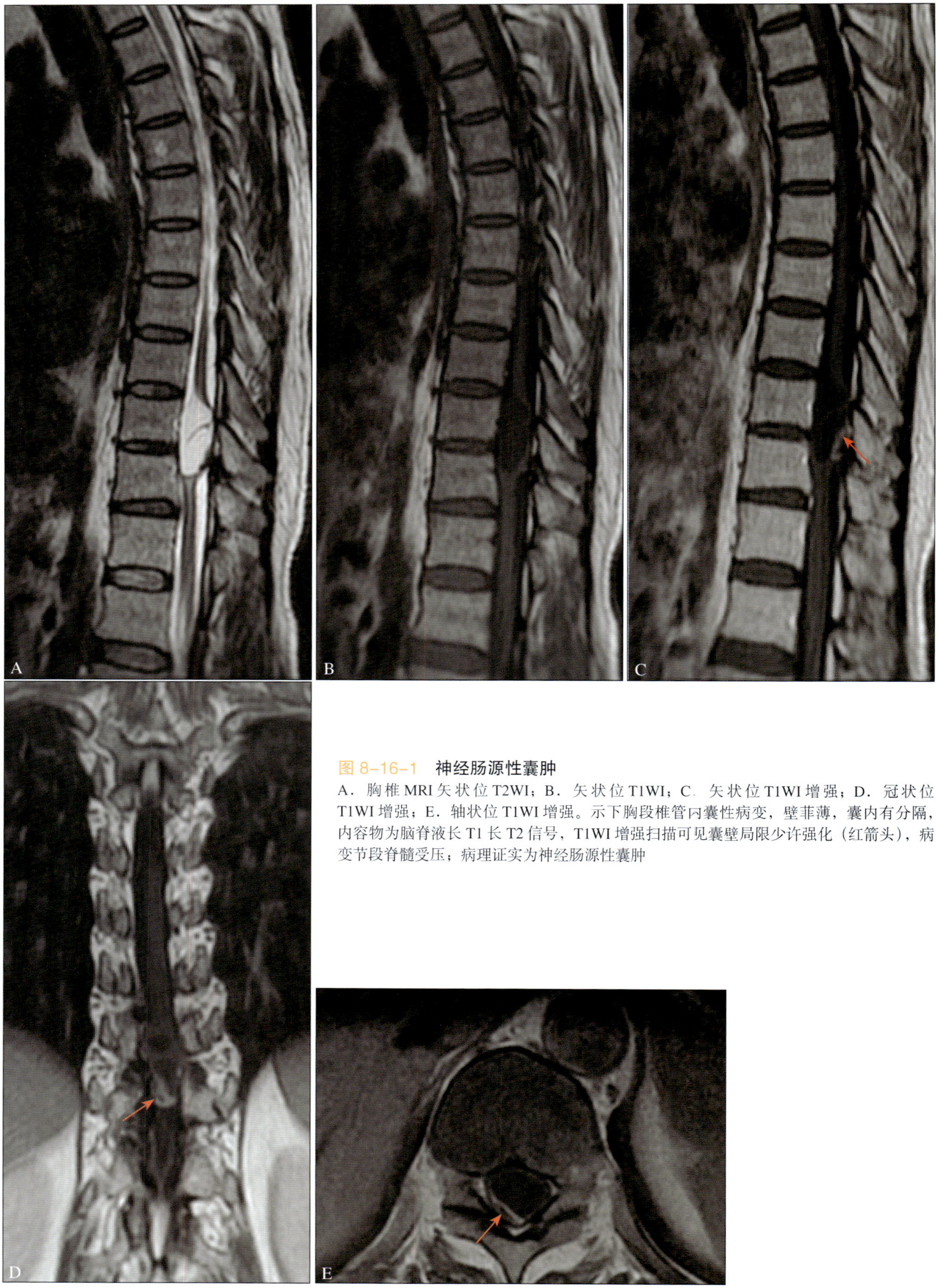

图 8-16-1 神经肠源性囊肿

A．胸椎 MRI 矢状位 T2WI；B．矢状位 T1WI；C．矢状位 T1WI 增强；D．冠状位 T1WI 增强；E．轴状位 T1WI 增强。示下胸段椎管内囊性病变，壁菲薄，囊内有分隔，内容物为脑脊液长 T1 长 T2 信号，T1WI 增强扫描可见囊壁局限少许强化（红箭头），病变节段脊髓受压；病理证实为神经肠源性囊肿

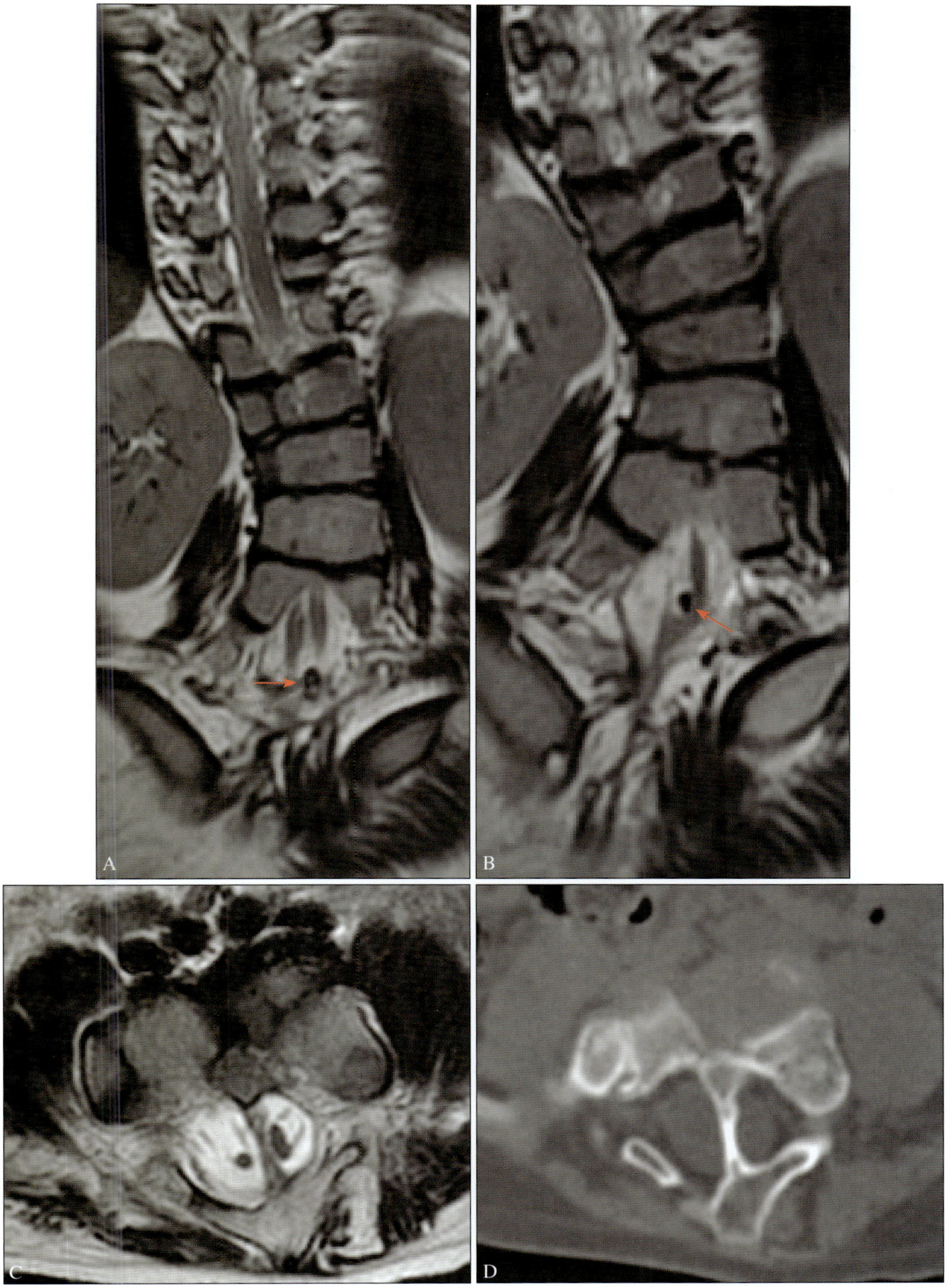

图 8-16-2　脊髓纵裂（有分隔）

A．冠状位 T2WI；B． 冠状位 T2WI；C． 轴位 T2WI；D． 轴位 CT 骨窗。示脊髓一分为二，纵裂脊髓有各自的硬膜囊，中央有骨性分隔（红箭头），分隔以下脊髓合二为一

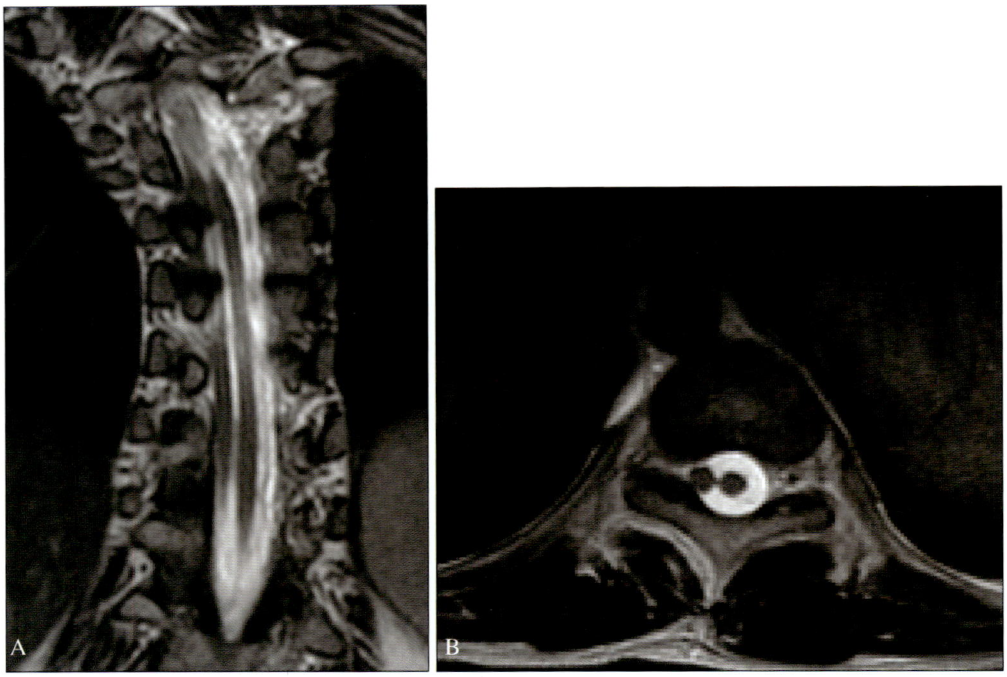

图 8-16-3 脊髓纵裂（无分隔）
A．胸椎 MRI 冠状位 T2WI；B． 轴位 T2WI。示纵裂脊髓位于同一硬膜囊内，其间无纤维或骨性间隔

重点推荐文献

[1] Pang D，Dias MS，Ahab-Barmada M. Split cord malformation：Part I：A unified theory of embryogenesis for double spinal cord malformations. Neurosurgery，1992，31：451-480.

[2] Pang D. Split cord malformation：Part II：Clinical syndrome.Neurosurgery，1992，31：481-500.

[3] Preece MT，Osborn AG，Chin SS，et al. Intracranial neurenteric cysts：imaging and pathology spectrum. Am J Neuroradiol，2006，27（6）：1211-1216.

第 17 节 尾部退化综合征

【概念与概述】

- 尾部退化综合征（caudal regression syndrome）是指尾部生长发育异常，并伴有局部软组织异常
- 别名 骶骨发育不全（sacral agenesis）
- 表现为不同程度的下部脊柱发育不全
  - 尾骨缺如、骶椎发育不良或腰骶椎发育不全
  - 少数第 11 胸椎以下脊柱全部缺如
  - 同时伴有其他泌尿生殖系统畸形，最严重的是双下肢融合畸形

【病理与病因】

一般特征

- 胚胎 - 病因学
  - 胚胎第 4 周前尾部细胞团内出现发育异常
  - 与接触石棉有关，推测可能与感染、中毒或缺血损害有关
  - 也可能与妊娠早期高血糖症有关

流行病学

  - 散发性或作为综合征的一种症状出现（VACTERL，OEIS，Currarino 三联征），大部分病例为散发性
  - 出生示患病率约为 1/7500
  - 轻度病变的人数多于重度病变
  - 母亲患糖尿病的后代有 1% 的可能患本病

大体病理及手术所见

- 严重程度不等
- 腰骶部发育不全、下肢畸形、肛门直肠异常、肾 / 肺部发育不全
- 最严重的病例有双下肢融合畸形
- 20% 病例合并皮下病变，脊髓栓系

【临床表现】

表现

- 病变程度不同，可以为轻度足部异常，也可以

为完全性感觉运动性下肢瘫痪
- 臀部平坦，双髋狭窄，小腿远端萎缩及畸形足
- 运动异常平面通常高于感觉异常平面
- 脊柱发育不全的平面与运动平面相关，但与感觉平面不相关
- 即使在严重病例，骶部感觉通常正常

- 常见神经源性膀胱、便失禁
- 更加严重的病例有肛门直肠病变和肾 / 肺部发育不全

疾病人群分布
- 年龄
  - 新生儿即可诊断
- 性别
  - 男女相当

预后
- 依病情严重程度不同，预后不同

治疗
- 有临床症状需进行栓系的松解
- 骨科治疗改善下肢功能
- 治疗相关的软组织异常

【影像表现】

概述
- 最佳诊断依据　腰骶部脊柱发育不全，脊髓远端异常
- 部位
  - 部分或全部骶椎、腰椎甚至下段胸椎的缺如
  - 常合并脊髓、神经根、泌尿系统、直肠肛门、下肢等多器官畸形

X 线表现
- X 线摄片
  - 可见腰骶部脊椎发育不全，常累及双侧，骨盆狭窄或倾斜

CT 表现
- 平扫 CT
  - 腰骶部骨性异常
  - 腹膜肿物的钙化则不常见
- CT 重建技术
  - 能清晰直观地显示发布不全的骶骨形态
- 腹部、胸部和四肢 CT 扫描
  - 可以观察合并出现的肛门直肠闭锁、肾、肺部异常和肢体畸形

MR 表现
- 是最佳影像学方法，除可显示脊柱畸形外，还可显示圆锥的位置
- 根据圆锥位置将此病分为两组
  - 第一组：占 40% 左右，圆锥终止于第 1 腰椎椎体下缘以上，形态异常，突然中断或呈杵状改变，脊髓远端中央管可以轻度扩张，骶部缺损常常较为严重，第 1 骶椎以下的骶尾骨常常缺如
  - 第二组：占 60 % 左右，圆锥位置低于第 1 腰椎，圆锥常被其远侧病灶栓系并拉长，可见增粗的终丝、终末脊髓囊性膨出及脂肪瘤等

推荐影像学检查
- 最佳检查法　MRI 扫描
- 备忘建议
  - 轴位 T1 和 T2WI 可以显示腰骶部缺损的范围、脊髓远端的形态以及有无脊髓栓系
  - CT 或超声检查有助于显示伴随出现的软组织异常

【鉴别诊断】

脊髓栓系
- 临床上难以与轻度骶骨发育不全鉴别
- 其他影像学检查异常的发现有助于两者的鉴别

闭合式脊柱闭合不全
- 脊柱后部闭合不全，但不伴有严重的脊柱发育不全

诊断与鉴别诊断要点

- 诊断　尾部退化综合征表现为部分腰骶椎发育不全，同时伴有脊髓远端异常及局部软组织异常
- 鉴别诊断　与脊髓栓系及闭合性脊柱闭合不全相鉴别

典型病例

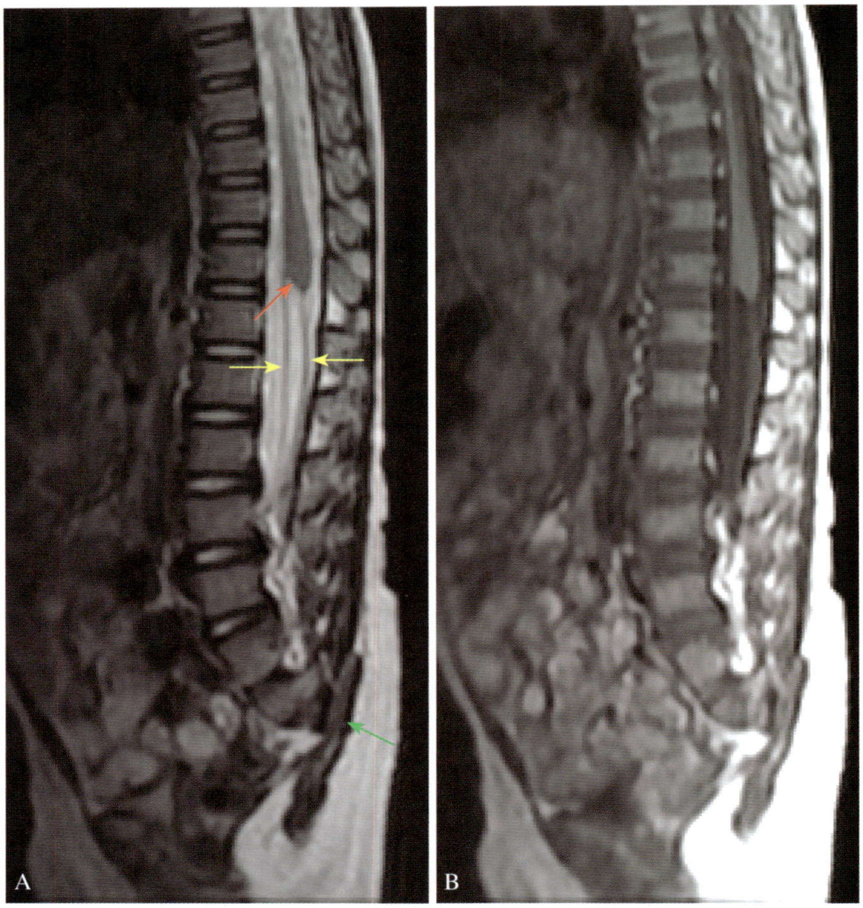

图 8–17–1 尾部退化综合征（第一组）

A．腰骶椎 MRI 矢状位 T2WI；B． 矢状位 T1WI。MRI 扫描示骶 1 以下椎体缺如（绿箭头），脊髓圆锥终止于 L1 椎体以上，杵状增粗并突然中断（红箭头），下方连接两束马尾神经（黄箭头）（本病例由北京天坛医院艾林提供）

重点推荐文献

[1] Tortori-Donati P，Rossi A，Cama A. Spinal dysraphism：a review of neuroradiological features with embryological correlations and proposal for a new classification. Neuroradiology，2000，42：471-491.

[2] 刘俊刚，李欣．骶骨发育不全的 CT 和 MRI 诊断．放射学实践，2007，22（4）：337-340.

[3] 徐宏光，王以朋，邱贵兴，等．骶椎发育不全一例并文献复习．中华医学杂志，2003，83（1）：56-58.

第 18 节 皮样囊肿与表皮样囊肿

一、皮样囊肿

【概念与概述】

- 皮样囊肿（dermoid cyst） 椎管内生殖细胞来源的肿瘤
- 属于畸胎类肿瘤，由外胚层及中胚层组成

【病理与病因】

一般特征

- 胚胎学
  - 胚胎第 3 ~ 5 周神经沟闭合前，神经外胚层与皮肤外胚层分离，发生胚胎性组织异位，椎管内的异位组织在发育过程中分化为皮肤各种成分，形成皮样囊肿

流行病学

- 在15岁以下的儿童椎管内肿瘤中，皮样或表皮样囊肿达10%
- 相关异常　可合并皮下脂肪瘤、背部皮肤窦道及脊髓低位等

大体病理及手术所见

- 囊肿为境界清楚的分叶状肿块，有完整的薄膜
- 囊内含黏稠的脂类物质

显微镜下特征

- 囊外膜为密集的纤维成分，内膜衬以鳞状上皮
- 囊内含有毛发、皮肤附件、分泌的液体以及皮肤附件崩解产物

【临床表现】

表现

- 临床表现无特异性，主要为神经压迫症状，临床易与椎间盘突出及椎管内其他肿瘤相混淆
- 常见症状
  - 腰痛，疼痛一般呈刺激性，不随体位改变而缓解
  - 下肢麻木、疼痛
  - 马鞍区感觉障碍，膀胱直肠功能障碍等
- 其他表现
  - 50%椎管内皮样囊肿伴有背部皮肤窦道，有窦道者继发感染的概率高，表现为反复发作性硬脊膜下感染和脑（脊）膜炎
  - 囊肿破裂，直至成分进入蛛网膜下腔，可导致化学性脑（脊）膜炎

疾病人群分布

- 年龄
  - 以儿童和青少年为多，老年人亦可发生
- 性别
  - 男性多于女性

自然病史与预后

- 自然病史
  - 皮样囊肿生长缓慢，病程较长
- 预后
  - 手术切除效果较好

治疗

- 手术切除囊肿是唯一有效的治疗方法
- 伴有背部皮肤窦道者，为防止感染和脊髓压迫应尽早切除

【影像表现】

概述

- 最佳诊断依据　腰骶部椎管内囊性肿块
- 部位
  - 多数发生于腰骶部，极少数可发生于胸部，发生于颈部者罕见
  - 肿瘤可位于髓内或髓外，位于髓外硬膜内者居多
- 形态学
  - 境界清楚的类圆形或不规则形肿块

X线表现

- X线摄片
  - 多为阴性
  - 也可表现为肿瘤对应节段的椎弓根受压变细，椎管根间距增宽

CT表现

- 平扫CT
  - 椎管内囊肿为类圆形或分叶状
  - 密度低于脑脊液，CT值约-20～-40Hu
- 增强CT
  - 囊肿一般无强化

MR表现

- T1加权
  - 不均匀高信号
  - 抑脂序列高信号被抑制
- T2加权
  - 等或不均匀混杂信号，包括长T2囊变，等T2实性成分及短T2钙化
- T1增强
  - 一般无强化，肿瘤边缘也可轻度强化
- 囊肿破裂可见蛛网膜下腔内高信号脂肪滴或脂液平面

推荐影像学检查

- 最佳检查法　MRI扫描
- 备忘建议
  - T1WI结合抑脂序列有利于确定囊内的脂肪成分

【鉴别诊断】

椎管内肿瘤

- 与脊髓相比呈T1WI低或等信号，T2WI高信号
- 髓内肿瘤有周围水肿
- 增强扫描可见肿瘤强化

表皮样囊肿

- 影像学上两者区分较困难

- 皮样囊肿内脂肪高信号相对多见，但见不到高信号不能排除皮样囊肿

畸胎瘤

- 畸胎瘤的信号复杂，增强扫描亦见不到明显增强
- 除非出现特征性骨信号，否则很难鉴别

诊断与鉴别诊断要点

- 诊断 胸腰段椎管内类圆形或不规则形肿块，内含脂肪密度/信号，无或轻度强化
- 鉴别诊断 表皮样囊肿、畸胎瘤及其他椎管内肿瘤

二、表皮样囊肿

【概念与概述】

- 表皮样囊肿（epidermoid cyst） 椎管内囊性、非肿瘤性病变，来源于皮肤外胚层成分
- 别名 胆脂瘤（cholesteatoma）

【病理与病因】

一般特征

- 胚胎 - 病因学
  - 表皮样囊肿可能有两种起源，先天性和获得性
    - 先天性表皮样囊肿起于胚胎第 4 周的神经管闭合时，由外胚层的残余组织形成
    - 获得性表皮样囊肿多发生于腰穿后数年，可能起于穿刺时带入椎管的皮肤碎片

流行病学

  - 占全部椎管内肿瘤的 1%
  - 颅内与椎管内的表皮样囊肿发病比例 14 ： 1
- 相关异常 常常并发其他畸形，如脊柱裂和腰背部皮肤、软组织异常

大体病理及手术所见

- 表皮样囊肿的表面覆以菲薄的包膜，带有白色光泽，类似珍珠

显微镜下特征

- 表皮样囊肿为只含有外胚层的表皮组织，囊壁为纤维组织包裹，内壁覆以鳞状上皮
- 囊肿内主要有表皮脱落碎屑、角化物、胆固醇晶体以及水分

【临床表现】

表现

- 临床表现与肿瘤的生长部位密切相关，主要为神经压迫症状
- 最常见体征/症状
  - 腰腿痛、下肢软瘫、肌肉萎缩、尿失禁等为首发症状
  - 随病情发展出现下肢麻木无力和膀胱、直肠功能障碍
- 其他表现 囊肿如破裂可导致化学性脑脊膜炎

疾病人群分布

- 年龄
  - 本病好发于青少年，20 ~ 40 岁多发
- 性别
  - 男多于女

自然病史与预后

- 肿瘤生长缓慢，病程较长
- 肿瘤与脊髓无粘连及粘连局限性脊髓能够达到全切，复发率低
- 肿瘤与脊髓有广泛粘连者，往往不能切除或切除不彻底，复发率高

治疗

- 表皮样囊肿的治疗主要为手术切除
- 对于囊肿与脊髓有广泛粘连者，不能切除囊肿，可将囊肿外翻于硬脊膜外
- 显微外科技术切除肿瘤概率提高，复发率降低
- 若肿瘤复发，再次手术是治疗的唯一手段

【影像表现】

概述

- 最佳诊断依据 腹膜或网膜肿物，伴有胸膜钙化斑
- 部位
  - 表皮样囊肿可发生于椎管内任何部位，以胸腰段、脊髓、圆锥和马尾部最多见，不发生于颈髓
  - 可位于髓外及髓内，髓外发生占60%，髓内占40%，少数可位于硬膜外
- 形态学
  - 肿瘤呈类圆形或分叶状囊性肿块
  - 长轴与椎管方向一致
  - 周围有边界清晰的包膜

X线表现

- X线摄片
  - 意义不大
  - 可显示椎管因长期受压而出现的椎弓根变窄、椎管管腔增宽、椎体后缘内凹、脊柱隐裂或脊柱弯曲畸形等
- 脊髓造影
  - 能显示肿瘤梗阻的平面，表现为病变所在部位呈杯口状

CT表现

- 平扫CT
  - 肿瘤密度与脑脊液相仿，低密度为主
  - 肿瘤也可呈高密度或混合密度，囊内出血、含蛋白成分高其密度较高
  - 周边偶有钙化，钙化率< 25%
  - 髓内肿瘤周边无水肿
- 增强CT
  - 一般无强化
  - 若肿瘤溃破内容物进入蛛网膜下腔，多见周围强化

MR表现

- T1加权
  - 信号与囊内成分（主要为蛋白含量）有关，通常为低信号（与脑脊液相似或略高），少数为高信号，不被脂肪抑制序列抑制
  - 周围包膜为等信号，钙化为低信号
- T2加权
  - 与脑脊液相似或更高信号，低信号、等信号较为少见
  - 周围包膜为等信号，钙化为低信号
- 质子加权序列
  - 均高于脑脊液信号
- T1增强
  - 肿瘤内部无强化
  - 其边缘因反应性纤维组织增生而轻度强化
- 髓内病变表现为脊髓局部增粗，病变上下可有脊髓空洞积水；髓外硬膜下病变可见病变部位蛛网膜下腔增宽

推荐影像学检查

- 最佳检查法 MRI扫描

【鉴别诊断】

髓内肿瘤

- 星形细胞瘤
  - 多见于颈胸髓
  - 肿瘤多边缘不清，异常信号比较弥漫
  - 呈长T1长T2信号，增强扫描肿瘤内可见多发不规则的斑片样或明显强化
- 室管膜瘤
  - 好发于圆锥附近，边缘比较清楚
  - 增强扫描多可见肿瘤内部强化

髓外肿瘤

- 神经纤维瘤、神经鞘瘤
  - 增强扫描肿瘤明显强化

皮样囊肿

- 与表皮样囊肿鉴别较困难
- 囊肿内脂肪成分可被抑脂序列抑制

畸胎瘤

- 可见特征性脂肪及骨骼成分

诊断与鉴别诊断要点

- 诊断 髓内或髓外硬膜内囊性占位性病变，与脑脊液密度/信号相似，增强扫描边缘无或轻度强化
- 鉴别诊断 髓内表皮样囊肿与髓内星形细胞瘤、室管膜瘤等鉴别；髓外病变与神经源性肿瘤相鉴别；还需与皮样囊肿及畸胎瘤等胚胎性肿瘤鉴别

典型病例

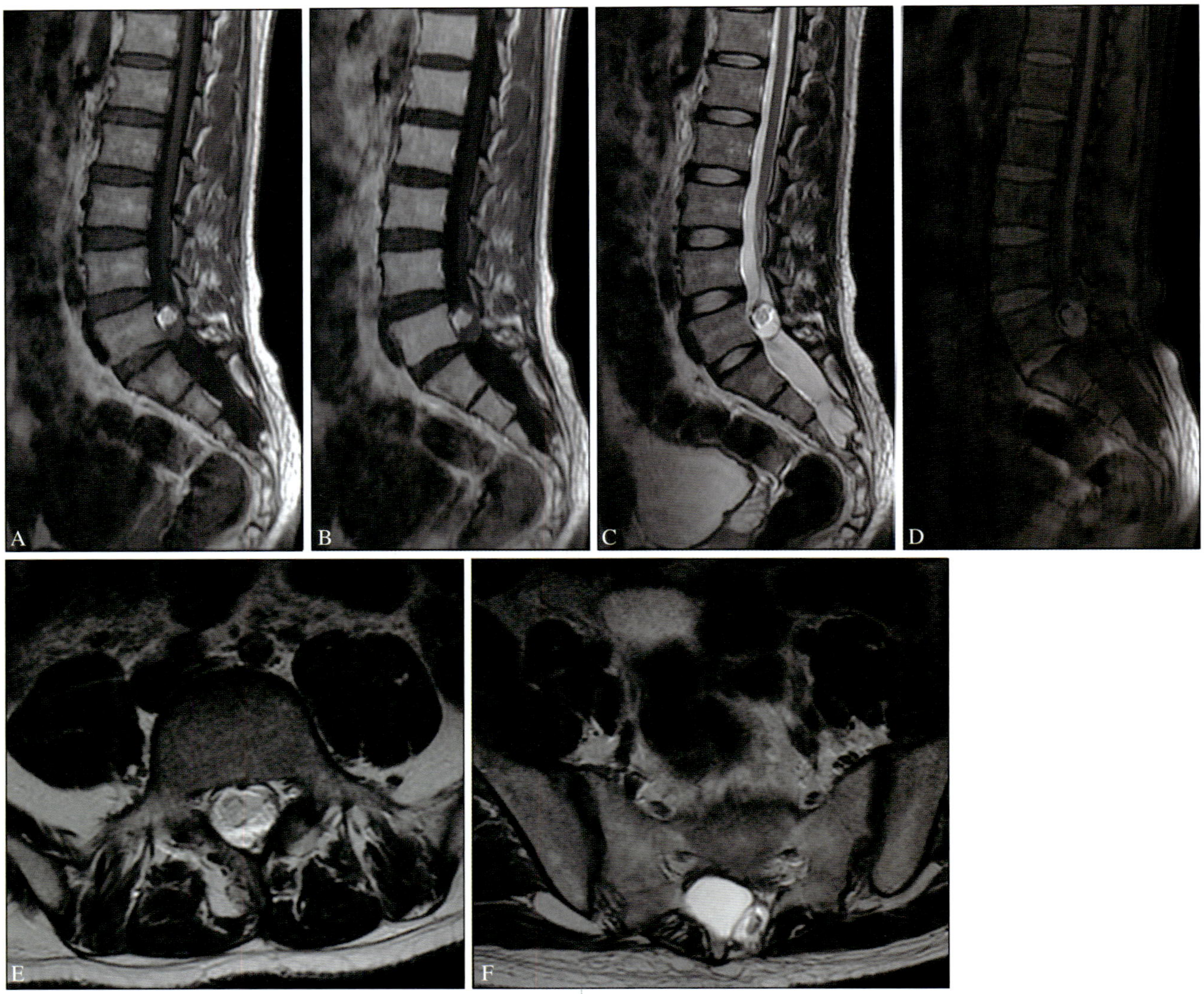

图 8-18-1 皮样囊肿

A．腰椎 MRI 矢状位 T1WI；B．T1WI 增强；C．T2WI；D．抑脂像；E．轴位 T2WI（皮样囊肿层面）；F．轴位 T2WI（示脊柱裂及椎管囊肿）。L5 水平椎管内类圆形混杂信号，外围为等 T1 等 T2 信号，中央为短 T1 长 T2 信号，增强扫描强化不明显，抑脂像高信号部分被抑制，病变栓系于终丝，脊髓圆锥低位；并可见骶椎脊柱裂及骶管囊肿（本病例由北京天坛医院艾林提供）

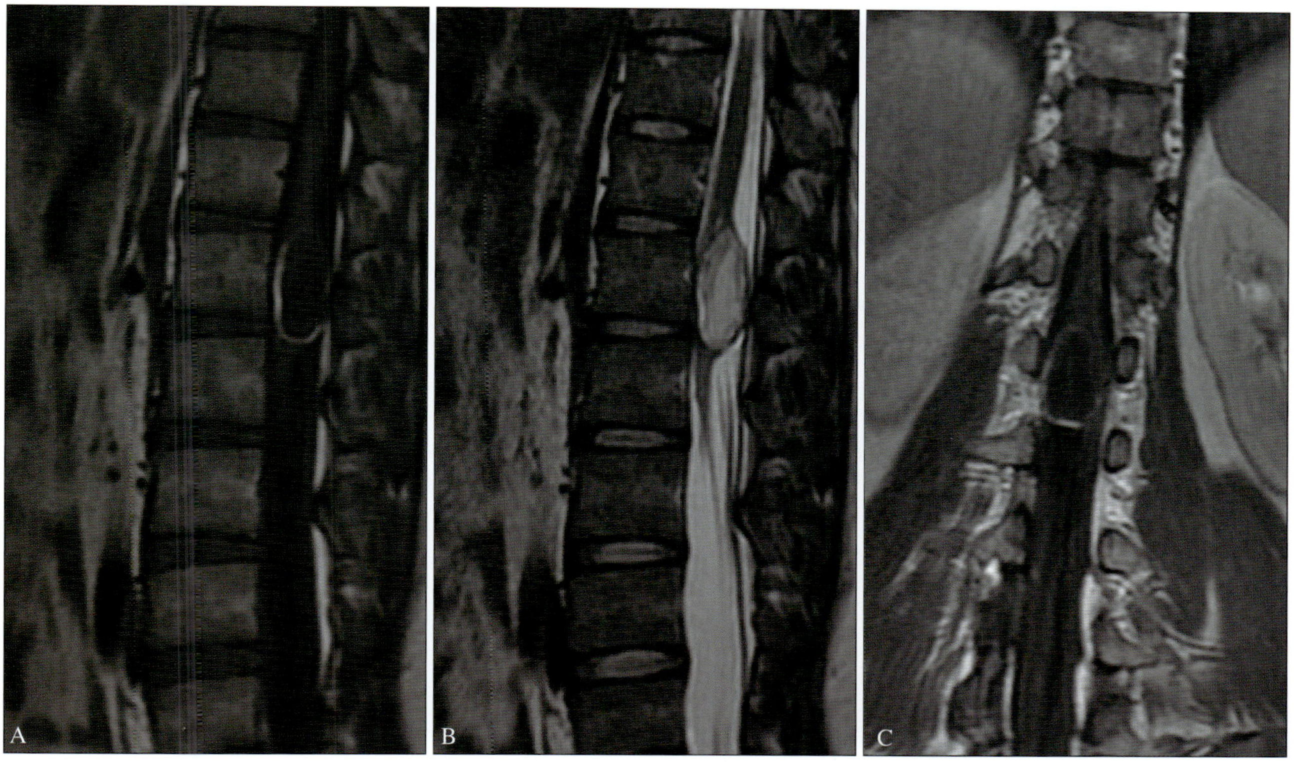

图 8-18-2 表皮样囊肿

A．胸腰椎 MRI 矢状位 T1WI；B． 矢状位 T2WI；C．冠状位 T1WI 增强。示 L1 椎体水平椎管内髓内囊性占位性病变，囊内脑脊液信号，囊壁光滑呈短 T1 短 T2 信号，增强扫描囊壁及内容物均无明显强化；病理证实为表皮样囊肿

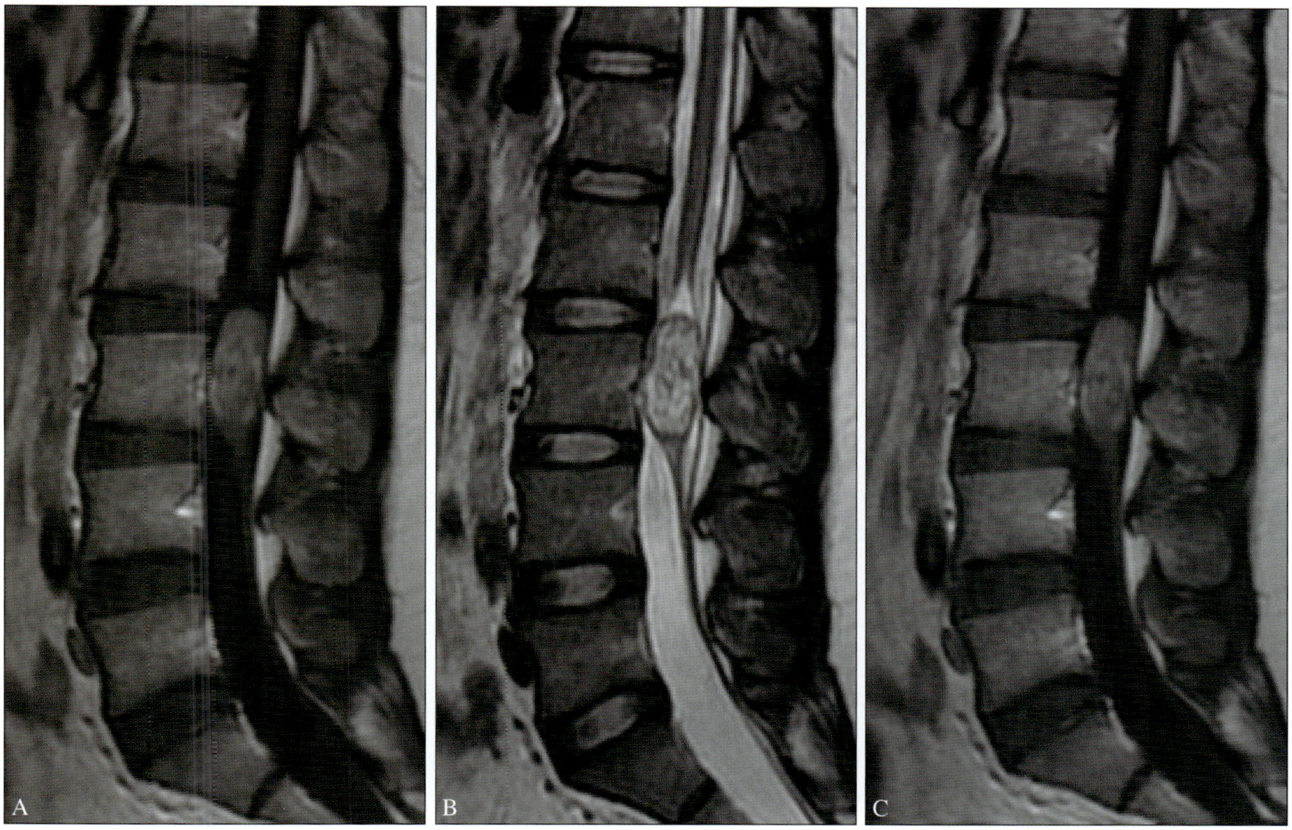

图 8-18-3 表皮样囊肿

A．腰椎 MRI 矢状位 T1WI；B．矢状位 T2WI；C．矢状位 T1WI 增强。示 L3 椎体水平髓内囊性占位性病变，囊内为混杂短 T1 长 T2 信号，囊壁菲薄，增强扫描无明显强化；病理证实为表皮样囊肿

重点推荐文献

[1] 李明利，石海峰，陈正光，等．椎管内表皮样囊肿和皮样囊肿的 MRI 诊断．中国医学影像学杂志，2003，11（1）：66-67.

[2] 金惠明，孙莲萍，鲍南，等．小儿椎管内皮样和表皮样囊肿．中华小儿外科杂志，2005，26（8）：410-412.

[3] Gupta S，Gupta RK，Gujral RB，et al. Signal intensity patterns in intraspinal dermoids and epidermoids on MR imaging. Clin Radiol，1993，48（6）：405-413.

主要参考文献

[1] 郭文彬，范峥荣．腰骶部移行椎 83 例 CT 定位分析．中国误诊学杂志，2009，9（4）：906.

[2] Kumar R，Guinto FC，Madewell JE，et al. The vertebral body：Radiographic configurations in various congenital and acquired disorders. RadioGraphics，1988，8（3）：455-485.

[3] 赵洪祥．先天性半椎畸形 X 线、CT 征象分析．包头医学院学报，2009，25（5）：66-67.

[4] Smoker WR. Craniovertebral junction：normal anatomy，craniometry，and congenital anomalies. RadioGraphics 1994，14：255-257.

[5] Khanna G，Sato Y. Imaging of the craniovertebral junction. Oper Tech Neurosurg. 2005，8：131-142.

[6] Kim H，Kim HS，Moon ES，et al. Scoliosis imaging：what radiologists should know. RadioGraphics，2010，30：1823-1842.

[7] Nokes SR，et al. Childhood scoliosis：MR imaging. Radiology，1987，164：791-797.

[8] 王亦舟，阮狄克．隐性脊柱裂及腰骶常见伴发畸形．海军总医院学报，2007，20（3）：167-169.

[9] Umer JL，Mathews VP，Elster AD，et al. MR imaging of lumbar spondylolysis：The importance of ancillary observations. AJR，1997，169（1）：233-239.

[10] Li B，Jiang B，Fu Z，et al. Accurate determination of isthmus of lumbar pedicle：a morphometric study using reformatted computed tomographic images. Spine，2004，29（21）：2438-2444.

[11] Smith MG，Fulcher M，Shanklin J，et al. The prevalence of congenital cervical spinal stenosis in 262 college and high school football players. J Ky Med Assoc，1993，91（7）：273-275.

[12] Ali RM，Green DW，Patcl TC. Schcuermann's kyphosis. Curt Opin Pediatr，1999，11（1）：70-75.

[13] 杨峰，刘焦枝，王勇，等．Scheuerman 病的影像学诊断．医学影像学杂志，2007，17（12）：1371-1373.

[14] 张华山，李仲华，邓建勇．Chiari 畸形的 MRI 诊断．医学影像学杂志，2008，18（9）：1080-1081.

[15] Batnitzky S，Price HI，Gaughan MJ，et al. The radiology of syringohydromyelia. RadioGraphics，1983，3（4）：585-611.

[16] 孙惠苗．小儿腰骶部脊膜膨出及脊髓脊膜膨出的 CT 和磁共振成像表现．中国药物与临床，2010，10（3）：344-345.

[17] Westcott MA，Dynes MC，Remer EM，et al. Congenital and Acquired Orthopedic Abnormalities in Patients with Myelomeningocele. RadioGraphics，1992，12：1155-1173.

[18] 孙小兵，李金良，陈雨历，等．腰骶部脊髓脊膜膨出的诊断与治疗．中国脊柱脊髓杂志，2001，11（5）：291-292.

[19] 丁国成，王杰罗，晓燕．MRI 对脊髓栓系综合征的诊断及临床意义．实用医学影像杂志，2006，7（6）：341-343.

[20] Cartwright C. Primary tethered cord syndrome：diagnosis and treatment of an insidious defect. J Neurosci Nurs，2000，32（4）：210-215.

[21] Pierre-Kahn A，Lacombe J，Pichon J，et al. Intraspinal lipomas with spina bifida，pognosis and treatment in 73 cases. J Neurosurg，1986，65：756-761.

[22] Elton S，Oakes WJ. Dermal sinus tracts of the spine. Neurosurg Focus，2001，10（1）：1-4.

[23] Pang D，Dias MS，Ahab-Barmada M. Split cord malformation：Part I：A unified theory of embryogenesis for double spinal cord malformations. Neurosurgery，1992，31：451-480.

[24] Pang D. Split cord malformation：Part II：Clinical syndrome.Neurosurgery，1992，31：481-500.

[25] Preece MT，Osborn AG，Chin SS，et al. Intracranial neurenteric cysts：imaging and pathology spectrum. Am J Neuroradiol，2006，27（6）：1211-1216.

[26] 李淼，王民，刘威，等．中枢神经系统肠源性囊肿的 MRI 表现与诊断．医学影像学杂志，2009，19（7）：820-822.

[27] 诸静其．脊髓纵裂的影像学诊断进展．临床放射学杂志，2006，25（1）：86-88.

[28] 刘俊刚，李欣．骶骨发育不全的 CT 和 MRI 诊断．放射学实践，2007，22（4）：337-340.

[29] 李明利，石海峰，陈正光，等．椎管内表皮样囊肿和皮样囊肿的 MRI 诊断．中国医学影像学杂志，2003，11（1）：66-67.

[30] 孙吉林，刘连祥，吴育锦，等．椎管内表皮样囊肿的 MRI 诊断．中国临床医学影像杂志，2001，12（4）：278-280.

9 脊椎与脊髓外伤性疾病

第 1 节　脊椎与脊髓损伤

【概念与概述】

- 脊椎损伤主要是骨折
- 脊椎骨折按照部位分为颈椎、腰椎、胸椎骨折，是指脊椎的连续性中断，包括骨小梁和骨皮质的断裂
- 根据作用力的方式和骨本身的情况，骨折可分为创伤性骨折、疲劳骨折及病理骨折
- 创伤性骨折（traumatic fracture）即直接或间接暴力引起正常骨的骨折，最多见，其中脊髓损伤则是脊椎骨折最主要的并发症
- 我国的急性脊髓损伤绝大部分为挫伤
- 脊髓损伤程度常用 Frankel 的 5 级（A ～ E）分类（表 9-1-1）

【病理与病因】

一般特征

- 一般发病机制
  - 脊柱骨折致脊髓损伤传统病因是：
    - 交通事故伤占 39.4% ～ 47.7%
    - 暴力占 14.6% ～ 36.6%
    - 运动伤占 14.2% ～ 15.2%
    - 坠落伤占 20.8% ～ 27.3%
    - 其他伤占 13% ～ 27%
  - 现在由于交通事故伤明显增加，加以生活方式及工作环境的改善，病因发生了一些变化，工作伤减少，而运动伤逐年增加
  - 2002 年北京市的脊髓损伤病因
    - 高空坠落脊髓损伤居首位，为 41.3%
    - 其次是交通事故，占 22.3%
    - 另外重物砸伤也占有较高的比例，为 18.6%
- 流行病学
  - 据李建军等调查 2002 年北京市的脊髓损伤发病率为 60 / 百万，比 1996 年上升了近 10 倍
  - 脊髓损伤是青壮年常见的损伤，损伤时的平均年龄是 29.7 岁，男性占绝大多数为 82%，因为危险性活动大多与男性有关。脊髓损伤的发病率与白天时间延长、户外活动增多有关，脊髓损伤在 6 ～ 8 月份增加 31.9%，周末（星期五到星期天）占所有损

表 9-1-1　脊髓损伤程度的 5 级分类

A：complete（完全性运动瘫痪和感觉障碍）
B：sensory only（完全性运动瘫痪，残留部分感觉）
C：motor useless（运动功能部分残留，但不实用）
D：motor useful（运动功能部分残存，利用辅助工具可以行走）
E：recovery（神经系统无异常，可有病理反射）

伤的 53.1%

大体病理及手术所见

- 与脑挫伤的表现相同，脊髓挫伤由各种程度的出血、坏死、梗死及其周围的水肿所组成

显微镜下特征

- 脊髓中心部可见点状出血、轴突断裂、神经细胞损伤和水肿等，出血逐渐融合

【临床表现】

- 大约 55% 的成人脊髓损伤发生在颈髓
- 发生在胸髓、胸腰髓和腰髓大约各占 15%
  - 原因可能是颈椎运动范围相对比较大，再加上椎体比较小，降低了这一区域的骨、韧带和肌肉运动的稳定性，这一结构使得颈椎更容易遭受暴力损伤
  - 一些运动损伤尤其是跳水最常伤及颈椎，其他的如煤矿、伐木、娱乐活动（如跳伞）更容易伤及胸腰椎

【影像表现】

- X 线片、CT 和 MRI 的选择
  - 若只是想了解骨折的情况，不应做 MRI 检查，MRI 显示椎弓骨折不如 CT 清楚。骨折应选择 X 线平片和 CT，能更清楚地显示病变
  - MRI 检查对于了解和明确骨损伤对脊髓的影响是必要的
  - MRI 检查的最重要特征是矢状位像能清楚直观地显示出椎体的脱臼或骨折以及骨折片移位和脊髓之间的关系
  - 在 T2 加权像上骨髓内高信号提示是骨折线，因为敏感性低，所以有时无法将小骨片与韧带的低信号相区别
  - MRI 能显示骨髓的信号，所以在 X 线平片显示皮质骨折不明显以及轻度压迫性骨折时，即使骨小梁有微小骨折和出血，在 T1 加权像也可见低信号，在 T2 加权像可见高信号
  - 另外，MRI 还可清楚地显示椎体的脱臼、椎体的变形以及椎管狭窄的程度
- X 线
  - 当怀疑有脊椎或脊髓损伤时，应为首选的检查方法
- CT
  - 可充分显示颅骨颈椎移行部和颈胸椎移行部
  - 3D 成像可用于观察枕骨和上部颈椎的关系、旋转异常以及骨片移位的状态等
  - 当 X 线平片难以确诊爆裂性骨折和脱臼骨折导致椎管狭窄时，CT 检查就更有价值
- MRI
  - 怀疑脊髓损伤和术前患者都应该做 MRI 检查
  - 对于具有神经症状的病例，通过 MRI 检查可以了解脊髓的状况和判断预后
  - 对于手术的患者，因为修复和固定可能遗留椎间盘病变等脊髓压迫性病变，从而使症状得不到改善，所以术前进行 MRI 检查有利于了解病情

脊髓损伤急性期 MRI 表现

- 脊髓水肿（intramedullary edema）
  - T2 加权像呈高信号
  - T1 加权像呈等信号或略低信号，不易显示清楚
  - 仅有水肿说明预后良好，Frankel 分级多能改善。有时受伤数日后 MRI 检查所示水肿比受伤当日严重，应考虑不同检查时期有不同的变化。血肿存在时其周围多有大面积的水肿
- 脊髓出血（hematomyelia）
  - MRI 检查的结果跟出血量有关
  - 脱氧血红蛋白可使急性期出血在 T2 加权像呈低信号，T1 加权像呈等信号或略低信号而显示不清
  - 正铁血红蛋白从红细胞释放出来后，在 T2 加权像上变成高信号，T1 加权像呈高信号影
- 脊髓肿胀（spinal cord swelling）
  - 脊髓的前后径增大，四周的蛛网膜下腔显示不清
  - 直接受外力作用的脊髓肿胀最严重，往头尾方向逐渐变细
  - T1 加权像易于观察形态的变化，与损伤程度和肿胀程度有关

脊髓损伤的慢性期 MRI 变化

- 脊髓损伤的慢性期是指脊髓受损 1 个月以后的病变期
- 软化
  - T1 加权像呈略低信号
  - T2 加权像呈略高信号
- 空洞周围脊髓实质

- T1 加权像呈低信号
- T2 加权像呈明显高信号

- 囊变
  - 信号强度与空洞相同的圆形或椭圆形限局性存在
  - 软化灶的微小囊变可融合成较大囊变
  - 囊变与空洞的定义以直径大小区分，5mm 以上定义为空洞，5mm 以下定义为囊变

脊椎损伤影像学表现

- 上段颈椎损伤
  - 寰椎骨折
    - 寰椎受到垂直压力（矢状面方向）可引起爆裂性骨折，导致同侧前弓和后弓的骨折
    - 在 X 线开口正位像上侧块向左右移位，但是单靠 X 线平片多难以诊断，需要 CT 检查
    - 非对称性施加外力可引起寰椎单侧的前弓和后弓骨折
  - 枢椎骨折
    - 枢椎椎体骨折（axis body fracture）
    - 该骨折的发生机制尚不十分清楚，日本学者小林庆二将它分成 5 型
  - 寰枢椎旋转固定和寰枢关节旋转性脱位
    - 旋转固定是指寰椎固定在寰枢关节旋转的正常范围内
    - 旋转性脱位是强烈的旋转力使寰枢关节超过正常范围所发生的旋转脱位，寰椎的一侧侧块越过枢椎的上关节面向前移位
    - 特发性和炎症性等也可引起该病变，根据移位程度分为 4 型

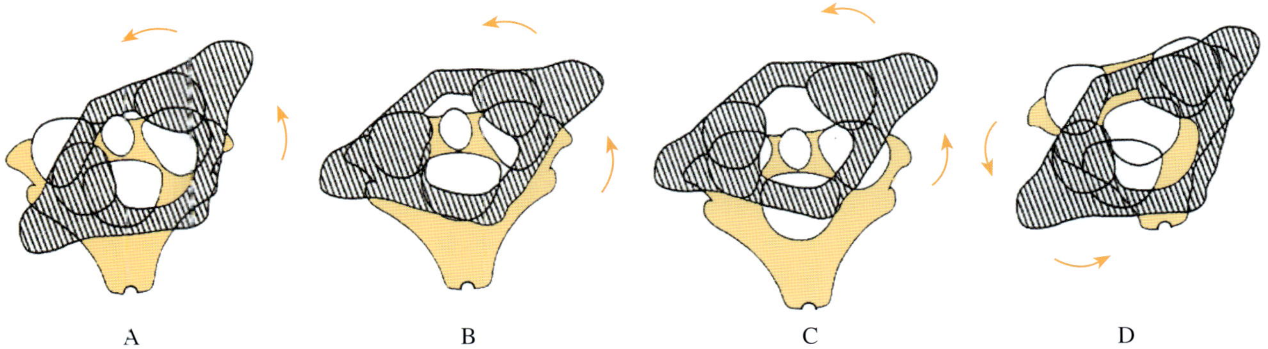

图 9-1-1　寰枢关节旋转性脱位和寰枢椎旋转后的固定位置的分类

A. Ⅰ型：无向前移位，以齿状突为轴旋转；B. Ⅱ型：以一侧的椎间关节为轴向前移位 3 ~ 5mm；C. Ⅲ型：向前移位 5mm 以上；D. Ⅳ型：向后移位。C 和 D 型少见，但危险性大

- 枢椎齿突骨折 (dens fracture)
  - 枢椎齿突骨折在上段颈椎骨折中发病率高
  - 根据骨折线的部位可分为 3 种类型：
    - Ⅰ型为齿突上部的斜位骨折
    - Ⅱ型为齿突与椎体交界处的骨折
    - Ⅲ型为部分椎体的骨折
  - 年轻人多见于交通事故，老年人多由于摔倒所致
  - 齿突正常时呈垂直位且略向后倾斜，若向前倾斜应怀疑为骨折
- 枢椎关节突骨折
  - 枢椎关节突骨折（hangman's fracturc）又称为外伤性脊椎滑脱症（traumatic spondylolishesis）
  - 是由于过度牵拉所致，多由于交通事故施加牵拉力和压力所致，脊髓损伤少见

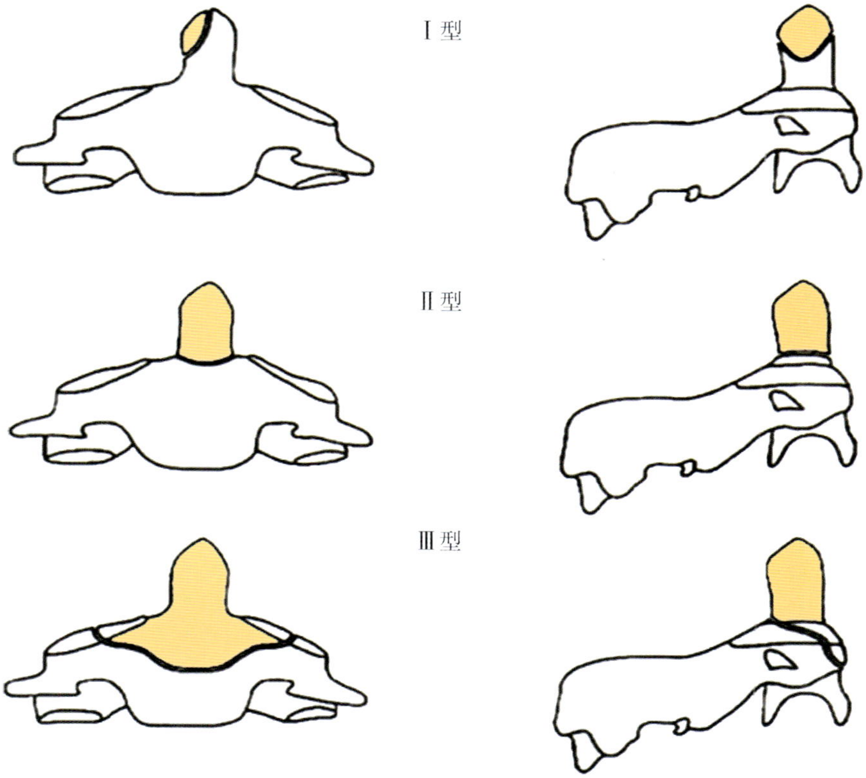

图 9-1-2 枢椎齿突骨折的分类

Ⅰ型为齿突上部的斜位骨折；Ⅱ型为齿突与椎体交界处的骨折；Ⅲ型为部分椎体的骨折

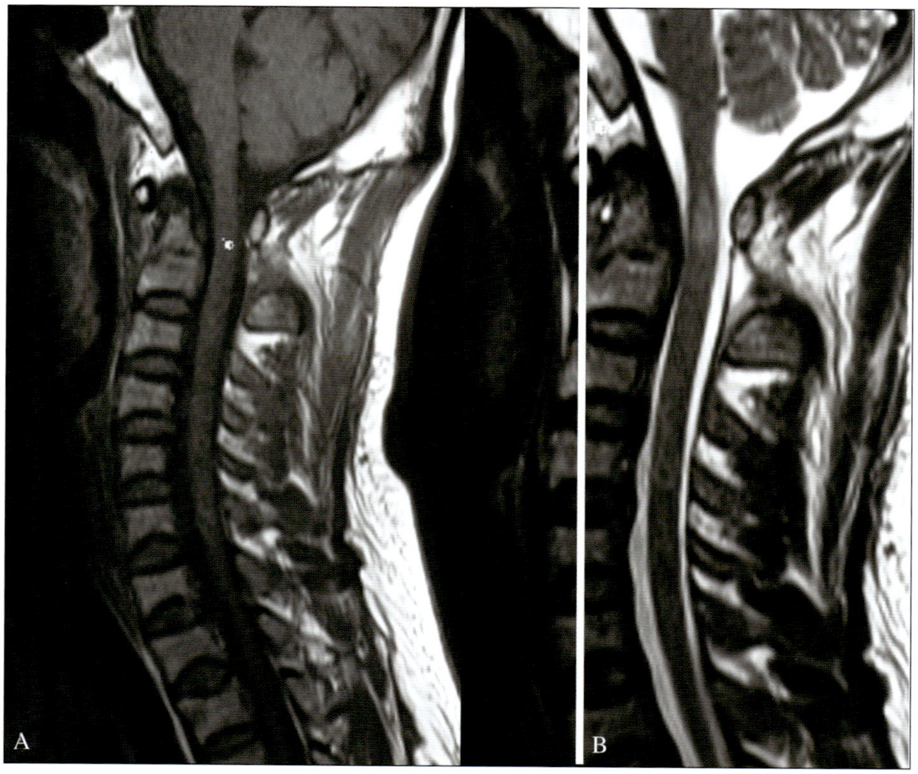

图 9-1-3 枢椎齿突骨折 / 脊髓挫裂伤

29 岁，男性，外伤。A.T1 加权矢状位像：枢椎齿突基底部骨折，相邻硬膜囊受压；B. T2 加权矢状位像：相对脊髓内斑片状稍长 T2 信号

■ X线平片侧位像有助于诊断枢椎关节突的双侧骨折。可根据枢椎椎体的移位和前屈（angulation）的程度分为4型：
 ❑ Ⅰ型　椎弓骨折
 ❑ Ⅱ型　有枢椎椎体的明显前屈和移位
 ❑ Ⅲ型　无枢椎椎体移位
 ❑ Ⅳ型　伴有双侧的椎间关节脱臼

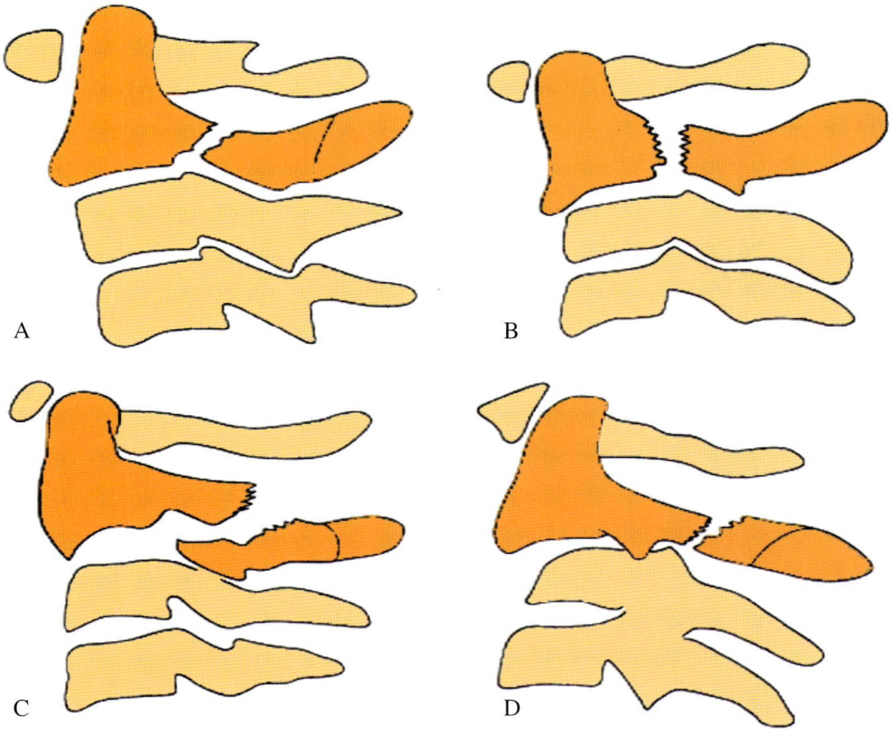

图 9-1-4　枢椎关节突骨折（hangman's fracture）的分类
A．Ⅰ型：椎弓骨折，但无枢椎椎体前屈和3mm以上的移位；B．Ⅱ型：有枢椎椎体的明显前屈和移位；C．Ⅲ型：无枢椎椎体移位，但明显可以见以前纵韧带为支点的前屈；D．Ⅳ型：伴有双侧的椎间关节脱臼

● 中-下段颈椎损伤
 ○ 椎体受到的外力可有6类损伤：屈曲（或前屈，flexion）、伸曲（或后曲，extension）、压缩（compression）、牵拉（distraction）、外侧屈曲（lateral bending）和旋转（rotation）
 ○ 外力不会直接作用于脊椎，而是作用于头部或躯干，间接地使脊椎的移动超过生理活动范围，从而引起损伤
 ○ 如车祸突然加速或减速时，头部处于原始状态而躯体被施加正或负的加速度，易引起颈椎"牵拉＋屈曲或伸展"
 ○ 当外力直接作用于头部和颜面，易引起颈椎"压缩＋屈曲或伸展"。脊椎损伤多发生于C5～C7，屈曲损伤占80%
 ○ 脊椎损伤可分为稳定型损伤（stable，stability）和不稳定型损伤（unstable，instability）
  ■ 稳定型损伤是受伤时无神经症状且活动颈部也无症状
  ■ 不稳定型损伤是有脊髓症状且活动颈椎能使症状加重
 ○ 下段颈椎的稳定性可用评价胸腰椎稳定性的Dennis三柱理论（three column theory）来评价
  ■ Dennis的三柱理论是将脊椎和韧带等分成前柱（anterior column）、中柱（middle column）和后柱（posterior column）

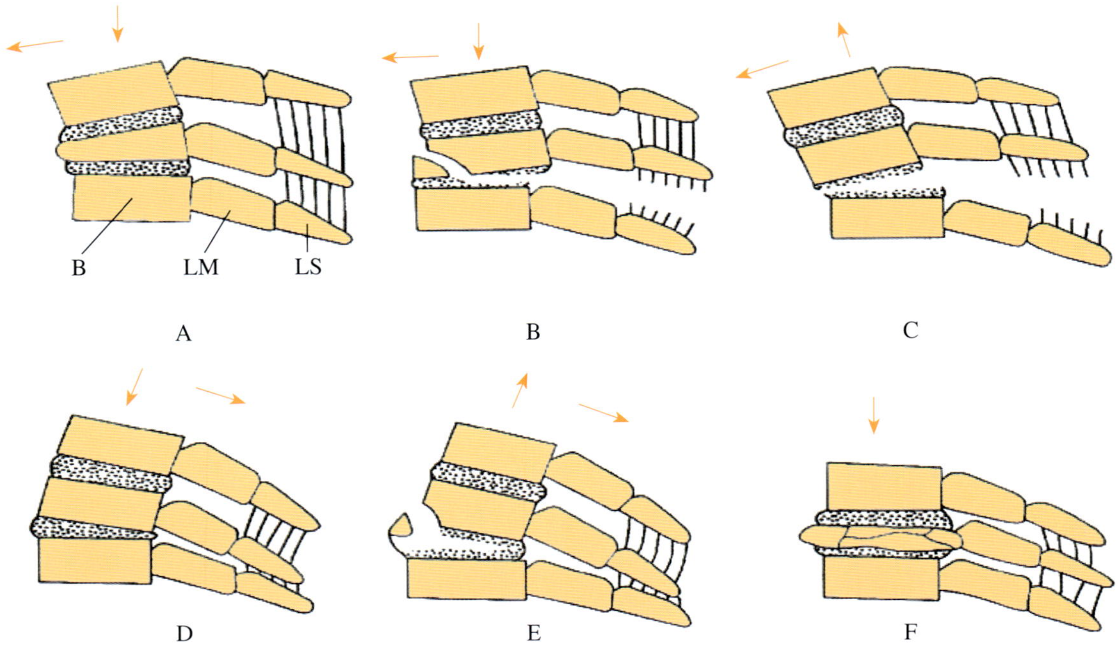

图 9-1-5 中 – 下位颈椎损伤的受伤机制

A. 压缩 - 屈曲损伤（压缩骨折）；B．压缩 - 屈曲损伤（屈曲泪滴骨折）；C．牵拉 - 屈曲损伤（hyper-flexion strain）；D．压缩 - 伸展损伤；E. 牵拉 - 伸展损伤（伸展泪滴骨折）；F. 垂直压缩损伤（爆裂性骨折）B. 椎体；LM：侧块；LS：椎弓板和棘突

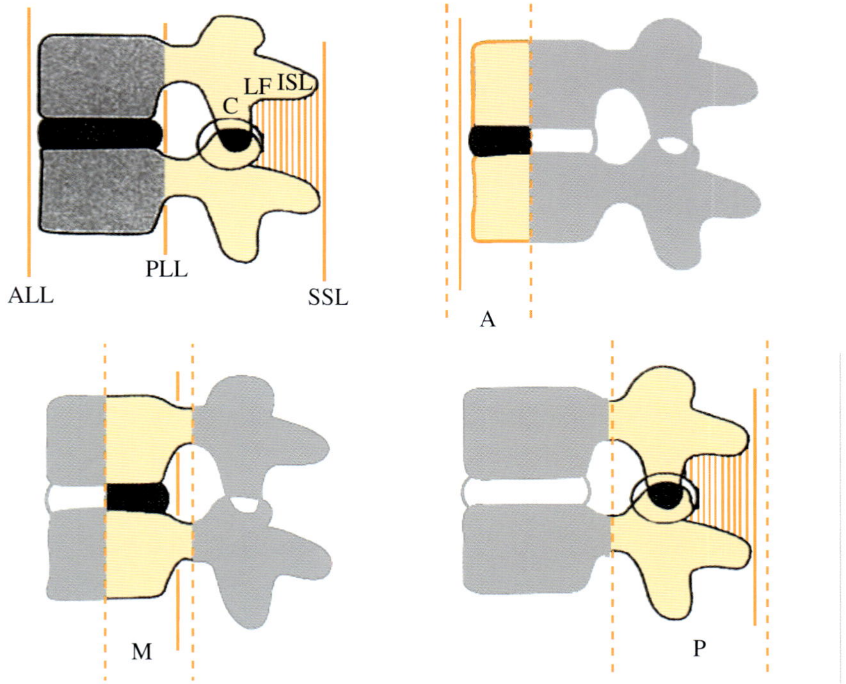

图 9-1-6 三柱理论（three column theory）

A：前柱（anterior column）；M：中柱（middle column）；P：后柱（posterior column）；ALL：前纵韧带；PLL：后纵韧带；SSL：棘上韧带；LF：黄韧带；ISL：棘间韧带；C：关节囊

- 只有前柱或后柱损伤的为稳定型损伤，中柱损伤若合并其他柱损伤即为不稳定型损伤
- 压缩 - 伸展损伤
  - 压缩 - 伸展损伤可引起椎弓根和根弓板等骨折，若不伴有其他损伤则为稳定型损伤
- 牵拉 - 伸展损伤 (distractive-extension injuries)
  - 过度伸展脱位
    - 由于前纵韧带、椎间盘和后纵韧带不同程度受损，属于不稳定型损伤
    - 有时纤维环受牵拉，椎体前下部剥脱
    - 位于椎体后缘和黄韧带之间的脊髓被挤压，易发生中心型脊髓损伤。就诊时因为已经自然复位
    - 有时 X 线平片很少发现异常，但颈椎前间隙多可见血肿
  - 伸展泪滴形骨折
    - 伸展泪滴形骨折属于稳定型损伤，引起前纵韧带损伤
    - 伴有椎体前下部的三角形剥脱分离性骨折
    - 骨折片被前纵韧带牵拉而向前移位，椎体后部不移位，脊髓损伤小
- 压缩 - 屈曲损伤（compression-flexion injuries）
  - 压缩骨折
    - 身体前屈时施加压力导致椎体前部被破坏而呈楔形为压缩骨折
    - 多为稳定型损伤
    - 因为后柱（posterior column）通常不被损伤，所以后纵韧带完整而无脊髓损伤
  - 屈曲泪滴形骨折
    - 屈曲泪滴形骨折可引起脊髓前部综合征
    - 骨折时椎体被分隔成三角形小骨片（teardrop）和残留的大部分椎体，小骨片处于正常位置而残留的椎体向后移位引起脊髓损伤，即不稳定型损伤（后方脱位骨折）

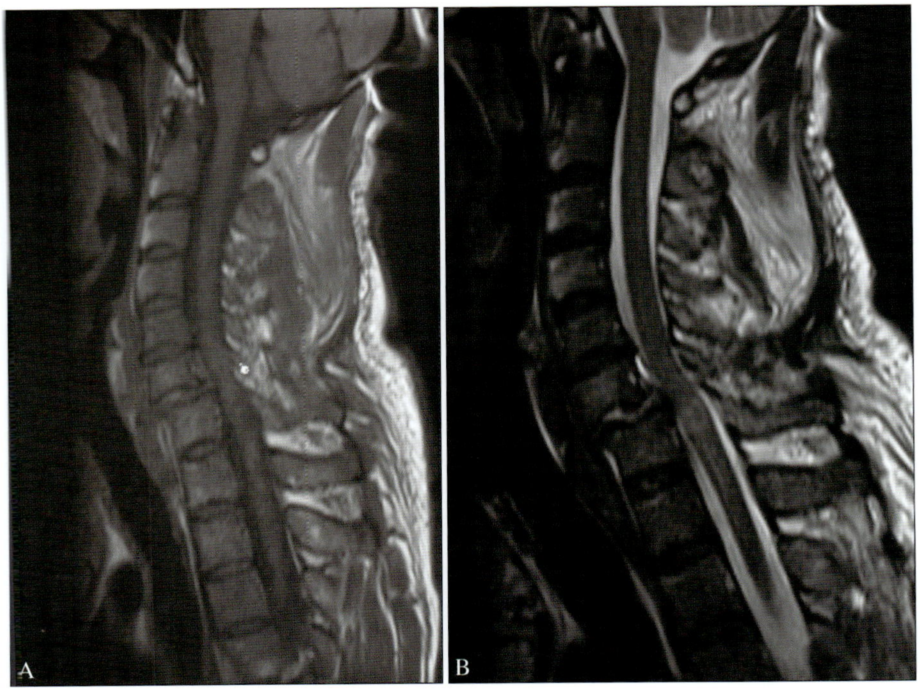

图 9-1-7　颈椎屈曲损伤
38 岁，男性，外伤。A.T1 加权矢状位像。C6 Ⅰ度前移，脊髓增粗；B．T2 加权矢状位像。C6 内见斑片状长 T2 信号，提示脊髓水肿

- 牵拉 - 屈曲损伤（distractive flexion injuries）
  - 单侧关节突关节脱位（单侧关节突绞锁）
    - 单侧关节突脱位是上位椎体的一侧下关节突移位到下位椎体的上关节突的前方
    - 椎体向前移位不超过椎体的 1/2
    - X 线表现多为轻度，单纯脱位为稳定型损伤
    - 当伴有关节突关节周围骨折则为不稳定型损伤。双侧关节突关节分离称作“双钻石征”（double diamond）或“bowtie”现象（bowtie appearance）
  - 双侧关节突关节脱位（双侧关节突绞锁）
    - 椎体后部结构全部损伤和两侧关节突关节脱位
    - 椎体向前移位超过椎体前后径的 1/2，且引起严重脊髓损伤，则为不稳定型损伤
- 过度屈曲损伤（hyperflexion strain）
  - 垂直性压缩损伤时椎体在矢状线方向被挤压，而向四周均匀膨出
  - 骨片明显向后移位伴有后部组织损伤则为不稳定型损伤
  - 爆裂性骨折有时与压缩骨折难以区分，CT 有助于诊断
  - 爆裂性骨折的椎体后部骨折发生率高。垂直性压缩损伤易发生于从高处坠落伤

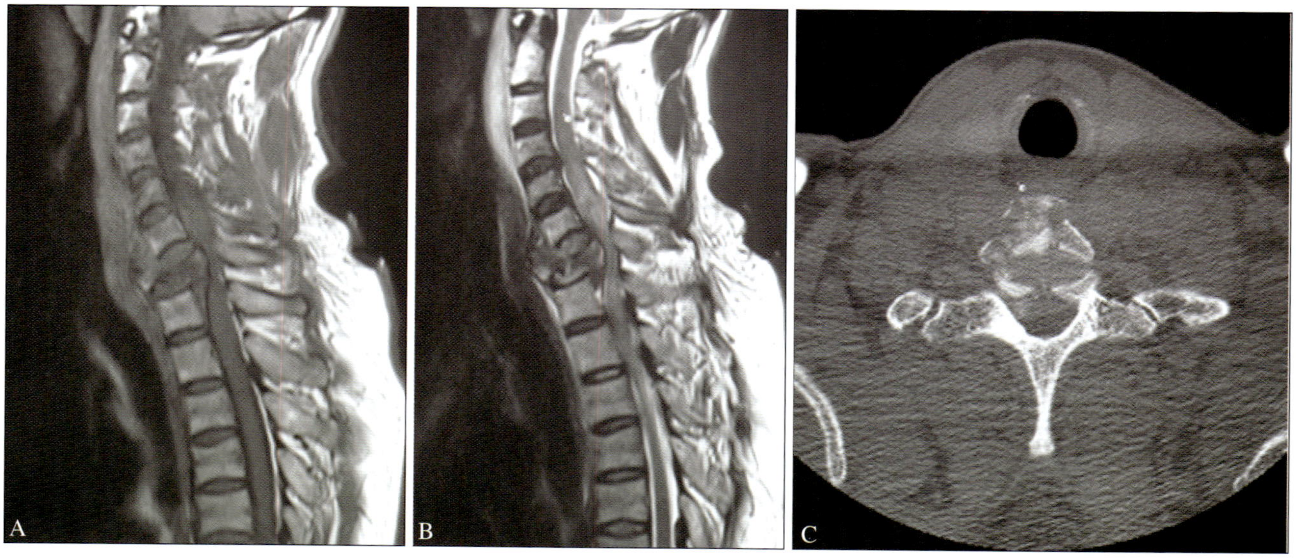

图 9-1-8 颈椎爆裂性骨折 / 脊髓挫裂伤（水肿）
46 岁，男性。车祸外伤。A.T1 加权矢状位像，C7 椎体断裂，部分骨块向后压迫硬膜囊及脊髓，椎管狭窄；B. T2 加权矢状位像，C3-T1 可见条形长 T2 信号；C. CT 检查比 MRI 检查能更清楚地显示椎体骨折

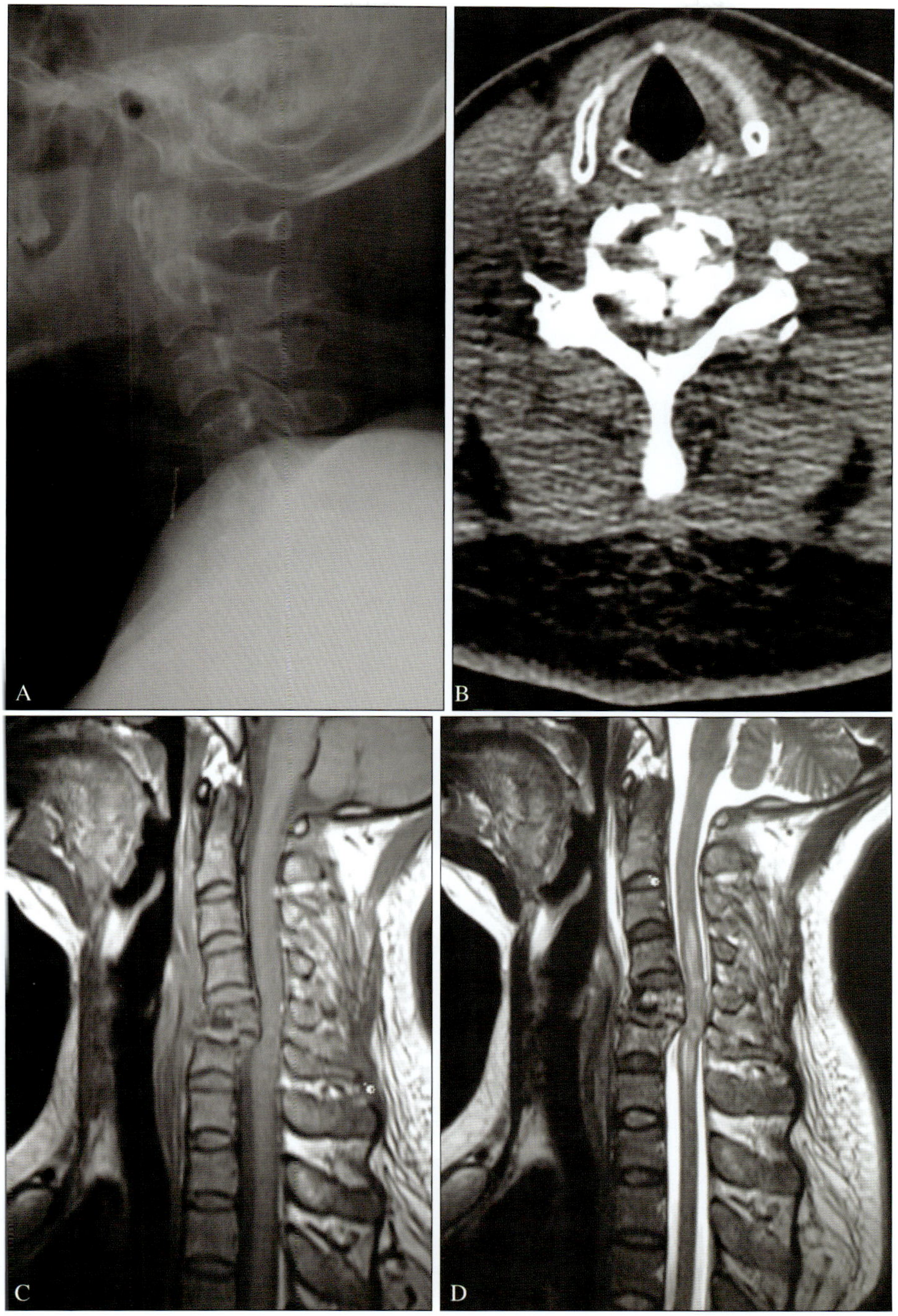

图 9-1-9　**颈椎爆裂性骨折、脊髓挫裂伤（水肿）**

35 岁，女性，外伤。A.X 线平片侧位像，C5 椎体被压扁，上缘骨皮质断裂；B．CT 轴位像，椎体粉碎成数个骨片，可见骨折线直达椎体后缘，是爆裂性骨折；C．T1 加权矢状位像，可见 C5 椎体压缩变扁，见骨折线，椎体向后移位，信号不均；D．T2 加权矢状位像，C5 可见皮质断裂的低信号和椎体内的高信号，考虑是骨折，与 CT 相比，不能很好地显示出骨折

- 胸椎、腰椎损伤
  - 牵拉损伤，即座椅安全带骨折（chance fracture）
    - 牵拉损伤（distractive injury）多发生于系两点式安全带的汽车相撞事故
    - 当汽车相撞时胸腰椎移行部被施加剧烈的屈曲牵拉力，引起椎体和后方结构的水平骨折（中柱、后柱）损伤
    - 多用 X 线平片侧位像诊断
    - CT 对此种水平类的骨折诊断效果不好。一般不表现脊髓症状，应注意腹部损伤
  - 旋转损伤（axial torque injuries）
    - 旋转损伤好发生于交通事故和从高处坠落等受到剧烈外力的情况下
    - 一般前柱、中柱、后柱（anterior-middle-posterior column）均受损，则为不稳定型，多呈严重的脊髓损伤
    - 椎体连续性被破坏，排列紊乱
  - 压缩损伤（compression injuries）

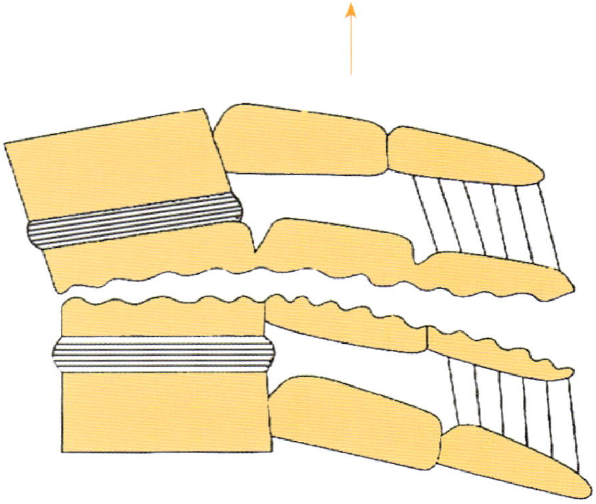

图 9-1-10 座椅安全带骨折
从椎体到椎弓的水平方向骨折。根据韧带和椎间盘的断裂情况可分为若干类型

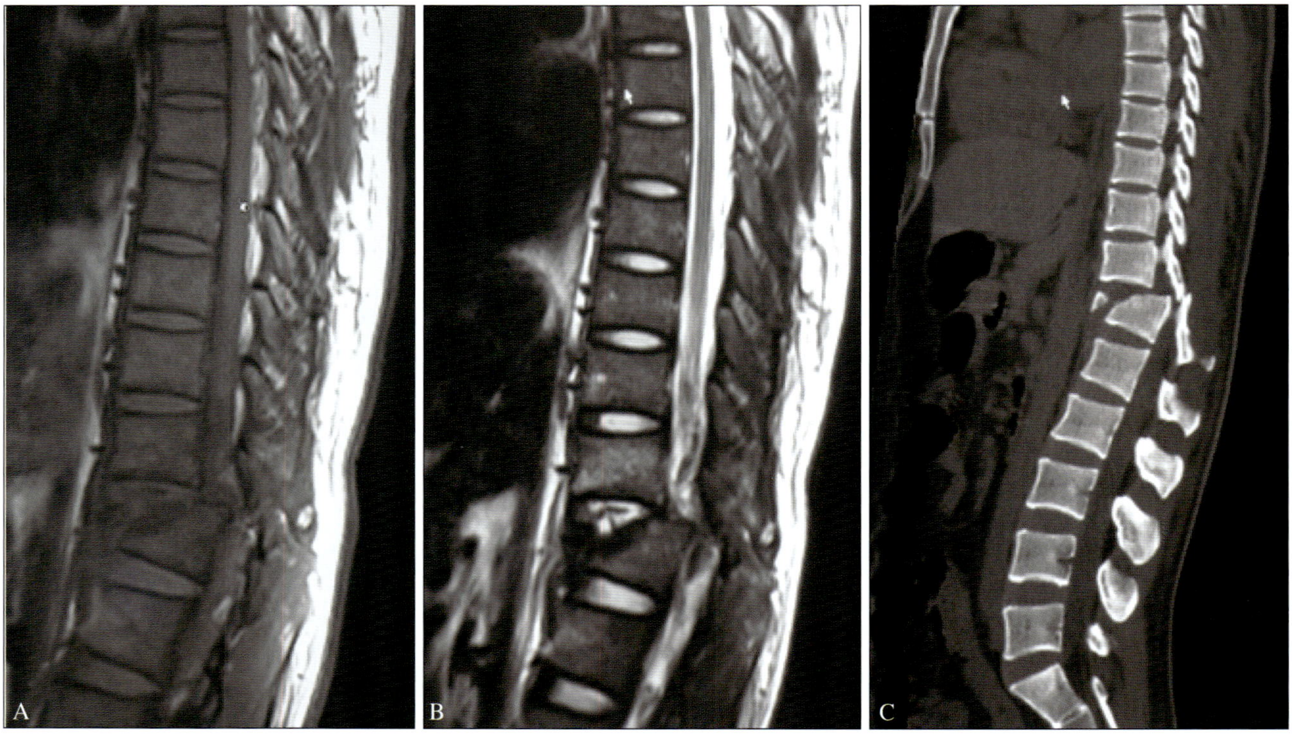

图 9-1-11 腰椎爆裂性骨折
26 岁，男性。A ~ B. T1、2 加权矢状位像，T12 椎体发生爆裂骨折而变扁；C．CT 矢状位像。T12 椎体骨质不连，椎体变扁，椎体前方见小骨片影

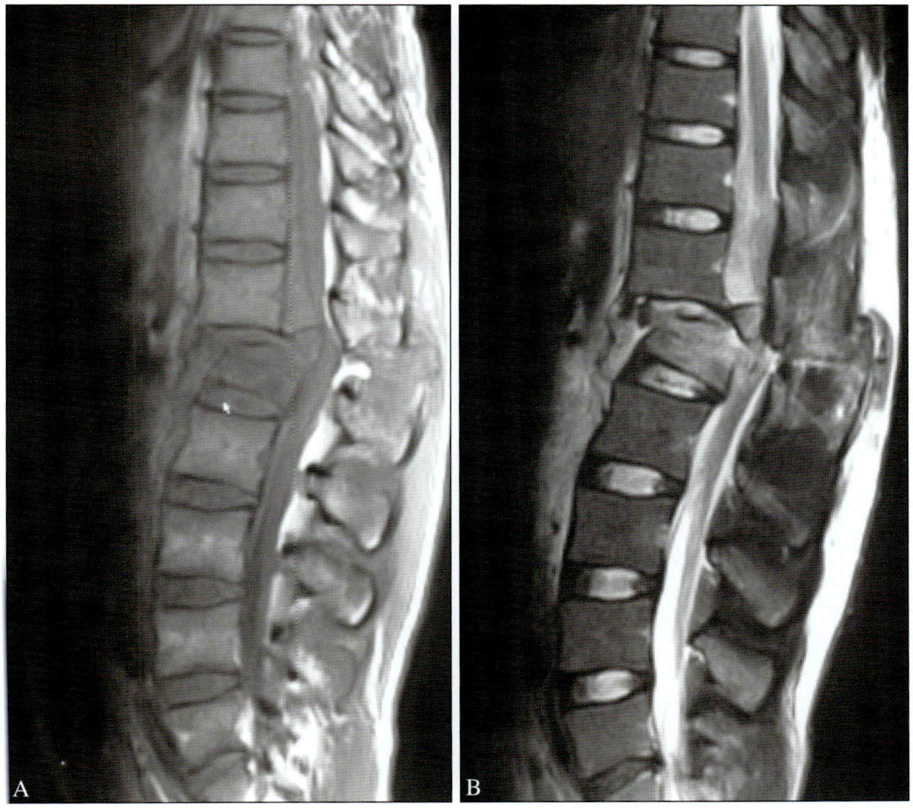

图 9-1-12 **胸腰椎移行部骨折脱位**
20 岁，男性，受伤当日的 MRI。A.T1 加权矢状位像。T12 向前滑脱约前移 1/3 椎体，L1 压缩骨折，后缘见骨块影，脊髓受压；B．T2 加权矢状位像。L1 ～ L3 前方及 T12 后方见高信号水肿或出血

- 指椎体全体受矢状面挤压力而被压碎，骨片向四周移位
- 好发于胸腰椎移行部和腰椎
- 可分为稳定型损伤和不稳定型损伤
- 后纵韧带完整即为稳定型损伤，不稳定型损伤为伴有韧带损伤，骨片向后突出并且引起神经症状

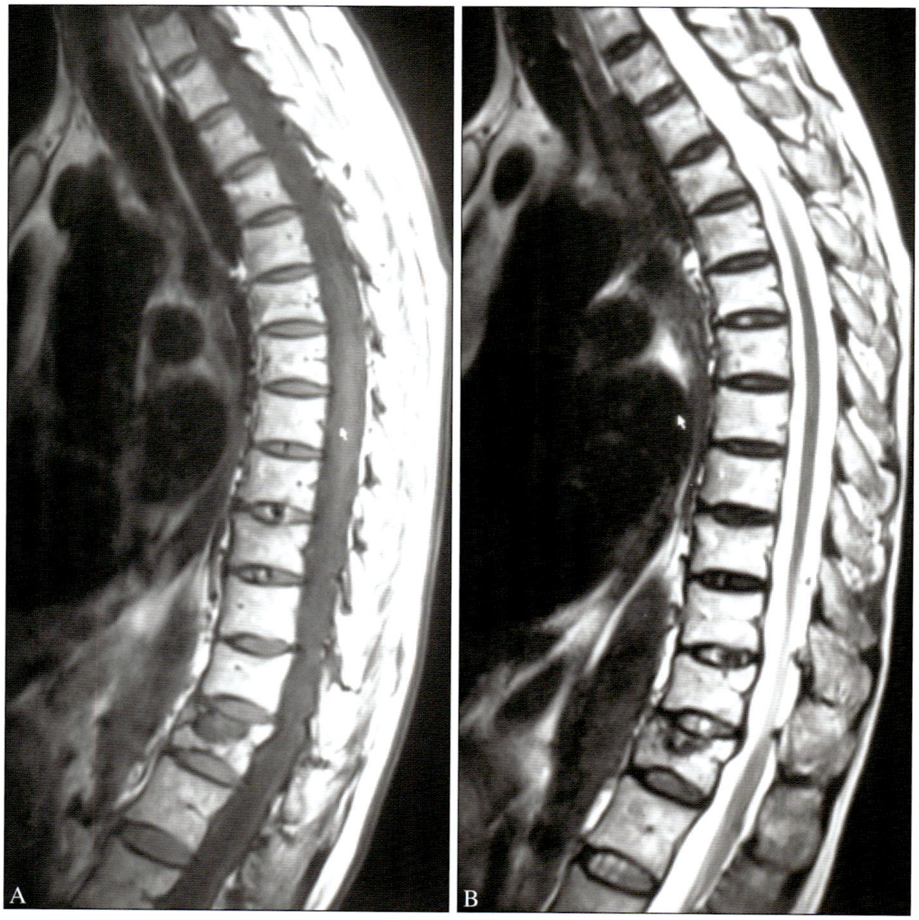

图 9-1-13 （出血）胸椎压缩损伤 / 脊髓挫裂伤
女性，64 岁。A.T1 加权矢状位像。T12 椎体压缩，骨皮质不连；B．T2 加权矢状位像。T10 ～ 11 内可见提示水肿的高信号。小的低信号影可能是血肿

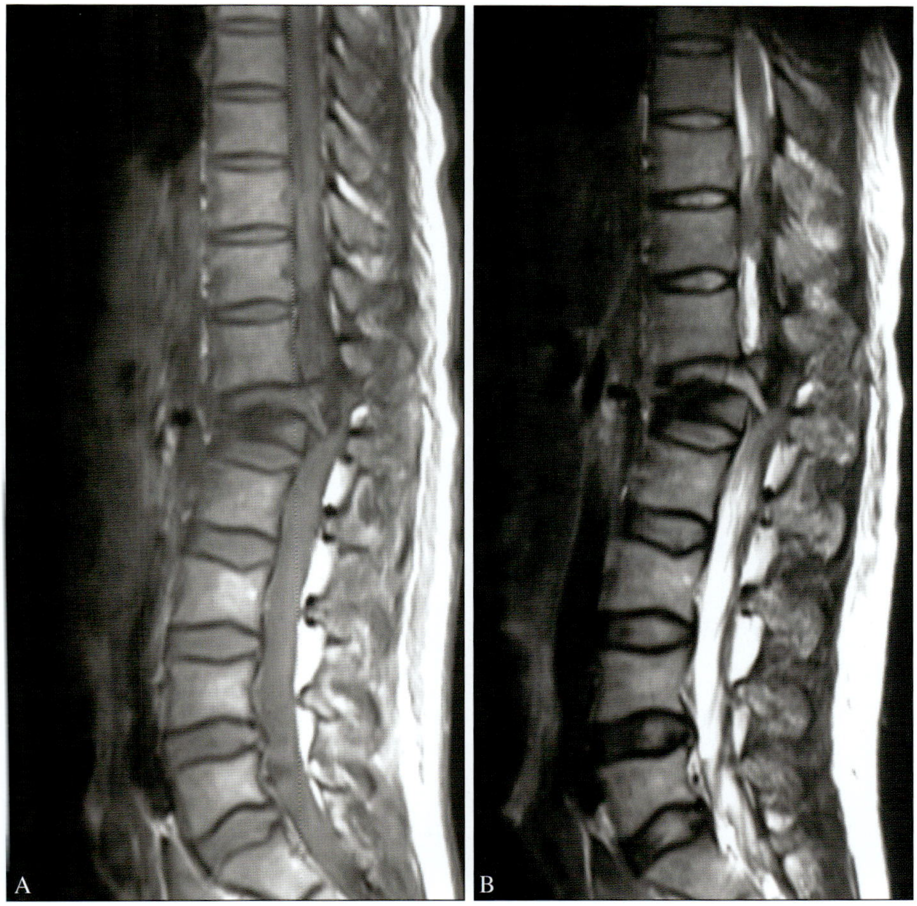

图 9-1-14 腰椎爆裂性骨折/脊髓水肿
女性，45 岁。外伤，图为受伤当日的 MRI。T1WI 、T2WI 矢状位显示，L1 为中心后凸，L1 塌陷碎裂成多块突入椎管内，脊髓受压，椎管狭窄

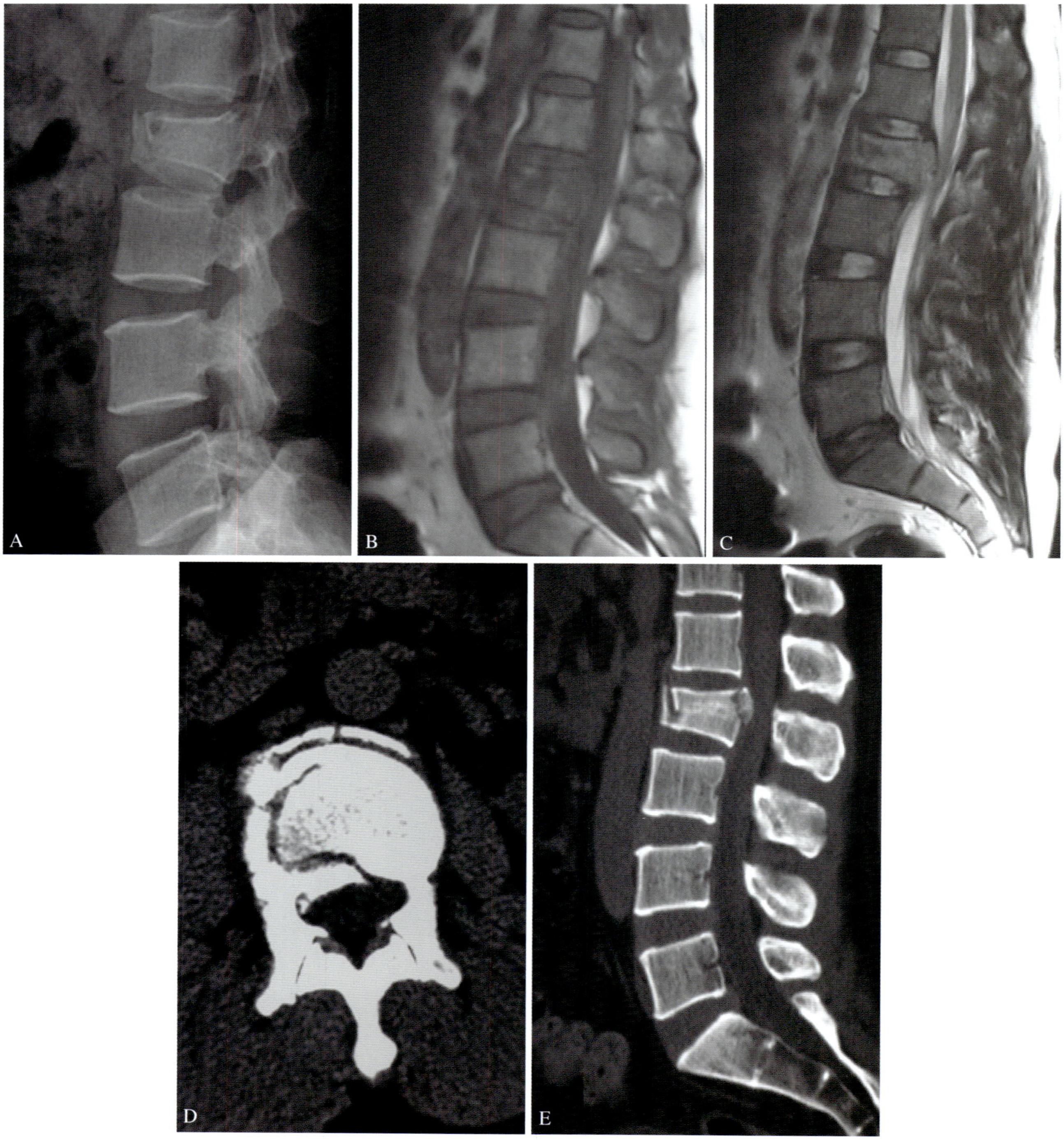

图 9-1-15 腰椎爆裂性骨折

男性，45 岁。车祸外伤。A.X 线平片侧位像。L2 椎体前缘骨质不连；B ~ C.T1、2 加权矢状位像。L2 椎体骨皮质信号不清晰，椎体后缘向后移位，硬膜囊严重受压，T2 上椎体后部呈不均匀一致的高信号；D ~ E.CT 轴位、矢状位像。见椎体碎裂，确诊为爆裂性骨折

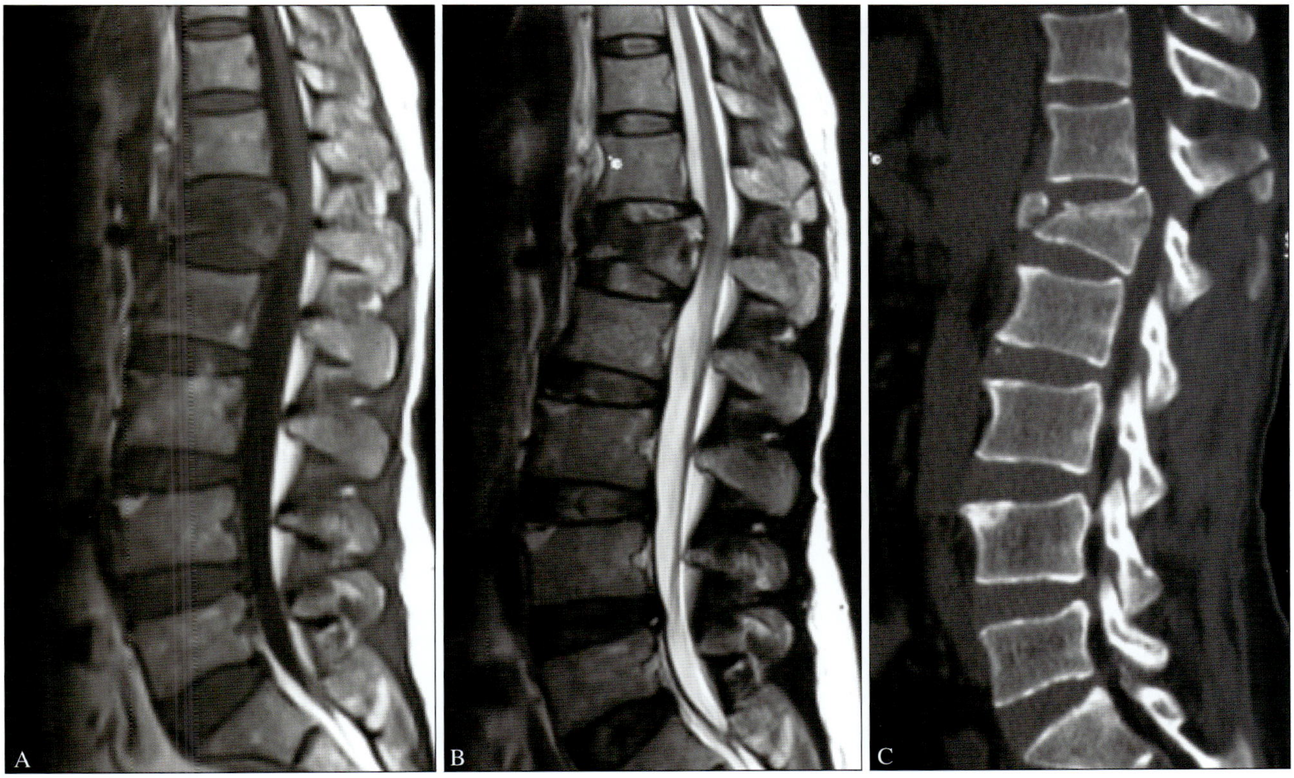

图 9-1-16 **腰椎爆裂性骨折**
男性，45 岁。外伤。A.T1 加权矢状位像。L1 整体高度降低，后缘向后突出；B．T2 加权矢状位像。L1 椎体呈略高信号，椎体前后缘各自向前后移位，硬膜囊明显受压。L1 ～ L2 椎体的略高信号提示骨髓内水肿和出血；C．CT 矢状位像。L1 椎体碎裂成多个骨片，为爆裂骨折

重点推荐文献

[1] Ferrera PC. Bartfield JM：Traumatic atlanto-occipital dislocation：a potentially survivable injury. Am J Emerg Med，1996，14：291-296.
[2] Anderson LD. Dalonzo RT：Fracture of the odontoid process of the axis. J Bone Joint Surg，1974，56A：1663-1674.
[3] Pathria MN，Petersilge CA：Spinal trauma. Radiol Clin North Am，1992，29：847-261.

第 2 节 关节 · 韧带 · 椎间盘 · 软组织损伤

【概念与概述】

- X 线片很少反映软组织情况，可以通过其他的改变间接反映，例如椎间隙变宽可间接提示椎间盘损伤或后纵韧带损伤，椎体前的软组织肥厚也间接说明有出血或水肿等
- MRI 不仅可显示骨和关节的移位等，而且最重要的特点是能直接显示关节、韧带、椎间盘、脊髓和椎体以外的组织情况。现分别叙述如下

【影像学表现】

- 关节突关节损伤（facet joint injury）
  - 通常上下关节突的关节面连接紧密，间隙增大应怀疑有损伤
  - X 线片在旁正中矢状位像和横断位像上易于观察
  - 但 CT 更易于发现小骨折和轻微移位。若上段颈椎向前脱位（anterior dislocation），可使下关节突移到上关节突的前方，出现关节绞锁（joint noose）
- 韧带损伤（ligament injury）
  - 前纵韧带（anterior longitudinal ligament）
    - 前纵韧带在 T1 和 T2 加权正中矢状位像上显示为从颅底至骶骨沿着椎体前缘的一定厚度的连续性低信号带
    - 正常状态下，前纵韧带和相邻的椎间盘外侧纤维环或椎体前缘的皮质很难区别

- 当椎间盘突出或脱位、韧带下血肿等使上述结构分离时才能易于辨认
- 在 MRI 上，当韧带的低信号的连续性消失时即可诊断为韧带断裂

- 后纵韧带（posterior longitudinal ligament）
  - 当过度屈曲如屈曲泪滴形骨折、双侧双关节突关节脱位和过度伸展时易受损
  - 后纵韧带表现为沿着椎体后缘的连续性一定厚度的低信号带
  - 它的断裂表现为低信号带连续性消失
  - 后纵韧带与纤维环后部和硬脊膜有时很难区别，只有当出现椎间盘突出、脱位等时，易于显示清楚
- 黄韧带（ligamentum flava）
  - 正常在旁正中矢状位像和横断位像上显示为低信号带
  - 但受损的韧带呈高信号，黄韧带损伤多合并后方结构的骨折
- 棘间韧带（interspinous ligament）
  - 正中矢状位像可见棘突间的低信号结构，因为与截断面平行，所以边缘多显示不清
  - 在 T2 加权像上，损伤的韧带呈不规则的高信号区，与上下棘突间相比较易于诊断
  - 另外，损伤部多有棘突间隙扩大，呈扇形

- 椎间盘损伤（intervertebral disc injury，disc herniation）
  - 外伤性椎间盘突出多见于下段颈椎，特别是 C5/C6
  - 外伤性椎间盘突出的信号与非外伤性椎间盘突出的信号相同
  - 外伤性椎间盘突出（脊椎的过度伸展、过度屈曲、脱位等损伤可引起椎间盘断裂）和受伤前就存在椎间盘突出的鉴别点是外伤性椎间盘突出的椎间隙呈非对称性，这种信号变化考虑是断裂时伴有的出血或水肿所致
  - T2 加权像上可见提示椎间盘损伤的高信号，同一水平的韧带、骨和脊髓存在损伤等，但很难完全鉴别
- 硬膜外血肿（epidural hematoma）

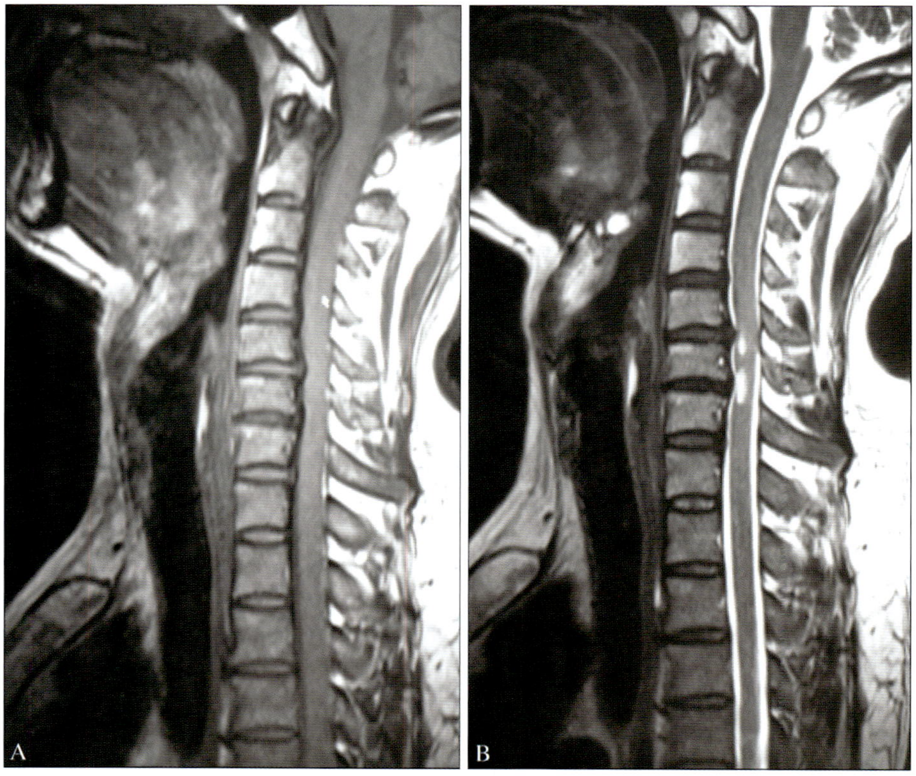

图 9-2-1 无骨折脱位型颈髓损伤

男性，49 岁。A.T1 加权矢状位像。脊髓内未见异常信号，C5 ~ 7 椎间盘突出压迫脊髓；B．T2 加权矢状位像。C5 ~ 7 髓内见点片状高信号区，间盘信号与其他水平比无明显变化

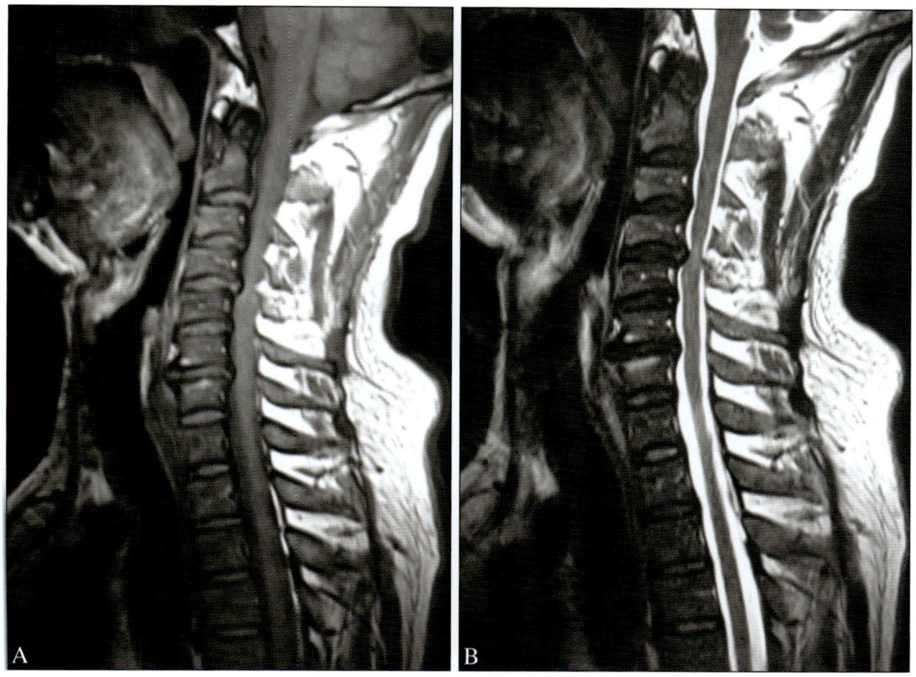

图 9-2-2　无骨折脱位型颈髓损伤
53 岁，男性。A.T1 加权矢状位像。椎体排列正常，无骨折。C4 ～ C5 间盘突出，C5 ～ C7 间盘膨出，相应脊髓不同程度受压；B．T2 加权矢状位像。C4 ～ C5 见片状稍高信号

- 由于硬膜外静脉丛破裂后在椎体背侧和硬膜囊前方产生的血肿
- 脊椎的硬膜外腔较宽，血肿容易扩散，但极少表现出严重压迫脊髓的临床症状
- 据日本报告，20% ～ 38% 硬膜外血肿伴有脊椎损伤
- 硬膜外血肿显示的信号与检查时期、血细胞比容和 MRI 的静磁场强度有关
- 急性期多数在 T1 加权像呈与脊髓相等的信号，在 T2 加权像呈与脑脊液相近的高信号

- 椎体前血肿和水肿（prevertebral hematoma and edema）
  - 椎体前血肿和水肿发生于椎体前方或咽背侧
  - MRI 显示血肿和水肿的敏感性高，T1 加权像多呈中等强度信号，T2 加权像多呈高信号
  - 颈椎 X 线平片侧位像可见咽腔向前移位（颈椎前间隙肥厚），对无明显脱位等病例可用于检查脊髓损伤，但假阴性和假阳性也相当多见
  - 椎体前血肿和水肿多伴有前纵韧带等前柱的损伤
- 血管损伤（vascular injuries）
  - 血管损伤多发生在颈部动脉，有贯通伤和钝伤
  - 动脉受到剧烈牵拉力，可出现挛缩、内膜损伤以及夹层动脉瘤，甚至局部动脉狭窄和闭塞
  - 椎动脉紧贴椎体走行，从 C6 至枢椎的横突孔上行（V2 段）、穿过寰椎后弓（V3 段）入颅，受损后临床表现多为 Wallenberg 综合征和小脑梗死
  - 寰枕关节脱位和头部猛烈转动时 V 3 段易受损，中下段颈椎易受损，颈总动脉稍远离椎骨，不易损伤
  - 除直接对颈部施加外力，颈内动脉受过度牵引或向对侧旋转时，C1 段被寰椎和枢椎侧块挤压可导致内膜损伤

重点推荐文献

[1] Meyer S：Thoracic spine trauma. Sumin Roentgenol，1992，27：254-261.
[2] Chance GQ：Note on a type of flexion fracture of the spine. Br J Radial，1948，21：452-453.
[3] Kerslake RW. Japan T. Worthington BS：Magnetic resonance imaging of spinal trauma. Br J Radial，64：386-402.

第3节 外伤性脊髓空洞症

【概念与概述】

- 脊髓空洞症（syringomyelia）是由于多种原因影响形成的一种以充满液体的异常空腔为特征的脊髓内异常液体积聚状态
- 其中外伤性脊髓空洞症是脊髓损伤后继发的一种囊性退变，常发生于脊髓损伤的原发部位，可向邻近脊髓节段扩展。脊髓损伤患者从受伤开始数月至10余年后可产生空洞症，占脊髓损伤患者的1% ~ 4%
- 当患者出现分离性感觉障碍、感觉缺失平面上升，躯干或上、下肢疼痛、麻木等症状时，应怀疑外伤性空洞症
- 怀疑此症时应首选MRI

【病理与病因】

- 空洞见于脊髓损伤部上方或下方，或者是含有脊髓损伤的上下连续的改变
- 尸检发现，空洞多以富含血管易于出血的脊髓灰质的后柱为中心，而且解剖学上的支持组织少，所以抗外伤能力弱
- 空洞与中央管不相通，没有室管膜细胞，由神经胶质增生构成空洞壁。也就是说空洞液的蛋白质浓度与脑脊液大致相同或稍高一些
- 空洞形成的原因可能是由于损伤引起脊髓内出血、血管痉挛、梗死，进而发生坏死形成小空洞和脊髓损伤部的椎管狭窄及脊膜纤维化肥厚和粘连
- 由于粘连和狭窄，使脊髓腔已狭窄处分为上下两部分，且两部分压力分配不均（压力差）。当胸腹内压急剧上升时，狭窄处下方的脑脊液压力比狭窄处上方的脑脊液压力上升迅速而下降缓慢。脑脊液压力快速上升，使脑脊液易于通过因损伤而像棉花一样富含水分的脊髓进入脊髓内部形成空洞，使空洞向压力弱的上下方扩展，最终形成空洞

【影像学表现】

- 应有明确的脊髓损伤的病史
- MRI
  - 髓内空洞、椎体变形，脊柱的不自然弯曲（angulation）
  - 空洞在T1加权矢状位像上呈现与脑脊液相近的低信号
  - 未使用运动伪影抑制（motion artifact suppression）法的T2加权矢状位像上，空洞液可呈高信号或低信号，呈高信号时，多为局限性空洞，空洞液呈静止状态，多认为是饱满状态；而呈低信号时，空洞液呈流动状态，多认为空洞是未饱满状态（弛缓状态）
  - 脊髓多出现肿胀，有的可出现萎缩

典型病例

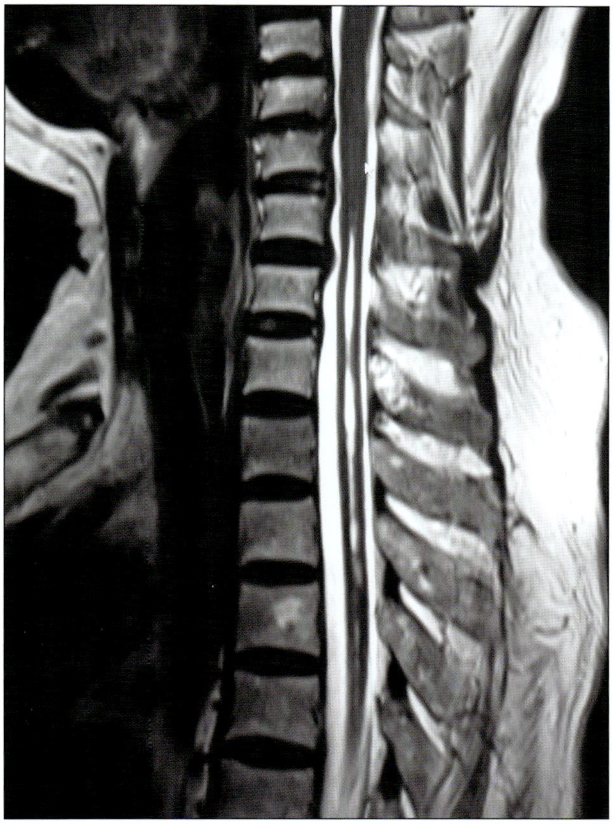

图 9-3-1 脊髓空洞症
女性，70 岁。T2 加权矢状位像。C6 ~ T5 水平可见脊髓空洞形成

重点推荐文献

[1] Barnett HJM. Syringomyelia WB Saunders. London：ppl 313.1973.
[2] Ball MJ. Dayan AD：Pathogenesis of syringomyelia. Lancet，1972，2：779-801.

主要参考文献

[1] Frankel HL，Hancock DO. Hyslop G et al. The value of postual reduction in the initial manage-ment of closed injuries of the spine with paraplegia and tetraplegia Part I. Paraplegia，1969，7：179-192.
[2] Flanders AE，Schaefer DM. Doan HT et al：Acute cervical spine trauma. J comput Assist Tomogr，1988，12：755-761.
[3] Pathria MN，Petersolge CA. Spinal trauma. Radiol Clin North Am，1991，29：847-865.
[4] Kerslake RW，Jaspan T. Worthington BS. Magnetic resonance imaging of sponal trauma. Br J Radiol，1991，64：386-402.
[5] Ferrera PC，Bartfield JM. Traumatic atlanto-occipital dislocation：a potentially survivable injury. Am J Emerg Med，1996，14：291-296.
[6] Anderson LD，Dalonzo RT. Fracture of the odontoid process of the axis. J Bone Joint Surg，1974，56A：1663-1674.
[7] Pathria MN，Petersilge CA. Spinal trauma. Radiol Clin North Am，1992，29：847-261，
[8] Meyer S. Thoracie spine trauma. Swmin Roentgenol，1992，27：254-261.
[9] Chance GQ. Note on a type of flexion fracture of the spine. Br J Radiol，1948，21：452-453.
[10] Kerslake RW，Jaspan T. Worthington BS. Magnetic resonance imaging of spinal trauma. Br J Radiol，1991，

64：386-402.

[11] Kulkamj MV，McAdie CB. Kopanicky D et al：Acute spinal cord injury. MR imaging at 1.5T. Radiology，1987，164：837-843.

[12] Mulloy JP，Flick PA，Gold RE Blunt carotid injury a review. Radiology，1998，207：571-585.

[13] Harrington JF，Likavec MJ，Smith AS. Duse berniation in cervical fracture subluxation. Neurosurgery，1991，29：374-379.

[14] Kim RC. Spinal cord pathology. Principle and Practice of neuropathology，Nelaon JS et al，Mosby，St. Louis. p398.1993 .

[15] Curati WL，Kingslcy DPE，kendall BE et al. MRI in chronic spinal cord trauma. Neuroradiology，1992，35：30-35.

[16] Barnett HJM.Syringomelia WB Saunders，London ppl 313.1973.

[17] Ball MJ，Dayan AD. Pathogenesis of syringomyclia. Lancet，1972，2：779-801.

椎管肿瘤 10

第 1 节　脊髓室管膜瘤

【概念与概述】

定义：脊髓室管膜瘤（ependymoma of spinal cord）是一种少见的神经上皮肿瘤，来源于脊髓中央管、终丝或骶骨区的室管膜细胞（ependymal cells），占所有脊髓和终丝胶质类肿瘤的 60%

WHO 分级

- WHO Ⅰ级室管膜瘤　包括黏液乳头状室管膜瘤（myxopapillary ependymoma）和室管膜下瘤（subependymoma），为良性肿瘤，生长缓慢
- WHO Ⅱ级室管膜瘤　具有 4 种组织学变异：细胞型室管膜瘤（cellular ependymoma）、乳头型室管膜瘤（papillary ependymoma）、透明细胞型室管膜瘤（clear-cell ependymoma）和伸长细胞型室管膜瘤（tanycytie ependymoma）
- WHO Ⅲ级室管膜瘤　为间变型室管膜瘤（anaplastic ependymoma）
- 室管膜母细胞瘤属于原始神经上皮肿瘤（primitive neuroectodermal tumors，PNET），需与间变型室管膜瘤鉴别

【病理与病因】

一般特征

- 一般发病机制
  - 来源于室管膜细胞
  - 4 个组织学类型
    - 细胞型室管膜瘤
    - 乳头型室管膜瘤
    - 透明细胞型室管膜瘤
    - 伸长细胞型室管膜瘤
- 流行病学
  - 少见，占所有脊髓及终丝胶质类肿瘤的 60%

大体病理及手术所见

- 肿瘤多为柔软的灰红、灰紫色，位于脊髓中央，大多数肿瘤外被假包膜，边缘规整，常与周围脊髓分界清楚，其内可见囊变、出血，多位于肿瘤边缘。另外，大约 3% 的室管膜瘤具浸润性，边界不清，无假包膜

显微镜下特征

- 室管膜瘤多由柱状上皮细胞和室管膜或胶质细胞两种细胞构成
- 黏液乳头状室管膜瘤细胞为立方形，血管周围有黏液基质，细胞核没有或很少出现有丝分裂
- 室管膜下瘤　原浆基质丰富，内可见小囊，细胞核没有或很少出现有丝分裂
- 黏液乳头状室管膜瘤　几乎只发生在圆锥、终丝区域
- WHO Ⅱ级室管膜瘤细胞结构适度，核型均一，无或很少出现有丝分裂。可见血管周围假玫瑰花和室管膜玫瑰花型
- WHO Ⅲ级室管膜瘤的细胞和细胞核多样，常见有丝分裂、假栅栏样坏死和内皮增生

【临床表现】

与肿瘤的大小、位置、恶性程度有关，可有长期颈背痛，上肢或下肢运动或感觉缺损

疾病人群分布

- 室管膜瘤是成人最常见的髓内肿瘤

- 平均发病年龄文献报道略有不同，大致为39～43岁间，女性略多于男性。黏液乳头状室管膜瘤平均发病年龄约28岁，男性略多于女性

自然病史与预后

- 自然病史 WHO Ⅰ～Ⅱ级肿瘤生长缓慢，很少发生转移，间变型室管膜瘤生长较快，有时可见浸润，偶为Ⅱ级肿瘤恶变，可播散至脑脊液
- 预后 脊髓室管膜瘤预后较好，成人较儿童预后好。术前神经损伤越少，术后效果越佳

治疗

- 手术 为常规治疗方法，应尽可能做到最大限度地切除肿瘤而不损伤神经功能，27%～45%的脊髓室管膜瘤可以在不损伤神经功能的条件下被完整的切除。术后MRI对于切除程度有很好的评估
- 放疗 肿瘤被完全切除者延迟放疗，未完全切除者是否放疗有争议
- 化疗 不是标准的治疗方式
- 复发病变的治疗 无标准治疗，常使用各种化疗
- 新的活性药物和治疗选择 定向放疗在部分研究中取得良好的效果

【影像表现】

概述

- 大多数室管膜瘤发生于腰骶部，但是脊髓的任何部位都可发生
- 黏液乳头型好发于圆锥、终丝和马尾，有出血倾向，可出现蛛网膜下腔出血
- 细胞型为最常见类型，好发于颈髓

X线表现

- 成人脊柱正常的生理曲度消失
- 儿童可以见到椎管和神经孔的扩大

脊髓造影

- 通过显示脊髓的轮廓来显示肿瘤的范围，病灶周边可见新月形造影剂包绕，较大的病灶可以造成蛛网膜下腔阻断

CT表现

- 平扫肿瘤可以为低密度、等密度或高密度，脊髓外形膨大，可有囊变，偶见钙化，椎管和椎间孔可以扩大，椎体后缘可呈扇形破坏
- 增强扫描肿瘤不强化或轻度强化
- CTM肿瘤局部蛛网膜下腔狭窄、闭塞

MRI表现

- 常位于脊髓中央，呈不均匀长T2和长或等T1信号（黏液乳头型室管膜瘤由于出血或黏液内容物在T1WI上可呈高信号），边界清楚，很少侵及邻近的脊髓组织
- 囊变、出血常见，多位于边缘，有时在T2WI上可见“帽征”，即肿瘤周边所具有的局限性低信号区，为局部慢性出血所致的含铁血黄素沉积形成
- 增强扫描肿瘤均匀或不均匀强化，边界清楚，可区分肿瘤内的囊变或肿瘤头侧或尾侧继发的囊样改变

推荐影像学检查

- 最佳检查法 MRI

【鉴别诊断】

肿瘤

- 星形细胞瘤
  - 星形细胞瘤是儿童脊髓内肿瘤最常见的肿瘤，室管膜瘤为第二好发肿瘤。而成人脊髓内肿瘤中室管膜瘤占第一位
  - 好发部位：室管膜瘤大多位于圆锥、终丝和马尾，部分位于颈髓；倾向于位于脊髓中央。星形细胞瘤主要位于颈-胸髓，20%位于脊髓末端，5%位于终丝；常偏心生长
  - 肿瘤边界：室管膜瘤边界较清楚；星形细胞瘤边界不清，与其浸润性生长方式有关
  - 肿瘤大小：有研究显示室管膜瘤平均大小为3～4个椎体高度（最小的为3，最大者为13个椎体高度）；而星形细胞瘤相对较大，平均为5.6个椎体高度（最小者2，最大者19个椎体高度）
  - 不同文献对于室管膜瘤增强扫描描述不同，但如果髓内肿瘤出现明显的均匀性强化，并且出现“帽征”，则高度提示室管膜瘤
  - 室管膜瘤的出血和钙化较星形细胞瘤多见
- 血管母细胞瘤
  - 血管母细胞瘤多发生于40岁以后，是富血管肿瘤，常偏心生长，多位于脊髓背侧，肿瘤结节常很小，强化明显，其内可有囊变及出血，可引起广泛的脊髓积水空洞症，常有明显水肿，有时可见匍行流空的血管影提示诊断

- 转移瘤
  - 与原发髓内肿瘤比较，转移瘤较小，强化明显，具有较大范围的水肿，囊变少见，多有原发恶性肿瘤病史

炎症

- 多发硬化
  - 多发硬化病变范围局限时与脊髓内肿瘤鉴别不困难，但如果病变累及多个椎体节段，脊髓增粗，并存在广泛的水肿时，则鉴别诊断困难，此时可以行脑部的 MRI 寻找典型的多发硬化病变，此时即使患者无症状也可能存在脑部的病变
- 横断性脊髓炎
  - 病程常超过 4 ~ 6 周，然后恢复，因此，大约 6 周的随访检查可以发现增粗的脊髓有所恢复，脊髓内高信号减退

梗死

- 病史对于正确诊断非常重要，随诊 2 ~ 3 周占位效应和强化程度减退

诊断与鉴别诊断要点

- 中青年，腰骶部，脊髓中央好发，“帽征”常提示本瘤

典型病例

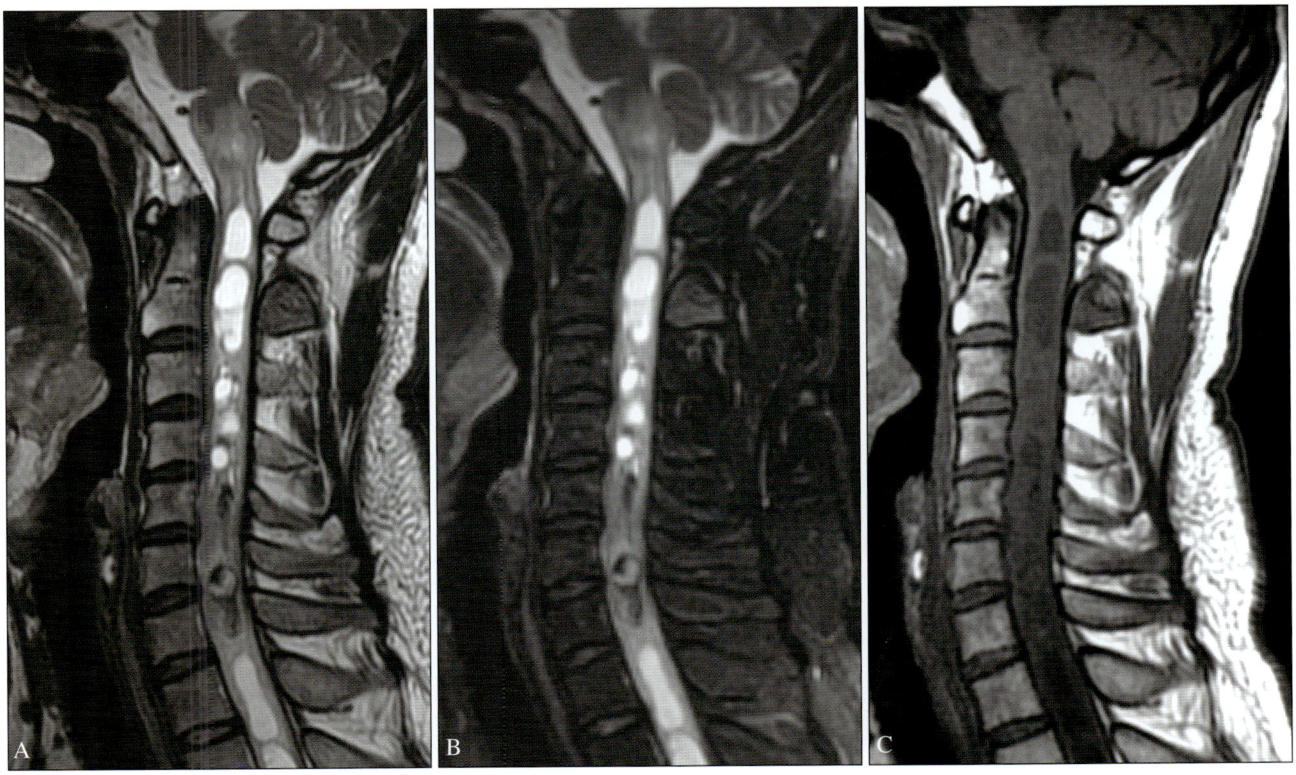

图 10-1-1　颈髓室管膜瘤

MR 图像　A．T2WI 矢状位；B．T2WI 抑脂矢状位；C．T1WI 矢状位

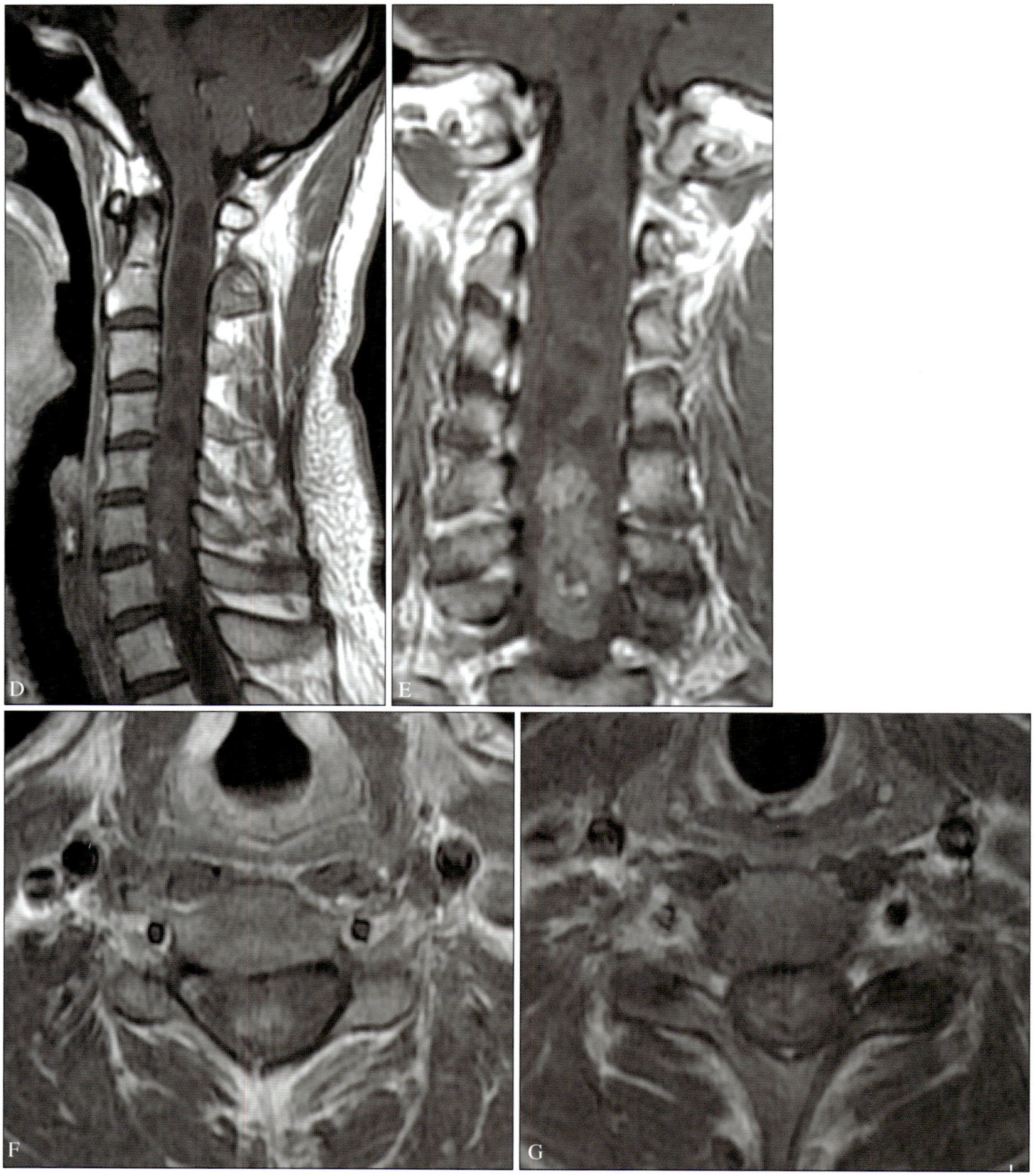

图 10-1-1 续　颈髓室管膜瘤

D．T1WI 增强矢状位；E．T1WI 增强冠状位；F．T1WI 增强轴位；G．T1WI 增强轴位。颈髓内混杂信号囊实性病变，其内见低信号的含铁血黄素沉积，增强扫描肿瘤实性部分不均匀强化，肿瘤上极强化的边缘将肿瘤内囊变和肿瘤外的囊样改变区分开来。术后病理：颈髓室管膜瘤，Ⅱ级

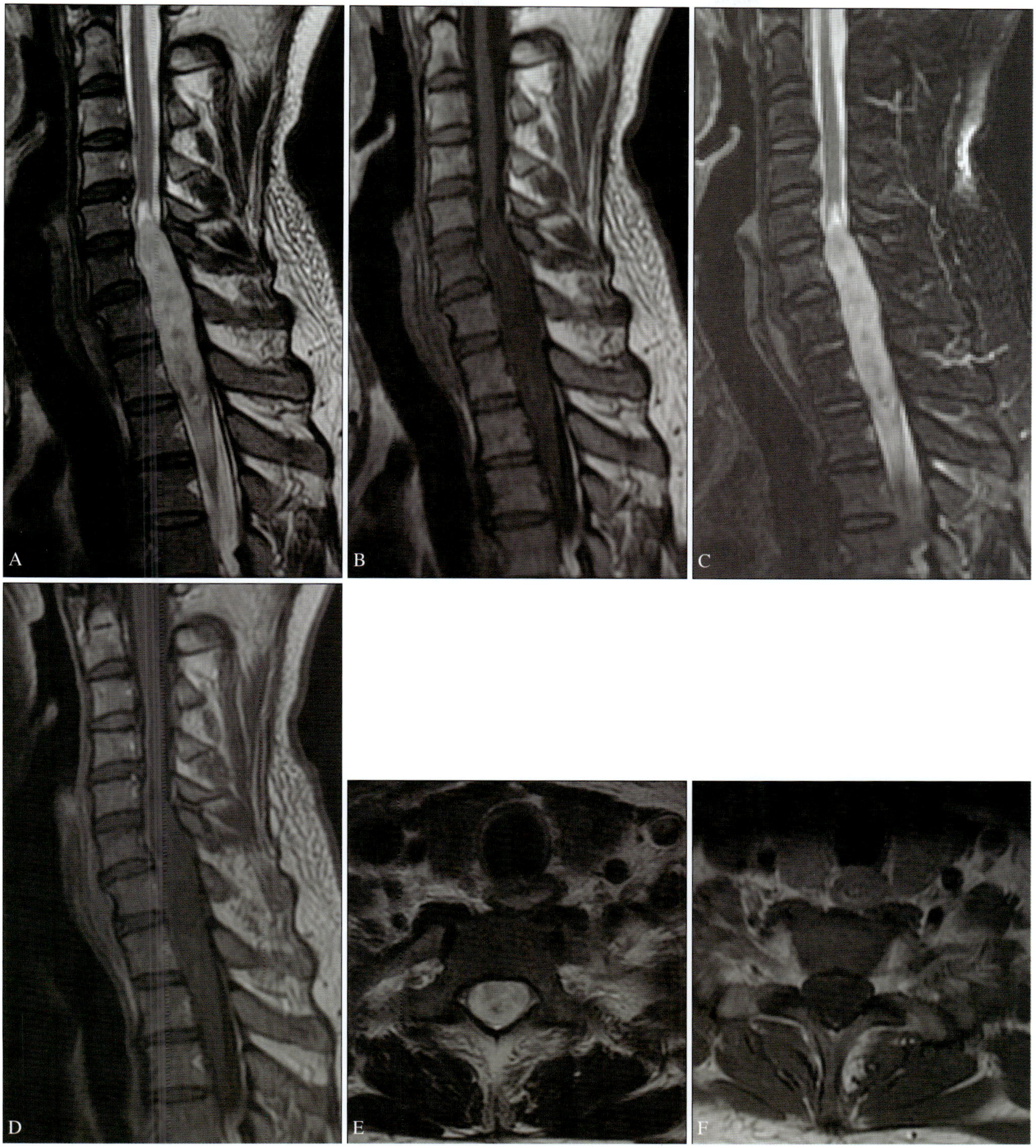

图 10–1–2　颈髓室管膜下瘤

MR 图像　A．T2WI 矢状位；B．T1WI 矢状位；C．T2WI 抑脂矢状位；D．T1WI 增强矢状位；E．T2WI 轴位；F．T1WI 增强轴位。颈髓内长约 4 个椎体的梭形以长 T1 长 T2 信号为主的混杂信号病灶，抑脂像无著变，增强扫描无明显强化。术后病理：颈髓室管膜下瘤

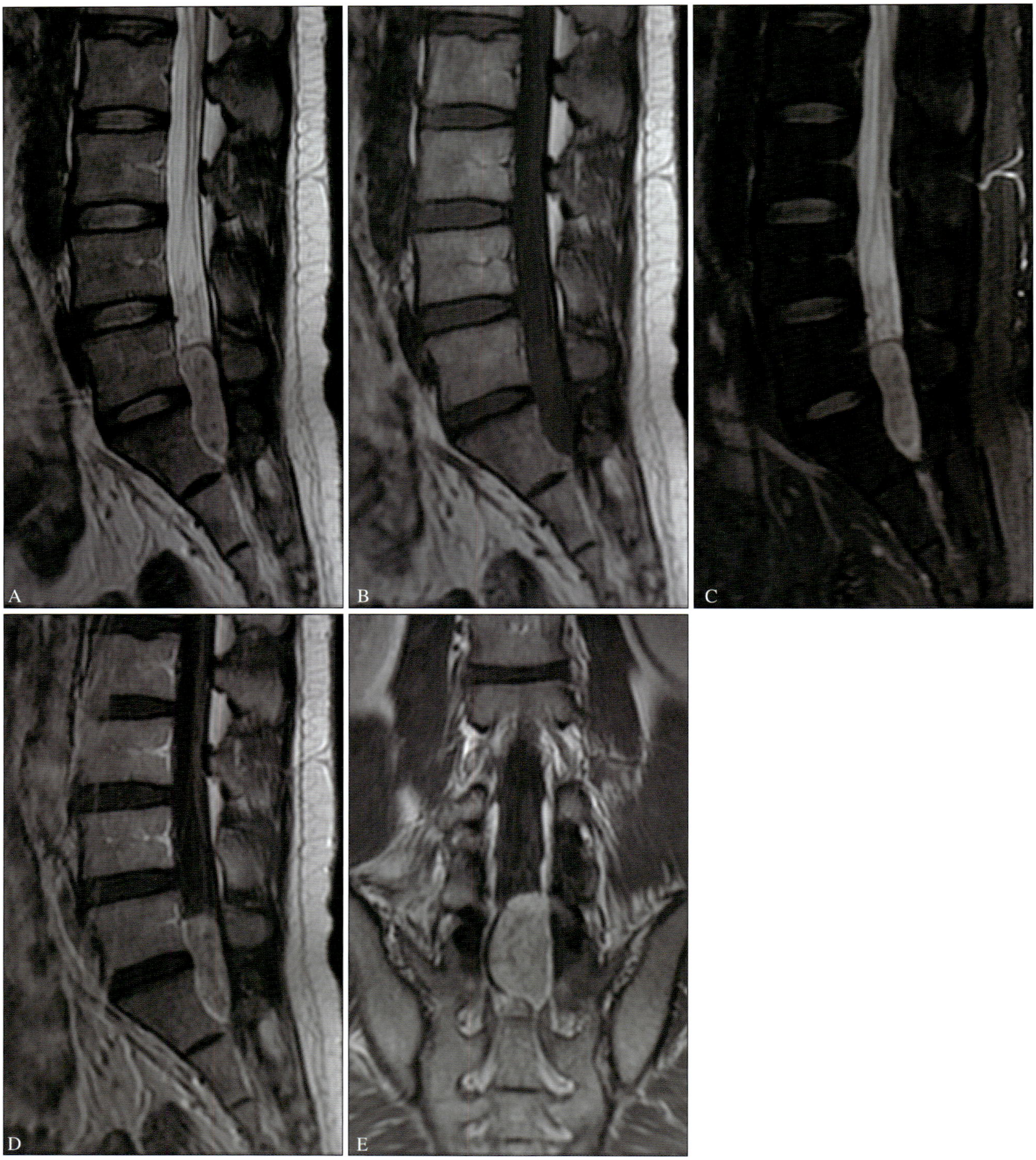

图 10-1-3 腰骶部黏液乳头型室管膜瘤

MR 图像 A．T2WI 矢状位；B．T1WI 矢状位；C．T2WI 抑脂矢状位；D．T1WI 增强矢状位；E．T1WI 增强冠状位

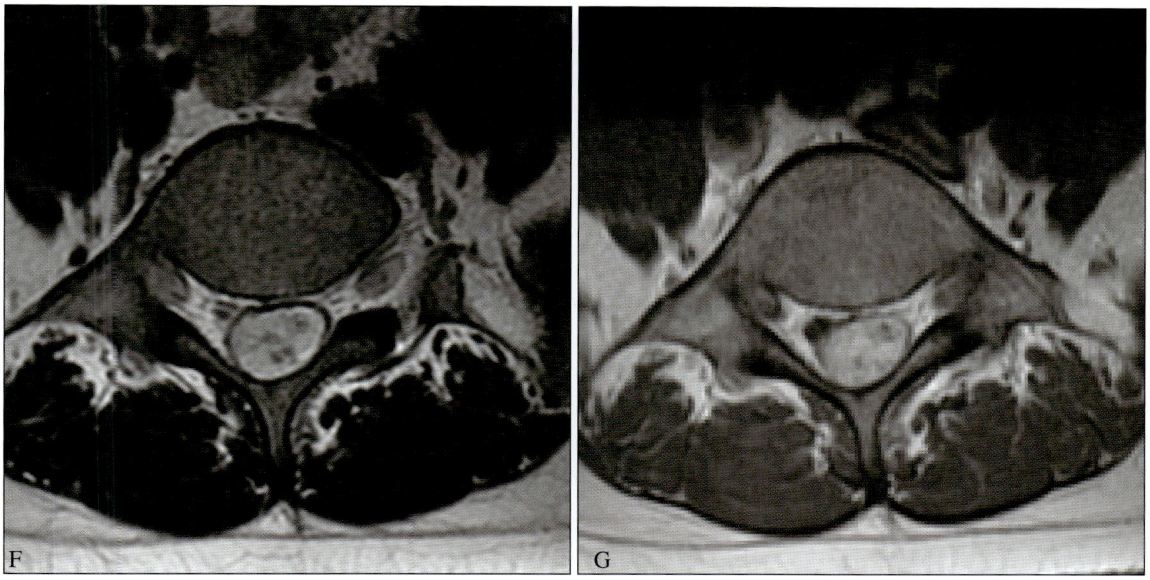

图 10-1-3 续　**腰骶部黏液乳头型室管膜瘤**

F. T2WI 轴位；G. T1WI 增强轴位。L5 ~ S1 水平 1 个半椎体长长 T1 长 T2 信号灶，边界清楚，增强扫描显著强化。术后病理：黏液乳头型室管膜瘤

重点推荐文献

[1] Grimm S，Chamberlain MC. Adult primary spinal cord tumors. Expert Rev，Neurother，2009，9（10）：1487-1495.

[2] Abul-Kasim K，Thurnher MM，McKeever P，et al. Intradural spinal tumors：current classification and MRI features. Neuroradiology，2008，50（4）：301-314.

[3] Yuh EL，Barkovich AJ，Gupta N. Imaging of ependymomas：MRI and CT. Childs Nerv Syst，2009，25（10）：1203-1213.

第 2 节　星形细胞瘤

【概念与概述】

定义：脊髓星形细胞瘤（astrocytoma）来源于髓内星形细胞

WHO 分级

WHO Ⅰ级　毛细胞型星形细胞瘤（pilocytic astrocytoma）

WHO Ⅱ级　纤维型星形细胞瘤（fibrillary astrocytoma）、多形性黄色星形细胞瘤（pleomorphic xanthoastrocytoma）

WHO Ⅲ级　间变型（恶性）星形细胞瘤（anaplastic（malignant）astrocytoma）

WHO Ⅳ级　多形性胶质母细胞瘤（glioblastoma multiforme）

【病理与病因】

一般特征

- 一般发病机制
  - 起源于脊髓的星形细胞
- 流行病学
  - 成人椎管内肿瘤的 20%，儿童椎管内肿瘤的 30% ~ 35%
  - 男：女 =1.3 ：1

大体病理及手术所见

- 脊髓增粗，病灶沿纵轴偏心生长，呈灰红色，常累及多脊髓节段，表面可有粗大迂曲的血管匍匐，肿瘤与正常脊髓分界不清，可有囊变，有时可合并脊髓空洞

显微镜下特征

- 脊髓星形细胞瘤常为纤维型星形细胞瘤（低度恶性），原浆型少见
- 纤维型星形细胞瘤 细胞数量增多，伴不同程度的非典型形态和有丝分裂。具有一定的实质浸润
- 毛细胞星形细胞瘤 Rosenthal 纤维，血管球样或玻璃样变；核的不定形和有丝分裂不常见

【临床表现】

- 疼痛为常见临床表现，如背痛、腹痛等，可出现渐进性脊髓神经功能不全
- 颈髓星形细胞瘤常导致颈部无力，如果不治疗可能引起四肢瘫痪，与肿瘤累及的节段有关
- 胸髓受累常需要检查感觉而不是运动障碍来确定肿瘤的部位

疾病人群分布

- 髓内星形细胞瘤是常见肿瘤，大约占成人髓内肿瘤的 24% ～ 30%，对儿童则是最常见的肿瘤（接近 90%）
- 男性较女性多见

自然病史与预后

- 自然病史 WHO Ⅰ～Ⅱ级肿瘤生长缓慢，很少发生转移，WHO Ⅲ级以上肿瘤生长较快，可见浸润和脑脊液播散
- 预后 与肿瘤的组织学类型、恶性程度、是否完全切除等有关。预后较室管膜瘤差，很难完全切除，有较高的复发率

治疗

- 手术为常规治疗方法，实性的低级别星形细胞瘤边界相对清楚，应尽可能做到最大限度地切除肿瘤，不进行术后放疗
- 高级别星形细胞瘤手术不能完全切除，应在术后进行放疗

【影像表现】

概述

- 星形细胞瘤大约占髓内肿瘤（intramedullary tumors）的 30%，超过一半的星形细胞瘤位于胸髓，多为上胸髓，常累及多节段，全脊髓受累在儿童中更多见
- 脊髓星形细胞瘤多为 WHO Ⅰ～Ⅱ级。在 NF-1 患者中脊髓星形细胞瘤的发生率较高
- 典型的星形细胞瘤位于脊髓后侧偏心性生长，囊变常较小和不规则

X 线表现

- 与髓内室管膜瘤相似，患者的正常的生理曲度消失，可出现脊柱侧弯，儿童可以见到椎管和神经孔的扩大

脊髓造影

- 脊髓增粗，相应蛛网膜下腔变窄或闭塞
- 由于有可能加重患者的症状，此方法应尽量避免使用

CT 表现

- 平扫肿瘤显示欠佳，可为低、等或高密度，边界不清，可有囊变，钙化少见，病变可累及多节段，蛛网膜下腔变窄或消失，局部椎管可扩张
- 增强扫描肿瘤轻度不均匀强化
- CTM 可见脊髓增粗，蛛网膜下腔变窄或消失

MRI 表现

- 肿瘤或继发脊髓空洞致脊髓增粗，呈纺锤形
- 常偏心生长，信号不均匀，常为中等信号，亦可为 T1WI 等或稍高信号，T2WI 高信号，病变可出血和囊变，肿瘤边界常不清楚，与其浸润性生长有关
- 多为中等均匀或不均匀强化，少数病例强化不明显，延迟 30 ～ 60 分钟后扫描可见强化
- 约 23% 的星形细胞瘤周围有水肿。增强扫描对于区分肿瘤和周围的水肿、囊变、脊髓空洞、发现肿瘤复发和脑脊液种植转移非常有益。但是，真正的肿瘤边界可能远远超过强化的范围

推荐影像学检查

- 最佳检查法 MRI

【鉴别诊断】

肿瘤

- 室管膜瘤
  - 星形细胞瘤发病年龄较小，是儿童脊髓内肿瘤最常见的肿瘤，室管膜瘤发病年龄较大
  - 好发部位：室管膜瘤多位于圆锥和马尾，部分位于颈髓；倾向于脊髓中央生长
  - 肿瘤边界 相对于星形细胞瘤而言，室管膜瘤边界清楚

- 肿瘤大小 统计学上室管膜瘤常较星形细胞瘤小
- 出现帽征提示室管膜瘤
- 病变累及肿瘤全周，T2WI 上呈均一的高信号，提示星形细胞瘤可能大

炎症

- 多发硬化
  - 多发硬化累及多个椎体节段时需与脊髓星形细胞瘤相鉴别，可以行脑部的 MRI 寻找典型的多发硬化病变
  - 在动态观察时，多发硬化的脊髓占位效应会逐渐减轻，出现局部的脊髓萎缩
- 脊髓缺血或梗死
  - 突然发作
  - 发病危险因素：高血压、主动脉夹层、糖尿病、动脉硬化等

诊断与鉴别诊断要点

- 儿童，颈胸段脊髓，偏心生长，范围多较大，有水肿

重点推荐文献

[1] Abul-Kasim K，Thurnher MM，McKeever P，et al. Intradural spinal tumors：current classification and MRI features. Neuroradiology，2008，50（4）：301-314.

[2] Traul D，Shaffrey ME，Schiff D. Part 1：Spinal-cord neoplasms-intradural neoplasms. Lancet oncol，2007，8（1）：35-45.

[3] Bloomer CW，Ackerman A，Bhatia RG. Imaging for spine tumors and new applications. Top Magn Reson Imaging，2006，17（2）：69-87.

典型病例

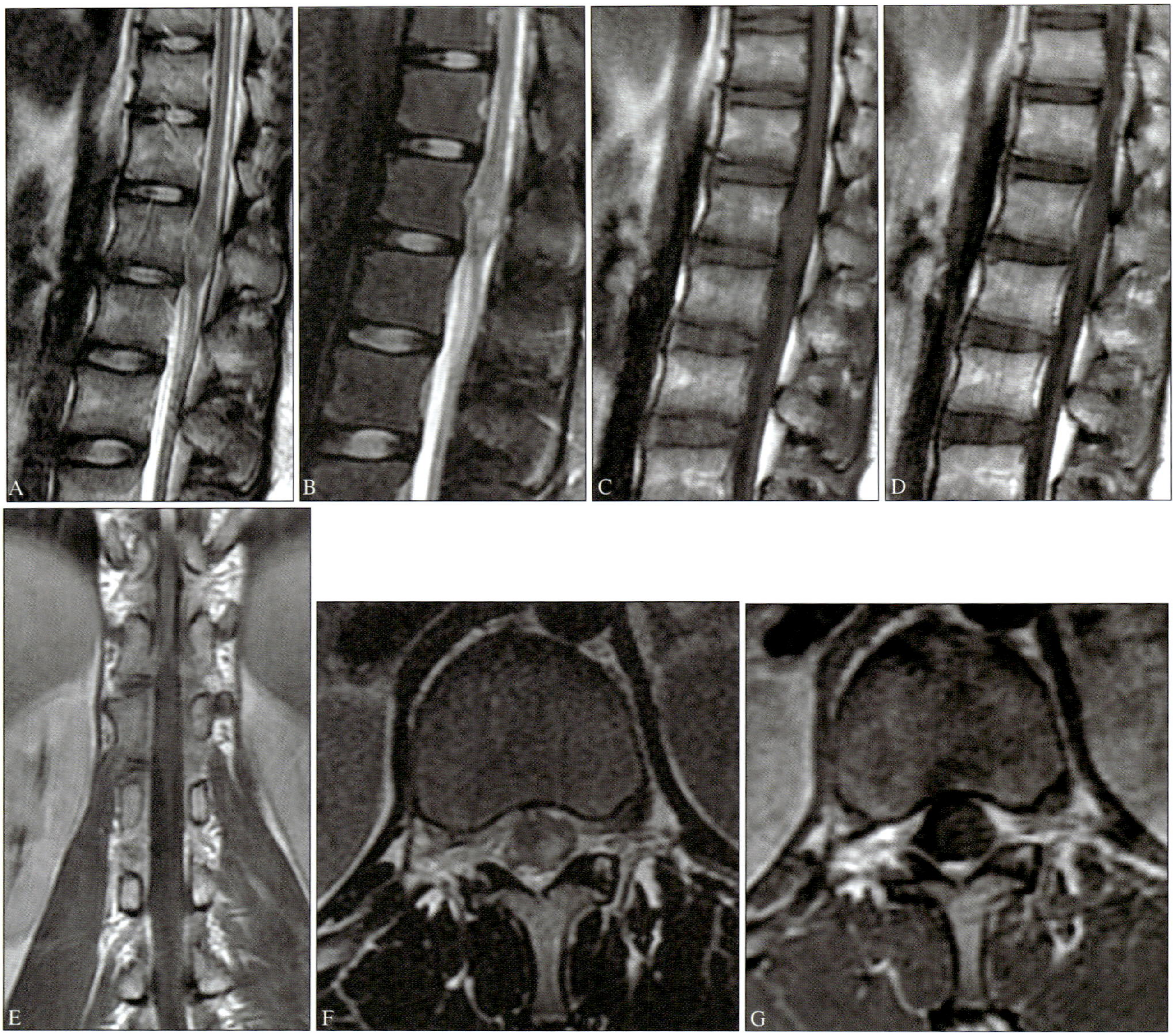

图 10-2-1 星形细胞瘤

MR 图像 A. T2WI 矢状位；B. T2WI 抑脂矢状位；C. T1WI 矢状位；D. T1WI 增强矢状位；E. T1WI 增强冠状位；F. T2WI 轴位；G. T1WI 增强轴位。肿瘤位于脊髓圆锥，局部脊髓轻度膨大，病变呈囊实性，信号混杂不均匀，边界不清，增强扫描轻度不均匀强化。病理：星形细胞瘤

第3节　血管母细胞瘤

【概念与概述】

脊髓血管母细胞瘤（hemangioblastoma）是一种绝大多数发生于脊髓内、部分发生于髓外硬膜下的良性肿瘤，肿瘤血供丰富。

- 毛细血管血管母细胞瘤（capillary hemangioblastoma）
- 血管母细胞瘤为 WHO Ⅰ级肿瘤

【病理与病因】

一般特征

- ○ 血管母细胞瘤可单发，也可合并小脑血管母细胞瘤、视网膜血管母细胞瘤等
- 遗传学
  - ○ 家族性血管母细胞瘤为常染色体显性遗传，染色体 3p 及其他基因异常，VEGF 高度表达
  - ○ 散发性血管母细胞瘤病因不清
- 病因学
  - ○ 病因不清，组织来源不明，一般认为是残余的中胚层细胞发育而成
  - ○ 家族性血管母细胞瘤具有遗传性，如前所述；散发病例，发病原因不清
- 流行病学
  - ○ 少见，占髓内肿瘤的 1% ～ 5%
  - ○ 75% 的脊柱血管母细胞瘤为散发

大体病理及手术所见

- 脊髓背侧的无包膜囊实性病变或血管结节，边界清楚，偶有钙化，血运丰富，可见较粗的引流静脉或供血动脉
- 可继发脊髓水肿和空洞、蛛网膜下腔出血

显微镜下特征

- 肿瘤可见丰富的毛细血管网和巨大的空泡状间质细胞，基质内可见含铁血黄素沉积，偶见钙盐

【临床表现】

表现

- 因为病变常发生在脊髓背侧，因此本体感觉减退最常见，可进行性引起偏瘫、四肢瘫。有时剧烈神经根痛为唯一临床症状。但感觉或运动障碍多于疼痛
- 部分合并 Von Hippel-Lindau 综合征（Von Hippel-Lindau syndrome）的患者可以出现相应症状

疾病人群分布

- 年龄　40 岁以前
- 性别　无差异

自然病史与预后

- 为良性病变，发展缓慢，不会恶变
- VHL 患者预后较差，其中枢神经系统病变及肾癌均可导致死亡

治疗

- 手术切除
- 在 MRI 诊断可疑时可以应用血管造影进一步明确诊断，如果是较大的肿瘤则同时可以在术前进行栓塞，减小术中的出血量，部分病例在栓塞后可以看到肿瘤完全停止生长
- 立体定向聚焦放射治疗

【影像表现】

概述

- 脊髓血管母细胞瘤大约占全部脊髓肿瘤的 1% ～ 5%，1/3 病变与 Von Hippel-Lindau 综合征有关。20% 病例为多发
- 部位
  - ○ 大约 50% 发生在胸髓，40% 发生于颈髓
  - ○ 75% 的病例发生在髓内，常位于软脊膜内
  - ○ 髓外病变可沿神经根生长，类似于神经鞘瘤和脊膜瘤。硬膜外亦可发生本病
  - ○ 髓内病变多位于脊髓背侧表面
- 大小
  - ○ 可多发
  - ○ 较小
- 特征
  - ○ 肿瘤富血供
  - ○ 常可见增粗的供血动脉和引流静脉

X 线表现

- X 线摄片　可（–）；如果肿瘤瘤壁有钙化，X 平片可见多发钙化斑
- 椎管造影　局部脊髓增粗，邻近蛛网膜下腔变窄，脊髓表面偶可见迂曲的血管所致的充盈缺损
- 血管造影　可见供血动脉和引流静脉显影，肿瘤结节可有肿瘤染色，部分病变可有动静脉分流

CT 表现

- 平扫 CT 脊髓增粗，密度减低，偶可见钙化，增强扫描可见实性部分明显强化，可见强化的血管影。部分病灶可致椎管重新塑形

MR 表现

- 常规 MRI 具有特征性表现，常能得出特异性诊断
- 典型的 MR 表现为具有壁结节的髓内大囊。部分病例可有多发肿瘤结节，这些结节可以位于囊壁，亦可单独存在。通常肿瘤结节很小，此时 T1WI 上可能显示不清。较大病灶可致脊髓弥漫性增粗
- 病灶可合并水肿，可能与静脉充血或动静脉分流有关，肿瘤切除后上述表现可消失
- 血管母细胞瘤在 T1WI 上呈高或低的信号（与囊内蛋白含量有关），在 T2WI 上呈高信号。肿瘤内壁结节增强扫描强化明显。脊髓背侧表面可见到类似于血管畸形的蜿蜒迂曲的匍行血管流空信号
- 快速 3D 增强 MRA 可以显示出肿瘤的供血血管，可部分替代传统的血管造影

推荐影像学检查

- 最佳检查法　增强 MRI，怀疑 VHL 者行头颅和全脊柱扫描；较大病灶应行 DSA

【鉴别诊断】

肿瘤

- 髓内肿瘤
  - 星形细胞瘤、室管膜瘤、转移瘤
- 髓外肿瘤
  - 神经鞘瘤、脊膜瘤
- 脊髓空洞积水症
  - 脊髓空洞积水症边界光滑，信号均匀，增强扫描无强化
- 动静脉畸形
  - 脊髓变细或正常，神经胶质增生
  - 增强扫描无强化结节

诊断与鉴别诊断要点

- 40 岁以前，颈胸髓，结节或壁结节较小，强化明显，MR 在脊髓背侧血管流空

典型病例

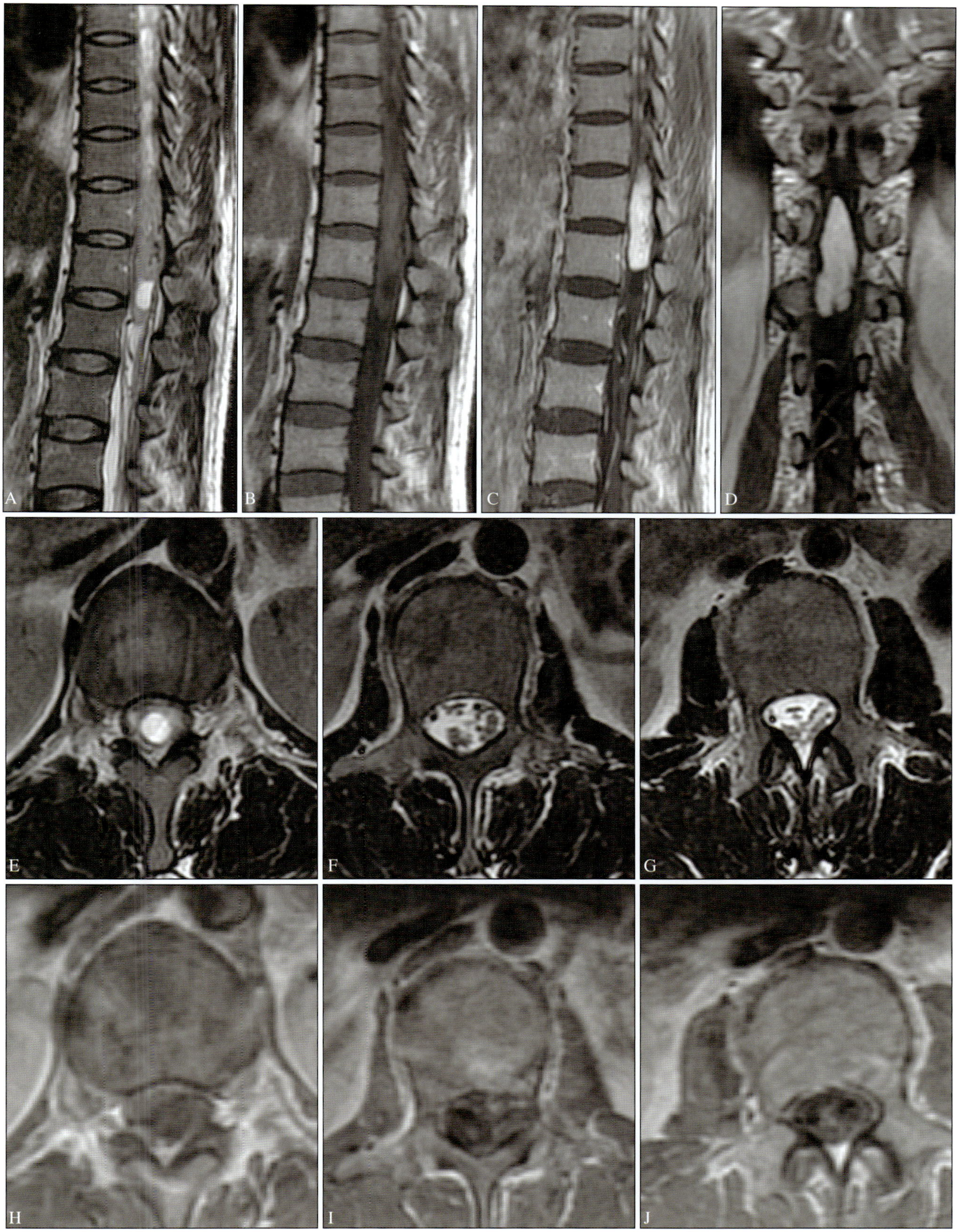

图 10-3-1　血管母细胞瘤

MR 图像 A. T2WI 矢状位；B. T1WI 矢状位；C. T1WI 增强矢状位；D. T1WI 增强冠状位；E. T2WI 轴位；F. T2WI 轴位；G. T2WI 轴位；H. T1WI 增强轴位；I. T1WI 增强轴位；J. T1WI 增强轴位。脊髓下段（含圆锥）增粗，其内信号混杂的囊实性占位，增强扫描肿瘤实性部分强化非常明显，背侧见匍行扩张的血管流空。病理：血管母细胞瘤

重点推荐文献

[1] Grimm S, Chamberlain MC. Adult primary spinal cord tumors. Expert Rev. Neurother, 2009, 9 (10): 1487-1495.

[2] Abul-Kasim K, Thurnher MM, McKeever P, et al. Intradural spinal tumors: current classification and MRI features. Neuroradiology, 2008, 50 (4): 301-314.

[3] Traul D, Shaffrey ME, Schiff D. Part 1: Spinal-cord neoplasms-intradural neoplasms. Lancet oncol, 2007, 8 (1): 35-45.

第 4 节 神经节胶质瘤

【概念与概述】

神经节胶质瘤（ganglioglioma）是脊髓星形细胞瘤一种少见的亚型，由新生的成熟的神经节细胞（ganglion cells）、新生的神经胶质细胞（neurogliocyte）和原始星形细胞（primarily astrocytic）组成。为一种潜在低度恶性的生长缓慢的肿瘤

【病理与病因】

- 流行病学
  - 占脊髓内肿瘤的约 1%
- 显微镜下特征
  - 新生的神经节细胞、胶质细胞、星形细胞成分
- 免疫组化
  - 将新生的神经节、胶质成分从非新生组织中区分出来

【临床表现】

表现

- 由于生长缓慢，临床症状出现较晚
- 下肢无力、神经根痛常见

疾病人群分布

- 年龄 儿童及青年，2～18 岁，平均年龄 2 岁，很少超过 40 岁
- 性别 男性略多

自然病史与预后

- 儿童较成人的神经节胶质瘤生长得更为缓慢
- 肿瘤有局部复发和转移的倾向
- 潜在低度恶性肿瘤，预后相对较好

治疗

- 最大限度切除肿瘤
- 不建议术后放疗

【影像表现】

X 线表现

- 可无异常发现
- 骨骼重建（骨质受侵蚀或呈扇贝样改变）
- 脊柱侧突

MR 表现

- 好发部位 脊髓颈段＞胸段＞终丝
- 肿瘤偏心性生长
- 可累及多节段，甚至全脊髓
- 长或混杂 T1 等或长 T2 信号，不均匀斑片状强化，瘤内可有囊变及钙化
- 无瘤周水肿
- 骨质受侵蚀或呈扇贝样改变；脊柱侧突

推荐影像学检查

- 最佳检查法 增强 MRI

【鉴别诊断】

其他髓内肿瘤

诊断与鉴别诊断要点

- 本瘤好发儿童，瘤周无水肿，病灶内有钙化或囊变，在鉴别诊断上应想到有本病可能

典型病例

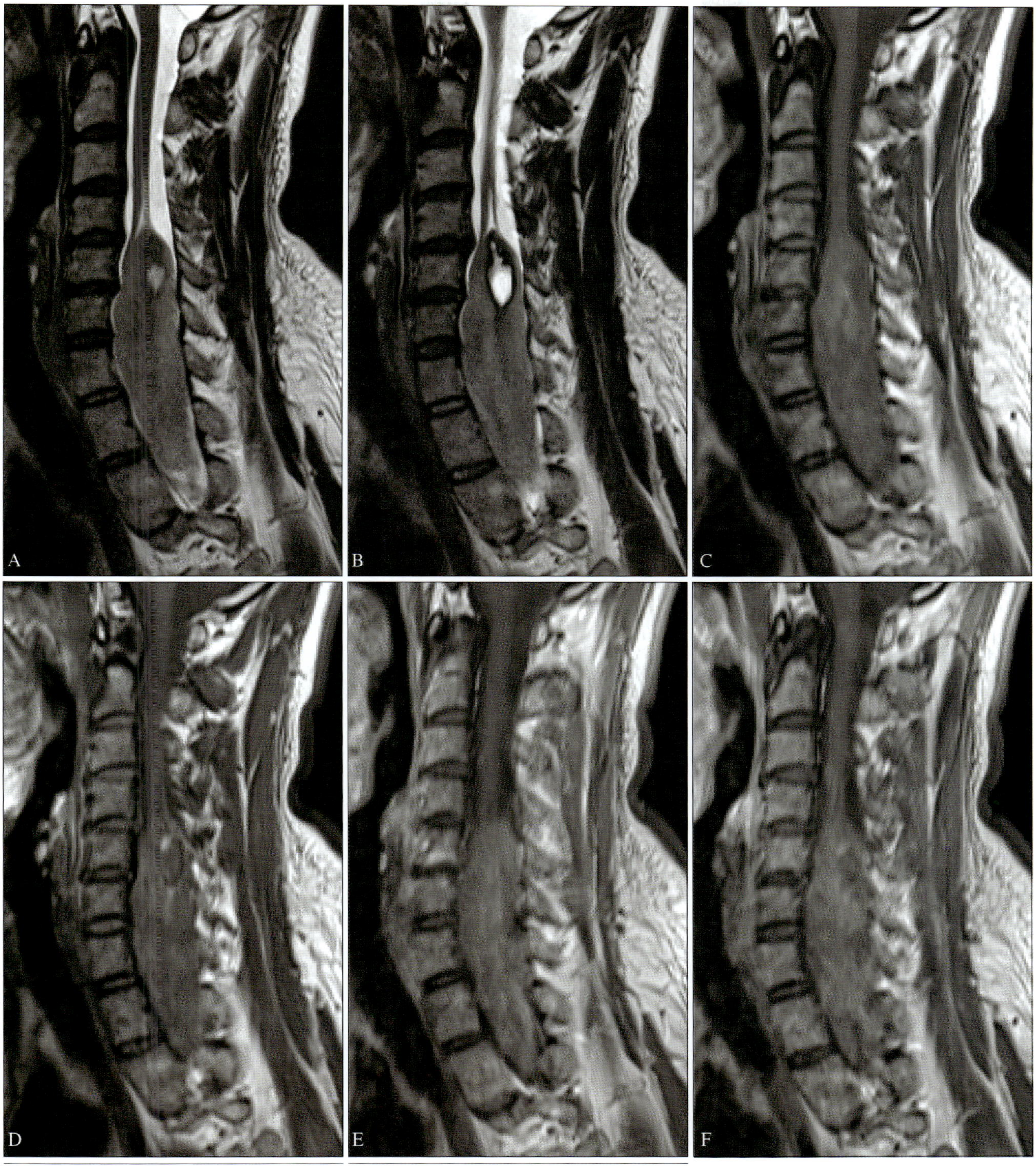

图 10-4-1 神经节胶质瘤
MR 图像。A，B．T2WI 矢状位；C，D．T1WI 矢状位；E，F．T1WI 增强矢状位

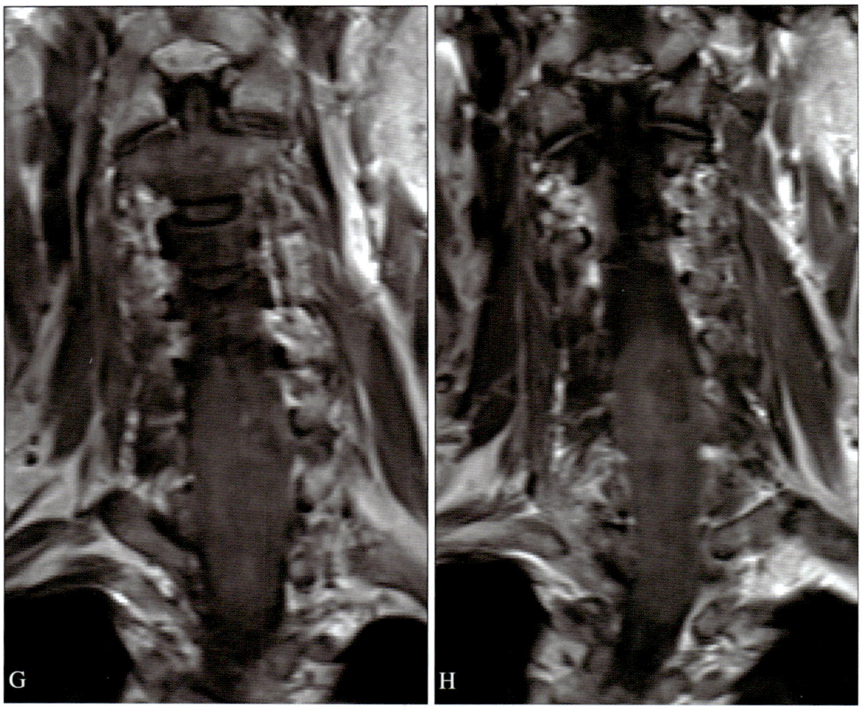

图 10-4-1 续 神经节胶质瘤

G,H.T1WI 增强冠状位。C5 ~ T2 水平脊髓内等、长 T1 等、长 T2 信号占位病变，边界清楚，内信号不均匀，增强扫描不均匀强化，病灶上部一类椭圆形短、等 T1 长 T2 信号灶，边界清楚，边缘呈环状低信号，为陈旧出血伴周边含铁血黄素沉着；病灶周边无水肿，上下方脊髓积水。椎体后方受侵蚀呈扇贝样改变。术后病理：神经节胶质瘤（本病例由天坛医院艾林主任提供）

重点推荐文献

[1] Grimm S，Chamberlain MC. Adult primary spinal cord tumors. Expert Rev. Neurother，2009，9（10）：1487-1495.

[2] Traul D，Shaffrey ME，Schiff D. Part 1：Spinal-cord neoplasms-intradural neoplasms. Lancet oncol，2007，8（1）：35-45.

[3] Bloomer CW，Ackerman A，Bhatia RG. Imaging for spine tumors and new applications. Top Magn Reson Imaging，2006，17（2）：69-87.

第 5 节 脊膜瘤

【概念与概述】

脊膜瘤（spinal meningioma）是来自于脊膜上皮细胞的缓慢生长的肿瘤，可以起自任何有脊膜的部位。脊膜瘤是髓外硬膜下第二好发的肿瘤，大约占原发脊柱区肿瘤的 25%，95% 为良性（WHO Ⅰ级）。NF-2 的基因异常和电离辐射是仅有的确定的危险因素

- 位于硬膜内的脊膜瘤（90%）远远多于硬膜外者，部分脊膜瘤位于硬脊膜外，常延伸至硬脊膜内（后两者约 10%），可呈哑铃状
- 种类 上皮型（epitheliated）、沙砾型脊膜瘤（gravel type meningiomas）为最常见的组织学亚型，透明细胞型脊膜瘤（clear-cell meningiomas）较少见，预后不好，其他还有成纤维细胞型脊膜瘤（fibroblastic meningiomas）等。非典型和间变脊膜瘤（atypia and anaplastic meningioma）少见

WHO 分级

- WHO Ⅰ 脊膜瘤
- WHO Ⅱ 非典型脊膜瘤
- WHO Ⅲ 间变（恶性）脊膜瘤

【病理与病因】

- 一般发病机制
    - 颅内脑膜瘤：脊柱脊膜瘤 = 8 ： 1

- 由于脊膜瘤组织病理学复杂，分类命名不统一，现将 WHO 分类摘录如下
  - 上皮型
  - 纤维型
  - 移行型
  - 砂粒型
  - 血管瘤型
  - 微囊型
  - 分泌型
  - 淋巴浆细胞丰富型
  - 化生型
  - 透明细胞型
  - 脊索样型
  - 非典型型
  - 乳头型
  - 横纹肌样
  - 间变性脑膜瘤

其中以上皮型最多见，纤维型及砂粒型次之，其他类型不多见

- 遗传学
  - 均伴有 22 号染色体异常
  - 多发脑脊膜瘤与 NF-2 基因异常有关
- 病因
  - 起源于蛛网膜帽细胞残余
- 流行病学
  - 椎管内肿瘤第 2 位
  - 发生率占脊柱原发肿瘤的 25%
  - 女性较多

大体病理及手术所见

- 脊髓背外侧最多见，其次为腹外侧
- 90% 位于髓外硬膜下，7% 可跨硬膜生长，仅位于硬膜外者少见
- 硬膜囊向心性膨胀
- 类圆形质地较硬的软组织肿块，以宽基底附着于硬膜，边界较清，表面可见小血管网，有时可见扩大的脊膜血管。部分肿瘤可导致血运障碍，出现脊髓水肿、软化。脊膜瘤常可出现钙化

显微镜下特征

- 脊膜细胞漩涡状排列，大部分肿瘤组织内可见钙化，间质多为纤维组织

【临床表现】

表现

- 最常见体征 / 症状
  - 常见症状包括背痛、运动障碍、感觉障碍、括约肌功能不全和局限性根性神经痛，一旦出现不再缓解，呈缓慢进行性加重。脑脊液蛋白含量增高

疾病人群分布

- 年龄　50 ~ 80 岁
- 性别　女性（80%）＞男性

自然病史与预后

- 自然病史　生长缓慢，压迫但多不侵犯邻近结构
- 预后　大多数硬膜下脊膜瘤是非侵袭性的、良性肿瘤。如果发病年龄较年轻，则其具有较强的侵袭性，预后较差。脊膜瘤完全切除或部分切除后的复发率为 3% ~ 7%。非典型和间变性脊膜瘤有较高的复发率，但很少转移

治疗

- 手术切除 无症状的脊膜瘤可随诊。需手术的肿瘤 90% 可完全切除
- 放疗　部分切除或复发病例

【影像表现】

概述

- 部位
  - 胸椎节段（80%），颈部（15%），腰部（5%）。男性患者颈椎节段与胸椎节段的发病率各占一半
  - 胸椎节段的硬膜内脊膜瘤多位于脊髓的侧方或后方，很少出现在脊髓前方；而颈椎节段者多位于脊髓前方
- 数量
  - 多单发，在神经纤维瘤病Ⅱ型患者中可多发

X 线表现

- X 线摄片
  - 多正常，较大肿瘤可致椎管增宽，邻近骨硬化，部分病灶可见钙化
- 椎管造影
  - 肿瘤位于髓外硬膜下，常以宽基底与脊膜相连，肿瘤侧蛛网膜下腔增宽，对侧变窄，脊髓及神经根受压向对侧移位，局部造影剂可呈小杯口状

CT 表现

- 平扫肿瘤位于蛛网膜下腔，呈实性类圆形，边界较清楚，密度等于或高于脊髓，有时有钙化（低于 5%）

- 增强扫描明显均匀强化
- 邻近脊髓受压变细，可向对侧移位
- 肿瘤邻近骨质可硬化
- CTM 肿瘤侧蛛网膜下腔部分或完全阻塞

MR 表现

- 多位于髓外硬膜下，以宽基底与脊膜相连，很少超过两个节段
- T1WI 低至等信号，T2WI 等或高信号，增强扫描病灶显著均匀强化（钙化处除外），肿瘤附着处的硬脊膜也可见线状强化，即所谓的硬膜尾征
- 病灶内钙化在 T1WI 和 T2WI 上均呈低信号，增强扫描不强化
- 邻近骨质硬化呈低信号
- 部分富血供肿瘤可见“血管流空”征象

推荐影像学检查

- 最佳检查法 增强 MRI

【鉴别诊断】

- 神经鞘瘤
  - 可呈哑铃形，常引起椎间孔扩大
  - 不常出现钙化，囊变、出血常见，不均匀强化较脊膜瘤要多，病灶不附着在硬膜上
  - 脊膜瘤常以宽基底与硬脊膜相连，很少引起椎间孔扩大，钙化相对常见

诊断与鉴别诊断要点

- 中老年女性，胸椎节段，髓外硬膜下，宽基底与硬膜相连，强化明显，可有“硬膜尾征”

典型病例

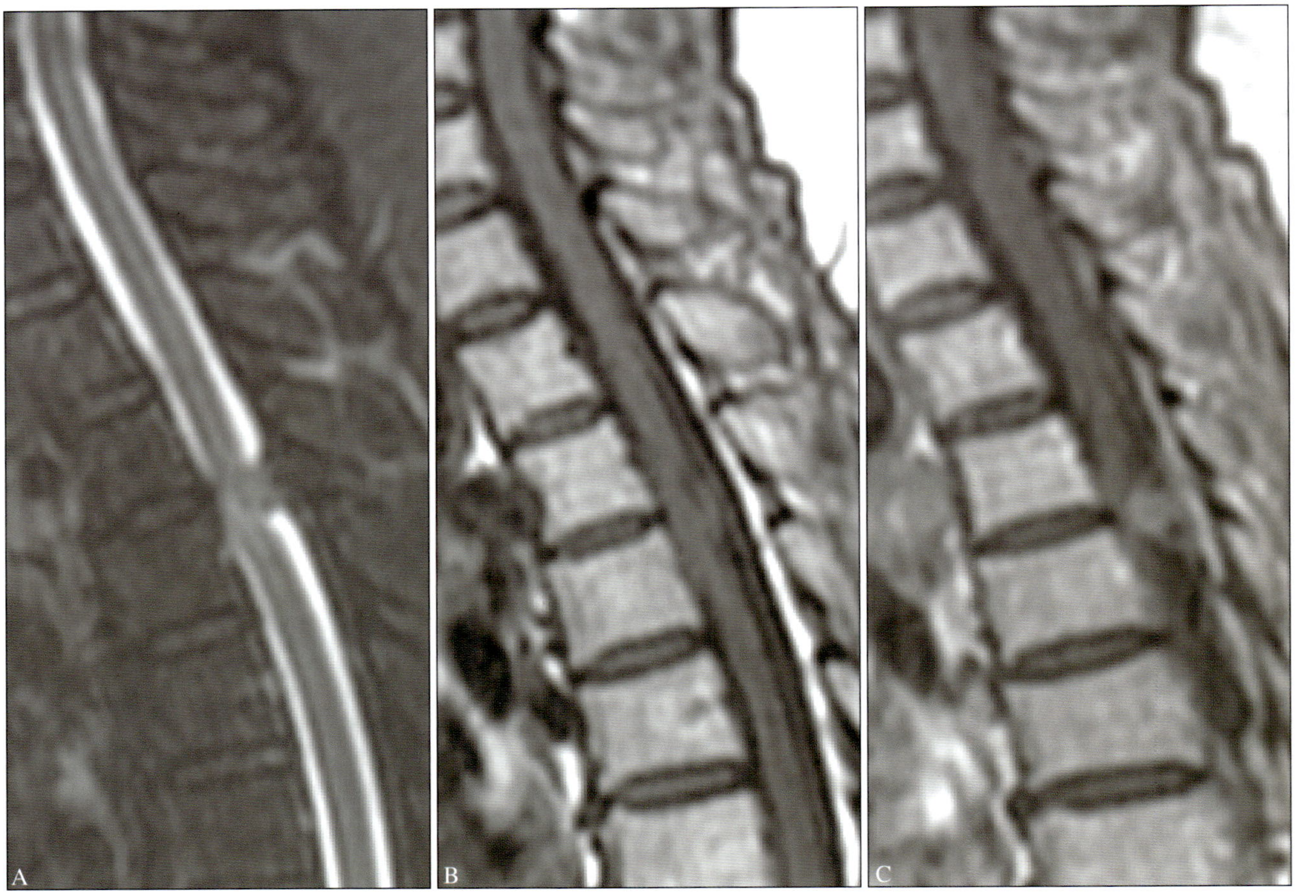

图 10-5-1 脊膜瘤

MR 图像 A. T2WI 抑脂矢状位；B. T1WI 矢状位；C. T1WI 增强矢状位

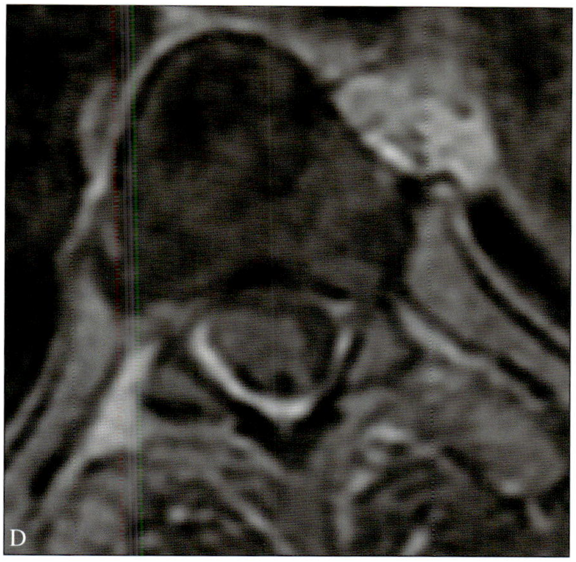

图 10-5-1 续 **脊膜瘤**

D．T2WI 增强轴位。脊髓背侧宽基底位于硬膜的等 T1 等 T2 病灶，增强扫描明显强化，显示脊膜尾征。病理：脊膜瘤

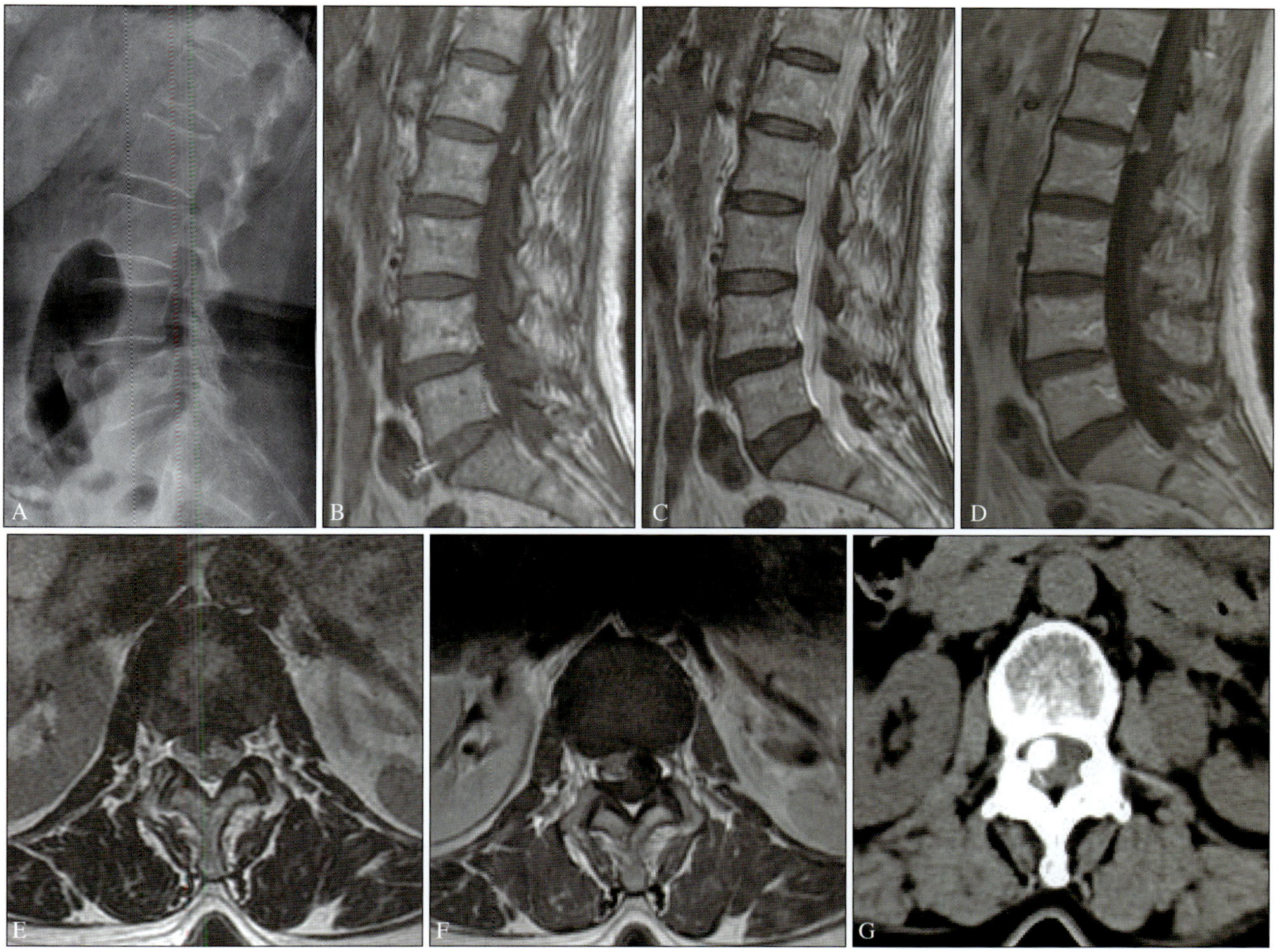

图 10-5-2 **钙化的脊膜瘤**

MR 图像。A．平片；B．T1WI 矢状位；C． T2WI 矢状位；D．T1WI 增强矢状位；E．T2WI 轴位；F．T1WI 增强轴位；G．CT 轴位。平片 L1/2 椎间孔水平类椭圆形高密度影。L1/2 水平椎管内类椭圆形等 T1 稍短 T2 信号影，增强扫描明显强化，基底位于硬膜。CT 椎管内椭圆形钙化灶，与硬膜关系密切。病理：脊膜瘤钙化

重点推荐文献

[1] Grimm S, Chamberlain MC. Adult primary spinal cord tumors. Expert Rev. Neurother, 2009, 9 (10): 1487-1495.

[2] Abul-Kasim K, Thurnher MM, McKeever P, et al. Intradural spinal tumors: current classification and MRI features. Neuroradiology, 2008, 50 (4): 301-314.

[3] Liu WC, Choi G, Lee SH, et al. Radiological findings of spinal schwannomas and meningiomas: focus on discrimination of two disease entities. Eur Radiol, 2009, 19 (11): 2707-2715.

第 6 节 神经鞘瘤

【概念与概述】

- 神经鞘瘤（nerve-sheath tumors）是髓外硬膜下最常见的原发性肿瘤
- 包括
  - 施万细胞瘤（schwannoma）和神经纤维瘤（neurofibroma），WHO 分级 Ⅰ 级
  - 恶性神经鞘瘤（malignant nerve-sheath tumors）WHO 分级 Ⅲ / Ⅳ级
- 90% 为单发，多发及丛状者考虑 NF-Ⅰ 型
- 施万细胞瘤较神经纤维瘤更常见，并且多表现为实性肿瘤。施万细胞瘤病或神经纤维瘤病 Ⅱ 型病例中偶可见多发的脊髓施万细胞瘤。神经纤维瘤病 Ⅱ 型的患儿易患多发施万细胞瘤，且其具有转变为恶性的高危险性
- 神经纤维瘤常表现出多样性，尤其是在神经纤维瘤病 Ⅰ 型病例中，可以随着年龄的增大而病灶增多；丛状神经纤维瘤可能会有恶性转化

【病理与病因】

一般特征

- 病因与发病机制
  - NF-2 基因失活
  - NF-1 基因胚系突变
- 遗传学
  - 散发：NF-2 基因失活
  - 遗传性肿瘤综合征
    - NF-2：染色体 22q 突变
    - 神经鞘瘤病
    - Carney 复合体：第 17 号染色体异常，显性遗传
- 流行病学
  - 占脊柱原发肿瘤的 30%
  - 发生率无性别差异
  - 好发年龄　施万细胞瘤：40 ~ 60 岁；神经纤维瘤：20 ~ 30 岁

大体病理及手术所见

- 脊神经后根黄色或棕褐色圆形或分叶状占位，边界清楚，可有出血囊变，常为根动脉供血。肿瘤沿神经根生长，可穿过神经孔，形成哑铃形

显微镜下特征

- 组织学上，施万细胞瘤主要为新生的施万细胞，没有神经纤维，而神经纤维瘤更常侵犯神经根，含有施万细胞、神经纤维和成纤维细胞。可能含有黑色素

【临床表现】

表现

- 无症状偶然发现，或轻微感觉异常
- 累及背侧神经根出现脊神经根痛
- 累及腹侧神经根出现相应运动障碍，并可有局限性肌肉萎缩
- 晚期可出现脊髓横贯性损害

疾病人群分布

- 年龄　施万细胞瘤：40 ~ 60 岁；神经纤维瘤：20 ~ 30 岁
- 性别　男女无差别

自然病史与预后

- 生长缓慢，恶变少见
- 预后多较好，不能完全切除的病变复发率低于 5%
- 伴有 NF-1 的神经纤维瘤患者的预后较不伴 NF-1 的患者预后差

治疗

- 手术为首选治疗方法，对于无症状者可以随访观察，有症状或增大的肿瘤要行最大限度地切除
- 放疗或化疗只在肿瘤为恶性时使用

【影像表现】

概述

- 大约 60% ~ 80% 的神经鞘瘤起自离开硬膜囊前的神经根；超过 10% 的神经鞘瘤起自神经根离开硬膜囊的位置，因而被神经根袖所包绕，这类肿瘤既有硬膜内又有硬膜外部分，形成了哑铃形状。完全位于硬膜外或髓内的神经鞘瘤很少
- 部位
  - 硬膜内神经鞘瘤最常累及腰骶部（因马尾神经根在硬膜内有很长的走行距离），但颈部和胸部肿瘤亦可受累
  - 解剖上，施万细胞瘤生长倾向于在背侧神经根，而神经纤维瘤的生长倾向于腹侧神经根
- 大小
  - 单发肿瘤，长径几厘米
  - 多发肿瘤，长径可达十几厘米
- 形态学
  - 硬膜囊内者多为圆形、椭圆形
  - 跨越硬膜囊者多为哑铃形
  - 多发者可为丛状、腊肠状

X 线表现

- X 线摄片
  - 较小肿瘤可无异常发现。肿瘤较大时可有骨质吸收，位于椎间孔处的肿瘤可有相应椎间孔扩大。胸段硬膜外肿瘤较大时可表现为后纵隔占位
- 椎管造影
  - 髓外硬膜外肿瘤可见肿瘤侧蛛网膜下腔增宽，局部呈杯口样改变
  - 椎间孔处哑铃形肿物同时可见硬膜下及硬膜外肿瘤的征象
- 血管造影
  - 肿瘤可为乏血供至中等程度血供

CT 表现

- 平扫和增强 CT
  - 椎管或椎间孔扩大，骨质受侵蚀或椎体后缘扇贝样改变
  - 瘤体呈实性等密度或稍高密度，边缘清楚锐利，其内常可见囊变，大的出血少见，钙化罕见，增强扫描呈中等或明显均匀强化或边缘强化
  - 脊髓可受压移位
- CTM
  - 可显示出阻塞的部位、脊髓受压的情况和扩大的蛛网膜下腔

MR 表现

- 肿瘤在 T1WI 上呈低或等信号，含有黑色素者可出现短 T1 信号，T2WI 上呈等至高信号，增强扫描呈明显的均匀强化或轻度环状强化
- 肿瘤邻近的脊髓和硬脊膜囊受压、移位，同侧蛛网膜下腔增宽、对侧变窄
- 椎间孔部位的肿瘤在冠状位和轴位可显示哑铃形全貌

推荐影像学检查

- 最佳检查法　MRI

【鉴别诊断】

- 脊膜瘤
  - 位于椎间孔处的神经鞘瘤常呈哑铃形，可见局部椎间孔扩大，邻近骨质吸收，而脊膜瘤很少出现上述情况
  - 脊膜瘤易出现钙化，可出现硬膜尾征
  - 神经鞘瘤的不均匀强化较脊膜瘤多见
- 黏液乳头状室管膜瘤
  - 椎管内较大的神经鞘瘤与黏液乳头状室管膜瘤不易鉴别，后者多血供，出血较前者多见
- 椎间盘脱出的碎片
  - 移位至神经根袖区的椎间盘碎片常难与小的神经鞘瘤相鉴别，尤其合并少许水肿时（此时椎间盘碎片周围可见轻度的环形强化）
- 神经周围囊肿
  - 当神经鞘瘤强化轻微或没有强化时，很难与神经周围囊肿相鉴别，后者常在影像学检查时偶然发现
- 神经纤维瘤与神经鞘瘤
  - 靶征：病灶中心低或等信号，周围高信号缘，多见于神经纤维瘤，少见于神经鞘瘤
  - 如肿瘤突然增大、疼痛应考虑恶变可能。50% 恶性周围神经鞘瘤伴神经纤维瘤病 I 型（NF-Ⅰ 型），与脊膜瘤鉴别，参见神经鞘瘤

诊断与鉴别诊断要点

- 好发年龄：施万细胞瘤 40 ～ 60 岁，神经纤维瘤 20 ～ 30 岁。跨硬膜生长者为哑铃形；硬膜内生长者多为椭圆形，腰骶部常见

典型病例

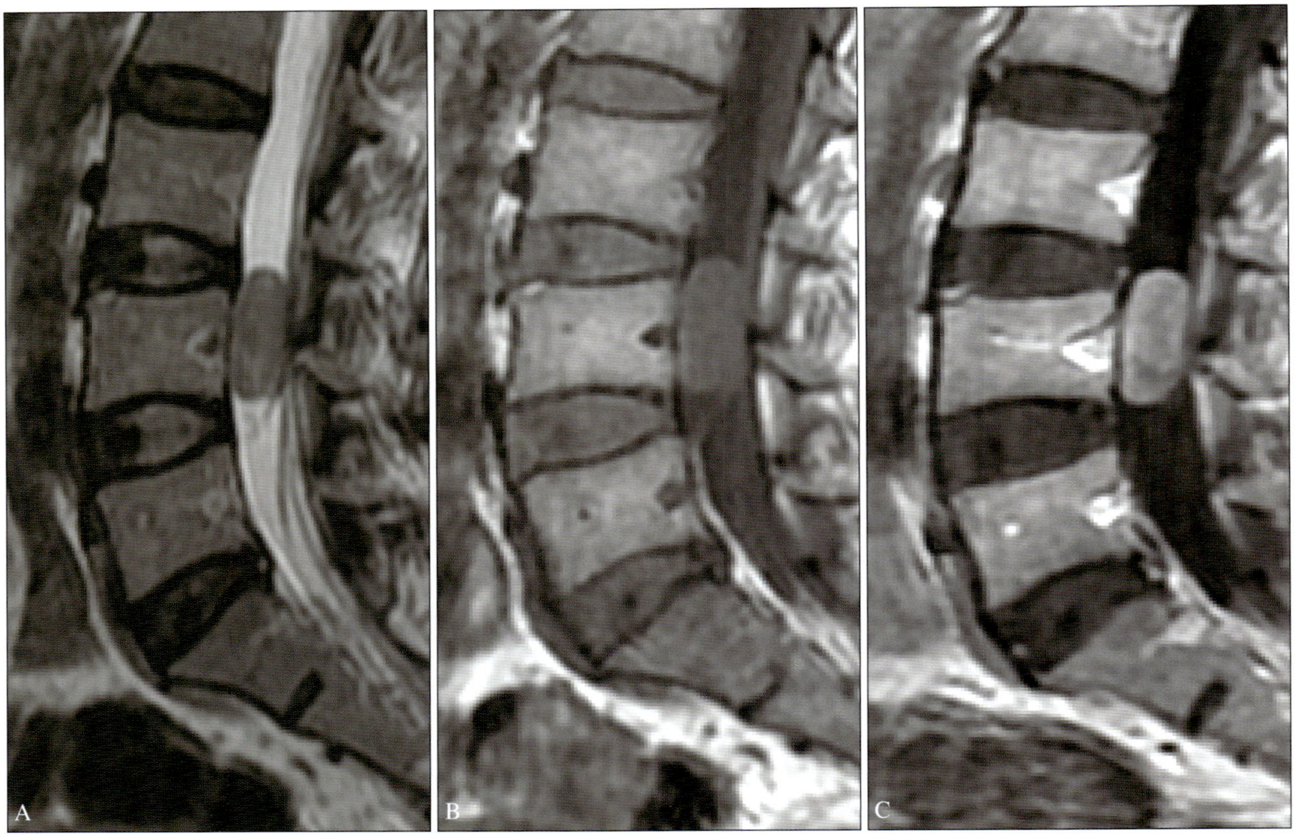

图 10-6-1 神经鞘瘤
MR 图像 A．T2WI 矢状位；B．T1WI 矢状位；C．T1WI 增强矢状位（待续）

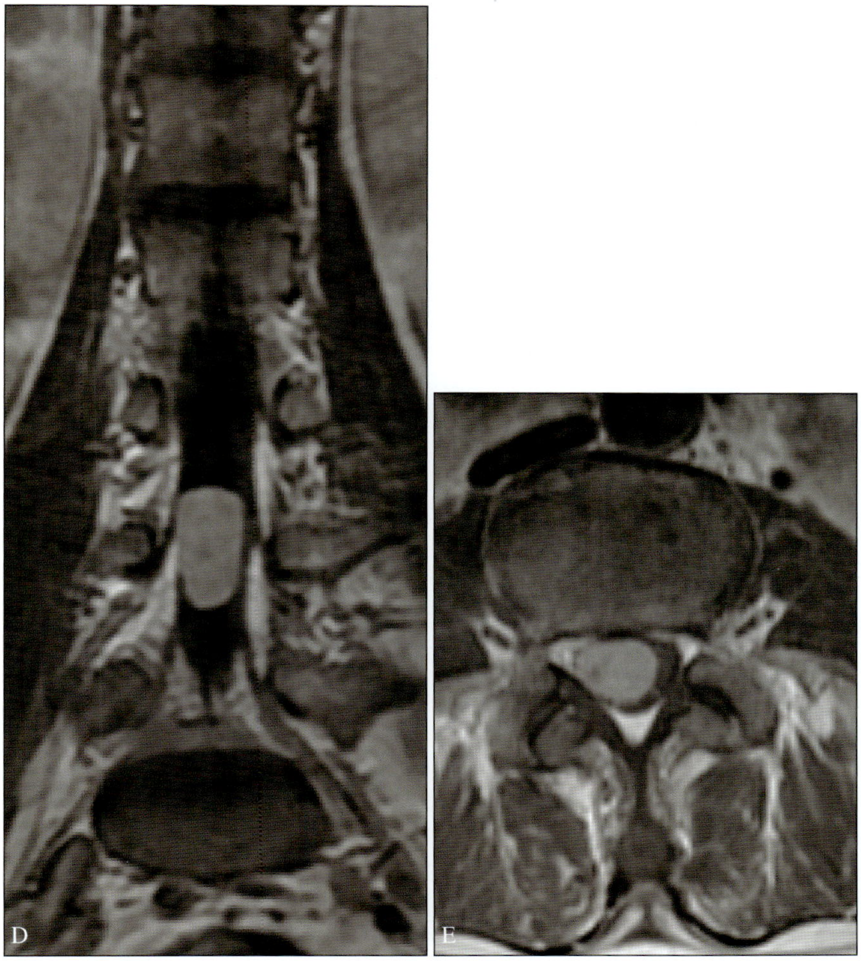

图 10-6-1 续 **神经鞘瘤**

D．T1WI 增强冠状位；E．T1WI 增强轴位。椎管内类椭圆形稍短 T1 等 T2 信号病灶，边界清楚，信号欠均匀，增强扫描强化较明显，欠均匀。病理：椎管内神经鞘瘤，伴水肿变性，局灶囊性变

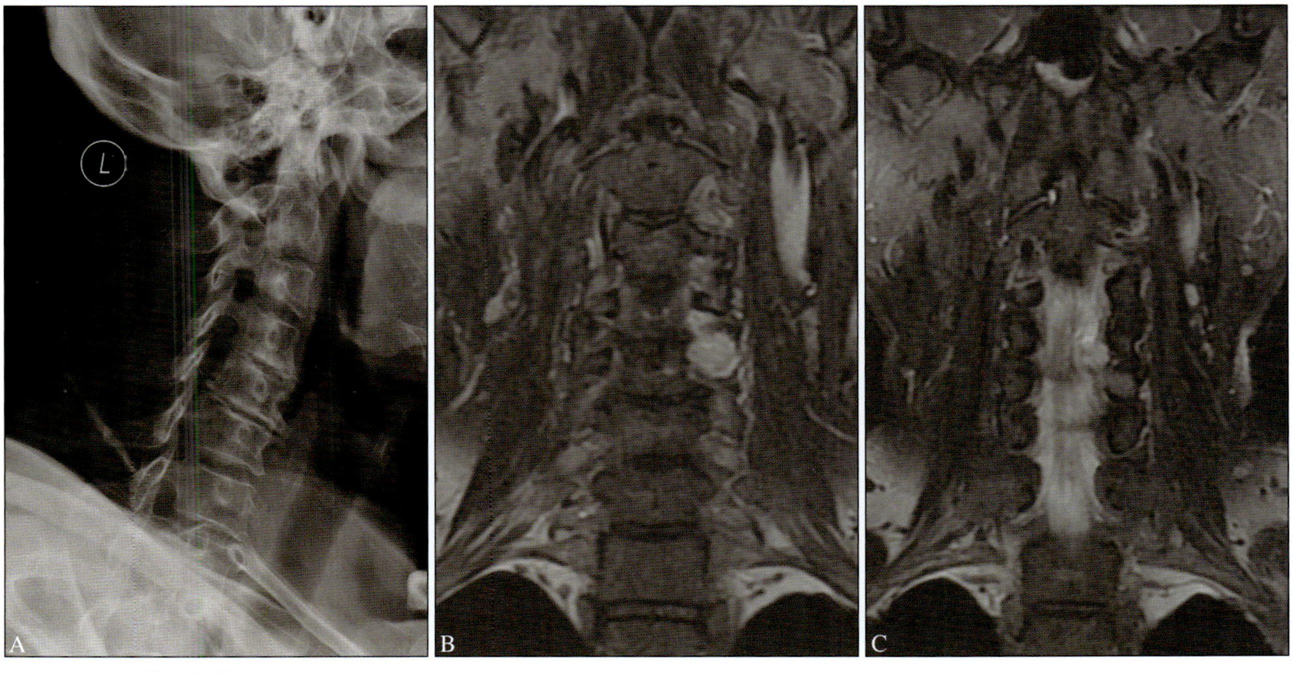

图 10-6-2 **神经纤维瘤**

平片、MR 图像。A. 平片左前斜位；B．MR-T2WI 抑脂冠状位；C．MR-T2WI 抑脂冠状位

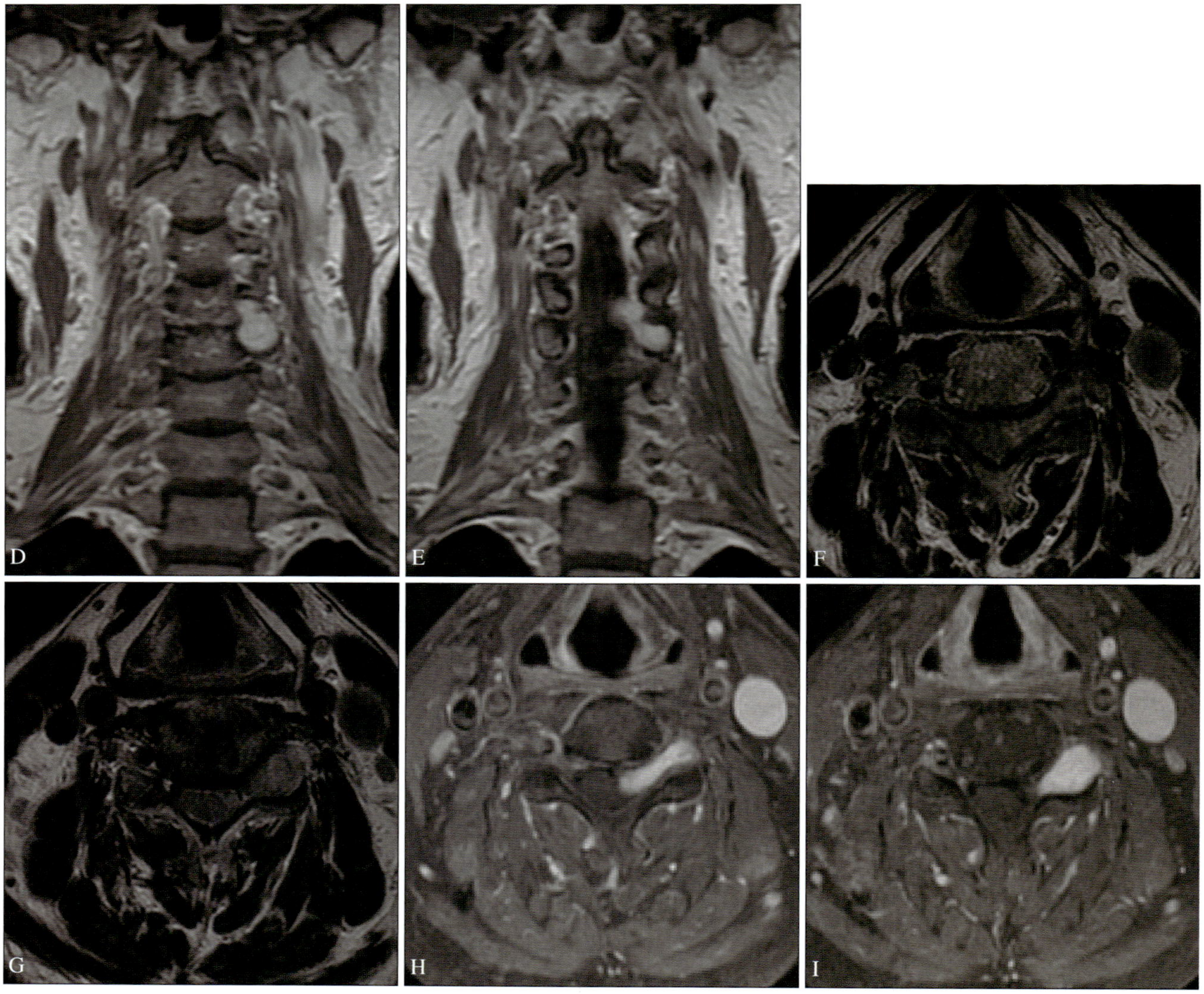

图 10-6-2 续 神经纤维瘤

D．MR-T1WI 增强冠状位；E．MR-T1WI 增强冠状位；F．MR-T2WI 轴位；G．MR-T2WI 轴位；H．MR-T1WI 增强轴位；I．MR-T1WI 增强轴位。平片左前斜位示 C4 ~ 5 椎间孔明显扩大；MR 示病变呈哑铃形，明显强化

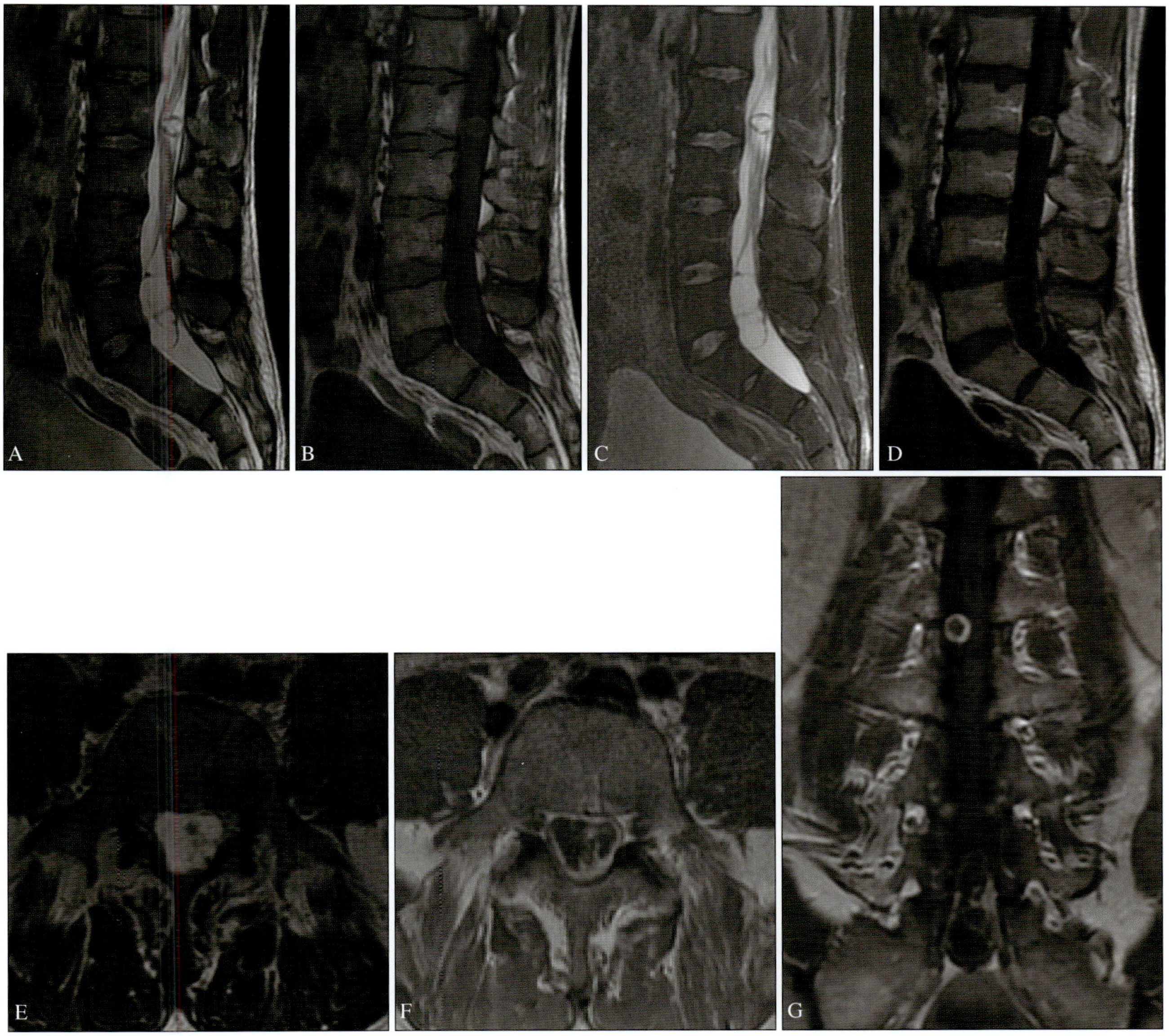

图 10-6-3　神经鞘瘤

MR 图像。A.T2W 矢状位；B.T1WI 矢状位；C.T2WI 抑脂矢状位；D.T1WI 增强矢状位；E.T2WI 轴位；F.T1WI 轴位；G.T1WI 冠状位。椎管内两个囊实性占位，实性成分呈等信号，囊性成分呈长 T1 长 T2 信号，增强扫描实性成分明显强化。术后病理：神经鞘瘤

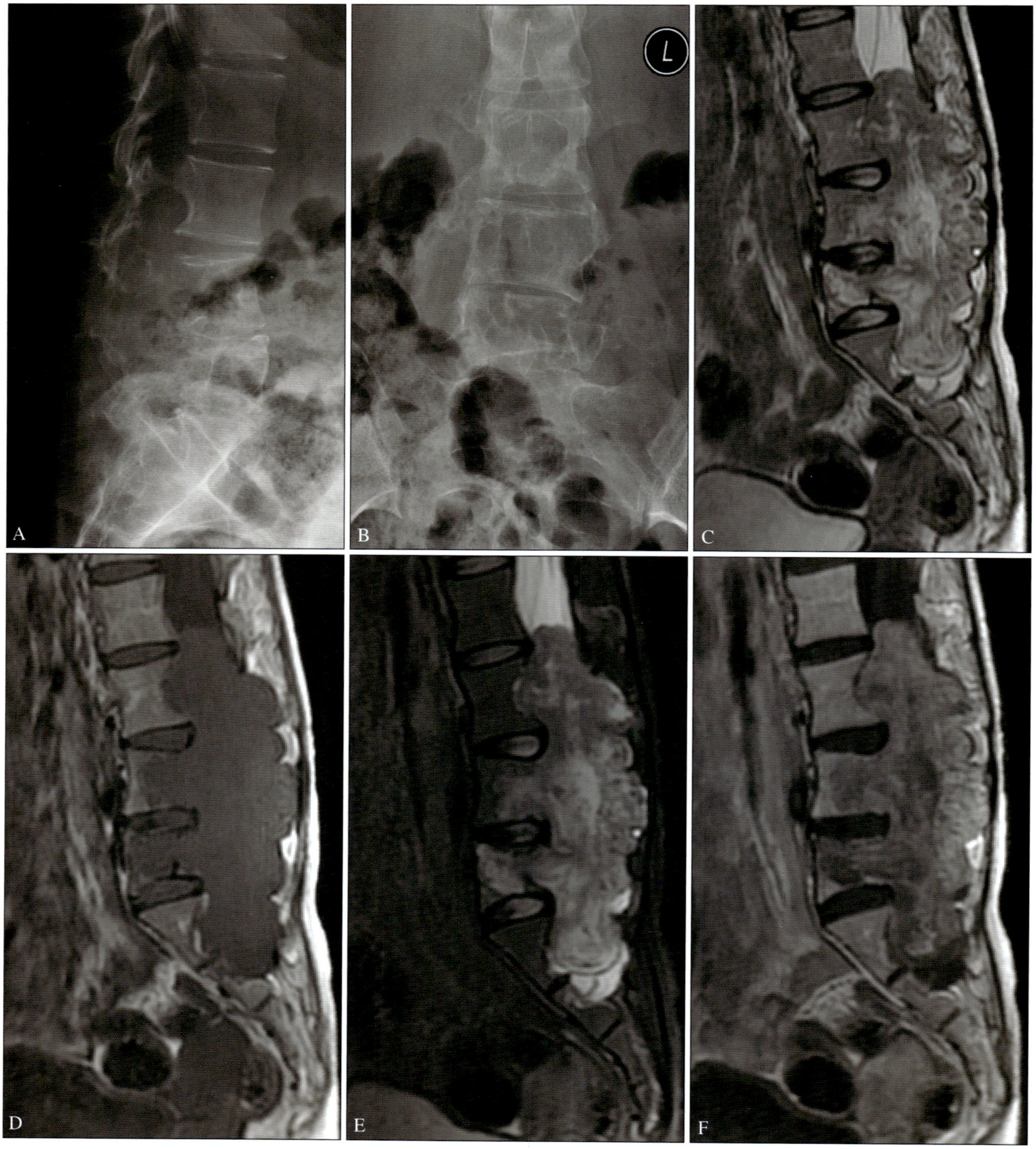

图 10-6-4 神经鞘瘤
平片、MR 图像。A. 平片侧位；B. 平片正位；C. MR-T2WI 矢状位；D. MR-T1WI 矢状位；E. MR-T2WI 抑脂矢状位；F. MR-T1WI 增强矢状位

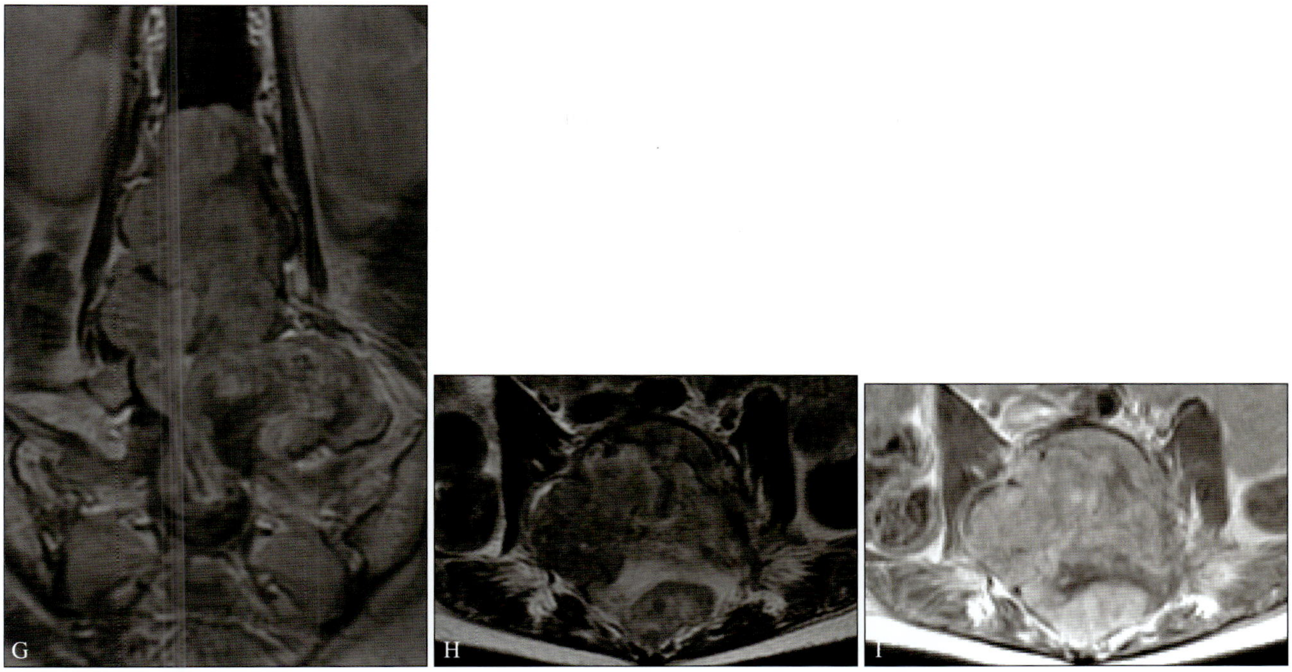

图 10-6-4 续　神经鞘瘤

G．MR-T1WI 增强冠状位；H．MR-T2WI 轴位；I．MR-T1WI 增强轴位。平片示 L3 ~ S1 椎间孔扩大，椎体后缘受压，骨质吸收。MR 示 L3 ~ S2 椎管内长 T1 混杂 T2 信号占位，边界清楚呈波浪状，周围骨质受压吸收，椎间盘形态及信号尚存，增强扫描病灶明显不均匀强化。术后病理：神经鞘瘤

重点推荐文献

[1] Grimm S，Chamberlain MC. Adult primary spinal cord tumors. Expert Rev. Neurother，2009，9（10）：1487-1495.

[2] Liu WC，Choi G，Lee SH，et al. Radiological findings of spinal schwannomas and meningiomas：focus on discrimination of two disease entities. Eur Radiol，2009，19（11）：2707-2715.

[3] Kivrak AS，Koc O，Emlik D，et al. Differential diagnosis of dumbbell lesions associated with spinal neural foraminal widening：imaging features. European Journal of Radiology，2009，71（1）：29-41.

第 7 节　淋巴瘤

【概念与概述】

- 淋巴瘤（lymphomas）是起源于淋巴组织的恶性肿瘤
- 可分为霍奇金淋巴瘤（Hodgkin's lymphomas）和非霍奇金淋巴瘤（non-Hodgkin's lymphomas）

【病理与病因】

一般特征

- 一般发病机制
  - 原发性较少见，多为继发性，可为血源性或直接局部侵犯。如腹膜后淋巴结病变经椎间孔直接侵犯椎旁结构及硬脊膜外间隙，也可经由血管周围间隙侵犯脊髓实质。病变可累及椎体
  - 两个组织学类型
    - 霍奇金病
    - 非霍奇金病

  后者较前者多见，80% ~ 90% 为 B 细胞型
- 病因学
  - 尚不完全清楚
  - 艾滋病、器官移植患者有罹患中枢神经系统淋巴瘤的倾向
- 流行病学
  - 原发性脊柱硬膜外淋巴瘤占硬膜外肿瘤的 10% ~ 30%

    - 继发性脊柱硬膜外淋巴瘤的发生率为系统性淋巴瘤的 5%
    - 髓内淋巴瘤的发生率为中枢神经系统淋巴瘤的 3%

大体病理及手术所见

- 硬膜外及硬膜囊受累最常见
- 病变为肿块形或边缘不清的浸润灶
- 单发或多发，可致硬膜囊多节段环形狭窄
- 病变可致硬膜下出血

显微镜下特征

- 霍奇金病
    - 瘤细胞多样，主要为增殖的网状细胞，多核巨细胞，尚可见淋巴细胞、浆细胞、嗜酸性粒细胞、中性粒细胞
- 非霍奇金病
    - 网状细胞，胞质多，细胞核形态多样，细胞间可见少量淋巴细胞、浆细胞

【临床表现】

表现

- 最常见体征 / 症状
    - 疼痛
    - 其他体征 / 症状
        - 运动、感觉障碍
        - 括约肌功能障碍

疾病人群分布

- 年龄
    - 霍奇金淋巴瘤：20 ～ 30 岁
    - 非霍奇金淋巴瘤：40 ～ 70 岁
- 性别
    - 男性略多于女性

自然病史与预后

- 5% ～ 10% 系统性淋巴瘤可产生脊髓压迫症状
- 髓内肿瘤预后较差

治疗

- 放疗、化疗，有时可使肿瘤完全消退

【影像表现】

概述

- 好发部位
    - 胸椎、腰椎、骨盆
    - 硬膜外和硬膜囊受累最常见，占硬膜外肿瘤的 10% ～ 30%。好发部位的顺序为：硬膜外，硬膜下，髓内
    - 髓内淋巴瘤好发部位顺序为：颈髓，胸髓，腰髓

X 线表现

- X 线摄片
    - 无阳性发现；虫蚀样、渗透性骨质破坏；成骨和（或）混合性骨质破坏，偶见“象牙椎”
    - 可多椎体受累，合并病理性骨折，骨膜反应少见，可形成椎旁软组织肿块
- 椎管造影
    - 相应硬膜外、硬膜下、髓内占位改变

CT 表现

- 椎体溶骨性破坏，部分病例可见成骨性改变
- 软组织肿块累及硬膜外间隙，可压迫硬膜囊、神经根及脊髓，肿块密度均匀，增强扫描为均匀或边缘强化
- 髓内病变可致脊髓增粗，斑片状强化

MR 表现

- 椎管内淋巴瘤
    - 髓内肿瘤呈斑片状等 T1 长 T2 信号（与脊髓比较），周边可见水肿，病灶可融合，呈浸润或分散样的中度或明显均匀强化
    - 肿瘤可包绕脊髓周围生长
    - 可破坏或不破坏周围骨骼
- 淋巴瘤转移到脊膜可表现为软脊膜线状、结节状强化
- 脊柱淋巴瘤
    - 椎骨淋巴瘤 T1WI 和 T2WI 均呈中等信号，可不均匀（成骨性改变所致），周边可见正常骨髓的高信号
    - 累及椎旁软组织和硬膜外间隙的淋巴瘤呈浸润性或团块状生长，可沿硬膜囊呈包壳样生长。神经根受累增粗，伴或不伴局部结节。增强扫描明显强化
    - 病灶可呈多节段，椎间盘不受累

推荐影像学检查

- 最佳检查法 MRI

【鉴别诊断】

肿瘤

- 转移瘤
    - 多有原发病变，不累及骨骼而累及椎管内者罕见
    - 转移瘤很少环绕脊髓生长

- 其他髓内肿瘤
  - 星形细胞瘤：累及范围长，囊变多见
  - 室管膜瘤：出血、囊变多见

血肿

- 信号常不均匀，需与不累及椎体的淋巴瘤相鉴别，不同时期血肿 MR 信号有特征性可资鉴别；血肿无强化

感染

- 结核
  - 常破坏相邻椎体，椎间盘受累，无软组织肿块，有脓肿，增强扫描典型的脓肿边缘强化
- 脓肿
  - 环形强化多见，中央信号偏低

诊断与鉴别诊断要点

- 好发于中老年人，脊髓淋巴瘤呈片状，强化均匀明显；硬膜下淋巴瘤围绕脊髓生长，强化均匀明显；脊膜转移呈结节状强化；脊柱淋巴瘤不累及椎间盘

典型病例

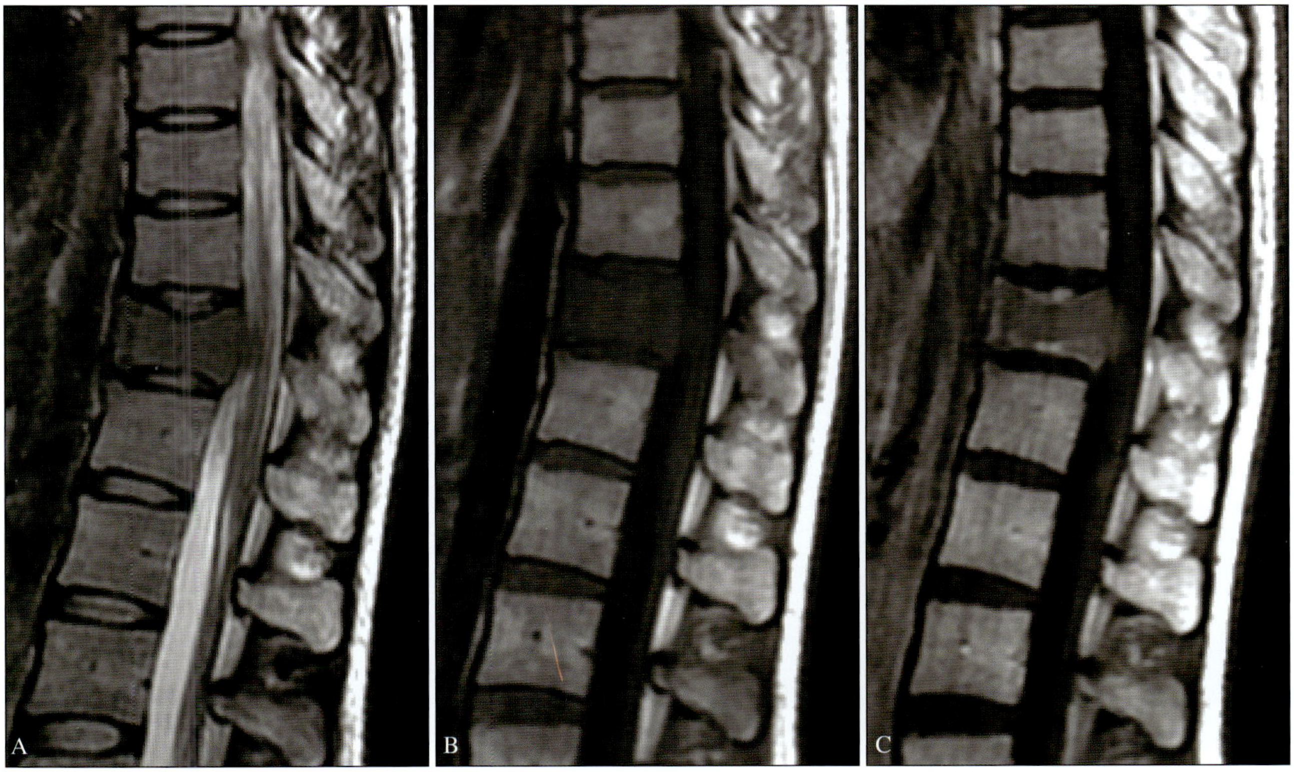

图 10–7–1　**非霍奇金淋巴瘤**

MR 图像 A．T2WI 矢状位；B．T1WI 矢状位；C．T1WI 增强矢状位

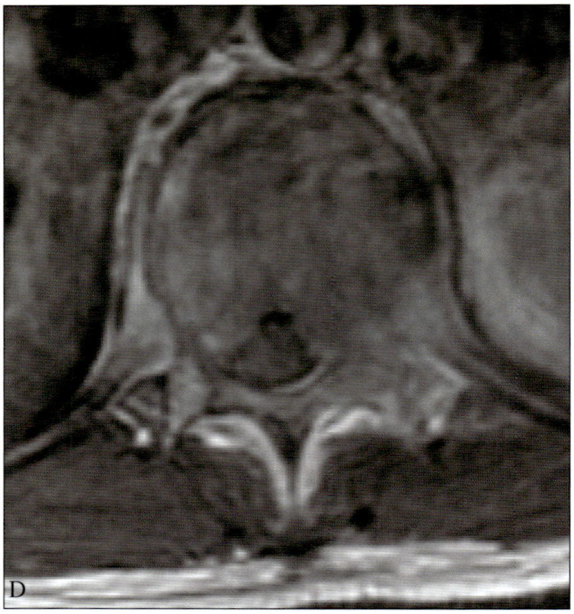

图 10-7-1 续 非霍奇金淋巴瘤

D. T1WI 增强轴位。受累椎体变扁，呈低信号，后缘肿瘤突破椎体边缘突向椎管，压迫硬膜囊，增强扫描肿瘤呈中等程度强化。病理：非霍奇金淋巴瘤，B 细胞源性（弥漫大 B 细胞淋巴瘤，非生发中心来源）

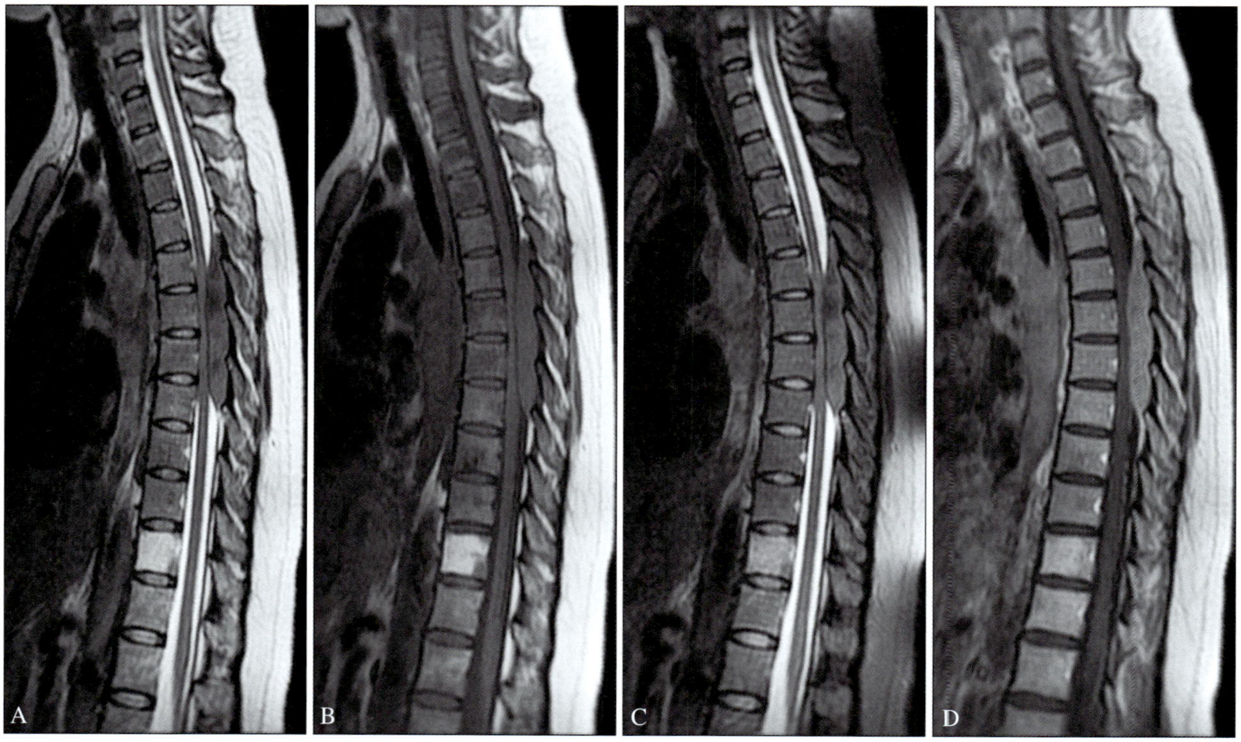

图 10-7-2 霍奇金淋巴瘤

MR 图像 A. T2WI 矢状位；B. T1WI 矢状位；C.T2WI 抑脂矢状位；D. T1WI 增强矢状位

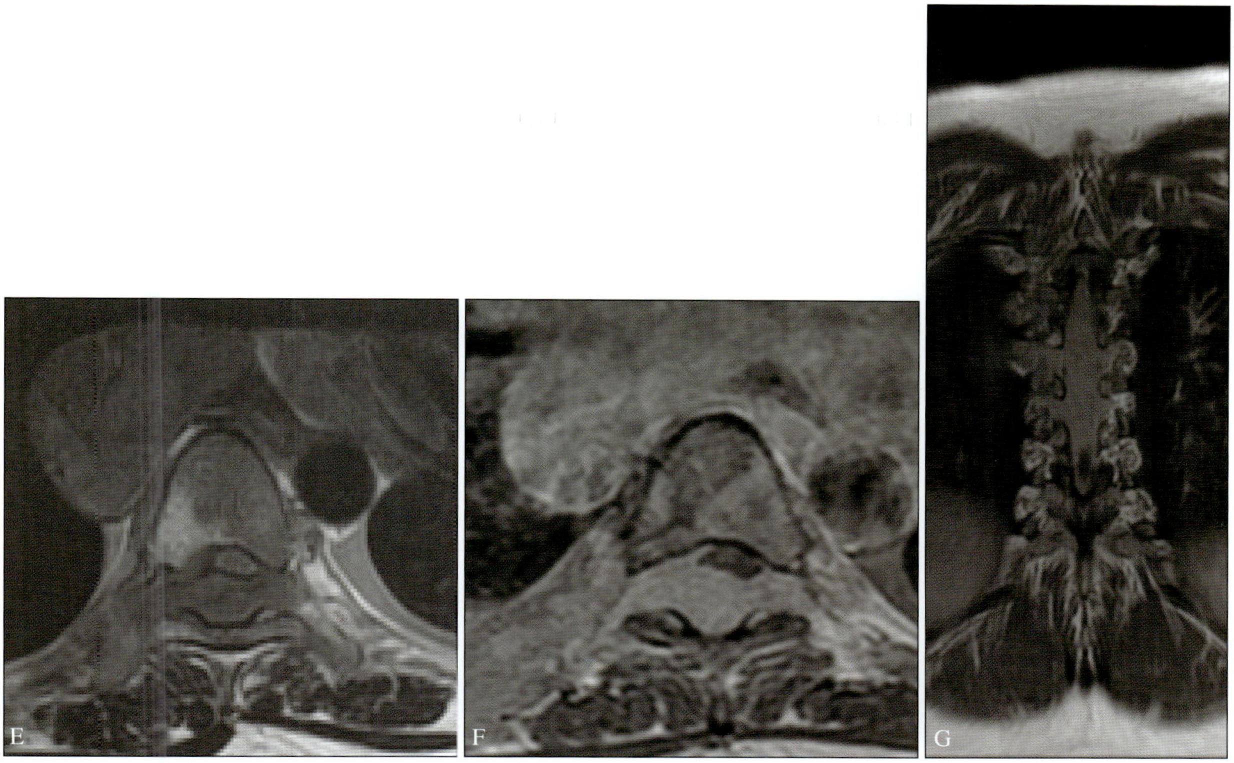

图 10-7-2 续　**霍奇金淋巴瘤**

E. T2WI 轴位；F. T1WI 增强轴位；G. T1WI 增强冠状位。胸段椎管内硬膜外梭形长 T1 混杂 T2 占位，压迫脊髓左前方移位，增强扫描明显均匀强化。其下方一椎体呈短 T1 长 T2 信号，抑脂像仍呈高信号。病理：霍奇金淋巴瘤

重点推荐文献

[1] Grimm S，Chamberlain MC. Adult primary spinal cord tumors. Expert Rev. Neurother，2009，9（10）：1487-1495.

[2] Abul-Kasim K，Thurnher MM，McKeever P，et al. Intradural spinal tumors：current classification and MRI features. Neuroradiology，2008，50（4）：301-314.

[3] Van Goethem JWM，Hauwe L，Ozsarlak O，et al. Spinal tumors. Eur J Radiol，2004，50（2），159-176.

第 8 节　白血病相关性脊髓脊柱肿瘤样病变

【概念与概述】

白血病（leukaemia）是常见恶性肿瘤，累及各类造血细胞

【临床表现】

表现

- 最常见体征 / 症状
  - 全身症状：贫血、出血、感染
  - 累及脊柱出现的症状：疼痛

疾病人群分布

- 年龄与性别
  - 各年龄阶段均可发生

自然病史与预后

- 预后差

治疗

- 化疗，骨髓移植

【影像表现】

X 线表现

- X 线摄片
  - 骨质稀疏，局限性骨质破坏，继发压缩性骨折，部分病例可见软组织肿块
- 椎管造影
  - 伴有硬膜外肿块时蛛网膜下腔可狭窄或中断
  - 椎管内较大病灶可见充盈缺损

CT 表现

- 椎体密度减低，多发骨质破坏，可合并压缩

骨折

- 脊膜、脊髓、神经根及周围软组织肿块，增强扫描呈结节状、线状强化
- CTM 可发现肿块所致的蛛网膜下腔梗阻或中断，部分病例可见充盈缺损

MR 表现

- 椎体病变 T1WI 呈低信号，T2WI 呈高信号，或呈普遍低信号
- 增强扫描白血病细胞累及部位（如硬膜、神经根等）明显强化
- 粒细胞白血病有时累及脊柱和（或）软组织形成粒细胞肉瘤（granulocytic sarcoma），在 T1WI 呈等或低信号，T2WI 呈等或稍低信号，增强扫描显著强化

推荐影像学检查

- 最佳检查法　MRI

【鉴别诊断】

- 淋巴瘤
  - 有时难以鉴别，部分淋巴瘤可继发淋巴细胞白血病

诊断与鉴别诊断要点

- 最常累及脊膜，可呈线状或结节状强化；粒细胞肉瘤可累及骨质、软组织形成肿块，强化明显

典型病例

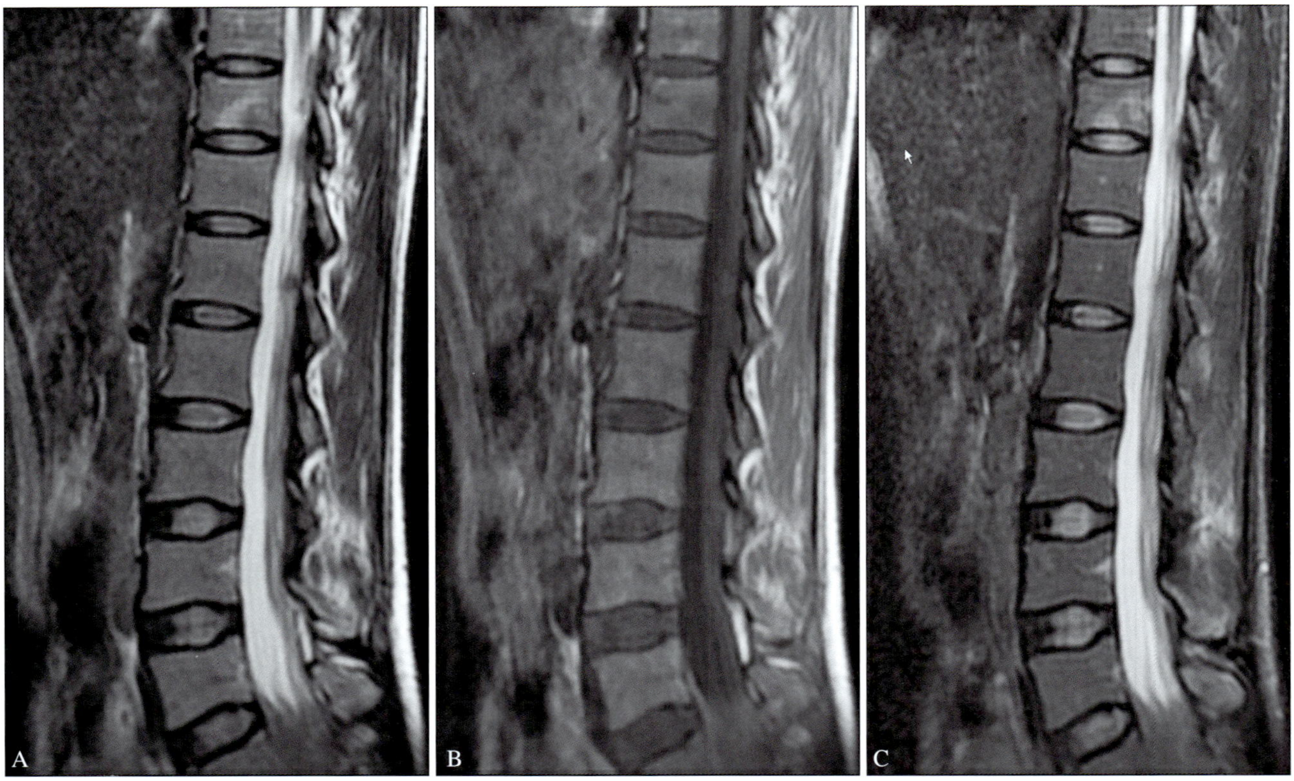

图 10-8-1　粒细胞肉瘤

MR 图像。A．T2WI 矢状位；B．T1WI 矢状位；C．T2WI 抑脂矢状位

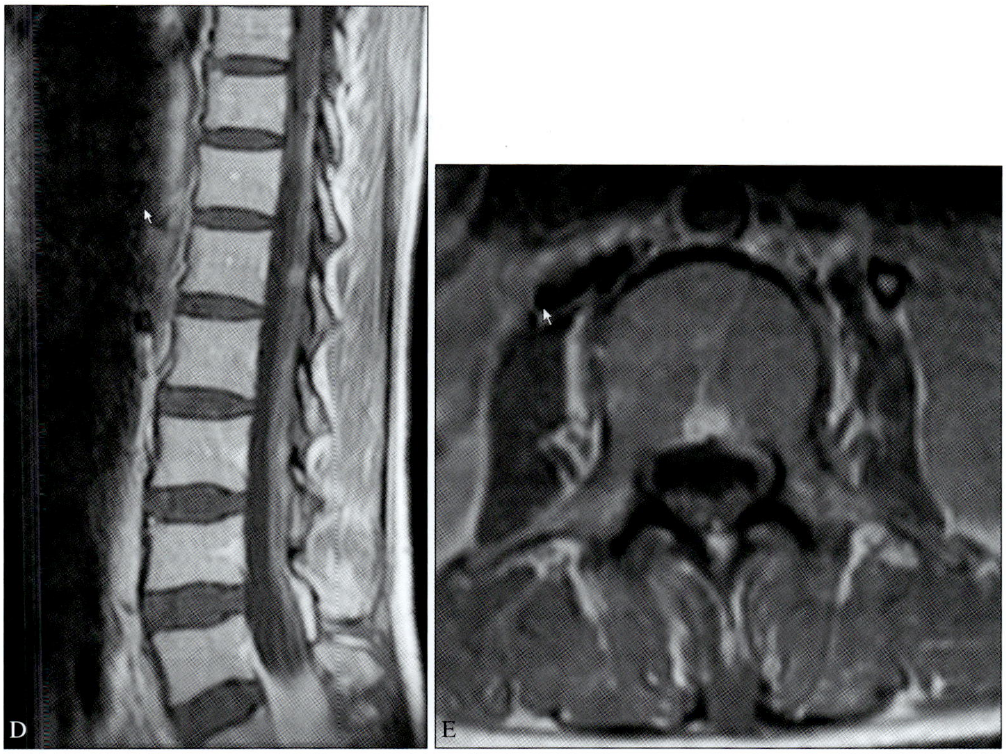

图 10–8–1 续 粒细胞肉瘤

D. T1WI 增强矢状位；E. T1WI 增强轴位。L1 水平椎管内小结节状等 T1 等 T2 信号灶，抑脂像呈稍低信号，增强扫描明显强化，增强扫描另可见脊膜线状强化；骶管内等 T1 等 T2 信号改变，增强扫描明显强化，亦为肿瘤侵犯。T11 椎体下后部片状长 T1 等 T2 信号，抑脂像呈等信号，周围为条片状长 T1 长 T2 水肿带，增强扫描病灶明显强化。手术病理：粒细胞肉瘤

重点推荐文献

[1] Seok JH，Park J，Kim SK，et al. Granulocytic sarcoma of the spine：MRI and clinical review. AJR Am J Roentgenol，2010，194（2）：485-489.

[2] Dimou J，Jithoo R，Tsui A，et al. Spinal cord compressiong as the initial presentation of acute biphenotypic leukaemia. J clinic Neurosci，2009，16（12）：1696-1698.

第 9 节　脊髓脊柱转移瘤

【概念与概述】

- 硬膜外转移瘤（epidural metastasis）
  - 最常见的脊柱肿瘤
- 硬膜内转移瘤
  - 较少见，脊髓转移瘤更少见，多见于肿瘤的终末期
- 转移途径 血行转移（最常见）、直接侵犯、脑脊液播散

【病理与病因】

一般特征

- 病因学和发病机制
  - 血行播散多于神经周围淋巴及脑脊液播散，血行播散可通过动脉、静脉、Batson 椎静脉系统
  - 骨髓浸润先于骨质破坏
  - 脊柱转移最常见的原发肿瘤：成人——肺、乳腺、前列腺、肾癌

    小儿——肉瘤、血液系统恶性肿瘤
  - 脊髓转移的非神经来源肿瘤有肺癌、乳腺癌、黑色素瘤、结肠癌、肾癌、淋巴瘤和白血病等；神经系统来源的有髓母细胞瘤、室管膜瘤和胶质瘤
  - 转移性硬膜脊髓压迫（metastatic dural spinal cord compression，MESCC）

- 导致 MESCC 的 3 种途径
  - 椎体骨转移瘤持续生长扩大进入硬膜外间隙
  - 椎体皮质骨被破坏，引起椎体塌陷，骨碎片进入硬膜外间隙
  - 椎旁肿块沿神经孔生长进入硬膜外间隙
- 流行病学
  - 脊柱转移瘤是最常见的脊柱肿瘤；脊髓转移瘤少见
  - 15% ～ 25% 的脊柱转移瘤原发瘤不明
  - 5% 恶性肿瘤可以发生 MESCC

大体病理及手术所见

- 脊柱转移瘤有骨质侵蚀破坏，有或无软组织肿块
- 脊髓转移瘤位于髓内，可见软组织肿块

显微镜下特征

- 与原发肿瘤组织学一致，脊柱转移瘤可有破骨和成骨反应

【临床表现】

表现

- 硬膜外转移瘤
  - 疼痛，较大者可出现多种功能丧失，如尿失禁、截瘫等
- 硬膜内转移瘤
  - 症状常不典型，可表现为神经根痛、运动障碍、膀胱功能紊乱等

疾病人群分布

- 好发年龄　多见于 40 ～ 65 岁，与癌症的高发期一致，其他转移瘤的好发年龄则与原发肿瘤有关

自然病史与预后

- 自然病史　与原发肿瘤有关，呈恶性进展，随疾病发展可出现病理骨折、MESCC
- 预后差，与原发病变组织学有关

治疗

- 治疗的目的主要是缓解症状、保存神经功能、保持或恢复脊柱的稳定性
- 对于出现 MESCC 的患者，尽快使用皮质醇类激素降低水肿
- 除了对化疗非常敏感的肿瘤外，一般不使用化疗。而对于大多数的前列腺癌和乳腺癌则可以使用相应的激素拮抗剂或去势疗法
- 放疗
  - 适应证
    - 对放射线敏感的肿瘤
    - 预期生命不足 3 个月者
    - 不能忍受手术者或多节段
    - 弥漫的脊柱受累者
  - 放疗是 MESCC 的标准治疗方法，但只有不到 50% 的患者可恢复行走能力。原因可能有：
    - 肿瘤本身对于放射线不敏感
    - 肿瘤虽然对放射线敏感，但治疗剂量需几天后才能达到有效剂量，而此时脊髓损伤已为不可恢复性
    - 最常使用的剂量和疗程对于很大的肿瘤很难达到长期局部控制
- 手术　直接去除压迫、最大限度地去除肿瘤负荷（为了更有效地术后放疗）、增加脊柱稳定性为手术的目的

【影像表现】

概述

- 好发部位
  - 脊柱转移瘤
    - 胸椎（大约 70%）＞腰椎（大约 20%）＞颈椎（大约 10%），多节段受累大约占患者的 30%
    - 椎体后部（几乎 100%）＞椎体前部（80%）＞椎弓（60%）＞棘突、横突和椎板（20%）
    - 肿瘤可延伸至硬膜外间隙，压迫脊髓和神经根
  - 脊髓内转移瘤（intramedullary metastasis）
    - 全脊髓均可发生，发生率胸髓＞颈髓＞腰髓
    - 与原发脊髓肿瘤比较，转移瘤较小
- 发生率
  - 成人硬膜内转移瘤少于硬膜外，软脊膜转移多于脊髓内转移
  - 儿童硬膜内转移多于硬膜外

X 线表现

- 多为溶骨性骨质破坏（需达 50% ～ 70% 才能被平片检出），椎弓根可消失，部分为成骨转移（如前列腺和乳腺癌）
- 病理性骨折、脊柱畸形、脊柱周围软组织肿块
- 椎间隙一般不受累

- 平片有助于放疗的定位、术后的表现和合并症的发现
- 硬膜下转移瘤平片可无异常，累及骨质时可见骨质破坏

脊髓造影

- 不能行 MR 检查时使用
- 硬膜外转移瘤水平蛛网膜下腔受压变窄或中断
- 硬膜内转移瘤可无异常发现或脊髓轻度增粗，部分病变蛛网膜下腔可见大小不等的充盈缺损

核素显像

- 骨扫描及 Tc^{99m} 单光子发射计算机断层显像可提供全身骨骼受累情况，但缺乏特异性，且分辨率低
- PET ^{18}F- 氟脱氧葡萄糖可作为恶性肿瘤分期的工具，同样受限于空间分辨率低
- 需应用 CT 或 MR 进行鉴别诊断

血管造影

如果怀疑转移瘤来源于富血供的原发肿瘤，如肾细胞癌、甲状腺癌、血管肉瘤、平滑肌肉瘤、肝细胞癌和神经内分泌肿瘤等，血管造影可以协助诊断和治疗

- 需要手术的病变，可提示肿瘤的血供，且可以同时进行栓塞以降低术中的出血量
- 如果病变不能手术也可以进行血管栓塞治疗

CT 表现

- 椎体及附件多发大小不等溶骨性、渗透性骨质破坏，边界不规则，多无硬化缘（个别病例可有硬化缘），可穿破骨皮质扩展至椎体周围和硬膜外形成软组织肿块，其密度与肌肉类似，硬膜外脂肪消失，增强扫描轻度强化
- 部分为成骨性改变，偶见弥漫性骨硬化，即"象牙椎（ivory vertebra）"
- 经脑脊液种植的转移瘤部分可显示出来，增强扫描一般明显强化
- 脊髓转移瘤在平扫 CT 上呈低密度影，脊髓可增粗，增强扫描可见病灶明显强化，可伴有软脊膜线状或结节状强化
- CTM 可显示受压的脊髓和神经，并确定原因
- CT 可提供骨质的解剖结构和病变累及的范围，有助于手术计划的制订

MRI 表现

- 硬膜外转移瘤
  - 单发或多发
  - 常为脊柱恶性肿瘤向后蔓延形成肿块，可压迫或侵犯硬膜囊及脊髓
  - T1WI 常为低或等信号，T2WI 可为低信号（成骨性）或高信号（更多见），抑脂像常能显示出高信号，增强扫描病灶明显强化
  - 黑色素瘤转移灶内含有黑色素时则 T1 高信号，T2 等或低信号
  - 椎间盘一般不受累
- 硬膜内转移瘤
  - 癌性脊膜炎（meningitis carcinomatosa）最多见
    - 脊髓神经根、脊膜的点状、线状、结节状强化
    - 马尾增粗
  - 单或多发结节肿块位于脊髓内或鞘囊内
  - T1WI 等信号，广泛病变可充满鞘囊内，囊内液体信号增高，神经根模糊，呈斑点状；T2WI 呈高信号；T1WI 增强扫描明显强化
  - 转移瘤很少出现囊变
  - 髓内转移瘤周围水肿常大于肿瘤本身，增强扫描可显示肿瘤边界

推荐影像学检查

- 最佳检查法　MRI
  - MRI 是影像上评价脊柱脊髓转移瘤的金标准，具有更好的敏感性和特异性，能准确显示出病变累及的范围和程度，以确定患者接受手术或放射治疗
  - 对于 MESCC 的诊断具有 93% 的敏感性，97% 的特异性，95% 的准确性
  - 对于不能进行 MRI 检查的患者，可行 CT 和 CTM

【鉴别诊断】

脊柱转移瘤的鉴别诊断

肿瘤

- 淋巴瘤
  - 在影像上不易鉴别，可通过化验检查鉴别诊断
- 骨髓瘤
  - 发病年龄也较大，在一般的影像学表现上难与转移瘤相鉴别
  - 骨扫描往往有一定的帮助
  - 需实验室检查最终鉴别
- 白血病

  - 弥漫性骨髓受累
  - 相关实验室检查、骨穿等
- 原发于脊柱的其他肿瘤
  - 如脊索瘤、良性血管瘤、巨细胞瘤、骨母细胞瘤、动脉瘤样骨囊肿等，有时也可向后破入硬膜外间隙，压迫硬膜囊

肉芽肿性病变

- 结核
  - 易累及相邻的椎体和椎间隙，破坏病灶的边缘可有硬化，可形成脓肿
  - 增强扫描边缘强化
  - 以上均与转移瘤不同
- 嗜酸性肉芽肿
  - 发病年龄小，病变周围可见水肿，扁平椎

其他

- 良性压缩骨折
  - 良性压缩骨折后期信号与正常骨髓信号相似，急性期往往水肿较明显，没有软组织肿块
  - 增强扫描新鲜骨折处强化程度较低
  - DWI 有助于鉴别转移性压缩骨质和良性椎体塌陷
  - 另外，还要注意，明显骨质疏松的脊柱压缩骨折中约 1/4 是由恶性疾病所致，而有恶性肿瘤病史的脊柱压缩骨折中约 1/3 是良性压缩骨折
- 老年人脊柱
  - 可出现局灶、不规则、斑片状不均匀信号
  - 骨皮质完整，未见骨质破坏

硬膜内转移瘤的鉴别诊断

- 手术后改变及蛛网膜下腔出血
  - 类似硬膜内转移瘤改变，但有不同病史可供鉴别
- 感染性脊膜炎
  - 临床表现及实验室检查有助鉴别
- 脊膜及脊髓结节病
  - 多有肺内、眼、支肤等全身病变同时存在，血管紧张素转化酶升高
- 神经根或马尾增厚的疾病
  - 化疗伴发多神经根病
  - 慢性炎性脱髓鞘多神经根病
  - 先天肥厚性多神经根病
- 另外，硬膜内的脂肪瘤、皮样囊肿、表皮样囊肿、畸胎瘤、黑色素瘤、黑色素细胞瘤也可发生在脊髓之内

诊断与鉴别诊断要点

- 好发于中老年人，硬膜外多于硬膜内，脊髓转移瘤少见；脊柱转移瘤发生率椎体后部＞椎体前部＞椎弓＞棘突、横突和椎板，不累及椎间盘

典型病例

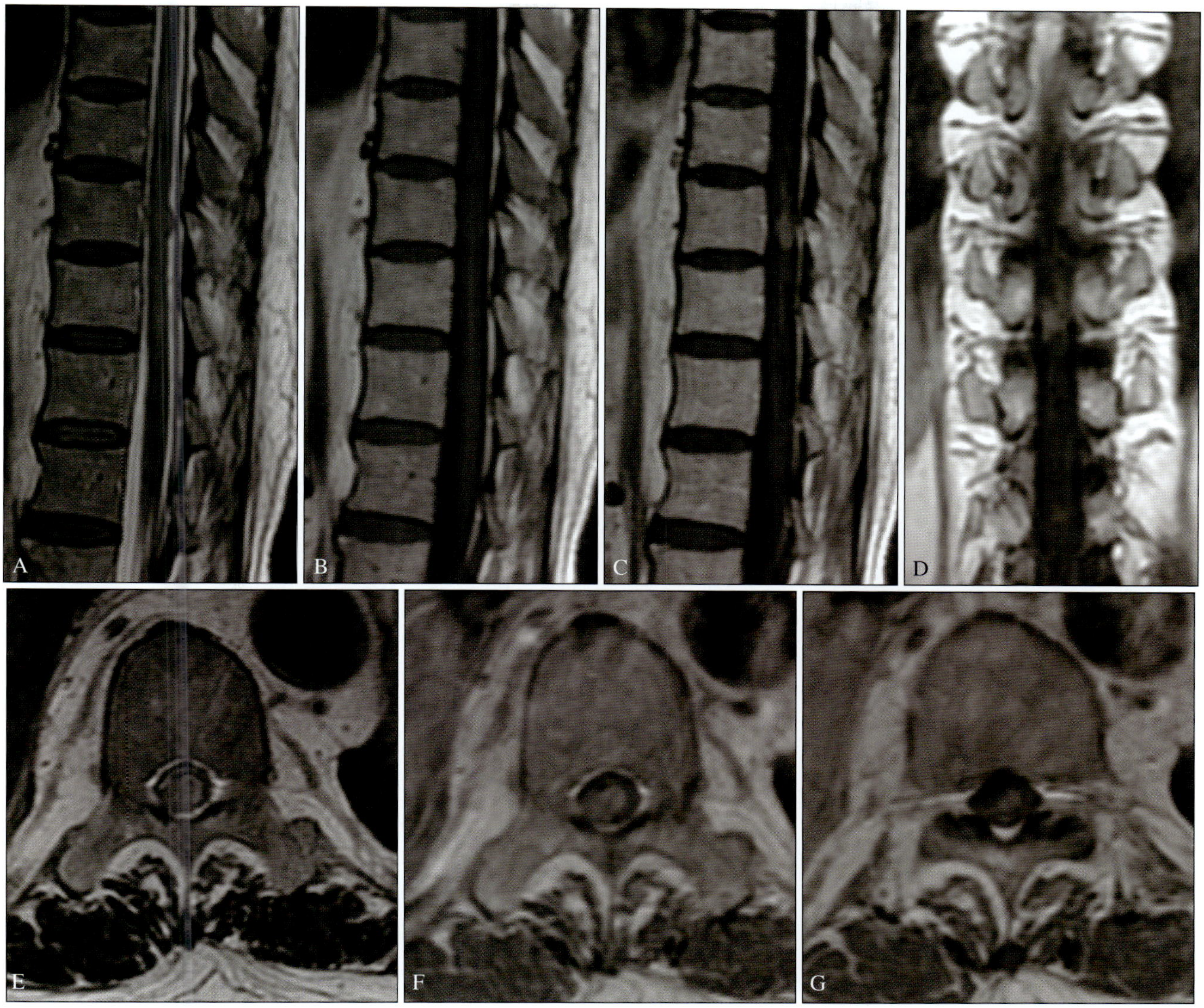

图 10-9-1 肺癌髓内转移

MR 图像 A. T2WI 矢状位；B. T1WI 矢状位；C. T1WI 增强矢状位；D. T1WI 增强冠状位；E. T2WI 轴位；F. T1WI 增强轴位；G. T1WI 增强轴位。脊髓内类椭圆形等 T1 稍长 T2 信号灶，增强扫描明显均匀强化，边界较清楚，局部脊髓轻度增宽；邻近病灶的脊髓较大范围的水肿。手术所见：脊髓表面 2cm × 3cm 灰白色鱼肉样组织，肿瘤组织侵犯至脊髓内；病理：肺癌髓内转移

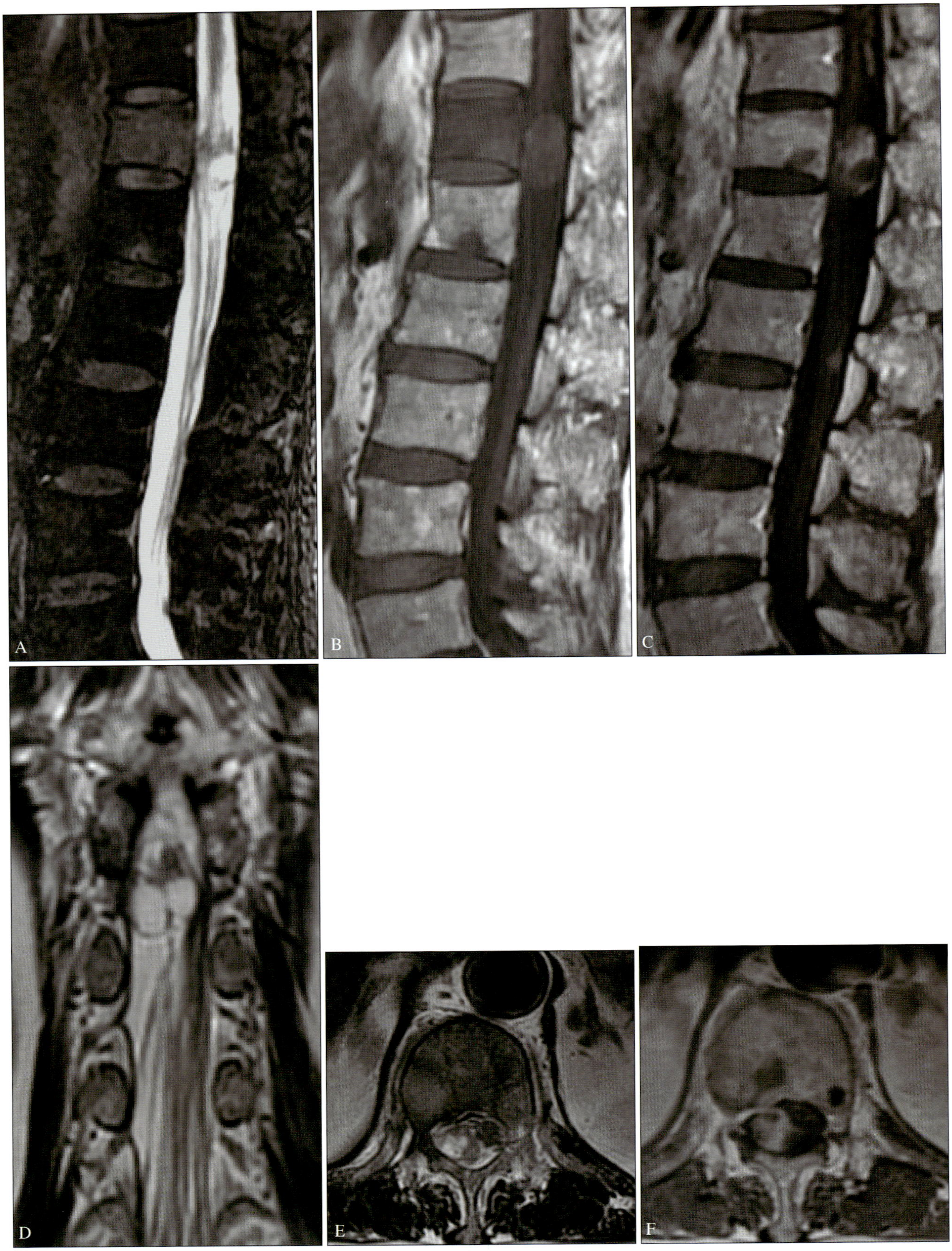

图 10-9-2 转移性低分化腺癌

MR 图像。A. T2 抑脂矢状位；B. T1WI 矢状位；C. T1WI 增强矢状位；D. T1WI 冠状位；E. T2WI 轴位；F. T1WI 增强轴位。椎体呈长 T1 长 T2 信号改变，增强扫描均匀强化；椎管内椭圆形占位病变，呈稍短 T1 混杂 T2 信号，边界清楚，增强扫描不均匀较明显强化，邻近马尾终丝受压移位。病理：转移性低分化腺癌

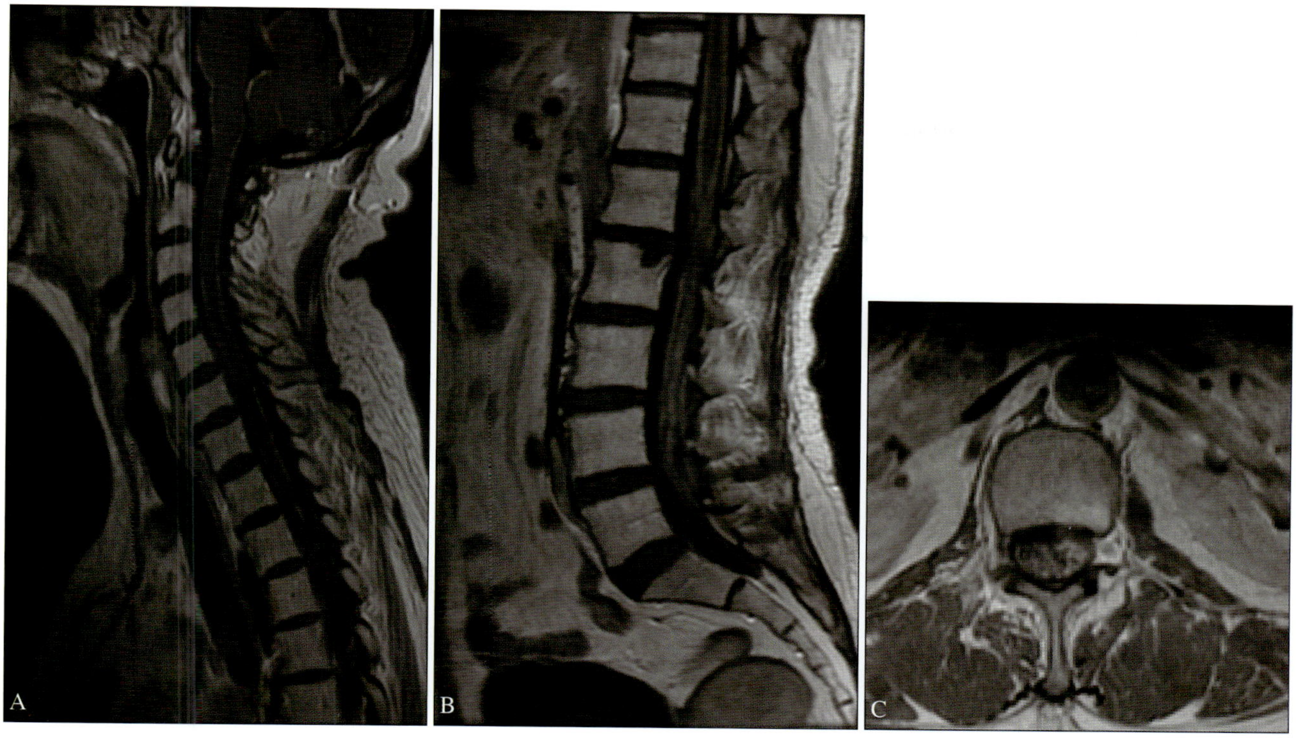

图 10-9-3　脊膜转移瘤

MR 图像。A．颈椎 T1WI 增强矢状位；B．腰椎 T1WI 增强矢状位；C．腰椎 T1WI 增强轴位。增强扫描脑膜、脊膜不均匀增厚，明显强化。病理：脊膜转移瘤

重点推荐文献

[1] Sciubba DM，Gokaslan ZL. Diagnosis and management of metastatic spine disease. Surgical Oncology，2006，15（3）：141-151.

[2] Kim JK，Learch TJ，Colletti PM，et al. Diagnosis of vertebral metastasis，epidural metastasis，and malignant spinal cord compression ：are T1-weighted sagittal images sufficient. Magnetic Resonance Imaging，2000，18（7）：819-924.

[3] Abdi S，Adams CI，Foweraker KL，et al. Metastatic spinal cord syndromes：imaging appearances and treatment planning. Clinical Radiology，2005，60（6）：637-647.

第 10 节　畸胎瘤

【概念与概述】

脊柱畸胎瘤（teratoma）起源于胚胎早期的多极胚芽细胞，含 2 或 3 个胚层组织，属于一种生殖细胞肿瘤。根据组织分化程度不同分为成熟型、未成熟型和畸胎瘤恶变 3 个类型

【病理与病因】

大体病理及手术所见

- 不规则或分叶状，内含软骨、骨、脂肪、呼吸及消化道的黏膜和肌肉等组织，可有囊变、出血、坏死

显微镜下特征

- 3 个胚层的组织细胞

【临床表现】

表现

- 可合并脊柱畸形，局部皮肤可有色素沉着、血管痣、皮毛窦等
- 脊髓受压症状——运动或感觉障碍，如下肢无力，反射异常等。部分患者可出现反复发作的化学性脑膜炎

疾病人群分布

- 年龄
- 多见于儿童、青少年

自然病史与预后

- 小儿椎管内畸胎瘤约 1/3 为非成熟型或畸胎瘤

恶变，预后较差；成人者多为成熟型，预后较好

- 肿瘤较小无压迫，则预后较好；肿瘤较大，长期压迫周围神经组织，可能出现变性坏死

治疗

- 手术切除

【影像表现】

概述

- 部位
  - 好发于中胸段以下
  - 硬膜外、硬膜下、髓内均可发生
  - 多位于脊髓的背侧、背外侧
- 形态学
  - 不规则或分叶状

X 线表现

- X 线摄片
  - 椎管增宽，椎管内钙化、骨化及脂肪组织密度
- 椎管造影
  - 有相应的髓内、硬膜下或硬膜外占位表现

CT 表现

- 平扫 CT
  - 椎管增宽，肿瘤内骨化、钙化和脂肪密度影提示本病
- 增强 CT
  - 肿瘤一般无强化，合并感染或化学性炎症时可强化
  - 周围结构受压移位

MR 表现

- 边界清楚的占位病变，信号不均，所含脂肪呈短 T1 长 T2 信号
- 抑脂像呈等信号
- 增强扫描无强化
- 周围结构可受压移位，可合并脊柱畸形、脊髓低位、终丝脂肪瘤等发育异常

推荐影像学检查

- MRI 能敏感地显示出脂肪信号
- CT 能显示出钙化、骨化信号，综合两者可更好地定性诊断
- MRI 的定位诊断及显示肿瘤与脊髓和周围神经组织的关系方面更具优越性

诊断与鉴别诊断要点

- 中段胸椎以下，背侧及背外侧好发
- 髓内、硬膜下及硬膜外均可发生，可合并骨骼畸形，脊髓低位，病灶内出现脂肪及钙化提示本病

典型病例

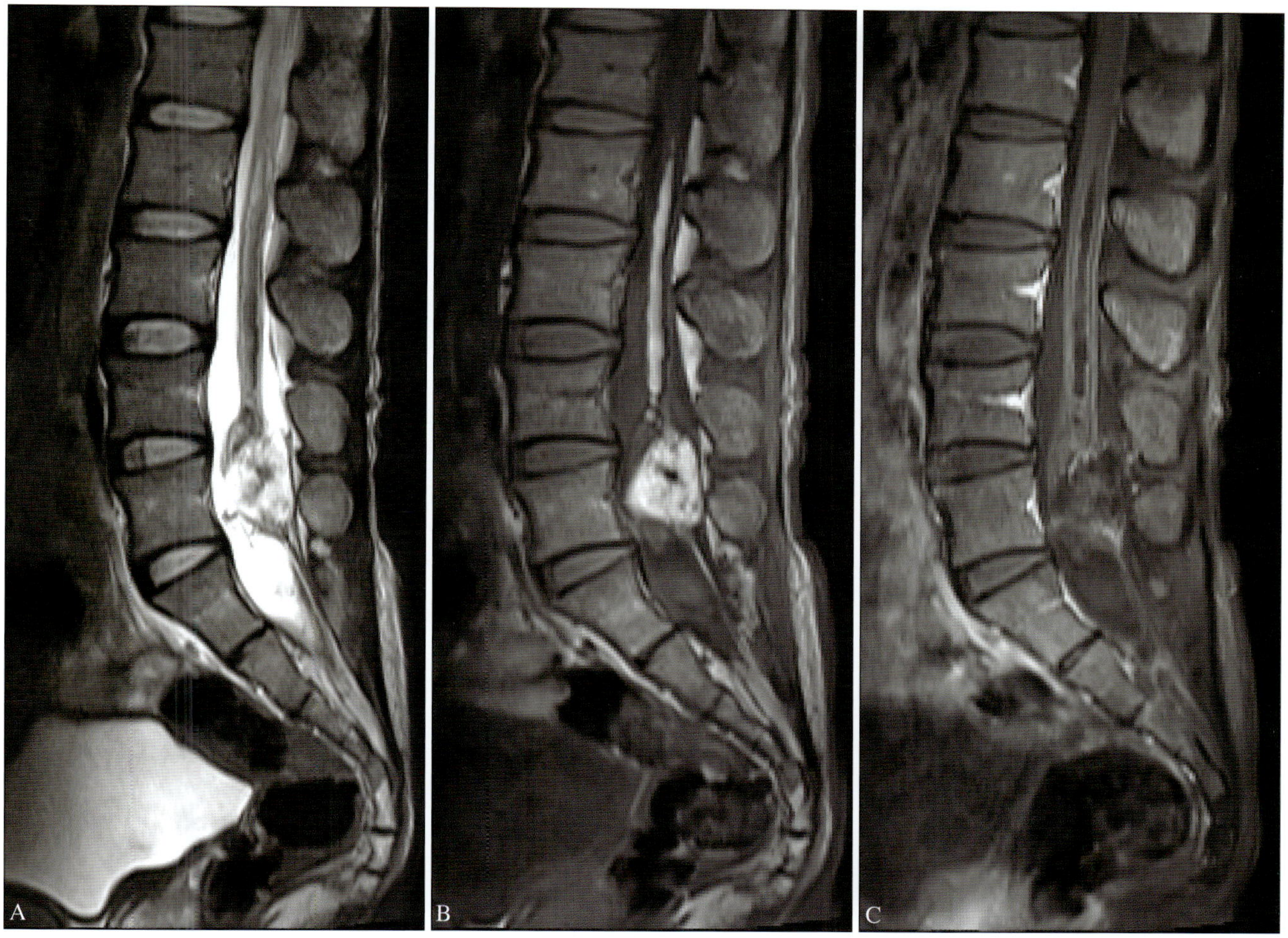

图 10-10-1 脊髓栓系、终丝脂肪瘤、成熟畸胎瘤

MR 图像。A. T2WI 矢状位；B. T1WI 矢状位；C. T2WI 抑脂矢状位。脊髓圆锥位于 L5 水平，终丝后方有脂肪信号，远端类圆形混杂信号占位，大部分呈短 T1 长 T2 信号，内含不规则低信号，抑脂像病变内脂肪呈低信号。病理：脊髓栓系、终丝脂肪、成熟畸胎瘤

重点推荐文献

[1] Traul D，Shaffrey ME，Schiff D. Part 1：Spinal-cord neoplasms-intradural neoplasms. Lancet oncol，2007，8（1）：35-45.

[2] Bloomer CW，Ackerman A，Bhatia RG. Imaging for spine tumors and new applications. Top Magn Reson Imaging，2006，17（2）：69-87.

[3] Van Goethem JWM，Hauwe L，Ozsarlak O，et al. Spinal tumors. Eur J Radiol，2004，50（2）：159-176.

第 11 节　蛛网膜囊肿

【概念与概述】

蛛网膜囊肿（arachnoid cyst）又称脊柱脑脊膜囊肿，为椎管内髓外含脑脊液的囊肿

分类

- 原发性（先天性）和继发性（获得性）
- Nabors 分类
  - Ⅰ型 a 为硬膜外蛛网膜囊肿（无脊神经纤维）
  - Ⅰ型 b 为骶管内蛛网膜囊肿或称骶管内脊网膜膨出
  - Ⅱ型为硬脊膜外蛛网膜囊肿含神经根，包括神经鞘囊肿（perineurial cyst）或称 Tarlov

囊肿
- Ⅲ型为硬脊膜内蛛网膜囊肿

【病理与病因】

一般特征

- 病因与发病机制
  - 原发硬脊膜内蛛网膜囊肿可能源于蛛网膜憩室，与蛛网膜间隙相通或不通
  - 继发性蛛网膜囊肿继发于外伤、手术、感染等

病理

- 原发蛛网膜囊肿内衬蛛网膜，继发性蛛网膜囊肿壁由结缔组织构成

【临床表现】

表现

- 最常见体征/症状
  - 疼痛，无力，感觉异常

自然病史与预后

- 与囊肿的大小有关，囊肿越大，引起的神经异常越严重
- 手术后症状缓解情况与脊髓萎缩程度有关

治疗

- 手术切除

【影像表现】

概述

- 最佳诊断依据 椎管内囊状脑脊液信号占位，脊髓或神经根受压移位或变形
- 好发部位 腰椎。多位于脊髓后方

X 线表现

- X 线摄片
  - 椎体后方扇贝样改变
- 椎管造影
  - 硬脊膜内或硬脊膜外占位改变
  - 脊髓变形或移位
  - 延时摄片偶见蛛网膜囊肿内造影剂

CT 表现

- 水样密度，边界清楚，无强化
- 椎体后缘可呈波浪样改变，椎管和（或）椎间孔可扩大
- CTM 脊髓、神经根受压移位，脊髓可有萎缩，偶见囊肿内造影剂

MR 表现

- 椎管内髓外，单或多发，局限性卵圆形或不规则脑脊液信号，壁薄，可延伸至椎管外，增强扫描无强化
- 脊髓可受压变形移位、萎缩、变性、软化
- 硬脊膜外型可有神经根受压移位征象

推荐影像学检查

- 最佳检查法 MRI

【鉴别诊断】

- 硬膜（发育不良性）扩张
- 肠源性囊肿鉴别

诊断与鉴别诊断要点

- 腰椎、脊髓后方，椎管内脑脊液信号占位，周围正常结构受压移位或变形

典型病例

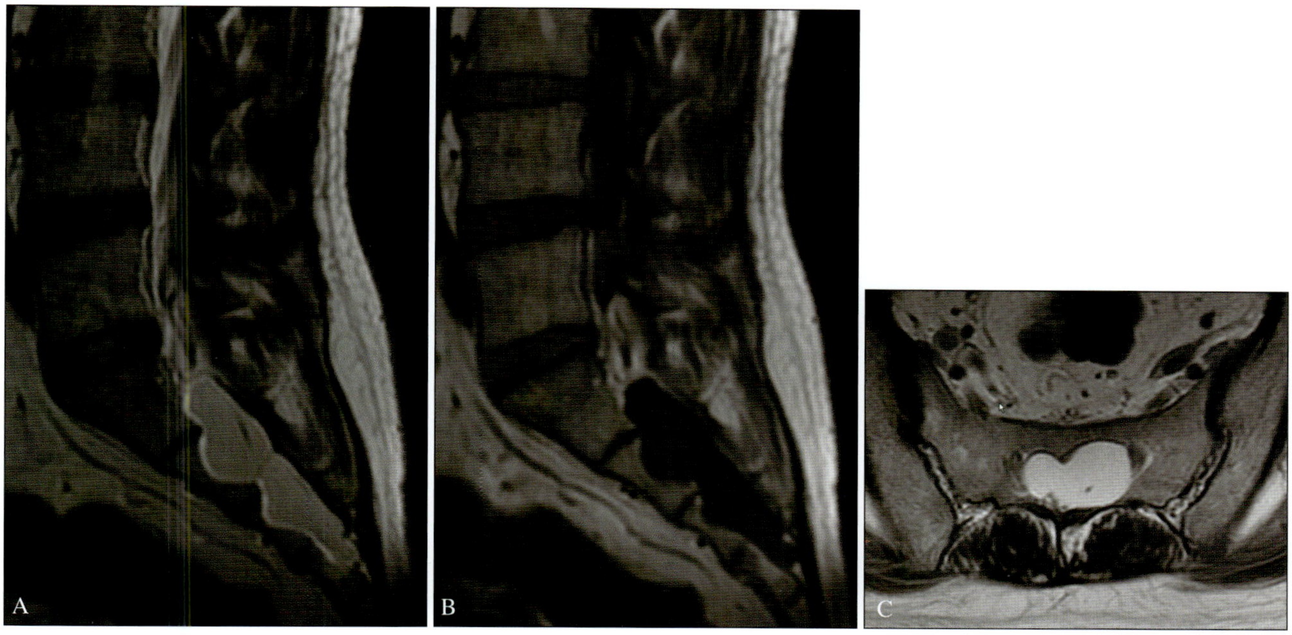

图 10-11-1 蛛网膜囊肿

MR 图像。A. T2WI 矢状位；B. T1WI 矢状位；C. T2WI 轴位。S1 ～ 4 水平骶管内不规则长 T1 长 T2 信号灶，边界清楚，压迫骶骨致骨质吸收，骶骨后缘呈扇贝样改变。手术病理：蛛网膜囊肿

重点推荐文献

[1] Kivrak AS，Koc O，Emlik D，et al. Differential diagnosis of dumbbell lesions associated with spinal neural foraminal widening：imaging features. European Journal of Radiology，2009，71（1）：29-41.

[2] Tureyen K，Senol N，Sahin B，et al. Spinal extradural arachnoid cyst. Spine J，2009，9（8）：e10-e15.

第 12 节 脂 肪 瘤

【概念与概述】

脂肪瘤（lipoma）少见，约 1/3 患者合并其他先天畸形。本瘤占椎管内原发瘤 1%

【病理与病因】

大体病理及手术所见

- 肿瘤常累及多个节段，呈乳黄色条索状，与脊髓无明显分界

显微镜下特征

- 肿瘤由大量空泡状的脂肪细胞组成，内有不均匀的结缔组织间隔及较多血管，并常见钙质沉积

【临床表现】

表现

- 出生时常无症状，逐渐出现脊髓终丝牵拉综合征、脊柱侧弯及感觉运动障碍
- 5% 正常人，在圆锥远端终丝内有小的脂肪瘤，常无症状

疾病人群分布

- 年龄
  - 多数在 20 ～ 30 岁发病
- 性别
  - 男女无明显差异

自然病史与预后

- 预后较好，硬膜外、髓外硬膜下脂肪瘤易于完整切除，硬膜下髓内脂肪瘤切除脊髓外部分并减压

治疗

- 手术切除

【影像表现】

概述

- 部位
  - 好发于胸段
  - 椎管内脂肪瘤：胸段＞同时累及颈胸段＞颈段
  - 60% 位于软脊膜下，可向髓内或硬膜下生长，髓内病变可部分位于髓外硬膜下；40% 位于硬膜外

X 线表现

- X 线摄片
  - 多节段椎管扩大，椎弓根受压变扁
- 椎管造影
  - 髓内、髓外硬膜下、髓外占位表现

CT 表现

- 椎管内脊髓后方，边界清楚，脂肪密度，多无强化
- 髓外肿瘤可伴发脊椎发育不全，并由此向背侧皮下生长
- 髓内肿瘤多位于胸段、颈段，较少伴发骨质异常

MR 表现

- T1WI 和 T2WI 均呈高信号，抑脂序列呈等信号，无强化
- 可局限或沿脊髓纵向生长
- 胸段者常位于脊髓后方，腰段者位于脊髓前或后方，亦可环绕硬膜外生长。病变前缘常与脊髓分界不清
- 部分患者可合并脊髓低位、脊膜膨出、脊柱裂等畸形

推荐影像学检查

- 最佳检查法　MRI

【鉴别诊断】

- 皮样囊肿或畸胎瘤
  - 所含脂肪不均匀，与脂肪瘤所含均质脂肪不同
- 亚急性血肿
  - T1 及 T2 上均呈高信号，但其 T1 高信号，不被抑脂序列所抑制，与脂肪瘤不同

诊断与鉴别诊断要点

- 好发于胸段的脂肪信号占位，常合并脊柱畸形、脊髓低立等发育不良

典型病例

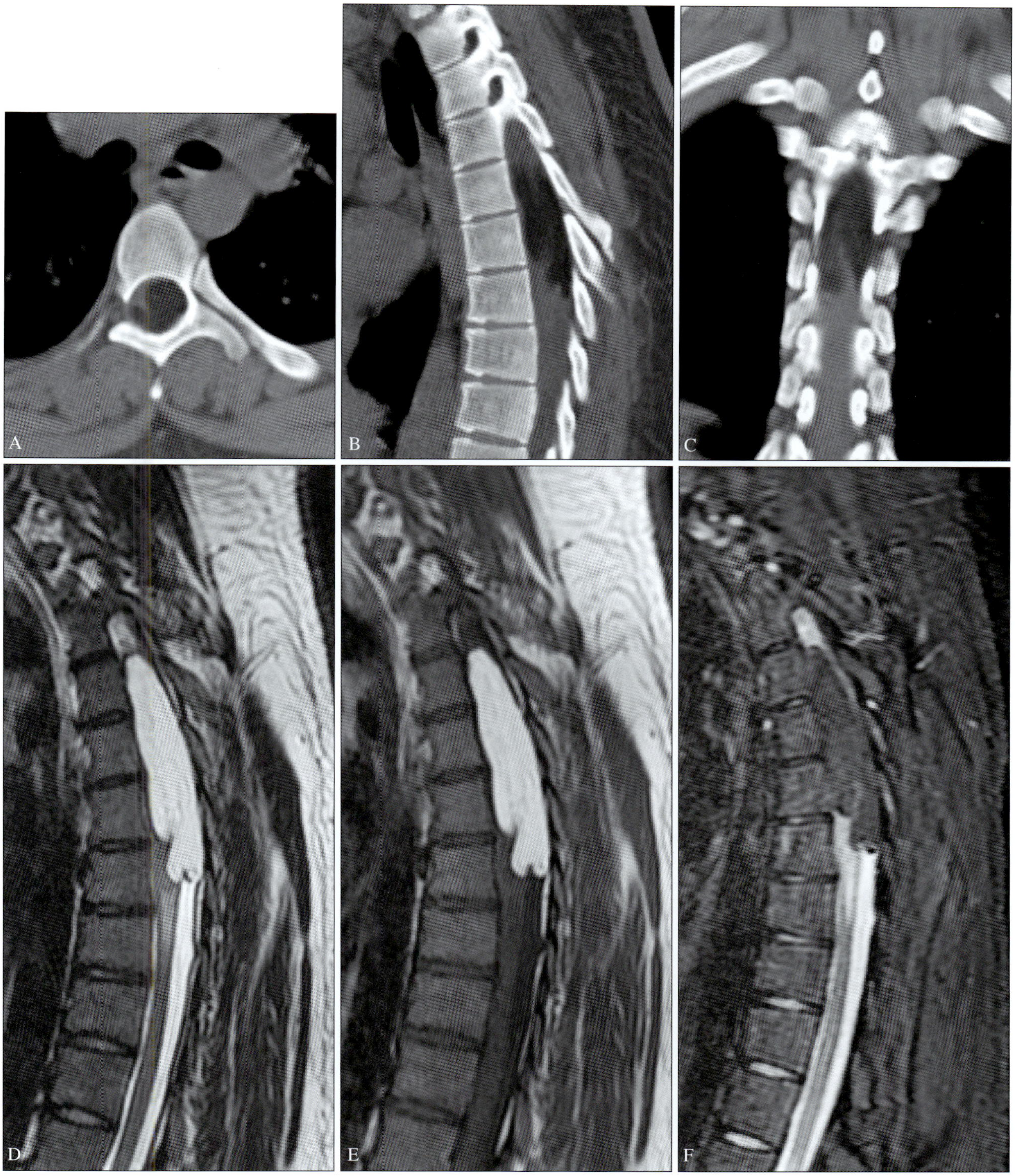

图 10-12-1 脂肪瘤

CT、MR 图像。A. CT 轴位；B. CT 重建矢状位；C. CT 重建冠状位；D. MR-T2WI 矢状位；E. MR-T1WI 矢状位；F. MR-T2WI 抑脂矢状位

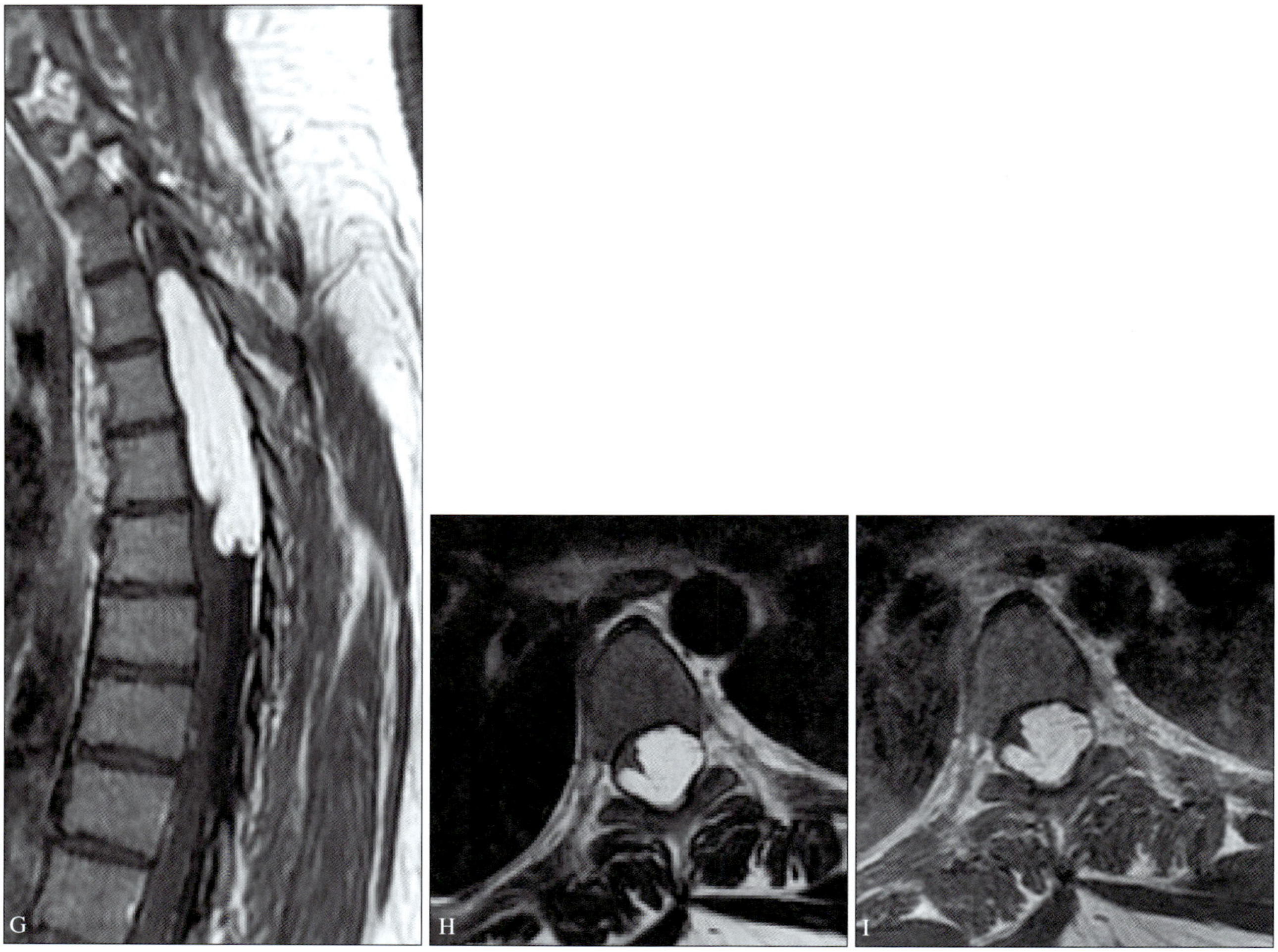

图 10-12-1 续 **脂肪瘤**

G．MR-T1WI 增强矢状位；H．MR-T2WI 轴位；I．MR-T1WI 增强轴位。CT 图像上病灶呈均匀的脂肪密度（低密度），边界清楚，脊髓位于右前方，呈不规则三角形；MR 图像上病灶呈均匀的短 T1 长 T2 信号，边界清楚，抑脂像呈低信号，脊髓位于病灶右前方

重点推荐文献

[1] Traul D，Shaffrey ME，Schiff D. Part 1：Spinal-cord neoplasms-intradural neoplasms. Lancet oncol，2007，8（1）：35-45.

[2] Baleriaux DLF. Spinal cord tumors. Eur Radiol，1999，9（1）：1252-1258.

[3] Bloomer CW，Ackerman A，Bhatia RG. Imaging for spine tumors and new applications. Top Magn Reson Imaging，2006，17（2）：69-87.

第 13 节 部位相关的椎管、脊髓肿瘤及瘤样病变的诊断思路

【概念与概述】

- 椎管内肿瘤及瘤样病变，按照其生长部位及与脊髓、脊膜的关系可分为脊髓内、硬脊膜内（下）及硬脊膜外 3 类
- 可源自脊椎、脊膜、脊髓、脊神经及其他软组织
- 累及脊髓、脊神经时可出现受压平面以下肢体的运动、感觉、反射、括约肌功能障碍及皮肤营养不良等症状。

【影像诊断方法】

X 线平片

- 首选检查方法
- 优点　直接观察骨性椎管破坏情况
- 缺点　对早期骨质破坏不够敏感

放射性核素显影

- 优点 对骨骼疾病检出率高，可做全身显像
- 缺点 特异性不高；骨髓瘤显示率低

CT

- 优点 骨窗能很好地显示骨质破坏；骨皮质破坏及钙化的显示率优于 MRI
- 缺点 对椎管内软组织（尤其对髓内病变）的显示远不如 MRI

MRI

- 软组织分辨率高，脊髓内病变显示清晰
- 骨转移瘤的骨质破坏检出率与放射性核素类似
- T2WI 是不用造影剂的 MR 椎管造影图像
  - 脑脊液在 T2WI 上呈高信号，椎管内其他非液性软组织呈相对低信号，形成天然对比
- 快速流动的血液呈现血管流空征象，有助于动静脉畸形、动脉瘤等疾病的诊断

选择性血管造影

- 断血管性病变（如血管动静脉畸形、动脉瘤等）的金标准
- CTA、MRA 目前可取代其大部分功能

【椎管内病变的影像诊断】

椎管内病变的定位及与定位有关征象

- 脊髓内病变影像诊断定位及征象

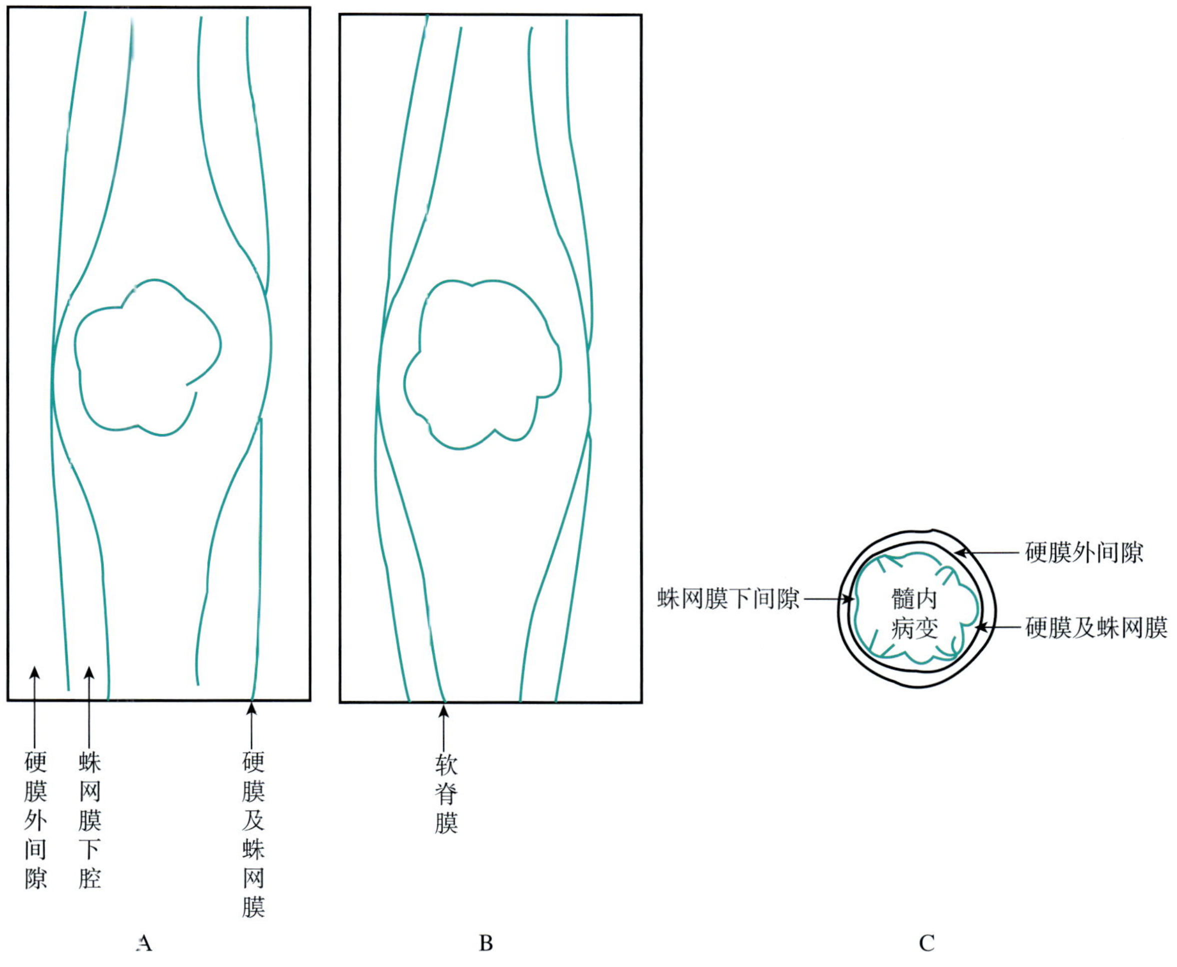

图 10-13-1 **脊髓内病变影像诊断定位及征象**

A. 冠状位；B. 矢状位；C. 轴位。脊髓内病变，脊髓增粗并使其周围蛛网膜下腔受压变窄

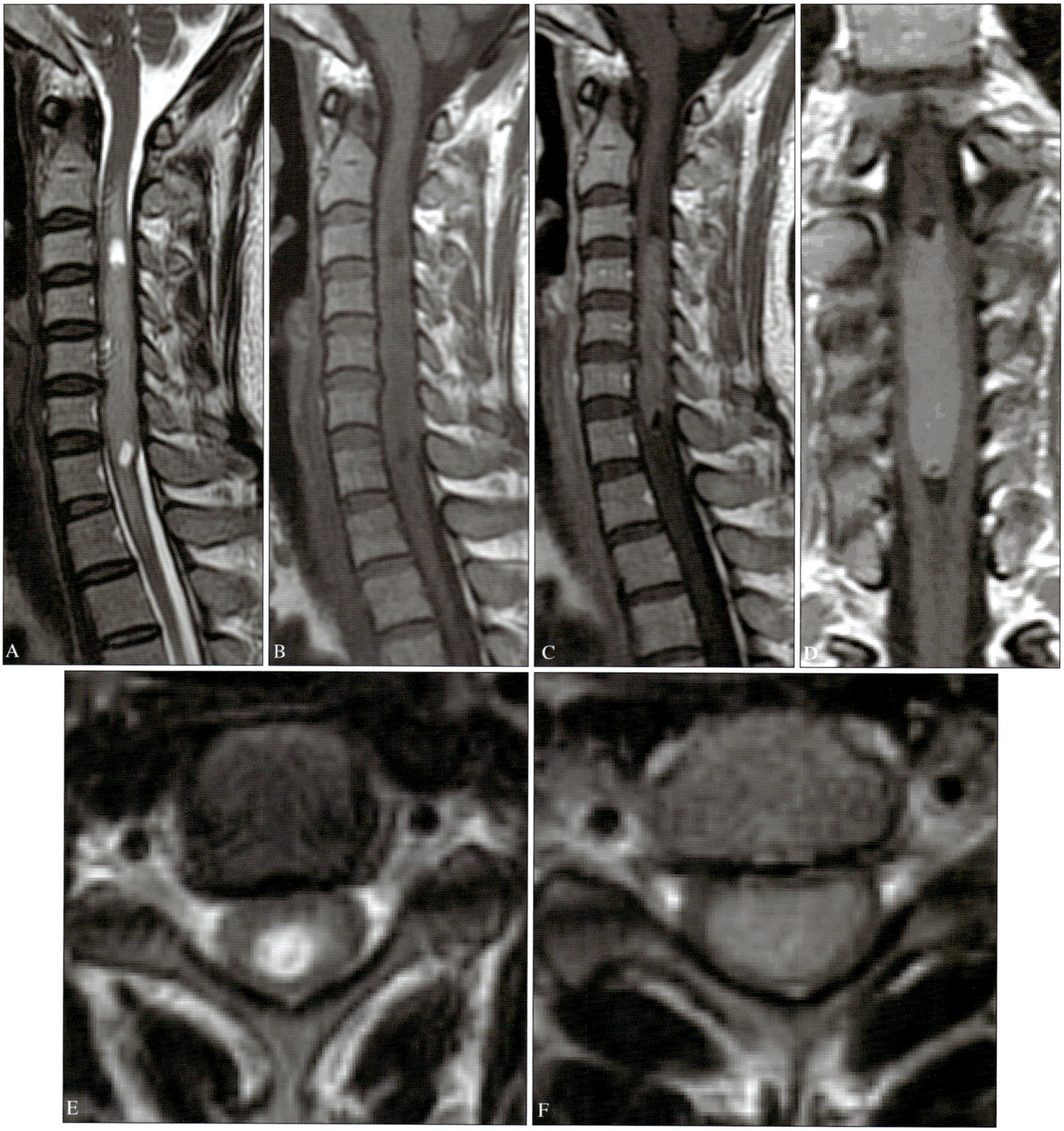

图 10-13-2 胶质瘤

MR 图像。A. T2WI 矢状位；B. T1WI 矢状位；C. T1WI 增强矢状位；D. T1WI 增强冠状位；E. T2WI 轴位；F. T1WI 增强轴位。颈髓增粗，轴位蛛网膜下腔受压变窄，T2WI 长条状信号升高，伴均匀造影增强，提示髓内肿瘤。术后病理：胶质瘤

典型病例

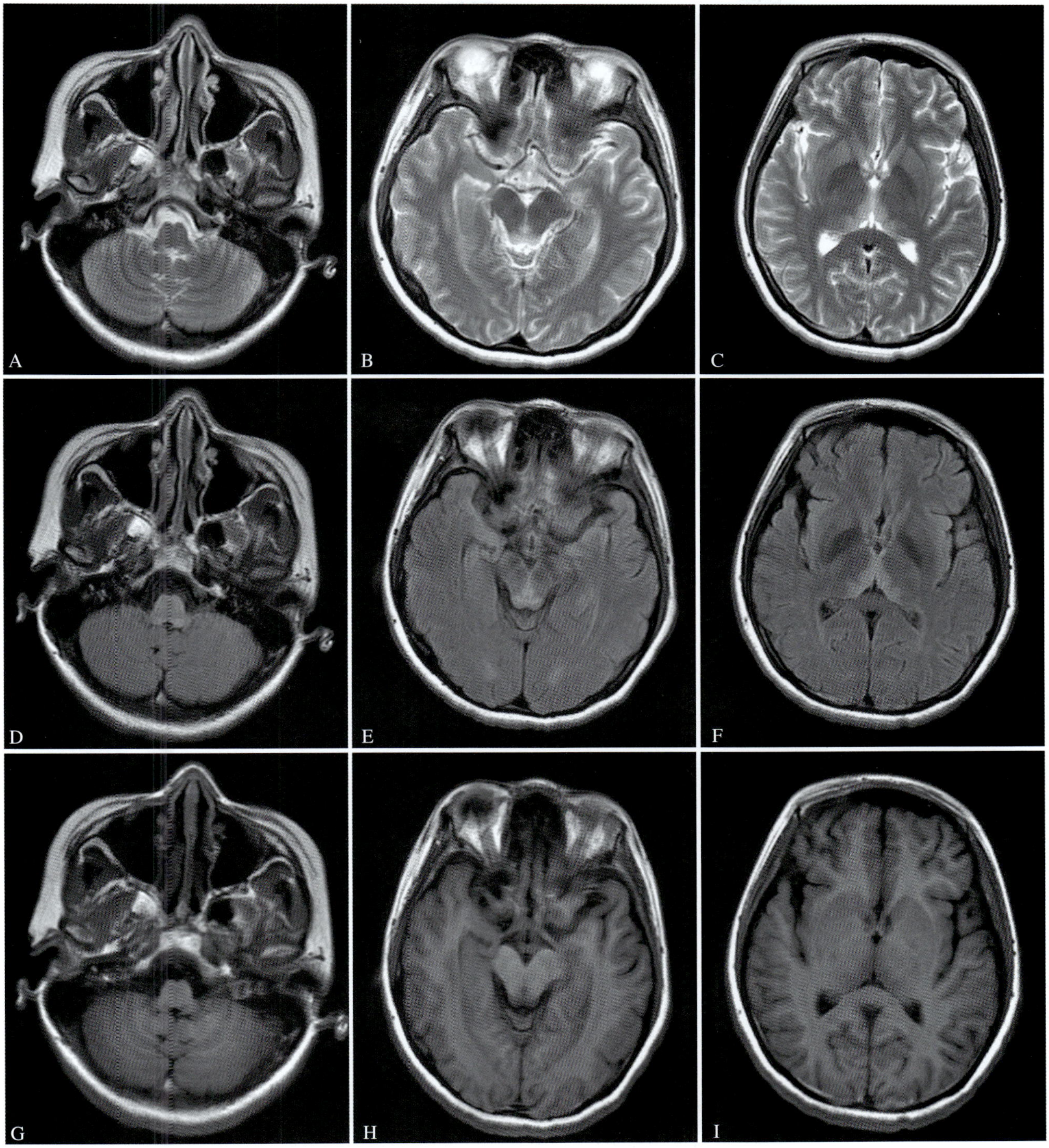

图 6-8-1　Wernicke 脑病

A．轴位 T2WI 示四脑室底异常高信号；B．较高层面可见中脑导水管周围及顶盖异常高信号；C．轴位 T2WI 示双侧丘脑内侧异常高信号；D，E，F. 相应层面轴位 FLAIR 像病灶显示更加清晰；G，H，I．病灶在 T1WI 上呈稍低信号，显示欠清晰（待续）

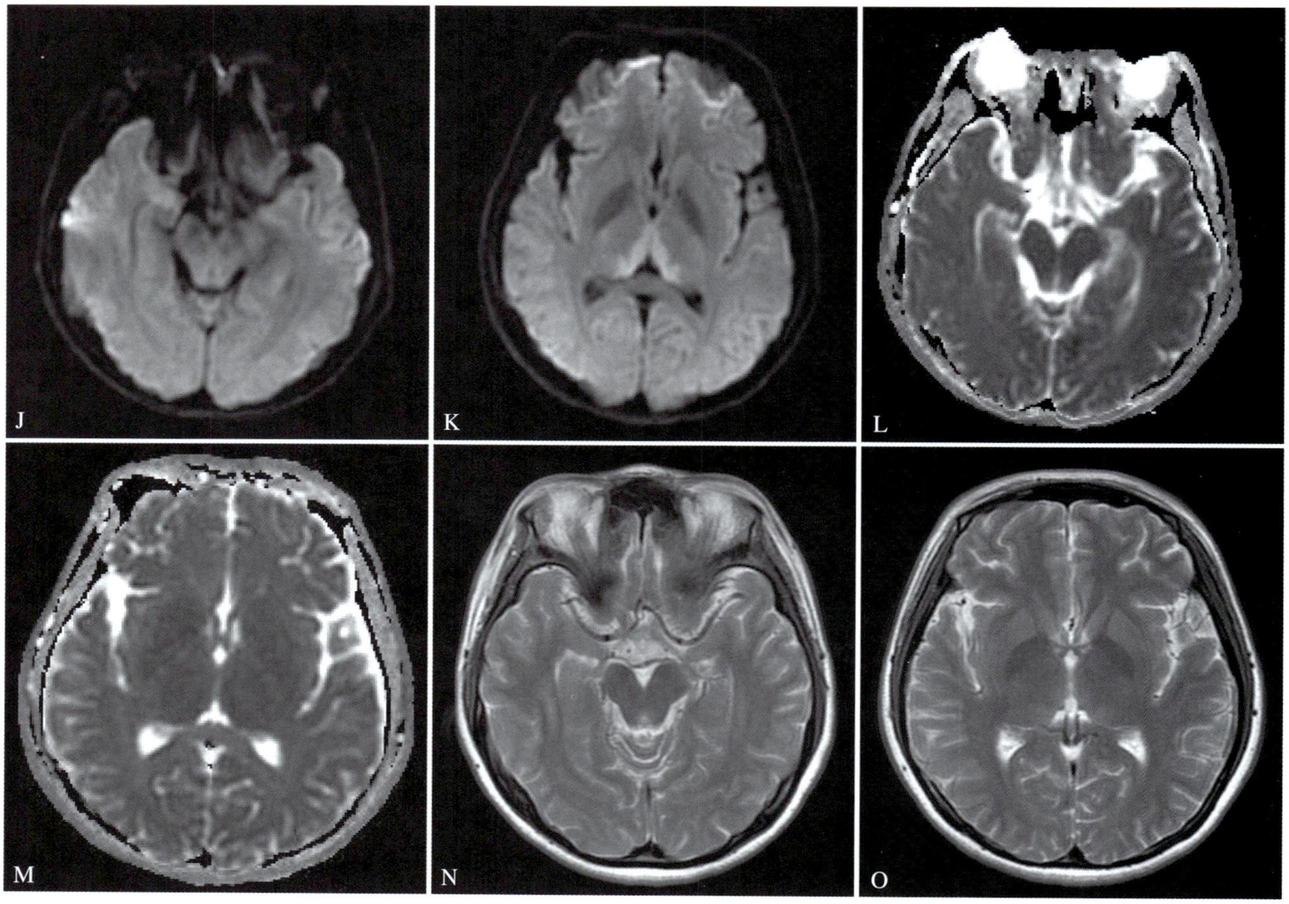

图 6-8-1 续 Wernicke 脑病

J，K. DWI 上中脑导水管周围及顶盖区呈等信号；L. ADC 值升高，双侧丘脑内侧呈异常高信号；M. ADC 值变化不明显；N，O. 治疗后复查中脑导水管周围、双侧丘脑内侧异常信号吸收

重点推荐文献

[1] Sechi G，Serra A. Wernicke's encephalopathy：new clinical settings and recent advances in diagnosis and management. Lancet Neurol，2007，6：442-455.

[2] Sullivan EV，Pfefferbaum A. Neuroimaging of the Wernicke-Korsakoff syndrome. "Alcohol Alcohol"，2009，44：155-165.

[3] Zuccoli G，Pipitone N. Neuroimaging findings in acute Wernicke's encephalopathy：review of the literature. AJR Am J Roentgenol，2009，192：501-508.

[4] Geibprasert S，Gallucci M，Krings T. Alcohol-induced changes in the brain as assessed by MRI and CT. Eur Radiol，2010，20：1492-1501.

第 9 节 一氧化碳中毒

【概念与概述】

- 一氧化碳（CO）是无色无味气体，是含碳物质不完全燃烧的副产品。CO 中毒是中毒死亡的最常见原因
- 临床表现多样。神经系统症状是最常见的后遗症
- 影像表现多样，根据中毒的严重程度、中毒与成像之间间隔时间而不同。急性期中毒最常见表现是双侧苍白球异常，迟发性脑病表现为白质异常

【病理与病生理】

病理生理

- CO 中毒造成明显的组织缺氧，可以通过直接和间接机制。可能是这些机制联合作用导致了 CO 中毒的脑损伤
- CO 与氧竞争性地与血红蛋白结合，形成碳氧血红蛋白，CO 结合力强于氧 200 倍。随着 CO 取代氧与血红蛋白结合，运送至组织水平的氧减少。结合的 CO 还会增加氧合血红蛋白的稳定性，使得氧合血红蛋白在组织中释放氧的能力降低
- 碳氧血红蛋白的稳定性使得 CO 持续与血红蛋白结合，减少了可携带 CO_2 的血红蛋白的量，血中较低的 CO_2 浓度降低了对呼吸中枢的刺激，从而降低了呼吸频率
- CO 还与细胞色素和肌红蛋白结合，抑制许多生化途径，如线粒体电子传递酶系统、脂类过氧化、白细胞黏附以至于损伤微血管以及血管内皮和血小板释放 NO，促进了自由基的产生
- 在碳氧血红蛋白水平下降后，能量产生和线粒体功能恢复，但是短暂的变化即可导致神经元坏死和凋亡，造成广泛脑萎缩
- 迟发脑病的可能机制为多形核白细胞渗出，脂类过氧化和髓鞘降解

病理

- 急性期中毒病理改变可为水肿、坏死或出血性坏死
- CO 中毒患者 10% ~ 100% 急性期会出现白质损伤，其病理改变为扩张的血管周围间隙、动脉硬化、部分髓鞘和轴突缺失和胶质增生、腔梗
- 迟发脑病的组织病理学改变认为是弥漫白质损伤，有 3 种形式
    - 多灶性的坏死性病变，主要位于半卵圆中心和白质联合纤维
    - 广泛坏死区域，位于脑室旁白质，延伸到胼胝体和联合纤维
    - 片状或广泛深部脑室旁白质脱髓鞘，多累及脑室旁白质及半卵圆中心，严重情况下也可累及皮层下白质、胼胝体、内外囊

【临床表现】

表现

- 急性中毒后的初始症状包括严重的头痛、恶心、虚弱、意识模糊、心律失常、代谢性酸中毒、昏迷甚至死亡
- 2% ~ 40% 幸存患者在临床症状明显恢复后，间隔 2 ~ 40 天（通常是 2 ~ 3 周）后再次出现神经精神症状，为迟发 CO 中毒脑病，常见表现为帕金森症状、肌张力障碍或其他运动障碍、认知或执行功能障碍、无动性缄默、情绪异常（包括抑郁、焦虑和情绪不稳）、尿便失禁、记忆障碍和人格改变

疾病人群分布和流行病学

- CO 中毒是全世界中毒死亡（意外或自杀）的最常见原因
- 在美国每年 2000 ~ 6000 人死于 CO 中毒，40 000 病患至急诊就诊

自然病史与预后

- 预后与 CO 吸入的时间和浓度有关。
- 大部分患者在中毒 6 个月至 1 年内恢复良好，但神经心理研究显示，CO 中毒患者在主要症状恢复的几年后仍可有认知功能的下降
- 2% ~ 40% 会出现迟发神经精神后遗症
- 对单一病患来说，中毒时血中碳氧血红蛋白水平、意识障碍持续时间以及急性期影像学异常不能准确地判断预后，但一般来说影像学所见异常范围越大预后越差，越可能有明显的神经心理异常

治疗

- 有研究提示，对于急性 CO 中毒用高压氧治疗，可降低迟发神经精神后遗症的发生

【影像表现】

- 急性期脑病与迟发脑病需要分别讨论

急性期

- CT 表现
    - CT 的敏感性较低，常无异常发现
    - 可见双侧苍白球对称低密度影
- MRI 表现
    - T2 加权像
        - 略多于 1/3 的患者影像学表现正常
        - 双侧苍白球最易受累，呈高信号，在部分有出血改变的病例中可见低信号
        - 其他灰质核团也可受累，包括壳核、尾状核、丘脑、黑质，常呈对称高信号，
        - 另外在严重病例中还有内侧颞叶、小脑皮层受累

    - 有研究显示异常信号在中毒后1小时即可出现，也有在中毒后2～3天出现的报道
    - 10%～100%患者会出现白质高信号，位于侧脑室旁白质和半卵圆中心，或者表浅的皮层下白质，白质内出血较少见
    - 白质异常信号在1天、2周、6个月复查时无明显差异，提示这种白质改变可能是持续存在的，但也有少数病例异常信号消失，可能为损伤区域再次髓鞘形成
  - T1加权像
    - 受累部位呈低信号
  - DWI
    - 可以更好、更早期地显示白质改变，细胞毒性水肿，水分子弥散受限，ADC值降低，通常双侧对称
  - T1增强
    - 异常信号可见片状或边缘强化
- 核医学影像表现
  - PET、SPECT较CT、MRI更敏感地显示CO中毒的低灌注、缺氧状态

迟发脑病

- CT
  - 弥漫白质低密度
- MRI
  - T2加权像
    - 在急性期影像学无异常表现，间隔一段时间后出现双侧、对称融合片状高信号，多位于脑室旁和半卵圆中心，严重情况下也可累及皮层下白质、胼胝体、内外囊
    - 80%患者在中毒后6个月内出现明显脑萎缩，脑沟和脑室增宽
  - T1加权像
    - 双侧、对称白质片状低信号
  - DWI
    - 弥漫融合的脑室旁白质、半卵圆中心高信号，双侧对称，但在额叶信号更高，额叶、颞叶前部相对不受累，ADC值较正常组织明显降低
    - 脑干和胼胝体ADC值也降低
    - 苍白球ADC值轻微升高，在DWI上显示为低信号
  - MRS
    - 对迟发脑病的基础病理生理改变很敏感，NAA/Cr降低，Cho/Cr升高

推荐影像学检查

- MRI是首选检查手段，较CT敏感

【鉴别诊断】

- 缺血缺氧脑病、卒中
  - 病史
  - CO中毒患者出现DWI异常的时间较晚，持续时间也较长
- 其他白质病变
  - 病史、实验室检查，如血碳氧血红蛋白水平

诊断与鉴别诊断精要

- 病史、临床表现及实验室检查，如血碳氧血红蛋白水平
- MRI是最有价值的检查手段

● 硬膜下（内）髓外病变的影像诊断定位及征象

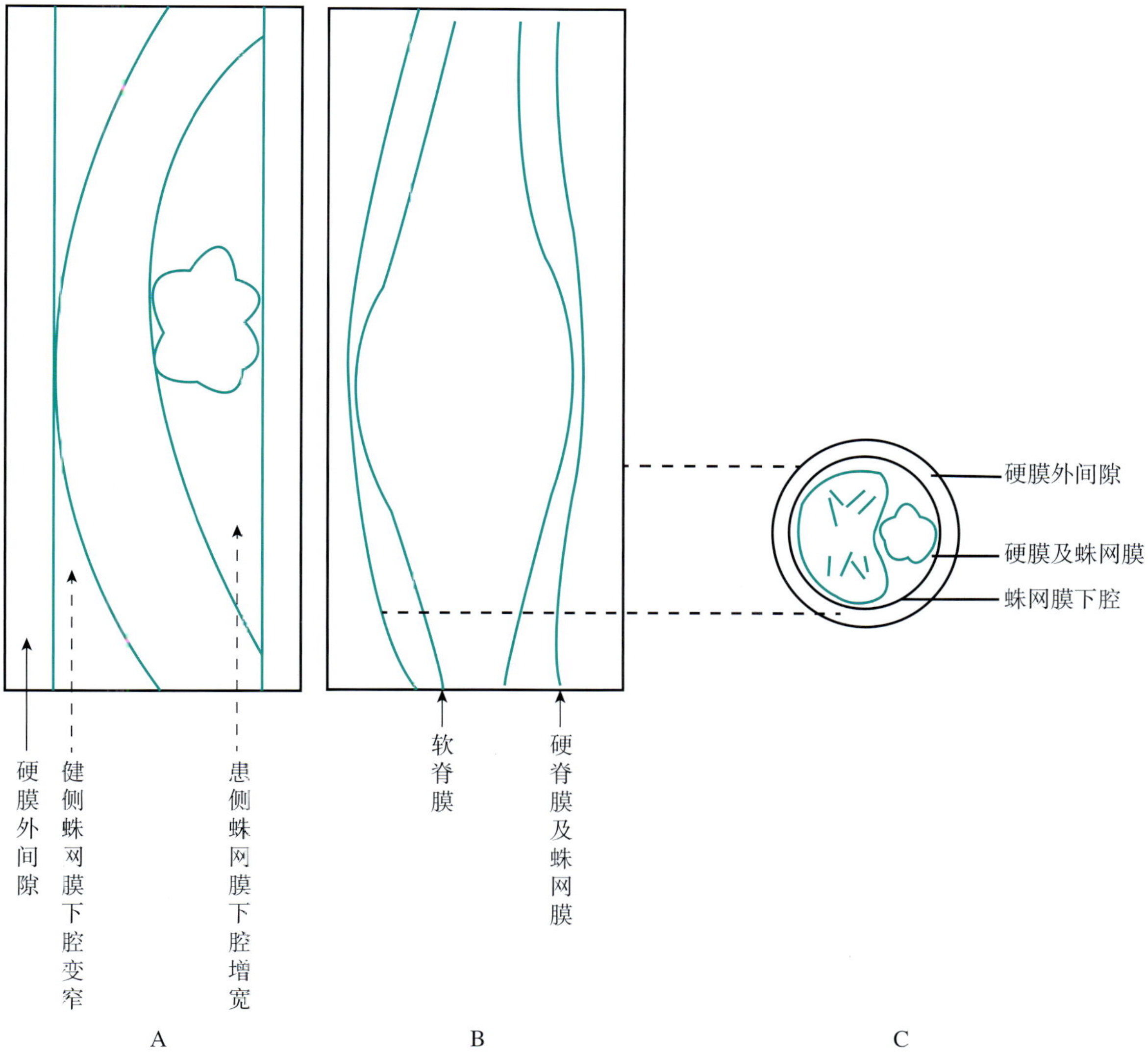

图 10-13-3　硬膜内（下）、髓外病变的影像诊断定位及征象

A．冠状位；B．矢状位；C．轴位。冠状位示脊髓受压向对侧移位，患侧蛛网膜下腔增宽，健侧蛛网膜下腔变窄；矢状位示脊髓受压变扁宽，使双侧蛛网膜下腔变窄；上述改变在轴位上得以进一步观察证实

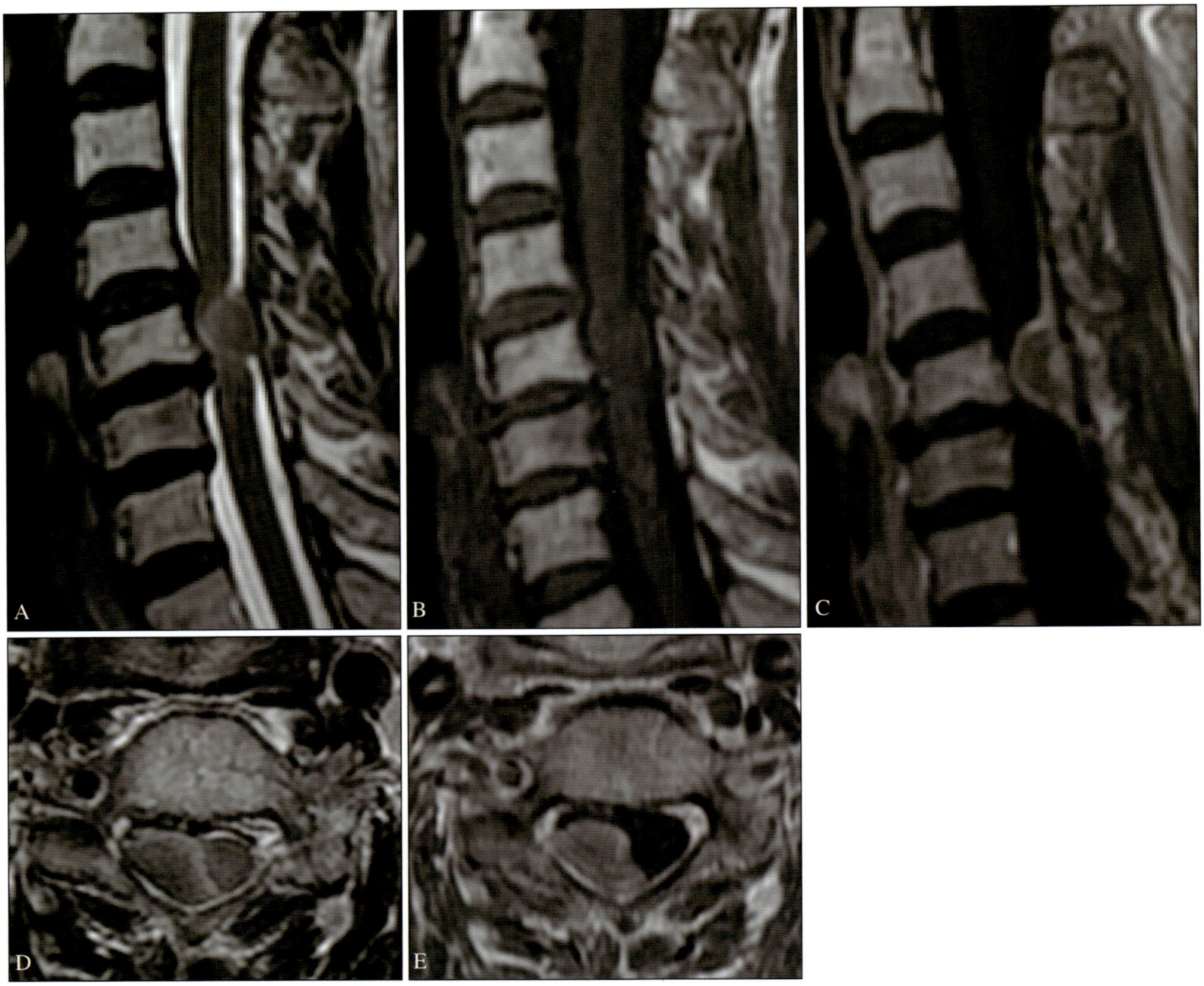

图 10-13-4 **脊膜瘤**

MR 图像。A. T2WI 矢状位；B. T1WI 矢状位；C. T1WI 增强矢状位；D. T2WI 轴位；E. T1WI 增强轴位。肿瘤位于髓外硬膜下，增强扫描肿瘤部位显示更明确，以宽基底与脊膜相连，呈均匀的等 T1 等 T2 信号，增强扫描呈中等程度强化，伴相邻脊膜线状强化。术后病理：脊膜瘤，肿瘤周围硬脊膜受累

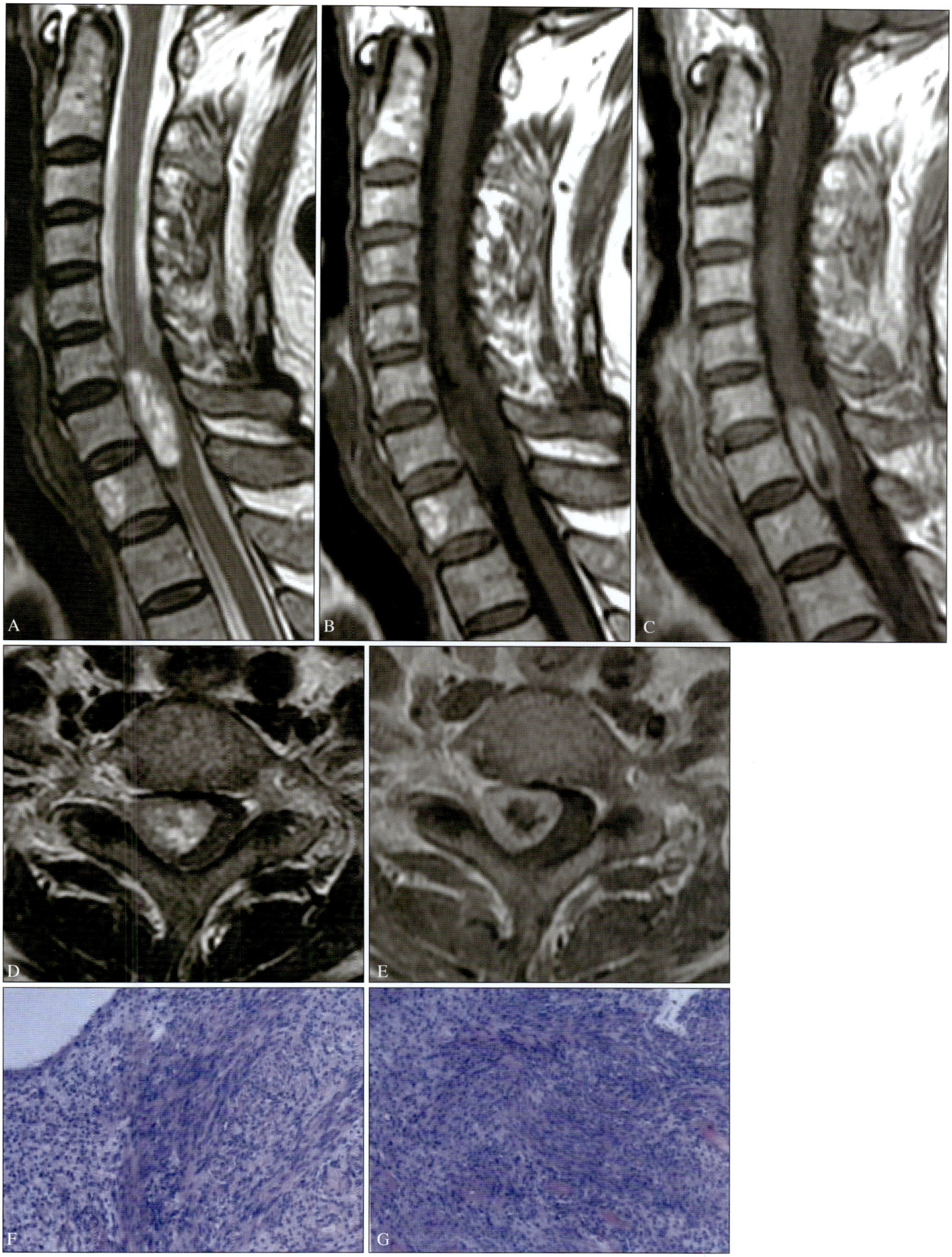

图 10–13–5　神经鞘瘤

MR 图像。A．T2WI 矢状位；B．T1WI 矢状位；C．T1WI 增强矢状位；D．T2WI 轴位；E．T2WI 增强轴位。C7 水平髓外椎管内长 T1 长 T2 信号病灶，其内信号不均匀，增强扫描明显强化，并见不强化的囊变坏死区。F，G. 为病理图像。病理：C7 神经鞘瘤伴出血及囊性变

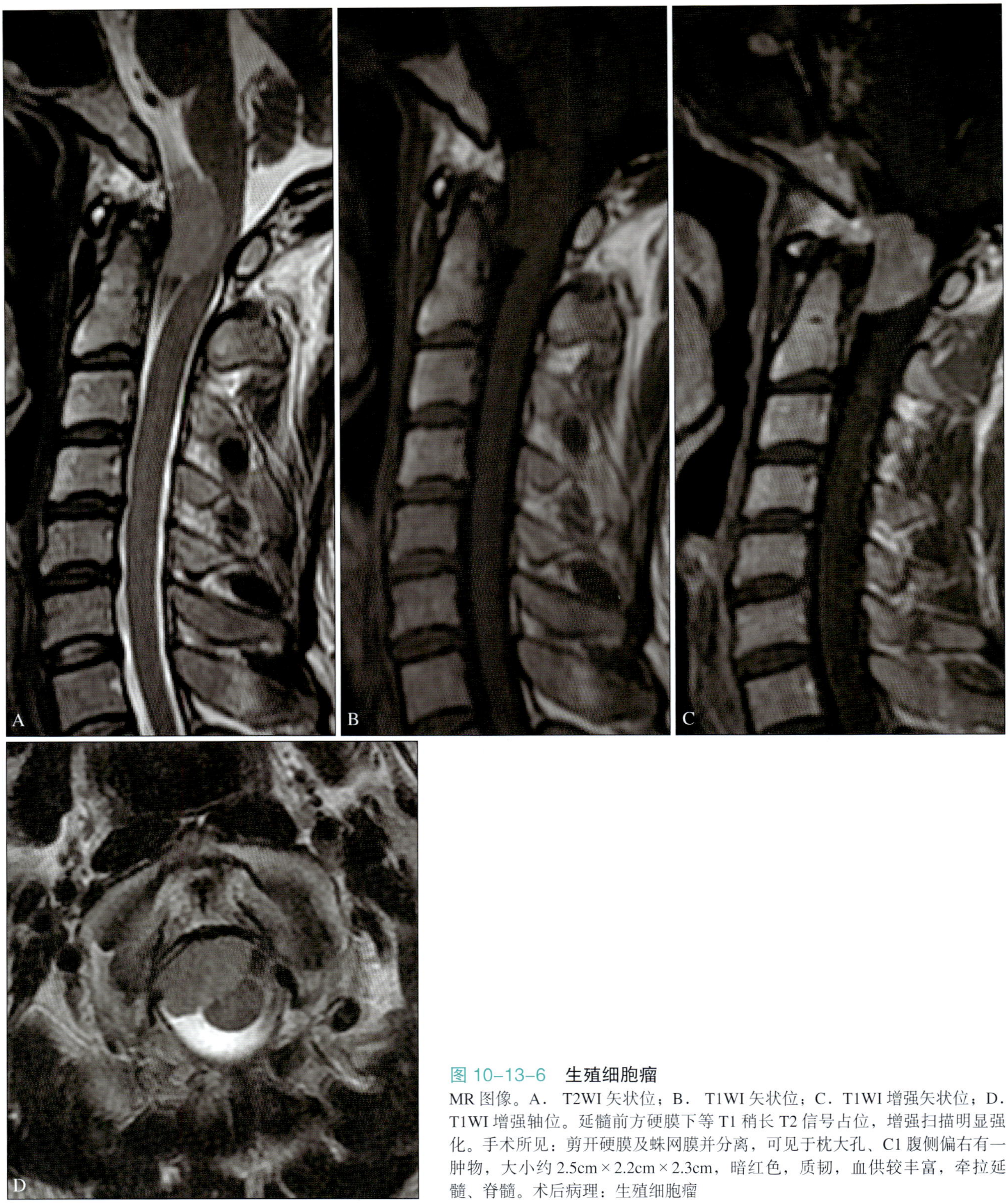

图 10-13-6 生殖细胞瘤

MR 图像。A. T2WI 矢状位；B. T1WI 矢状位；C. T1WI 增强矢状位；D. T1WI 增强轴位。延髓前方硬膜下等 T1 稍长 T2 信号占位，增强扫描明显强化。手术所见：剪开硬膜及蛛网膜并分离，可见于枕大孔、C1 腹侧偏右有一肿物，大小约 2.5cm×2.2cm×2.3cm，暗红色，质韧，血供较丰富，牵拉延髓、脊髓。术后病理：生殖细胞瘤

● 硬膜外病变的影像诊断定位及征象

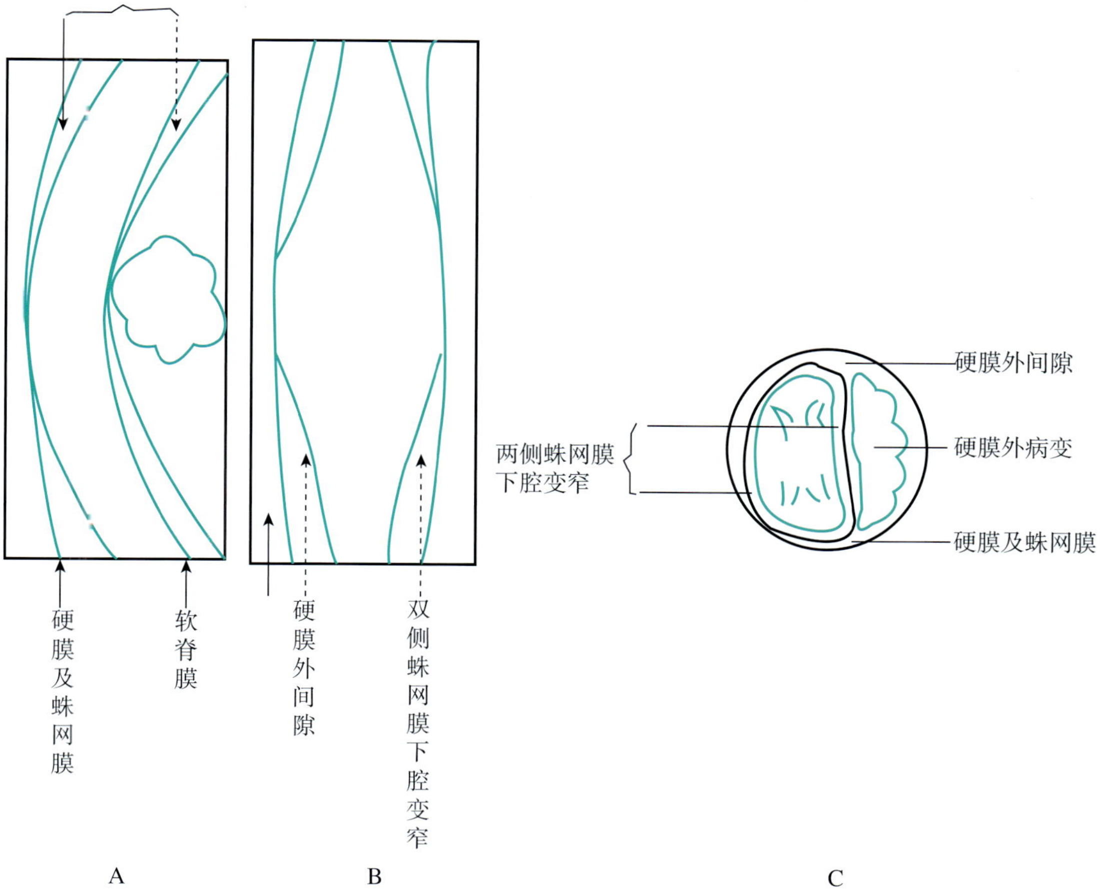

图 10-13-7 硬膜外病变的影像诊断定位及征象

线条图。A. 冠状位；B. 矢状位；C. 轴位。冠状位示病变压迫硬膜囊，连同其内脊髓一起向对侧移位，使两侧蛛网膜下腔变窄；矢状位示脊髓受压变扁增宽，使两侧蛛网膜下腔变窄；上述改变在轴位上得以进一步观察证实

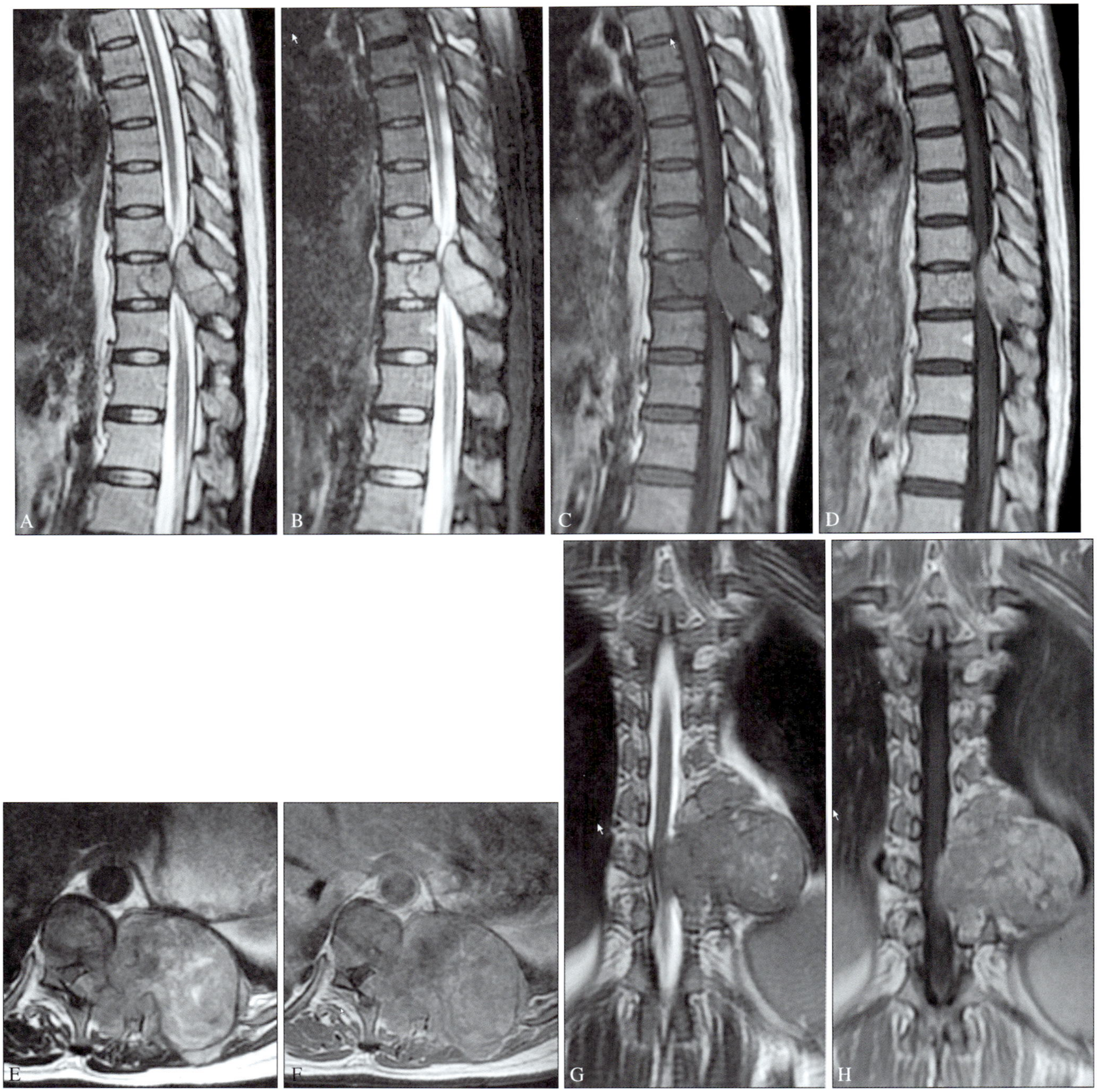

图 10-13-8 滑膜肉瘤

MR 图像。A. T2WI 矢状位；B. T2WI 抑脂矢状位；C. T1WI 矢状位；D. T1WI 增强矢状位；E. T2WI 轴位；F. T1WI 增强轴位；G. T2WI 冠状位；H. T1WI 增强冠状位。T9、10 椎体左侧部分及左侧附件区长 T1 长 T2 信号肿块，累及椎管及左侧第 9、10 后肋骨。术后病理：滑膜肉瘤

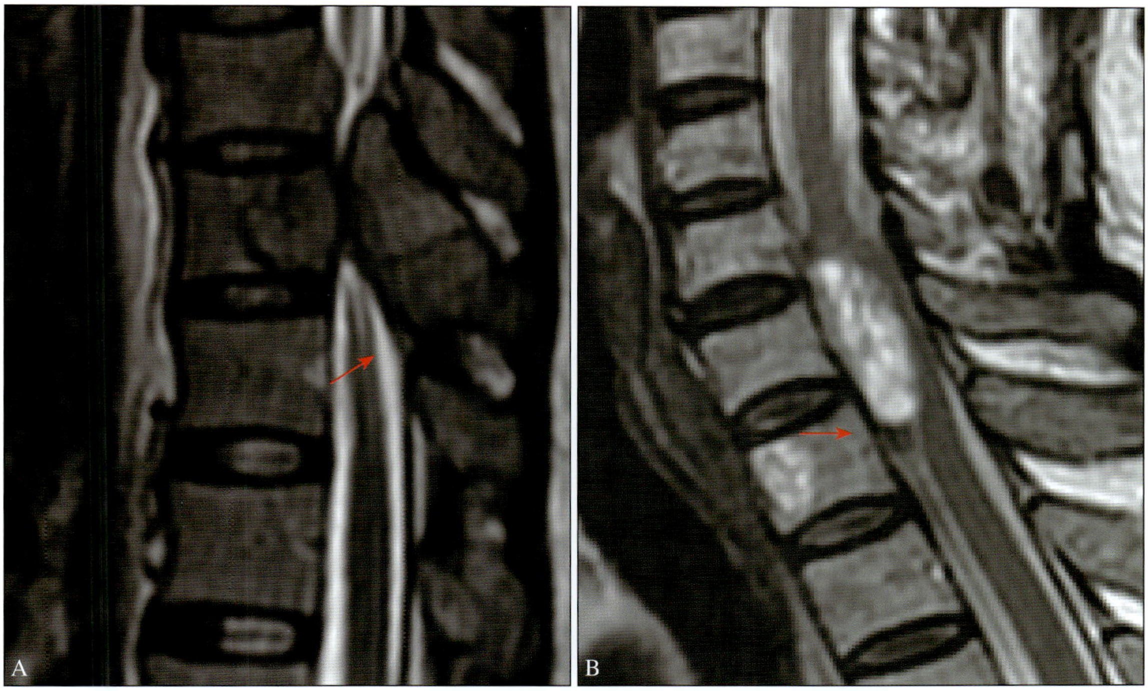

图 10-13-9 髓外硬膜下与硬膜外肿瘤的不同影像学征象
A．笔尖征：为肿瘤位于硬膜外，肿瘤下端脂肪消失、推移，呈笔尖样表现；B． 杯口征：为肿瘤位于硬膜内，与蛛网膜下腔脑脊液相交形成杯口征象

椎管内病变的基本征象

- 见表 10-13-1

表 10-13-1 椎管内出血的 MRI 表现

分期	主要成分	T1WI 信号	T2WI 信号
超急期（< 1 天）			
动脉性	自由水 + 氧合血红蛋白	低	高
静脉性	自由水 + 去氧血红蛋白	低	较高（低于动脉性出血）
急性期（1 ~ 4 天）	去氧血红蛋白	低	低
亚急性期	正铁血红蛋白		
早期（2 ~ 7 天）	细胞内	高	低
晚期（5 ~ 21 天）	细胞外	高	高
慢性期（> 21 天）	含铁血黄素	低	低

- 梗死 急性脊髓梗死，脊髓可轻度增粗，T2WI 局部呈高信号，DWI 上早期高信号为其特征
- 囊性病变 边缘光滑，信号均匀，内含液体，T1WI 低信号，T2WI 高信号，不强化为其特征，如果其内含蛋白或出血成分，T1WI 上可呈高信号
- 脂肪 如脂肪瘤，T1WI 高信号，T2WI 中或高信号，该高信号可被抑脂序列抑制，而变为低信号，不强化为其特征
- 水肿或软化灶 T1WI 稍低或等信号（囊肿在 T1WI 上信号更低，边缘光滑锐利，而水肿及

软化灶边缘不锐利)，T2WI 高信号

- 钙化 无信号
- 病灶本身信号
  - 大多数肿瘤为长 T1 长 T2 信号，如含有顺磁性黑色素，则 T1WI 高信号，T2 低信号
  - 炎症及脱髓鞘病变为 T1WI 低或等信号，T2WI 高信号
  - 海绵状血管瘤内混有脂肪成分，在 T1WI 及 T2WI 上多呈高低混杂信号，在 T2WI 上病灶周围一圈低信号含铁血黄色“黑环”为其特征
  - 椎管内脊髓内、外的囊虫病为囊样病灶，呈长 T1，长 T2 信号，其内小点状等信号头节为其特征
- 病变是否强化
  - 血管性病变，如血管母细胞瘤、动静脉畸形、动脉瘤均明显强化，但海绵状血管瘤可不强化或轻度强化
  - 肿瘤强化可明显或不明显，均一或不均一
  - 炎性病变，如多发性硬化的急性期强化，慢性期不强化
  - 脊髓空洞症、蛛网膜囊肿及肠源性囊肿不强化

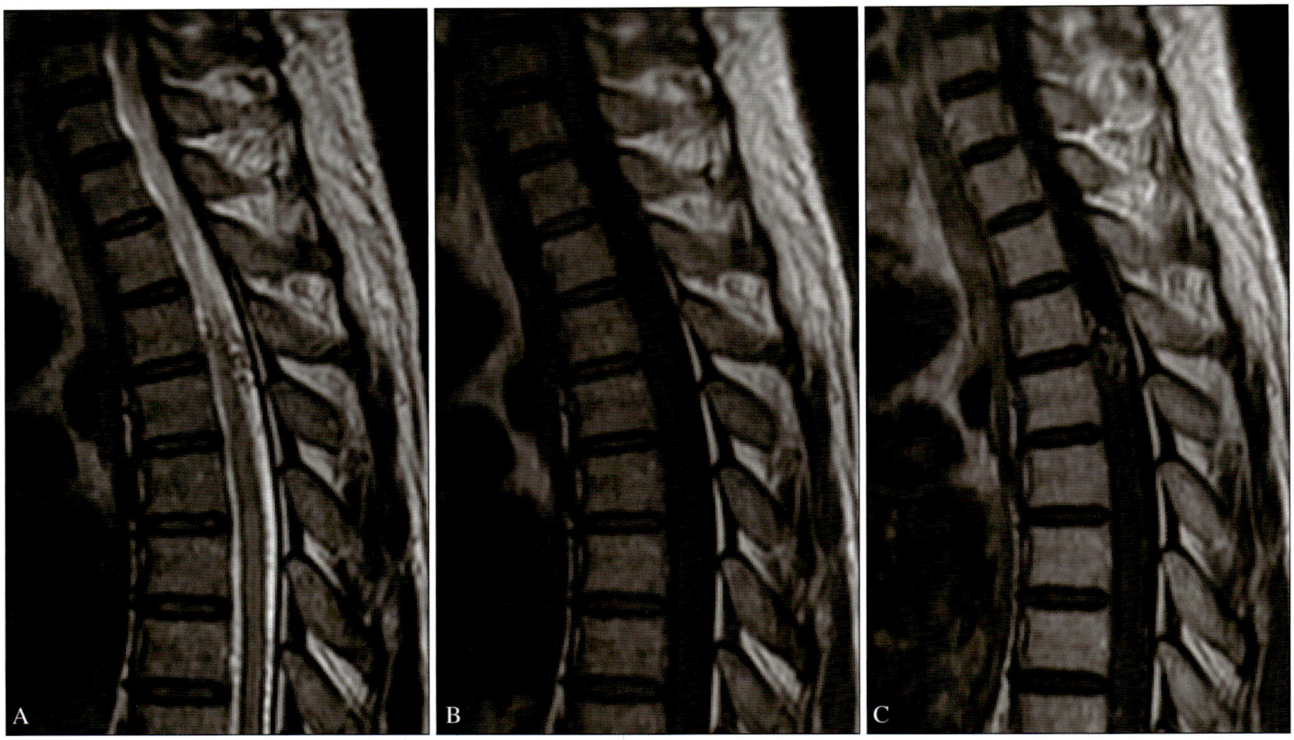

图 10-13-10 T4 ~ 5 血管畸形

MR 图像。A. T2WI 矢状位；B. T1WI 矢状位；C. T1WI 增强矢状位。T4 ~ 5 髓内异常信号，病灶内迂曲蜿蜒的流空信号提示血管畸形，增强扫描病灶明显强化

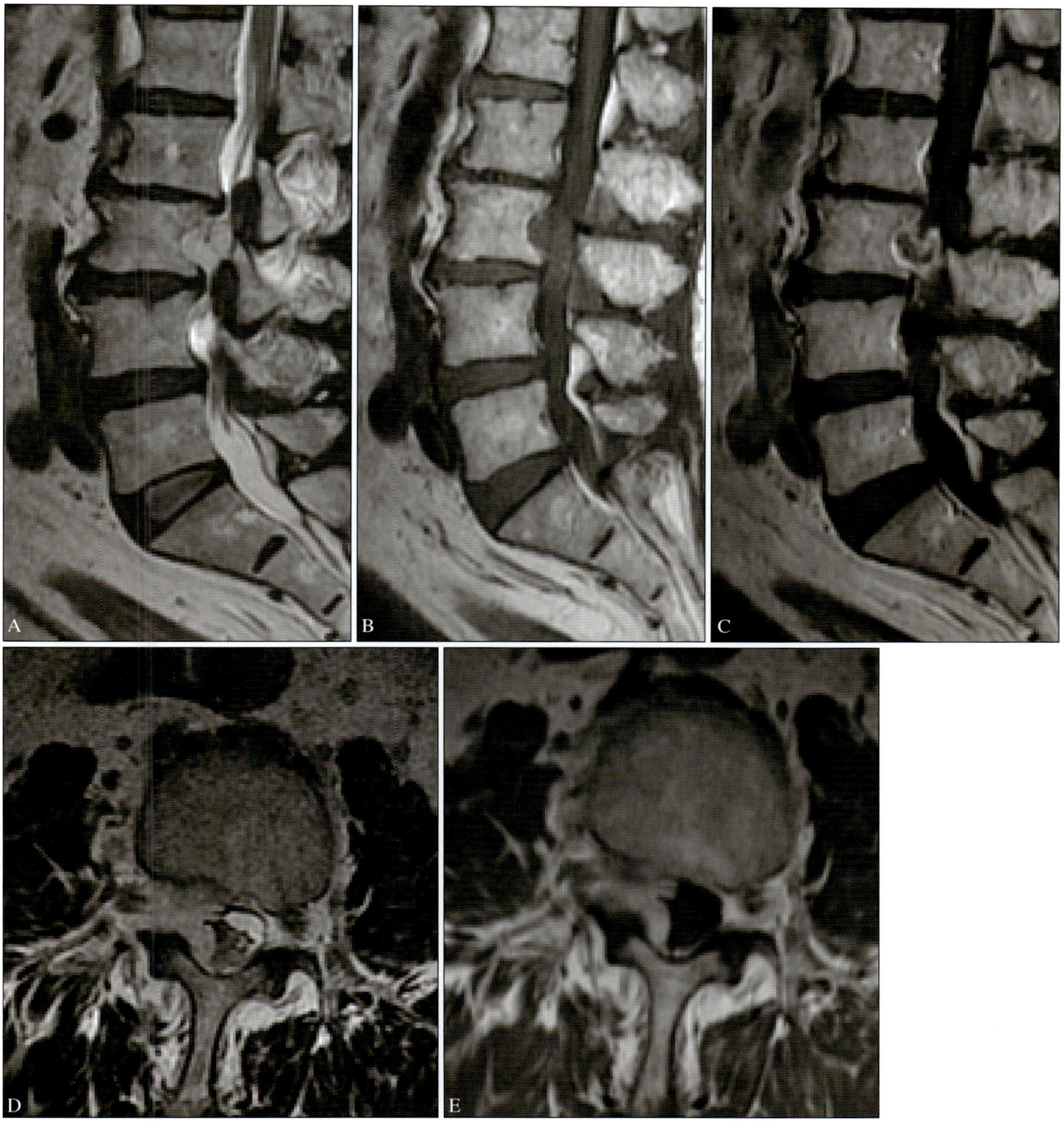

图 10-13-11 海绵状血管瘤

MR 图像。A．T2WI 矢状位；B．T1WI 矢状位；C．T1WI 增强矢状位；D．T2WI 轴位；E．T1WI 增强轴位。L3 后方椎管内占位，略长 T2 略短 T1 信号，明显造影增强，伴迂曲的流空血管影像，右侧椎间孔及椎体后方压迫性骨质缺损。病理：L3 右侧椎间孔海绵状血管瘤

- 流空征象
  - 血管内快速流动的血液及硬脊膜囊内快速流动的脑脊液在 MRI 上均显示为流空效应，即无信号的“黑色征象”，借此可检出动静脉瘘、动静脉畸形及富血管肿瘤（如血管母细胞瘤等）的滋养血管等
- 椎间孔扩大征象
  - 常见：神经鞘瘤、神经纤维瘤
  - 少见：脊膜瘤、硬膜囊扩张症、神经根鞘扩张症、外伤性神经根袖扩张、联合神经根、遗传性肥厚性神经根病、神经弓先天性发育不良、皮样囊肿、畸胎瘤、韧带样纤维瘤、淋巴瘤、神经节瘤、血管周皮细胞瘤、成神经细胞瘤、转移瘤、脊柱或脊髓的原发肿瘤（如脊索瘤等）、脊柱滑脱、椎动脉瘤或扭曲

脊髓病变的基本征象

- 脊髓增粗
  - 脊髓肿瘤、脊髓空洞症、外伤性血肿、水肿、血管畸形等常致脊髓增粗
  - 血管畸形、多发性硬化、急性横断性脊髓炎、放射性脊髓炎等急性期也可使脊髓轻度增粗
- 脊髓变小
  - 脊髓在外伤、梗死、放射性脊髓炎晚期、多种脊髓病（如多发硬化、横贯性脊髓炎、结节病）晚期、脊髓空洞症在空洞萎陷时均可变细、萎缩
- 脊髓移位
  - 椎管内髓外硬脊膜内及硬脊膜外的占位病变，均可使脊髓产生不同程度移位
- 脊髓横断、撕裂　见于外伤后
- 脊髓圆锥低位
  - 脊髓圆锥在正常成人位于 T12 ~ L2 水平（< 2% 脊髓圆锥达 L3 水平），若位于 L2 椎体下缘以下称脊髓圆锥低位，可伴栓系的肿块、终丝增粗（正常直径 < 2mm）或椎管闭合不全等

【髓内病变的影像诊断及其鉴别诊断】

髓内肿瘤及肿瘤样病变

- 室管膜瘤、星形细胞瘤、血管母细胞瘤、脂肪瘤、终丝脂肪瘤、上皮样囊肿、皮样囊肿、畸胎瘤、转移瘤、神经节瘤、神经母细胞瘤、神经节胶质瘤、淋巴瘤、神经鞘瘤、少枝神经胶质瘤、胶质母细胞瘤、黑色素瘤、黑色素细胞瘤等

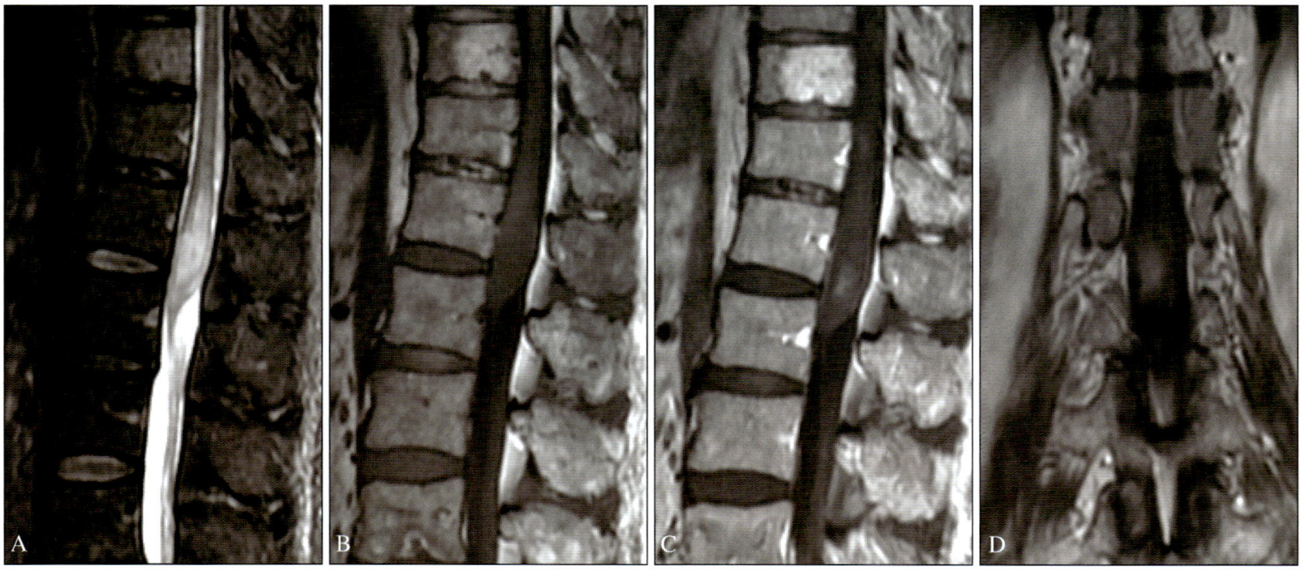

图 10-13-12　**胶质母细胞瘤**
MR 图像。A. T2WI 抑脂矢状位；B. T1WI 矢状位；C. T1WI 增强矢状位；D. T1WI 增强冠状位

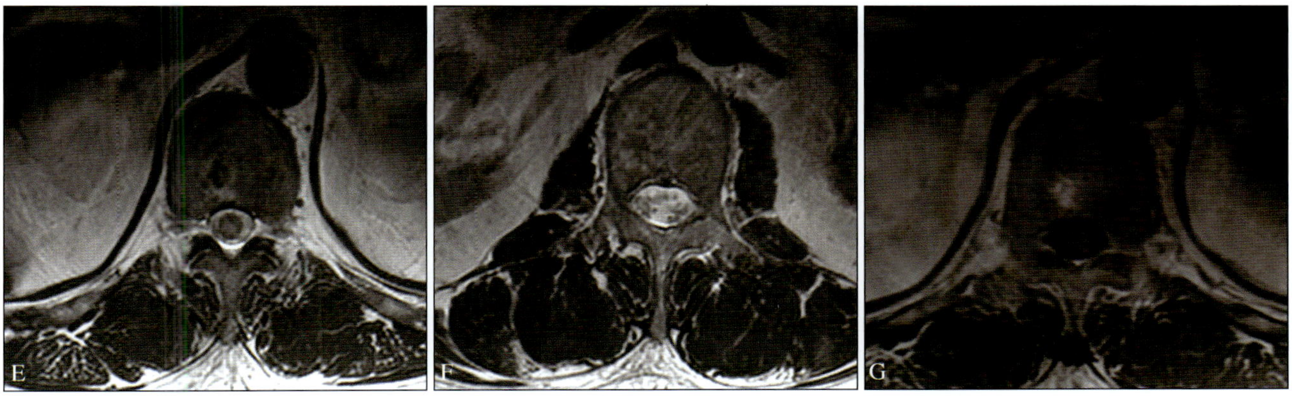

图 10-13-12 续 胶质母细胞瘤

E. T2WI 轴位；F. T2WI 轴位；G. T2WI 增强轴位。脊髓增粗，髓内局限性长 T2 短 T1 信号，中度造影增强，提示髓内占位。术后病理：胶质母细胞瘤

髓内最常见的 3 个肿瘤即室管膜瘤、星形细胞瘤及血管母细胞瘤的诊断及其鉴别诊断

- 室管膜瘤与星形细胞瘤的共性　可使脊髓增粗，长 T1、长 T2 信号，可增强
- 特性
  - 发病率：室管膜瘤 60% 为黏液乳头型，多位于圆锥、终丝、马尾，而星形细胞瘤却好发于颈髓及上胸髓，很少发生在圆锥以下
  - 前者常出血，后者少有出血
  - 发病年龄不同
- 髓内最常见的 3 个肿瘤（占髓内肿瘤 80% ～ 90%）的鉴别要点见表 10-13-2

表 10-13-2　髓内室管膜瘤、星形细胞瘤及血管母细胞瘤的影像诊断与鉴别诊断

疾病	室管膜瘤（图 10-13-13）	星形细胞瘤	血管母细胞瘤
占髓内肿瘤发生率	60%	20% ～ 30%	1% ～ 5%
病理	细胞型：源自中央管室管膜，大多 WHO Ⅱ级，少数Ⅲ级 黏液乳头型：WHO Ⅰ级	80% ～ 90% 星形细胞瘤 WHO Ⅰ、Ⅱ级 10% ～ 15% WHO Ⅲ级及Ⅳ级，少见	属血管内皮细胞瘤 WHO Ⅰ级
好发部位	细胞型：源自中央管，脊髓对称性增大 黏液乳头型：较多，占 60%，源自圆锥、终丝、马尾	偏心生长更常见 75% 在颈及上胸髓， 20% 在腰段， 5% 在终丝	75% 在髓内，25% 在硬膜下区 90% 在颈及胸段，10% 合并小脑、脑干病灶 80% 单发，多发者，肿瘤可能很小，常为 VHL 病
好发年龄	30 ～ 60 岁，30 岁以下及儿童少见	小儿占 60% 成人占 30% ～ 40%	20 ～ 30 岁，青壮年成人多见，少见于儿童
肿瘤形态	细胞型：脊髓呈中心性、局限或梭形增粗，膨胀性生长，可多节段，常比星形细胞瘤者略短 黏液乳头型：在圆锥、终丝或马尾呈膨胀性肿块样生长，常较大，可推压、侵蚀、扩大椎管，向外生长	脊髓增粗 浸润性生长 偏心性＞中心性生长 可多节段，＜ 4 节段较多，但可全脊髓生长 可使椎管扩大，向外生长，但较少	边界清楚的富血管结节，有大、小结节两种，以大囊肿、小结节多见，囊肿与结节可以分开存在
出血	常见，肿瘤表面含铁血黄素沉积或帽征为特征，可有蛛网膜下腔弥漫出血	少见	常见

表 10-13-2 髓内室管膜瘤、星形细胞瘤及血管母细胞瘤的影像诊断与鉴别诊断 续表

疾病	室管膜瘤（图 10-13-13）	星形细胞瘤	血管母细胞瘤
囊变及空洞	50% 发生囊变及空洞，可位于肿瘤内部或头尾两端	20%-30% 发生囊变和空洞，可位于肿瘤内部或头尾两端	76% 发生囊变或空洞，以大囊肿及增强小结节最常见，少数增强结节远离囊肿
肿瘤信号及是否增强	实性部分 T1WI 等、低信号，T2WI 高信号，显著强化 囊性部分，长 T1、长 T2 信号，如含出血及蛋白质可短 T1 信号，不强化	实性部分 T1WI 等、低信号，T2WI 高信号，轻中度强化或无强化 囊性部分长 T1、长 T2 信号，不强化	肿瘤结节高度明显强化 囊性部分呈长 T1、长 T2 信号，不强化
血管流空征象	黏液乳头型因富血管，有时增粗迂曲的供养血管呈无信号的血管流空征象	尚无记载	部分肿瘤的供血动脉及引流静脉有血管流空征象，与血管畸形者相似，但本病常伴脊髓内囊变可资鉴别

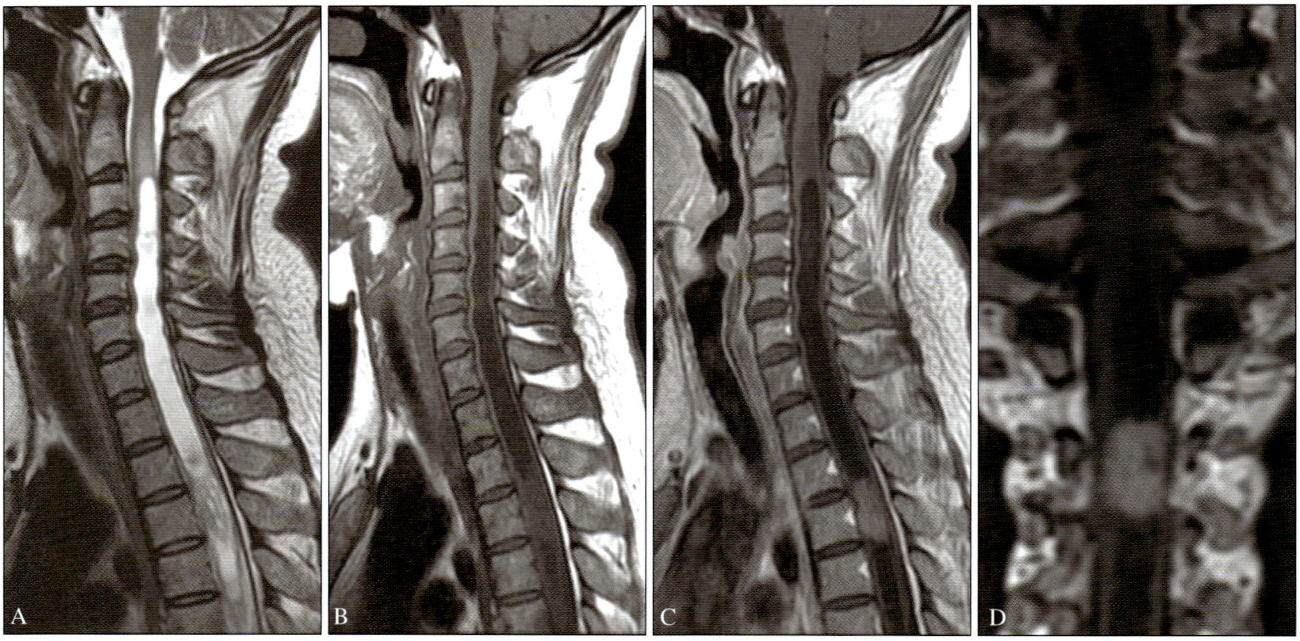

图 10-13-13 室管膜瘤

MR 图像。A. T2WI 矢状位；B. T1WI 矢状位；C. T1WI 增强矢状位；D. T1WI 增强冠状位。T2 ~ 3 水平脊髓增粗，髓内略长 T2 等 T1 信号，明显造影增强，上下中央管积水扩张。病理：室管膜瘤，WHO Ⅱ级

脊髓炎与脊髓病

- 多发性硬化、急性播散性脑脊髓炎、横贯性脊髓炎、视神经脊髓炎、放射性脊髓炎、AID 脊髓炎、脊髓空洞症、脊髓终端空洞症、脊髓血管畸形、海绵状血管瘤、脊髓外伤、血肿、梗死、脊髓脓肿、结核、结节病、隐球菌及其他真菌病、梅毒、囊虫病、包虫病、脊髓亚急性联合变性（VitB12 缺乏）、肌萎缩侧索硬化、脊髓脊膜膨出、脂肪脊髓脊膜膨出、背部皮肤窦道、脊髓纵裂、脊髓栓系等。
- 鉴于这些病都可能造成脊髓增粗，故均需与脊髓肿瘤及肿瘤样病变鉴别

表 10-13-3　需要与脊髓增粗鉴别的部分脊髓炎及脊髓病简明列表

疾病	年龄 / 性别	病史及影像诊断	鉴别诊断或重点提示
急性横断性脊髓炎	青壮年多见	急性起病，病前有近期呼吸或消化道感染史 脊髓胸段占 74.5%、颈段 12.7%、腰段 1.7% 常多椎节段，可侵犯全脊髓 累及灰、白质，轴位平面常＞ 2/3 急性期脊髓可增粗，T2WI 高信号比 T1WI 低信号更明显，不同程度斑、点状增强，病变吸收好转后，脊髓可恢复正常或萎缩	脊髓炎症或脊髓病的“脊髓增粗”大多属于轻度，边缘光整，无局限性鼓凸或不规则，病变段内与正常段的过渡为渐进性，非突然改变 肿瘤性脊髓增粗不少伴有囊变或空洞，非肿瘤性者则无 脊髓炎症或脊髓病增强程度不等，一般而言，急性期可增强，慢性期不增强 肿瘤性脊髓增粗为持续性，进行性，而炎症性及脊髓病早期为脊髓增粗，晚期会变为脊髓萎缩变细 脊髓炎症及脊髓病都具有各自临床表现，可供鉴别
视神经脊髓炎	成人	脊髓内病变的影像表现与多发硬化者相同 视神经可轻度粗大并增强，约 40% 病例的病变向视神经管内及视交叉段的视神经扩展蔓延	
急性播散性脑脊髓炎	任何年龄，最多见于儿童及年轻成人	病前 2 周内有病毒感染或疫苗接种史，病程有自限性，为单相性 脑内及脊髓内同时存在的多发性白质病灶 急性期病变可增强，占位轻，水肿轻，与脊髓内多发硬化病灶的影像表现相似	
多发硬化	20 ～ 40 岁，女＞男	以发作、缓解、反复、交替的病程为特征 累及脊髓任何节段，颈段最多，其次胸段 病灶大小不等，多数不大，常＜ 15mm，＜ 2 脊段 硬化斑块 T2WI 高信号比 T1WI 低信号明显 急性期可增强并使脊髓增粗 约 90% 脊脑内白质同时存在病灶	
AID 有关的脊髓病		HIV 病毒可致脊髓空泡性脊髓病，脊髓肿胀，T2WI 高信号类似横贯性脊髓炎改变，并能使脊髓背及侧柱脱髓鞘，类似维生素 B 缺乏的亚急性联合变性	
脊髓亚急性联合变性（维生素 B_{12} 缺乏）	无特殊	因维生素 B_{12} 缺乏导致选择性脊髓背柱及侧柱退行性变 脊髓轻度增粗（因脊髓内空泡化） 特征性局限于脊髓背柱、伴或不伴侧柱内的异常信号，轴位 T2WI 上呈倒“V”形脊髓背柱内高信号 病变可轻度增强	
肌萎缩侧索硬化	好发于 40 岁后	为上运动神经元（皮质脊髓束）及下运动神经元（脊髓前角细胞）变性疾病，可从中央前回到脑干下部及脊髓 MRI 是本病最佳检查方法 内囊后肢、脑干及脊髓腹侧皮质脊髓索内 T2WI 高信号，伴萎缩，不累及脊髓背柱（与亚急性联合变性不同，后者好发于脊髓背柱）	
病毒性脊髓炎		有 CMV、HSV、EBV、Echovirus、Coxsackie、Varicella-Zoster 等病毒引起脊髓炎症、水肿、增粗，T1 低信号，T2 高信号，不等程度增强	

发生在椎管脊髓内的其他非肿瘤性改变

- 脊髓内囊虫病
  - 在椎管内可发生在脊髓内、硬膜下或硬膜外
  - 脊髓内以胸髓多见，其次为颈髓
  - 可单发或多发
  - 圆形或类圆形小囊性病灶，边锐，T1WI 低 T2WI 高信号。未退变钙化前，其信号似脑脊液，内有点状头节位于囊内或附于囊壁，其壁及头节可增强或不增强，囊液不增强
  - 小囊性病灶内含头节，是本病一个特征
- 脊髓包虫病
  - 脊髓内囊性病灶
  - 母囊内常含子囊，其囊液一般为 T1WI 低信号 T2WI 高信号，不增强，但囊壁及其内间隔可强化
  - 本病罕见，需结合流行病史及包虫病化验诊断
- 脊髓纵裂
  - 脊髓被一个纤维性或骨性间隔纵行分裂成两个小的脊髓，每个都有中央管
- 脊髓栓系
  - 正常成人，脊髓圆锥位于 L2 椎体下缘之上，< 2% 脊髓圆锥达 L3 水平，若再明显低位者称之脊髓栓系
  - 正常终丝直径 < 2mm，脊髓圆锥低位栓系时，常有终丝增粗，其内可含脂肪瘤
  - 脊髓栓系时，常伴脊髓脊膜膨出等先天异常
- 脊髓外伤性水肿
  - 脊髓可增粗，T1WI 低信号，T2WI 高信号，单纯性水肿信号均质，如伴坏死、出血，信号不均
  - 数周后软化、囊变，T1WI 上信号降低，接近脑脊液信号，并可伴局部脊髓萎缩
  - 其水肿与急性脊髓炎及脊髓内转移瘤引起水肿信号相似，但有外伤史可供鉴别
- 脊髓外伤后出血
  - 局部脊髓增粗的程度取决于出血量及周围水肿的情况
  - 出血后持续时间不同信号不同，如常见的亚急性期水肿，在 T1WI 及 T2WI 上均呈高信号
  - 出血可单独存在，也可与水肿坏死同时存在
  - 在 T1WI 上显示最佳，可明确显示断裂的形态及部位
- 脊髓脓肿（血源性）
  - 脓肿可局限或长条形，使脊髓增粗，边缘锐利
  - T1WI 低信号，T2WI 高信号，信号均匀，偶合并出血时，信号可不均匀
  - 增强后，脓肿壁呈显著环形强化，脓液不强化，DWI 呈高信号为其特征
- 脊髓结节病
  - 为全身性疾病
  - 在椎管内可发生在脊髓内、硬膜下及硬膜外
  - 好发部位为颈及胸髓
  - 局限性或弥漫性脊髓增粗
  - 可单发或多发
  - T1WI 见脊髓增粗，T2WI 见结节或肿块呈高信号，增强扫描脊髓内结节或肿块样强化、软脊膜强化
  - 少见病，影像表现多样，似多种重要常见病
    - 如致脊髓增粗需与肿瘤鉴别，肿瘤常常伴发脊髓内囊变、空洞，原发脊髓内肿瘤一般无软脊膜强化
    - 需与多发硬化鉴别，后者不会引起软脊膜强化，且在脑室周围白质内，大多有同样病灶存在
    - 结节病在临床上有 3 个特点，有助于鉴别诊断
      - 是全身病，绝大部分患者肺门、肺内、眼、皮肤等处有结节病病灶存在
      - 血清血管紧张素转化酶升高，其敏感性约 90%，特异性约 56%
      - 激素治疗，疗效显著
- 脊髓结核瘤
  - 病灶在 T1WI 呈等、低信号，T2WI 高信号，呈结节状或环状强化，可使脊髓增粗或伴软脑膜强化，确诊需结合临床
- 脊髓梅毒
  - 脊髓梅毒在脊髓内主要引起肉芽肿及脊髓空洞症，确诊需结合临床

【硬脊膜内（下）病变的影像诊断及鉴别诊断】

硬膜内的肿瘤及肿瘤样病变

- 硬膜内的肿瘤　神经鞘瘤、神经纤维瘤、脊膜瘤、脂肪瘤、皮样囊肿、上皮样囊肿、畸胎瘤、转移瘤、副神经节瘤、黑色素瘤、黑色素

细胞瘤、原始神经外胚层肿瘤（PNET）、淋巴瘤、白血病

- 硬脊膜内的肿瘤样病变　蛛网膜囊肿、肠源性囊肿、脊髓表面铁质沉着症、硬膜囊（发育不良性）扩张、联合神经根、血管畸形、囊虫病、包虫病、格林巴利综合征、脊膜炎、硬膜内血肿

硬脊膜内最常见的 2 个肿瘤，即神经鞘瘤及脊膜瘤的影像诊断及鉴别诊断

表 10-13-4　神经鞘瘤及脊膜瘤的影像诊断及鉴别诊断

疾病	神经鞘瘤	脊膜瘤
发病率	占脊柱原发瘤的 20%	占脊柱原发瘤的 25%
病理	源自神经鞘膜的神经膜细胞，WHO Ⅰ级，恶变少见	源自蛛网膜帽细胞残余，＞95% 为 WHO Ⅰ级，恶性、间变型罕见
年龄 / 性别	高峰年龄，40 ～ 60 岁，男 = 女	高峰年龄 50 ～ 60 岁，80% 女性，男：女 = 4 ：1
好发部位	70% ～ 75% 髓外硬膜内，15% 硬膜外，脊髓受推压 15% 哑铃状	90% 髓外硬膜内，10% 硬膜外，脊髓受推压 可呈哑铃状 胸段 80%、颈段 16%、腰部 4%
肿瘤形态	类圆、长条或不规则形，边缘光整 自数毫米至 20cm± 可囊变，出血 钙化罕见 如肿瘤经扩大椎间孔伸出硬膜外，则呈哑铃状	类圆、卵圆或长条形，边光整 较小，常仅累及 1 ～ 2 个椎节段 少有囊变、出血 可有钙化 肿瘤以宽基底贴在硬膜上，可有硬膜尾征，为本瘤一个特征
肿瘤信号	大多呈 T1WI 等或低信号，T2WI 高信号，40% 有囊变，10% 出血，故信号常不均匀，增强扫描实性部分强化，囊变区不增强 靶征：病灶中心为低信号，周围为高信号，此征多见于神经纤维瘤，少见于神经鞘瘤	T1WI 等、T2WI 等或稍高信号，且信号均匀，明显强化为本瘤另一个特征
单发或多发	一般单发，如多发考虑为神经纤维瘤病Ⅱ型，有恶变危险	一般单发，如多发考虑为多发脑脊膜瘤病或神经纤维瘤病Ⅱ型

硬脊膜内的其他肿瘤及肿瘤样病变

- 副神经节瘤即血管球瘤
  - 年龄 / 性别：13 ～ 70 岁，平均 45 ～ 50 岁，男女无差别
  - 影像诊断
    - 在脊柱绝大部分位于马尾、终丝，其他少见
    - 硬膜内，类圆或分叶状肿物，边缘整，富血供
    - T1WI 呈等信号、低信号及混杂信号，T2WI 高信号，伴或不伴出血，可有含铁血黄素位于边缘或形成帽征，肿瘤明显强化
    - 血管流空征象为其特征
  - 鉴别诊断
    - 黏液乳头状瘤：单凭影像分析多不易鉴别，需病理检查
    - 脊膜瘤：少见于马尾部位，有硬膜为基底及硬膜尾征
    - 富血供转移瘤：少有血管流空征，且有原发瘤
    - 神经鞘瘤：血供相对较少，也少出血及血管流空征，若为富血管性，可能难凭影像鉴别
- 原始神经外胚层肿瘤
  - 年龄 / 性别：儿童多见

- 影像诊断：在硬膜内原始神经外胚层肿瘤发生在软脊膜及马尾呈结节状增强病灶
- 鉴别诊断
  - 硬膜内原始神经外胚层肿瘤罕见，影像表现也缺特征性，主要依赖结合临床诊断
  - 硬膜内的脂肪瘤、皮样囊肿、上皮样囊肿、畸胎瘤也可发生在脊髓之内，这些疾病以前章节中已有详细论及，可参阅

- 硬脊膜囊（发育不良性）扩张症
  - 影像诊断
    - 硬脊膜囊先天性薄弱，受脑脊液持续性搏动、冲击可连同周围神经根鞘扩张，并继发周围椎管及神经孔骨骼受压，再塑形扩张
    - 单纯性硬膜扩张，以低位多见，使骶管扩大；高位硬膜囊扩张，可同时伴周围神经根鞘经椎间孔向外囊状扩张，常两侧对称
    - 在 MRI 上，病变呈脑脊液样信号，不增强，其内脊髓及神经根呈中等信号，不受压变形
    - 本病常伴发神经纤维瘤病 I 型、马方综合征、高胱氨酸尿及 Ehler-Danlos 综合征
  - 鉴别诊断
    - 本病与椎管内的蛛网膜囊肿致脊髓及神经孔受压变形完全不同
    - 低位骶管内的硬脊膜囊发育不良性扩张症尚需与骶管内囊肿鉴别，后者与正常硬脊膜囊间有脂肪间隔隔开

- 联合神经根
  - 影像诊断
    - 属先天变异，为单侧异常走行的两个背侧神经根包含在一个扩大的神经根袖内，经过一个椎间孔（可使该椎间孔扩大）出椎管（正常时，一个椎间孔内只通过一个神经根）
    - 可发生在任何脊节段，常见于 L4/5、L5/S1 及 L3/4
    - T2WI 轴位，病侧椎间孔高信号神经袖内有 2 个低信号神经根，正常侧只有一个神经根；邻近层面病侧椎间孔神经袖内没有神经根，正常侧有一个神经根；两侧不对称
    - 本症临床常无症状，但由于椎间孔可扩大，可能被误认为神经鞘瘤
  - 鉴别诊断
    - 神经鞘瘤通过椎间孔时，呈典型哑铃状肿块，而联合神经根在神经袖内呈两个分开的正常圆形小神经根影，无哑铃状肿块可见

- 脊膜炎
  - 影像诊断
    - 脊髓的软脊膜及蛛网膜下腔的感染，可由细菌（如金黄色葡萄球菌、结核分枝杆菌等）、病毒、真菌所致
    - MRI 的 T1WI 及 T2WI 上，脑脊液信号轻度增高，因含蛋白成分或称“脏的脑脊液”，或硬膜囊末端内可见液体 / 碎骨平面
    - 局限性或弥漫性脊髓肿胀，在 T1WI 上呈等 - 低信号，在 T2WI 上呈高信号
    - T1WI 增强后，可见硬膜、蛛网膜、软脊膜、马尾的弥漫性、局灶性、光滑或不规则增强或脑脊液增强，可有节段性或结节状脊髓内强化灶，严重者可伴发硬膜下积脓
  - 鉴别诊断
    - 癌性或淋巴性脊膜炎
      - 无急性感染症状
      - 有原发瘤
    - 脊膜结节病
      - 为全身病，大多有肺内、眼、皮肤等处病变同时存在
      - 血清血管紧张素转化酶升高

- 椎管内蛛网膜炎及粘连
  - 影像诊断
    - 见于各种原因的蛛网膜下腔出血、外伤或手术后，脊髓可被扭曲粘连在硬膜囊内壁上
    - 在圆锥以下，终丝、马尾神经根可互相粘连、增厚、聚集成团块或粘连到硬膜囊壁上，囊内可看不到或只见到少数散在神经根，呈空硬膜囊（empty sac sign）征象
    - 蛛网膜炎到了晚期，增厚的硬膜囊及神经根可钙化、骨化，在所有扫描序列的 T2WI 上均呈低信号，称为骨化性蛛网膜炎

- 硬膜内（外）血肿
  - 概述
    - 本病可能与轻度外伤、凝血障碍、血管畸形或高血压有关
  - 影像表现
    - CT 血肿为高密度阴影；MRI 病变信号，随出血时间而变
    - 可累及胸段、颈段或腰段
    - 位于硬膜内或硬膜外脊髓的背及腹侧，多见于脊髓的背侧或侧后方，呈局限性或弥漫性异常信号，硬膜囊及脊髓可被挤压移位
    - 血肿边缘光滑，内缘可呈分叶状，硬膜外血肿与脊髓间常可见有低信号的硬脊膜相隔开。矢状位上，血肿常呈梭形，边缘清晰，常累及数个椎节段，出血量大者可波及整个椎管，血肿不增强，边缘可增强
  - 鉴别诊断
    - 出血 2 天内急性期硬膜外血肿，应与硬膜外脓肿、转移瘤及淋巴瘤鉴别
      - 硬膜外脓肿有明显边缘环状强化
      - 转移瘤及淋巴瘤均有显著强化
    - 出血 2 天后，硬膜外血肿应与硬膜外脂肪瘤及脂肪增多症鉴别
      - 血肿的 T1WI 上高信号不受 MRI 抑脂序列所抑制，而后二者高信号被抑制而变为低信号

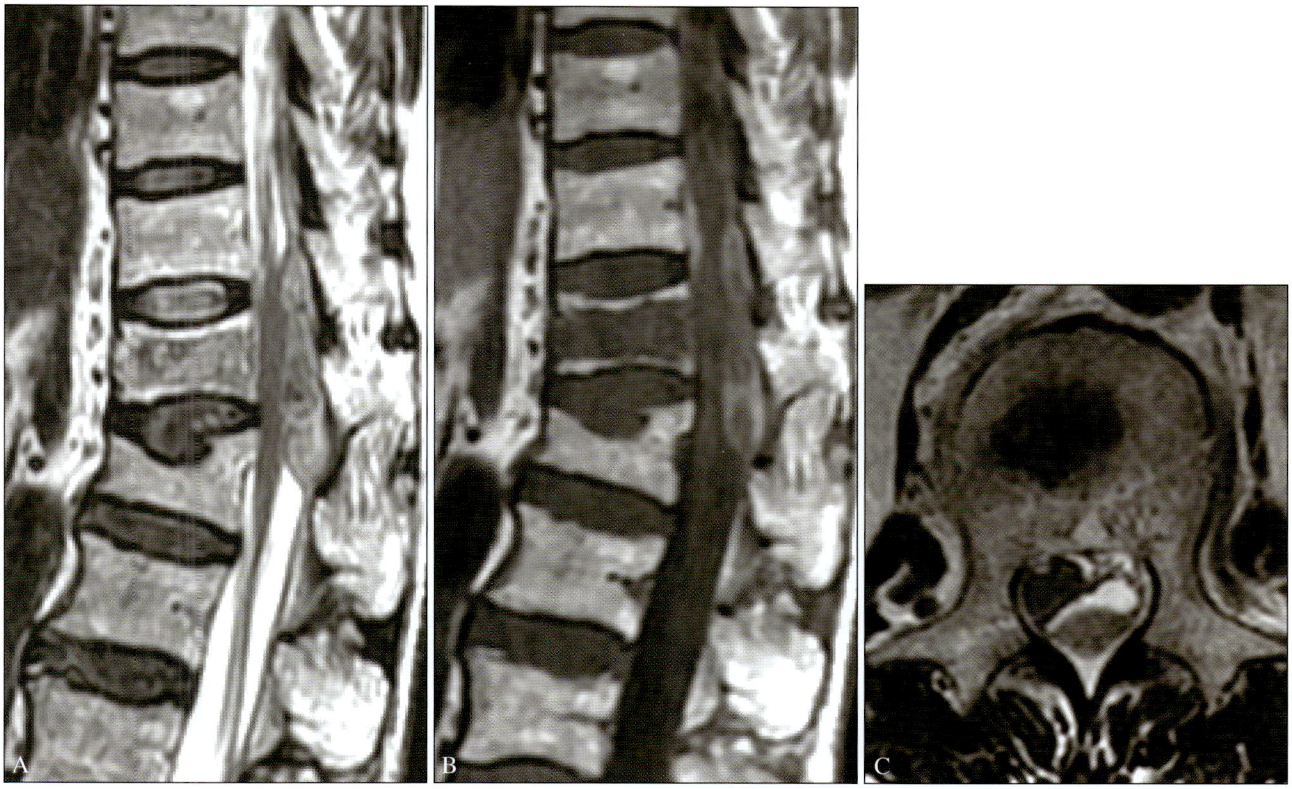

图 10-13-14 椎管内硬膜外血肿

MR 图像。A．T2WI 矢状位；B．T1WI 矢状位；C．T2WI 轴位。T12 椎体压缩性骨折并骨髓水肿，L1 椎体陈旧性压缩骨折，T11 ~ L1 椎体水平椎管内血肿，脊髓受压移位

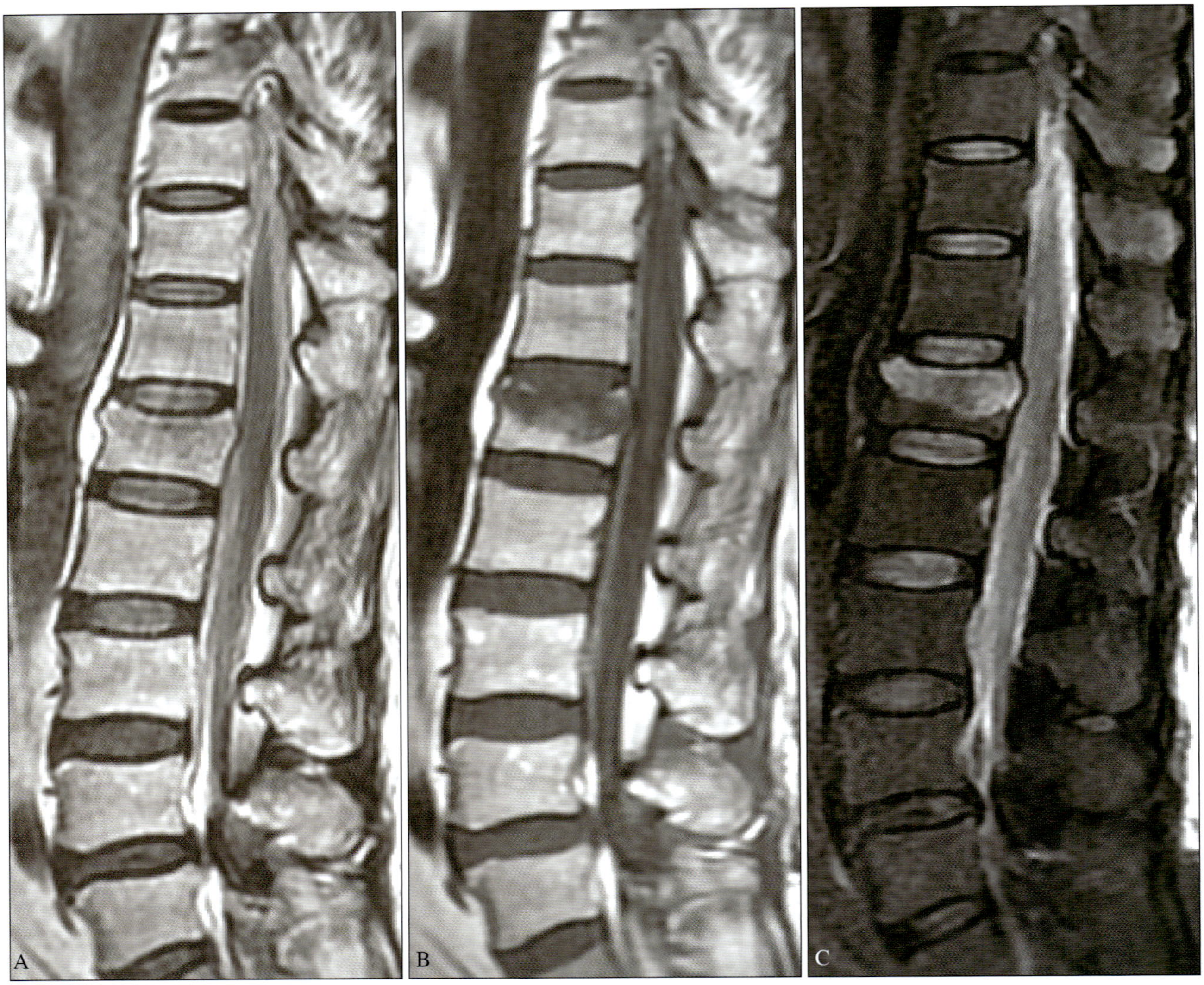

图 10-13-15 硬膜下血肿

MR 图像。A. T2WI 矢状位；B. T1WI 矢状位；C. T1WI 抑脂矢状位。L1 椎体压缩骨折，T9 ~ L4 水平椎管内沿椎体后缘条状高信号，提示硬膜下血肿

【硬膜外肿瘤及肿瘤样病变】

- 脊柱肿瘤及肿瘤样病变
  - 脊索瘤、多发骨髓瘤、浆细胞瘤、白血病、淋巴瘤（包括霍奇金、非霍奇金病）、巨细胞瘤、骨母细胞瘤、成骨肉瘤、软骨肉瘤、尤文肉瘤、恶性纤维组织细胞瘤、转移瘤、血管肉瘤、软骨瘤、骨软骨瘤、动脉瘤样骨囊肿、骨样骨瘤、骨嗜酸性肉芽肿、骨纤维异常增殖症、畸形性骨炎
  - 这些病变中，大部分均可破入椎管形成椎管内病变。参见北京大学医学出版社出版的《骨与软组织肿瘤影像诊断与鉴别诊断》，限于篇幅不再赘述
- 硬膜外肿瘤及肿瘤样病变
  - 常见的硬膜外肿瘤包括神经鞘瘤、神经纤维瘤、淋巴瘤、转移瘤、脂肪瘤（请参阅前述各节）；部分少见的硬膜外肿瘤及肿瘤样病变简述如下
- 血管内皮细胞瘤
  - 影像表现
    - 可发生在硬膜外，以硬膜为基底生长
    - 富血管肿瘤
    - 常形成大的软组织肿块
    - 可破坏周围骨骼
    - 压迫硬膜囊及脊髓
  - 鉴别诊断

- 缺少特征性，常需病理诊断
- 血管脂肪瘤
  - 影像表现
    - 含脂肪的血管混合成分
    - 多见于胸段背侧硬膜外腔
    - 长梭形
    - 可压迫脊髓
    - T1WI 及 T2WI 混高信号，抑脂后，仍可见高信号，可增强
  - 鉴别诊断
    - 应与硬膜外脂肪瘤相鉴别，脂肪瘤的 T1WI 高信号能被抑脂序列所抑制，且不增强
- 硬膜外浆细胞瘤
  - 影像表现
    - 实性软组织肿物
    - 影像诊断无特征性，能增强，可破坏骨骼，也可为脊椎浆细胞瘤破入硬膜外间隙
  - 鉴别诊断
    - 与转移瘤结合临床鉴别
- 硬膜外脓肿
  - 影像表现
    - 脓肿可由菌血症、外伤或手术引起
    - 好发于胸段＞腰段＞颈段椎管内的硬膜外腔
    - 在脊髓背或腹侧形成梭形、新月形、分叶状或多房性占位脓肿，硬膜囊及脊髓可受压移位
    - 病变范围长短不等，长者可达多个椎节段
    - T1WI 等或低，T2WI 高信号，富含蛋白质者，T1WI 可高信号。增强后，脓肿周边明显环状强化，中心不增强。DWI 上呈高信号。如为脓性蜂窝组织炎改变，病灶都可增强，慢性肉芽肿期也可弥漫强化，不显示脓腔
  - 鉴别诊断
    - 横轴位上，如见脓肿环绕硬膜囊时，应与淋巴瘤及神经母细胞瘤鉴别，后二者均为实性病灶，弥漫增强，非环状增强。DWI 上也不呈高信号
    - 硬膜外血肿一般不增强，无明显环状增强，DWI 上也不呈高信号
- 髓外造血
  - 影像表现
    - 重度贫血患者中，可出现额外造血组织，常分布在后纵隔、后腹膜、椎旁及椎管硬膜外间隙等部位
    - MRI 上，在椎管区、硬膜外间隙、椎旁软组织中形成造血性软组织肿块，常呈多节段分布，脊髓可受压移位
    - T1WI 上呈等或低信号，T2WI 上呈等或高信号，轻或中度强化
    - 全身骨骼中脂肪骨髓代偿转化成造血细胞性骨髓，故骨髓腔信号明显减低，也有助本病的诊断
  - 鉴别诊断
    - 硬膜外转移瘤：转移瘤常明显强化，伴破坏骨骼
    - 硬膜外血肿：病灶内无造影剂强化，亚急性期 T1 及 T2WI 上均呈高信号
    - 硬膜外脓肿：明显环状强化，DWI 上呈高信号。可伴感染性脊柱炎等感染史

主要参考文献

[1] Grimm S，Chamberlain MC. Adult primary spinal cord tumors. Expert Rev. Neurother，2009，9（10）：1487-1495.

[2] Abul-Kasim K，Thurnher MM，McKeever P，et al. Intradural spinal tumors：current classification and MRI features. Neuroradiology，2008，50（4）：301-314.

[3] Traul D，Shaffrey ME，Schiff D. Part 1：Spinal-cord neoplasms-intradural neoplasms. Lancet oncol，2007，8（1）：35-45.

[4] Liu WC，Choi G，Lee SH，et al. Radiological findings of spinal schwannomas and meningiomas：focus on discrimination of two disease entities. Eur Radiol，2009，19（11）：2707-2715.

[5] Baleriaux DLF. Spinal cord tumors. Eur Radiol 1999；9（1）：1252-1258.

[6] Lowe GM. Magnetic resonance imaging of intramedullary spinal cord tumors. J NeuroOncol，2000，47（3）：195-210.

[7] Bloomer CW，Ackerman A，Bhatia RG. Imaging for spine tumors and new applications. Top Magn Reson Imaging，2006，17（2）：69-87.

[8] Marucci G，Barbanera A，Serchi E，et al. Ganglioneurocytoma

of the spinal cord: report of a case and review of literature. Eur Spine J, 2009, 18 (Suppl 2): S183-S185.

[9] Yuh EL, Barkovich AJ, Gupta N. Imaging of ependymomas: MRI and CT. Childs Nerv Syst, 2009, 25 (10): 1203-1213.

[10] Reni M, Gatta G, Mazza E, et al. Ependymoma. Crit Rev Oncol Hematol, 2007, 63 (1): 81-89.

[11] Bapuraj JR, Parmar HA, Blaivas PM, et al. Imaging features of clear-cell ependymoma of the spinal cord. Pediatr Radiol, 2007, 37 (4): 382-387.

[12] Abdel-Wahab M, Etuk B, Palermo J, et al. Spinal cord gliomas: a multi-institutional retrospective analysis. Int. J Radiat Oncol Biol. Phys, 2006, 64 (4): 1060-1071.

[13] Theodorou DJ, Theodorou SJ, Sartoris DJ. An imaging overview of primary tumors of the spine: part 1. Benign tumors. Clin imaging, 2008, 32 (3): 196-203.

[14] Sciubba DM, Gokaslan ZL. Diagnosis and management of metastatic spine disease. Surg Oncol, 2006, 15 (3): 141-151.

[15] Kivrak AS, Koc O, Emlik D, et al. Differential diagnosis of dumbbell lesions associated with spinal neural foraminal widening: imaging features. Eur J Radiol, 2009, 71 (1): 29-41.

[16] Tureyen K, Senol N, Sahin B, et al. Spinal extradural arachnoid cyst. Spine J, 2009, 9 (8): e10-e15.

[17] Holland K, Kaye AH. Spinal tumors in neurofibromatosis-2: management considerations-a review. J Clin Neurosci, 2009, 16 (2): 169-177.

[18] Kim JK, Learch TJ, Colletti PM, et al. Diagnosis of vertebral metastasis, epidural metastasis, and malignant spinal cord compression: are T1-weighted sagittal images sufficient? Mag Reson Imaging, 2000, 18 (7): 819-924.

[19] Abdi S, Adams CI, Foweraker KL, et al. Metastatic spinal cord syndromes: imaging appearances and treatment planning. Clin Radiol, 2005, 60 (6): 637-647.

[20] Van Goethem JWM, Hauwe L, Ozsarlak O, et al. Spinal tumors. Eur J Radiol, 2004, 50 (2): 159-176.

[21] Maiuri F, Del Basso De Caro ML, Divitiis O, et al. Spinal meningiomas: Age-related features. Clin Neurol Neurosurg, 2011, 113 (1): 34-38.

[22] Patel U, Pinto RS, Miller DC, et al. MR of spinal cord ganglioglioma. AJNR Am J Neroradiol, 1998, 19 (5): 879-887.

[23] Dimou J, Jithoo R, Tsui A, et al. Spinal cord compression as the initial presentation of acute biphenotypic leukaemia. J clin Neurosci, 2009, 16 (12): 1696-1698.

[24] Salvati M, Cervoni L, Artico M, et al. Primary spinal epidural non-Hodgkin's lymphomas: a clinical study. Surg Neurol, 1996, 46 (4): 339-44.

[25] Er U, Yigitkanli K, Kazanci A, et al. Primary lumbar epidermoid tumor mimickingschwannoma. J clinc Neurosci, 2006, 13 (1): 130-133.

[26] Seok JH, Park J, Kim SK, et al. Granulocytic sarcoma of the spine: MRI and clinical review. AJR Am J Roentgenol, 2010, 194 (2): 485-489.

[27] Hiqushida T, Kawasaki T, Sakata K, et al. Acute lymphocytic leukemia recurring in the spinal epidural space. Neurol Med Chir (tokyo), 2007, 47: 375-378.

椎管内血管病变

11

第 1 节　硬脊膜动静脉瘘

【概念与概述】

硬脊膜动静脉瘘（dural arteriovenous fistula，DAVF），位于硬脊膜背内侧的脊椎动静脉瘘

- 同义词　硬脊膜动静脉分流，Ⅰ型 AVM

【病理与病因】

一般特征

- 一般发病机制
  - 硬脊膜动静脉瘘的静脉引流导致软脊膜静脉压力增高并传入脊髓内静脉
  - 静脉充血使静脉压增高，髓内动静脉压差降低，导致组织灌注减少及脊髓缺血
- 病因学
  - 创伤
  - 硬脊膜外静脉系统内血栓形成
- 流行病学
  - 80% 患者为男性
  - 常见于 41 ～ 50 岁
  - 发病年龄范围为 20 ～ 80 岁

大体病理及手术所见

- 最常见于胸腰段（T5 ～ L3）
- 常位于邻近椎间孔或硬脊膜的神经根袖内
- 动脉供应来自根动脉的硬脊膜支
- 硬脊膜内静脉直接引流至脊髓软脊膜静脉
- 动静脉分流所在的部位，与脊柱功能异常的临床相关性不大

【临床表现】

表现

- 最常见体征 / 症状
  - 进行性下肢软弱无力
  - 背痛，肠道膀胱功能障碍及阳痿
  - 病灶位于胸腰段时不累及上肢
  - 无出血表现

疾病人群分布

- 年龄
  - 常见于 41 ～ 50 岁
  - 年龄范围是 20 ～ 80 岁
- 性别
  - 男性多见

自然病史与预后

- 慢性进行性临床过程，数年后出现截瘫
- 早期干预可治愈脊髓缺血，如不治疗则病情不可逆
- 肠道、膀胱功能障碍及阳痿者，其症状在封闭瘘管后也少有改善

治疗

- 栓塞治疗，使血管内瘘管闭塞
- 手术封闭瘘管

【影像表现】

概述

- 最佳诊断依据　T2WI 上高信号的扩张软脊膜静脉位于肿胀的远端脊髓 / 圆锥背侧或腹侧的表面
- 部位
  - 脊髓圆锥水平

CT 表现

- 平扫 CT

- 远端脊髓增粗
- 增强 CT
  - 脊髓表面软脊膜静脉可见增强

MR 表现

- T1 加权
  - 脊髓增粗伴异常低信号
- T2 加权
  - 脊髓增粗伴异常高信号
  - 脊髓软脊膜表面见多条异常小血管流空（扩张的软脊膜静脉）
  - MR 偶尔可表现正常或只显示脊髓有异常信号
- T1 增强
  - 脊髓软脊膜表面小血管异常增强

推荐影像学检查

- 最佳检查法 MR 薄层扫描
- 备忘建议
  - 脊柱动脉造影是确定诊断的金标准
  - 判别动静脉分流的确切水平，为介入治疗提供路径

【鉴别诊断】

脊髓动静脉畸形

- 常呈急性表现
- 髓内或蛛网膜下腔出血相对常见

肌萎缩侧索硬化

- 其特有的临床表现可资鉴别
- 脑 MRI 可有特征性异常

颈椎或胸椎退行性骨关节病 / 椎间盘病变

- 依据临床和影像学表现鉴别

诊断与鉴别诊断要点

- 30 ~ 60 岁多见，伴进行性下肢软弱，运动后加重
- 不伴有其他中枢神经系统血管畸形
- 典型影像学表现为脊髓远端异常增大并可见 T2 高信号，伴扩张的软脊膜静脉
- 影像学表现常不明显，早期诊断需对本病提高警觉
- 需主要与脊髓动静脉畸形相鉴别

重点推荐文献

[1] Spetzler RF et al. Modified classification of spinal cord vascular lesions. J Neurosurg（Spine 2），2002，96：145-156.

[2] Anson J et al. Classification of spinal arteriovenous malformations and implications for treatment. BNI Quarterly，1992，8：2-8.

[3] Brant-Zawadzki et al. 脊柱百例疾病影像诊断精粹. 杜湘珂 主译. 北京：北京大学医学出版社，2004.

典型病例

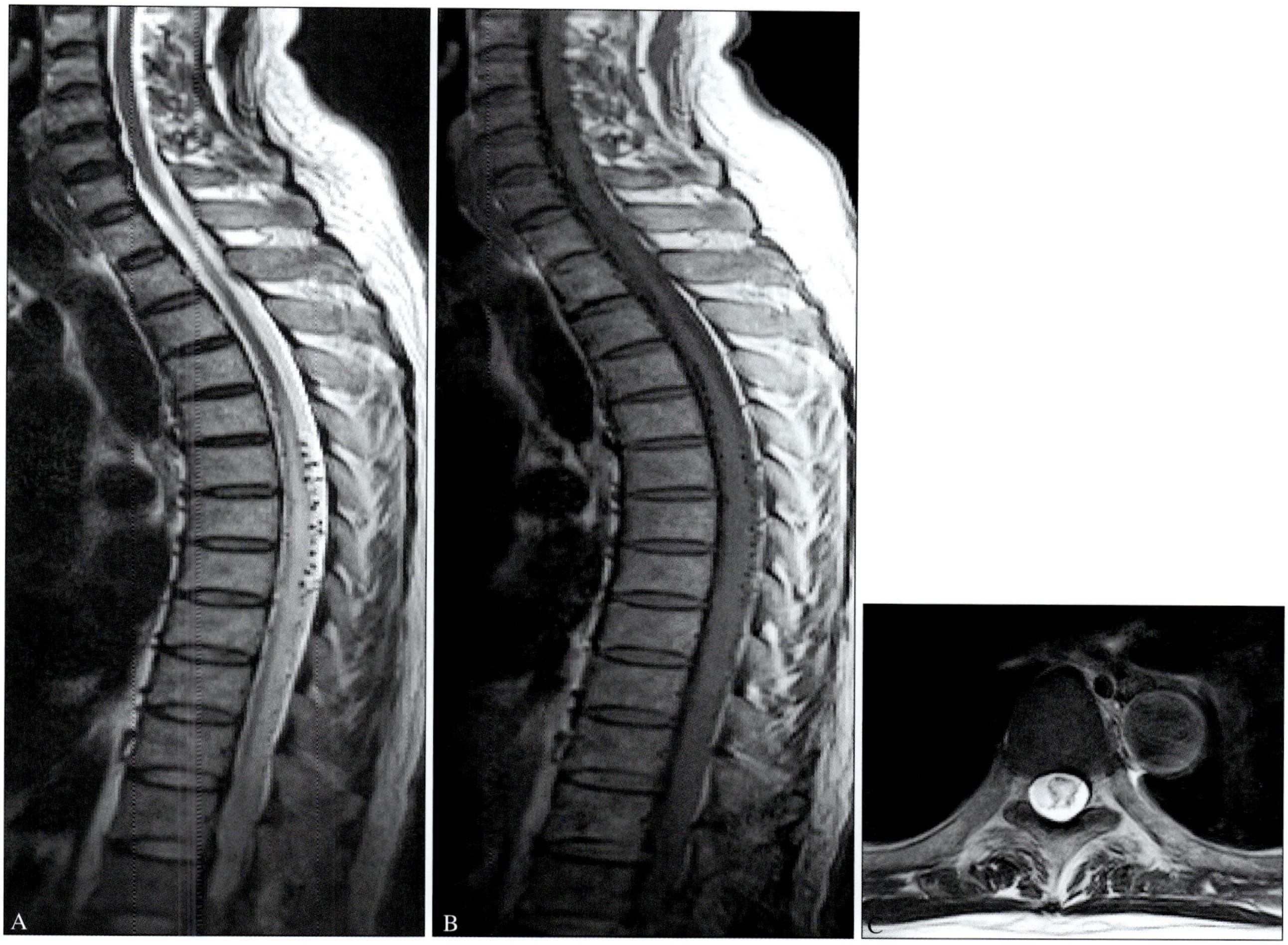

图 11-1-1　**动静脉瘘Ⅰ型**

A．示 T2WI 显示典型的硬膜下广泛血管流空影，为增粗的引流静脉，脊髓可见高信号，为水肿；B．矢状位 T1WI 上仍可见增粗的引流静脉；C．轴状位 T2WI 上显示水肿的脊髓周围畸形血管围绕

第 2 节　动静脉畸形

【概念与概述】

动静脉畸形（arteriovenous malformations，AVM）

- 传统分类　硬脊膜动静脉瘘；髓内球形 AVM；青少年 AVM（髓内外）；硬脊膜内、髓外 / 脊髓周围 AVM
- 最新分类　硬脊膜外 - 硬脊膜内动静脉畸形，硬脊膜内动静脉畸形

【病理与病因】

一般特征

- 一般发病机制
  - 髓内球型 AVM：实性病灶，高血流，动脉瘤常见（20% ~ 44%）
  - 青少年 AVM（髓内外）：大的弥漫性病灶，脊髓缺血，静脉高压
  - 硬脊膜内、髓外 / 脊髓周围 AVM：静脉高压，动脉盗血，脊髓受压
- 遗传学
  - 髓内球型 AVM：伴有皮肤血管瘤、Klippel-Trenaunay-Weber、Rendu-Osler-Weber 综合征
  - 青少年 AVM（髓内外）：伴有 Cobb's 综合征
  - 硬脊膜内、髓外 / 脊髓周围 AVM：伴有 Rendu-Osler-Weber 综合征
- 病因学
  - 先天性

- 外伤后获得性
- 流行病学
  - AVM 的发病率不到脊椎肿块的 10%
  - 硬脊膜动静脉瘘最常见（约 80%）
  - 第 2 位为髓内球型 AVM 及青少年 AVM(髓内外)（15% ~ 20%）
  - 硬脊膜内、髓外/脊髓周围 AVM 占 10% ~ 20%

大体病理及手术所见
- 髓内球型 AVM 髓内病灶缺乏正常毛细血管床；病灶内无脊髓实质（病灶内可有软脊膜伸入）
- 青少年 AVM（髓内外） 大而复杂的髓内病灶，内含正常神经实质（可累及髓外、硬脊膜外）
- 硬脊膜内、髓外/脊髓周围 AVM 在 ASA/PAS 间有直接瘘管及引流静脉，无病变血管巢
  - A：小动静脉瘘，血流慢，轻度静脉增粗
  - B：中等动静脉瘘，供养动脉扩张，高血流率
  - C：大动静脉瘘，供养动脉扩张，静脉扩张、迂曲

显微镜下特征
- 异常的血管管壁不同程度增厚，内可见弹力板
- 周围组织反应性改变 神经胶质增生，囊样体，Rosenthal 纤维，常见含铁血黄素沉着，伴或不伴有钙化

【临床表现】

表现
- 最常见体征/症状
  - 髓内球型 AVM：常见蛛网膜下腔出血，脊髓病变，疼痛
  - 青少年 AVM（髓内外）：进行性神经病变，蛛网膜下腔出血
  - 硬脊膜内、髓外/脊髓周围 AVM：进行性圆锥/马尾综合征，蛛网膜下腔出血

疾病人群分布
- 年龄
  - 髓内球型 AVM：20 ~ 40 岁
  - 青少年 AVM（髓内外）：< 30 岁
  - 硬脊膜内、髓外/脊髓周围 AVM：10 ~ 40 岁
- 性别
  - 髓内球型 AVM：男 = 女
  - 青少年 AVM（髓内外）：男 = 女
  - 硬脊膜内、髓外/脊髓周围 AVM：男 = 女

自然病史与预后
- 髓内球型 AVM 及硬脊膜内、髓外/脊髓周围 AVM 预后良好
- 青少年 AVM（髓内外）AVM 预后不良

治疗
- 髓内球型 AVM 手术切除，术前栓塞
- 青少年 AVM（髓内外） 完全切除可能性不大，一般采取姑息治疗
- 硬脊膜内、髓外/脊髓周围 AVM 栓塞治疗或手术切除
  - 手术切除
  - 手术切除及栓塞
  - 栓塞

【影像表现】

概述
- 最佳诊断依据 明显的血管流空影伴脊髓高信号
- 部位
  - 髓内球型 AVM：颈段，上胸段
  - 青少年 AVM（髓内外）：颈段，上胸段
  - 硬脊膜内、髓外/脊髓周围 AVM：脊髓圆锥，胸段

CT 表现
- 平扫 CT
  - 多为正常（椎弓根间距增宽很少见，椎体后缘呈波浪状）
- 增强 CT
  - 脊髓增粗
  - 病灶及软脊膜血管增强罕见
- CTA
  - 可显示供血动脉、畸形团和引流静脉

MR 表现
- T1 加权
  - 高低混杂信号的结节影（信号的高低取决于血液流速和方向）
    - 髓内球型 AVM 和青少年 AVM（髓内外）（髓内动静脉畸形）：脊髓增粗，信号不均匀，可见血管流空
    - 硬脊膜内、髓外/脊髓周围 AVM（脊髓周围性）：腹侧瘘管，大的流空扭曲，脊髓受到推移
- T2 加权
  - 髓内水肿呈高信号
  - 聚集并扩张的髓周血管呈流空信号
    - 髓内球型 AVM 和青少年 AVM（髓内外）

（髓内动静脉畸形）：脊髓高信号或呈混杂信号
  ■ 硬脊膜内、髓外 / 脊髓周围 AVM（脊髓周围性）：脊髓高信号伴血管流空
- T1 增强
  - 髓内球型 AVM 和青少年 AVM（髓内外）（髓内动静脉畸形）：病灶、脊髓和血管见不同程度增强
  - 硬脊膜内、髓外 / 脊髓周围 AVM（脊髓周围性）：软脊膜血管、硬脊膜外丛强化，伴或不伴远端脊髓斑片状增强

推荐影像学检查
- 最佳检查法　增强 MRI
- 备忘建议
  - 必要时考虑脊椎血管造影

【鉴别诊断】

髓内肿瘤
- 室管膜瘤
  - 信号不均匀（囊变和血液降解产物）
- 星形细胞瘤
  - 不同程度增强的肿块
  - 无增粗的血管

典型病例

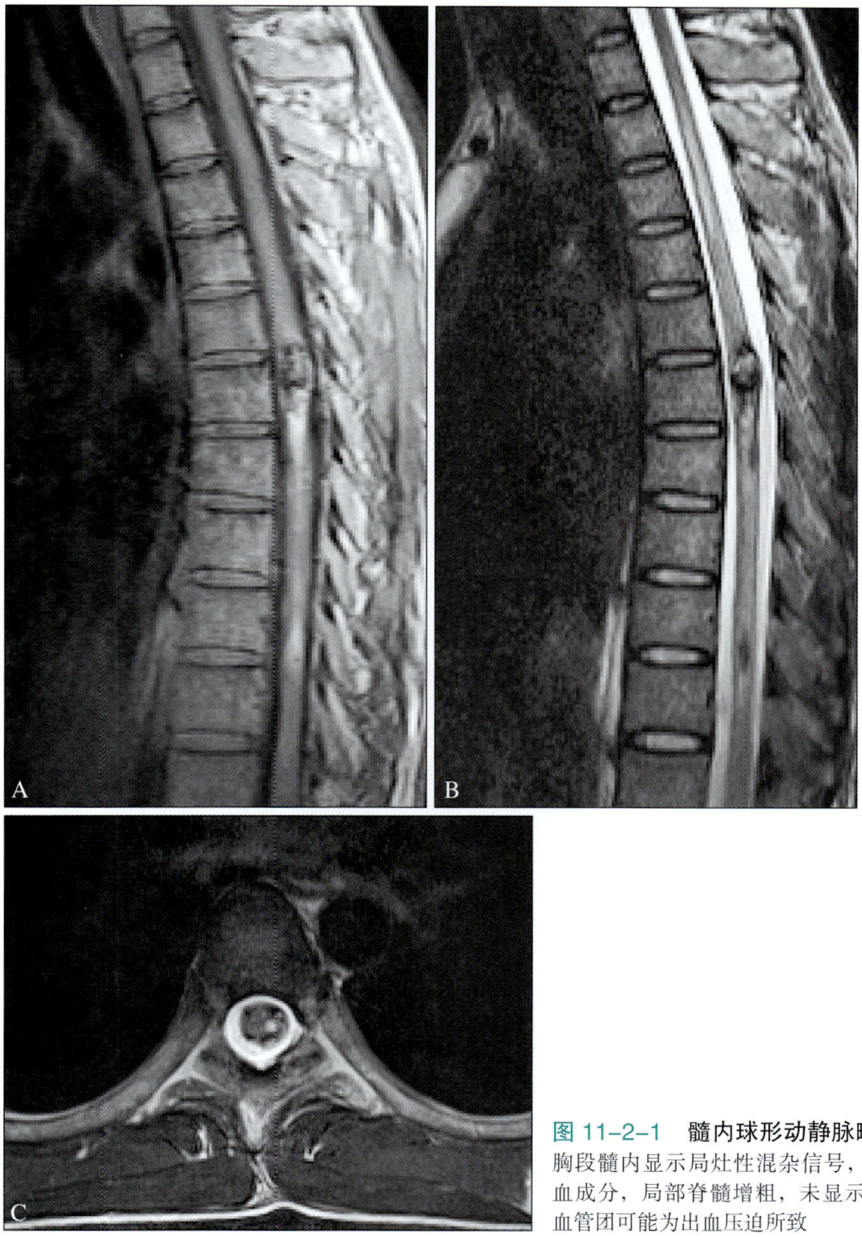

图 11-2-1　髓内球形动静脉畸形
胸段髓内显示局灶性混杂信号，含出血成分，局部脊髓增粗，未显示畸形血管团可能为出血压迫所致

诊断与鉴别诊断要点

- 动静脉畸形的发病率较小，硬脊膜动静脉瘘最常见
- 典型影像学表现为明显“流空”合并不同程度脊髓萎缩伴神经胶质增生
- 需要与髓内肿瘤相鉴别，例如室管膜瘤和星形细胞瘤

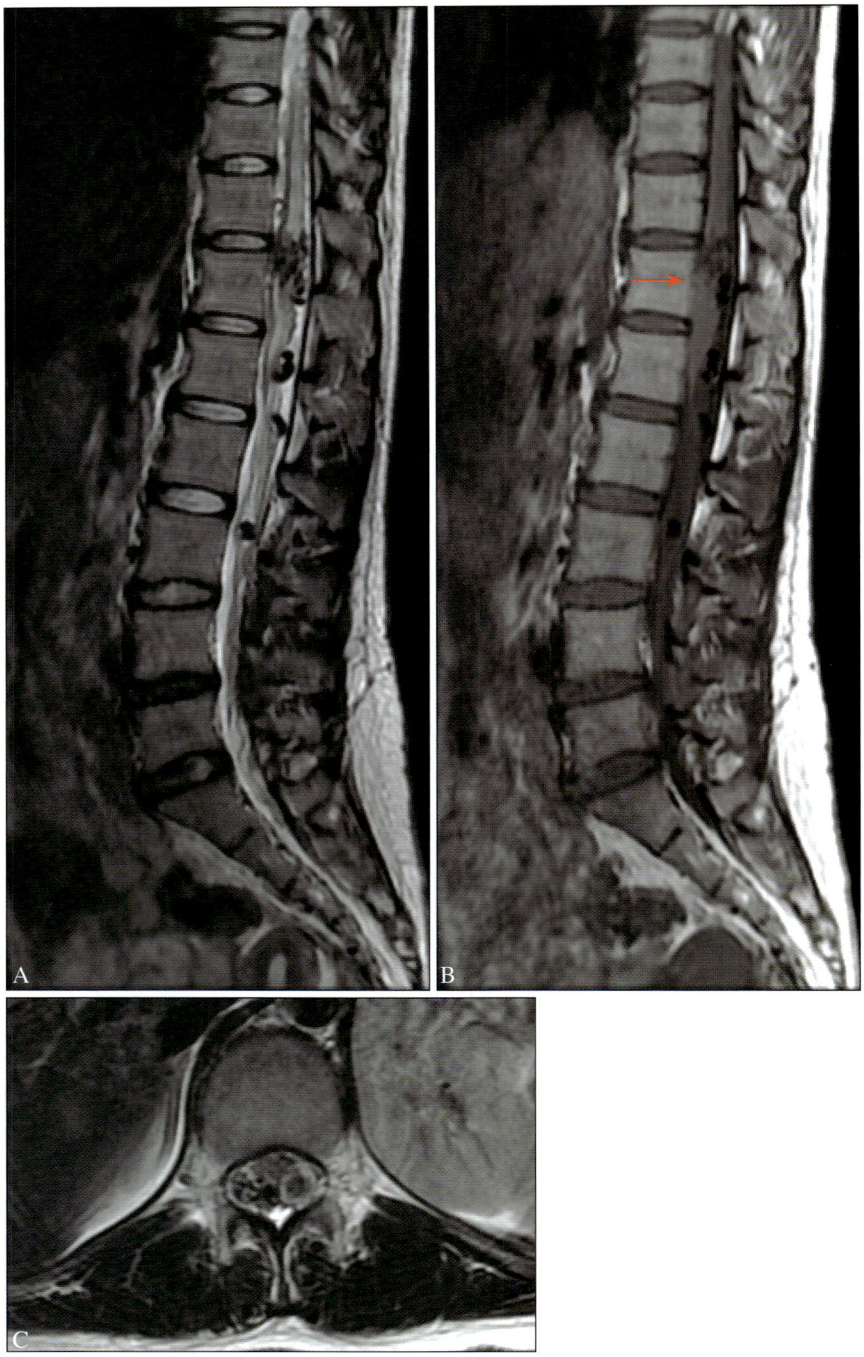

图 11-2-2 青少年动静脉畸形（髓外）

A，B 矢状面 MRI 上显示 T1T2 椎管内髓外硬膜内畸形血管团（红箭头），下方腰段椎管内可见多处蚓状增粗静脉；C．轴状面显示畸形团位于髓外

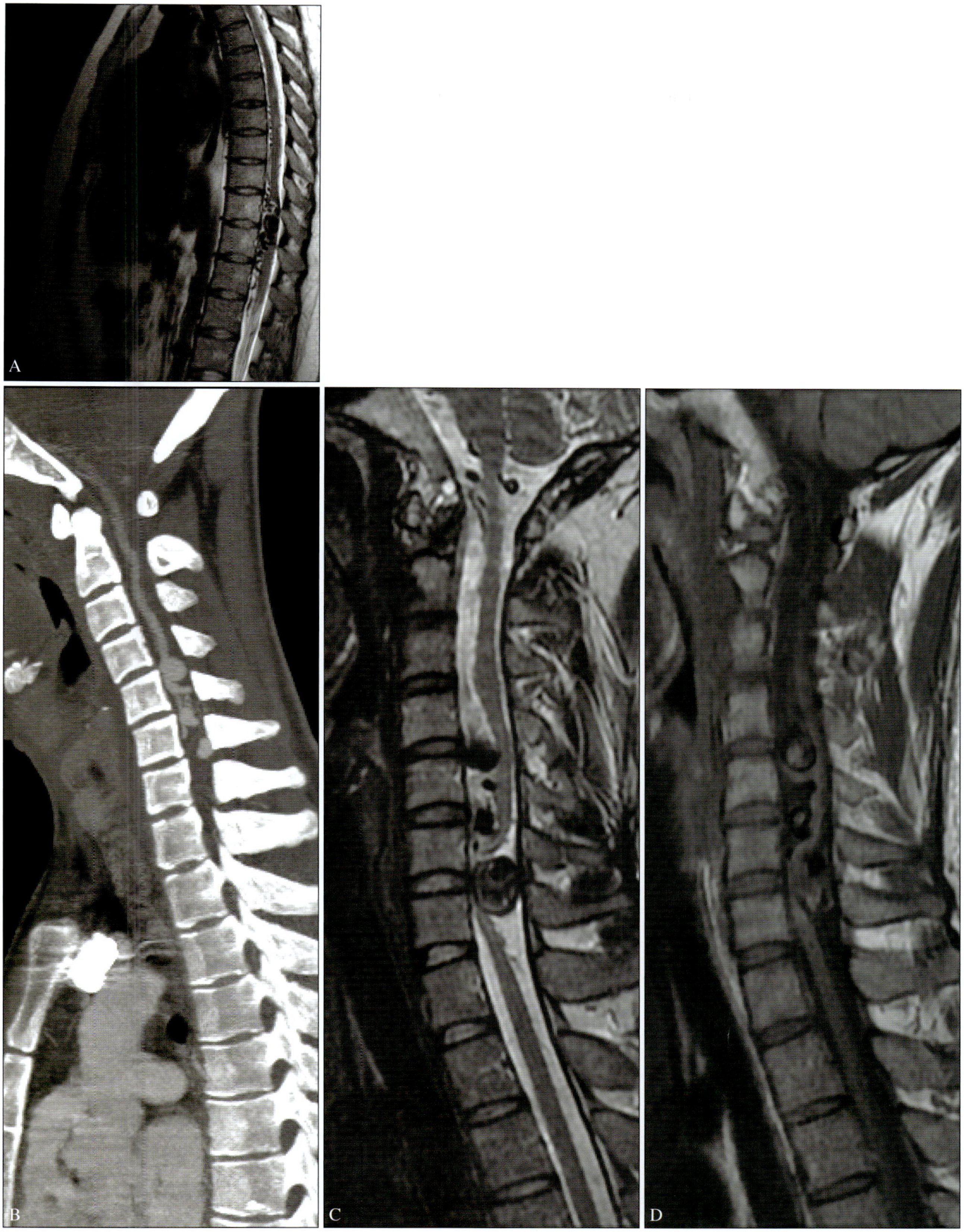

图 11-2-3　硬脊膜内动静脉瘘Ⅳ型

A．胸髓腹侧多处蚓状髓外及硬膜内血管流空影，髓内可见局灶性异常信号，为动脉瘤；B．CT 血管造影显示增粗的脊髓前动脉直接与动脉瘤样扩张的引流静脉相通，未见畸形团；C，D．矢状面 MRI 清晰显示畸形血管位于髓外

重点推荐文献

[1] Spetzler RF et al. Modified classification of spinal cord vascular a) lesions. J Neurosurg (Spine 2), 2002, 96: 145-156.

[2] Bemporad JA et al. Magnetic resonance imaging of spinal cord vascular malformations with an emphasis on the cervical spine. In Neuropathic basis for imaging. Neuroimaging Clinics of North America, 2001, 11: 111-29.

[3] Brant-Zawadzki et al. 脊柱百例疾病影像诊断精粹. 杜湘珂 主译. 北京：北京大学医学出版社，2004.

第 3 节 海绵状血管畸形

【概念与概述】

海绵状血管畸形（cavernous malformation，CM），由扩张的薄壁毛细血管和血窦构成的脊髓内血管畸形，其内无神经组织和供养动脉及引流静脉

- 同义词 海绵状血管瘤，髓内海绵状畸形

【病理与病因】

一般特征

- 一般发病机制
  - 血管源性不成熟病灶伴血管内皮细胞增殖，新生血管增多
  - VEGF，βFGF，TGFα 表达
- 遗传学
  - 多发性（家族型）CM 综合征（50%）
    - 常染色体显性遗传
    - 染色体 3，7q 突变
- 病因学
  - 病因尚不明
- 流行病学
  - 约占所有脊髓血管畸形的 5%
  - 所有年龄均可见，常见于 30 ～ 60 岁
  - 女：男 = 2 ∶ 1

大体病理及手术所见

- 分散的，分叶状桑葚样结节
- 组织学上，海绵状血管瘤内衬和毛细血管内衬难以区分

显微镜下特征

- 扩张薄壁毛细血管，内衬单层内皮
- 可见不同时期的血液降解产物
- 含铁血黄素 - 拉丹细胞聚集，可见钙化

【临床表现】

表现

- 最常见体征 / 症状
  - 感觉运动缺失，常于疼痛后数小时出现
  - 进行性截瘫
  - 4 种临床类型
    - 神经症状加重，反复发作
    - 慢性进行性神经衰退
    - 症状发生突然，并快速消退
    - 症状较轻，伴急性发作，逐渐消退

疾病人群分布

- 年龄
  - 常见于 30 ～ 60 岁
  - 发病年龄范围为 12 ～ 88 岁，高峰年龄为 31 ～ 40 岁
- 性别
  - 女：男 = 2 ∶ 1

自然病史与预后

- 病情动态发展范围较宽
- 病灶可进展性增大，尤其是家族性 CM 综合征
- 临床病程不等，可进展缓慢，也可出现急行四肢瘫痪
- 手术效果与术前神经状况有关

治疗

- 手术切除
- 如无症状，可保守治疗

【影像表现】

概述

- 最佳诊断依据 信号不均匀的“爆米花”样肿块，周围可见低信号环
- 部位
  - 最常见于胸段脊髓，其次为颈段和腰段

CT 表现

- 平扫 CT
  - 脊髓多表现正常
  - 可见近期出血和广泛钙化
- 增强 CT
  - 不强化或轻度强化

MR 表现

- T1 加权
  - 呈不均匀信号（不同时期的血液降解物）
  - 边界清晰
- T2 加权
  - 呈不均匀信号，可见中心呈“爆米花”样高信号
  - 周围可见低信号环（含铁血黄素沉着）
- T1 增强
  - 不强化或轻度强化

推荐影像学检查

- 最佳检查法　MRI
- 备忘建议
  - 同时行脑部扫描可显示其他病灶

【鉴别诊断】

髓内肿瘤

- 室管膜瘤　肿块强化伴囊变和血液代谢降解产物
- 星形细胞瘤　肿块呈不同程度的强化，出血少见
- 血管母细胞瘤　血管性附壁结节，常见血管流空

动静脉畸形

- 增粗的流空血管伴血管性瘤巢
- DSA 可显示增粗的供血动脉、瘤巢和引流静脉

诊断与鉴别诊断要点

- 脊髓内少见，占所有海绵状血管瘤的 5% 左右
- 典型影像学表现为肿块内囊状血窦伴有液 - 液平面和黑色的边缘（含铁血黄素），呈“爆米花”样
- 警惕家族性海绵状血管瘤及新病灶形成，具有一定危险性

典型病例

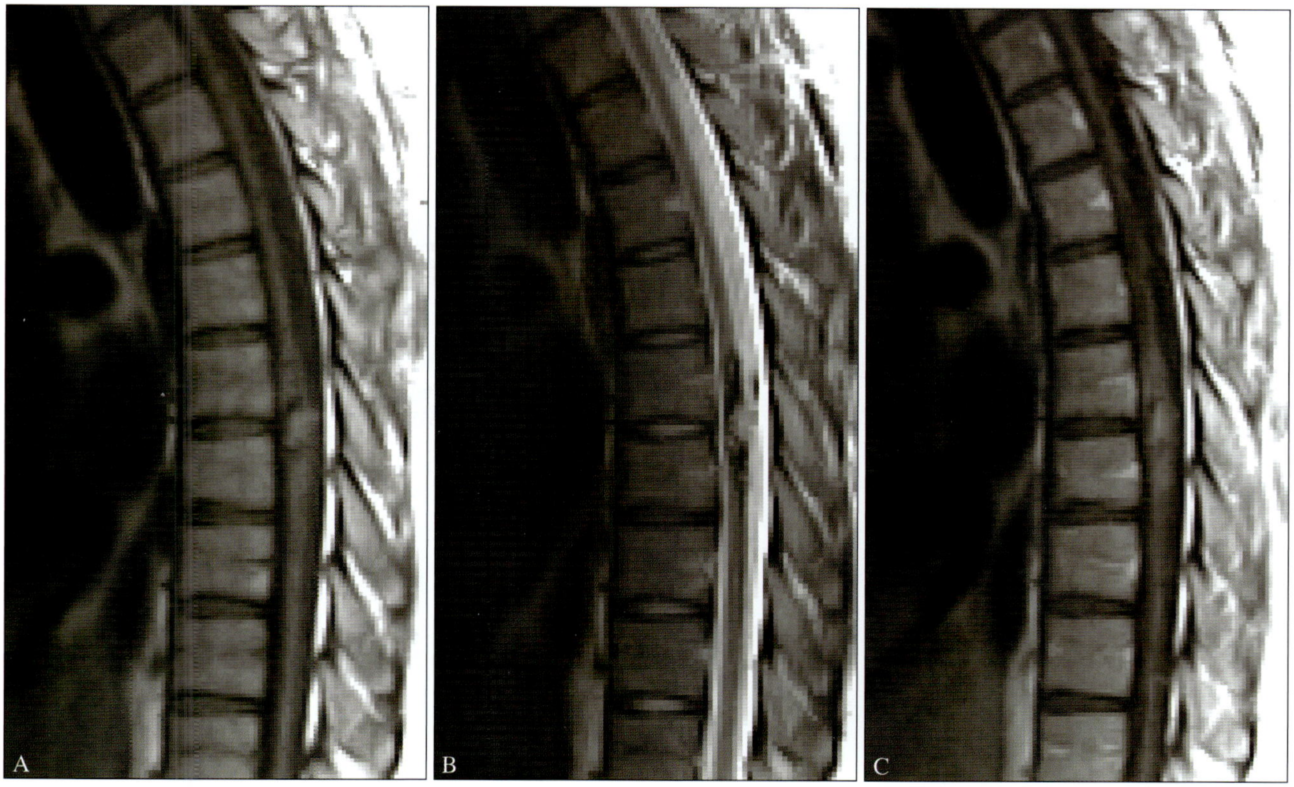

图 11-3-1　**海绵状血管瘤**

A. 矢状面平扫 T1WI 显示 T7 ~ 8 髓内局灶性稍高信号，脊髓局部增粗，边界不清；B．矢状面 T2WI 显示病变信号不均匀，边缘见低信号含铁血黄素；C．矢状面增强 T1WI 显示病变轻微强化

重点推荐文献

[1] Clatterbuck RE et al. The nature and fate of punctuate (type IV) cavernous malformations. Neurosurg, 2001, 49: 26-32.

[2] Zevgaridis D et al. Cavernous hemangiomas of the spinal cord. A review of 117 cases. Acta Neurochir (Wein), 1999, 141: 237-45.

[3] Brant-Zawadzki et al. 脊柱百例疾病影像诊断精粹. 杜湘珂 主译. 北京：北京大学医学出版社，2004.

第 4 节 脊髓梗死

【概念与概述】

脊髓梗死（spinal cord infarction），因血管闭塞导致脊髓组织持续性丢失，并以椎动脉根支（颈髓）或主动脉（胸段或腰段脊髓）闭塞为主

【病理与病因】

一般特征

- 一般发病机制
  - 阻塞性血管疾病或异常导致脊髓供血不足，缺血坏死
- 病因学
  - 特发性
  - 其他：感染、动脉硬化及动脉炎、硬膜外麻醉、主动脉手术、系统性低血压、脊柱动静脉畸形
- 流行病学
  - 罕见，50 岁以上多见

【临床表现】

表现

- 最常见体征 / 症状
  - 突发双侧下肢极度无力，麻痹，感觉缺失
  - 常以背痛为前驱症状
  - 分离性感觉丧失，触觉和振动觉保留，位置觉一般正常
- 临床病史　急性起病，突发严重背痛并向尾端放射

疾病人群分布

- 年龄
  - 多见于 50 岁以上
- 性别
  - 无明显性别差异

自然病史与预后

- 预后通常不良，神经功能恢复受限

治疗

- 抗凝治疗
- 静脉注射皮质激素
- 理疗康复

【影像表现】

概述

- 最佳诊断依据　脊髓轻度增粗，T2WI 呈局部高信号
- 部位
  - 上胸髓最常见

MR 表现

- T1 加权
  - 可无明显异常
  - 脊髓正常或轻度增粗，晚期萎缩
  - 局部出血呈高信号
- T2 加权
  - 脊髓中央和前部可见高信号
  - 局部出血呈低信号
  - 慢性期可见脊髓萎缩
  - 椎体梗塞时，椎体前部或邻近终板的深部髓质呈高信号
- T1 增强
  - 亚急性期见轻度局灶性斑片状增强
- DWI
  - 弥散受限，ADC 值降低

推荐影像学检查

- 最佳检查法　MR
- 备忘建议
  - 血管造影，可显示闭塞的脊髓动脉
  - MRA 或插管动脉造影，可见相应动脉瘤或夹层动脉瘤

【鉴别诊断】

特发性横惯性脊髓炎

- 病灶位于中央
- 常累及 3 ~ 4 个阶段
- 非突然起病，不伴有颅内病灶

脊髓肿瘤

- 脊髓出现膨胀或增粗
- 弥漫性或结节状强化
- 瘤周水肿明显
- 临床起病缓

动静脉畸形

- 常呈急性表现（硬脊膜动静脉瘘常较为隐匿）
- 髓内或蛛网膜下腔出血相对常见

诊断与鉴别诊断要点

- 起病突然，脊髓不同部位损伤伴随不同的症状
- 最常见于上部胸髓
- 影像上可见前角细胞部位受累呈长 T2 信号，脊髓轻度增粗
- 需要与特发性横贯性脊髓炎和脊髓占位性病变相鉴别

典型病例

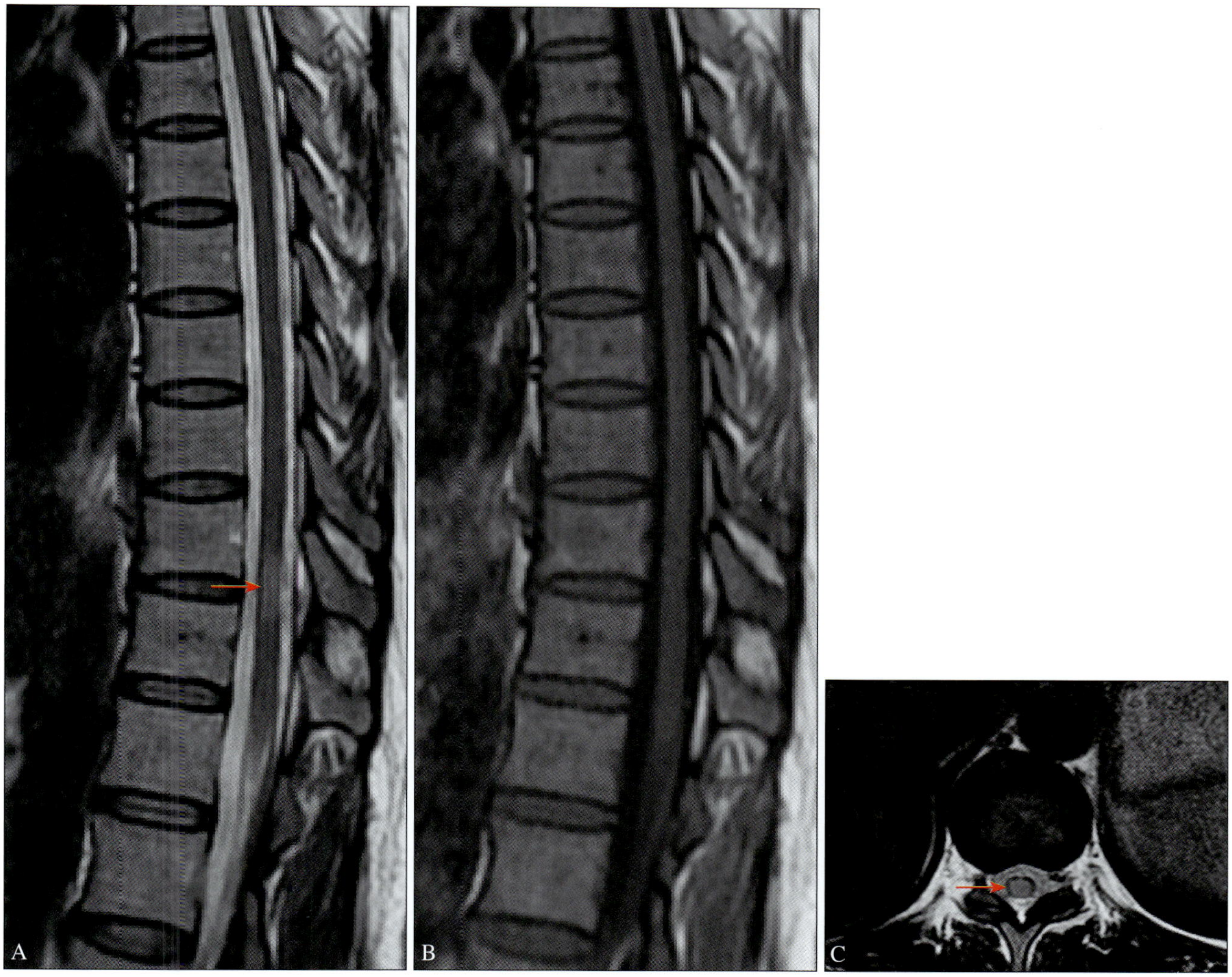

图 11-4-1　脊髓梗死

A．矢状位 T2WI 显示 T10-11 髓内片状高信号梗死病变（红箭头）；B．矢状位 T1WI 上病变显示不明显；C．轴状面 T2WI 显示病变位于中央部，累及脊髓灰质（红箭头）

重点推荐文献

[1] Mawad ME et al. Spinal cord ischemia after resection of thoracoabdominal aortic aneurysms：MR findings in 24 patient. AJNR，1990，11：987-991.

[2] Yuh WT et al. MR imaging of spinal cord and vertebral body infarction. AJNR，1992，13：145-154.

[3] Brant-Zawadzki et al. 脊柱百例疾病影像诊断精粹. 杜湘珂 主译. 北京：北京大学医学出版社，2004.

第 5 节 脊髓蛛网膜下腔出血

【概念与概述】

脊髓蛛网膜下腔出血（spinal cord subarachnoid hemorrhage，SCSAH）软脊膜或脊髓表面血管破裂所致的急性出血性脊髓血管病

【病理与病因】

一般特征

- 一般发病机制
  - 各种原因导致的血管破裂，血液流入蛛网膜下腔
- 病因学
  - 外伤
  - 脊髓动静脉畸形、硬脊膜动静脉瘘、海绵状血管瘤、颅内动脉瘤
  - 其他：脊髓肿瘤、脊髓空洞症、血液病、结缔组织病
- 流行病学
  - 少见，占全部蛛网膜下腔出血的 1% 以下

【临床表现】

表现

- 最常见体征 / 症状
  - 起病急，头痛，病灶平面或颈背部剧烈疼痛
  - 脑膜刺激征，意识障碍
  - 其他体征 / 症状
    - 损伤平面以下感觉运动障碍，自主神经功能紊乱

疾病人群分布

- 年龄
  - 多见于 40 ～ 50 岁
- 性别
  - 男性比女性多见

自然病史与预后

- 预后差别较大
  - 主要取决于及时的诊断和治疗
  - 与血管畸形的程度有关

治疗

- 手术治疗　手术减压，清除血肿
- 栓塞治疗　适合于脊髓血管畸形
- 腰穿置换疗法
- 其他治疗　神经活化剂，理疗康复，功能锻炼及病因治疗

【影像表现】

概述

- 部位
  - 颈段脊髓，其次为胸段脊髓

CT 表现

- 平扫 CT
  - 通常表现为正常

MR 表现

- T1 加权
  - 急性期脊髓表面可见呈线条样等信号影
  - 亚急性期呈高信号，慢性期呈低信号
- T2 加权
  - 急性期脊髓表面呈线条样低信号
  - 亚急性期呈高信号，慢性期呈高信号
- FLAIR
  - 脑脊液呈很高信号

推荐影像学检查

- 最佳检查法　MR

【鉴别诊断】

颅脑 SAH

- 突发剧烈头痛
- FLAIR 序列脑池和脑裂内见高信号

椎间盘突出

- 有慢性病史及诱发因素
- 信号无动态变化过程

其他

- 急腹症
- 心肌梗死

诊断与鉴别诊断要点

- 多见于 40 ~ 50 岁，颈段脊髓常见
- 起病急，病灶平面或颈背部剧烈疼痛
- 脊髓表面见线状异常信号并发生演变
- 需要与颅内蛛网膜下腔出血、椎间盘突出相鉴别

典型病例

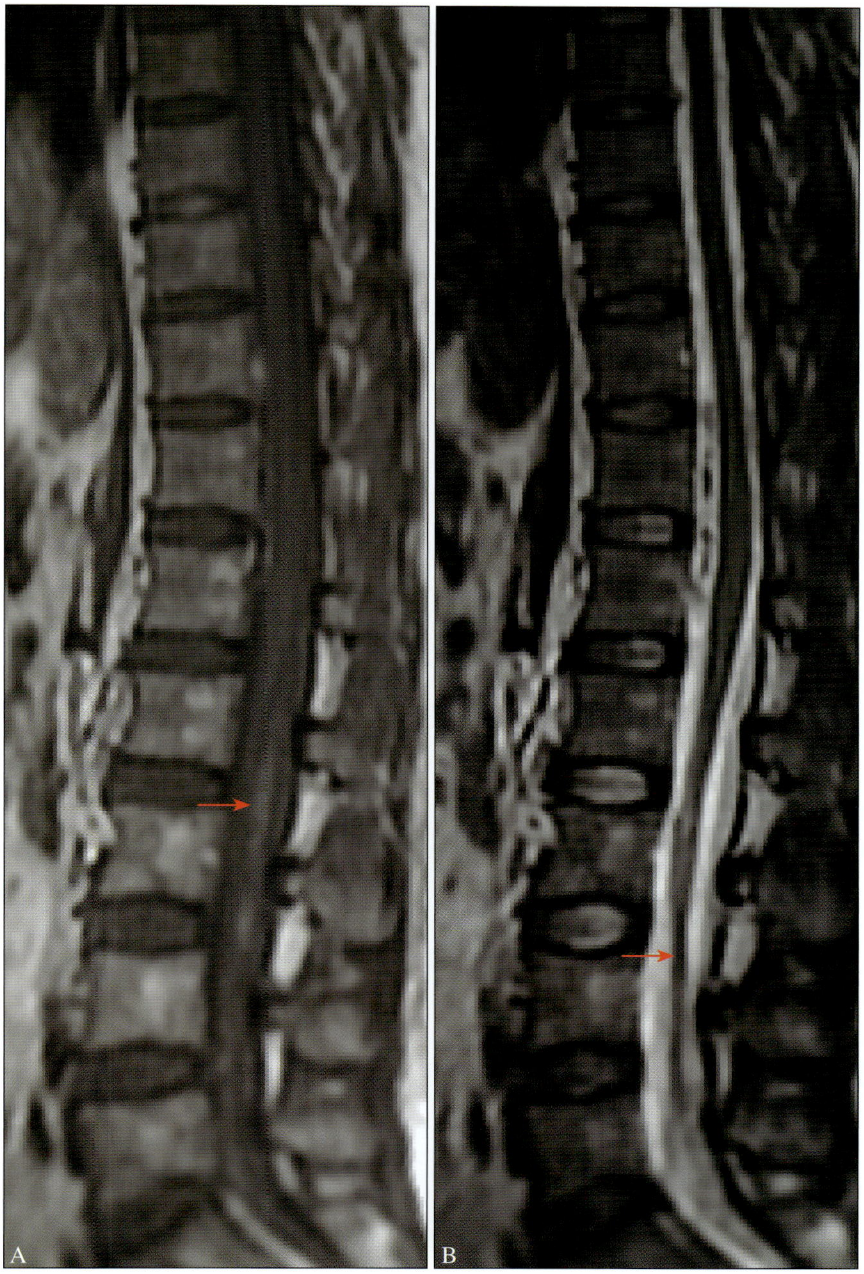

图 11-5-1　蛛网膜下腔出血

A．矢状面 T1WI 显示 T12-L1 脊髓前方及 L2 ~ 5 椎管内马尾周围不连续线样高信号影（红箭头）；B．矢状面 T2WI 上呈不连续低信号（红箭头）

重点推荐文献

[1] 高宗恩，支兴龙，吴浩．脊髓蛛网膜下腔出血的病因与诊断．中国脑血管病杂志，2006，3（9）：419-424.
[2] Kreppel D，Antoniadis G，Seeling W. Spinal hematoma：a literature survey with meta-analysis of 613 patients. Neurosurg Rev，2003，26：1-49.
[3] Aminoff MJ. Vascular disorders of the spinal cord. In：Davidoff RA，ed. Handbook of the Spinal Cord. New York：MarcelDekker，1987，259-297.

第 6 节 自发性硬膜外血肿

【概念与概述】

自发性硬膜外血肿（spontaneous epidural hematoma，SEDH），原因不明的硬脊膜外血肿。

【病理与病因】

一般特征

- 一般发病机制
  - 轻度外伤，可能导致硬脊膜外静脉丛破裂
  - 抗凝剂使用或凝血障碍
  - 暂时性静脉高压（突然的 Valsava 动作）
  - 椎间盘突出
  - 动静脉畸形
- 病因学
  - 创伤
  - 自发性
  - 血液系统疾病
  - 其他：肝病伴门静脉高压、腰穿、硬膜外麻醉、硬膜外血管畸形
- 流行病学
  - 发病率约 0.1/10 万
  - 在脊椎占位病变中少于 1%
  - 男性多见
  - 常见发病年龄为 41 ～ 50 岁

大体病理及手术所见

- 可见孤立性硬脊膜外血肿

【临床表现】

表现

- 最常见体征 / 症状
  - 急性发作的神经根疾病，疼痛症状严重
  - 进行性截瘫
  - 感觉缺失，马尾综合征

疾病人群分布

- 年龄
  - 儿童期
  - 50 ～ 60 岁
- 性别
  - 男性多见

自然病史与预后

- 血肿可自行吸收
- 神经功能的恢复情况取决于神经损伤的严重程度及病程长短
- 保守治疗可有良好的临床结局

治疗

- 椎板切除减压，清除血凝块
- 非手术治疗 患者症状轻，与 MRI 上脊髓压迫程度不相符

【影像表现】

概述

- 最佳诊断依据 CT 示硬脊膜外间隙梭形高密度影，MRI 信号随出血时间不同而异
- 部位
  - 儿童多见于颈髓
  - 成年人多见于胸髓和腰髓

CT 表现

- 平扫 CT
  - 硬膜外似椎间盘密度肿块
  - 神经鞘囊显示不清，蛛网膜下腔受压

MR 表现

- T1 加权
  - 急性期：血肿与脊髓等信号多见，少部分呈高信号
  - 亚急性期和慢性期：血肿呈高信号
- T2 加权
  - 血肿呈不均匀高信号伴中央低信号，可能因去氧血红蛋白或椎管内纤维间隔造成
- T1 增强
  - 血肿周围强化，可伴中央少许强化
    - 周围强化可能与邻近硬脊膜充血有关
    - 中央强化可能由于渗漏的血管造成造影剂外渗或硬脊膜外的间隔增强

推荐影像学检查

- 最佳检查法　MR

【鉴别诊断】

硬脊膜外脓肿

- 伴有感染性脊柱炎
- 弥漫性强化和脓肿周围的强化

硬脊膜外转移瘤

- 病灶局限，并弥漫性增强
- 邻近骨骼受累
- 淋巴瘤在 T2WI 上通常不是高信号

椎间盘脱出、游离

- 可见椎间盘母体明显脱出
- 垂直方向的突出较轻
- 硬脊膜外血肿偶尔可伴椎间盘脱出，影像学上难以区分

典型病例

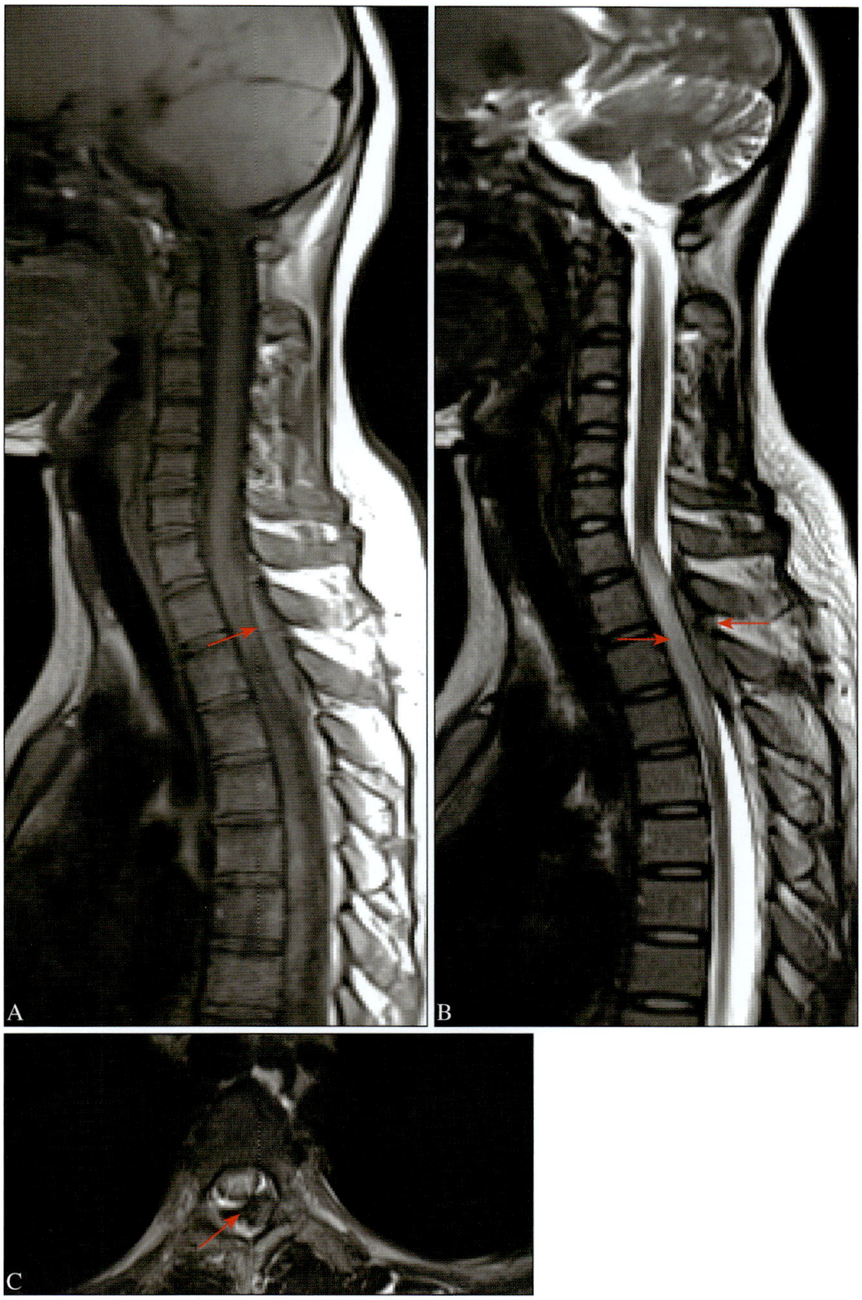

图 11-6-1　**自发硬膜外血肿**

A. 矢状位 T1WI 显示 T1-2 椎管内硬膜外梭形等信号影（箭头）；B. 矢状位 T2WI 显示梭形肿块亦为等信号（粗箭头），脊髓受压呈高信号（细箭头）；C. 横轴面 T2WI 显示硬膜外血肿信号不均匀（箭头）

诊断与鉴别诊断要点

- 中年人常见，表现为急性发作的神经根疾病，疼痛症状严重
- 儿童多见于颈髓，成年人多见于胸髓和腰髓
- CT 示硬脊膜外间隙梭形高密度影，MRI 信号随出血时间不同而异
- 需要与硬膜外脓肿、硬脊膜外转移瘤等相鉴别

重点推荐文献

[1] Chang FC，Lirng JF，Luo CB. Evaluation of clinical and MR findings for the prognosis of spinal epidural hematomas. Clin Radiol. Jul，2005，60（7）：762-767.

[2] Huisman TA，Tschirch FT. Epidural hematoma in children：Do cranial sutures act as a barrier?. J Neuroradiol. Aug 11 2008.

[3] Brant-Zawadzki et al. 脊柱百例疾病影像诊断精粹. 杜湘珂 主译. 北京：北京大学医学出版社，2004.

第 7 节 硬脊膜下血肿

【概念与概述】

硬脊膜下血肿（subdural hematoma，SDH），椎管内硬脊膜下腔出血

【病理与病因】

一般特征

- 一般发病机制
  - 外伤
  - 凝血障碍
- 病因学
  - 创伤
  - 自发性
  - 医源性：腰穿、脊髓手术
  - 其他：肿瘤、血管畸形、凝血疾病和使用抗凝剂
- 流行病学
  - 男：女 = 1 ∶ 1
  - 常见 41 ～ 50 岁或更大年龄

【临床表现】

表现

- 最常见体征 / 症状
  - 急性发作的严重背痛
  - 神经性损害可延迟发生，包括神经根病、截瘫、感觉缺失和括约肌功能不良
- 临床病史

疾病人群分布

- 年龄
  - 60 岁左右多见
- 性别
  - 男：女 = 1 ∶ 2

自然病史与预后

- 血肿可自行吸收
- 早期诊断，及时治疗可改善预后
- 40% 以上患者手术治疗预后良好
- 并存蛛网膜下腔出血者预后不良
- 保守治疗可有较好的临床结局

治疗

- 椎板切除减压，清除凝血块
- 症状轻者可采取非手术治疗

【影像表现】

概述

- 最佳诊断依据 分叶状硬脊膜下出血并血肿形成，CT 上呈高密度，T2WI 及 GRE 上呈低信号
- 部位
  - 脊柱腰段或胸腰段

CT 表现

- 平扫 CT
  - 硬脊膜下血肿呈高密度
  - 外伤患者可伴有脊柱骨折

MR 表现

- T1 加权
  - 血肿信号不等，可为高信号、等信号或低

信号
- 对脊髓及马尾的占位效应不等
- 外伤后椎间盘突出
- T2 加权
  - 血肿信号不等，大部分呈低信号
  - 脊髓损伤呈高信号，若伴有低信号提示出血性挫伤
  - 外伤后椎间盘突出
- T1 增强
  - 增强扫描不强化

推荐影像学检查
- 最佳检查法　增强 CT
- 备忘建议
  - 用水或经口对比剂来扩张小肠袢
  - 冠状面重建对检测膈附近的种植物很有帮助

【鉴别诊断】

硬脊膜外血肿
- 矢状位上，血肿周围被硬脊膜外脂肪覆盖
- 硬脊膜囊内脑脊液与血肿间为钝角
- 血肿邻近骨结构，硬膜外脂肪消失

中枢神经滴状转移瘤
- T2WI 呈高信号
- 增强扫描可见弥漫性、薄片样或结节状强化

典型病例

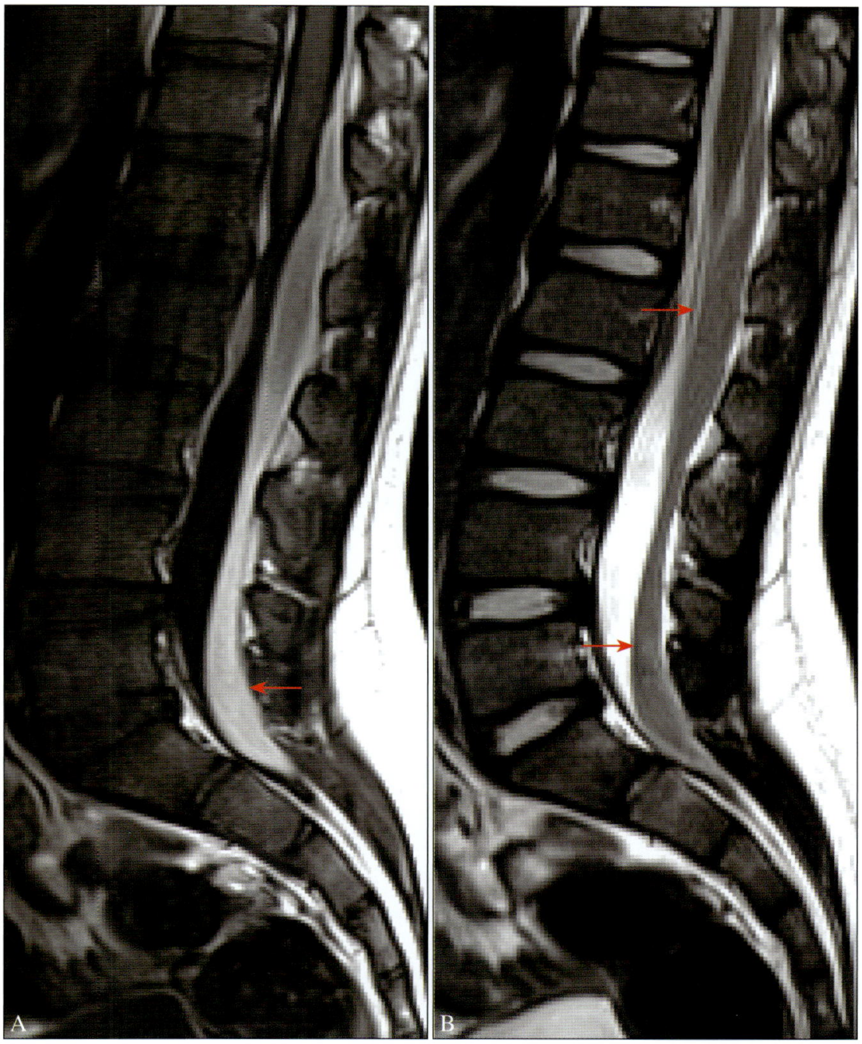

图 11-7-1　硬膜下血肿

A．矢状面 T1WI 显示下胸、腰骶部椎管内硬膜下可见广泛高信号血肿（红箭头）；B．矢状面 T2WI 上血肿呈等信号（箭头）

诊断与鉴别诊断要点

- 急性发作的严重背痛，常见于腰段及胸腰段
- 除外伤外，对有凝血疾病患者行腰椎穿刺是最常见的原因
- 分叶状硬脊膜下出血并血肿形成，CT 上呈高密度，T2WI 及 GRE 上呈低信号，增强扫描不强化
- 主要需与硬脊膜外血肿相鉴别

重点推荐文献

[1] Longatti PL et al. Spontaneous spinal subdural hematoma. Journal of Neurosurgical Sciences，1994，38：197-199.

[2] Donovan MJ et al. Acute spinal subdural hematoma：MR and CT findings with pathological correlates. AJNR，1994，15：1895-1905.

[3] Brant-Zawadzki et al. 脊柱百例疾病影像诊断精粹．杜湘珂 主译．北京：北京大学医学出版社，2004.

第 8 节 表面含铁血黄素沉积症

【概念与概述】

表面含铁血黄素沉积症（superficial siderosis），反复缓慢出血进入蛛网膜下腔使含铁血黄素沉积在脑和脊髓的软膜下层。

- 特发性表面含铁血黄素沉积症
- 继发性表面含铁血黄素沉积症

【病理与病因】

一般特征

- 一般发病机制
  - 特发性：多由脑膜血管渗血或代谢异常引起
  - 继发性：由蛛网膜下腔出血继发含铁血黄素沉积所致
- 病因学
  - 外伤：医源性损伤
  - 其他：肿瘤、血管畸形
- 流行病学
  - 罕见

大体病理及手术所见

- 软脑膜呈褐色
- 蛛网膜下腔可见软脑膜粘连

显微镜下特征

- 含铁血黄素沉积部位神经胶质细胞增生活跃
- 脱髓鞘改变和细胞内见凋亡小体

【临床表现】

表现

- 最常见体征 / 症状
  - 进行性小脑性共济失调
  - 感音性听力减退，锥体束征
  - 其他体征 / 症状
    - 头痛、嗅觉丧失、后背疼痛和帕金森综合征

疾病人群分布

- 年龄
  - 发病年龄无差异
- 性别
  - 男：女≈3：1

自然病史与预后

- 呈慢性进行性不可逆性发展
- 有时铁沉积的程度和范围与临床严重程度不平行

治疗

- 手术治疗，血管内治疗
  - 消除蛛网膜下腔反复出血的病因
- 药物治疗
  - 铁螯合剂、抗氧化剂等

【影像表现】

概述

- 最佳诊断依据 T2WI 见沿软脑膜及软脊膜分

布的线状低信号影

- 部位
  - 室管膜下、软脑膜及软脊膜下、脊神经表面
  - 小脑蚓部、脑干表面

CT 表现

- 平扫 CT
  - 无明显异常
- 增强 CT
  - 无明显异常强化

MR 表现

- T1 加权
  - 无明显异常
- T2 加权
  - 可见沿软脑膜及软脊膜分布的线状低信号影
- T1 增强
  - 可见软脑膜强化

推荐影像学检查

- 最佳检查法　脑和脊髓 MR

【鉴别诊断】

- MR 伪影
  - 与脑脊液流动、不同序列和采集平面有关
- 硬膜下出血
  - 不贴附于脊髓表面

诊断与鉴别诊断要点

- 脑膜血管渗血、代谢异常、蛛网膜下腔出血引起含铁血黄素在软脊膜表面沉积所致
- T2WI 见室管膜下、软脑膜及软脊膜下、脊神经表面分布的线状低信号影，一般不强化
- 主要与 MR 伪影和硬膜下出血相鉴别

典型病例

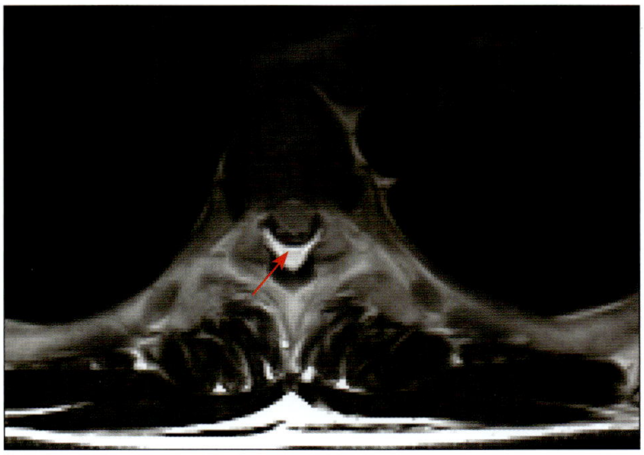

图 11-8-1　**表面含铁血黄素沉积**
轴状面 T2WI 显示脊髓周围线样低信号影（箭头）

重点推荐文献

[1] Bradley WG Jr, Schmidt PG. Effect of methemoglobin formation on the MR appearance of subarachnoid hemorrhage. Radiology, Jul 1985, 156 (1): a) 99-103.
[2] Gomori JM, Grossman RI, Bilaniuk LT, Zimmerman RA, Goldberg HI. High-field MR imaging of superficial siderosis of the central nervous system. J Comput Assist Tomogr, Sep-Oct 1985, 9 (5): 972-975.
[3] Gomori JM, Grossman RI, Goldberg HI, et al. Intracranial hematomas: imaging by high-field MR. Radiology. Oct, 1985, 157 (1): 87-93.

主要参考文献

[1] Jeffrey S. Ross et al. Diagnostic imaging. Spine. 1st ed. USA Utah Amirsys 2004.

[2] Brant-Zawadzki et al. 脊柱百例疾病影像诊断精粹. 杜湘珂 主译. 北京：北京大学医学出版社，2004.

[3] 杨丕丕，高勇安，石巍巍，张鸿祺，凌峰. 硬脊膜动静脉瘘磁共振成像的特点. 中国脑血管病杂志，2008，5（11）：509-513.

[4] Souvik Sen，MD，MS，MPH，FAHA，Sharon W Webb，MD，James Selph，MD. Arteriovenous Malformations.（Updated：May 18，2010）. [Online] Availble http：//emedicine.medscape.com/article/1160.

[5] Hoang TA，Hasso AN. Intracranial vascular malformations. Neuroimaging Clin N Am，Nov 1994，4（4）：823-847.

[6] Hallam DK，Russell EJ. Imaging of angiographically occult cerebral vascular malformations. Neuroimaging Clin N Am，May 1998，8（2）：323-347.

[7] Cheshire WP，Santos CC，Massey EW，Howard JF Jr. Spinal cord infarction：etiology and outcome. Neurology，Aug 1996，47（2）：321-330

[8] Salvador de la Barrera S，Barca-Buyo A，Montoto-Marques A. Spinal cord infarction：prognosis and recovery in a series of 36 patients. Spinal Cord，Oct 2001，39（10）：520-525.

[9] Karavelis A，Foroglou G，Petsanas A，Zarampoukas T. Spinal cord dysfunction caused by non-traumatic，hematomyelia. Spinal Cord，May 1996，34（5）：268-271.

[10] Russell NA，Benoit BG. Spinal subdural hematoma，A review. SurgNeurol，Aug 1983，20（2）：133-137.

[11] Arrese I，Lobato RD，Gomez PA. Hyperacute epidural haematoma isodense with the brain on computed tomography. Acta Neurochir（Wien），Feb 2004，146（2）：193-194.

[12] Luxon LM，Harrison MJ. Chronic subdural haematoma. Q J Med. Jan a）1979，48（189）：43-53.

[13] Dainer HM，Smirniotopoulos JG. Neuroimaging of hemorrhage and vascular malformations. Semin Neurol. Sep 2008，28（4）：533-547.

[14] 吴艳君，孙占国，韩福刚，唐光才. 中枢射神经系统表面铁沉积症 1 例. 中国临床影像杂志，2008，19（3）：222.

[15] 具海月，王新江，蔡祖龙，蔡幼铨. 中枢神经系统表面铁沉积症的临床与磁共振成像特点. 中华老年多器官疾病杂志，2008，7（3）：186-189.

脊髓炎性病变 12

第 1 节　多发性硬化

【概念与概述】

多发性硬化（multiple sclerosis，MS）是以中枢神经系统白质脱髓鞘改变为主的病变，多累及脑、脊髓、视神经等中枢神经系统（空间的多发性）并以缓解与复发交替（时间的多发性）为特征的疾病

【病理与病因】

一般特征

- 病因尚不明确，可能与病毒感染或自体免疫有关
- 遗传与环境因素也可能与本病的发生有关

大体病理及手术所见

- 大体病理可见大小不等的坏死软化灶和边缘清楚的灰色斑块

显微镜下特征

- 急性期可见病灶区域髓鞘崩解，局部组织水肿，小血管及毛细血管充血，并有淋巴细胞、浆细胞浸润，轴索相对完整。随后髓鞘崩解产物被吞噬细胞逐渐清除
- 病变晚期，病灶内有星形细胞增生，周围有网状与胶原纤维增殖，形成边界清楚的灰色斑块

【临床表现】

一般表现

- 最常见体征 / 症状
  - MS 多呈急性或亚急性发病
  - 50% 的患者首发症状为单侧或双侧肢体无力或麻木
  - 25% 的患者表现有视神经炎或其他临床症状，包括共济失调、脑干症状（复视、恶心等）和膀胱功能障碍等
  - 脊髓严重受累时，可出现自发性痉挛性疼痛（痛性强直性痉挛，painful tonic spasms）。如屈颈时沿背部向下放散的点击样疼痛，则称为 Lhermitte 征
  - 绝大多数患者的临床过程为复发缓解交替，两次发作期间病情明显好转或完全改善，但病情常逐渐演变为进行性加重

疾病人群分布

- 年龄
  - 本病常见于 20 ～ 40 岁的中青年，约 10% 发生在 50 岁以上，儿童少见
- 性别
  - 男性少于女性，为（1 ∶ 1.7）～ 1 ∶ 3
  - 发病有种族差异，北欧等高加索人易患病；并且呈现轻度家庭遗传因素，如果父母和姐妹患病，则家庭其他成员患病风险为 1% ～ 5%；双胞胎则概率不小于 25%

自然病史与预后

- MS 很少呈现致命性，预期寿命仅可能被缩短几个月
  - 预后主要关注点为生活质量和残疾的恢复
- 患病 15 年后，平均仅有约 20% 的患者卧床，生活不能自理
- 约 20% 靠轮椅和拐杖行走；60% 左右的患者仍可自由活动无明显身体残疾

治疗

- 急性期及复发期的新病灶通常用激素治疗

- 激素治疗得到广泛认同，并且可以减轻临床症状，有利于预后及恢复
- 激素可以帮助减轻炎症反应、重新修复受损的血脑屏障、提高神经传递等

【影像表现】

概述

- 脑部表现的影像诊断依据为 Barkhof 标准：具备以下 4 项条件中的 3 项
  - 至少 9 个 T2 加权像异常信号病灶
  - 至少 3 个侧脑室周围病灶
  - 至少 1 个皮质旁病灶
  - 至少 1 个幕下病灶
- 部位
  - 颈髓最常见，约占半数以上，以脊髓的后部、外侧部居多
  - 病变主要分布在白质，也可累及到大脑皮质及脊髓的灰质
  - 颅内病灶与侧脑室壁常呈垂直排列
- 大小
  - 颈髓病变在横断面上是非对称的，不超过横断面的 50%，上下不超过 2 个椎体节段
  - 直径一般小于 1.5cm
- 对于本病确诊还需要脑脊液检查，IgG 水平及其合成率升高有极高的诊断价值
- 诱发电位对于诊断也有一定价值

MR 表现

- T1 加权
  - 新鲜病灶呈低信号，陈旧病灶可呈等信号
- T2 加权
  - 病灶呈高信号，病灶境界一般较清楚
- T1 增强
  - 活动病灶可强化，陈旧病灶一般无强化

【鉴别诊断】

- 急性播散性脑脊髓炎
  - 特点为脑白质及脊髓急性脱髓鞘，包括出现在脑白质和脊髓的多发异常信号并伴有明显的临床症状
  - 患者多有疫苗接种和病毒感染史
- 视神经脊髓炎
  - 特点是视神经和脊髓的炎症及脱髓鞘改变，在亚洲比较常见
  - 病变在累及脊髓时 MR 异常信号通常超过 3 个锥体节段，并且有血清 NMO-IgG 阳性

诊断与鉴别诊断要点

- 本病常见于 20 ~ 40 岁的中青年，约 10% 发生在 50 岁以上，儿童少见
- 临床过程为复发缓解交替，两次发作期间病情明显好转或完全改善，但病情常逐渐演变为进行性加重
- 影像上病灶位于脊髓外周部分，长度上小于两个椎体，少于 1/2 脊髓横断面
- 颈髓最容易受累，90% 合并颅内病灶

典型病例

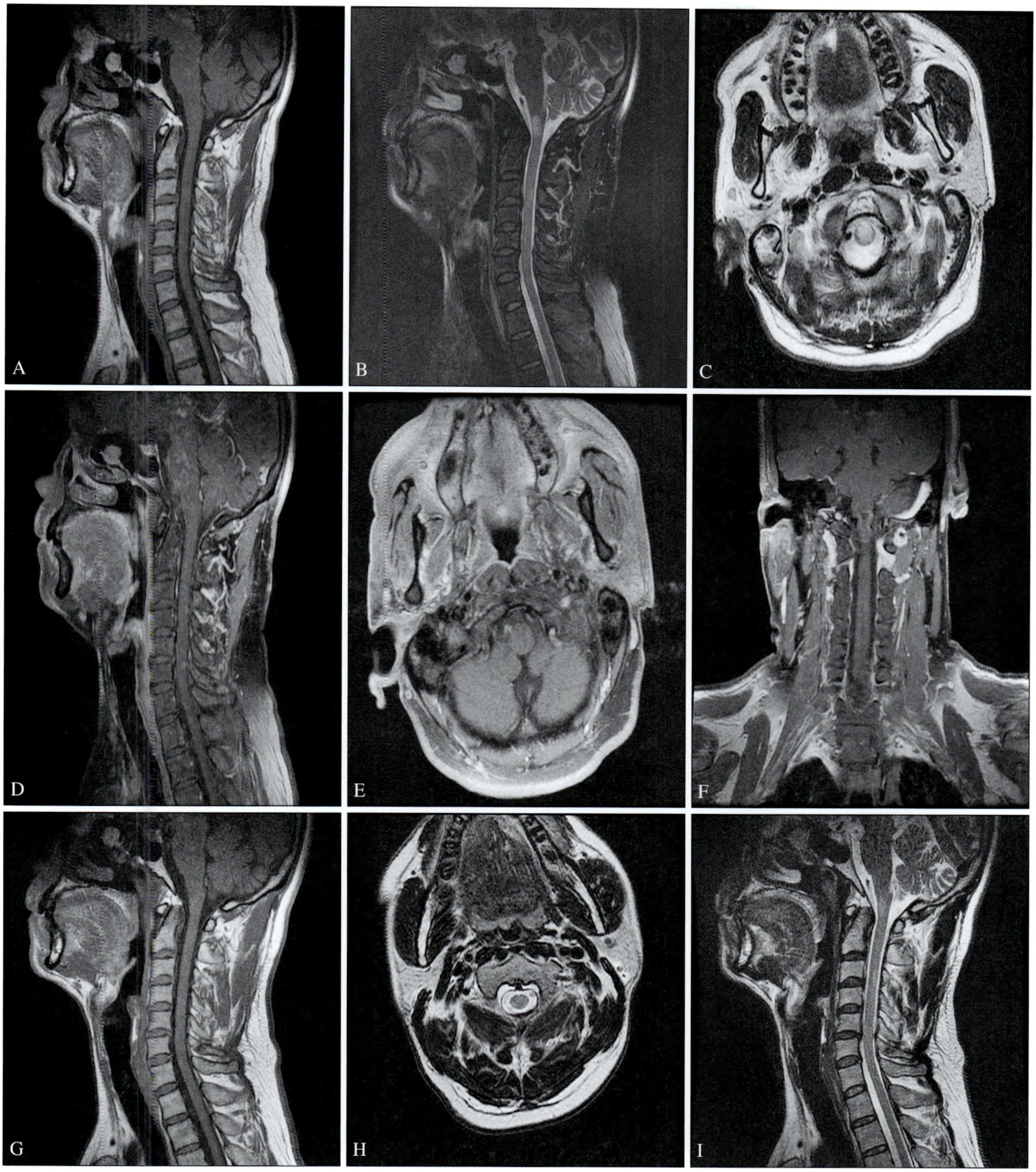

图 12-1-1　多发性硬化
患者，男性，47 岁，反复一侧肢体麻木、无力 7 年；加重 5 天。A ～ F 为 2009-8-5 首次检查图像，延髓及颈 3 ～ 4 水平颈髓内分别可见纵行稍长 T1 长 T2 信号影，增强后边缘轻度强化（D ～ F 为增强图像）；G ～ L 为患者 2010-6-6 治疗后复查图像，可见病灶范围缩小，未见明显异常强化灶（待续）

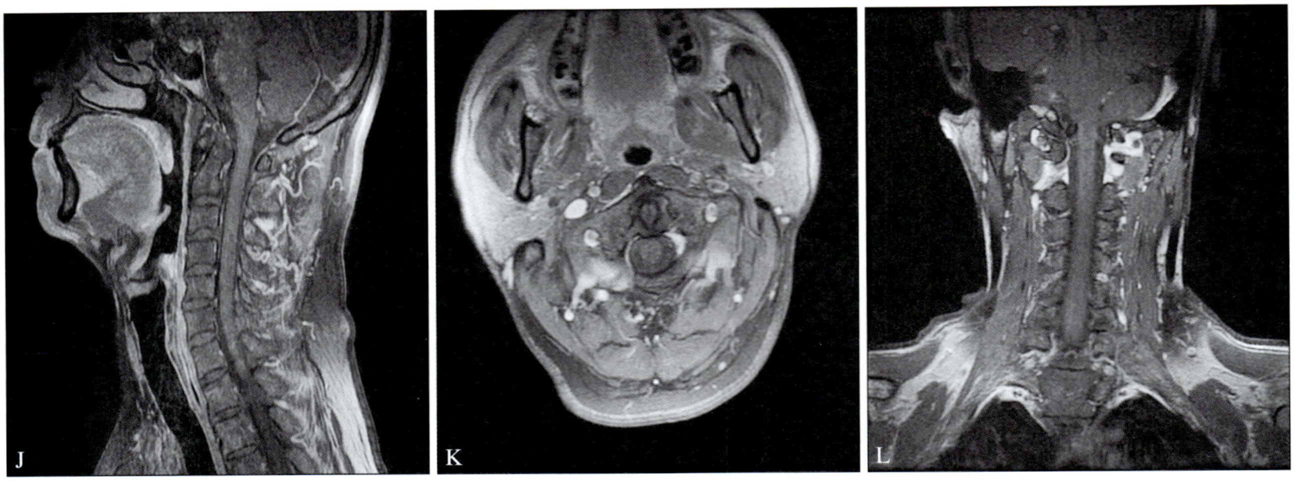

图 12-1-1 续 多发性硬化

患者，男性，47 岁，反复一侧肢体麻木、无力 7 年；加重 5 天。A ~ F 为 2009-8-5 首次检查图像，延髓及颈 3 ~ 4 水平颈髓内分别可见纵行稍长 T1 长 T2 信号影，增强后边缘轻度强化（D-F 为增强图像）；G ~ L 为患者 2010-6-6 治疗后复查图像，可见病灶范围缩小，未见明显异常强化灶

重点推荐文献

[1] HorowitzAL，KaplanRD，GreweG，etal.Theovoidlesion：anewMRobserva-tion in patients with multiple sclerosis. AJNR Am J Neuroradiol，1989，10：303-305.

[2] Ge Y，Law M，Herbert J，et al. Prominent perivenular spaces in multiple scle-rosis as a sign of perivascular inflammation in primary demyelination. AJNR Am J Neuroradiol，2005，26：2316-2319.

[3] AdamsCW，AbdullaYH，TorresEM，etal.Periventricularlesionsinmultiple sclerosis：their perivenous origin and relationship to granular ependymitis. Neuropathol Appl Neurobiol，1987，13：141-152.

第 2 节 视神经脊髓炎

【概念与概述】

视神经脊髓炎（neuromyelitis optica or Devic's disease）主要特点是视神经和脊髓的炎症及脱髓鞘改变，在亚洲比较常见。

【病理与病因】

一般特征

- 视神经脊髓炎的确切病因还不清楚，可能与感染和变态反应有关

大体病理及手术所见

- 病理上主要为轻重不等的脱髓鞘改变
- 病变主要累及视神经和脊髓

【临床表现】

- 最常见体征 / 症状
  - 多数呈急性或亚急性发病，病程中常见缓解和复发，慢性起病少见，也有部分患者视神经和脊髓发病急缓不同
  - 视神经症状常为双侧性，也可以为单侧；主要症状包括视力模糊、眼球胀痛，严重的病例在数小时或数日内完全失明，偶有在数年内视力呈进行性减低
  - 脊髓症状多呈横惯性障碍，病变水平以胸段多见，颈段次之，与一般急性脊髓炎类似，主要症状包括双下肢麻木、排尿困难、肌力减退、完全或不完全性瘫痪
- 临床病史
  - 部分患者在发病前数日或数周有低热、咽痛、头痛、全身不适、恶心、呕吐、腹痛、腹泻等前驱症状

疾病人群分布

- 年龄
  - 视神经脊髓炎通常累及年轻成人，以 20 ~ 40 岁多见，大于 50 岁患者罕见

- 性别
  - 本病通常累及女性

自然病史与预后

- 预后较差
  - 本病有较高的致残率

治疗

- 通常为激素冲击治疗及对症治疗

【影像表现】

概述

- 最佳诊断依据　MR 显示视神经及脊髓病变明显优于 CT
- 部位
  - 视神经的病变主要位于视神经，也可位于视交叉，有时可伴有视束的病变
  - 脊髓病变好发于颈段和上胸段，为横贯性脊髓炎，中央灰质受累较常见
- 诊断标准
  - 视神经炎、急性脊髓炎和至少符合 3 条以下支持标准中的 2 条（连续脊髓 MR 异常信号超过 3 个锥体节段、脑内异常信号不符合 MS 诊断标准、血清 NMO-IgG 阳性）
  - 血清 NMO-IgG 对于本病诊断灵敏度为 73%，特异度为 91%

MR 表现

- T1 加权
  - 视神经炎可见视神经弥漫性增粗，呈低信号
  - 脊髓病变急性期可见脊髓轻度肿胀，并常呈等或稍低信号
- T2 加权
  - 视神经炎可呈高信号
  - 脊髓病变慢性期病灶常呈弥漫性分布，也可呈散在点状、小片状稍高信号，脊髓灰质常可受累
- T1 增强
  - 视神经炎可被强化
  - 脊髓病变急性期可无强化或仅轻度强化

【鉴别诊断】

- 多发性硬化
  - 多为局限性多发病灶
  - 常累及脊髓白质，而且多发性硬化反复复发
  - MR 图像上会呈现新旧病灶共存的表现
- 急性脊髓炎
  - 脊髓表现非常相似，很难区分，但一般无视神经症状

诊断与鉴别诊断要点

- 通常累及年轻成人，以 20 ～ 40 岁多见
- 多数呈急性或亚急性发病，病程中常见缓解和复发
- 视神经症状常为双侧性，脊髓症状多呈横惯性障碍，病变水平以胸段多见
- 视神经弥漫性增粗，T1WI 低信号，T2WI 高信号；脊髓病变急性期可见脊髓轻度肿胀，T1WI 稍低信号，T2WI 稍高信号
- 神经炎可被强化；脊髓病变急性期可无强化或仅轻度强化
- 主要与多发性硬化和急性脊髓炎相鉴别

典型病例

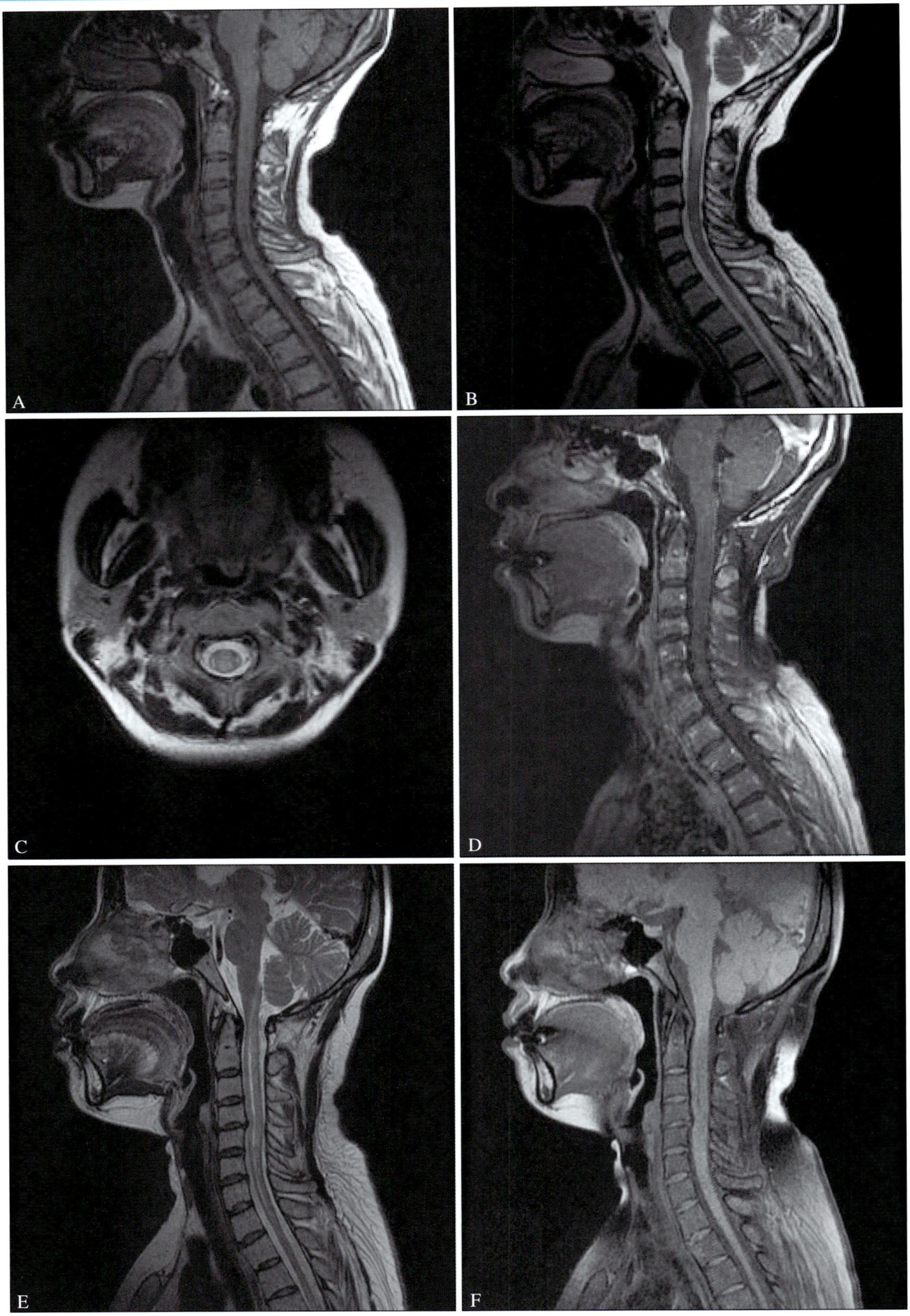

图 12-2-1 视神经脊髓炎

患者，女性，38 岁，恶心呕吐 2 个月余，视物模糊伴复视 2 周，双下肢麻木无力伴小便障碍 1 周（2009 年 5 月病史）EDSS 评分：3.0；NMO-IgG：(++)。A ~ D. 2009-5-20 图像显示部分延髓及颈髓内可见长 T1 长 T2 信号，边界模糊，横轴位显示病变位于脊髓中央及后角白质区，增强扫描病变未见明显异常强化；E ~ G. 2010-2-28 复查图像显示延髓及颈髓内可见广泛长 T2 信号，增强扫描颈 3 ~ 4 水平似见轻度异常对比强化；H ~ J. 2010-7-7 图像显示脊髓明显萎缩变细，未见明显异常强化灶

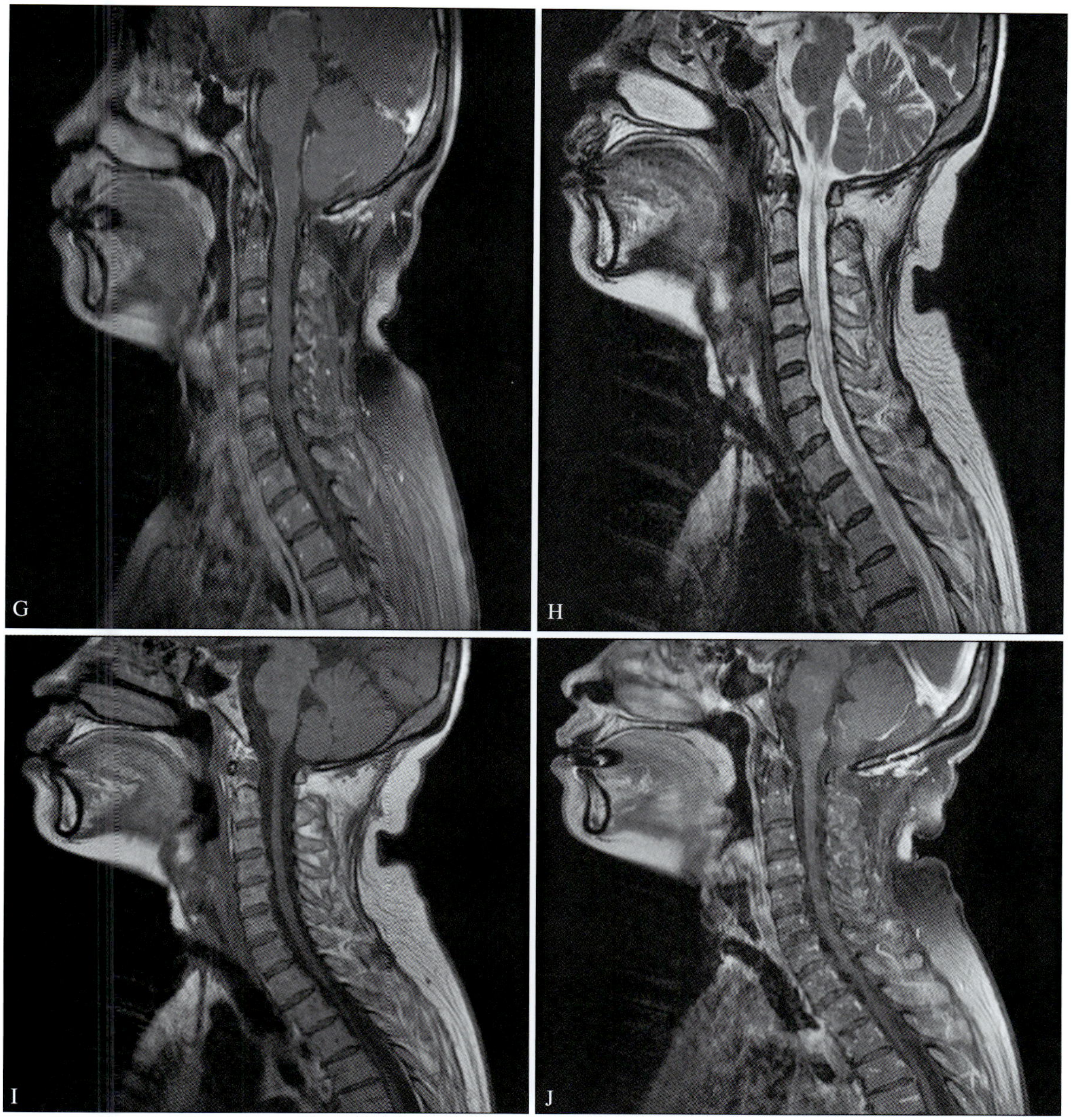

图 12-2-1 续 视神经脊髓炎

患者，女性，38 岁，恶心呕吐 2 月余，视物模糊伴复视 2 周，双下肢麻木无力伴小便障碍 1 周（2009 年 5 月病史）EDSS 评分：3.0；NMO-IgG：(++)。A-D．2009-5-20 图像显示部分延髓及颈髓内可见长 T1 长 T2 信号，边界模糊，横轴位显示病变位于脊髓中央及后角白质区，增强扫描病变未见明显异常强化；E-G．2010-2-28 复查图像显示延髓及颈髓内可见广泛长 T2 信号，增强扫描颈 3-4 水平似见轻度异常对比强化；H-J．2010-7-7 图像显示脊髓明显萎缩变细，未见明显异常强化灶

重点推荐文献

[1] Devic E. Myelitis subaigue compliquee de nevrite optique. Bull Med，1894，8：1033-4.

[2] Schanz F. Ueber das Zusammenvorkomnen von Neuritis optica und Myelitis acuta. Dtsch Med Wchnschr，1893，19：615-617.

[3] Beck GM. A case of diffuse myelitis associated with optic neuritis. Brain，1927，50：687-703.

第 3 节 急性播散性脑脊髓炎

【概念与概述】

急性播散性脑脊髓炎（acute disseminated encephalomyelitis，ADEM）是一种中枢神经系统急性播散性疾病，特点为脑白质及脊髓急性脱髓鞘，包括出现在脑白质和脊髓的多发异常信号并伴有明显的临床症状

【病理与病因】

一般特征

- 在发病机制上，以髓鞘的碱性蛋白为自身抗原的自身免疫疾病学说占优势

大体病理及手术所见

- 病理上，脑和脊髓可见在伴有不同程度的炎性细胞浸润的血管周围出现脱髓鞘病灶，轴索相对保留，脊髓单独受累者罕见

【临床表现】

表现

- 最常见体征 / 症状
  - 一般为急性起病，表现为全身症状及中枢神经系统症状，可表现为发热、全身不适、肌痛、头痛、恶心、呕吐、嗜睡、昏迷、共济失调及偏瘫等，个别病例可出现抽搐。本病为单相性病程
- 临床病史
  - 部分患者在起病前可有病毒感染或疫苗接种史（接种后 1 ～ 3 周发病）；有时无明确前驱原因

疾病人群分布

- 年龄
  - 儿童较成人多发
- 性别
  - 男女发病率无显著差别

自然病史与预后

- 预后
  - 完全恢复的患者占约 50%，病死率为 10% ～ 30%
  - 预后与病情的严重程度相关

治疗

- 主要是抑制由于病毒感染和免疫接种所引起的异常免疫反应
  - 多采用激素冲击治疗，配合免疫球蛋白有助于提高疗效

【影像表现】

概述

- 影像检查对于确诊 ADEM 有非常重要的价值，MRI 是首选的影像学检查方法

CT 表现

- 发病早期呈大致正常表现，5 ～ 14 天后可显示脑白质、基底节区、脑干及脊髓的异常低密度影
- 增强扫描
  - 可能会出现轻、中度点状或小片状强化

MR 表现

- T1 加权像
  - 呈斑片状稍低信号，病灶周围水肿呈低信号
- T2 加权像
  - 呈斑片状高信号，FLAIR 序列显示更加明显，尽管本病以白质受累为主，但仍可有部分病例出现灰质（皮层及基底节区）受累征象
- T1 增强
  - 由于本病临床病程特点为单时相，因此增强扫描是否强化与病变所处时期有关，急性期病灶均可呈现异常强化，恢复期均无明显强化

【鉴别诊断】

- 多发性硬化
  - 大多数多发性硬化患者的病程为反复发作缓解（多时相）
  - 在 MR 图像上可以表现为新、旧病灶并存，新发病灶可以出现异常对比强化，陈旧性病灶无强化

诊断与鉴别诊断要点

- 儿童较成人多发，部分患者在起病前可有病毒感染或疫苗接种史
- 一般为急性起病，表现为全身症状及中枢神经系统症状
- 病灶在 T1WI 上呈稍低信号，在 T2WI 上呈高信号，FLAIR 有助于显示病灶
- 增强扫描是否强化与病变所处时期有关，急性期病灶均可呈现异常强化，恢复期均无明显强化
- 主要与多发性硬化相鉴别

典型病例

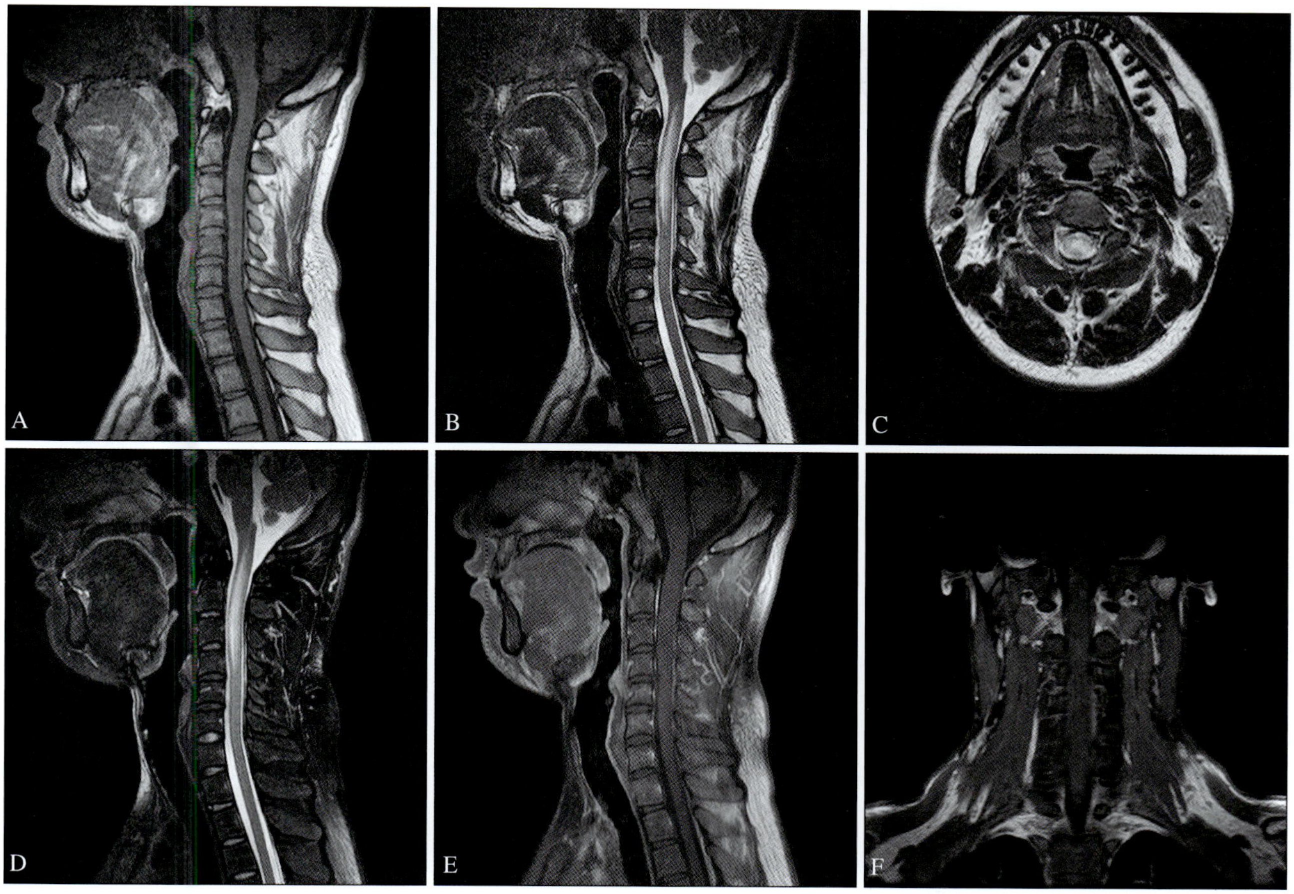

图 12-3-1　急性播散性脑脊髓炎

患者，男性，20 岁，头痛反复发作 1 月余，曾被诊断为急性扁桃体炎并行抗感染治疗 1 周，左侧肢体无力进行性加重半月余。A ~ D. 平扫示颈 3 水平颈髓略增粗，颈 1 ~ 4 水平髓内中央层面可见条形长 T2 信号，E ~ F. 增强扫描似见轻度强化，相应水平中央管略扩张；D. 为脂肪抑制序列

重点推荐文献

[1] Hemchudha T, Griffin DE, Giffels JJ, et al. Myelin basic protein as an encephalitogen in encephalomyelitis and polyneuritis following rabies vaccination. N Engl J Med, 1987, 316: 369-374.

[2] Murthy JM, Yangala R, Meena AK, et al. Acute disseminated encephalomyelitis: clinical and MRI study from South India. J Neurol Sci, 1999, 165: 133-138.

[3] Litvak AM, Sands IJ, Gibel H. Encephalitis complicating measles: report of 56 cases with follow-up studies in 32. Am J Dis Child, 1943, 65: 265-295.

第 4 节　放射性脊髓损伤

【概念与概述】

放射性脊髓损伤（radiation induced myelopathy）系对肿瘤进行放射线照射引起照射野内的脊髓脱髓鞘、轴索变性、甚至坏死的病变。对位于咽部及其附近的肿瘤进行照射导致颈髓损伤的发病率较高。从接受照射到发病，其时间多为 3 ～ 24 个月

【病理与病因】

病理表现

- 脊髓的脱髓鞘、轴索变性甚至坏死

【临床表现】

表现

- 最常见体征 / 症状
  - 临床表现常无明显特异性，多为受损脊髓节段对应的临床症状

自然病史与预后

- 本病发生于恶性肿瘤患者进行放射治疗后
- 预后一般极差，病变常呈不可复性改变

治疗

- 主要是对症治疗为主，尚无良好的治疗方法

【影像表现】

概述

- 结合患者病史，有特定的发病部位，即放射治疗范围内。常用诊断标准：
  - 脊髓位于照射区域内
  - 神经症状与照射区域内的脊髓受累相符合
  - 无继发性转移病灶以及其他脊髓疾病

MR 表现

- T1 加权
  - 一般呈等信号，如果有脂肪变性则呈高信号
- T2 加权
  - 病灶呈高信号，对应脊髓节段常肿胀
- T1 增强
  - 可呈各种类型的异常对比强化表现

【鉴别诊断】

结合患者病史及发病部位，一般不难与其他疾病相鉴别

诊断与鉴别诊断要点

- 患者具有放疗病史
- 病灶位于放射性治疗范围内
- 脊髓出现肿胀，T1WI 一般为等信号，T2WI 为高信号，可呈各种类型的异常对比强化表现

典型病例

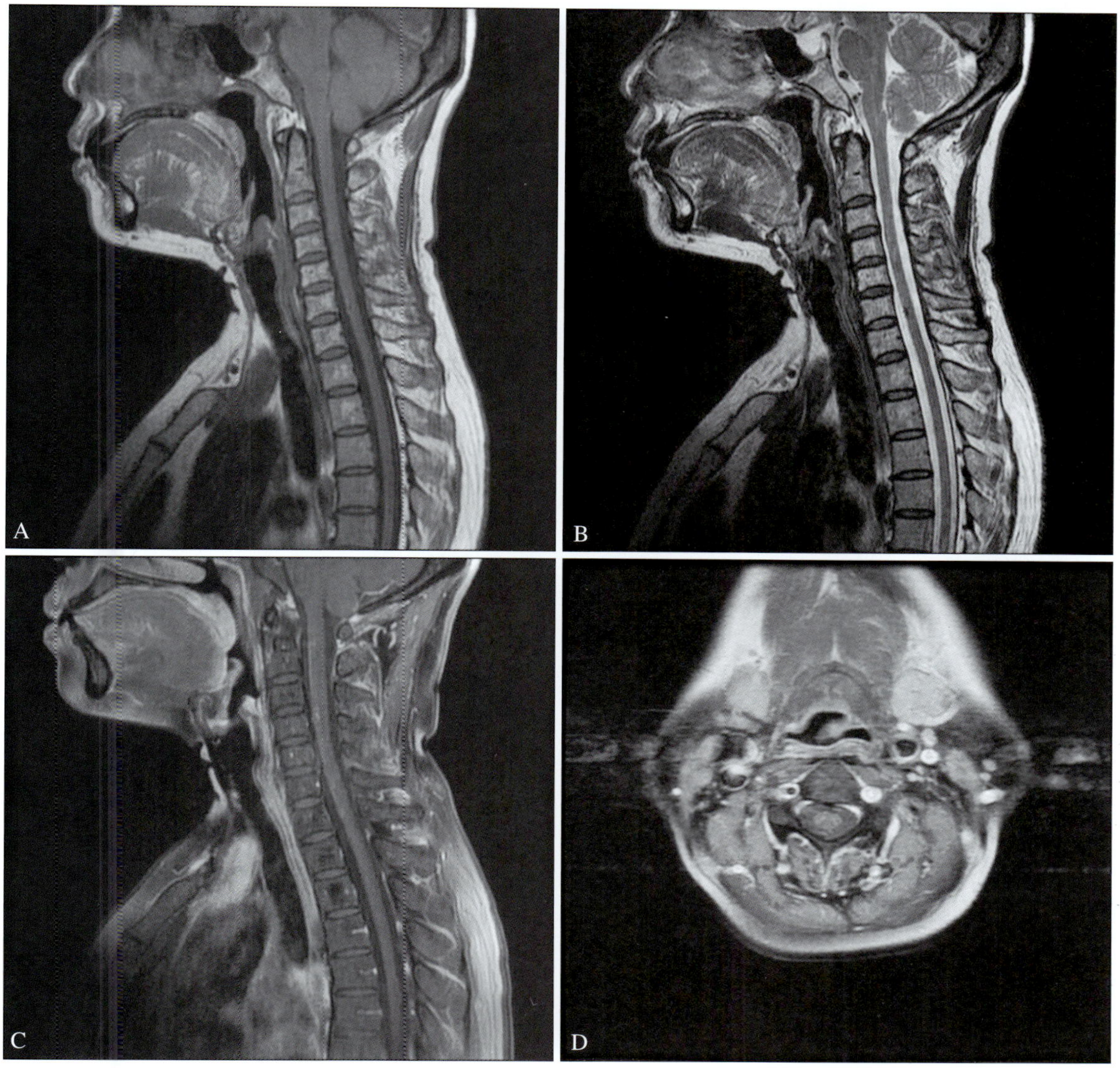

图 12-4-1　放射性脊髓损伤

患者，女性，50 岁，甲状腺肿瘤放疗史。双下肢无力 10 余年，尿便失禁。A ~ B. 颈段脊髓内可见点片状稍长 T1 稍长 T2 信号及长 T1 短 T2 信号影；C ~ D. 增强扫描后可见片状异常强化灶

第 5 节　脊髓亚急性联合变性

【概念与概述】

脊髓亚急性联合变性（subacute combined degeneration of the spinal cord，SCD）是由于维生素 B_{12} 缺乏引起的脊髓后索、侧索与周围神经为主的变性性疾病

【病理与病因】

一般特征

- 维生素 B_{12} 缺乏通常是由于胃黏膜内因子的缺乏，胃肠道对维生素 B_{12} 吸收不足所造成，通常与恶性贫血并发

大体病理及手术所见

- 病理改变为髓鞘肿胀、断裂和轴突变性，主要累及脊髓后索和侧索

【临床表现】

表现

- 最常见体征 / 症状
  - 亚急性或慢性起病，渐进性病程
  - 早期症状常为对称性足趾、足及手指末端

感觉异常，如麻木、针刺或烧灼感；位置感觉障碍
  - 逐渐出现下肢无力，行走不稳
- 临床病史
  - 通常可发现有抗组胺的胃酸缺乏现象
  - 血清中维生素 B_{12} 含量降低

疾病人群分布
- 年龄
  - 临床上以 40 ～ 60 岁多见
- 性别
  - 男女发病率未见显著差别报道

自然病史与预后
- 本病患者多数无明显临床症状并存在可导致维生素 B_{12} 缺乏的疾病，如 Pernicious anaemia、Crohn’s disease 等
- 部分患者预后良好，绝大多数有患者预后均可独立行走但仍有少数患者可存有轻微的肢体活动障碍（步态不稳）和足底感觉障碍症状

治疗
- 给予维生素 B_{12} 并对症治疗，找出导致维生素 B_{12} 缺乏的根本原因后进行临床针对治疗，可使大部分患者很快恢复
- 少部分患者仍有残存神经损害症状

【影像表现】

概述
- 最佳诊断依据　MR 显示脊髓病变明显优于 CT
- 部位
  - 病变最常累及上胸段脊髓，其次是下颈段脊髓，主要位于脊髓后索和侧索
- 大小
  - 长条状纵行对称分布

MR 表现
- T1 加权
  - 由于病灶通常很小而很难显示，呈等信号为主
- T2 加权
  - 横轴位 T2 加权图上表现为后索、侧索对称性分布的斑点状高信号；矢状位 T2 加权图可见病变呈长条状高信号
- T1 增强
  - 病灶一般无强化

【鉴别诊断】
- 多发性硬化
  - 多发性硬化多为局限性多发病灶，而且多发性硬化反复复发
  - MR 图像上会残留陈旧性病灶
  - 活动期病灶可强化，激素治疗有效
- 急性脊髓炎
  - 病变区脊髓肿胀，发病前常有呼吸道或消化道感染等症状

诊断与鉴别诊断要点
- 患者具有可能造成维生素 B_{12} 缺乏的基础疾病，血清中 B_{12} 水平减低
- 对称性足趾、足及手指末端感觉异常
- 最常累及上胸段脊髓，主要位于脊髓后索和侧索，呈长条状纵行对称分布，病灶一般无强化
- 需要与多发性硬化和急性脊髓炎相鉴别

典型病例

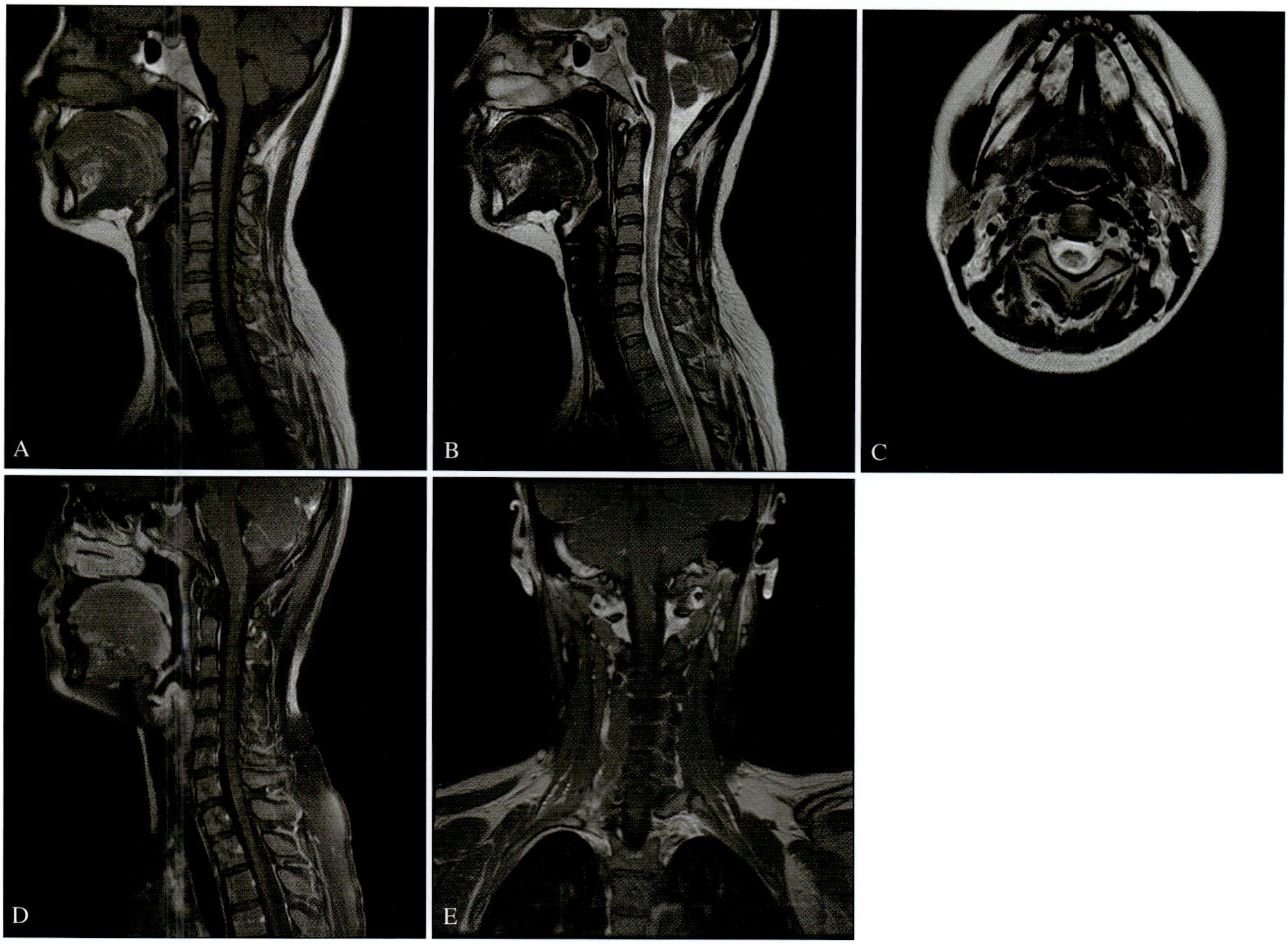

图 12-5-1 **脊髓亚急性联合变性**

患者女性，21 岁，Crohn's 病患者。A ~ C. 颈髓及上段胸髓稍增粗，内可见条状稍长 T2 信号影，横轴位图像显示病灶位于后索区域；D ~ E. 增强扫描未见明确异常强化灶

重点推荐文献

[1] Russel JSR，Batten FE，Collier J. Subacute combined degeneration of the spinal cord. Brain，1900，10：849-850.

[2] LindenbaumJ，HealtonEB，SavageDG，etal.Neuropsychiatric disorders caused by cobalamin deficiency in the absence of anemia or macrocytosis. N Engl J Med，1988，318：1720-1728.

[3] Healton EB，Savage DG，Brust JC，et al. Neurologic aspects of cobalamin deficiency. Medicine（Baltimore），1991，70：229-245.

第 6 节　结核性脊髓炎

【概念与概述】

结核性脊髓炎（tuberculous myelitis）是由于身体其他部位（如肺、肾、骨等）的结核分枝杆菌经血液循环或脊柱结核直接浸润而形成的脊髓损害，多同时累及脊膜，故也称之为结核性脊膜脊髓炎

【临床表现】

- 最常见体征 / 症状
  - 临床表现与其他脊髓内占位病变类似，如肢体麻木和疼痛，瘫痪及大小便功能障碍等

【影像表现】

概述

- 病灶的表现多没有特征性

MR 表现

- T1 加权
  - 结核病灶呈等信号或稍低信号
- T2 加权
  - 呈稍高信号或等信号
- T1 增强
  - 髓内病灶呈显著结节状或环形强化，脊膜和（或）蛛网膜下腔可见异常强化

诊断与鉴别诊断要点

- 患者身体其他部位存在结核分枝杆菌感染或具有结合病史
- 临床症状无特异性
- T1WI 上呈等低信号，T2WI 上等高信号，显著结节状或环形强化，脊膜和（或）蛛网膜下腔异常强化有助于诊断

典型病例

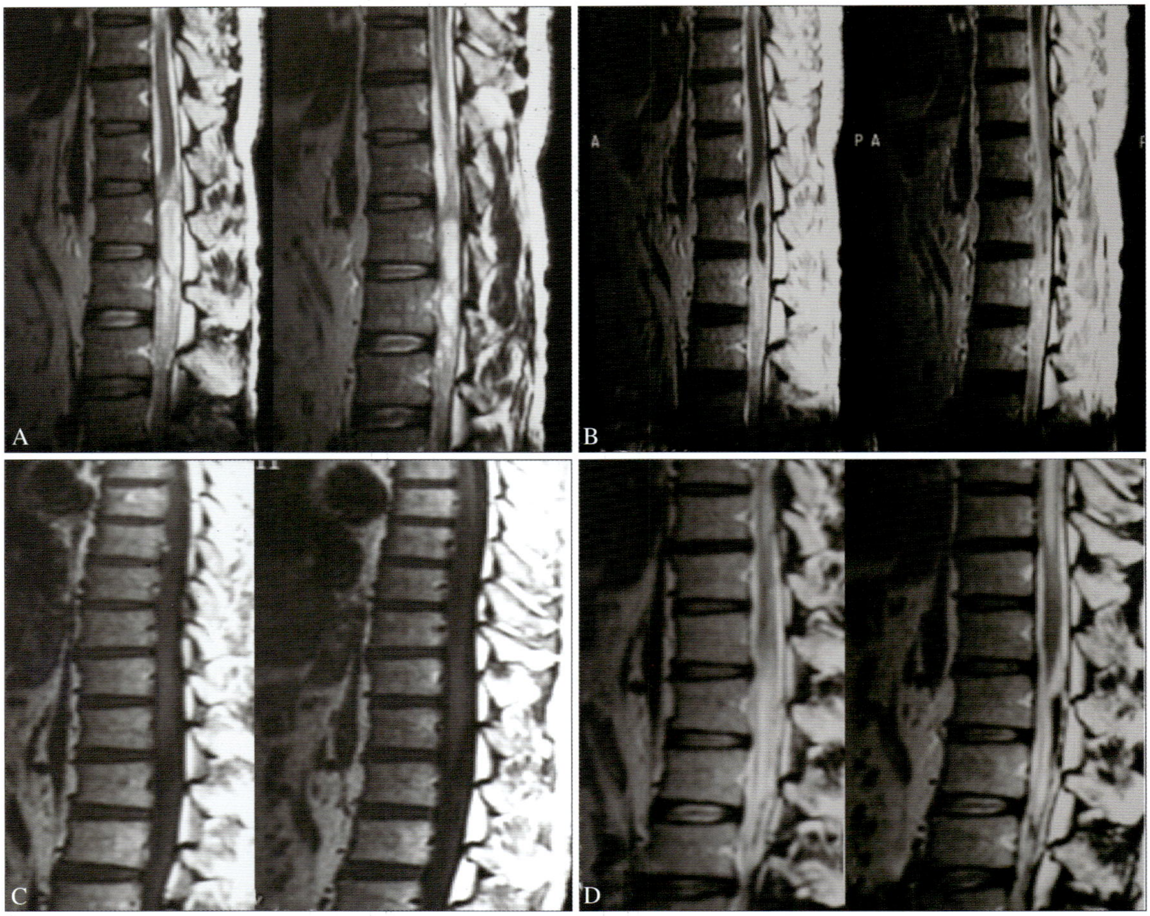

图 12-6-1 结核性脊髓炎

患者，男性，39 岁，进行性双下肢无力伴大小便障碍 1 个月；A-B 为 1998 年 7 月患者初诊时图像，A.T2WI 显示胸 12 ~腰 1 水平脊髓内可见长 T2 异常信号影，蛛网膜下腔增宽并可见硬脊膜不规则增厚；B．增强图像显示病灶明显不均匀异常对比强化。C-E.1999 年 12 月复查图像，可见病灶明显缩小，并未见明显强化；C-D. 为平扫 T1 和 T2 像,E 为增强图像（待续）

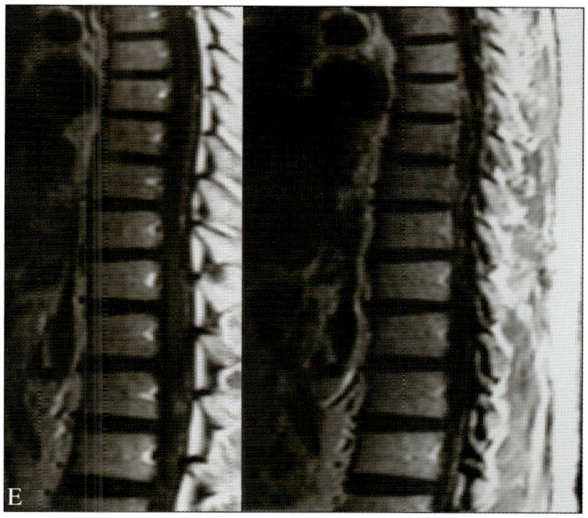

图 12-6-1 续 **结核性脊髓炎**

C-E.1999 年 12 月复查图像，可见病灶明显缩小，并未见明显强化；C-D. 为平扫 T1 和 T2 像，E 为增强图像

主要参考文献

[1] HorowitzAL，KaplanRD，GreweG，etal.Theovoidlesion：anewMRobserva-tion in patients with multiple sclerosis. AJNR Am J Neuroradiol，1989，10：303-305.

[2] Ge Y，Law M，Herbert J，et al. Prominent perivenular spaces in multiple scle-rosis as a sign of perivascular inflammation in primary demyelination. AJNR Am J Neuroradiol，2005，26：2316-2319.

[3] AdamsCW，AbdullaYH，TorresEM，etal.Periventricularlesionsinmultiple sclerosis：their perivenous origin and relationship to granular ependymitis. Neuropathol Appl Neurobiol，1987，13：141-152.

[4] Barkhof F，Filippi M，Miller DH，et al. Comparison of MRI criteria at first presentation to predict conversion to clinically definite multiple sclerosis. Brain，1997，120（11）：2059-2069.

[5] Bo L，Vedeler CA，Nyland H，et al. Intracortical multiple sclerosis lesions are not associated with increased lymphocyte infiltration. Mult Scler，2003，9：32.

[6] Devic E. Myelitis subaigue compliquee de nevrite optique. Bull Med，1894，8：1033-1034.

[7] Schanz F. Ueber das Zusammenvorkomnen von Neuritis optica und Myelitis acuta. Dtsch Med Wchnschr，1893，19：615-617.

[8] Beck GM. A case of diffuse myelitis associated with optic neuritis. Brain，1927，50：687-703.

[9] Weinshenker B. Epidemiology of multiple sclerosis. Neurol Clin，1996，14：291-308.

[10] Scolding N. Immunological and inflammatory disorders of the central nervous system. Cambridge：Butterworth Heinemann，1999，3：74-92.

[11] Hemchudha T，Griffin DE，Giffels JJ，et al. Myelin basic protein as an encephalitogen in encephalomyelitis and polyneuritis following rabies vaccination. N Engl J Med，1987，316：369-374.

[12] Murthy JM，Yangala R，Meena AK，et al. Acute disseminated encephalomyelitis：clinical and MRI study from South India. J Neurol Sci，1999，165：133-138.

[13] Litvak AM，Sands IJ，Gibel H. Encephalitis complicating measles：report of 56 cases with follow-up studies in 32. Am J Dis Child，1943，65：265-295.

[14] Miller HG，Evans MJ. Prognosis in acute disseminated encephalomyelitis：with a note of neuromyelitis optica. Q J Med，1953，22：247-279.

[15] Stuve O，Zamvil SS. Pathogenesis，diagnosis and treatment of acute disseminated encephalomyelitis. Curr Opin Neurology，1999，12：395-401.

[16] Russel JSR，Batten FE，Collier J. Subacute combined degeneration of the spinal cord. Brain，1900，10：849-850.

[17] LindenbaumJ，HealtonEB，SavageDG，etal. Neuropsychi-atric disorders caused by cobalamin deficiency in the absence of anemia or macrocytosis. N Engl J Med，1988，318：1720-1728.

[18] Healton EB，Savage DG，Brust JC，et al. Neurologic aspects of cobalamin deficiency. Medicine（Baltimore），1991，70：229-245.

[19] Fine EJ，Hallett M. Neurophysiological study of subacute combined degeneration. J Neurol Sci，1980，45：2-3.

[20] Krumholz A，Weiss HD，Goldstein PJ，et al. Evoked responses in vitamin B_{12} deficiency. Ann Neurol，1981，9：407-409.

13 脊髓脊柱相关病变综合征

常见的脊髓脊柱病变综合征包括 Chiari 畸形、Klippel-Feil、Guillain-Barre、Kummel disease、Paget disease 等疾病。除 Chiari 畸形外，其他综合征相对比较少见。

第 1 节　Chiari 畸形

【概念】

- Chiari 畸形（Chiari malformation，CM）是控制肢体平衡的小脑的结构性缺失。正常情况下，小脑和部分脑干位于枕骨大孔上方的后颅窝内。当部分小脑位于枕骨大孔下方水平，被称之为 Chiari 畸形
- Chiari 畸形可能是由于后颅窝的发育小，导致脑干、小脑受到挤压，突向枕骨大孔，进入颈椎椎管内。由于小脑扁桃体、脑干受到挤压，会导致相应脑组织部位的功能受损，以及导致通过椎管上方枕骨大孔进出脑的脑脊液流动受阻
- Chiari 畸形根据畸形的严重程度及脑组织突入脑椎管内的情况，分为如下几种类型
  - Ⅰ型：小脑扁桃体进入枕骨大孔，疝入枕大孔平面 5mm 以下，但延髓与第四脑室的位置正常。而正常情况下，只有脊髓通过枕骨大孔进入椎管。此型可见于无症状的成人，也是 Chiari 畸形最常见的类型。可伴有轻度脑积水，半数左右合并颈段脊髓空洞症，1/3 ~ 1/2 的患者合并颅底颈椎融合畸形。通常在青年时期或成人时，因为怀疑其他病变，在检查中发现。Ⅰ型也是唯一的一种病因可以是获得性的 Chiari 畸形
  - Ⅱ型：又称为经典型 Chiari 畸形。它由脑干及小脑的位置下移进入枕骨大孔。同时伴有小脑蚓部的部分或全部的缺失。Ⅱ型畸形通常伴有脊髓脊膜膨出症。脊髓脊膜膨出症是一种脊柱裂畸形，它是脊柱椎管的后部在出生前未闭合，导致脊髓和脊膜向后背突出到一个含脑脊液的囊带状的结构内。脊髓脊膜膨出症通常会导致椎管闭合不全部位以下部分或完全性的麻痹或瘫痪。所谓的 Arnold-Chiari 畸形就是特指Ⅱ型 Chiari 畸形。它是为了纪念这个领域的两个先驱，Hans Chiari，一位奥地利病理学家和 Julius Arnold，一位德国医生而命名的
  - Ⅲ型：是最严重的一种 Chiari 畸形。小脑和脑干通过枕骨大孔突入或疝入颈椎椎管内。部分的第四脑室也可通过枕骨大孔进入椎管内。在少见的情况下，疝入的脑组织会进入到枕部脑疝内，一个突出于头和颈部后方包含脑组织的囊带状结构。Ⅲ型畸形一般都会有严重的神经系统症状
  - Ⅳ型：包含有小脑发育不全。这是一种罕见类型的 Chiari 畸形，小脑扁桃体位置正常，但部分小脑缺失，仅部分的颅骨和椎管正常可见
  - 另外，还有一种有争议性的类型，被一些人称为 0 型的畸形。这种情况下，没有小

脑向下进入枕骨大孔，但有头痛和其他一些 Chiari 畸形的症状呈现

【病理与病因】

一般特征

- 一般发病机制，脑干、小脑受到挤压，突向枕骨大孔，进入颈椎椎管内
  - 后颅窝过度拥挤学说
  - 胎儿脑积水学说
  - 机械牵引学说
  - 颅腔与脊髓腔压力差学说以及发育障碍学说等
- 关于 CM 与脊髓空洞症（syringomyelia）之间关系
  - Chiari 畸形患者 50% ～ 70% 伴有脊髓空洞症。但没有发现小脑扁桃体下疝程度与脊髓空洞症的大小间有显著相关性
- 病因学
  - 在胚胎发育过程中基因突变
  - 孕期母亲饮食中缺乏适当的维生素或营养物质，导致脑和脊髓的结构性缺陷
  - 出生后，由于各种原因，包括外伤、感染、各种有害物质的伤害致使过多脑脊液从腰椎、胸椎区域引流出，导致脑干及小脑下移，而出现 Chiari 畸形，这种情况又被称为继发性或者获得性 Chiari 畸形

【临床表现】

表现

- 临床表现一般出现在 25 ～ 45 岁
- 症状在早期一般比较隐匿，然后会逐渐加重
- 患者之间的临床表现差异比较大，从无症状的患者、非特异性的临床表现的患者，到严重的神经缺损的症状的患者都有
- 枕骨下头痛，具有压迫性头痛的特性。当增加胸腹腔压力时（例如：咳嗽、打喷嚏、肠蠕动明显时），头痛会加剧。头痛也可以没有特异性，或表现为张力性头痛
- 颈部疼痛比较常见，没有神经根分布的特征。它常常为持续性的刺痛，肩、后颈部、胸和上肢的内在的不舒服。颈部疼痛也会随着胸腹压力而增加
- 眩晕，特别是位置性眩晕，或由于头的运动而触发
- 耳的症状，包括耳鸣和耳胀。偶尔，在进行内耳功能检查时，会发现有轻度的神经感觉性听力丧失伴随周围性前庭病
- 视觉方面的症状，包括，眼眶后头痛、畏光、复视、视觉模糊、弱视等。但神经视觉方面的检查常常没有显著的异常
- 在非常严重的病例中，还会出现脊髓受压迫的症状，会出现运动或感觉方面的障碍，或下颅神经的症状
- 婴幼儿的中枢性睡眠呼吸暂停症的鉴别诊断应该考虑到 Chiari 畸形的可能，特别是伴发有其他神经系统的症状和体征时
- 体征：25% 的病人有一个短粗的颈部，常有脊柱侧弯；第一运动神经元：反射亢进，痉挛和 Babinski 反射阳性，这些多数出现在下肢；第二运动神经元：萎缩、无力、肌束震颤、反射减弱或消失，多出现在上肢
- 感觉系统：脊髓空洞症的典型脊髓中心压迫综合征；小脑：小脑的症状包括眼球震颤、共济失调、动幅障碍等

疾病人群分布

- Chiari Ⅰ型畸形的发病率，按照小脑扁桃体疝入枕骨大孔 5mm 以上为标准，大约为 1/1000 到 1/5000 之间
- 出现症状的 Chiari 畸形更少见，具体发病率不详
- 男女发病率相当

自然病史与预后

- 大多数 Chiari 畸形发病年龄比较晚，见于成年人
- 经过适当的手术治疗，大多数的神经症状都会有不同程度的缓解，一般不会威胁生命
- 但 Chiari Ⅲ型和Ⅳ型发病时间早，多有较为严重的神经系统损害出现，会影响人体发育。也容易由于神经系统的发育不全以及其他并发症而威胁生命

治疗

- 外科治疗
  - 对于没有临床症状的病人，一般认为不需要外科治疗，而出现症状时，适当的外科治疗是必需的
  - 最常用的是设法解除枕骨大孔对脊髓、小脑和脑干的压迫。经过适当的手术治疗，上述的症状都会有不同程度的减轻。特别

是像呼吸暂停和其他严重的神经系统病变都会明显减轻。脊髓空洞症和脑积水在枕骨大孔减压术后都会有不同程度减轻

- 少数病人需要做脊髓空洞症和脑积水的腔内引流术

- 其他治疗包括，止痛、康复治疗、理疗、语言治疗等

【影像表现】

- MR 可清晰地显示小脑扁桃体下疝的形态、程度以及所伴发的四脑室、脑干、脊髓等的异常以及脑积水的情况，尤其是对脊髓空洞的范围诊断十分准确，对病变的分型及治疗术式的选择至关重要
- Chiari 畸形主要病理特征是小脑扁桃体疝入到椎管内。有关小脑扁桃体疝出枕骨大孔平面的距离，一般在 MRI 矢状面将小脑扁桃体下缘达枕骨大孔平面以下 5 mm 作为病理改变的标准，3 ~ 5 mm 为界限性正常。T1WI 最适于观察小脑扁桃体的位置及大小
- 主要 MRI 表现为：
  - 小脑扁桃体变尖向下延长
  - 枕大池变小
  - 合并脊髓空洞或颅颈区畸形
  - 合并脑积水
  - 后颅窝变小
  - 第四脑室下移、变形、消失或部分有不同程度的扩张，形成泪点状憩室
  - 脑干显著延长，延髓突入颈椎管
- X 线平片和 CT 检查
  - 可用于颅骨和脊柱的发育情况及畸形检查也可用 CT 监测脑积水的发展情况
  - 三维 CT 成像可以帮助诊断颅骨的畸形，如齿状突后突情况
  - 也可用于有 MRI 检查禁忌证时
  - 胎儿超声或 MRI 检查可以发现母体内胎儿的 Chiari Ⅱ型畸形

【推荐影像学检查】

- 最佳检查法 头颈部 MRI 检查
- 建议
  - 若发现有 Chiari 畸形时，一般应常规评价全脊髓内是否有脊髓空洞症，若第四脑室下移时，应该行头颅 MRI 检查评估脑积水的情况

诊断与鉴别诊断要点

- Chiari 畸形的诊断主要依靠头颈交界处的 MRI 检查证实。判断的标准是小脑扁桃体疝入枕骨大孔，低于枕骨大孔下缘 5mm
- 根据畸形的严重程度，Chiari 畸形可以分成 4 型。Chiari Ⅰ型最常见
- 当存在原因不明的脊髓空洞症时，应常规检查有无 Chiari 畸形

典型病例

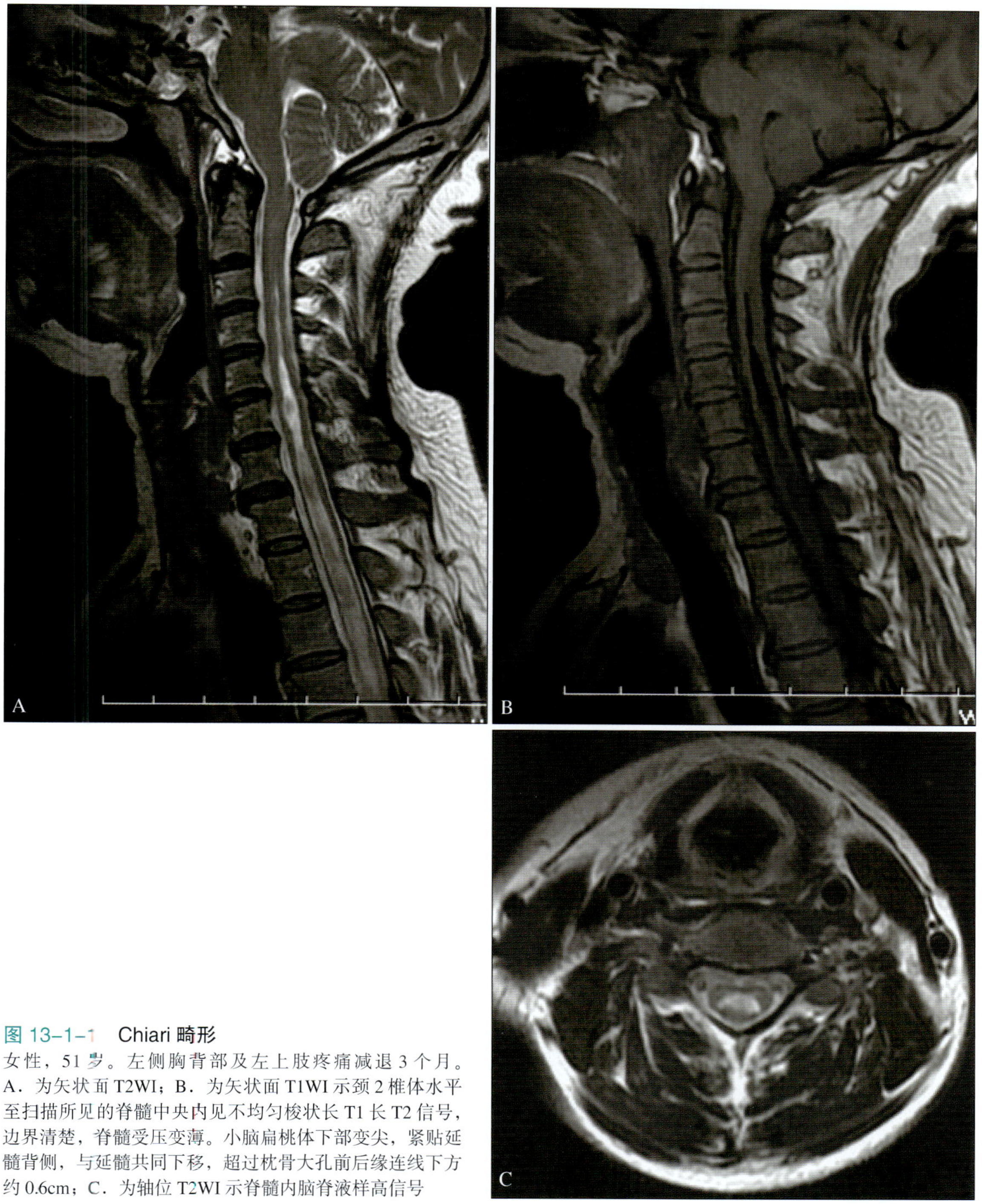

图 13-1-1 Chiari 畸形

女性，51 岁。左侧胸背部及左上肢疼痛减退 3 个月。A．为矢状面 T2WI；B．为矢状面 T1WI 示颈 2 椎体水平至扫描所见的脊髓中央内见不均匀梭状长 T1 长 T2 信号，边界清楚，脊髓受压变薄。小脑扁桃体下部变尖，紧贴延髓背侧，与延髓共同下移，超过枕骨大孔前后缘连线下方约 0.6cm；C．为轴位 T2WI 示脊髓内脑脊液样高信号

重点推荐文献

[1] Milhorat TH，Chou M，Trinidad E，et al. Chiari I malformation redefined：Clinical and radiolgraphic findings for 364 symptomatic patients. Neurosurgery，1999，44：1005-1017.

[2] McGirt M，Nimjee S，Floyd J，et al. Correlation of cerebrospinal fluid flow dynamics and headache in Chiari I malformation. Neurosurgery，2005，56：716-721.

[3] Haroun RI，Guarnieri M，Meadow JJ，et al. Current opinions for the treatment of syringomyelia and Chiari malformations：Survey of the pediatric section of the American Association of Neurological Surgeons. Pediatr Neurosurg，2000，33：311-317.

第 2 节 Kümmel 病（椎体真空变）

【概念与概述】

椎体真空变现象大约出现在不到 10% 的骨质疏松性压缩性骨折的病患中。这个现象最早是由 Kümmel 报道于 1895 年，被称为 Kümmel 病（Kümmel disease）。其他称呼包括：椎体间真空变、延迟性椎体塌陷、椎体骨坏死和椎体假性关节病。在这里我们采用“椎体真空变（intravertebral vacuum change）”这一称呼。

【病理与病因】

- 发病机理主要存在两种理论
  - 一种认为，椎体内真空现象是由于椎体无菌坏死导致的
  - 另一种理论认为，椎体内真空现象意味着椎体骨折后未融合和假关节病
- 骨坏死的理论来源于早期的病例报道及系列研究，因为那些病例中存在易于导致骨无菌坏死的因素，如：Gaucher 病、镰刀细胞病、放射治疗后、激素治疗后以及长期嗜酒者等，或存在其他部位的骨无菌坏死。而后来的报道中，这些患者既没有导致骨无菌坏死的因素，也没有其他部位的无菌坏死，而骨质疏松、心血管疾病和动脉粥样硬化等病变较为明显
- 结合假关节病和骨坏死理论，最能解释椎体内真空变现象。但哪种为主导因素，还难以下结论。因为，到目前为止，不同的文献支持不同的理论，并且两种理论都可导致相同的结果。骨质疏松的骨折，如果运动持续存在，骨折不愈合，可以导致骨坏死；同样，弱化的疏松骨质的缺血坏死可以导致骨折。这两种情况都有可能在承重比较大的胸腰椎因固定不良，导致骨折不愈合，形成假关节病
- 流行病学
  - 随着老年化社会的来临，发病率有明显的上升趋势
  - 男女患病率之比为 1∶4

【临床表现】

表现

- 骨质疏松性椎体患者，有或无轻微外伤
- 胸腰段脊柱出现局部持续的疼痛，一般没有神经症状
- 随着时间的迁移，会出现脊柱后凸。最后有可能引起神经受压迫的症状

疾病人群分布

- 出现在大约不到 10% 的椎体骨质疏松所致椎体骨折的病人中
- 主要发生在脊柱的胸腰段

自然病史与预后

- 出现在骨质疏松患者脊柱的胸腰段，局部疼痛持续存在 4 ~ 10 个月，一般没有神经损伤的症状

治疗方法

- 对于保守治疗失败，疼痛不缓解的病人，利用介入放射学技术进行椎体成形术是一个比较好的选择。它可以明显减轻病人的疼痛，减少局部的运动和重新恢复病人脊柱的序列
- 对于有神经压迫的病人，外科手术是解除神经压迫，恢复病人脊柱纵向序列的重要手段

【影像学表现】

- 最佳诊断依据，骨质疏松性椎体骨折的病人中，椎体内真空变，脊柱的中柱受到破坏
- 椎体内真空变现象在脊柱的过伸位片上，在骨折的部位可以显示的较为清楚，但在普通胸腰椎侧位片或过屈位片上常常观察不清。螺旋 CT 重建图像，清晰可辨
- 在 MRI 上，真空变的部位表现为充满液体的腔隙，在 T1WI 上为低信号，在 T2WI 上为高信号，与脑脊液的信号一致
- Gd-MRI 增强扫描可以帮助诊断和判断治疗的疗效。在治疗前椎体内没有强化，提示是一种缺血性坏死，排除了肿瘤和感染所致的病变，而治疗有效时，会出现强化，表明局部血管的再生
- 在 X 线片上的“真空变”，并不是人们所期望的那样，在 T1WI 和 T2WI 上均为低信号，“真空变”的空腔内充满液体，表现为液体的长 T1 长 T2 的改变

推荐影像学检查

- 螺旋 CT 扫描，矢状面重建，或者 MR 扫描检查
- X 线片可用于治疗后复查

【鉴别诊断】

- 结合病史及影像学表现，一般不难诊断，特别是椎体间真空变被认为是骨良性病变的可靠表现
- 偶尔，椎体骨髓炎时，由于产气细菌的感染，椎体内出现气体类似椎体内真空变

诊断与鉴别诊断要点

- Kümmel 病是骨质疏松的病人椎体压缩骨折后，出现的椎体内真空变
- 其早期为椎体内气体空腔，稍后空腔内为液体
- 发病机理为椎体无菌坏死和椎体骨折后假关节形成
- 这种病变在早期没有强化
- 椎体内真空变是良性骨折的可靠征象

典型病例

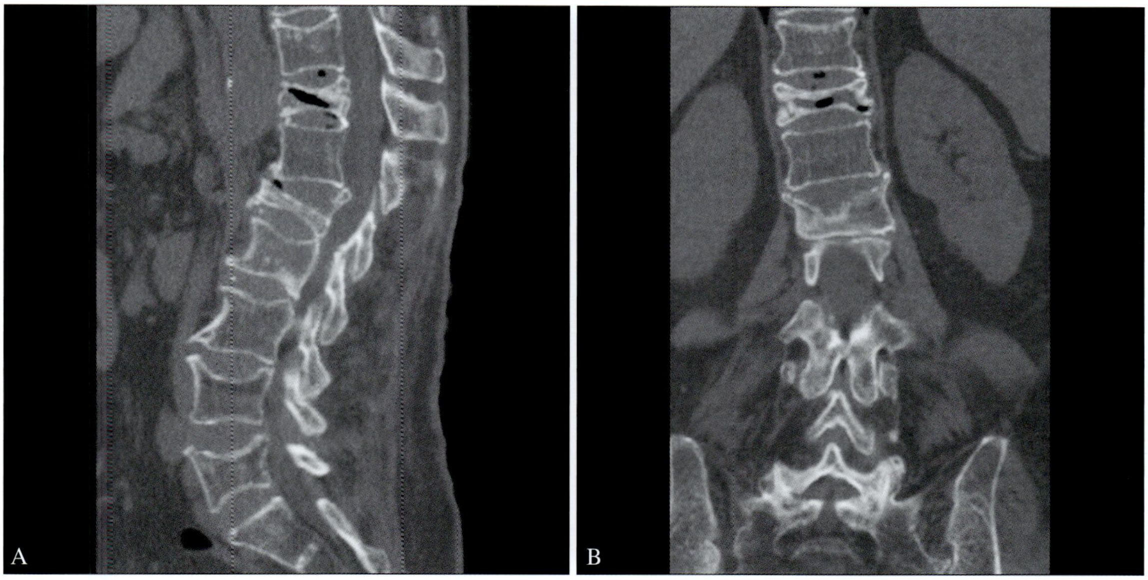

图 13-2-1　Kümmel 病椎体真空变

女性，72 岁。胸腰部疼痛病史 2 年。A. 矢状面 CT 图像显示 T11、L1 椎体压缩骨折，其中 T11 椎体“真空变”，表现为 T11 椎体内水平空气密度的裂隙；B. 冠状面 CT 图像，可见压缩的 T11 椎体及其内的“真空变”

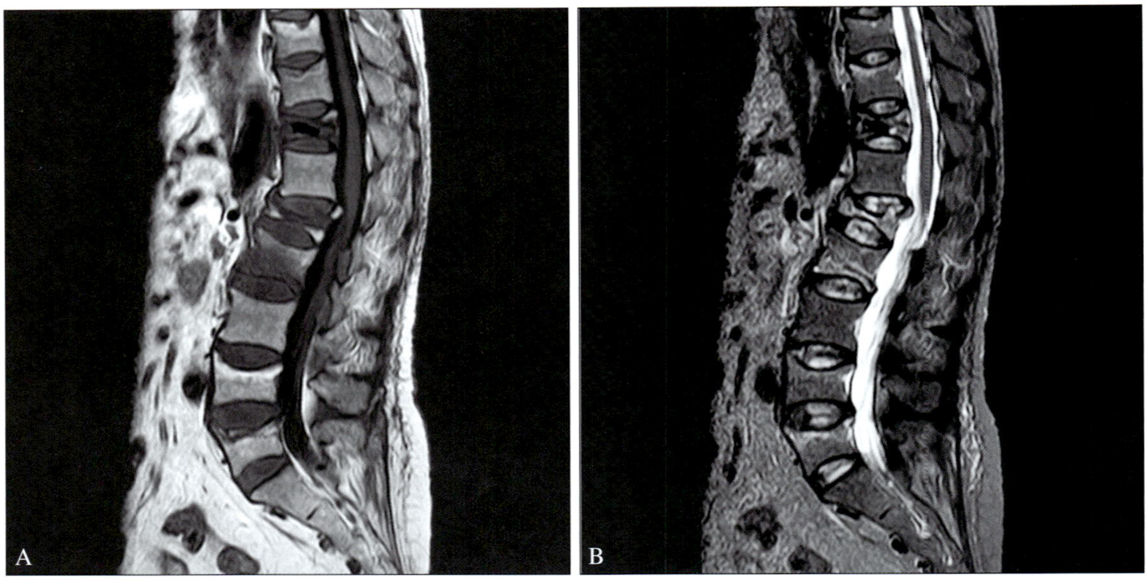

图 13-2-2 Kummel 病椎体真空变

女性，72 岁，与图 13-2-1 同一患者。A．腰椎矢状面 T1WI 图像，显示 T11、L1 压缩骨折，为低信号，T11 椎体内见更低裂隙样低信号；B．同一层面矢状抑脂 T2WI 图像，可见 T11、L2 椎体信号轻度增高，T11 椎体内裂隙样低信号，符合“真空样变”

重点推荐文献

[1] Malghem J，Maldague B，Labaisse MA，et al. Intravertebral vacuum cleft：changes in content after supine positioning. Radiology，1993，187（2）：483-487.

[2] Lane JI，Maus TP，Wald JT，et al. Intravertebral clefts opacified during vertebroplasty：pathogenesis，technical implications，and prognostic significance. AJNR Am J Neuroradiol，2002，23（10）：1642-1646.

[3] Lafforgue P，Chagnaud C，Daumen-Legré V，et al. The intravertebral vacuum phenomenon（“vertebral osteonecrosis”）. Migration of intradiscal gas in a fractured vertebral body? Spine，1997，22（16）：1885-1891.

第 3 节 Klippel - Feil 综合征

【概念】

Klippel-Feil 综合征（Klippel- Feil syndrome）是一组以颈椎形成及分节障碍为特征的先天性畸形，又称短颈畸形（brevicollis），1912 年由 Klippel 和 Feil 首先报道。典型临床表现为短颈、后发际低及颈椎活动受限，称颈部三联征，常合并其他系统器官的异常

【病理与病因】

一般特征

- 一般发病机理
  - Klippel-Feil 综合征是基因突变或紊乱引起的由其调节的分节与再分节障碍所导致
  - 3 个组织学类型
    - Ⅰ型为多个颈椎椎体融合
    - Ⅱ型为仅融合 1 到 2 个椎间隙的椎体
    - Ⅲ型为颈椎融合合并下腰椎融合
- 遗传学
  - 家族系谱分析已经发现人类第一个 Klippel-Feil 基因位点（SGM1），但是该基因的其他特性与功能目前尚不清楚
  - 大鼠模型中 PAX 与 Notch 通路基因的研究表明它们可能是致病基因，但这一假说需要进一步的研究来加以证实
- 病因学
  - 基因突变或紊乱
- 流行病学
  - 少见：1/42 000 ～ 1/40 000
  - 男女患病率之比为 3 ∶ 4

【临床表现】

表现

- 最常见体征 / 症状
  - 颈椎畸形
  - 颈椎局部疼痛，及颈椎旋转、屈伸受限
  - 不少患者无任何症状
  - 常合并其他系统器官的异常，如先天性脊柱侧凸、泌尿系统的先天异常、耳聋、颈肋、心血管系统异常等
- 患者一般出生时即出现畸形，但往往在年长后出现外观畸形或神经症状才得到诊断

疾病人群分布

- Klippel-Feil 综合征的确切发病率不清楚，大概在 1/42 000 ～ 1/40 000 之间，男女患病率之比为 3 ∶ 4

自然病史与预后

- 临床上，Klippel-Feil 综合征因所合并的疾病不同，其病情严重性差异较大。一部分颈椎融合患者可以没有症状，一部分患者则会表现出颈椎活动受限，或是由退行性变导致的根性疼痛，或是由于短颈及不对称生长带来的外观畸形，一些病人同时还合并其他器官畸形
- 3 种特定颈椎融合方式是具有症状的、不稳的高危因素：枕颈融合及 C2/C3 融合；异常的枕颈融合合并多个颈椎融合；2 个融合节段之间被开放的椎间隙分隔
- 颈椎由于部分椎体发生融合，生物力学随之发生改变而导致不稳以及因此而发生神经系统改变。这使患者在 20 年甚至 10 年后出现神经系统后遗症
- 在融合节段之间会出现骨关节炎导致的椎管狭窄

治疗

- 对于无症状性的 Klippel-Feil 综合征患者一般不需要治疗，但一旦出现神经症状，则需对症治疗。治疗包括改变日常活动的习惯与方式、支具及牵引
- 手术指征为患者有进行性节段不稳或进展性神经症状加重的表现，手术目的为固定异常的颈椎

【影像表现】

概述

- 最佳诊断依据 两节或多节颈椎的融合
  - 无论是 X 线平片还是 CT，均可显示两节或多节颈椎的融合，既可以是连续多节椎体受累，也可以是跳跃式的；可以是椎体的融合，也可以是附件的融合，或两者同时发生
  - 螺旋 CT 检查是该病检查的重要补充手段。MRI 有助于发现畸形的颈椎是否有压迫脑组织、脑干或脊髓的表现，是否合并有中枢神经系统畸形如脊髓空洞、脊髓栓系及脊髓纵裂等

推荐影像学检查

- 最佳检查法 颈椎 X 线平片是首选检查方法

【鉴别诊断】

Turner 综合征

- Turner 综合征为性染色体异常，而 Klippel-Feil 综合征为常染色体异常，前者有性分化异常、第二性征发育不良等表现，而没有脊椎融合和听力障碍

诊断与鉴别诊断要点

- 一般出生时即出现畸形，可见颈椎畸形、局部疼痛、旋转、屈伸受限，不少患者无任何症状
- X 线平片和 CT 均可显示两节或多节颈椎的融合
- MRI 有助于发现是否有压迫脑组织、脑干或脊髓的表现，是否合并有中枢神经系统畸形
- 需要与 Turner 综合征相鉴别

重点推荐文献

[1] 刘洋，李明．Klippel-Feil 综合征研究进展．脊柱外科杂志，2005，3（1）：43-46.
[2] Tracy MR，Dormans JP，Kusumi K. Klippel- Feil syndrome：clinical features and current understanding of etiology. Clinical Orthopaedics and Related Research，2004，424：183.

第 4 节　Paget 骨病

【概念与概述】

Paget 骨病（Paget' s disease）又称畸形性骨炎（osteitis deformans）是一种原因不明的疾病，由 James Paget 首先于 1877 年描述。Paget 骨病有一定的地理和种族特征，在欧洲和澳大利亚常见，以中老年男性居多，近 30 年的发病率和临床严重程度有所下降。其特征性的表现是骨的过度增生和异常重塑

【病理与病因】

一般特征

- 一般发病机理
  - Paget 病的病因还不明确，研究认为与环境和遗传因素有关。许多学者支持炎性病因学说，Groh 提出 Paget 骨病可能是感染性的，存在感染的临床表现
- 病因学
  - 不明确，可能与感染有关
- 流行病学
  - Paget 骨病有一定的地理和种族特征，在欧洲和澳大利亚常见，在美国少见，而在日本、中国、中东和非洲罕见
  - 40 岁以前罕见，发病率随年龄增长而增加，40 岁以上的人群患病率 3% ～ 4%，80 岁以上的人群患病率可达 10%

显微镜下特征

- 组织学表现
  - 层状骨区域内镶嵌马赛克样的不规则沉积线，新骨不能形成正常骨的哈弗氏管系统

【临床表现】

表现

- 最常见体征 / 症状
  - 多无临床症状
  - 30% 的患者可有持续性骨痛，夜间尤重

疾病人群分布

- 年龄
  - 发病率随年龄增长而增加
  - 40 岁以前罕见，80 岁以后发病率可达 10%
- 性别
  - 男性多见
- 地理分布
  - 欧洲和澳大利亚常见

自然病史与预后

- 是一种缓慢渐进扩展性的疾病，其进展率估计每年增长 7 ～ 16mm
- 明显的骨重建异常是本病的特征，可分为 3 个时期，即早期活动期（破骨细胞活动为主）、混合期及硬化期（成骨细胞活动为主）

治疗

- 药物治疗
  - 降钙素、羟已二磷酸二钠（EHDP）、光辉霉素等
- 外科治疗
  - 出现骨折、严重的退行性关节炎、骨畸形是外科治疗的指征

【影像表现】

概述

- 核素闪烁骨扫描评价骨病变范围效果较好
- 明显的骨重建异常是本病的特征
- 部位
  - 骨盆是最易累及的部位，其次为股骨
- 形态学
  - 早期活动期以溶骨表现为主
  - 中间期的特征是同时伴有溶骨和硬化
  - 晚期硬化期表现为弥漫性骨密度增加和继发性骨增大

X 线表现

- 骨密度增加，骨质疏松，骨小梁粗大、紊乱，皮髓质界限模糊，骨骼增大、畸形等。三期病变可同时发生于同一块骨上
  - 早期活动期以溶骨表现为主，在颅骨主要表现为额骨、枕骨的溶骨反应，骨质疏松

范围逐渐进展，在长骨病变始于骨骺，向干骺端和骨干侵犯，边缘呈“V”字形外观
- ○ 中间期的特征是同时伴有溶骨和硬化，长骨由于内膜新生骨形成可致皮髓质界限模糊，X线可见溶骨范围扩展、骨皮质增厚、骨小梁粗大等。此期椎体可见“相框征”，而颅骨则可见“脱脂棉”样外观
- ○ 晚期硬化期表现为弥漫性骨密度增加和继发性骨增大，此期可见到“象牙样”椎体

CT 表现
- 与X线大致相同，但微细结构和软组织显示更佳

MR 表现
- 在T1WI及T2WI上，增厚的骨皮质表现为无或低信号的厚环，而骨髓表现为高信号。骨髓腔的信号是变化的
- 活动性病变的骨皮质在T2WI及STIR序列上表现为高信号且有强化

核医学表现
- 骨病灶可表现为示踪剂的量吸收增加或在某些部位取代了骨髓

推荐影像学检查
- 最佳检查法 X线
- 核素闪烁图的异常先于X线变化，且能证实Paget骨病溶骨期的最初范围

【鉴别诊断】
- 甲状旁腺功能亢进性骨病
- 骨纤维异常增生症
- 转移瘤
  - ○ 胫骨常受累而肋骨不常受累是Paget病的特征而不是骨转移瘤的特征

诊断与鉴别诊断要点
- 男性多见，常见于40岁以后，发病率随年龄增长而增加
- 特征性的表现是骨的过度增生和异常重塑
- 骨盆是最易累及的部位，其次为股骨
- 早期活动期以溶骨表现为主，中间期的特征是同时伴有溶骨和硬化，晚期硬化期表现为弥漫性骨密度增加和继发性骨增大
- 需要与甲状旁腺功能亢进性骨病、骨纤维异常增生症和转移瘤相鉴别

重点推荐文献

[1] Dickson DD，Camp JD，Ghormley RK. Osteitis deformans：Paget's disease of bone. Orthopedic Surgery，1945，44：449-470.

[2] Cooper C，Dennison E，Schafheutle K，et al. Epidemiology of Paget's Disease of Bone. Bone，1999，24（5 suppl）：3S-5S.

[3] Colina M，La Corte R. Paget's disease of bone：a review. Rheumatol Int，2008，28：1069-1075.

第5节　Guillain-Barré 综合征

【概念与概述】

格林-巴利综合征（Guillain-Barré syndrome，GBS）是一类自身免疫性炎性脱髓鞘性神经病，以周围神经和神经根的脱髓鞘及小血管周围淋巴细胞及巨噬细胞的炎性反应为病理特点

【病理与病因】

病理特点
- GBS是一类自身免疫性炎性脱髓鞘性神经病，

以周围神经和神经根的脱髓鞘及小血管周围淋巴细胞及巨噬细胞的炎性反应为病理特点

病因与发病机制

- 目前尚未完全阐明，一般认为与发病前有非特异性感染史或疫苗接种史而引起的迟发性过敏反应性免疫疾病有关

【临床表现】

表现

- 最常见体征 / 症状
  - 典型表现是上行性瘫痪，即瘫痪由手足向躯干进展，当自主神经或呼吸肌受累时可威胁生命
  - 典型病例在 10 ~ 12 天内呈进展状态，以后逐渐恢复，大部分患者可在治疗后 4 周逐渐恢复
- 脑脊液检查可见蛋白 - 细胞分离现象，即脑脊液中蛋白增高而细胞计数不增高

疾病人群分布

- 年龄
  - 可发生于任何年龄
- 性别
  - 无性别差异

自然病史与预后

- 本病可发生于任何年龄，约有一半的患者既往有感染病史，多为呼吸道感染
- 典型的 GBS 是急性起病，在 10 ~ 12 天内呈进展状态，以后逐渐恢复，大部分患者可在治疗后 4 周逐渐恢复

治疗

- 以类固醇激素或免疫抑制剂为主，也可血浆置换

【影像表现】

概述

- 格林 - 巴利综合征临床及电生理研究丰富，但缺乏影像学研究
- 常规 MRI 检查 80% 的 GBS 患者马尾神经有不同程度强化
- 腰丛神经水肿及周围炎性渗出病变是较为特征性的表现

【鉴别诊断】

- 脊髓灰质炎
- 慢性炎症性脱髓鞘性多发性神经病
- 急性横贯性脊髓炎
- 低血钾型周期性瘫痪
- 卟啉病伴多发性神经病
- 重症肌无力
- 上述疾病 MRI 检查均无马尾神经增粗及强化表现

诊断与鉴别诊断要点

- 一类自身免疫性炎性脱髓鞘性神经病
- 典型表现是上行性瘫痪，10 ~ 12 天内呈进展状态，以后逐渐恢复，大部分患者可在治疗后 4 周逐渐恢复
- 脑脊液检查可见蛋白 - 细胞分离现象
- 80% 的 GBS 患者马尾神经有不同程度强化
- 腰丛神经水肿及周围炎性渗出病变是较为特征性的表现
- 需要与脊髓灰质炎、慢性炎症性脱髓鞘性多发性神经病、急性横贯性脊髓炎鉴别

重点推荐文献

Byun WM, Park WK, Park BH, et al . Guillain-Barr syndrome: MR imaging findings of the spine in eight patients [J] Radiology, 1998, 208 (1): 137-141.

主要参考文献

[1] Milhorat TH, Chou M, Trinidad E, et al. Chiari I malformation redefined: Clinical and radiolgraphic findings for 364 symptomatic patients. Neurosurgery, 1999, 44: 1005-1017.

[2] McGirt M, Nimjee S, Floyd J, et al. Correlation of cerebrospinal fluid flow dynamics and headache in Chiari I malformation. Neurosurgery, 2005, 56, 716-721.

[3] Haroun RI, Guarnieri M, Meadow JJ, et al. Current opinions for the treatment of syringomyelia and Chiari malformations: Survey of the pediatric section of the American Association of Neurological Surgeons. Pediatr Neurosurg, 2000, 33: 311-317.

[4] Hofles SK, Iskandar BJ, Truski PA, et al. Differentiation between symptomatic Chiari I malformation and asymptomatic tonsillar ectopia by using cerebrospinal fluid flow imaging: Initial estimate of imaging accuracy. Radiology, 2007, 245: 532-540.

[5] Brownlee R, Myles ST, Hamilton MG. The Chiari III and IV malformations. In: Anson JA, Berrel EC, Awad IA, editors. Syringomyelia and the Chiari Malformations: Neurosurgical Topics. Park Ridge, Ill: American Assocaition of Neurological Surgeons, 1997, 83-90.

[6] Malghem J, Maldague B, Labaisse MA, et al. Intravertebral vacuum cleft: changes in content after supine positioning. Radiology, 1993, 187 (2): 483-487.

[7] Lane JI, Maus TP, Wald JT, et al. Intravertebral clefts opacified during vertebroplasty: pathogenesis, technical implications, and prognostic significance. AJNR Am J Neuroradiol, 2002, 23 (10): 1642-1646.

[8] Lafforgue P, Chagnaud C, Daumen-Legré V, et al. The intravertebral vacuum phenomenon (“vertebral osteonecrosis”). Migration of intradiscal gas in a fractured vertebral body? Spine, 1997, 22 (16): 1885-1891.

[9] Dupuy DE, Palmer WE, Rosenthal DI. Vertebral fluid collection associated with vertebral collapse. AJR Am J Roentgenol, 1996, 167 (6): 1535-1538.

[10] Stallenberg B, Madani A, Burny F, et al. The vacuum phenomenon: a CT sign of nonunited fracture. AJR Am J Roentgenol, 2001, 176 (5): 1161-1164.

[11] 刘洋，李明．Klippel- Feil 综合征研究进展．脊柱外科杂志，2005，3 (1): 43-46.

[12] Tracy MR, Dormans JP, Kusumi K. Klippel- Feil syndrome: clinical features and current understanding of etiology. Clinical Orthopaedics and Related Research, 2004, 424: 183.

[13] Dickson DD, Camp JD, Ghormley RK. Osteitis deformans: Paget' s disease of bone. Orthopedic Surgery, 1945, 44: 449-470.

[14] Cooper C, Dennison E, Schafheutle K, et al. Epidemiology of Paget's Disease of Bone. Bone, 1999, 24 (5 suppl): 3S-5S.

[15] Colina M, La Corte R. Paget's disease of bone: a review. Rheumatol Int, 2008, 28: 1069-1075.

[16] Whitten CR, Saifuddin A. MRI of Paget's Disease of Bone. Clinical Radiology, 2003, 58: 763-769.

[17] Smith SE, Murphey MD, Motamedi K, et al. Radiologic Spectrum of Paget Disease of Bone and Its Complications with Pathologic Correlation. RadioGraphics, 2002, 22: 1191-1216.

[18] Byun WM, Park WK, Park BH, et al . Guillain-Barr syndrome: MR imaging findings of the spine in eight patients [J] Radiology, 1998, 208 (1): 137-141.

中英文专业词汇索引

K

L

M

T

V

W

X

Y

Z

附　录

图目录

表目录